Includes NURSING NOTES!

핵심 PATHOPHYSIOLOGY
병태생리

Mary Ann Hogan / Karen Hill 저

대표역자 홍해숙 / 최명애 / 김희승 / 김주현 / 박미정
최스미 / 이경숙 / 정재심 / 서화숙 / 이규은
김윤경 / 이윤미 / 신기수 / 안경주 / 채영란 / 김진학

REVIEWS & RATIONALES

전문간호사를 위한 핵심문제 해설

전문간호사 시험대비 핵심 요약

NCLEX-RN를 위한 시험문제 및 해설

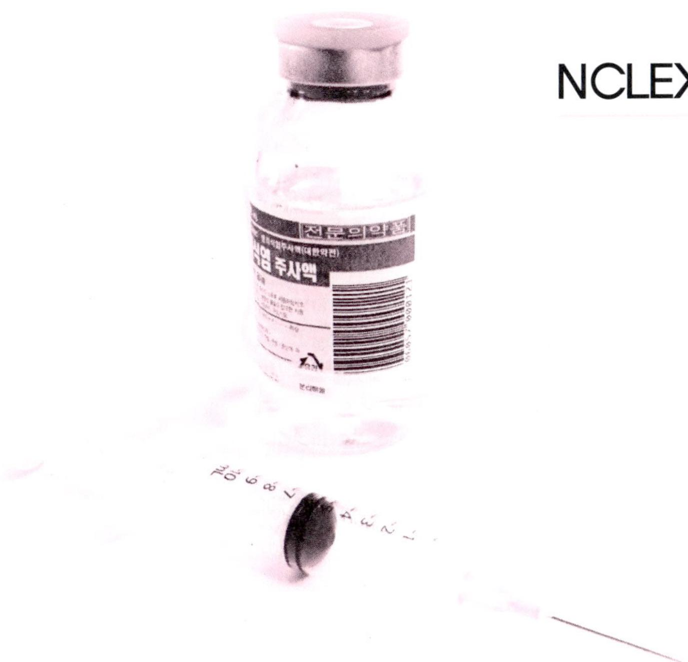

정답 및 해설
책속의 책

대한기초간호자연과학회 편

PEARSON Prentice Hall

MeDiCEAN 메디시언

역자소개

대표역자

홍해숙 경북대학교
최명애 서울대학교
김희승 카톨릭대학교
김주현 강원대학교
박미정 대불대학교
최스미 서울대학교
이경숙 원주대학
정재심 울산대학교
서화숙 인하대학교
이규은 관동대학교
김윤경 대구과학대학
이윤미 인제대학교
신기수 적십자간호대학
안경주 대구카톨릭대학교
채영란 강원대학교
김진학 카톨릭대학교

핵심 병태생리학 PATHOPHYSIOLOGY

2006년 8월 15일 초판 인쇄 / 2006년 8월 20일 초판 발행 / 옮긴이 : 대한기초간호자연과학회

펴낸이 : 주 병 오 / 발행처 MEDICEAN / 경기도 파주시 교하읍 문발리 파주출판문화정보산업단지 518-2

영업부 (031) 955-7766 · 7577 / 편집부 (031) 955-7731～3 / FAX (031) 955-7730 / 총판 : **지구문화사**

Publisher : *Joo Byung oh* / Design : *Joo Suh young* / Macintosh : *Lee So Hyun*

Marketing : *Hwang Jong ho* / *Ha Jae yong* / *Kim Tae Yong*

ISBN 89-958121-1-7 정가 28,000원

머리말

최근 간호학은 대학원 교육 프로그램에 전문간호사 과정을 개설하여 전문간호 인력육성에 앞장서고 있습니다. 또한 간호 인력은 전문 여성인력 중 해외취업이 가능한 분야로서 국가경쟁력 강화와 경제성장에 많은 영향을 미치며, 국가 이미지 향상에도 많은 기여를 하고 있습니다.

이에 발맞추어 대한기초간호자연과학회에서 전문간호사 교육과정에 공통과목인 병태생리학과 미국 간호사시험(NCLEX-RN)에 상당히 많은 부분을 차지하고 있는 질병의 병태생리기전에 대한 교육을 하기 위해 전국에 많은 교수님들이 고심을 하게 되었습니다.

이와같이 고심하던 중 Mary Ann Hogan, Karen Hill 등 미국 간호학계 저명인사 30명의 저서를 접하게 되어 번역하게 되었습니다. 이 책은 핵심이론과 실전문제 풀이가 잘 되어 있어 미국 NCLEX-RN시험을 준비하는 분들과 전문간호사 과정 대학생들에게 어려운 병태생리학 문제를 공부하는데 큰 도움이 될 것입니다.

편역자들은 최선을 다해 원고를 정리하였으나 아직도 미흡한 부분이 많음을 아쉽게 생각하며 앞으로 이러한 점을 계속해서 수정 보완해 나갈 것을 약속드립니다.
끝으로 어려운 여건에서도 이 책이 햇볕을 보도록 협조해 주신 메디시언 주병오 사장님과 편집부 직원들께 감사드립니다.

2006년 8월

편역자 대표 홍 해 숙

(대한기초간호자연과학회 회장)

이 책의 구성과 특징

이 chapter의 주요 내용

전문간호사 또는 미국 간호사(NCLES-RN)에서 꼭 다루어야 할 주요 내용으로 학습의 방향을 제시하였다.

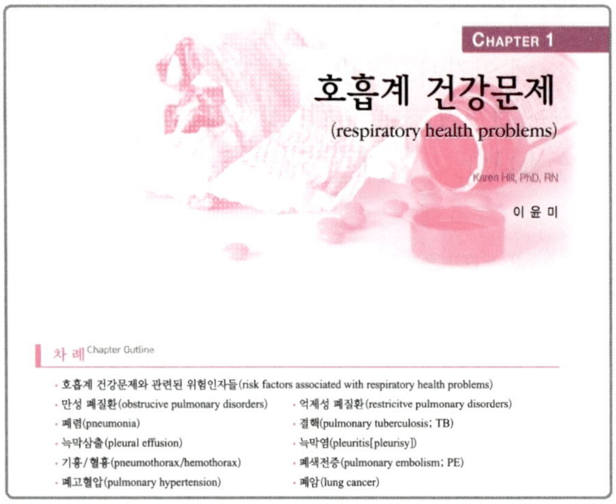

CHAPTER 1

호흡계 건강문제

(respiratory health problems)

Karen Hill, PhD, RN

이 윤 미

차 례 Chapter Outline

- 호흡계 건강문제와 관련된 위험인자들(risk factors associated with respiratory health problems)
- 만성 폐질환(obstrucive pulmonary disorders)
- 억제성 폐질환(restricitve pulmonary disorders)
- 폐렴(pneumonia)
- 결핵(pulmonary tuberculosis; TB)
- 늑막삼출(pleural effusion)
- 늑막염(pleuritis[pleurisy])
- 기흉/혈흉(pneumothorax/hemothorax)
- 폐색전증(pulmonary embolism; PE)
- 폐고혈압(pulmonary hypertension)
- 폐암(lung cancer)

이 chapter가 지향하는 목표

이 단원에서 꼭 다루어야 할 핵심 내용과 지향하는 목표를 제시하였다.

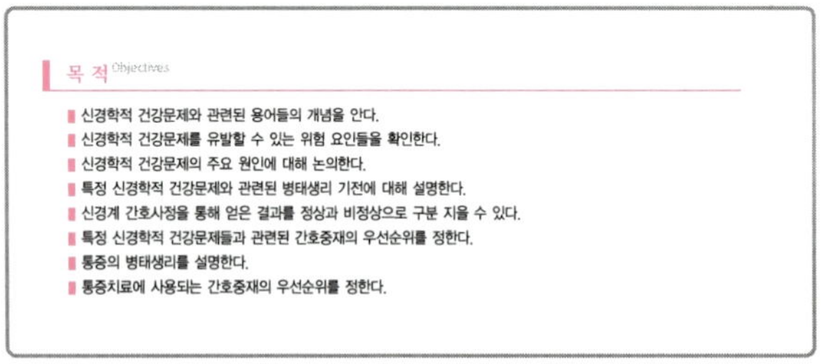

목 적 Objectives

- 신경학적 건강문제와 관련된 용어들의 개념을 안다.
- 신경학적 건강문제를 유발할 수 있는 위험 요인들을 확인한다.
- 신경학적 건강문제의 주요 원인에 대해 논의한다.
- 특정 신경학적 건강문제와 관련된 병태생리 기전에 대해 설명한다.
- 신경계 간호사정을 통해 얻은 결과를 정상과 비정상으로 구분 지을 수 있다.
- 특정 신경학적 건강문제들과 관련된 간호중재의 우선순위를 정한다.
- 통증의 병태생리를 설명한다.
- 통증치료에 사용되는 간호중재의 우선순위를 정한다.

이 chapter의 전문용어

이 단원을 공부하는데 꼭 숙지해야 할 전문용어를 해설하였다.

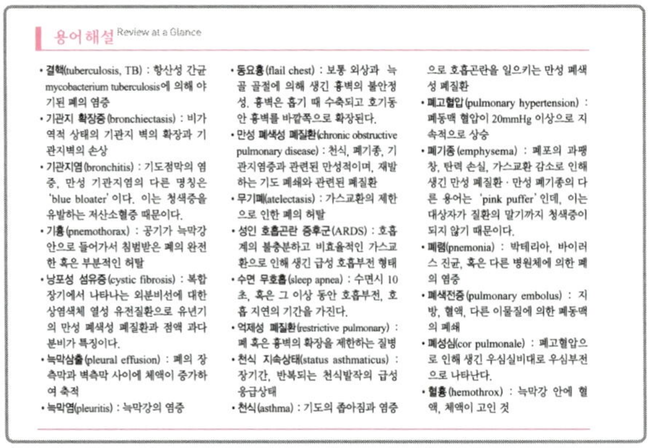

용어해설 Review at a Glance

- 결핵(tuberculosis, TB) : 항산성 간균 mycobacterium tuberculosis에 의해 야기된 폐의 염증
- 기관지 확장증(bronchiectasis) : 비가역적 상태의 기관지 벽의 확장과 기관지벽의 손상
- 기관지염(bronchitis) : 기도점막의 염증. 만성 기관지염의 다른 명칭은 'blue bloater'이다. 이는 청색증을 유발하는 저산소혈증 때문이다.
- 기흉(pnemothorax) : 공기가 늑막강 안으로 들어가서 침범받은 폐의 완전한 혹은 부분적인 허탈
- 낭포성 섬유증(cystic fibrosis) : 복합 장기에서 나타나는 외분비선에 대한 상염색체 열성 유전질환으로 유년기의 만성 폐색성 폐질환과 점액 과다 분비가 특징이다.
- 늑막삼출(pleural effusion) : 폐의 장측막과 벽측막 사이에 체액이 증가하여 축적
- 늑막염(pleuritis) : 늑막강의 염증
- 동요흉(flail chest) : 보통 외상과 늑골 골절에 의해 생긴 흉벽의 불안정성. 흉벽은 흡기 때 수축되고 호기동안 흉벽를 바깥쪽으로 확장된다.
- 만성 폐색성 폐질환(chronic obstructive pulmonary disease) : 천식, 폐기종, 기관지염증과 관련된 만성적이며, 재발하는 기도 폐쇄와 관련된 폐질환
- 무기폐(atelectasis) : 가스교환의 제한으로 인한 폐의 허탈
- 성인 호흡곤란 증후군(ARDS) : 호흡계의 불충분하고 비효율적인 가스교환으로 인해 생긴 급성 호흡부전 형태
- 수면 무호흡(sleep apnea) : 수면시 10초, 혹은 그 이상 동안 호흡부전, 호흡 지연의 기간을 가진다.
- 억제성 폐질환(restrictive pulmonary) : 폐 혹은 흉벽의 확장을 제한하는 질병
- 천식 지속상태(status asthmaticus) : 장기간, 반복되는 천식발작의 급성 응급상태
- 천식(asthma) : 기도의 좁아짐과 염증으로 호흡곤란을 일으키는 만성 폐색성 폐질환
- 폐고혈압(pulmonary hypertension) : 폐동맥 혈압이 20mmHg 이상으로 지속적으로 상승
- 폐기종(emphysema) : 폐포의 과팽창, 탄력 손실, 가스교환 감소로 인해 생긴 만성 폐질환 · 만성 폐기종의 다른 용어는 'pink puffer'인데, 이는 대상자가 질환의 말기까지 청색증이 되지 않기 때문이다.
- 폐렴(pnemonia) : 박테리아, 바이러스 진균, 혹은 다른 병원체에 의한 폐의 염증
- 폐색전증(pulmonary embolus) : 지방, 혈액, 다른 이물질에 의한 폐동맥의 폐쇄
- 폐성심(cor pulmonale) : 폐고혈압으로 인해 생긴 우심실비대로 우심부전으로 나타난다.
- 혈흉(hemothrox) : 늑막강 안에 혈액, 체액이 고인 것

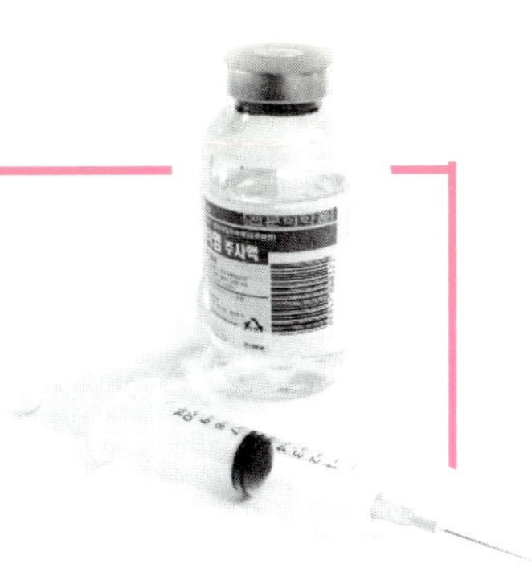

✓ PRETEST

1. 말기 만성 폐쇄성 폐질환에 의해 만성 호흡성 산독증을 가진 대상자가 있다. 산소는 비강캐뉼라로 1분당 1L씩 투여되고 있다. 간호사는 가족들에게 호흡 억제를 피하기 위해 산소를 투여한다고 설명한다. 다음 중 행위에 대한 근거를 가장 적절하게 설명한 것은?
   ① COPD 대상자는 낮은 산소 농도에 의존하다.
   ② COPD 대상자는 낮은 이산화탄소 농도에 의존한다.
   ③ COPD 대상자는 산소를 고농도로 주지 않으면 수소이온이 정체하는 경향이 있다.
   ④ COPD 대상자는 높은 산소 농도에 편안함을 느낀다.

2. 급성 호흡곤란으로 응급실을 방문한 대상자의 동맥혈 가스분석은 pH7.35, PCO_2 40mmHg, PO_2 63mmHg, HCO_3 23, 산소 포화도(Cal SO_2) 93%이다. 이 가스분석 결과의 원인을 가장 잘 표현한 것은?
   ① 결핵　② 폐렴
   ③ 늑막삼출　④ 저산소증

3. 같은 산소관류의 초기 손상을 가진 환자를 사정할 때, 간호사는 다음 증상 중 어떤 것을 반드시 볼 수 있는가?
   ① 따뜻하고 거친 피부　② 서맥
   ③ 빈맥　④ 정상 호흡

4. 수술 후 1일째, 대상자가 호흡곤란, 호흡 수 35회, 약간의 힘듦을 호소한다. 그리고 오른쪽 아래에 호흡음이 들리지 않았다. 간호사는 다음 중 무엇을 의심할 수 있는가?
   ① 폐성심　② 무기폐
   ③ 폐색전　④ 심낭 압전

5. 폐렴 급성기의 환자가 마르고 잦은 헛기침, 체온상승, 백혈구 수치증가, 감소된 호흡음, 깊은 흡기와 기침시 통증을 가지고 있다. 생리식염수, acetylcysteine(Mucomyst), metapro-

이 chapter의 선수 핵심 문제

이 단원에서 다루어질 예상 문제들을 미리 테스트 함으로써 핵심 내용 숙지에 도움이 되도록 하였다.

section 09 Guillain-Barre Syndrome
길레안바레 증후군

(1) 개 요

NCLEX! ① 급성으로 빠르게 진행되는 말초 운동신경 및 감각신경의 염증
- 운동기능 약화 및 마비증세가 다양하게 나타난다.
- NCLEX! 대부분 좌 · 우 비대칭적으로 하지부터 시작해 상지쪽으로 마비증세가 진행된다.
- 치료만 효과적으로 받는다면 96% 회복이 가능하다.

② 대부분 30~50세 사이에서 흔히 발생하며, 남녀 동일한 비율로 발생한다.
③ 원인불명이 많다. 면역체계 이상, 바이러스 감염, 면역기능저하, 열성 질환, 손상 및 수술

(2) 병태생리

NCLEX! ① 바이러스성 질환 및 면역반응에 의해 유발되는 세포 매개성 면역반응
② 이물질이 인체에 침투하는 것을 막기 위한 항체의 정상적인 작용 대신에, 말초신경의 수초(myelin)에 대한 항체가 생성된다. IgM antimyelin 항체가 존재하며, lymphocytes가 감작되고 수초의 손상이 촉진된다.

이 chapter의 핵심 내용

전문간호사 및 NCLEX-RN 시험에 자주 다루어지는 핵심 내용 정리로 NCLEX-RN 시험에 주로 나오는 내용은 NCLEX! 로 표시하였다.

✓ POSTTEST

1. 안전벨트는 찢어지지 않았으나 자동차 사고를 당한 대상자가 있다. 대상자에서 염발음이 나타나고, 왼쪽 폐의 감소된 호흡음, 호흡 길이의 짧음(shortness of breath), 분당 34회의 호흡수를 보이고 있다. 아래의 사정결과에서 간호사가 가장 관심을 가져야 할 것은?
   ① 체온 102°F, 생산적인 기침
   ② PaO_2 92, $PaCO_2$ 40의 동맥혈 가스분석 검사
   ③ 기관의 오른쪽 편위
   ④ Barrel-Chest 모양

2. 간호사가 폐기종(emphysema)으로 새로이 진단된 환자에게 질병의 경과 과정에 대해 교육하고 있다. 다음 진술 중 폐기종과 관련된 문제를 가장 잘 설명하고 있는 내용은?
   ① 염증반응에 의해 중간 크기의 기관지가 과도한 반응을 하여 천명음과 흉부의 압박감을 일으킨다.
   ② 정상적인 공기 공간보다 크며 탄력성의 감소로 폐에 공기가 차있고 기도가 허탈된다.
   ③ 기도확장, 울혈, 점막부종이 만성적인 기침을 자극

는 기관내 삽입과 호기말 양압(PEEP)이 설정되었다. 다음 중 PEEP 동안에 의미 있는 소견은?
   ① 125 beats/min 동성 빈맥(sinus tarchycardia)
   ② 불안
   ③ 혈압 88/52
   ④ 체온 100.5°F

6. 수면 중 심한 무호흡을 가진 대상자들은 낮 동안에 아래의 증상을 호소할 수 있기 때문에 에너지를 최소화하기 위해 기분 좋아하는 활동과 잦은 휴식기간을 계획하도록 교육받아야 한다. 대상자들에게 낮에 나타날 수 있는 증상은 무엇인가?
   ① 심부정맥　② 피로
   ③ 턱 통증　④ 생산적인 기침

7. 심장 질환의 병력을 가진 대상자가 여전히 흡연을 하고 있다. 깊은 호흡 동안 갑작스럽고 심한 날카로운 통증으로 클리닉을 방문하였다. 그 통증은 한쪽 면에서만 발생하였다. 일반적인 사정에서 분리될 수 있다. 간호사는 무엇에 의해

이 chapter의 최종 점검 문제

전문간호사 시험에서 꼭 다루어질 문제이며, 미국간호사 시험에 나왔던 기출문제가 주로 수록되었다.

CHAPTER 1 **호흡계 건강문제** Respiratory Health Problems
PHARMACOLOGY

PRETEST

1. ①	2. ④	3. ③	4. ①	5. ②
6. ③	7. ②	8. ④	9. ②	10. ④

1. COPD 대상자들은 낮은 산소와 높은 이산화탄소 농도를 가지고 있다. 그래서, 저산소증은 만성 탄소과다증 가진 대상자에게 환기를 일으키는 주요한 자극이다. 산소 농도의 증가는 호흡의 자극을 감소시킬 수 있다.
   Cognitive Level: Appilcation
   Nursing Process: Analysis; *Test Plan:* SECE

2. 낮은 PO_2와 산소포화도는 저산소증을 나타낸다. pH PCO_2, HCO_3는 정상이다. 결핵이나 늑막삼출에서는 동맥혈 가스분석이 필요하지 않다. 폐렴 초기에 저산소증은 과다 환기를 유발하기

7. 젊은 사람들은 천식을 유발시키는 인자를 알아야 한다. 학교와 일상생활에서의 신체적 운동은 늘 있으며, 운동하기 전에 발작을 예방하는 것이 대상자의 생활 속에서 늘 필수적이다. 운동이 모든 천식환자에게 제한되어야만 하는 것은 아니다. 활동적인 정상생활을 하는 것이 스트레스이다.
   대상자는 운동 전에 예방적인 약을 복용해야만 한다. 천식과 관련된 두려움은 흔하며 극복될 수 있다. 촉발인자를 확인하고 흡입기 이용에 대한 교육을 해야만 된다.
   Cognitive Level: Application
   Nursing Process: Planning; *Test Plan:* HPM

8. 수면 무호흡이 일어나는 것은 폐의 위쪽이기 때문에 이산화탄소는 증가한다. 산화된 혈액의 부족 때문에 심장 부정맥과 협심증을 일으킨다. 수면 무호흡을 가진 대상자는 충분한 REM 수면을 갖지 못하며, 호흡을 가능하게 하기 위해서 밤 동안 자주 깬다.

책 속의 책

정답 및 해설 RESTEST 및 POSTTEST

문제의 정답과 해설, 그리고 어떠한 방향의 물음인지를 표시하였다.

차 례 CONTENTS

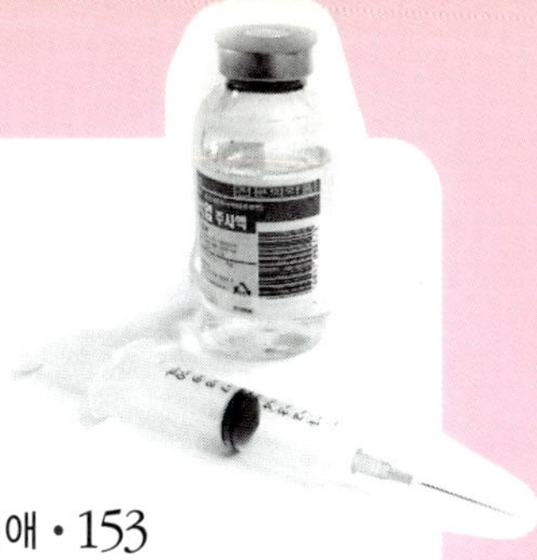

CHAPTER 9 내분비 및 대사성 건강문제 ··············· 김희승 • 253

CHAPTER 10 신장과 비뇨기계의 건강문제 ············ 신기수 • 283

CHAPTER 11 남성과 여성의 생식기계 건강문제 ······ 이규은 • 307

CHAPTER 12 면역학적 건강문제 ··································· 서화숙 • 335

CHAPTER 13 감염성 질환 ·· 정재심 • 359

Reviewers

Janie Butts, DSN, RN
Assistant Professor
University of Southern Mississippi

Christine A. Cannon, RN, PhD
Associate Professor
University of Delaware

Linda Covington, PhD
Associate Professor
Middle Tennessee State University

Barbara Daniel, MEd, MS, CRNP
Professor
Cecil Community College

Diane Ford, RN, MS, FNP, CS
Assistant Professor
Andrews University

Ann M. Findley, PhD
Associate Professor
Department of Biology
University of Louisiana at Monroe

Wanda Gifford, RN, MSN, CS, FNP
Family Nurse Practitioner/Instructor
St. Josephs College

Sandra Smith Huddleston, RN, PhD
Associate Professor
Berea College

Robin Kirschner, RN, MA, CPAN
Professor
Scottsdale Community College

Jane Koeckeritz, RN, PhD
Professor
University of Northern Colorado

James A. Metcalf, PhD
Professor
George Mason University

Mercy Mammah Popoola, RN, CNS, PhD
Assistant Professor
Georgia Southern University

Elizabeth Ann Rettew, MSN, RN, FNP-BC
Associate Professor
Malone College

Contributors

Julie A. Adkins, RN, MSN, FNP
Family Nurse Practitioner
West Frankfort, Illinois

Jana G. Brannan, MN, RN, CNAA
Instructor
Southeastern Louisiana University

Carol D. Clark, MS, RN, ANP, GNPC
Associate Professor
Indiana Wesleyan University

Cathy Cormier, MN, RN, C
Instructor
Southeastern Louisiana University

Joseann Helmes DeWitt, MSN, RN, C, CLNC
Assistant Professor
Alcorn State University School of Nursing

Mical DeBrow, PhD, RN
Vice President/Healthcare Services
Gulf South Health Plans

Lynn H. Doyle, RN, MS, CPNP
Assistant Professor Pediatrics
Marian College

Pam Hamre, RN, MS, CNM
Assistant Professor
College of St. Catherine

Ann Harley, EdD, RN
Professor
Carson Newman College

Sherry Hendrickson, RN, PhD, CS
Assistant Professor of Clinical Nursing
The University of Texas at Austin

Karen Hill, PhD, RN
Assistant Professor
Southern Louisiana University

Barbara Moffett, PhD, RN
Assistant Professor
Southern Louisiana University

Patsy Rider, RN, MSN, CS
Instructor
The University of Texas at Austin

Diane E. Smith, MSN, RN
Baton Rouge, Louisiana

Susan K. Steele, MN, RN, AOCN
Oncology Clinical Nurse Specialist /Assistant Professor
Our Lady of the Lake College

Betty Jane Sylvest, BSN, RN, MSN
Instructor
University of Southern Mississippi

Eugenia H. Tickle, RN, MSN, EdD
Associate Professor
Midwestern State University

Student Consultants

Alisa Beaulieu
Santa Fe Community College

Alison Cody
Germanna Community College

Daniel Dale
Valdosta State University

Stephanie Hornby
George Mason University

Amy Jeter
Ohio University-Chillicothe

Joan Lawrence
Auburn University

Lisa Marie Mays
Boise State University

Shawn shaughnessy
Santa Fe Community College

Phyllis Thieken
Ohio University-Chillicothe

Jenefer Thomas
Boise State University

Gyleen Vickerman
Boise State Univerity

Carolyn Wilkinson
Auburn University

CHAPTER 1

호흡계 건강문제

(Respiratory Health Problems)

Karen Hill, PhD, RN

이 윤 미

차 례 Chapter Outline

- 호흡계 건강문제와 관련된 위험인자들(risk factors associated with respiratory health problems)
- 폐쇄성 폐질환(obstrucive pulmonary disorders)
- 폐렴(pneumonia)
- 늑막삼출(pleural effusion)
- 기흉/혈흉(pneumothorax/hemothorax)
- 폐고혈압(pulmonary hypertension)
- 호흡 부전(respiratory failure)
- 억제성 폐질환(restricitve pulmonary disorders)
- 결핵(pulmonary tuberculosis; TB)
- 늑막염(pleuritis[pleurisy])
- 폐색전증(pulmonary embolism; PE)
- 폐암(lung cancer)

목 적 Objectives

- 호흡계 건강문제와 관련된 중요 용어를 정의한다.
- 호흡계 건강문제와 관련된 위험인자를 규명한다.
- 호흡계 건강문제의 중요 원인을 규명한다.
- 특정한 호흡계 건강문제와 관련된 병태생리 과정을 기술한다.
- 호흡계 건강사정을 통해 얻은 결과들을 정상과 비정상으로 구별한다.
- 호흡계 건강문제와 관련된 간호중재를 우선순위화 한다.

용어 해설 Review at a Glance

- **결핵**(tuberculosis, TB) : 항산성 간균 mycobacterium tuberculosis에 의해 야기된 폐의 염증
- **기관지 확장증**(bronchiectasis) : 비가역적 상태의 기관지 벽의 확장과 기관지벽의 손상
- **기관지염**(bronchitis) : 기도점막의 염증. 만성 기관지염의 다른 명칭은 'blue bloater'이다. 이는 청색증을 유발하는 저산소혈증 때문이다.
- **기흉**(pnemothorax) : 공기가 늑막강 안으로 들어가서 침범받은 폐의 완전한 혹은 부분적인 허탈
- **낭포성 섬유증**(cystic fibrosis) : 복합 장기에서 나타나는 외분비선에 대한 상염색체 열성 유전질환으로 유년기의 만성 폐색성 폐질환과 점액 과다분비가 특징이다.
- **늑막삼출**(pleural effusion) : 폐의 장측막과 벽측막 사이에 체액이 증가하여 축적
- **늑막염**(pleuritis) : 늑막강의 염증.
- **동요흉**(flail chest) : 보통 외상과 늑골 골절에 의해 생긴 흉벽의 불안정성. 흉벽은 흡기 때 수축되고 호기동안 흉벽이 바깥쪽으로 확장된다.
- **만성 폐색성 폐질환**(chronic obstructive pulmonary disease) : 천식, 폐기종, 기관지염증과 관련된 만성적이며, 재발하는 기도 폐쇄와 관련된 폐질환
- **무기폐**(atelectasis) : 가스교환의 제한으로 인한 폐의 허탈
- **성인 호흡곤란 증후군**(ARDS) : 호흡계의 불충분하고 비효율적인 가스교환으로 인해 생긴 급성 호흡부전 형태
- **수면 무호흡**(sleep apnea) : 수면시 10초, 혹은 그 이상 동안 호흡부전, 호흡 지연의 기간을 가진다.
- **억제성 폐질환**(restrictive pulmonary) : 폐 혹은 흉벽의 확장을 제한하는 질병
- **천식**(asthma) : 기도의 좁아짐과 염증으로 호흡곤란을 일으키는 만성 폐색성 폐질환
- **천식 지속상태**(status asthmaticus) : 장기간, 반복되는 천식발작의 급성 응급상태
- **폐고혈압**(pulmonary hypertension) : 폐동맥 혈압이 20mmHg 이상으로 지속적으로 상승
- **폐기종**(emphysema) : 폐포의 과팽창, 탄력 손실, 가스교환 감소로 인해 생긴 만성 폐질환. 만성 폐기종의 다른 용어는 'pink puffer'인데, 이는 대상자가 질환의 말기까지 청색증이 되지 않기 때문이다.
- **폐렴**(pnemonia) : 박테리아, 바이러스 진균, 혹은 다른 병원체에 의한 폐의 염증
- **폐색전증**(pulmonary embolus) : 지방, 혈액, 다른 이물질에 의한 폐동맥의 폐쇄
- **폐성심**(cor pulmonale) : 폐고혈압으로 인해 생긴 우심실비대로 우심부전으로 나타난다.
- **혈흉**(hemothrox) : 늑막강 안에 혈액, 체액이 고인 것

✓ PRETEST

1. 말기 만성 폐쇄성 폐질환에 의해 만성 호흡성 산독증이 있는 대상자가 있다. 산소는 비강캐뉼라로 1분당 1L씩 투여되고 있다. 간호사는 가족들에게 호흡 억제를 피하기 위해 산소를 투여한다고 설명한다. 다음 중 행위에 대한 근거를 가장 적절하게 설명한 것은?

① COPD 대상자는 낮은 산소 농도에 의존하다.
② COPD 대상자는 낮은 이산화탄소 농도에 의존한다.
③ COPD 대상자는 산소를 고농도로 주지 않으면 수소이온이 정체하는 경향이 있다.
④ COPD 대상자는 높은 산소 농도에 편안함을 느낀다.

2. 급성 호흡곤란으로 응급실을 방문한 대상자의 동맥혈 가스 분석은 pH7.35, PCO_2 40mmHg, PO_2 63mmHg, $HCO_2$23, 산소 포화도(Cal SO_2) 93%이다. 이 가스분석 결과의 원인을 가장 잘 표현한 것은?

① 결핵　② 폐렴
③ 늑막삼출　④ 저산소증

3. 폐색전과 같은 산소관류의 초기 손상을 가진 환자를 사정할 때, 간호사는 다음 증상 중 어떤 것을 반드시 볼 수 있는가?

① 따뜻하고 거친 피부　② 서맥
③ 빈맥　④ 정상 호흡

4. 수술 후 1일째, 대상자가 호흡곤란, 호흡 수 35회, 약간의 힘듬을 호소한다. 그리고 오른쪽 아래에 호흡음이 들리지 않았다. 간호사는 다음 중 무엇을 의심할 수 있는가?

① 폐성심　② 무기폐
③ 폐색전　④ 심낭 압전

5. 폐렴 급성기의 환자가 마르고 잦은 헛기침, 체온상승, 백혈구 수치증가, 감소된 호흡음, 깊은 흡기와 기침시 통증을 가지고 있다. 생리식염수, acetylcysteine(Mucomyst), metaproterenol(Alupent)의 호흡치료 후 긍정적인 결과로 나타날 수 있는 것은?

① 악설음과 적당한 양의 생산적인 객담
② 폐저에서 호흡음이 들리지 않으며, 상엽에서는 정상적인 호흡음이 들린다.
③ 천명음, 비생산적인 기침
④ 작은 양의 생산적인 객담이 있으며 호흡음이 감소된다.

6. 즉각적이며, 집중된 응급치료를 필요로 하는 것은 다음 중 어느 환자인가?

① 깊은 호흡 시에 날카로운 통증과 과도한 기침을 호소하는 환자
② 지속적인 노란 객담, 미열, 악설음이 있는 환자
③ 기관이 오른쪽으로 편위되어 있으며, 오른쪽 폐에 호흡음이 없다.
④ 천식을 가지고 있으며, 운동 후에 숨쉬기가 힘든 상태의 환자

7. 새로이 천식으로 진단된 10대 대상자가 병원에서 퇴원한다. 퇴원 교육의 내용으로 포함되어야 하는 것은?

① 10대들의 천식 유발빈도
② 신체적 운동과 같은 촉발상황과 증상
③ 질병에 노출될 수 있는 운동의 제한
④ 발작 동안 조용히 있도록 교육

8. 심장병 환자가 오직 밤에만 과도한 피로 시 협심증을 경험하며, 배우자는 대상자가 코를 곤다고 말하였다. 내과의사는 수면 무호흡 검사를 처방하였다. 이 때 협심증의 원인으로 심장보다 호흡쪽에 더 의심이 가는 이유는?

① 수면 무호흡은 공기흐름을 방해하는 폐의 아래쪽 기도의 폐쇄이다.
② 수면 무호흡을 가진 대상자는 충분한 REM 수면을 가지고 있다. 그러나 코를 곤다는 것은 산소 수준을 감소시킨다.
③ 수면 무호흡은 호흡을 가능하게 하기 위하여 REM 수면 동안 근육의 강도를 증가시킨다.
④ 수면 동안 과도한 무호흡 기간은 산소의 농도를 심각하게 낮추며, 오직 밤에만 일어나는 협심증을 유발시킬 수 있다.

9. 폐암환자인 대상자의 일반적인 증상은?

① 노력성 호흡곤란
② 변화된 지속적인 기침
③ 공기부족으로 인한 호흡곤란
④ 밤에 식은땀을 흘리는 기침

10. 목장에서 들소에게 오른쪽 가슴이 부딪쳐서 외상을 입은 대상자가 병원에 입원하였다. 대상자는 동요흉으로 입원을 하였으며, 곧바로 치료되었다. 그 후에 일어날 수 있는 갑작스러운 변화로 간호사가 특별히 관찰해야 하는 것은?

① 탄산 과잉　② 패혈증
③ 대사성 산독증　④ 성인 호흡곤란 증후군

책 속의 책 1쪽

section 01 Risk Factors Associated with Respiratory Health Problems 호흡계 건강문제와 관련된 위험인자들

① 천식, 만성 폐색성 폐질환, 낭포성 섬유증, 기관지염과 같은 폐색성 폐질환

- 천식 : 알레르기, 유전인자
- NCLEX! 만성 폐색성 폐질환 : 1차적으로 흡연, 폐자극 물질의 노출, 면역학적 인자
- 낭포성 섬유증 : 유전적 변이
- 기관지염 : 흡연, 폐자극 물질에 노출, 공기오염, 감염 물질에 노출

② **무기폐, 성인 호흡곤란 증후군, 동요흉, 폐좌상, 수면 무호흡과 같은 억제성 폐질환**
- 무기폐 : 수술, 외상, 폐렴, 다른 호흡질환들(COPD), 장기간의 침상 안정, 기계적인 환기
- ARDS : 쇼크, 외상, 흡연
- 수면 무호흡 : 비만, 만성 폐색성 폐질환, 흡연, 노화

③ **폐렴** : 노화, 손상된 폐상태, 소모성 질환

NCLEX! ④ **결핵** : 인간 면역결핍 바이러스(HIV)에 양성인 대상자, 이민자, 빈민 계층, 환경(과밀, 나쁜 환기)

⑤ **늑막삼출** : 수술, 외상, 염증, 악성 종양, 다른 호흡질환

⑥ **늑막염** : 원인없음, 보통 다른 호흡기 질환으로 인해 2차적으로 발병

⑦ **기흉** : 흡연, 외상, 남자(키 크고, 젊고, 야윈 가슴), 가족력, 이환된 호흡질환(COPD, ARDS, 낭포성 섬유증, 천식)

NCLEX! ⑧ **폐색전** : 심부 정맥혈전증(DVT), 혹은 다른 부분의 혈괴, 장기간의 침상 안정, 과응고증, 수술, 심장 질환(울혈성 심부전, 심근경색증), 비만, 에스트로젠 호르몬, 피임약을 복용하는 여성

⑨ **폐고혈압** : 30~40대의 젊은 여성, 흡연, 만성 폐질환, 수면 무호흡, 비만, 신경근육 질환, 저산소혈증으로 인한 심장 질환(2차적으로 발생)

⑩ **폐암** : 흡연, 폐자극 물질, 가족력, 공기오염

⑪ **호흡부전** : 다른 호흡질환, 호흡장애(COPD, 폐렴)

section 02

Obstrucive Pulmonary Disorders

폐쇄성 폐질환

(1) 개 요

① 폐쇄성 폐질환은 폐의 공기 흐름이 차단되어 1차적으로 호기를 방해하는 질환으로 정의된다.

② 질환으로 COPD, 천식, 낭포성 섬유증, 기관지 확장증

③ 원인은 감염, 공기오염원, 알레르기, 흡연, 유전

(2) 병태생리

① 천식은 다양한 원인, 자극에 반응하는 공기부족과 기관지의 가역적 수축을 초래하는 기도의 만성 염증질환이다.
- 1차적으로 기관지의 공기 통로에 영향을 주어 점액 부종, 점액분비, 기도염증을 초래한다.
- 유발인자에 노출되었을 때, 중간 크기 기관지의 과민성 반응으로 폐의 비만 세포에서 류코트리엔, 히스타민을 유리시킨다(이 물질은 염증반응을 강화시켜서 기관지 경련을 일으킨다).
- 외인성 천식은 차가운 공기, 높은 고도, 강한 냄새, 감정적인 스트레스, 호르몬 변화, 알레르기원, 운동와 같은 인자에 유발된다.

- 내인성 천식은 알 수 없는 원인에 의해 유발된다.
- 천식 지속상태는 발작이 지속되는 응급상황이다. 보통 약물에 반응하지 않으며, 대상자는 천식 발작 후 또 다른 발작을 유발한다(호흡부전을 예방하기 위해 즉각적인 치료가 필요하다).

② 만성 폐색성 폐질환은 기도에 대한 저항을 특징으로 하는 만성 상태의 폐질환이다. 폐기종, 기관지염, 천식으로 구성된다.

- 폐기종은 폐포가 확장될 때 폐포의 탄력 섬유망이 손상되거나 폐포벽이 파괴된 것을 말한다. 폐포의 파괴는 정상적인 공기 공간보다 더 큰 공간을 형성한다.
  - 탄력섬유와 교원섬유의 손상 결과로 탄력적 되감기의 소실이 폐에서 발생한다. 탄력적 되감기가 없으면, 공기를 폐 안으로 끌어들여 기도가 허탈된다.
  - NCLEX! 공기의 축적(air trapping)은 폐를 과팽창되도록 하여 외관상으로 술통형 가슴을 이룬다.
  - 대상자는 과팽창에 의해 공기를 유지할 수 있는 능력을 가지고 있다. 피부는 핑크색을 유지한다. 따라서 질병의 초기에는 'pink puffer'로 알려져 있으며, 청색증은 질병의 말기에 나타날 수 있다.
- 만성 기관지염은 혈관확장, 울혈, 점막 부종, 기관지 경련을 일으키는 크고 작은 기도의 염증반응이다. 적어도 2년 동안, 1년에 최소 3개월 동안 만성적인 기침과 생산적인 객담이 진단의 일반적 기준이다.
  - 만성적인 점액분비선의 비대와 배상세포의 수와 크기가 증가하며, 염증세포의 침윤과 기관지 점막의 부종을 동반한다.
  - 기관지 벽이 두꺼워짐으로써 기도가 방해받는다.
  - 폐기종과는 달리, 기관지염을 앓는 대상자는 혈액 가스를 유지하기 위해 숨쉬는 노력을 심하게 시킬 수 없다.
  - NCLEX! 청색증과 부종이 있는 기관지염 환자를 'blue bloater'라고 부른다.
  - 심한 만성적인 저산소증으로 산화된 혈액을 더 많이 세포에 운반하기 위해서는 신장에서 적혈구의 생산을 증가시켜 다혈구증을 일으킴으로써 혈액의 점성이 증가되어 혈액응고에 더 높은 위험성이 있다.
- NCLEX! 과탄산 혈증은 저산소증이 있는 만성 폐색성 폐질환자에서 전형적이다.
  - 동맥혈 가스는 높은 이산화탄소 분압과 낮은 산소 분압을 보여준다.
  - 호흡을 자극할 때 정상과는 달리 이산화탄소 분압을 올리는 것보다 저산소증이 환기의 중요한 자극원이다.
  - COPD를 가진 대상자는 높은 산소 농도에 견딜 수 없다.
  - 저산소증은 낮은 산소포화와 결합하여 80mmHg보다 낮은 산소 분압(PaO_2)을 나타낸다. Box 1-1
- 만성적인 저산소증으로 인해 조상(nail bed)은 곤봉형(각 >160°)으로, 더 평평하게 보인다.

③ 낭포성 섬유증(cystic fibrosis; CF)은 상염색체 열성 질환으로 소아의 경우, 만성 폐색성 폐질환과 함께 점액을 과도하게 분비시킨다.

- Cl^-의 이동을 위해 필요한 단백질의 부족은 물과 나트륨를 과도하게 흡수시킨다.
- 이와 같이 단백질이 부족한 기관인 폐가 Cl^- 이동의 저하로 분비물의 탈수와 진한 점액 생성을 초래한다.
- 나트륨의 재흡수 때문에 땀은 나트륨과 염소의 높은 농도를 가지게 된다.

- 진한 점액은 무기폐 · 감염 · 기관지 확장증을 일으키며, 마침내 폐고혈압과 폐성심(폐의 문제로 오른쪽 심장의 부전)을 초래한다.

NCLEX!

- 학령기 아동에서 췌장의 기능부전으로 대사문제를 일으키고, 췌장효소의 부족으로 음식을 소화하기 어렵게 한다.

④ 기관지 확장증(bronchectasis)은 큰 기관지의 영구적인 확장이며, 때로는 호흡기계 감염과 관련되어 있다.

- 기도폐색과 호흡기계 감염의 결합이 기관지 벽의 무기폐, 농양, 파괴, 괴사를 일으킨다.
- 보통 낭포성 섬유증 · 이물질 · 결핵, 폐의 자극 물질 노출과 관련이 있으며, 종양과도 관련될 수 있다.
- 형태학적 소견으로 기도의 과팽창과 영구적인 변형으로 기도를 지지하는 연골, 탄력 조직의 손상과 섬유증을 보이고 있다.

(3) 간호 사정

(a) 천 식

NCLEX!

① 사정은 보조근육의 사용, 빈맥, 빈호흡, 불안, 가슴 조임, 호흡음(천명음, 오랜 호기 노력, 폐하엽에서 호흡음의 부재), 공기부족의 호소 등을 포함한다.

② 진단검사

- 폐기능 검사에서 감소된 호기량을 보여 줄 것이다. 노력성 호기량(FEV1)은 다소 차이가 있지만 20%가 감소하여 정상 대상자의 80% 정도를 나타낸다.
- 최고 호기량(PEF)은 치료 전과 후의 호기량을 사정하기 위해 peak flow meter(PFM)를 사용하여 가정에서 측정할 수 있다.
- 피부검사는 알레르기의 원인을 찾기 위해 종종 시행되며, 호흡치료에 사용되는 히스타민, 메타콜린을 흡인하는 challenge 검사도 이루어 질 수 있다.

(b) 만성 폐색성 폐질환(COPD)

NCLEX!

① 기침(기관지염에서는 객담섞인 기침, 폐기종에서는 마른 기침), 호흡곤란, pursedlip breathing, 부속 근육의 사용, 기좌호흡, 악액질, 증가된 호흡음(천명음, 수포음, 마찰음), 증가된 전후 직경(술통형 가슴), 연장된 호기, 피부 색깔(폐기종 초기는 핑크, 만성 기관지염을 가진 경우 청색증)의 사정을 포함한다. 폐기종 환자는 조용하며 긴 호흡음, 공기부족, 열, 흉통, 빈호흡을 호소하기도 한다. 오른쪽 심장 부전의 증가(폐성심)은 이 질환의 말기에 일어날 수 있다.

② 진단검사 : 동맥혈 가스분석에서 과탄소 혈증과 저산소혈증을 나타나며, FEV1은 감소하고, 흉부 X-선 검사에서 횡경막이 평평하며, CBC에서 다혈구증(polythemia)을 나타낼 것이다.

Box 1-1

성인의 정상 혈액 가스분석 수치(normal adult arterial blood gas values)

- pH : 7.35~7.45
- $PaCO_2$: 35~45mmHg
- PaO_2 : 80~100mmHg
- HCO_3 : 21~28mEq/L
- O_2 포화도 : 95~100%

(c) **낭포성 섬유증**

NCLEX! ① 어린이의 성장에 따라 증상이 변화될 수 있는지, 주의를 기울여 건강력을 완벽하게 사정한다.

- 지연된 성장발달, 잦은 호흡계 문제(폐렴, 과도한 정맥을 포함한 기침, 운동하기 힘듬), 곤봉형 손가락과 발가락, 술통형 가슴, 오른쪽 심장부전 증상 등이 있다.
- 지방변(steatorrhea), 기름진 불결한 냄새를 가진 변, 소화불량, 복통과 같은 위장관계 증상이 있다.
- 당뇨병, 비타민 K 결핍(흡수부족)이 있다.

② 진단검사 : 땀검사(sweat chloride test)에서는 나트륨과 염소의 농도가 증가, 동맥혈 가스분석에서는 저산소혈증, 폐기능 검사에서는 공기의 흐름의 감소와 노력성 폐용량의 감소, 흉부 X-선 검사에서는 무기계와 폐포 과팽창, 대변검사 상 묽은 지방변을 보인다. 맥박 산소측정기(pluse oximetry)에 의한 산소 포화도는 감소할 것이다.

(d) **기관지 확장증**

① 만성적인 객담섞인 기침(나쁜 냄새, 화농성 객담), 천명음, 마찰음, 객혈, 호흡곤란, 체중감소, 반복되는 호흡계 감염, 우심부전, 폐성심이 사정에 포함된다.

② 진단검사 : 흉부 X-선 검사에서 기도확장, 동맥혈 가스분석에서 저산소혈증, 폐기능검사에서 기관지염과 비슷한 소견을 보일 것이다. CT 스캔은 손상의 정도를 결정하는 데 이용될 수 있다.

(4) 간호 중재

(a) **천 식**

① 약물

- 기관지 확장제가 기관지의 개존(patency)을 유지
  - Methylxanthin : Theophylline(Theo-Dur, Slophyllin, Slo-bid)
  - 교감신경 흥분제 : Albuterol(Proventil, Ventolin), salmeterol(Serevent), terbutaline sulfate(Brethine), isoetharine HCL(Bronkosol)
  - 부교감신경 차단제 : Ipratropium bromide(Atrovent)
  - 항염증약 : Cromolyn(Intal), nedocromil(Tilade)
- Beclomethasone(Beclovent, Vanceril), dexamethasone(Decadron), fluticasone(Flonase), budesonide(Rhinocort)와 같은 스테로이드가 호흡 발작, 혹은 염증과정을 억압하기 위한 유지 흡입제로 단기간 이용될 수 있다.
- 비스테로이드 약은 종종 어린이에게 유지 흡입제로 사용된다.
- 류코트리엔 조절약 : zafirlukast(Accolate), montelukast(Singulair).

NCLEX! ② 응급 흡입제와 유지 흡입제 사이의 차이에 대해 대상자에게 교육한다.

- 응급 흡입제(급성 발작을 위해 사용)는 에피네피린, isoproterenol solution(Isuprel), isoetharine 흡입제(Bronkosol), albuterol(Ventolin, Proventil), metaproterenol(Alupent)과 같은 약들이다.
- 유지 흡입제(발작을 예방하기 위해 사용)는 ipratropium(Atrovent), leukotriene 길항제,

salmeterol(Serevent), xanthine derivatives, cromolyn(Intal), nedocromil(Tilade).

③ 대상자에게 약의 부작용과 정량식 흡입제의 사용 방법에 대해 교육한다. Box 1-2

- 마우스피스 부분의 canister을 잡는다 → 3~5초 흔든다 → 그림 1-1과 같이 마우스 피스를 둔다 → 천천히 숨을 내쉰다 → 코를 통하여 충분히 흡입하는 동안, 혹은 입을 크게 벌리고 있는 동안 canister의 아래 부분을 누른다 → 가능한 한 숨을 참고, canister을 빼면서 숨을 내쉰다 → 만약에 2회 처방되면 흡입 사이에 처방된 시간(보통 30초~2분 동안)을 기다린다 → 입과 마우스 피스를 행군다(점막의 건조와 전신적인 흡수를 감소시키기 위해).

NCLEX!
- 어린이에게 구강 감염을 피하기 위해 양치질을 하기 전에 스테로이드 흡입제를 사용하도록 교육한다.

NCLEX!
- 스테로이드는 어린이의 성장을 방해할 수 있으며, 특히 12세 이하에서 장기간 사용한다면 많은 부작용을 일으킬 수 있다.

NCLEX!
- Theophylline은 독성 수준에 도달할 수 있다. 약의 농도를 감시하고 진전이나 초조 및 불안이 있으면 의사에게 보고한다.

④ 발작을 유발시키는 것을 확인하는 방법과 유발인자를 피하는 방법을 대상자에게 교육한다.

⑤ 대상자에게 질병 과정과 발작하는 동안 불안을 피하는 방법을 교육한다. 응급 흡입제가 효과를 나타내지 못하거나 천식 지속상태가 발생한다면 즉각적인 치료방법을 찾아야만 한다.

⑥ 항상 흡입제를 가지고 다닐 것을 교육한다. 만약에 발작이 일어난다면 흡입제를 사용할 수 없으며, 보통의 카페인이 있는 소다 음료수를 마시는 방법은 약을 쓸 수 있을 때까지 도움을 줄 것이다.

⑦ 흡입제가 충분한지, 자주 확인해야 한다. canister를 확인하는 가장 효과적인 방법은 그것을 물안에 넣었을 때 떠오르는지(비어 있음), 가라앉는지(차 있음), 상 · 하 · 좌 · 우로 움직이는지(반정도 있음)를 사정하는 것이다.

⑧ 급성 발작 동안 약의 효과가 나타날 때까지 안위를 제공하며 활력징후, 호흡음을 감시한다.

⑨ 특별히 알레르기를 유발하는 계절 동안 최대 유량 측정(peak flow reading)을 감시한다.

- 최대 유량 측정은 발작 24시간 동안 감소할 수 있다.
- 만약에 약물 사용 후 최대 유량 측정이 대상자 능력의 80%이면 발작 동안 사용한 약물의 효과를 평가할 수 있다.

(b) 만성 폐색성 폐질환(COPD)

① 약물

- 기도를 유지하기 위한 기관지 확장제 : 항콜린성 약물, 교감신경 흥분제, methylxanthines

NCLEX!
- 악화되었을 때 요구되는 스테로이드(항염증성 약물) : prednisone(경구), 천식을 가진 대상자와 유사한 흡입제, 부작용 관찰(특별히 수분과 나트륨 정체)
- 급성 감염기간 동안, 예방적으로 사용되는 항생제
- 점액의 점성을 묽게 해주는 거담제

② 폐렴과 인플루엔자 백신을 맞도록 교육한다.

③ 금연, 적당한 가습을 유지, 호흡 운동(양압에 의해 기도가 개방도록 하는 pursed-lip 호흡과 폐가 확장도록 하는 복식 호흡), 적당한 영양이 필요하며, 호흡계 감염은 피하도록 한다.

④ 분비물이 짙으면 pulmonary toiletry가 필요하다. 타진(분비물을 묽게 하기 위해서 가슴을 리듬있게 때린다), 체위배액, 흡입, 호흡기계 치료

NCLEX! ⑤ 호흡자극의 억압을 예방하기 위해 낮은 유량의 산소를 공급한다.

⑥ 낮은 강도의 운동 프로그램을 평가한다.

(c) 낭포성 섬유증

① 약물

- 기도 폐쇄가 문제가 되면 기관지 확장제
- 감염이 있으면 항생제

Box 1-2

정량식 흡입기 사용

- 목 적 : 국소적인 효과를 위해 폐에 흡입되도록 분무식 약물을 일정한 용량으로 투여하기 위해서이다.
- 이론적 근거 : 정량식 흡입제를 적절하게 사용하지 못하면 폐에 도달하지도 못하고 흡입된 약물은 쉽게 구강점막에 축적된다.
- 기대되는 결과 : 대상자는 약물이 폐에 충분히 도달할 수 있도록 올바른 투약 방법을 사용할 것이다.

대상자 교육

- 약물 통을 흡입기에 삽입하고 마우스피스의 덮개를 제거한다.
- 제조회사의 설명서에 의하여 부드럽게 흔든다.
- 흡입 준비를 위해 흡입기를 잡고, 천천히 들여마신다(흡입하는 동안 숨을 쉬지 않는다. 흡입기 밸브를 막을 수 있다).
- 입술 안으로 마우스피스를 넣은 후 입술로 막는다. 머리를 약간 뒤로 젖히고, 혀는 흡입기에서 멀리 둔다.
- 입을 통해 호흡하는 동시에 통의 윗부분을 누른다.
- 흡입기를 제거하고 2~3초 동안 숨을 참는다. 그 다음 오므린 입술을 통해 천천히 숨을 내쉰다.
- 흡입기 안으로 먼지가 들어가지 않도록 덮개를 덮어 두고, 흡입기를 깨끗하게 하기 위해 금속성 통을 제거하고 따뜻한 물로 홀더를 세척한다. 다시 사용하기 전에 홀더를 철저히 건조시킨다.

Source: Harkreader, H. (2000), *Fundamentals nursing: Caring and clinical judgement.* Philadelphia: W. B. Saunders, p. 1071.

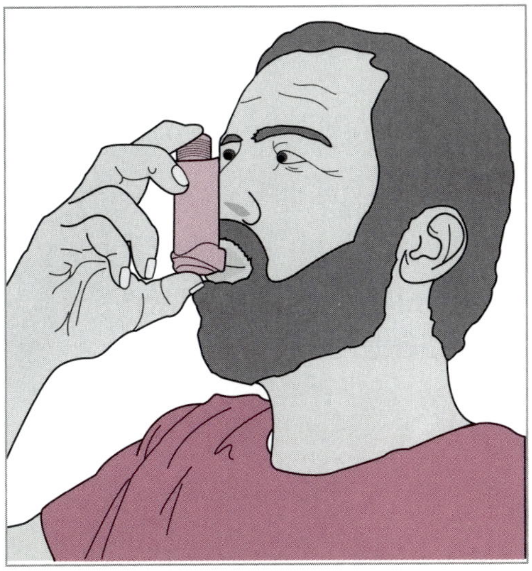

그림 1-1 정량식 흡입제 사용을 위한 방법

- Dornase alfa recombinant : 이 약물은 낭포성 섬유증을 가진 대상자의 객담에 있는 DNA를 가수분해한다. 결과적으로 폐기능은 증가하며 호흡기계 감염의 횟수가 감소한다.
- 필요하다면 분비물을 액화시키기 위해 정액 용해제

② 적당한 체액, 영양상태를 유지(고단백질, 고지방, 고열량 식이), 전해질

③ 감염의 증상과 징후를 자세히 관찰

④ 저산소증이 나타나면 산소요법을 시작하는 것이 필요하다.

⑤ Pulmonary toiletry : 기도를 깨끗이 하기 위해 필요하다. 체위배액, 체위변경, 흡입, 타진, 진동. 'huff' 기침기술(밸브가 있는 마스크를 20분 동안 사용하며 3~4회 숨을 쉰다)

⑥ 호흡기계 간호기술, 자극원을 피하는 것, 약물 투약, 식이에 대해 교육한다.

(d) 기관지 확장증

기본적으로 만성 폐색성 폐질환을 가지고 있는 환자와 같다.

① 약물은 감염을 위해 필요하다면 항생제가 포함된다(깨끗한 기도를 유지하기 위한 기관지 확장제).

② Pulmonary toiletry : 필요하다면 흡입, 저산소증이라면 산소요법, 타진, 체위배액

section 03 Restricitve Pulmonary Disorders 억제성 폐질환

(1) 개 요

① 억제성 폐질환은 호흡주기 동안 폐를 정상적으로 확장하는 데 제한받는 질환을 의미한다.

② 많은 질환이 이 범주에 속한다.

- 이 장에서 설명되는 질환으로 무기폐, 급성 성인 호흡곤란 증후군(ARDS), 동요흉(flail chest), 폐타박상, 수면 무호흡증 등이 있다.
- 따로 설명되는 질환으로는 폐렴, 폐결핵, 늑막삼출, 기흉이 있다.
- 다른 질환들로는 Pickwickian 증후군, 폐섬유증, 폐부종이 있다.

③ 원인은 흉막강 안에 수분의 축적을 초래하는 정수압과 삼투압 힘의 변화, 흉벽 외상, 골절된 늑골, 늑막강 안에서 공기 축적으로 인한 폐 허탈, 병인성 물질 침입, 폐 탄력성 감소, 폐간엽 조직의 반흔과 섬유화, 근골격계 질환, 신경근육 질환 등이다.

(2) 병태생리

① 무기폐(atelectasis)는 폐와 폐포의 허탈이다.

- 허탈로 폐포는 가스교환을 할 수 없기 때문에 환기없이 관류가 일어난다.

- 산소가 없으면 계면활성제는 작게 생산된다. 계면활성제는 표면 장력을 감소하기 위해 필요하며 흡기 동안 팽창의 저항을 감소시키고, 폐포가 호기 동안 허탈되는 것을 막아준다.
- 혈류는 방해받지 않으므로 혈액은 공기가 없는 폐포에도 운반된다. 만약에 폐의 많은 부분이 영향을 받으면 저산소증을 초래한다.
- 1차적 무기폐는 종종 출생 시에 허탈된 폐포를 가지고 태어난 신생아와 관련이 있고, 미숙아에게는 계면활성제의 부족이 무기폐를 일으킬 수 있다.
- 2차적 무기폐는 예전에 확장된 폐포의 허탈이며, 세 가지 종류로 분류된다.
  - 억압 무기폐는 허탈을 일으키는 폐포의 밀집 결과이다. 체액, 외상, 관통 상처, 복부 팽만에 의해 일어날 수 있다.
  - 흡수 무기폐는 폐포 차단의 결과로 점액, 폐렴, 낭포성 섬유증, 수술로 인해 발생한다. 폐쇄된 기관지 원위의 폐포가 공기를 흡수하여 폐포벽의 허탈을 일으킨다.
  - 수축성 무기폐는 폐, 흉막 섬유화의 결과이며, 부적절한 폐의 확장을 초래한다.

② 급성 호흡곤란 증후군은 쇼크, 외상, 화상, 박테리아, 바이러스, 체액 흡입, 심한 손상과 같은 많은 인자에 의해 발생할 수 있는 급성 호흡부전증이다.

- 폐포벽은 심하게 손상을 받고 폐모세혈관과 폐포의 내면에도 손상이 있다.
- 결과적으로 폐포혈관의 투과성이 증가하여 폐포강에 체액을 축적시킨다. 폐포에는 공기가 없으며, 심장 합병증에서 볼 수 있는 심한 긴장성과 거의 유사하다.
- 폐포의 체액은 계면활성제를 감소시켜서 표면장력을 증가하게 한다. 이것은 폐의 탄력성에 손실을 가져오며, 환기의 감소와 저산소증을 나타낸다. 그리고 폐는 폐포의 허탈로 단단해져서 제대로 기능을 발휘하지 못한다.
- 폐포가 손상받으면 저산소증이 되며, 마침내 세포가 손상되고 사망에 이른다.
  - 염증반응은 폐포와 모세혈관이 손상받을 때 발생할 수 있다.
  - 염증은 폐포근처와 모세혈관의 손상을 일으키는 사이토카인을 방출시킨다.
  - Hyaline 막은 폐포 안에 형성되며, 산소와 이산화탄소의 교환을 방해한다.

③ 동요흉과 폐 타박상(폐 조직의 타박상)은 보통 관통하는 물질이나 충격 등 외상에 의해 생기는 흉벽의 급성손상이다. 늑골 골절과 자동차 사고는 흉벽 손상의 일반적인 원인이다.

- 동요흉에서, 손상은 흉벽의 불안정성을 초래한다.
- 흡기 동안 폐안에 생긴 음압은 흉벽를 허탈하도록 만든다.
- 호기 동안 양압은 흉벽를 바깥쪽으로 확장하도록 한다.
- 관통하는 물질은 폐 내 압력에 영향을 준다. 이것은 부분 혹은 폐 전체를 허탈되도록 한다.
- NCLEX! 적당한 폐 확장의 부족은 숨을 쉬는 데 더 많은 노력을 요구하며, 가스교환의 손상, 폐의 탄력성 감소, 통증을 일으킨다.

④ 수면 무호흡은 10초 간 또는 그 이상 동안 상부 기도 내의 공기를 부족하게 만든다(3가지 다른 종류가 있다).

- 폐쇄성 수면 무호흡이 가장 흔하며, 환기노력이 계속되는 동안 공기 통로가 폐쇄되어 생긴다.
- 정상적인 인두근육 강도가 소실되어 흡기 동안 인두가 허탈된다.
- 더 심한 폐쇄는 혀가 인두벽 뒤쪽으로 넘어갈 때에 생긴다.
- 사람은 늘 호흡을 시도한다. 그러나 제한된 운동 혹은 체위변경에 의해 감소될 수 있다.

⑤ 중추성 무호흡은 뇌의 호흡 중추가 영향을 받아 호흡 자극이 억압될 때 생긴다.
- 무호흡기간 동안 호흡하려는 노력이 없다.
- 급성 유아 사망 증후군(SIDS) 시에 발생하는 것으로 생각된다.

⑥ 혼합성 무호흡은 중추성과 폐쇄성 무호흡의 결합이다.

(3) 간호 사정

(a) 무기폐

① 사정은 폐음을 포함한다(소실되거나 악설음, 복명), 빈호흡, 호흡 깊이의 규칙성, 호흡곤란, 빈맥, 비정상적인 동맥혈 가스분석(저산소증), 체온(만약에 염증이 원인으로 의심된다면), 기침

② 진단검사 : 흉부 X-선 검사에서 사진은 보통 허탈된 폐 부분을 보여줄 것이다. 동맥혈 가스분석은 폐에서 발생한 무기폐의 심각성 정도를 보여줄 것이다.

(b) ARDS

① 사정은 호흡곤란(빈호흡, 보조근육 사용, 현저한 호흡곤란), 폐음(악설음, 수포음), 비정상적인 혈액 가스분석(저산소증, 고탄산혈증), 청색증, 퇴축, 발작, 혼동(말기)을 포함한다.

② 진단검사 : 흉부 X-선 검사(크고, 확산된 침윤물 또는 정상적인 심장 크기를 지닌 'white outs'), 동맥혈 가스분석($PaO_2 < 50mmHg$, 대사성 알칼리증), 폐기능 검사(감소된 폐의 탄력성 : 폐활량, 분당 용적, 기능적 폐활량이 감소), 진단적 목적을 위한 폐동맥압 감시(급성 호흡곤란 증후군에서 정상적인 압력을 가지고 있는 데 반해 폐부종에서는 압력이 상승)

(c) 동요흉과 폐 타박상

NCLEX!

① 사정은 흉곽 확장의 비대칭성과 비정상적인 흉곽의 움직임, 흡기 시의 통증, 호흡곤란, 빈호흡, 폐음(없거나, 수포음), 촉진할 수 있는 염발음, 빈맥을 포함한다.

② 폐좌상의 특별한 증상은 위에 제시한 증상에 풍부한(혈액이 섞인) 객담, 안절부절 못함, 불안을 포함한다.

③ 진단검사 : 흉부 X-선 검사, 동맥혈 가스분석

(d) 수면 무호흡

① 사정은 행위의 변화(불안, 낮 동안 졸림, 기능장애, 건망증, 기면), 피곤하다는 불평, 눈 밑에 dark circles, 잦은 하품, 체위변화, 큰소리로 코를 곪, 심장부정맥, 밤 동안 협심증, 과탄산혈증으로 인한 두통, 수면 동안 무호흡, 발기부전, 호흡억압(사용된 약과 관련) 등을 포함한다.

② 진단검사 : 수면 단계를 확인하기 위한 뇌파검사, 부정맥을 검사하기 위한 심전도, polysomnograpy(한밤 중의 수면연구-산소가 있거나 없다), 산소요구에 야기된 적혈구 증가증(다혈구증)를 사정하기 위한 CBC, 갑상선기능 저하증을 제외시키기 위한 갑상선기능 검사

(4) 간호 중재

(a) 무기폐

① 약물은 감염이 의심된다면 항생제, 기관지 확장제, 필요하다면 진통제를 포함한다.

② 폐포수준에서 산소화를 증가시키기 위해 산소를 투여하며, 산소 포화도를 감시한다.

③ 침대의 머리부분을 올린다.

④ 2시간마다 체위변경, 기침, 깊은 호흡을 권한다.

⑤ 매 1~2시간 동안 유발 폐활량 측정법 사용(incentive spirometry)의을 권장한다.

- 다른 금기사항이 없다면 충분한 수분을 권장한다.
- 처방대로 움직이도록 권장한다.

(b) ARDS

① 약물

- 진통효과, 혈관확장를 위한 산화질소가 산소화를 개선시켜 준다.
- 비스테로이드성 항염증약(NSAIDS), 인터루킨-1 수용체 길항제, 중성구 억제제, 스테로이드 등으로 염증을 감소시킨다.
- 폐 계면활성제 : beractant(Survanta), calfactant(Beractant)는 폐포의 표면 장력을 감소시켜 폐포의 허탈을 예방한다. 이 행위는 폐 순응도과 산소화를 복원시킨다.
- NCLEX! 원인으로 감염이 의심된다면 항생제를 사용한다.
- 혈전성 정맥염, 폐색전증, 파종성 혈관내 응고와 같은 ARDS의 합병증을 예방하기 위해 헤파린을 사용한다.
- 진정제, pancuronium(Tubocurarine)와 같은 근육 이완제가 기계적인 환기와 관련된 격양(agitation)을 통제하기 위하여 사용된다.

② 우선적으로 원인을 치료하는 것이다.

③ 주요한 치료방법은 기관내 삽관과 기계적인 환기이다.

- 지속적인 양압(CPAP), 호기말 양압(PEEP)은, 때로는 기도와 폐포를 개방, 가스교환을 증가시키기 위해 때때로 사용된다.
- NCLEX! PEEP은 심박출량을 감소시키며, 압력 외상(barotrauma)으로 알려진 높은 기계적인 압력으로 인해 폐손상을 야기시킨다. 활력징후, 특별히 혈압하강, 폐음을 감시해야 한다.

④ 복위를 유지하는 것이 산소관류를 유지할 수 있다.

⑤ Swans-Ganz관을 통해 폐동맥압을 감시한다.

⑥ 적당한 수분과 영양상태를 유지한다.

⑦ ARDS의 합병증인 기흉의 증후와 산소포화도를 감시한다.

(c) 동요흉과 폐 타박상

① 약물

- 통증 조절을 유지하기 위하여 진통제를 사용한다. 처음에는 필요할 때마다 투약하는 것보다 규칙적으로 진통제를 투약한다. 계속적인 경막외 마취 혹은 늑간근의 신경차단이 진통을 위해 추천되는 방법일 수 있다.
- 기계적인 환기 동안 격양을 통제하기 위하여 진정제나 신경근육 차단제를 사용한다.
- 기관지 확장제
- 예방적인 방법으로 항생제를 사용한다.

② 처방대로 산소를 투여한다.

NCLEX! ③ 동요된 부분의 내부적 · 외부적 고정이 필요하다.

- 동요흉을 위한 모래주머니의 사용은 외부적인 고정으로 그 부위를 안정시키는데 도움이 된다.
- 기관내 삽관법과 PEEP을 통한 기계적인 환기는 환기를 지지하고 내부적인 고정을 제공한다.

④ 과다한 수분공급을 피하는 동안 적당한 수분공급을 유지한다.

⑤ 2시간마다 돌리고, 기침하고, 깊은 쉼호흡을 한다. 그러나 산소요구도를 감소시키기 위해 과다한 활동을 제한하며 적당한 휴식기간을 계획한다.

⑥ 필요하다면 구강 혹은 비강으로 흡입한다.

⑦ 대상자에게 기침하는 동안 지지를 위해 베개를 사용하는 방법을 교육한다.

⑧ 침상의 머리를 올린다.

⑨ 활력징후, 산소포화도, 의식수준을 감시한다.

⑩ 폐의 타박상으로 흉관 삽관이 필요할 수 있다.

- 흉관을 위해 호흡상태는 2~4시간마다 사정한다. 폐쇄 체제를 유지하며, 필요하다면 2시간마다 흉관을 짜준다. water seal를 자주 확인한다(물의 수위는 흡기 동안 파동되며 주기적인 공기방울이 있어야 한다). 4~8시간마다 배액의 양, 색깔, 농도를 사정한다. 물의 수위를 사정한다.
- NCLEX! 계속적인 공기방울은 보통 공기 누출을 의미하며, 파동의 부족은 부적절한 폐쇄 체제의 기능을 의미한다.

(d) 수면 무호흡

① 약물

- Medroxyprogesterone(Depo-Provera, Provera) : 저환기를 가진 비만 대상자에게 호흡을 자극한다.
- Theophylline : 기관지의 평활근을 이완
- Protriptyline(Vivactil) : 삼환계 항우울제
- Clonazepam(Klonopin) : 항경련제
- Fluoxetine hydrochloride(Prozac) : 항우울제
- NCLEX! 수면제, 진정제, 남성호르몬, 알코올은 호흡기계에 대한 작용 때문에 절대 피해야 한다.

② 체중조절 계획

③ 지속적인 양압치료는 인후 뒤로 공기를 들어가도록 하기 위해 흔히 처방되는 치료방법이며, 수면 무호흡에서 경험된 기도의 막임을 감소시킨다. 산소요법을 통한 건조 때문에 가습이 종종 추천된다.

NCLEX! ④ 코피와 비충혈은 산소와 지속적인 양압(CPAP)의 사용으로 건조될 때에 일어날 수 있다.

⑤ 산소요법이 추천될 수 있다.

⑥ 적당한 수분섭취

⑦ 수술은 편도 절제술, 아데노선 절제술, 구개수인두 성형술, 연구개, 구개수, 인두 뒤쪽에서 폐쇄를 일으키는 조직의 제거를 추천한다.

⑧ 구강 · 치아교정은 일부 대상자에게 치료와 더불어 하악의 위치를 교정하기 위해 시도되었다.

section 04 Pneumonia

폐 렴

(1) 개 요

① 폐렴은 기관지 · 폐포 · 간질 조직의 염증으로 정의되며, 간혹 염증의 결과로 흉막에서도 일어난다.

② 폐렴은 원인과 위치, 기여 인자에 의해 정의된다.

- 원인 : 박테리아, 바이러스 진균, 원생류, 기생충
  - 흔한 미생물은 *Streptococcus pneumonia*(가장 흔함), *Staphylocossus*, *Haemophilus influenza*, *Psedomonas*(gram 음성)
  - 진균은 *Aspergillus fumigatus*, *Candida albicans*, *Pneumocystis carinii*
- 위치 : 소엽성 폐렴은 하나의 엽의 침범을 의미하며, 대엽성 폐렴은 전체 엽을 침범한 것이다. 기관지성 폐렴은 기관지에 인접한 엽의 침범을 의미한다.
- 기여 인자 : 흡인성 폐렴은 튜브식이 시에 종종 발생한다. 수술 후에 폐렴은 외과적인 절차에 따라 발생한다. 기회 감염 폐렴은 병원에서 입원을 통해 발생한다.

NCLEX!

③ 비전형적인 폐렴은 일반적인 증상이 나타나지 않은 폐렴의 종류이다. 비전형적인 폐렴의 2가지 종류는 *Pneumocystis carinii*에 의해 발생된 뉴모시스티스병(pneumocystosis)과 레지오넬라 병(*Legionella pneumophila*)이다.

- 뉴모시스티스병(pneumocystosis)은 기생충인 *Pneumocystis carinii*에 의해 발생되는 폐렴의 한 종류이다. AIDS, 면역이 억압된 환자에서 가장 흔하며, 증상은 열 · 기침 · 호흡곤란 등으로 사망률이 높고, 진단이 어렵다. pentamidine isoethionate(Pentam 300)으로 치료할 수 있다.
- 레지오넬라 병(Legionnaires's disease)은 급성 박테리아 폐렴이다. 열 · 오한 · 두통 · 근육통을 동반한 감기와 유사한 증상(flu-like)이 있으며, 전염성은 높지 않다(erythromycine으로 치료할 수 있다).

④ 유기체는 사고와 관련된 흡입을 통해 폐에 들어갈 수 있다. 감염된 사람과의 접촉, 혹은 흡입, 삽관술, 혈액을 통한 외부적 수단을 통해 유기체의 침입이 가능하다.

(2) 병태생리

① 자연상태에서 정상균총이 병원성이 있는 많은 박테리아를 포함하고 있더라도 이러한 유기체들이 하부 기도를 침입할 때 폐렴을 유발시킨다.

② *Escherichia coli* 혹은 *Pseudomonas aeruginosa*와 같은 유기체는 상부 기도에는 없으며, 장내의 정상균총이다. 이러한 유기체들이 순환계를 통해 폐를 감염시킬 수 있다.

③ 폐 안의 염증은 몸 안의 다른 부위의 염증과정과 유사하다.

- 박테리아의 침입은 항원-항체 반응을 일으키며 내독소를 방출한다.
- 폐포에 물과 적혈구, 삼출물이 채워진다.
- 임파구, 중성구, 적혈구, 섬유소의 침윤은 세포내 침윤과 과다한 울혈을 일으킨다.

- 삼출물 때문에 폐포는 공기가 없으며, 부족한 환기/관류를 초래한다.
- 폐조직에 경화가 생기고 흉부 X-선 검사에서 흰 'patchy' 침윤을 보인다.
- 손상은 기관지와 폐포의 점막에서 일어날 수 있다.

(3) 간호 사정

① 사정

- 주관적 · 객관적 : 기침(기침의 심화성, 가래를 동반한다면 색깔 · 양 · 냄새), 흡기와 기침으로 인한 통증
- 일반적인 증상 : 열
- 호흡곤란과 빈맥
- 폐음 청진(나음, 수포음)

② 진단검사

흉부 X-선 검사(손상된 엽에 경화), CBC(백혈구 증가), 객담 배양과 감수성 검사, 가능한 gram 염색, ABGA(PaO_2 > 75mmHg, pulse oximetry(95%, 그 이상), 혈액 배양

(4) 간호 중재

① 약 물

NCLEX!

- 배양과 감수성 검사에 의해 제시된 대로 항생제 치료, 배양과 감수성 검사의 결과가 나올 때까지 peniclllins, erythromycins, cephalosporins계 중의 하나와 같은 광범위 항생제로 초기에 치료를 할 수 있다.
- 해열제
- 기관지 확장제

NCLEX!

  - Albuterol sulfate(Proventil), metaproterenol(Alupent)와 같은 교감신경 흥분제
  - Theophylline과 aminophylline과 같은 methylxanthines

NCLEX!

- Guaifenesin, acetylcysteine과 같은 점액을 묽게 하는 약물들(Mucomyst)

NCLEX!

② 심장문제로 인한 금기사항이 없다면 분비물을 묽게 하기 위하여 하루에 2,500~3,000cc로 수분섭취를 증가시킨다.

NCLEX!

③ 처방된 대로 산소요법의 적용

- 24~45% 농도의 비강 캐뉼
- 40~60% 농도의 안면 마스크
- 100%의 산소운반을 위한 비재호흡 마스크
- 공기유량을 정확하기 측정하기 위한 벤츄리 마스크

④ 체위배액, 타진을 포함한 흉부 물리요법 : 초기단계에서 폐음은 더 나쁠 수 있으며, 만약에 울혈이 극도로 경화되어 있고 치료가 가래를 묽게 하는 데 효과적이라면 흉곽 물리요법 이후 기침은 더 호전될 수도 있다.

⑤ 필요하다면 기관내 흡입

NCLEX! ⑥ 호흡률, 깊이, 보조, 근육의 사용을 감시한다.

⑦ 더 효과적으로 기침을 하기 위하여 베개를 흉벽에 고정시키는 방법에 대하여 대상자에게 교육한다.

⑧ 일상생활 수행(ADL)과 관련된 욕구와 운동의 내성을 감시한다.

⑨ 대상자에게 돌리기, 기침, 깊은 호흡을 장려한다.

NCLEX! ⑩ 노인를 비롯해서 위험이 있는 대상자에게 5년마다 폐렴 백신을 맞도록 권장한다.

section 05 Pulmonary Tuberculosis; TB 결 핵

(1) 개 요

① 결핵은 항산성 간균 *Mycobacterium tuberculosis*에 의해 야기된 폐렴의 일종이다.

② TB는 최근에 잘 통제되고 있다. 면역이 억제된 대상자에서 결핵은 질병의 진행에 추가될 수 있다.

③ 간균에 대한 1차적인 방어 기전은 급성 염증 대신에 세포 매개성 반응이다.

④ 두 개의 종류가 존재한다. 1차적인 감염은 예전에 노출되지 않았던 대상을 의미하며, 2차적인 결핵은 잠복기에 있던 결핵균이 재활동을 한 것을 의미한다.

⑤ 비록 유기체가 질병의 활동적인 형태로 개인에서 공기비말 감염에 의해 접촉된다고 할지라도 질병은 수 년 동안 잠복기에 있을 수 있으며, 신체의 다른 부분에 침입할뿐만 아니라 비활동적으로 될 수 있다.

(2) 병태생리

① 공기 비말 감염에 의해 운반된 유기체는 폐로 들어가서 폐포 안에서 증식한다.

② 유기체가 번식할 때에 림프계와 혈액계로 들어가서 세포 매개성 반응을 자극한다.

③ 중성구와 대식세포는 간균의 공격을 방어하기 위해 폐에 즉각적으로 방출된다.

④ 간균은 파괴될 수 없다. 그러나 격리될 수 있다. 대식세포는 유기체를 공격할 때, 내측 부분에 괴사를 가진 육아종(결절)을 이룬다. 림프구와 대식세포는 랑게르한섬(Langerhans)으로 알려진 거대세포를 형성한다

⑤ 치료를 중지했다면, 이 육아종은 반흔으로 되거나 석회화(Gohn's complex)되며, 흉부 X-선 검사에서 확인할 수 있다. 초기에 유기체가 종식된다면 질병의 증상은 나타나지 않을 수 있다.

⑥ 인체의 방어 실패로 석회화된 육아종 내에서 유기체에 대한 세포 매개성 반응이 다시 활성화될 수 있다. 만약에 면역체계가 부족하거나 유기체의 수가 지나치게 많으면, 폐조직의 손상이 일어날 수 있다.

⑦ *Mycobacterium tuberculosis*는 막대기 모양의 박테리아이며, waxy 껍질을 가지고 있다. waxy 껍질은 유기체가 붉은색으로 변하기 위해 gram 염색을 필요로 한다. 따라서 '항산성 간균' (acid-fast bacillus)이라고 부른다.

NCLEX! ⑧ 질병의 주요한 합병증은 산소와 이산화탄소의 가스 교환을 감소시키며, 가스 확산에 이용할 수 있는 부분의 감소, 환기-관류 비율의 감소, 저산소증, 폐고혈압이다.

⑨ 다른 합병증

- 결핵 폐렴, 다량의 대엽성, 소엽성 폐렴
- 늑막염
- 호흡기계 외 결핵 : 체내 유입된 간균은 위장관계(소장), 간, 뼈 관절, 피부, 생식기계에서 결핵을 일으킬 수 있다. 이 종류는 HIV를 가지고 있는 환자에서 종종 볼 수 있다.
- 속립성 결핵은 결절에서 혈액으로 퍼진 것이다.
- 결핵 뇌수막염은 결절에서 지주막 하강으로 퍼진 것이다.
- 패혈증(sepsis), 호흡부전

NCLEX! ⑩ 결핵의 증상과 징후 : 기침(활동기 때에 생산적인 기침, 초기에 마른 기침), 오후와 밤에 열(아마도 미열), 권태감, 악몽, 식욕부진, 체중감소, 흉통, 객혈, 호흡곤란, 악설음, 확대되고 압통이 있는 림프절

(3) 간호 사정

① 사정 : 증상의 종류와 경과 분석; 객담의 색깔, 농도, 양, 질병에 대한 지식, 체중 상태, 활력징후, 통증에 대한 기술, 촉진할 수 있는 림프절, 호흡음, 활동내성

② 진단검사

- 흉부 X-선 검사(상엽에 치밀한 병변, 종대된 림프절, 큰 공간의 형성을 보인다)
- CBC(백혈구의 존재)
- 기관지 내시경과 기관지 세척(배양 검체를 얻기 위해)
- NCLEX! 투베르쿨린 반응 피부검사(비정상적인 흉부 X-선 검사, 혹은 HIV를 가진 대상자에서 5~9mm 양성 반응, 정맥약 사용, 장기간 요양시설에 거주, 높은 유병률을 가진 나라, 높은 위험인자를 가진 대상자에서는 10~15mm에서 양성, 모든 다른 대상자의 경우는 15mm에서 양성)
- 항산성 염색, 배양, 결핵균에 대한 감수성 검사를 위해 이른 아침 3회의 객담 수집, 결과는 10일 이상 걸릴 수 있다.

(4) 간호 중재

① 약물은 노출과 예방을 위해서 단독 약 처방이 이루어진다. 활동성이거나 내성을 위해 적어도 2개의 항박테리아 약물을 함께 복용한다.

NCLEX! • 결핵의 예방은 노출을 위해 6~12개월 동안 약물을 복용한다. HIV를 가진 대상자는 적어도 9개월 동안 복용한다.
- 저항을 위해 3개 혹은 4개의 약물은 민감성 결과에 따라 병용 투여될 수 있다.
- 증상이 나타나지 않을지라도 결핵 양성의 결과가 나왔다면, 예방적으로 약물이 처방될 수 있다.

NCLEX! • 추천되는 항감염 약물 : Isoniazid(INH), rifampin(Rifadin), ethambutol(EMB), streptomycine(SM), pyrazinamide(PZA)
- 2차적인 약물들 : Para-aminosalicylic acid(PSA), cycloserine(Seromycine), capreomycine(Capastat), ethionamide(Trecator-SC)

NCLEX! ② 간독성은 대부분 이러한 약물의 부작용이며, 면밀하게 감시해야 한다.

NCLEX! ③ 약물의 투약 기간이 장기간을 요하기 때문에 이행이 중요한 문제이다. 대상자에게 약물 투약 이행에 대해서 교육한다.

NCLEX! ④ Rifampin(Rifadin)과 같은 일부 약물에서 복용 후 소변색깔의 변화에 대해 대상자에게 알려주어야 한다.

NCLEX! ⑤ 한 번 양성이면 PPD(the purified protein derivative)도 양성으로 나올 것이며, 반복검사를 하지 않는다. 흉부 X-선 검사는 활동적인 질병과정의 노출을 확증하기 위하여 처방될 수 있다.

⑥ 활력징후를 감시하며, 늦은 오후의 미열은 기록한다.

⑦ 생산적인 기침을 위해 필요하다면 흡입을 한다.

NCLEX! ⑧ 적당한 수분공급과 영양공급을 유지한다. 고단백, 고탄수화물 식이가 추천된다.

⑨ 매일 체중감소를 감시한다.

NCLEX! ⑩ 약물치료가 시작될 때까지 활동기의 환자는 격리시킨다.

⑪ 모든 가족 구성원과 가까운 접촉을 한 대상자를 위해 검사한다.

⑫ 체위변경, 기침, 깊은 호흡을 보조한다.

⑬ 4시간마다 호흡음을 감시한다.

⑭ 잦은 휴식기간을 권한다.

section 06 Pleural Effusion 늑막삼출

(1) 개 요

① 늑막삼출은 장막과 벽측 막 사이인 늑막강으로 체액이 과다하게 축적된 것을 의미한다.

② 보통 1차적인 질환보다 2차적이다.

③ 늑막삼출의 원인은 전신적 혹은 국소적이다.

- 전신적 질환

- 수흉(hydrothorax) : 심장 · 신장 · 간부전
- 농흉(늑막강 안에 농) : 감염, 악성 종양, 결합조직 질환

• 국소적 질환
- 혈흉(hemothorax, 늑막강 안에 혈액) : 흉벽 손상, 흉부수술
- 유미 흉증(chylothorax) : 외상, 감염(폐렴, 결핵), 악성 종양

(2) 병태생리

① 늑막삼출의 원인

• 과도한 늑막액을 초래할 수 있는 늑막 모세혈관의 정수압의 증가, 혹은 순환계의 교질 삼투압의 감소(여출액)

• 염증, 감염, 악성 등의 결과로 모세혈관 투과성 증가(삼출액)

② 원인이 무엇이든 간에 늑막강에 체액으로 인한 과도한 압력은 폐를 억압하고 폐가 확장하는데 제한을 주며, 결과적으로 가스교환에 손상을 준다.

③ 늑막강 안의 체액 양은 폐조직의 위치를 변경할 만큼 많을 수 있으며, 결과적으로 억압 무기폐를 초래한다.

④ 손상받은 쪽 폐용적의 감소는 호흡음을 감소시키거나 발생하지 않도록 한다.

⑤ **증상과 징후** : 호흡곤란, 손상받은 쪽의 감소된 혹은 사라진 호흡음, 통증, 제한된 흉곽 운동, 타진시 둔탁 혹은 편평음

(3) 간호 사정

① **사정** : 경험한 통증에 대한 증상 분석, 호흡곤란, 기침, 활력징후(체온 상승), 호흡수, 호흡상태(얕은 호흡, 비대칭), 호흡음(사라짐), 편평음 혹은 둔탁한 타진음

② **진단검사** : 흉부 X-선 검사('white out'-침범된 부분의 불투명한 농도), 흉막천자(늑막강으로부터 체액흡입), 체액배양, 감수성, 세포학적 검사. 필요하다면 CT와 초음파는 늑막삼출을 확인할 수 있다.

(4) 간호 중재

① 약물

• 열이나 통증이 있으면 해열제

• 반복되는 삼출을 위해 항생제를 늑막강 안에 주입한다.

NCLEX! ② 치료의 목표는 문제를 일으키는 기존의 질병과정을 해결하고, 무기폐와 기흉과 같은 합병증을 예방해야 한다.

③ 활력징후, 특별히 호흡수, 리듬, 보조근육의 사용을 감시한다.

④ 호흡음이나 호흡곤란의 합병증을 감시한다.

⑤ 침상 안정과 함께 필요하다면 통증을 관리한다.

NCLEX! ⑥ 상태 변화의 징후인 빈맥, 저혈압, 증가된 짧은 호흡(SOB)을 감시한다.

section 07

Pleuritis(pleurisy) 늑막염

(1) 개 요

① 늑막염은 늑막의 염증이며, 때때로 갑작스런 통증을 수반한다.

② 분류

- 1차적, 2차적 : 2차적은 전형적으로 폐렴, 늑막삼출, 폐의 외상과 같은 다른 호흡기계 질환의 결과이다.
- 일측성, 양측성, 국소적 : 일측성이 더 전형적이다.
- 급성 혹은 만성 : 급성이 더 흔하다.
- 섬유화 혹은 유착 : 섬유화는 흡인으로 체액이 다시 차지 않고 심한 통증이 전형적인 증상이다. 유착은 벽측흉막과 장측 흉막이 유착할 때에 생기며, 늑막강이 완전히 폐쇄될 수 있다.
- 건조하거나 삼출물이 있다(늑막삼출); 건조한 경우가 더 고통적이며, 보통 폐렴와 함께 동반된다(유착이 일어날 수 있다).

(2) 병태생리

① 폐의 연접한 장측 흉막과 흉벽에 인접한 벽측 흉막이 장액성 삼출액이 있는 강(cavity)을 이룬다. 늑막강에서 압력은 폐가 허탈되지 않도록 유지하기 위하여 폐포의 압력에 비해 음압을 이룬다.

② 폐렴, 바이러스성 호흡질환과 같은 감염과정의 초기에 늑막을 확장시켜 늑막강 안에 염증반응을 일으킨다.

③ 늑막염의 증상과 징후

NCLEX!

- 보통 일측성이며 흉부의 일정한 부분에 위치한 갑작스런 통증이다. 통증은 날카로운 칼로 베인 듯하며 목과 어깨로 방사될 수 있다. 호흡에 의해 압력의 변화, 움직임, 기침은 통증을 더 심하게 할 것이다.
- 다른 증상 : 열, 기침(잦은 마른기침), 국소적인 압통, 사라진 호흡음, 빈호흡, 늑막 마찰음

(3) 간호 사정

① 사정 : 통증에 대한 증상 분석, 활력징후, 타진, 호흡음, 호흡동안 흉곽 운동의 대칭성 시진

② 진단검사 : 흉부 X-선 검사(다른 폐질환을 제외하기 위한 진단적 목적), 동맥혈 가스분석

(4) 간호 중재

NCLEX!

① 약물 : 통증과 열을 위한 해열제, NSAIDS, 항생제, 밤 동안 코데인과 같은 진해제(이 약물은 피해야 하나 만약 기침이 심하면 사용)

② 침상 안정

③ 활력징후 감시, 체온 · 호흡수 기록

④ 호흡상태 사정, 타진, 호흡음 청진

⑤ 깊은 호흡, 1~2시간마다 기침, 기침시 흉벽을 지지하도록 권장한다.

section 08

Pneumothorax / Hemothorax

기흉/혈흉

(1) 개 요

① 기흉은 공기가 늑막강 안으로 들어가서 침범받은 폐의 완전한 혹은 부분적인 허탈을 일으키는 것을 의미한다.

- 자연적 기흉은 폐 안이나 늑막강 안으로 공기가 누출되거나 알려지지 않은 원인에 의해 폐가 갑작스럽게 허탈하게 된다. 건강하고 키가 크며 야윈 젊은 남자에게 혹은 COPD, 천식, 결핵, 폐기종, ARDS, 낭포성 섬유증 등과 같은 2차적인 질환을 가진 대상자에게 생길 수 있다. 흡연이나 가족력이 이와 같은 종류의 기흉을 일으키는 것으로 생각된다.
- 외상성 기흉은 보통 둔탁한 혹은 관통하는 외상이나 흉벽의 외상적인 손상에 의해 일어난다. 보통 칼이나 총격상, 늑골 결절, 자동차 사고, 심한 낙상의 결과이다. 'sucking chest' 라고 불리고 개방되며, 폐의 허탈로 인한 심한 저환기 때문에 치명적이다.
- NCLEX! 긴장성 기흉은 위험한 합병증이다. 의학적인 응급상태로 들어간 공기가 같은 경로에 의해 나올 수 없으므로 늑막강 안에 압력을 증가시켜 폐의 허탈을 초래한다. 손상받지 않은 쪽으로 종격 이동과 횡경막이 아래쪽으로 내려감을 관찰할 수 있다.
- 의인성 기흉은 내과적인 처지의 결과로 생긴 기흉을 말한다. 카테타 삽입, 생검절차, 심폐소생술, 기계적인 환기, 마취 등

② 혈흉은 늑막강 안에 혈액이 있는 것을 의미한다.

③ 증상, 진단, 치료는 모두 유사하다. 기흉의 심각성 · 종류 · 크기는 대상자가 경험하는 증상의 정도를 결정한다.

(2) 병태생리

① 폐를 둘러싸고 있는 늑막강은 공기로 가득찬 주머니이다. 폐가 확장하도록 폐의 압력보다 더 낮은 음압을 유지하고 있다. 만약에 늑막강의 구멍으로 음압을 상실하면 폐는 탄력조직의 자연적인 수축으로 허탈된다. 늑막강의 파열은 공기를 안에서 바깥으로 이동하게 해서 폐의 확장과 탄력적 되감기(recoil)에 영향을 준다.(그림 1-2)

NCLEX! ② 긴장성 기흉에서 추가된 합병증은 폐를 더 방해한다.

- 공기가 흡기 동안 늑막강으로 들어간다.
- 호기 때 늑막강 안에서 상승된 압력은 손상된 부분을 막거나 혹은 파열되어 공기가 갇힌다.
- 계속적인 호흡은 공기를 더 많이 늑막강 안으로 넣으며 압력의 상승으로 폐는 완전히 허탈된다.
- 압력은 폐의 반대쪽을 작용하여 심장으로 정맥 귀환에 영향을 준다. 이 상태를 즉각적으로 치료하지 않으면 치명적이 될 수도 있다.(그림 1-2)

NCLEX! ③ **기흉과 혈흉의 증상과 징후** : 얕은 호흡, 손상받은 부위는 심하게 쓰리며, 심한 통증으로 흡기 때 더 심해질 수 있다. 손상받은 부위의 과도 공명음, 호흡음의 부재, 흉곽 한쪽의 팽만, 빈 호흡, 흉곽의 압력으로 인한 확장된 경정맥, 피하 폐기종(염발음), 저산소증, 청색증, 불안, 발한, 긴장성 기흉에서 종격동이 손상받지 않은 쪽으로 이동한다.

(3) 간호 사정

① **사정** : 통증과 발병에 대한 분석, 시진(폐의 비대칭성, 기관의 이동, 보조근육의 사용), 손상받은 쪽 폐의 타진, 양측으로 호흡음 청진, 활력징후(빈맥, 저혈압, 빈호흡), 저산소증의 징후(ABGs, 말초 산소 포화도, 색깔)

② **진단검사** : 흉부 X-선 검사(폐 확장의 비대칭성, 횡경막, 종격동의 이동, 늑막강 안의 공기), ABGs(감소된 PaO_2, 감소된 pH, 증가된 $PaCO_2$, 말초 산소 포화도(92% 이거나 그 이하의 포화도), 혈흉이 의심되면 CBC(흉막 천자는 치료와 진단의 목적으로 늑막강의 체액을 사정하기 위해 필요할 수 있다)

(4) 간호 중재

① 약물은 해열제와 항생제(만약 체액이 존재하고 흉관이 삽입되어 있으면)를 투약한다.

NCLEX! ② 제시한 대로 산소 투여, 말초 산소 포화도 감시

NCLEX! ③ 흉관의 유지와 삽입을 보조, 배액, 색깔, 농도, 양을 기록한다. water seal이 유지되는지 감시, 튜브 꼬임 및 감염징후 등의 여부를 알기 위해 삽입 부위를 관찰한다.

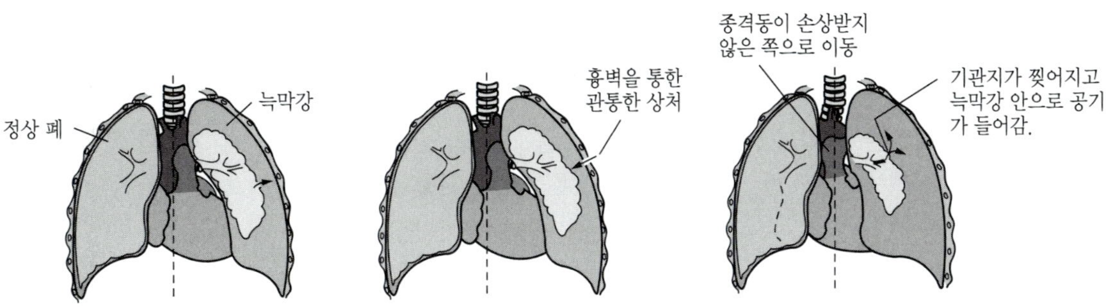

A. 폐에서 늑막강 안으로 공기가 누출된 자연적 기흉

B. 흉벽의 손상을 통해 늑막강 안으로 공기가 들어가는 외상성, 혹은 개방성 기흉

C. 긴장성 기흉. 공기가 흡기동안 늑막강 안으로 들어갔으나, 호기 동안 배출될 수 없어 폐가 급속하게 허탈되고 종격 구조들이 손상받지 않은 쪽으로 이동한다.

그림 1-2 기흉(pneumothorax)

④ 처방대로 수혈한다.
⑤ 흉막 천자를 보조(공기의 배출을 위해 바늘 삽입)
⑥ 폐음 감시
NCLEX! ⑦ 호흡을 쉽게하기 위해 high Fowler's 체위를 유지
⑧ 체위변경, 활동, 잦은 휴식기간

section 09 폐색전증
Pulmonary Embolism; PE

(1) 개 요

① 폐색전증은 때때로 하지에서 운반된 색전이나 혈괴에 의해 폐동맥의 막힘을 의미한다.
② 이 질환은 심부정맥 혈전증의 중요한 합병증이다. 그래서 헤파린 치료가 색전의 이동을 예방하기 위해 추천된다.
③ 하지의 혈전이 보통 색전의 원인이 된다 할지라도 우심장으로 들어간 전신적인 정맥계, 종양, 지방 혹은 공기, 양수, 조직 파편 등에서도 혈전 색전증이 될 수 있다.
④ 질환은 폐에서 나타난 응괴의 종류, 즉 작은 응괴 및 큰 응괴, 다수인지에 따라 다양하게 나타날 수 있다.
⑤ 폐색전과 관련된 인자는 지속된 침상 안정, 수술과 관련된 정맥 정체, 과응고증, 비만, 출산, 피임약 복용, 심장 질환, 외상 등이 있다.

(2) 병태생리

① 혈전의 일부가 떨어져서 정맥 순환을 통해 심장의 오른쪽으로 들어와서 폐동맥으로 들어간다. 이것이 전형적인 이동경로이다.
② 막혀진 폐동맥은 폐쪽으로 혈류를 감소시키고 결과적으로 폐조직의 경색을 초래할 수 있다.
- 폐는 두 가지 다른 산소 공급경로를 가지고 있다 ; 기관지를 통한 공기와 동맥의 하행 대동맥에서 분지한 기관지 동맥의 혈류를 통한 산소
- 폐의 경색된 부분이 아주 크면 사망에 이를 수 있다.

③ 혈괴는 주요한 폐동맥을 차단할지도 모른다(치명적인 saddle embolus으로 알려졌다). 혹은 폐순환의 작은 분지를 막을 수 있다. 이것은 폐경색을 유발한다(무증상일 수도 있으나 늑막의 자극으로 늑막 통증을 유발할 수 있다). 몸 안의 섬유 용해계 작용으로 작은 응괴는 종종 파괴된다.
NCLEX! ④ 폐색전의 결과는 관류없는 환기이다. 이것은 인체 조직의 산소화를 변화시킨다. 폐색전으로 폐포사강(공기 교환에 관여하지 않는 폐포)이 증가한다.

⑤ 폐동맥 폐쇄의 결과로는 우심장의 혈액을 충분히 펌프할 수 없으며, 폐동맥의 근위부(폐쇄직전)가 팽창된다.

⑥ 혈액 산화의 감소는 좌심장을 비롯하여 뇌와 다른 조직으로 들어가는 혈액의 양을 감소시킨다.

⑦ 폐색전의 합병증은 폐부종, 무기폐, 심한 저산소증, 쇼크, 증가된 폐순환 압력이다.

NCLEX! ⑧ **증상과 징후** : 빈맥, 빈호흡, 저혈압, 극도의 불안을 가진 갑작스러운 급성 호흡곤란, 흉부 혹은 늑막 통증(날카롭고, 국소적), 비정상적인 호흡음(천명음, 감소된 호흡음, 악설음), 저산소혈증, 호흡성 알칼리증, 마찰음, 발한, 기침이다. 큰 응괴 혹은 더 복잡한 상황은 폐고혈압, 쇼크, 우심 부전, 갑작스러운 호흡 정지를 포함한다.

NCLEX! ⑨ 대상자의 갑작스러운 늑막 통증, 하지 수술로 회복되는 동안, 출산, 큰 수술, 심부정맥 혈전증(DVT), 지속된 침상 안정, SOB, 극심한 불안이 있을 때에 폐색전증을 의심한다. 불안은 질식할 것 같은 두려움으로 바뀔 수도 있다.

(3) 간호 사정

NCLEX! ① **사정** : 통증 종류의 분석(흡기시 더 심함), 불안 수준, 색깔(청색증), 의식수준(LOC), 호흡상태, 활력징후, 심부혈전 정맥염의 증상(하지, 종아리가 따뜻하고, 압통, 부종), 호흡음의 청진

② 진단검사

- 흉부 X-선 검사 : wedge-모양의 음영(경색 부분), 상승된 횡경막, 무기폐, 늑막삼출
- NCLEX! ABGs : 감소된 $PaCO_2$, 증가된 pH-호흡성 알칼리증
- 심전도 : ST-T파의 변화, 오른쪽 축으로 편위, 심근경색과 감별하기 위해 시행된다.
- 환기 : 관류 폐 스캔, 방사선 동위원소 스캔, 방사선 동위 원소를 주사함으로써, 말초의 차단된 부분은 혈류가 없음을 나타낼 것이다. 실제적으로 색전을 진단하지 못한다.
- 폐혈관 촬영술 : 정확한 진단을 위해 폐동맥과 분지를 직접적으로 보여준다.
- 하지 초음파
- CT 스캔
- 병리 검사 : Partial thromboplastin time(PTT), 혹은 prothombin time(PT)의 감소, 빌리루빈 증가, lactic dehyrogenase(LDH)의 증가, fibrin degradation test의 증가
- NCLEX! Partial thromboplastin time(PTT)과 prothombin time(PT)은 일단 시작된 항응고 치료를 감시하기 위해 측정될 수 있다. 치료 수준을 위해 기준값의 1.5~2배 정도 되어야 한다. 헤파린 치료 동안 출혈징후를 면밀하게 관찰하며, 국제적인 정상 기준(INR)이 경구 항응고제 치료를 감시하기 위해 사용될 수 있다(2.0~3.0이 치료적).

(4) 간호 중재

① 약물

- NCLEX! 항응고제 : 확인된 색전치료를 위해 sodium warfarin(Coumadin), 저분자량 헤파린(LMWH)은 수술, 특별히 고관절 수술 후에 예방을 위해 사용한다.
- 응괴가 심하고 커서 즉각적인 용해를 필요로 한다면 혈전용해제(tissue plasminogen activator[t-PA], streptokinase)를 사용한다.
- 진통제 : 불편함이나 불안감을 완화시켜 준다.
- Vasopressor : 저혈압을 위해 필요할 때 사용한다.

② 처방대로 비경구적 수분공급을 해준다.

NCLEX! ③ 산소요구도를 감소시키기 위한 침상 안정을 유지하며, 적응점이 된다면 high Fowler's 체위를 해준다.

④ 불안을 감소시키 위해 대상자를 안심시킨다.

⑤ 처방대로 산소공급

⑥ 항색전증 스타킹 착용

NCLEX! ⑦ 예방을 위해 수술 후 조기 이상과 하지운동

⑧ 심부정맥을 위한 심전도 감시

⑨ 폐동맥 쐐기압과 심박출량 감시

⑩ 활력징후, 호흡기계 사정, 의식수준, 피부색깔, 정신상태

⑪ 심음, 폐음 청진

NCLEX! ⑫ 임상병리검사 수치확인과 항응고제 치료를 한다면 출혈증후 감시(혈뇨, 정맥천자 부위 혈액누출, 잇몸과 절개 부위, 과도한 양치질에서 출혈)

NCLEX! ⑬ PT, PTT값은 LMWH 치료 동안 추천되지 않는다.

section 10 Pulmonary Hypertension 폐고혈압

(1) 개 요

① 폐고혈압은 폐질환이나 심장 질환으로 폐동맥 혈압이 상승된 것을 의미한다.

② 폐동맥혈압은 정상적으로 12~15mmHg(25 수축기/8 이완기), 휴식 시에 평균 혈압은 20 mmHg으로 더 상승한다.

③ 1차적 혹은 2차적으로 분류된다.

- 1차적 폐고혈압(PPH)은 알려진 다른 원인과 관련이 없으며, 20~30세의 젊은 여성에서 높은 발생률을 가지고 있다. 아주 드물며 3~5년 내에 사망에 이른다.
- 2차적 폐고혈압은 저산소증, 선천적 심장질환, 색전, COPD, 수면 무호흡, 승모판 협착, 좌심실 부전, 폐색전과 같은 폐와 심장질환 과정에 의해 나타난다.
- 지속적인 폐고혈압의 결과로 폐성심(Cor pulmonale), 우심비대, 우심부전이 생긴다.

(2) 병태생리

① 폐고혈압의 흔한 원인은 주요한 심장 질환과 폐질환으로 폐혈관이 좁아진 것이다. 혈관파열, 혈관수축, 폐쇄 모두 폐혈관을 좁게 만들 수 있다.

② 폐혈관의 중막(근육층)은 두껍고 과도한 내막 섬유증이 심한 경우에 발생될 수 있다.

③ 폐혈관계는 보통 낮은 압력, 높은 혈류량, 낮은 저항성을 가지고 있다.

④ 폐고혈압은 폐조직의 혈액흐름을 과다하게 만드는 조건, 혈류에 대한 높은 저항성, 혈류의 차단에서도 생길 수 있다.

⑤ 폐동맥의 압력을 낮추는 데 실패로 인하여 폐고혈압의 합병증은 폐성심과 폐부종이 포함된다.

⑥ 폐고혈압의 증상과 징후는 폐동맥 혈압의 유의한 상승이 발생될 때까지 발견되지 않을 수 있으며 수축기 혈압의 상승이 나타난다.

NCLEX!

⑦ 임상적인 증상은 피로, 협심증, 호흡곤란(휴식 시에 나타남), 빈맥, 비정상적인 호흡음(희미하며 감소, 악설음), 청색증, 일어설 때 어지러움, 추가로 폐고혈압의 증상을 나타낼 수 있는 상태의 증후가 있을 수 있다.

(3) 간호 사정

① **사정** : 신체적인 호소의 증상 분석, 피부 색깔, 부종의 증후, 활력징후, 보조근육의 사용, 호흡음, 심음

② **진단검사** : CBC(다혈구증이 나타날 수 있다), ABGs(저산소증), 흉부 X-선 검사(비대된 우심실, 확장된 폐동맥), 심전도(우심실 비대, 오른 축으로 편위, 오른쪽 bundle branch 차단), 심초음파(확장된 우심방, 감소된 벽 운동), 심도자법(상승된 폐동맥혈압, 감소된 심박출량)

(4) 간호 중재

NCLEX!

① 약물

- 칼슘채널 차단제 : 폐혈관의 저항을 감소하기 위하여 nifedipine(Procardia), diltiazem(Cardizem)
- 직접적인 혈관확장제 : 후부하를 감소시키기 위하여 adenosine(Adenocard), 산화질소 흡입, hydralazine(Apresoline) 투입
- Angiotensin converting enzyme(ACE) 억제제
- 이뇨제와 강심제 : 폐성심이 발생할 때 사용

② 2차적인 폐고혈압은 원인이 되는 질병을 치료하는 데에 목표를 둔다.

③ 저산소증 치료를 보조하기 위하여 처방된 대로 산소를 투여한다.

④ 정맥 절개술(Phlebotomy)은 다혈구증이 있을 때에 권장된다.

NCLEX! ⑤ 폐성심의 치료는 수분제한, 염분제한, 이뇨제를 사용한다.

NCLEX! ⑥ 신체적 활동에 대한 불내성이 심하면 활동을 감시하고, 휴식시간을 계획하며 ADL을 도와 준다.

⑦ 활력징후, 호흡음, 심음을 감시한다.

⑧ 필요하다면 대상자에게 high Fowler's 체위를 도와준다.

⑨ 기침과 심호흡을 장려한다.

⑩ 대상자와 가족에서 폐성심과 폐부종의 증상에 대하여 교육한다.

section 11

Lung Cancer 폐 암

(1) 개 요

① 폐암은 종양이 보통 기관지 점막에서 기원하기 때문에 brochogenic carcinoma로 부르며, 폐의 상피세포와 간엽조직의 암으로 정의된다.

NCLEX! ② 흡연과 밀접히 관련되며, 내부기관에서도 암이 발생되며 예후가 나쁘다.

③ 폐암의 분류

- 비소세포암(non-small-cell lung cancer, NSCLC) : 편평 상피암, 거대 세포암, 선암
- 소세포암(small-cell lung cancer, SCLC) : oat cell carcinoma

(2) 병태생리

① 다양한 화학물질과 자극물질이 폐암을 유발시킨다(1차적으로 흡연에서 나온 물질들).

② 담배에 있는 polycyclic hydrocarbons는 돌연변이 유발물질이며, 정상적인 세포를 암세포로 변형시킬 수 있다. 세포 내의 DNA에 암을 유발시키는 직접적인 효과로 담배를 피는 사람은 암에 걸리며 그렇지 않는 사람은 암에 걸리지 않는 이유를 설명할 수 있다.

③ 담배에 있는 암을 유발하는 몇 가지 물질의 혼합작용이 신생물의 빠른 성장을 설명할 수 있다.

④ 기관지 상피세포가 가역적 손상인 화생으로 변화한다는 다른 이론이 있다. 발암성의 자극이 있을 때 화생은 암으로 진전된다.

⑤ 폐암 중의 일부 암은 침윤성이 높아서 종격동, 늑막강으로 퍼진다 ; 폐의 좋은 혈관망 때문에 림프계로 침범이 초기에 잘 발생되며, 다른 조직으로 전이된다. 원거리 전이는 간, 뇌, 뼈, 신장, 부신에서 생길 수 있다.

⑥ 합병증은 폐렴, 늑막삼출, 쿠싱 증후군, 과칼슘혈증, 빈혈, 파종성 혈관내 응고증, 항이뇨 호르몬 부전증(SIADH), 기도 폐쇄 등이다.

⑦ 증상과 징후가 초기에는 종양이 기도의 기능을 방해할 만큼 충분히 커질 때까지는 나타나지 않지만 암은 빠르게 커진다.

NCLEX! ⑧ 임상적인 징후가 계속적인 생산적 기침, 객혈, 잦은 하부 호흡기계 감염, 비정상적인 호흡음(천명음), 협심증, 늑막통(만약 늑막까지 침범하였다면), 쉰 목소리, 연하곤란(종양으로 인한 압박 때문에)

NCLEX! ⑨ 단계가 올라감에 따라 전이, 체중감소, 극심한 호흡곤란, 피로, 뼈통증, 다양한 내분비, 신경학적, 심혈관계 증상이 나타난다.

(3) 간호 사정

① 사정 : 경험한 통증의 양상을 분석, 호흡기계 기능의 변화, 질병, 폐음, 객담 사정(붉은색), 림프절 촉진, 비대된 간, 체중감소 분석

NCLEX! ② 특징적으로 변화된 지속적인 기침은 폐암의 흔한 증상이다.

③ 진단검사 : 흉부 X-선 검사, MRI, 폐, 뇌, 뼈의 CT, 기관지경 검사, 객담의 세포학적 검사, 임상병리 검사(CBC, 간기능 검사, 전해질, 응고검사)

(4) 간호 중재

NCLEX! ① 약물

- 병용 항암요법 : Mechlorethamine(Mustragen)와 같은 alkylating 제제, doxorubicin (Adriamycin)과 같은 항생제, 혹은 cisplatin(Platinol과 같은 다른 약물)
- 기관지 확장제
- 만약 감염이 있으면 항생제
- 진통제 : 마약류, NSAIDS, 비마약류

② 방사선 요법(완화된 치료를 위해 고에너지 방사선 입자를 사용), 수술(폐엽 절제술-폐엽 제거, 폐 절제술-폐 전체를 제거, 흉곽 절개술-흉벽의 절개)도 역시 치료방법이다. 방사선 요법은 수술 전에 종양의 크기를 줄이기 위해 이용될 수 있다.

③ 처방대로 산소를 투여한다.

④ 호흡상태와 활력징후를 사정한다.

⑤ 폐음과 심음을 청진한다.

NCLEX! ⑥ 통증관리(around-the-clock)와 특별히 대상자가 퇴원한다면 가족에서 통증을 치료하는 방법을 교육한다.

⑦ 대상자에게 체위변경, 기침, 깊은 호흡을 도와 준다(high Fowler's 체위를 유지하도록 도와줄 수 있다).

⑧ 타진이나 체위배액과 같은 흉부 물리요법을 제공하며, 필요하다면 흡입을 한다.

⑨ 휴식기간을 계획하며, 필요한 경우에는 진통제를 투여한다.

⑩ 투병 중의 환자와 가족을 도와 준다.

section 12 Respiratory Failure 호흡부전

(1) 개 요

① 호흡부전은 적당한 산소화를 유지하기 위한 폐의 기능장애로 정의된다. 보통 저산소증, 과탄산혈증, 호흡성 산독증이 나타난다.

② ABGs에서 PaO_2가 50mmHg보다 감소하며, $PaCO_2$가 50mmHg보다 증가한다. pH는 7.35보다 낮다. 이는 질병의 과정이 아니라 호흡기계의 심한 기능 부전의 징후이다.

NCLEX!

③ COPD 환자에서 산소가 예전의 수준보다 10~15mmHg로 떨어지는 것은 호흡부전을 의미한다.

④ 분류

- 급성 : 갑작스럽게 발병하며 생명을 위협할 수 있다. 원인은 폐질환, 심장 질환, 비폐질환(경색, 손상)일 수 있다. 정상적인 폐를 가진 개인에서도 급성 호흡부전이 발생할 수 있다.
- 만성 : 천천히 혹은 점차적으로 진행되며, 보통 만성 기관지염이나 폐기종의 결과로 생긴다.

⑤ 환기 혹은 확산에 손상이 있는지에 따라 분류될 수 있다.

- 환기의 손상은 기도 폐쇄(후두 경련, 이물질 흡인, 후두 · 기관부종), 호흡기계 질환(천식, COPD), 신경학적 질환(척수손상, 뇌졸중, 신경근육 질환), 흉부 외상(기흉, 동요흉)에 의해 생길 수 있다.
- 확산의 손상은 폐포에 영향을 주는 질환(폐렴), 폐부종(ARDS, 심장부전), 환기/관류 불균형(폐색전)에 의해 생길 수 있다.

⑥ 종류로는 type I의 경우 저산소증만, type II는 과탄산혈증을 가진 저산소증, type III은 저환기에 의해 일어나는 과탄산혈증을 포함한다.

(2) 병태생리

① 폐가 이산화탄소를 제거할 수 없으며, 부적절한 산소흡입이 있다. 폐의 심한 저환기는 이산화탄소 수치를 올려 호흡성 산증을 일으킨다.

② 폐기종과 COPD와 같은 만성 호흡기계 질환에서 호흡은 더 힘들고, 호흡 근육은 약해지고 기도 저항은 증가한다.

③ 호흡부전을 가진 대상자는 극도로 피곤해지며, 호흡을 하기 위하여 에너지를 사용한다. 환기, 확산 혹은 관류 문제가 호흡부전을 일으킬 수 있다.(그림 1-3)

④ 호흡부전은 죽음의 마지막 단계에 올 수 있다. 힘든 호흡이 지속됨에 따라 폐포에 산소가 부족하고 계면활성제의 생산도 적게 되어 폐를 확장시키는 데에 저항이 더 증가하게 된다.

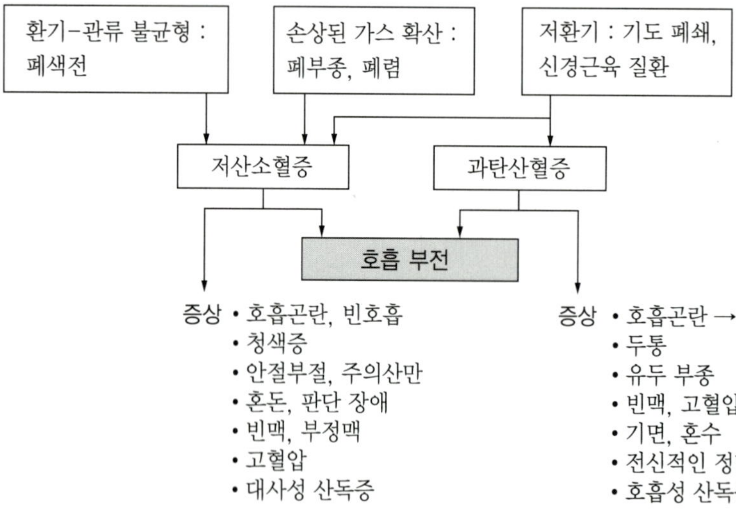

그림 1-3 환기, 관류, 저산소혈증 혹은 과탄산 혈증을 일으키는 확산 문제를 포함한 호흡부전의 원인들

⑤ 대상자가 지나친 환기를 한다면 이산화탄소는 낮아질 수 있다. 만약에 대상자가 오직 저산소증이라면 pH는 7.35로 감소할 것이며, PCO_2는 정상일 것이다. bicarbonate 수치가 낮다면 대사성 산증이 일어날 수 있다.

⑥ 합병증은 ARDS, 심부정맥, 심부전이다.

⑦ 증상과 징후는 기존의 질병의 증상과 함께 저산소증, 고탄산혈증, 호흡곤란, 신경학적 변화(안절부절 못함, 불안, 판단과 운동기술의 장애), 청색증, 발한, 축축한 피부, 기초적인 활력징후 변화(빈맥, 저혈압, 빈호흡)를 포함한다.

⑧ 피곤해지고 저산소증이 악화됨에 따라 심장박출량은 감소하고 심부정맥이 생기며, 활력징후는 감소할 수 있다(서맥, 느린 호흡, 저혈압).

(3) 간호 사정

① **사정** : 의식수준, 신경혈관 사정, 피부 색깔, 활력징후, 호흡 보조근육 사용, 호흡음 청진, 심전도 변화

② **진단검사** : ABGA(경한 저산소증은 PaO_2가 80mmHg 이하, 중정도 저산소증은 PaO_2가 60mmHg 이하, 심한 저산소증은 PaO_2가 40mmHg 이하), 흉부 X-선 검사(앓고 있는 질병과정의 소견을 보여준다.), 심전도(부정맥), 혈역동학적 감시, 객담의 배양 및 감수성 검사

(4) 간호 중재

NCLEX! ① 약물

- 기관지 확장제 : Methylxanthines(theophylline derivatives)
- 기관지 확장을 위해 교감신경흥분제, 항콜린성 약물을 aerosol의 형태로 투약
- 스테로이드
- 감염이 있다면 항생제
- 기계적 환기 동안 진정제와 진통제
- Benzo diazepine : 호흡 자극을 감소하기 위해서 diazepam(Valium), lorazepam(Ativan), midazolam(Versed)
- 신경근육 차단제 : 기계적 환기 동안 대상자의 호흡능력을 억압하기 위해 pancuronium bromide(Pavulon), vecuronium(Norcuron)을 투여

NCLEX! ② 처방된 대로 산소 투여(보통 낮은 농도), 기계적 환기를 PEEP으로 유지(높은 산소 농도는 저환기를 일으킬 수 있다)

NCLEX! ③ 비경구적 영양, 수분 전해질 상태 감시

④ 분무흡입, 흉부 물리요법, 필요하다면 흡입

⑤ 폐음 청진, 활력징후, 호흡상태, 비강발적, 보조근육 사용 사정

⑥ 심전도, 혈역동학적 감시, 말초 산소 포화도 감시

⑦ 영양공급 유지

사례 연구

10살된 소년이 알레르기와 관련된 천식으로 진단을 받았다. 클리닉의 간호사는 하루에 montelukast(Singulair) 1정, 천식발작 시에 쓸 albuterol(Ventolin) 흡입제, nedocromil(Tilade) 흡입제를 하루에 1회, 이상의 흡입제가 효과가 없을 때 albuterol(Ventolin)을 생리심역수에 점적하여 nebulizer을 사용하도록 처방받고 퇴원하는 소년에게 약물 사용 교육을 할 책임이 있다.

① 소년의 퇴원 후 약 복용에 대해 간호사는 어머니에게 어떤 교육을 해야 하는가?

② 간호사는 어머니에게 천식에 대해 어떤 설명을 해야 하는가?

③ 즉각적인 의학적 치료가 필요할 때, 간호사는 어머니에게 어떤 교육을 해야 하는가?

④ 천식발작에 대해 소년은 무엇을 알아야 하는가?

⑤ 무엇이 천식을 유발하고 그것들이 천식에 어떤 영향을 주는가?

책 속의 책 2쪽

■ 참고 문헌

Bullock, B. A. & Henze, R. L (2000). *Focus on pathophysiology.* Philadelphia: Lippincott, pp. 527～586.

Corbett, J. V. (2000). *Laboratory tests and diagnostic proce-dures* (5th de.) Upper Saddle River, NJ: Prentice Hall, pp, 157～160.

Cornin, S. & miracle, K. (2001), Management of clients with lower airway and pulmonary vessel disorders. In J. Black, J. Hawks, & A. Keane (Eds.), *Medical-surgical nursing: Clinical management for positive outcomes*(6th ed.). Philadelphia: W.B. Saunders.

Crowley, L. (2001). *An inrtoduction to human disease: Pathology and pathophysiology correlations*(5th de.). Sudbury, MA: Jones and Bartlett. pp. 369～403.

Damjanov. I.(2002). *Pathology for the health-related profes-sions*(2nd ed.). Philadelphia: W.B. Saunders, pp. 173～207.

LeMone, P. & Burke, K. (2000). *Medical-surgical nursing: Critical thinking in client care*(2nd ed.). Upper Saddle Ricer, NJ: Prentice Hall, pp. 207～208, 1326～1507.

Mckenry, L. M. & Salerno, E. (2001) *Mosby's pharmacology in nursing*(21st ed.). St. Louis, MO: Mosby.

Neighbors, M. & Tannehille-Jones, R. (2000) *Human diseases.* Albany, NY: Delmar.

Porth, C.(2002). *Pathophysilolgy: Concepts of altered health states*(6th ed.). Philadelphia: Lippincott, pp. 475～562.

Tucker, S., Canobbio, M., Paquette, E., & Wells, M.(2000). *Client care standards: collaborative planning & nursing interventions* (7th ed.). St. Louis, MO: Mosby.

Venes, D. (Ed.). *Taber's cyclopedic medical dictionary* (19th de.). Philadelphia: F. A. Davis.

Verst, A. (2001). Assessment of the respiratory system. In J. Black, J. Hawks, & A. Keane (Eds.). *Medical-surgical nursing: Clinical management for positive outcome* (6th ed.). Philadelphia: W.B. Saunders.

Wilson, B., Shannon, M., & Stang, C. (2001). *Nursing drugguide 2001.* Upper Saddle River, NJ: Prentice Hall.

York, N.(2001). Management of clients with parenchymal and pleural disorders. In J. Black, J. Hawks, & A. Keane(Eds.), *Medical-surgical nursing: Clinical management for positive outcomes* (6th ed.). Philadelpha: W.B. Saunders.

Youngkin, E., Sawin, K., kinninger, J., & Israel, D. (1999). *Pharmacotherateutics: A primary care clinical guide.* Stamford, CT: Appleton & Lange.

✓ POSTTEST

1. 안전벨트는 찢어지지 않았으나 자동차 사고를 당한 환자가 있다. 대상자에서 염발음이 나타나고, 왼쪽 폐의 감소된 호흡음, 호흡 길이의 짧음(shortness of breath), 즉 분당 34회의 호흡수를 보이고 있다. 아래의 사정결과에서 간호사가 가장 관심을 가져야 할 것은?

① 체온 102°F, 생산적인 기침
② PaO_2 92, $PaCO_2$ 40의 동맥혈 가스분석 검사
③ 기관의 오른쪽 편위
④ Barrel-Chest 모양

2. 간호사가 폐기종(emphysema)으로 새로이 진단된 환자에게 질병의 경과 과정에 대해 교육하고 있다. 다음 진술 중 폐기종과 관련된 문제를 가장 잘 설명하고 있는 내용은?

① 염증반응에 의해 중간 크기의 기관지가 과도한 반응을 하여 천명음과 흉부의 압박감을 일으킨다.
② 정상적인 공기 공간보다 크며 탄력성의 감소로 폐에 공기가 차 있고 기도가 허탈된다.
③ 기도확장, 울혈, 점막부종이 만성적인 기침을 자극하고 객담을 만든다.
④ 염소는 적당히 운반되지 않으며, 물과 나트륨의 과도한 재흡수로 두껍고 점성있는 점막을 만든다.

3. 낭포성 섬유증이 의심되는 소아를 위해 sweat test, 동맥혈압가스(ABGs), 흉부 X-ray(CXR)가 처방되었다. 다음 결과 중에서 이 진단과 관련이 있는 것은?

① 나트륨 140mEq/L, PaO_2 82, 폐하엽의 무기폐
② 나트륨 132mEq/L, PaO_2 95, 폐의 과소 팽창
③ 나트륨 150mEq/L, PaO_2 90, 폐의 whiteout
④ 나트륨 155mEq/L, PaO_2 70, 폐의 과대 팽창

4. 심한 심근경색증으로 고통을 받는 중년 여성이 급성 호흡곤란 증후군(ARDS)이라는 합병증으로 진행되었다. 대상자는 기관 내 삽입과 호기말 양압(PEEP)이 설정되었다. 다음 중 PEEP 동안에 의미있는 소견은?

① 125 beats/min 동성 빈맥(sinus tarchycardia)
② 불안
③ 혈압 88/52
④ 체온 100.5°F

5. 내과 병동에 입원한 환자가 전형적인 결핵증상을 가지고 있다. PPD(purified protein derivative) 양성이었다. 몇 달 후, 그 환자를 간호한 간호사가 직장에서 TB skin test에서 양성반응이 나왔다. 흉부 X-ray가 음성이라면 가장 가능성 있는 치료과정은?

① 6개월 안에 결핵 피부반응 검사를 반복한다.
② 6개월 동안 항감염제로 치료한다.
③ 다음 해까지 증상과 징후를 감시한다.
④ 해(1년)마다 흉부 X-ray만 추후관리한다.

6. 수면 중 심한 무호흡 증상이 있는 대상자들은 낮 동안에 증상을 호소할 수 있기 때문에 에너지를 최소화하기 위해 기분이 좋아지는 활동과 충분한 휴식기간을 계획하도록 해야 한다. 대상자들에게 낮에 나타날 수 있는 증상은 무엇인가?

① 심부정맥 ② 피로
③ 턱 통증 ④ 생산적인 기침

7. 심장 질환의 병력을 가진 대상자가 여전히 흡연을 하고 있다. 깊은 호흡 동안 갑작스럽고 심하게 쓰린 통증으로 클리닉을 방문하였다. 그 통증은 한 쪽에서만 발생하였다. 무엇에 의해 통증이 일어났다고 생각하는가?

① 흉막염 ② 늑막삼출
③ 무기폐 ④ 결핵

8. 간호사가 폐색전으로 사망한 환자의 사후, 환자의 사인에 대하여 생각하고 있다. 간호사가 환자의 사인으로 가능성이 가장 크다고 추정할 수 있는 것은?

① 감소된 혈류 ② 심장 펌프의 비효율성
③ 감소된 폐의 사강 ④ 폐조직의 경색

9. 고관절 수술을 받고 회복기에 있는 노인 환자에게 폐색전을 예방하기 위하여 어떤 처방을 할 수 있는가?

① Tissue plasminogen activator(t-PA)
② Warfarin(Coumadin)
③ Low molecular weight heparin(LMWH)
④ Heparin

10. 하루에 2갑의 담배를 피우는 50세 된 만성 폐색성 폐질환 환자가 병의 급속한 악화로 중환자실에 입원하였다. 다음 중 간호사로 하여금 폐고혈압의 가능성을 나타내 주는 것은?

① 폐동맥압이 30mmHg
② 짙은 색깔의 객담
③ 두껍고 점성 있는 점막
④ 호흡음의 부재

책 속의 책 2쪽

CHAPTER 2

심장 건강문제

(Cardiac Health Problems)

Carolyn M. Burger, MSN, RN, C, OCN

채 영 란

차 례 Chapter Outline

- 심장 건강문제의 위험 요인(risk factors assciated with cardiac health problems)
- 관상동맥 질환(coronary artery disease; CAD)
- 협심증(angina pectoris)
- 심근경색(myocardial infarction; MI)
- 울혈성 심부전(congestive heart failure; CHF)
- 심부정맥(cardiac dysrhythmias)
- 심장의 염증성 질환(inflammatory diseases of the heart)
- 판막성 심질환(valvular heart disease)

목 적 Objectives

- 심장 건강문제와 관련된 주요 용어를 정의한다.
- 심장 건강문제의 발생과 관련된 위험 요인을 확인한다.
- 심장 건강문제의 일반적인 원인들을 확인한다.
- 특정 심장 건강문제와 관련된 병태생리적 과정을 설명한다.
- 간호 사정을 통해 정상적인 심장 소견과 비정상적인 심장 소견을 구분한다.
- 특정 심장 건강문제와 관련된 간호 중재의 우선순위를 결정한다.

용어해설 Review at a Glance

- 간헐성 파행증(intermittent claudication) : 보행 또는 운동 시에 발생하는 하지의 경련
- 관상동맥 질환(coronary artery disease; CAD) : 관상동맥 벽에 쌓인 죽상경화성 플라크(plaque)가 혈관을 좁혀서 심근으로의 산소공급 감소를 유발
- 승모판 탈출(mitral valve prolapse) : 승모판막이 심방으로 돌출하여 심실에서 심방으로의 혈액 역류를 초래
- 심근경색(myocardial infarction; MI) : 산소공급의 부족으로 인한 심근 조직의 괴사
- 심근염(myocarditis) : 관상동맥 질환이나 심근경색과 관련되지 않은 심근의 염증성 장애
- 심막염(pericarditis) : 심장을 둘러싸고 있는 심막 또는 심낭의 염증
- 심박출량(cardiac output) : 매 분마다 좌심실에서 분출되는 혈액의 양. 심박수×일박출량으로 정의한다.
- 심실세동(ventricular fibrillation) : 심실의 무질서하고 불규칙적인 떨림과 즉각적인 제세동을 요하는 치명적인 부정맥
- 심전도(electrocardiogram; ECG) : 심장의 전기적 활동을 그래프로 나타낸 것
- 역류(regurgitation) : 손상이나 질병으로 인해 판막이 완전히 닫히지 않아서 혈액이 거꾸로 흐르는 것
- 일박출량(stroke volume) : 매 심박동 시 좌심실로부터 분출되는 혈액의 양
- 울혈성 심부전(congestive heart failure; CHF) : 심장이 충분한 혈액을 분출하지 못해 조직에 적절한 산소와 영양소를 유지하지 못하는 상태
- 자동능(automaticity) : 자극없이 독립적으로 수축하는 심근세포의 능력
- 재진입 현상(reentry phenomena) : 한쪽 각에서의 흥분파의 차단으로 흥분파가 역행하여 다른 쪽으로 재진입하여 조기 수축을 유발한다.
- 전부하(preload) : 심장으로 돌아오는 혈액의 양, 이완기말에 심근섬유의 신장 또는 긴장을 유발한다.
- 측부 순환(collateral circulation) : 심근에 산화된 혈액을 공급하는 작은 혈관의 파생
- 허혈(ischemia) : 불충분한 혈액의 흐름은 조직으로의 산소공급 감소를 초래하고, 호기성 대사보다는 혐기성 대사를 유발한다.
- 협심증(angina pectoris) : 심근의 산소공급 감소로 인한 무산소성 대사와 관련된 흉통
- 협착(stenosis) : 심장 판막이 딱딱해져서 혈액이 원활하게 통과하지 못함.
- 후부하(afterload) : 심장이 대항하여 분출해야 하는 압력

✓ PRETEST

1. 대상자가 잔디를 깎은 후에 흉통을 호소한다. 통증은 다음 중 어떤 증상이라고 생각되는가?

① 심낭 삼출액 ② 폐부종
③ 심근허혈 ④ 폐색전

2. 낮 동안에 말초부종을 보인 대상자가 밤에는 숨쉬기가 힘들어서 잠들 수가 없었다. 다음 중 대상자가 경험하고 있는 증상은 무엇인가?

① 협심증
② 횡와위로 인한 기좌호흡
③ 동 감염(sinus infection)
④ 수면 무호흡

3. 대상자가 호흡곤란, 습성 기침, 빈맥 및 기좌호흡을 경험하고 있다. 간호사는 이러한 증상들이 다음 중 어떤 질환과 관련이 있다고 판단해야 하는가?

① 고혈압 ② 좌심부전
③ 관상동맥 질환 ④ 말초혈관 질환

4. 대상자의 12-유도 심전도에서 S-T 분절의 하강이 나타났다. 간호사는 이것이 무엇을 암시한다고 판단해야 하는가?

① 괴사 ② 손상
③ 허혈 ④ 별로 의미가 없음

5. 좌심부전의 초기단계에서는 대상자에게 어떤 변화가 일어나는가?

① 우심부전 ② 좌심방 압력의 감소
③ 폐 압력의 증가 ④ 폐 압력의 감소

6. 심전도 모니터 상에서 대상자의 심박동이 54bpm이었다. 간호사는 이 정도가 심근의 산소요구량을 증가시키지는 않지만, 다음을 나타내는 것임을 알 수 있다 : 어떤 증상인가?

① 빈맥 ② 심실비대
③ 고혈압 ④ 서맥

7. 대상자가 심전도 상 현저한 Q파를 보였다. 간호사는 이것이 다음의 지표이기 때문에 의사에게 보고해야 한다.

① 괴저 ② 허혈
③ 감염 ④ 경색

8. 대상자가 응급실에서 급성 심근경색증 진단을 받았다. 대상자는 간호사에게 심근경색증에 대해 설명해 줄 것을 요청했는데, 이 때 간호사는 심근경색증이 다음 중 무엇 때문에 발생한다고 설명해야 하는가?

① 관상동맥의 폐쇄와 폐쇄된 말단조직의 괴사
② 관상동맥의 경련으로 인한 혈액공급의 일시적 감소
③ 느린 심박동으로 인한 심근의 혈액공급 감소
④ 심실벽의 확장으로 인한 혈액공급 감소

9. 간호사는 대상자에게 동맥경화증의 진행에 영향을 미칠 수 있는 행동변화에 대해 교육하고 있다. 간호사는 동맥경화증의 위험요인 중 수정이 불가능한 요인으로 다음 중 무엇을 설명해야 하는가?

① 55세 이상의 여성 ② 고지혈증
③ 흡연 ④ 좌식 생활과 비만

10. 협심증 대상자가 첫 발병 후 클리닉에 정기 방문하였다. 간호사는 대상자에게 운동이나 스트레스 같은 협심증을 촉진시킬 수 있는 요소들을 교육해야 한다. 이러한 촉진요소들을 다루기 위한 방법으로, 다음 중 무엇이 더 교육되어야 하는가?

① 이러한 활동들을 피하기
② 이러한 활동들을 수행하기
③ 좌식생활하기
④ 활동 전에 니트로글리세린(NTG)을 사용하기

책 속의 책 3쪽

section 01 Risk Factors Assciated with Cardiac Health Problems 심장 건강문제의 위험 요인

NCLEX!

(1) 관상동맥 질환(CAD), 협심증, 심근경색(MI)

흡연, 음주, 비만, 좌식생활, 당뇨병, 고콜레스테롤 혈증(총 콜레스테롤이 240mg/dL 이상), 고지혈증(LDL이 160mg/dL 이상), 수정할 수 없는 요인으로는 연령(45세 이상 남성과 55세 이상 여성), 남성, 가족력, 고혈압, 스트레스, 인종, 성격 유형, 중성지방의 과다

(2) 울혈성 심부전(CHF)

관상동맥 질환, 심근경색, 고혈압, 당뇨, 심막염과 같은 심장 문제를 가진 대상자, 만성 폐쇄성 폐질환(COPD), 폐고혈압, 관상동맥 우회술 같은 폐 질환 증상이 있는 대상자

(3) 심부정맥(cardiac dysrhythmias)

심장 질병(CAD, MI, CHF)이 있는 대상자, 노인, 전해질 불균형, 신체에 스트레스를 유발하는 상황(열, 저산소증 등)

(4) 염증성 질환(inflammatory disease)

환경적 · 경제적 요인, 습한 기후, 과밀한 생활환경, 영양불량, 면역결핍, 건강관리 접근의 감소, 연쇄구균성 감염 또는 심장의 심한 스트레스와 외상을 포함한 기타 질병, 유전적 소인이 있을 수 있다. 알코올, 스트레스, 연령 및 이온화 방사선은 심근염의 위험 요소가 될 수 있다.

(5) 판막성 심질환(valvular heart disease) : 노화 과정, 심근경색, 선천성 심질환과 같은 질병

(6) 위험 요인의 관리(control of risk factors)

효율적인 선별과 일반 대중 교육을 통해 심장질환 이환율과 사망률을 감소시킬 수 있다.

section 02 관상동맥 질환

Coronary Artery Disease; CAD

(1) 개 요

① 관상동맥 질환(CAD)은 관상동맥의 내경이 좁아지고 관상동맥을 통과하는 혈류가 감소되는 것이다.

② 관상동맥의 죽상경화증은 관상동맥 질환의 가장 일반적인 원인이다.

- 죽상경화성 플라크에 의해 혈관벽이 좁아진 것으로 정의
- 다음 요인들은 플라크의 형성을 가속화하며, 이는 심근으로의 혈류를 방해한다. 따라서 조직의 산소 이용이 감소한다.
  - 콜레스테롤과 중성지방 증가
  - 손상된 내막에 의한 혈압의 상승
  - 염증성 반응을 일으키는 감염
  - 철 수치가 상승하여 내막 손상을 유발하는 유리기를 운반
  - 호모시스테인(homocysteine) 증가(대상자는 종종 혈관 질환을 가지고 있음)

(2) 병태생리

① 동맥 내막에 손상이 발생하여 내피세포의 투과성이 증가하고 혈장 성분이 통과하게 된다.

② 손상 부위에 염증성 반응이 일어남으로써 대식세포와 혈소판이 모인다.

③ 플라크로의 출혈이 혈전을 생성한다. 동맥내 혈전 형성은 혈소판 응집에 의해 일어난다.

④ 혈전이나 플라크 파편의 색전이 일어날 수 있다.

⑤ 콜레스테롤과 지방, 그리고 혈전이 플라크의 형태로 발전한다.

⑥ 플라크가 커지면서 동맥강이 점차적으로 좁아짐으로써 허혈(심근으로의 불충분한 혈류로 산소 공급 감소를 유발)을 초래한다.

- 급성 혹은 중증 허혈 중 심전도 변화(T파 역전 : S-T분절의 하강) 발생 (그림 2-1)
- 흉통 또는 협심통 발생

NCLEX!

⑦ 콜레스테롤과 중성지방은 혈액 내에서 지단백의 형태로 순환한다.

- 좋은 콜레스테롤로 알려져 있는 고밀도 지단백(HDL)은 지방을 분해함으로써 관상동맥 질환으로부터 보호한다.
- 나쁜 콜레스테롤로 알려져 있는 저밀도 지단백(LDL)과 초저밀도 지단백(VLDL)은 지방이 세포 내에 남아 있도록 돕는다.

⑧ 증상과 징후에는 흉통, 고혈압, 맥박 상승, 호흡 감소, 창백한 피부, 말초 맥박의 감소가 있다. 하지 죽상경화증의 증상은 간헐적 파행증(보행 혹은 운동시 하지의 경련)이다.

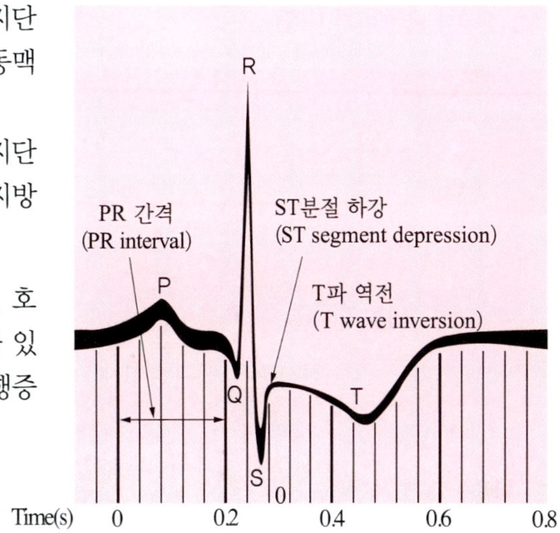

그림 2-1 허혈을 암시하는 S-T 하강

(3) 간호 사정

① 사정

- 통증
  - 위치 : 흉골 중앙, 팔, 턱, 복부, 등
  - 종류 : 묵직한 듯한 느낌(heaviness), 꽉 죄는 듯한 느낌(tightness)
  - 기간 : 3분 이상
  - 정도 : 1~10단계의 통증 척도
- 기타 : 활력징후, 심음, 운동 내성, 말초 맥박, 피부색 사정

② 잠재 요인 : 운동, 스트레스, 추운 날씨, 빈혈, 물질 남용, 갑상선 중독증, 갑상선기능 항진증

③ 완화 요인 : 휴식, 스트레스원 제거

④ 진단검사 : 콜레스테롤 수준(HDL[가장 높은], VLDL[가장 낮은], LDL[HDL보다 낮은]), 중성지방 수준, 동맥의 방사선 촬영(동맥조영, 혈관조영), 심전도

(4) 간호 중재

① 투약

- 고지혈증과 중성지방을 낮추는 제제 : HMG-COA 효소 길항제, atorvastatin(Lipitor), cerivastatin(Baycol)
- 항혈소판제 : acetylsalicylic acid(aspirin)
- 필요 시에 항고혈압제
- 항협심증 약물 : nitroglycerine(Nitrostat, NTG)
- 감염증상이 있으면 항균제

② 위험요인 관리 교육 : 저지방식이, 규칙적 운동, 정기검진, 금연, 스트레스 관리
③ 관상동맥 질환의 증상과 징후를 인식하도록 교육한다(숨이 참, 흉통, 운동 시에 호흡곤란).
④ 불편함이 느껴질 때는 활동을 중지하고 휴식을 취하도록 교육한다.

section 03 Angina Pectoris 협심증

(1) 개 요

① 협심증은 심근허혈에 의해 야기되는 흉통으로 정의된다.
- 혈류 감소
- 심근의 요구에 비해 감소된 산소공급
- 일시적인 또는 가역적인 원인

② 안정형(stable), 불안정형(unstable) 혹은 Prinzmetal's 협심증으로 분류된다.
③ 원인에는 관상동맥 질환, 관상동맥 경련, 혈전 또는 산소공급과 심근의 산소요구 사이의 불균형을 초래하는 상황이 있다.

(2) 병태생리

① 심근으로의 혈류(산소공급)가 감소하거나 증가된 산소요구가 충족될 수 없을 때(허혈) 협심통이 발생한다; 이는 우리 몸이 산화된 혈액이 충분하지 않다는 것을 표출하는 것으로, 협심통은 심근경색 또는 심부전이 일어날 수 있음을 미리 경고하는 것이다.
- 산소공급의 감소는 호기성 대사에서 혐기성 대사로의 전환을 초래한다.
  - 혐기성 대사는 젖산을 생성한다.
  - 혐기성 대사는 히스타민, 브라디키닌, 특정 효소를 분비하는 세포막의 투과성에 영향을 미침으로써 통증자극을 중추신경계로 보내는 심근내의 종말신경섬유를 자극한다.
  - 울혈성 심부전, 선천성 심질환, 폐고혈압, 좌심실비대, 그리고 심근병증 또한 심근으로의 산소공급을 감소시킨다.
  - 무증상성 허혈(silent ischemia) : 통증 같은 경고나 증상없이 산소공급 감소에 의해 초래된다.
  - 관상동맥 경련 : 폐색의 또 다른 형태이며 허혈의 원인이 된다. 알려지지 않은 병인으로 발생하며, 일시적으로 관상동맥을 좁아지게 하거나 협심증을 유발한다.

② 협심증의 종류

NCLEX!
- 안정형 협심증(가장 일반적인 유형)
  - 일정한 양의 활동에 의해 초래되며, 어느 정도 예측할 수 있다.

– 휴식과 nitrates로 완화된다.
– 통증의 원인, 정도 또는 기간에 변화가 없다.

NCLEX!

• 불안정형 협심증(좀더 심각한)
– 통증의 빈도, 강도 및 기간이 더 증가된다.
– 예측할 수 없으며, 활동수준이 낮아지거나 스트레스로 인해 발생한다.
– 휴식 시에도 발생
– 심근경색의 고위험

• 이형협심증(prinzmetal's [variant] angina)
– 촉진요인 없이 발생하는 불규칙한 형태
– 매일 같은 시각 또는 잠에서 깨어날 때에 발생할 수 있다.
– 수 년 동안 강화되거나 악화될 수 있지만, 불안정형 협심증과 같은 심각성을 수반하지는 않는다.
– 흔한 원인은 관상동맥경련으로 조절하기 어렵다.

NCLEX!

③ 증상과 징후에는 흉부 압박이나 무거움이 있는데, 대상자는 다른 말로 표현할 수 있다. 발한, 가벼운 두통, 저혈압, 맥박 변화(낮음 또는 높음), 또는 소화불량을 동반할 수 있다. 통증은 팔이나 턱, 복부 또는 등으로 방사될 수 있다(심전도 상 S-T분절 하강).

(3) 간호 사정

① 사정은 통증의 증상 분석(위치, 기간, 예측인자 또는 완화인자), 활력징후, 호흡곤란, 호흡양상, 피부색(창백), 불안, 심음을 포함한다.

② 진단검사 : **심전도**(ECG 또는 EKG) 심장의 전기적 활동을 그래프로 나타낸 것, 스트레스 검사(with and without contrast), 방사선 검사(혈관조영), muga scan, creatinine phosophokinase(CK 또는 CPK), lactic dehydrogenase(LDH)(with isoenzymes). 심근경색과 감별하기 위해 troponin, 위장이 원인임을 제외하기 위해 위식도 역류 질환(GERD)에 대한 검사가 지시될 수 있다.

(4) 간호 중재

① 투 약

NCLEX!

• 항협심증 제제 : Nitroglycerin(Nitrostat, NTG)
• 항혈소판제, 베타 차단제
• 후부하(심장이 거슬러서 분출해야 하는 압력)와 경련을 감소시키기 위해 칼슘통로 차단제
• 두통(니트로글리세린의 흔한 부작용) 시에는 진통제

NCLEX!

• 혈전이 원인으로 확인된 경우, 혈전용해 요법
• 대변 완화제
• 조기심실 수축(PVCs) 발생시 Class I-β 항부정맥제를 예방적으로 투여

② 목표는 산소요구량을 감소시키고 혈액과 산소공급을 증가시키는 것이다. 협심증을 진단받은 대상자에게 다음과 같은 교육이 필요하다.

- 협심통의 증상과 징후에 대한 교육을 실시한다.
- NCLEX! NTG의 사용 : 5분마다 1정씩 3회 복용하고, 완화되지 않으면 의사에게 보고한다.
- NCLEX! 협심통을 유발할 수 있는 활동(성생활, 업무활동과 같은 조절할 수 없는 활동) 전에 NTG를 복용할 수도 있다.

③ 필요 시에 산소투여

④ 치료로는 심근경색을 예방하기 위한 경피적 경혈관 관상동맥 성형술(PTCA) 또는 관상동맥 우회술(CABG)이 있으며, 이 절차를 대상자에게 알려야 한다.

⑤ 활력징후와 심음을 관찰한다.

⑥ 심전도 양상 관찰, 만약 혈압이 떨어지면 교감신경계의 반응으로 심박수가 증가할 수 있다.

⑦ 대상자가 배변을 위해 무리하거나 구부려서 과도한 압력이 발생하지 않도록 지도하며, 필요 시에는 변완화제를 투여한다.

⑧ 대상자가 스트레스 요인을 확인하도록 돕는다.

⑨ 심장 재활운동 프로그램을 시작한다.

NCLEX! ⑩ 베타 차단제 투여 전에는 맥박을 관찰해야 하고, 만약 맥박이 60bpm보다 낮다면 중지해야 한다. 또한 저혈압이 발생할 수 있으므로 혈압을 사정한다.

NCLEX! ⑪ NTG은 심한 저혈압을 유발할 수 있으므로, 각각의 NTG 정을 투여하기 전에 혈압을 측정하고 기록해야 한다. 만약 수축기 혈압이 100 이하이면 morphine sulfate(MS)를 저용량으로 투여할 수 있다.

⑫ 칼슘통로 차단제를 투여하는 동안에는 혈압을 신중하게 사정해야 한다.

section 04 심근경색
Myocardial Infarction; MI

(1) 개 요

① 심근경색(MI)은 장기간 또는 중등도 이상의 허혈로 인해 심근세포가 괴사되는 것으로 정의된다.

NCLEX! ② 대부분의 심근경색은 심실세동의 갑작스런 발병에 의해 초래된다.

③ 다른 원인으로는 색전, 혈전, 죽상경화성 폐색, 장기간의 혈관 경련이 있다.

(2) 병태생리

① 시간이 경과되면서 산소 부족으로 인하여 세포 손상(허혈)이 일어난다. 장기간(20~45분)의 허혈은 세포의 죽음(괴사)을 초래할 수 있다.

② 관상동맥 폐색으로 폐색된 뒷부분의 세포괴사가 초래된다.

③ 근육이 반흔으로 대치되어 수축하거나 자극을 전도하지 않는다.

④ 손상은 심내막 하층에서 시작되고 1～6시간 내에 심외막으로 진행된다.

⑤ 손상받은 세포가 심근수축을 감소시킨 결과

- 일박출량 감소(매 심박동 시에 좌심실로부터 분출되는 혈액의 양)
- 심박출량 감소(매 분마다 좌심실에서 분출되는 혈액의 양)
- 혈압저하, 조직 관류저하

⑥ 장기간의 허혈은 측부 순환(작은 혈관의 파생)을 형성하여, 허혈된 부분으로 산소와 영양소를 제공하는 부가적인 경로를 제공한다.

⑦ 심근경색은 다음과 같이 설명된다.

- 위치
  - 전면 : 대개 좌측 전하행 관상동맥(LAD)에 의해 공급받는 구역에서 발생한다.
  - 후면 : 대개 우측 관상동맥(RCA)에 의해 공급받는 구역에서 발생한다.
  - 측면 : 좌회선 관상동맥에 의해 공급받는 구역에서 발생한다.
- 심근 표면
  - 전층 경색증 : 심내막에서 심외막까지
  - 심내막하 : 심내막 표면에서 심근으로
  - 벽내(intramural) 경색증 : 심근의 겹친 부분

⑧ 심근경색과 관련된 증상과 징후

NCLEX!

- 통증(전형적인)
  - 흉골 중앙, 턱, 팔, 복부 또는 어깨로 방사
  - 조이는 듯 하거나 누르는 듯한 느낌이 든다.
  - 15～20분 정도 지속된다.
  - NTG투여나 휴식에 의해 완화되지 않는다.
- 통증이 없을 수 있다(silent MI).
- 통증기간은 협심증과의 구분에 중요하다.
- 대부분 활동과는 관계없이 갑작스런 통증의 발생으로 한밤 중에 깰 수 있다.
- 통증, 조직의 산소요구 증가와 관련된 빈맥
- 발한, 빈호흡, 호흡곤란, 오심, 구토
- 의식수준의 변화, 불안, 절박감을 느낀다.

NCLEX!

- 심전도 변화 : S-T분절의 하강 또는 상승(가장 흔함), T파의 역전, Q파의 형성 (그림 2-2)

NCLEX!

- 심장효소의 상승 : 효소는 정상적으로 근섬유에 존재하며 근육손상이 일어나지 않는 한 혈청 내에서 상승하지 않는다. 근육이 손상되면 그에 대한 반응으로 효소는 혈류로 방출된다. 동종 효소는 총 효소를 분자구조 특성에 따라 분류한 것으로, 상승되었을 경우에 특정 근육이 손상되었다는 지표가 된다. 표 2-1
  - Creatinine phosphokinase(CK 또는 CPK) : 동종 효소에는 뇌조직과 평활근에 존재하는 CPK I(BB)과 심조직에 존재하는 CPK II(MB)가 있다. 그러므로 총 CPK 수준이 상승되었을 때, 간호사는 심근경색의 발생 여부를 확인하기 위해 CPK II 또는 MB 동종 효소의 증가를 사정해야 한다.

–Lactic dehydrogenase(LDH) : 동종 효소에는 심근에 존재하는 LDH I과 세망내피계에 존재하는 LDH II, 폐와 기타 조직에 존재하는 LDH III, 태반, 신장, 그리고 췌장에 존재하는 LDH IV, 간과 횡문근에 존재하는 LDH V가 있다.

–정상적으로 LDH I이 LDH II보다 적지만 심근경색에서는 LDH I이 II보다 더 많다. 그러므로 총 LDH 수준이 증가했을 때에는 심근경색의 발생 여부를 확인하기 위해서 간호사는 LDH I 동종 효소의 증가를 사정해야 한다.

- 체온 상승, 백혈구 증가증
- **심부정맥** : 조기심실 수축(PVCs), 흥분성에 의해 유발되는 심실성 빈맥

NCLEX! ⑨ 심근경색에 대한 가장 흔한 대상자의 반응은 증상을 부정하고 건강관리를 미루는 것이다.

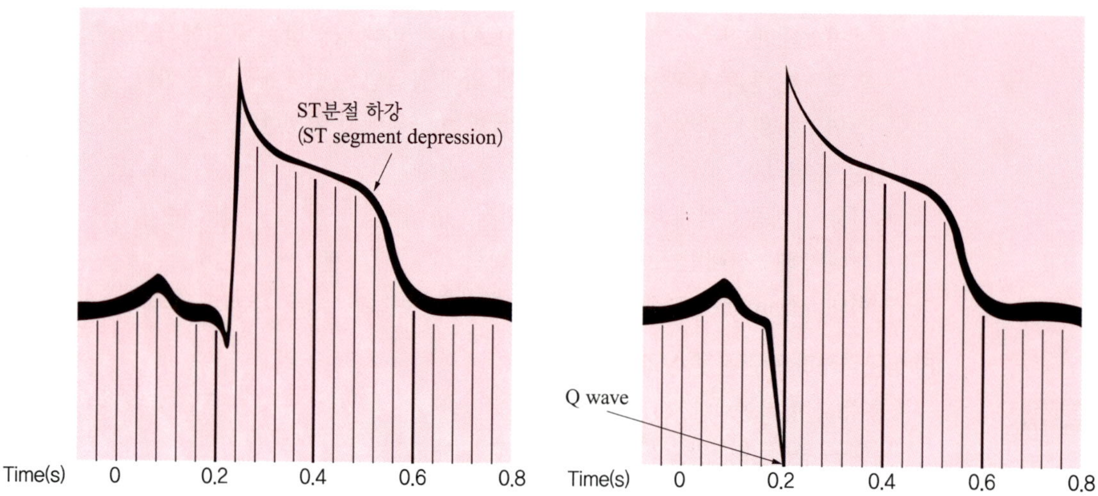

A. S-T분절 상승

B. 현저한 Q파

그림 2-2 심근손상을 나타내는 S-T분절

심근경색증의 효소 변화

표 2-1

표시자	정상 범위	주요 분포 조직	상승 의미	출 현	최고치 발현	지속 시간
CK(CPK)	남 : 12~80U/L 여 : 10~70U/L	심근, 골격근, 뇌	근육세포 손상	3~6시간	12~24시간	24~48시간
CK-MB	총 CK의 0~3%	심근	심근경색증, 심근허혈, 심근좌상, 제세동	4~8시간	18~24시간	72시간
cT_nT	<0.2mcg/L		급성 심근경색증, 불안정형 협심증	2~4시간	24~36시간	10~14일
cT_nI	<3.1mcg/L					7~10일
LDH	45~90U/L	심장, 간, 신장, 골격근, 뇌, 적혈구, 폐	심근경색증 (폐, 간, 신장, 적혈구 또는 골격근 질환) 뇌혈관 사고, 장허혈, 기타	24~72시간	3~4일	10~14일

Source: LeMone, P. & Burke, K. (2000). *Medical–surgical nursing: Critical thinking in client care* (2nd ed.). Upper Saddle River, NJ: Prentice Hall, p. 1,106.

(3) 간호 사정

① 사정에는 흉통의 증상 분석(위치, 기간, 방사, 성질), 관련 증상(발한, 오심, 구토), 활력징후, 심음(심잡음, 늑골 마찰음, gallop[S_3 또는 S_4]) 청진, 심장리듬 사정; 불편함의 비언어적 단서가 포함된다.

② 진단검사 : CPK와 LDH(동종효소 포함), troponin, 12-유도 ECG, 흉부 X-선(CXR), 혈관조영, 심초음파, CBC, 맥박 산소계측기를 이용하여 즉시 산소포화도를 측정한다.

(4) 간호 중재

NCLEX! ① 투약

- 항협심증 제제 : 혈관 확장을 위해 nitroglycerin(Nitrostat, NTG)을 설하 · 국소 스프레이, 니트롤 점적(nitrol drip) 또는 니트롤 연고(nitrol paste)를 미리 사용한다.
- 통증 완화를 위해 필요 시에 진통제 투여; 혈압이 너무 낮거나 nitrostat으로는 완화되지 않는 통증에는 morphine sulfate(MS)
- 변완화제
- 필요 시에 전해질 보충
- 칼슘통로 차단제, 베타 차단제, 항고혈압제
- Heparin이나 Warfarin(Coumadin) 같은 항응고제 또는 enoxaparin(Lovenox)와 같은 저분자량 헤파린(low molecular weight heparin, LMWH)
- 항부정맥제를 예방적으로 투여
  - Lidocaine(Xylocaine) : PVCs와 같은 심실성 부정맥
  - Atropine : 서맥성 부정맥(bradydysrhythmias)의 치료
  - Adenosine : 빈맥성 부정맥(tachydysrhythmias)의 치료
- 지시된 혈전 용해제

NCLEX! ② 비강 캐뉼라를 통해 분당 2~5L의 산소공급을 한다.

NCLEX! ③ 호흡을 편하게 하기 위해 침상 머리를 상승시킨다.

④ 정맥 주사를 유지한다.

⑤ 장운동을 관찰, 대상자가 무리하지 않도록 격려, 필요 시에 대변 완화제를 제공한다.

⑥ 신체적 · 심리적 휴식을 제공한다.

⑦ 대상자와 가족에게 정서적 지지를 제공한다.

⑧ 통증이 완화되었는지 혹은 계속되는지 자주 재사정한다. 통증의 양상을 사정하기 위해 통증 척도를 사용한다.

⑨ 대상자와 가족이 정보를 받아들일 수 있는 준비가 되었을 때에 교육한다.

NCLEX! ⑩ Nitrates, 베타 차단제, 칼슘통로 차단제를 투여하고 활력징후를 관찰하여 기록한다. 만약 맥박이 60보다 낮거나 수축기 혈압이 100보다 낮으면 투여를 중단한다(협심증 부분 참고).

⑪ 지시에 따라 교육과 운동에 관한 심장 재활프로그램을 시작한다.

⑫ 투약의 주요 부작용을 관찰한다(저혈압, 서맥, 출혈, 변비, 우울).

section 05

Congestive Heart Failure; CHF

울혈성 심부전

(1) 개 요

① 울혈성 심부전(CHF)은 심장이 신체의 대사요구에 대해 충분히 혈액을 분출하지 못하는 것으로 정의되며, 심박출량이 감소되어 조직 관류장애를 초래한다.

② 급성(폐부종 또는 심장성 쇼크) 또는 만성(심부전)일 수 있다(좌측, 우측, 또는 양쪽).

③ 원인으로는 MI, HTN, CAD, 신부전과 같은 질병, 심근병증, 판막 질환, 염증성 질환, 수분중독, corticosteroids와 같은 약물의 부작용이 있다. 표 2-2

④ 예후는 치료방법의 효과성에 의해 결정된다.

(2) 병태생리

① 심장은 적절히 산화된 혈액을 공급하기 위해 폐와 전신 혈관에 혈액을 공급하며, 충분한 심박출량(CO)을 제공한다.

② 심박출량은 신체의 대사 요구에 의해 조절된다.

③ 원인에 관계없이 심장 펌프기능이 손상되면 심박출량의 감소와 조직관류의 감소를 초래한다.

④ CHF의 원인이 되는 두 가지 기능 장애

- 이완기 기능 장애 : 초기 고혈압일 경우, 심실이 매우 높은 후부하에 대항하여 혈액을 분출해 낼 때, 심실의 적응능력 저하를 비롯하여 심실의 충만 지연(전부하)를 초래하고, 일박출량이 감소하며, 저혈압이 나타날 수도 있다.
- 수축기 기능 장애 : 심실이 MI와 같은 손상을 입어 효과적으로 수축할 수 없을 때, 일박출량 감소, 전부하(심장으로 돌아오는 혈액의 양, 이완기 말에 심근섬유의 긴장이나 신전을 유발) 증가가 초래되고 심실이 확대된다(심박출량의 감소 징후가 나타날 수 있다).

⑤ 심부전의 보상기전 표 2-3

- Frank-Starling 기전 : 신전 정도에 의해 결정되는 수축력

표 2-2 심부전의 원인

부피 과부하	압력 과부하	대사 요구량 증가	급성 상황	기능 장애	충만 장애
체액 과부담	고혈압	빈혈	급성 고혈압성 위기	심근증	판막협착 (승모판막 또는 삼첨판)
판막 역류	대동맥 협착증	갑상샘 중독증	대동맥 판막 파열	심근염	심장 압전
좌우 션트 (shunt)	비대성 심근증, 대동맥 교착증	임신, 감염, 열, 신체적 · 정서적 또는 환경적 위험 요인	대량 폐색전	류마티스열, 감염성 심내막염, 관상동맥 질환, 부정맥, 독성 장애	억제성 심낭염

Source: LeMone, P. & Burke, K. (2000). *Medical-surgical nursing: Critical thinking in client care* (2nd ed.). Upper Saddle River, NJ: Prentice Hall, p. 1,119.

- 신경내분비 반응
  - 교감신경계(SNS) 활동 : HR 증가
  - Renin : Angiotensin-aldosterone 기전 활성화

NCLEX!
- 심근 비대

⑥ 심박출량의 감소는 대동맥 압수용기를 자극하고 노어에피네프린을 방출하여 심박동수와 수축력을 증가시킨다. 이는 혈관수축을 유발하여 심장으로의 혈액 귀환을 증가시키고 심박출량을 증가시킨다.

⑦ 심박출량의 감소는 신장 관류를 감소시킨다; 신장이 적절히 기능하기 위해서는 혈액이 필요.

- 신장 관류의 감소는 사구체 옆세포로부터 레닌 방출을 일으킨다.
- 레닌-안지오텐신-알도스테론 기전의 활성
  - 혈관수축을 유발한다.
  - 부신피질을 자극하여 알도스테론을 생성하고 뇌하수체 후엽의 항이뇨 호르몬(ADH) 분비를 자극한다.
    - 알도스테론은 나트륨 재흡수와 수분정체를 유발하므로 혈압이 상승한다.
    - 항이뇨 호르몬은 원위세뇨관에서의 수분 분비를 억제하고 혈관수축을 유발하므로 혈액량이 증가하고 혈압이 상승한다.

⑧ 혈관수축은 심장으로의 혈액귀환(전부하)을 증가시켜 심장이 좀더 신전(Frank-Starling law)되게 하며, 따라서 심박출량이 증가한다.

⑨ 심방이완은 레닌, 알도스테론 효과의 균형을 유지하는 심방 나트륨 이뇨인자(atrialnatriuretic factor, ANF)나 atriopeptin의 방출을 자극하고 나트륨과 수분의 분비를 촉진하며, 노어에피네프린, 레닌, ADH 분비를 억제한다.

표 2-3 심부전의 보상기전

기 전	병태생리	신체계통에 대한 효과	합 병 증
프랭크-스탈링기전	심근섬유가 신장될수록 수축력이 증가	수축력 향상은 심박출량을 증가시킴	심근의 산소 요구량 증가
신경내분비 반응	• 심박출량 감소는 교감신경계를 자극하여 카테콜라민 유리를 증가시킴 • 심박출량 감소와 신장 관류저하는 레닌-안지오텐신계를 자극 • 안지오텐신은 부신피질의 알도스테론 분비를 자극 • 뇌하수체 후엽에서 ADH 유리 • 심방 나트륨 이뇨인자 분비 • 핵심 기관으로 혈류 재분배(심장과 뇌)	• 심박수, 혈압, 수축력 증가, 혈관저항 증가, 정맥환류량 증가 • 혈관 수축과 혈압상승 • 신장에서 염분과 수분정체, 혈관 내액 증가 • 수분 배설억제 • 나트륨 배출증가, 이뇨 • 다른 기관으로 관류 감소	• 충만시간 감소를 동반한 빈맥과 심박출량 저하, 혈관저항 증가, 심근부담과 산소 요구량 증가 • 심근부담 증가, 신장 혈관 수축과 신장 관류량 감소 • 전부하와 후부하 증가, 폐울혈 • 수분정체와 전부하 및 후부하 증가, 폐울혈 - • 신부전
심실 비대	심근 부담 증가는 심근비대와 심실의 확장을 유발	수축력 증가로 심박출량 유지	심근 산소요구량 증가, 세포 비대

Source: LeMone, P. & Burke, K. (2000). *Medical-surgical nursing: Critical thinking in client care* (2nd ed.). Upper Saddle River, NJ: Prentice Hall, p. 1,121.

⑩ 심실비대는 과다한 체액과 혈압으로 인해 일어나는데, 이는 심근세포를 비대하고 딱딱하게 하여 결국 수축력을 감소시킨다.

⑪ 보상기전은 심기능 장애와 심부전의 발생을 촉진한다.
- 심박수의 증가는 이완기 충만시간과 관상동맥 관류를 감소시키며, 심근의 산소 요구를 증가시킨다. 그 결과, 허혈은 심박출량의 감소를 초래한다.
- 심장의 β-감수체는 SNS 자극에 둔감하게 되어 심박수와 수축력이 감소한다.
- 말초혈관에 있는 α-감수체는 민감성이 증가하여 혈관수축을 증진시키며, 따라서 후부하가 증가하고 심부담 또한 증가한다.

⑫ 만성적인 심실 확장은 심실벽을 얇게 하고, 변성시키며, 효율적인 수축력의 손실을 초래한다.

⑬ 만성적인 심방 확장은 renin, aldosterone, norepinephrine는 감소되지 않은 상태에서 ANF 고갈을 초래한다. 전부하, 후부하를 증가시키고 심부전을 악화시키며, 조직으로의 산소공급이 감소하여 허혈과 조직괴사(경색)를 악화시킨다.

⑭ 좌심부전(left sided heart failure) (그림 2-3 A)
- 좌측이 우측보다 더 자주 영향을 받는다.
- 좌심실벽의 손상이나 확장 때문이다.
- 좌심실과 좌심방의 이완기 말에 내압이 증가하고 심박출량은 감소한다.
- 손상받은 좌심실의 충만으로 인해 울혈이 일어나고 폐혈관압이 증가한다(체액은 폐에 축적된다). 'L'eft와 'L'ung을 연결하여 기억한다.
  - 증가된 폐혈관압은 체액을 간질 내로 이동시키고, 폐울혈과 폐부종을 일으킨다.
  - 폐동맥 카테터로 측정하면 폐동맥압이 증가되어 있다(정상 폐동맥압 25/10 mmHg).

NCLEX!
- 좌심부전의 증상과 징후 : 피로, 활동내구성 장애, 어지러움, 기절, 호흡곤란, 숨이 참, 기침, 기좌호흡, 폐 청진시 악설음, S_3 심음, 심방 부정맥을 동반한 빈맥, 소변배설량 감소

⑮ 우심부전(right sided heart failure) (그림 2-3 B)
- 우심부전은 폐고혈압과 좌심부전에 의해 일어난다(폐성심질환).
- 좌심실 경색은 우심부전을 일으킬 수 있다.
- 폐고혈압은 우심실이 거슬러 분출해야 하는 압력을 증가시키기 때문에 우심실이 비워지지 못하게 한다; 비대와 확장이 일어난다.
- 우심실 이완은 전신정맥계에 혈액을 축적시킨다. 체액은 폐가 아닌 신체의 다른 부분들에 축적된다. 'R'ight와 'R'est of body를 기억한다.

NCLEX!
- 정맥압의 증가는 복부 장기의 울혈과 말초 부종을 초래한다.
  - 걸을 수 있는 대상자는 하지부종이 발생한다.
  - 누워 있는 대상자는 천골부의 부종을 경험할 것이다.
  - 간의 울혈은 우상복부의 통증을 유발할 것이다.
  - 위장의 정맥 울혈과 함께 식욕부진과 오심이 일어난다.
- 경정맥 확장이 일어난다.

⑯ 좌우 심실의 부전(both ventricles fail)
- 대상자는 좌심부전과 우심부전의 증상과 징후를 경험한다.
- 대상자가 누워서 발을 들었을 때 말초부종이 순환계로 재흡수되어, 체액의 과부하와 폐울혈을 초래하기 때문에 발작성 야간 호흡곤란(PND)이 일어난다.

- 중증 심부전 대상자는 휴식 시에도 호흡곤란을 일으키기 쉽다.
- S_3와 S_4 심음이 들릴 수 있다.
- 복강 내 혹은 울혈로 간비대와 비장비대가 일어난다. 복압의 증가, 위장 문제(식욕부진, 오심, 그리고 구토), 영양소의 소화와 흡수의 감소
- 심근이완이 전도를 방해하고 심박출량을 감소시킴으로써 부정맥이 발생할 수 있다.

NCLEX!
- 심장기능이 저하됨에 따라 심장성 쇼크 또는 급성 폐부종이 일어날 수 있다.

(3) 간호 사정

NCLEX!

① 사정에는 활력징후, 심장 모니터, 심장 리듬, 맥박 양상(full, bounding, thready), 호흡상태(호흡곤란, 숨이 참, 빈호흡), 폐음(악설음, 수포음, 천명음), 심음(S_3 또는 S_4, murmur 또는 rub), 경정맥 팽창, 복부 사정(촉진, 이완, 복수), 부종, 활동 내구성을 포함한다.

② 진단검사

- 심전도
  - 허혈의 징후 : S-T 분절의 하강, T파의 역전
  - 손상의 징후 : S-T 분절의 상승, Q파의 출현
- 기타 : 전해질, 간기능 검사, 동맥혈 가스분석, 흉부 X-선, 심초음파, 맥박 산소계측
- 만약 대상자에게 흉통이 있다면 심근경색을 알아보기 위한 검사를 실시한다.

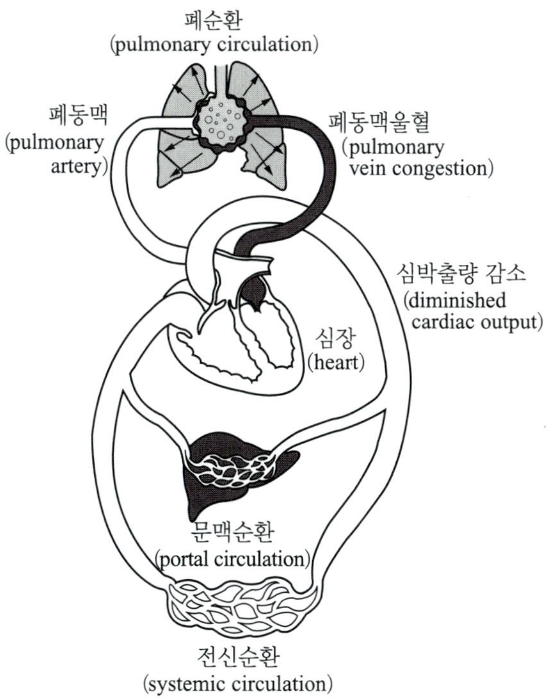

A. 좌심부전

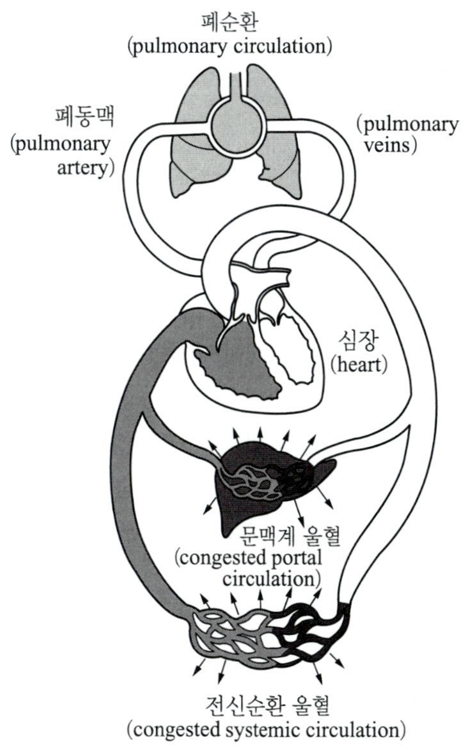

B. 우심부전

그림 2-3 심부전의 병태생리

(4) 간호 중재

① 투약

NCLEX! • 이뇨제 : Furosemide(Lasix)

NCLEX! • 수축 촉진제 : Dopamine(Inotropin ; 소변량 증가, 전신적 혈관 수축제), dobutamine (Dobutex)

• 스트레스와 불편함을 줄이고 산소 요구를 감소시키기 위한 진통제

• 항 고혈압제, ACE 길항제

• 혈관 확장제, 베타 차단제

NCLEX! • 필요시 항부정맥제

• 강심 배당체 : Digitalis(Lanoxin), nitrates

② 주 목표는 심근의 산소요구를 감소시키는 것이다. 신체적 · 심리적 휴식 권장

③ 증상을 감소시키고, 심근 수축력을 증진시키기 위해 처방된 약을 투여 · 관리, 증상의 관리

④ 감소된 심박출량의 관리

• 활력징후 관찰과 기록
  - 심박출량의 감소는 SNS를 자극하여 심박수를 증가시키고 이완기 혈압을 증가시킨다. 심장의 펌프기능이 손상되면 혈압은 감소한다.
  - 활력징후의 미세한 변화를 사정함으로써 조기 중재가 가능하다.

• 심음과 폐음 청진
  - 심장기능 부전 시 S_1과 S_2가 감소된다.
  - S_3은 심부전의 조기 징후이다(심실성 gallop).
  - S_4가 나타난다(심방성 gallop).
  - 기저부의 악설음이 들린다.
  - 악설음의 증가와 호흡곤란은 상태가 나빠지고 있음을 의미한다.

• 의식 수준(LOC)을 기록
  - NCLEX! 뇌로의 혈류가 감소함에 따라 의식 변화가 나타난다.
  - SaO_2의 변화 또한 의식수준의 변화를 초래한다.

NCLEX! • 소변량(UO) 기록
  - 신장 혈류의 감소는 배설량을 감소시킨다.
  - 배설량의 사정은 이뇨제, 수축촉진제와 같이 심부전을 치료하기 위해 사용되는 몇 몇 약물의 효과를 평가하는 데 도움이 된다.

• 피부색과 온도 기록
  - 심부전의 급성기에 차고 끈적끈적한 피부가 된다.
  - 심장의 펌프 활동이 감소됨에 따라, 창백하고 청색증이 나타나기도 한다.

• 심부정맥 대상자 관찰
  - 동성 부정맥이 나타난다.
  - 심부전시 심방성 부정맥이 나타나기도 한다; 심방세동, 심방조동, 조기심방수축(PACs), 심방 빈맥
  - 심실 비대와 확장이 일어나 심실성 빈맥이 나타난다.

NCLEX! • 저산소증과 허혈의 효과를 감소시키기 위해 산소를 보충해 준다.

NCLEX!

- 호흡기능을 증진시키고 심부하를 감소키기 위해 침상머리를 상승시켜 쉬도록 한다.
  - 개인 위생을 돕는다.
  - 이동용 의자식 변기(commode)를 사용한다.
  - 대상자로 하여금 Valsalva maneuver를 피하도록 지도한다.
  - 등척성 운동을 피한다.
- 산소 소모를 감소시키고 심기능을 증진시키기 위해서 심리적 휴식을 증진시키고 불안을 감소시킨다; 조용한 환경 유지, 공포감을 안정시키고, 치료적 절차를 설명한다.

⑤ 체액과다 관리

- 호흡상태 사정 : 호흡감소는 좌심부전의 악화를 나타낸다(숨이 참, 호흡곤란, 기침, 기좌호흡, 발작성 야간 호흡곤란).
- 급성 폐부종이 갑자기 일어날 수 있다.
  - 공기 부족 발생
  - 공황상태 경험
  - 압도적인 절박감
  - 빈호흡
  - 침대에 똑바로 앉으려고 한다.
  - NCLEX! 많은 양의 붉은색 거품 섞인 객담과 함께 기침 발생
- 소변 배설량을 주의깊게 사정한다.
  - NCLEX! 소변 배설량이 30cc/hr 이하인 경우는 의사에게 보고한다.
  - 말초부종이 있을 때에도 저혈량을 유지하여 순환 혈액량을 감소시키기 위해 이뇨제를 사용한다.
  - 소변 배설량의 감소는 심박출량의 감소와 신장의 허혈을 초래할 수 있다.
- NCLEX! 대상자의 체중을 매일 측정한다.
  - 체중은 체액상태를 평가하는 객관적인 척도이다.
  - 체액 1L는 몸무게 2.2파운드와 같다.
- 매 근무 때마다 복부 둘레를 사정하고 기록한다.
  - 정맥 울혈은 복수의 생성을 초래하고 위장 문제를 일으킬 수 있다(오심, 식욕저하, 복부 불편감).
  - 복부둘레의 증가는 복수의 증가를 의미한다.
- 폐를 확장시키고 심부하를 감소시키기 위해 침상머리를 45도 정도 상승시키고 침상안정을 유지한다.
- 상태가 악화되는 징후를 사정한다.
- 혈역학을 관찰한다(만약 폐동맥 카테터가 있을 경우).
  - 폐모세혈관압
  - 폐동맥압(정상 25/10 mmHg)
  - 우심방압(CVP)
  - 전신 혈관 저항
  - 심박출량
  - 심장박출 지수(cardiac index)
- 체액과다를 감소시키기 위해서 지시에 따라 수분섭취를 제한한다.

NCLEX! ⑥ **활동 내구성 유지** : 활동 증가시 심장의 예비력이 부족하면 자가간호결핍을 초래한다.

- 활동에 앞서 적절한 안정을 취한다.
- 활동 내구성의 감소 징후를 사정한다.

- 대상자가 조절력을 갖도록 하여 무력감을 감소시키면서 일상생활 활동을 하도록 돕는다.
- 심기능을 점진적으로 강화시키기 위해 수동적 또는 능동적 ROM을 제공한다.
- 대상자에게 퇴원 교육을 실시한다.
  - 저나트륨 식이
  - 식사 후 바로 활동하지 않는다.
  - 무리하지 않는다.
  - 점진적인 운동 프로그램을 시작한다.
  - 가능한 한, 독립적으로 활동을 수행한다.
  - 휴식과 이완을 위한 시간을 갖는다.
  - 흉통이나 숨이 참을 유발하는 활동을 중지한다.

⑦ 간호사는 약물요법을 주의깊게 관찰하고 기록해야 한다.

NCLEX!
- Digoxin(Lanoxin)을 투여하기 전에는 1분간 심첨맥박을 관찰한다. 만약 맥박이 60pbm 이하이면 중지한다.

NCLEX!
- Dopamine(Intropin)을 투여하는 동안에 활력징후와 수분섭취 배설량(I&O)을 주의깊게 관찰한다.
  - 저용량 : 신장 관류
  - 중간 내지 고용량 : 혈압 상승
- Furosemide(Lasix) 투여시 I & O를 주의깊게 관찰하고, 너무 빨리 혈관 내로 투여하지 않는다(내이 독성이 발생할 수 있다).

section 06

Cardiac Dysrhythmias

심부정맥

(1) 개 요

① 정상적인 심장의 전기적 자극은 심근의 탈분극을 일으킨다. 탈분극은 심박동을 만드는 동시적 · 주기적인 심근 수축을 생성한다(혈액을 동맥과 모세혈관으로 밀어낸다).

② 심부정맥은 이러한 자극과정 장애로 정의되는데, 수축의 동시발생 형태(synchronized pattern)에 영향을 미칠 수 있고 심장의 효율성에 영향을 미친다.

③ 정상적인 동성리듬 전도는 동방 결절 → 방실 결절 → HIS 속 → 각 bundle branches(좌우 가지 동시에) → 퍼킨제 섬유로 진행하며, 심방과 심실에 수축을 일으킨다.

④ 심부정맥
- 특별한 문제가 없거나(양성) 또는 치명적일 수도 있다.
- 여러 요인에 의해 나타난다. 표 2-4
- 어떠한 심부정맥 원인에 관계없이 심장기능에 영향을 미칠 수 있다.
- 부정맥에 대한 대상자의 반응이 치료의 긴급성을 결정한다.

⑤ 부정맥은 동(sinus), 심방, 방실연결부, 심실에서 시작되거나 심장 차단(heart blocks)의 형태이다.

심부정맥의 원인

표 2-4

부정맥	주요 원인
동성 부정맥(sinus arrhythmia)	미주신경긴장 증가, 디지털리스 독성 또는 몰핀 투여
동성 빈맥 (sinus tachycardia; ST)	좀 더 많은 산소와 영양소를 필요로 할 때 나타나는 신체의 정상적 반응(열, 스트레스, 운동, 저산소증, 저혈량증, 빈혈, 갑상선기능 항진증, 심근경색증, 심부전, 심장성 쇼크)
동성 서맥 (sinus bradycardia; SB)	미주신경 긴장 증가, 자동능 기능 저하(운동선수 심장 증후군이나 수면 중에는 정상일 수 있음) 다른 원인에는 통증, 뇌압 상승, 동결절 질환, 심근경색증, 저체온증, 산증, digoxin (Lanoxin), 베타 차단제, 칼슘통로 차단제 같은 약물
동기능 부전증후군 (sick sinus syndrome; SSS)	수술 중 손상, 허혈, 경색, 노화로 인한 전도 섬유의 섬유화, digoxin(Lanoxin), 베타 차단제, 칼슘통로 차단제 같은 약물
심방 조기수축(premature atrial contractions; PAC)	격한 감정, 과도한 알코올 섭취, 담배, 교감신경 흥분제(카페인), 심근경색증, 심부전, 심낭염, 판막질환, 저산소 혈증, 폐색전증, 디지털리스 중독, 저칼륨 혈증, 저마그네슘 혈증, 대사성 알칼리증
심방성 빈맥 또는 발작성 심실상성 빈맥 (atrial tachycardia or paroxysmal supraventricular tachycardia)	교감신경계 자극, 열, 패혈증, 갑상선기능 항진증, 심장질환, 심근경색증, 류마티스성 심질환, 심근염, 급성 심낭염
심방조동(atrial flutter)	교감신경계 자극, 불안, 카페인, 알코올 섭취, 갑상선 중독증, 관상동맥 질환, 심근경색증, 폐색전증, 전도 장애 증후군, 류마티스성 심질환이나 판막 질환을 가진 노인
심방세동 (atrial fibrillation; A-fib)	울혈성 심부전, 승모판 질환, 류마티스성 심질환, 관상동맥 질환, 고혈압, 갑상선기능 항진증, 갑상선 중독증
방실리듬(junctional rhythm)	디지털리스 중독증, quinidine 반응, 베타 차단제나 칼슘통로 차단제의 과량 투여, 저산소혈증, 고칼륨 혈증, 미주신경 긴장 증가, 방실 결절 손상, 심근경색증, 울혈성 심부전
심실 조기 수축(premature ventricular contractions; PVC)	불안이나 스트레스, 담배, 알코올, 카페인 사용, 저산소증, 산증, 전해질 불균형, 교감신경흥분제, 허혈성 심질환, 관상동맥 질환, 심근경색증, 울혈성 심부전, 기계적 심장 자극, 혈전 용해제 치료 후에 재관류시
심실성 빈맥(ventricular tachycardia; V-tach)	심근경색증, 허혈, 판막질환, 류마티스성 심질환, 심근증, 신경성 식욕부진, 대사 장애, 약물 중독
심실세동(ventricular fibrillation; V-fib)	심근경색증, 허혈
1도 심장차단 (first-degree heart block)	심근경색증, 디지털리스 중독증, 심장 수술 후의 합병증, 만성 심장질환, 일부 약물
2도 심장차단, I형, Wenckebach (second-degree heart block, type I)	심근경색증, 전해질 불균형, 급성 류마티스 감염, 심근염, 약물 중독 : 디지털리스 (Lanoxin), procainamide(Procan), quinidine sulfate(Quinidine), propranolol (Inderal), verapamil(Isoptin)
2도 심장차단, II형, 표준형 (second-degree heart block, type II, classical)	심근경색증, 전해질 불균형, 급성 류마티스 감염, 심근염, I형으로부터 진행, 약물 중독 : 디지털리스(Lanoxin), procainamide(Procan), quinidine sulfate(Quinidine), propranolol(Inderal), verapamil(Isoptin)
3도 또는 완전 심장차단(third-degree or complete heart block)	방실결절의 허혈이나 손상, 중격 전방이나 중격하 심근경색증의 빈발, 퇴행성 전도계 질환, 수술 중 전도계 손상, 급성 심근염, 미주신경 긴장 증가, 디지털리스(Lanoxin) 또는 propranolol(Inderal) 독성, 전해질 불균형, II형으로부터 진행

(2) 병태생리

① 전기적 활동의 변화는 심기능 변화를 초래한다.

② 부정맥은 체내 또는 체외의 영향으로 일어난다.

- 내적 영향 : 저산소증, 전해질 불균형, 산증, 심근의 질병, 죽상경화
- 외적 영향 : 스트레스, 운동, 통증, 빈혈, 저혈량

③ 심근세포는 자동능(자극 없이 독립적으로 수축하는 심근 세포의 능력)을 가지고 있어서 세포가 심장박동기(pacemaker)의 역할을 하거나 조기박동을 일으킨다.

④ 매 심박동은 특유의 파형을 생성 : P, QRS, T; 각각의 QRS파는 맥박과 일치해야 한다. 표 2-5

⑤ 활동전위는 세포막을 지나는 이온의 움직임에 의해 세포에서 나타나는 전기적 활동이다.

- 휴지기 동안 세포는 세포막의 양쪽에 동등하게 양이온과 음이온으로 분극된다; Na-K 펌프에 의해 유지된다.

표 2-5 심전도 파형

양 상	파 형	특 성
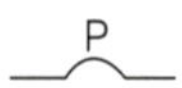	P파	처음으로 나타나는 직립형 양성파, 정상적으로 둥근 모양, 매 QRS파 앞에 나타남, 심방 수축을 나타냄.
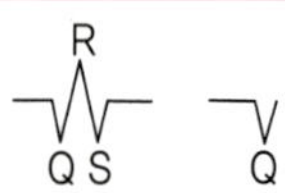	QRS-Q파	첫 음성 편향파
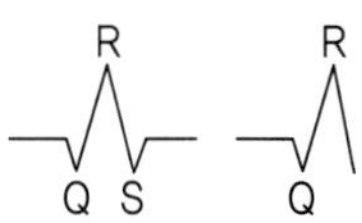	QRS-R파	Q파 다음에 나타나는 첫 양성 편향파
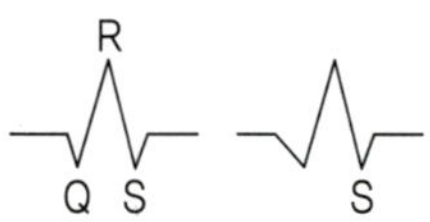	QRS-S파	R파 다음에 나타나는 음성 편향파, 세 파형에 관계없이 QRS파라고 함(심실의 수축을 의미)
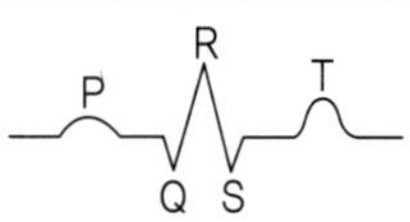	T파	QRS 후에 나타나는 큰 파, 직립형 양성, 둥근파(심실 이완을 의미)
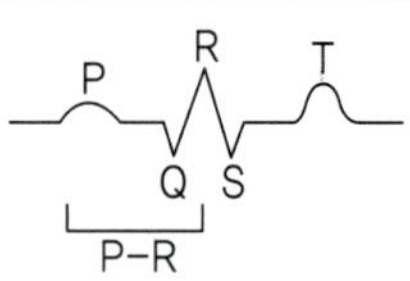	P-R 간격	P파 시작에서 Q파 시작까지(흥분파가 동방 결절에서 히스 속을 통과하는 데 걸리는 시간) 정상적으로 0.12~0.2초
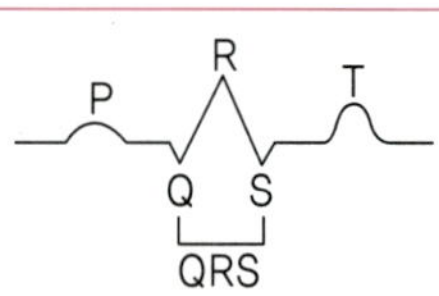	QRS 간격	Q파 시작에서 S파 끝까지(흥분파가 히스 속에서부터 퍼킨즈 섬유까지 걸리는 시간), 심실 수축(탈분극)과 재분극의 시작(휴식) 정상적으로 0.04초~0.12초
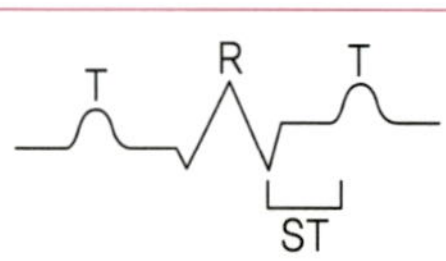	S-T 분절	S파와 T파 시작 사이는 직선이어야 함(등전압선), 심실 재분극의 시작에서 끝까지를 나타냄

- 탈분극(수축)은 음전하에서 양전하로의 변화를 필요로 한다. 나트륨 통로가 열리면서 나트륨 이온은 나트륨 통로로 급속히 들어간다; 이 때 칼슘(Ca)이 따라 들어가 칼륨(K)은 들어갈 수 없다.
- 세포의 음전하가 약해지면서 역치전위에 도달하고, 활동전위를 유발한다. 이것은 심근세포를 탈분극시킨다. Ca은 세포로 들어가서 심근의 수축을 일으킨다.
- 이 때에 세포를 분극 상태로 되돌리기 위해 재분극이 일어나고, 나트륨 통로가 닫히면서 세포는 음전하를 띠기 시작한다; Na-K 펌프는 적절히 이온농도를 조절한다.
- 이 순서가 매 심박동마다 반복된다.

⑥ 불응기는 전도주기의 특정 단계로, 자극에 저항한다.

- 절대적 불응기 : Q파의 시작에서부터 T파의 중간까지; 어떠한 크기의 자극도 또다른 충격을 일어나게 할 수 없다.
- 상대적 불응기 : T파의 중간부터 T파의 끝까지; 평상시의 자극보다 더 큰 자극은 심근의 수축을 자극할 수 있다. 한 예로 PVC가 T파와 동시에 나타났을 때, 심실성 빈맥이나 심실세동이 나타난다.

⑦ 부정맥의 분류

■ 자극 형성 장애

- 비율 : 빈맥 또는 서맥
- 리듬 : 규칙적 또는 불규칙적
- 기외 수축
  - 조기 심방 수축(PAC)
  - 조기 접합부 수축(premature junctional contractions; PJC)
  - 접합부 기외 수축(junctional escape beats)
  - 조기 심실 수축(PVC)

■ 전도의 변화

- 심장차단(heart blocks)
- 재진입 현상은 각(bundle branches)의 한 가지에서 흥분파가 차단되면 이것이 역행하여 다른 쪽으로 재진입하여 조기 수축을 유발하는 것이다.

⑧ 심장 리듬은 자극 형성 부위 또는 전도 차단의 부위와 정도에 따라 분류된다. 표 2-6

■ 동성 리듬

- 정상 동성 리듬(NSR) : 흥분파는 동방결절에서 생기고, 정상경로로 진행한다. 지연이 없으며, 파형은 일정하다. 모든 파형은 일정 기간내에 있다. P파는 심방의 탈분극을 나타내며 파형은 정상이고 둥글고 직립형이다.
- 동성 부정맥 : 동성 리듬은 호흡의 흡기(더 빠름)와 호기(더 느림) 동안의 속도가 다르다. 어린이나 노인에게 흔한 형태이다.
- 동성 빈맥(ST)
  - 속도가 100bpm 이상인 것을 제외하고는 정상 동성 리듬과 같은 형태이다.
  - 심부전과 같은 심기능 장애의 조기 경고징후가 될 수 있다.
  - 증상은 질주하는 느낌, 실신, 호흡곤란 등이며, 증상이 없을 수도 있다.
- 동성서맥(SB)
  - 속도가 60bpm 이하인 것을 제외하고는 정상동성 리듬과 같은 형태이다.

표 2-6 정상 심장 리듬과 부정맥의 심전도 특성 (1)

리듬/심전도 양상	심전도 특성	관 리
심실위 리듬(*supraventricular rhythms*) 정상 동성 리듬(*normal sinus rhytm; NSR*) 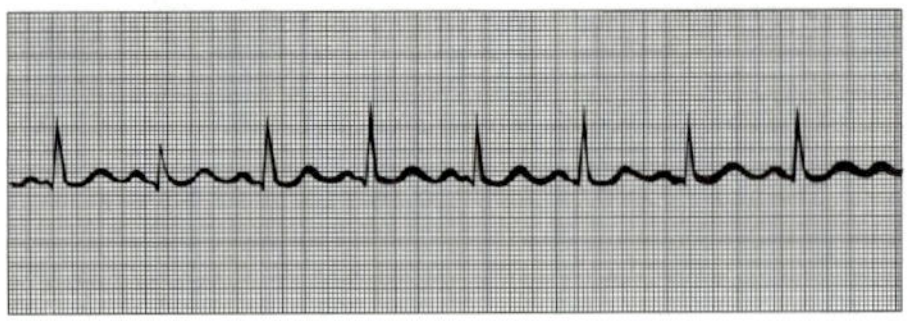	속도 : 60~100bpm 리듬 : 규칙적 P : QRS : 1:1 PR 간격 : 0.12~0.2초 QRS 복합체 : 0.06~0.10초	관리할 필요가 없음 정상 심장 리듬
동성 부정맥(*sinus arrhythmia*) 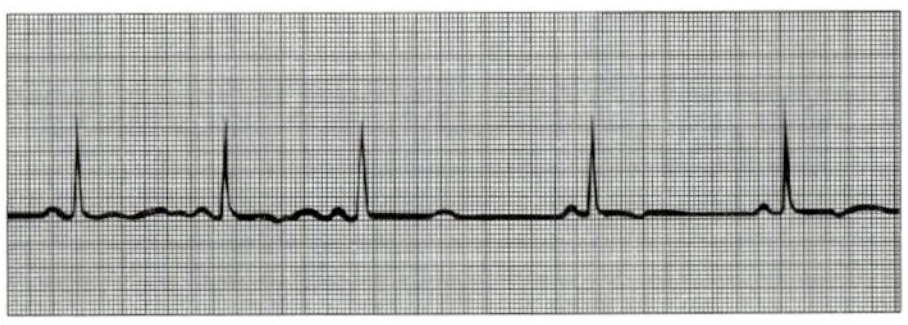	속도 : 60~100bpm 리듬 : 불규칙, 호흡에 따라 다양 P : QRS : 1:1 PR 간격 : 0.12~0.2초 QRS 복합체 : 0.06~0.10초	일반적으로 관리가 필요없음 매우 어리거나 노인의 경우 정상 리듬으로 간주
동성 빈맥(*sinus tachycardia*) 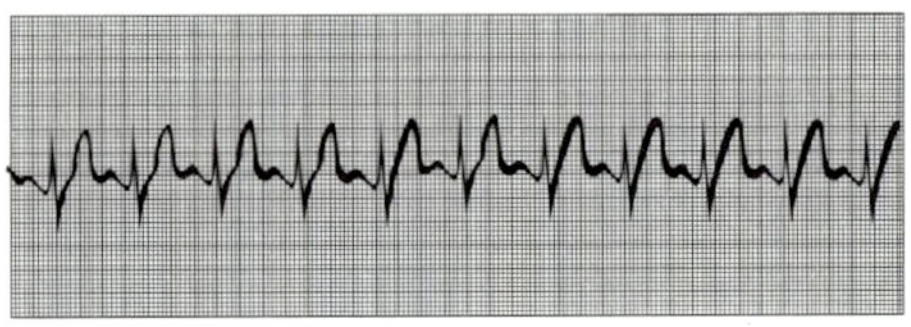	속도 : 101~150bpm 리듬 : 규칙적 P : QRS :1:1(매우 빠른 속도, P 파가 바로 전 T파에 감추어짐) PR 간격 : 0.12~0.2초 QRS 복합체 : 0.06~0.10초	증상을 경험하거나 심근 손상의 위험이 있을 때만 치료 내재하는 원인을 치료(예 저혈량증, 열, 통증) 베타 차단제나 verapamil이 사용될 수 있음
동성 서맥(*sinus bradycardia*) 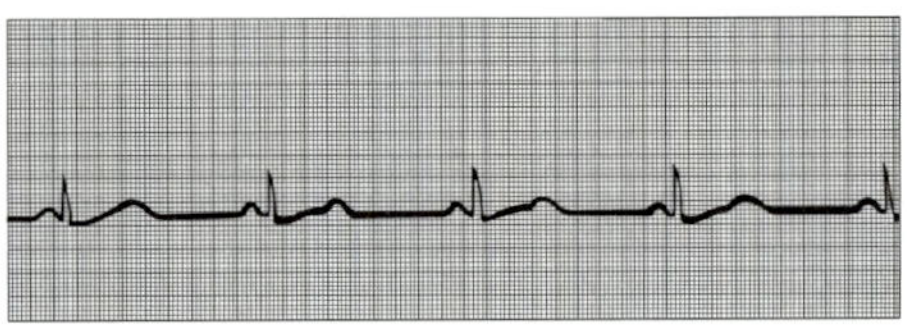	속도 : <60bpm 리듬 : 규칙적 P : QRS : 1:1 PR 간격: 0.12~0.2초 QRS 복합체 : 0.06~0.10초	대상자가 증상을 경험할 때에만 치료 정맥내 atropine과 또는 심장박동기 치료 가능
심방 조기수축(*premature atrial contractions; PAC*) 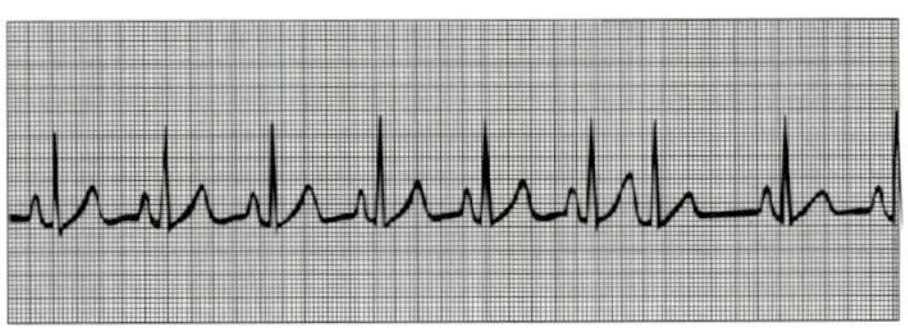	속도 : 다양 리듬 : 불규칙, 심방에서 발생한 조기박동에 의해 정상 리듬이 차단됨 P : QRS : 1 : 1 PR 간격 : 0.12~0.2초지만 연장될 수 있음 QRS 복합체 : 0.06~0.10초	보통 치료가 필요하지 않음. 알코올과 카페인 섭취, 스트레스를 감소시키고 금연하도록 대상자에게 조언
발작성 심실상성 빈맥 (*paroxysmal supraventricular tachycardia; PSVT*) 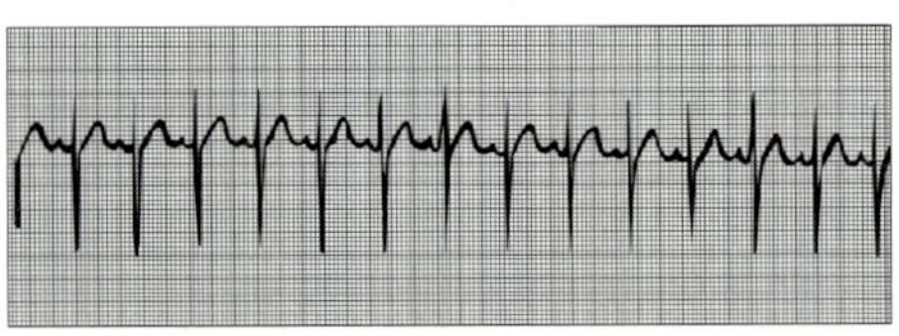	속도: Q100~280bpm(보통 150~200bpm) 리듬 : 규칙적 P : QRS : 흔히 P파를 식별할 수 없음 PR 간격 : 측정되지 않음 QRS 복합체 : 0.06~0.10초	대상자가 증상을 경험하면 치료, 미주신경 자극법(발살바, 경동맥동 마사지)으로 치료. 산소요법 : adenosine, verapamil, procainamide, propranolol, esmolol 동시성 심장 율동 전환 (synchronized cardioversion)

정상 심장 리듬과 부정맥의 심전도 특성 (2)

리듬/심전도 양상	심전도 특성	관 리
심방조동(*atrial flutter*) 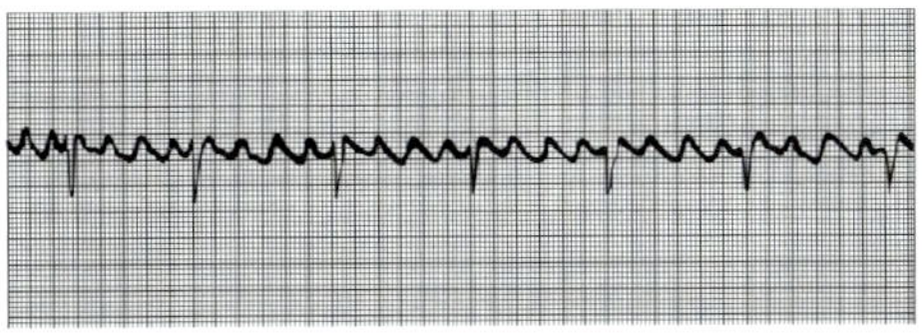	속도 : 심방 240~360bpm, 심실 속도는 방실결절 차단 정도에 따라 다르며 보통 <150bpm 리듬 : 심방리듬 규칙적, 보통 심실리듬도 규칙적 P : QRS : 2 : 1, 4 : 1, 6 : 1 PR 간격 : 측정되지 않음 QRS 복합체 : 0.06~0.10초	심장 율동 전환; 베타 차단제나 칼슘통로 차단제(verapamil)같은 심실반응을 느리게 하는 약물 투여 후 quinidine, procainamide, flecainide 또는 amiodarone 투여
심방세동(*atrial fibrillation*) 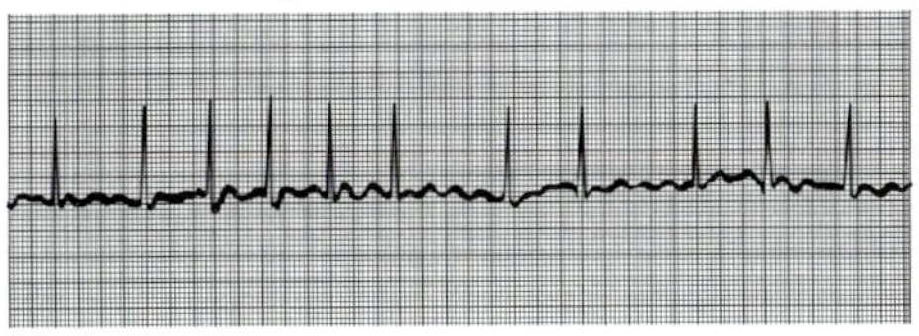	속도 : 심방 300~600bpm(너무 빨라서 셀 수 없음. 치료하지 않은 경우 심실 속도 100~180bpm 리듬 : 불규칙적으로 불규칙 P : QRS : 다양 QRS 복합체 : 0.06~0.10초	심장 율동 전환;심실 반응을 느리게 하는 약물 투여 : verapamil, propranolol, digoxin, 혈전형성과 뇌졸중 위험 감소를 위해 항혈전 치료
방실 이탈 리듬(*junctional escape rhythm*) 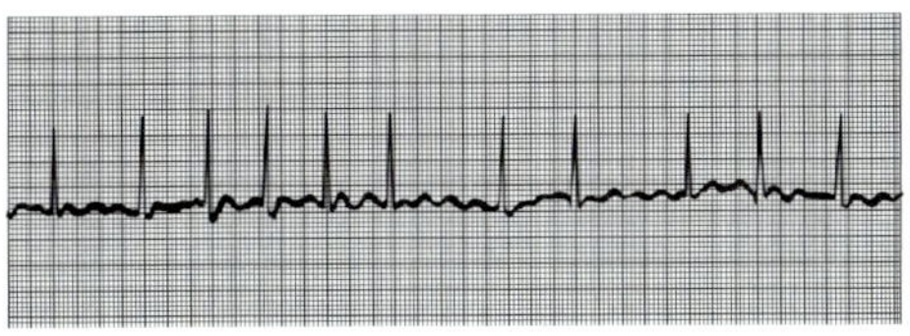	속도 : 40~60bpm; 방실경계부 빈맥 60~140bpm 리듬 : 규칙적 P : QRS : P파는 결손 또는 역전되고 QRS 복합체보다 앞서거나 연달아 일어남 PR 간격 : P파가 QRS 복합체 앞에 나타난다면 <0.10초 QRS 복합체 : 0.06~0.10초	대상자가 증상을 경험하면 원인을 치료
심실성 리듬(*ventricular rhythms*) 심실 조기수축 (*premature ventricular contractions; PVC*) 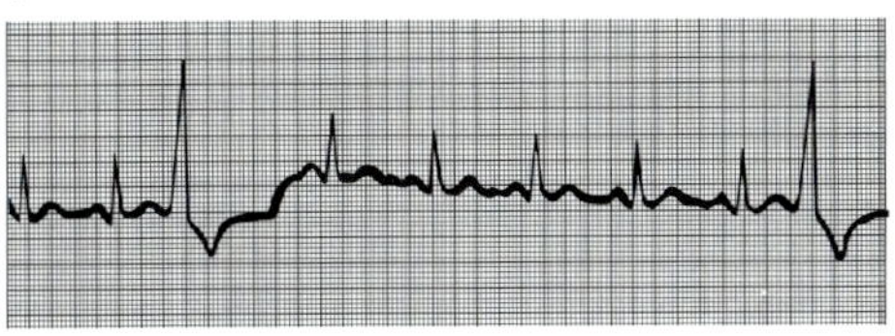	속도 : 근원적인 리듬을 차단하는 심실조기수축으로 불규칙하며 보상적 휴지기가 나타남 P : QRS : PVC 전에 P파가 나타나지않음 PR 간격 : PVC로 결손됨 QRS 복합체 : 넓음(>0.12초), bizarre shape;정상적인 QRS 복합체와는 다름	대상자가 증상을 경험하면 원인을 치료. 자극제 사용을 줄이도록 충고(카페인, 니코틴) 약물요법은 정맥내로 lidocaine, procainamide, quinidine, propranolol, phenytoin, bretylium 투여
심실성 빈맥 (*ventricular tachycardia; VT or V tach*) 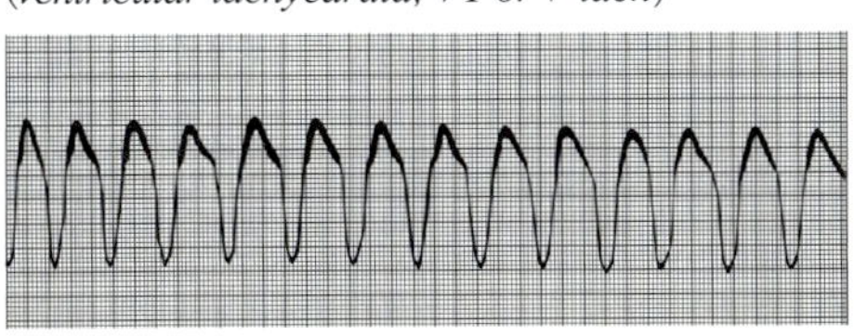	속도 : 100~250bpm 리듬 : 규칙적 P : QRS : 보통 P파는 확인하기 어려움 PR 간격 : 측정되지 않음 QRS 복합체 : 0.12초 이상; bizarre shape	심실성 빈맥이 지속되거나 대상자가 증상을 경험하면 치료. 정맥으로 procainamide 또는 lidocaine 투여, 대상자가 불안정하거나 의식이 없으면 즉시 제세동

정상 심장 리듬과 부정맥의 심전도 특성 (3)

리듬/심전도 양상	심전도 특성	관 리
심실세동(*ventricular fibrillation; VF, V-fib*) 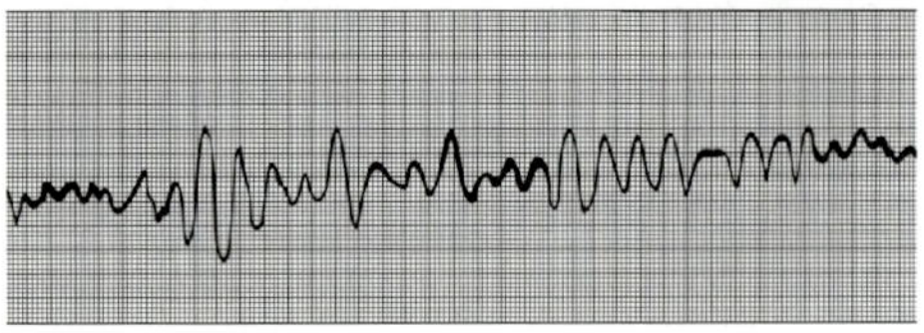	속도 : 셀 수 없이 빠름 리듬 : 전체적으로 불규칙 P : QRS : P파는 확인하기 어려움 PR 간격 : 없음 QRS 복합체 : Bizarre, 모양과 방향이 다양	즉각적으로 제세동
방실전도 차단(*atrioventricular conduction blocks*) 1도 방실 차단(*first-degree AV block*) 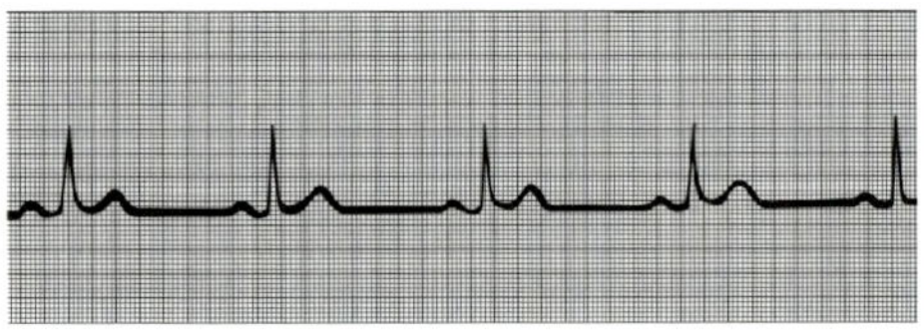	속도 : 보통 60~100bpm 리듬 : 규칙적 P : QRS : 1:1 PR 간격 : >0.20초 QRS 복합체 : 0.06~0.10초	필요하지 않음
2도 방실 차단, I형(*second-degree AV block, type I; Mobitz I, wdnckebach*) 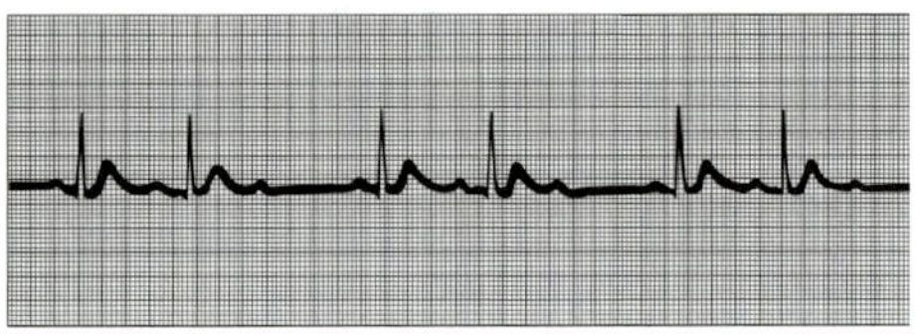	속도 : 보통 60~100bpm 리듬 : 심방 규칙적; 심실 불규칙 P : QRS : QRS에 의해 P파가 차단될 때까지 1:1 PR 간격 : 규칙적 형태로 점차 연장됨 QRS 복합체 : 0.06~0.10초; QRS 복합체가 갑자기 결손됨	감시와 관찰; 증상이 있으면 atropine 또는 isoproterenol 투여
2도 방실차단, II형(*second-degree AV block, type I; Mobitz II*) 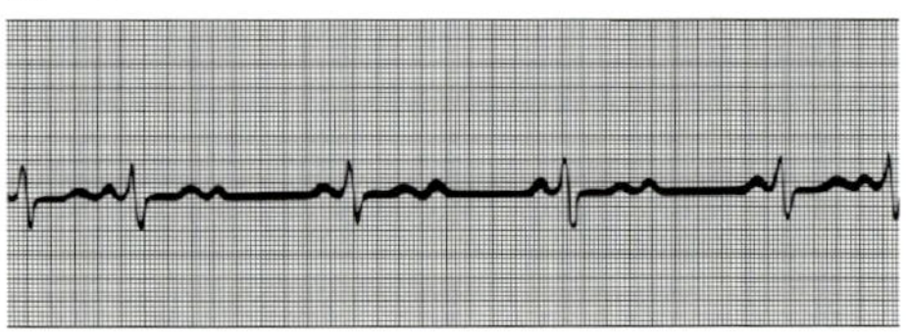	속도 : 심방 60~100bpm, 심실 <60bpm 이하 리듬 : 심방 규칙적; 심실 불규칙 P : QRS : 전형적으로 2:1 다양할 수 있음 PR 간격 : QRS 복합체가 전도되는 동안 일정한 PR 간격 QRS 복합체 : 0.06~0.10초	Atropine 또는 isoproterenol; 심장박동기 치료
3도 방실차단(완전 심장차단) (*third-degree AV block; complete heart block*) 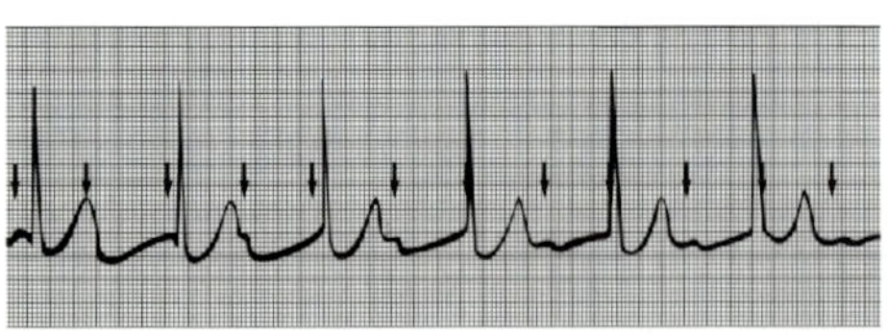	속도 : 심방 60~100bpm, 심실 15~60bpm이하 리듬 : 심방 규칙적; 심실 규칙적 P : QRS : P파와 QRS 복합체 사이에는 관계가 없음; 독립적 리듬 PR 간격 : 측정되지 않음 QRS 복합체 : junctional escape rhythm이면 0.06~0.10초; ventricular escape rhythm이면 0.12초 이상	즉시 심장박동기 치료

- 증상이 없을 수도 있지만, 만약 서맥을 견디지 못하면 의식 저하, 실신, 저혈압을 경험할 수 있다.

• 동성 정지 또는 동성 차단
- 모든 형태는 정상이다. 하나 또는 그 이상의 완전한 복합체가 차단된다.
- 동성 차단 : 복합체 결손에도 R-R 간격이 정확하다.
- 동성 정지 : 복합체 결손으로 R-R 간격이 정확하지 않다.
- 휴지기가 심박출량을 감소시킬 만큼 충분하지 않으면 증상이 나타나지 않을 수도 있다. 대상자는 서맥과 같은 증상을 경험할 것이다.

• 동기능부전 증후군(SSS)
- 동방 결절에 영향을 미치는 질병으로 인해 발생한다. 노인에서 종종 발견된다.
- 흥분파의 형성, 전달 또는 전도에 문제를 일으키는 기능 장애
- 동기능부전 증후군의 심전도상 특징은 리듬형태의 변화, pacemaker 부위 또는 속도의 변화이다; 대상자는 다음에 따라 변할 수 있다; 동성서맥 또는 동성부정맥, 동성휴지기 또는 동성정지, 심방세동, 심방조동과 같은 심방성 부정빈맥 또는 심방성빈맥. brady-tachy syndrome(서맥과 빈맥의 기간이 교대로 발생)
- 동기능부전 증후군의 증상과 징후 : 어지러움, 약한 두통, 실신, 피로 또는 심박출량 감소로 인한 증상

■ 심방성 부정맥

• 흥분파는 정상 전도계통(동방 결절) 외의 심방조직에서 생긴다(이소성).

• 조기심방수축(PAC)
- 기외수축은 심장 주기의 초기에 정상 박동과 같은 형태로 나타난다.
- 대개 증상이 없으며 양성이다.

• 심방성 빈맥(AT) 또는 발작성 심실상 빈맥(PST)
- 확인하기 어려운 빠른 속도의 정상 P파 또는 다른 형태의 P파
- 갑자기 나타나서 갑자기 끝난다.
- 대개 방실결절 주위의 재진입현상과 관련된다.
- 여성에서 더 자주 나타난다.

NCLEX! - 증상과 징후 : 심계항진, 질주하는 듯한 불안, 어지러움, 호흡곤란, 협심통, 발한, 극심한 피로, 다뇨

• 심방조동
- P파 대신에 톱니 모양의 파형이 나타나며, 대개 규칙적인 리듬이다(불규칙적일 수도 있다).
- 심방내 재진입 현상의 결과로 생각된다.

NCLEX! - 증상과 징후 : 증상이 없을 수도 있고, 심계항진 또는 흉부의 떨림이 있을 수 있다. 만약 즉각적인 심실 반응이 나타나면, 심방 자극의 상실과 심실충만시간의 감소 때문에 심박출량 감소의 징후가 나타난다.

• 심방세동(A-fib)
- 무질서한 심방의 활동이 심방을 정상적으로 수축하는 대신에 심방을 떨게 만든다.
- 심방벽에서 발생한 빠른 흥분파가 방실 결절로 이동하여, R-R 사이의 불안정한 기저선이 생기고, 명확한 P파가 없으며, 불규칙한 심실성 반응 형태를 초래한다.
- 간헐적 또는 만성적인 리듬장애이다.

NCLEX! –임상적 증상과 징후는 심실의 반응에 좌우된다. 심박출량 감소의 증상과 징후, 저혈압, 숨이 참, 피로, 협심통, 실신, 심부전, 말초맥박이 불규칙하고 양상이 다양할 수 있다.

■방실경계 부정맥(junctional dysrhythmia)

• 조기 방실경계 수축(premature junctional contraction, PJC)
  –심장주기 내의 조기 흥분파로서 방실결절에서 생기며, QRS 전이나 QRS 동안 또는 그 후에 P파가 나타날 수 있지만 항상 역전되어 있다.
  –대개 증상이 없다.

• 방실 리듬
  –흥분파는 방실결절에서 생기며, 속도는 더 느리다(40~60 bpm).
  –동방결절이 작동하지 않을 때의 자동 안전장치(failsafe mechanism)이지만, 우세한 심장박동기로서 유지되어서는 안 된다.
  –심방 자극감소의 부재로 인한 심박출량 감소의 증상과 징후 및 허혈을 초래하는 심근조직 관류의 감소는 심부전을 초래한다.

• 가속 방실 리듬(accelerated junctional rhythm)과 접합부 빈맥
  –방실 리듬과 같은 특성, 속도가 두 가지 부정맥을 구분하게 한다.
  –가속된 방실 리듬(60~100), 방실결절의 정상 속도보다 빠르다.
  –방실경계 빈맥(100 이상)

■심실성 부정맥

• 심실에서 발생한다(심실 고유리듬). 고유의 속도는 20~40 bpm

NCLEX! • 크기가 증가된 0.12초 이상의 넓고 기괴한 QRS 복합파, 비정상적 S–T 분절, 그리고 QRS 복합파로부터 반대로 휘어진 T파가 나타난다.

• P파는 QRS 복합파와 관련없다.

• 조기 심실수축(PVC)
  –가장 흔한 부정맥
  –심장주기의 초기에 나타난다.
  NCLEX! –빈번하고, 재발하며, 또는 다기원(multifocal) PVCs는 심근의 불안정을 나타낸다. 치명적인 부정맥을 일으킬 수 있다.
  –심근의 허혈, 경색, 비대, 또는 감염 다음으로 발병률이 높다.
  –대개 노인에게는 임상적으로 중요하지 않다.
  NCLEX! –Unifocal(한 구역에서 발생), multifocal(심실벽의 여러 구역에서 발생)
  NCLEX! –여러 패턴으로 나타난다. 이단맥(bigeminy); 하나 걸러 PVC가 나타난다. 삼단맥(trigeminy); 매 세 번째 박동이 PVC, couplets; 두 개의 박동이 함께, triplets; 세 개의 박동이 함께, salvo; 3~6개 박동이 나타남.
  –증상과 징후 : 박동이 건너 뛰는 느낌, 흉부 불편감, 호흡곤란, 저혈압, 어지러움 등이 있으며, 증상이 없는 경우도 있다.

NCLEX! • 심실성 빈맥(V–tach 또는 VT)
  –3회 또는 그 이상의 연속적인 PVCs로 정의되는 빠른 심실성 리듬장애, 짧게 나타나거나 또는 지속적인 리듬일 수도 있다. 대개 100bpm 이상의 속도로 규칙적이다.
  –재진입 현상이 흔한 원인이다.

–증상과 징후 : 흉부의 떨림, 두근거림, 숨이 참, 심박출량 감소의 징후, 저혈압, 의식 상실, 맥박촉지 불가 등의 증상이 나타나고, 곧 치명적인 부정맥으로 악화될 수도 있다.

NCLEX!

• 심실세동(V–fib)
 –빠르고 무질서한 심실성 리듬으로 심실의 떨림을 유발함; 심장은 박동하지 않는다; 심정지가 일어난다.
 –즉각적으로 치료하지 않으면 사망한다.
 NCLEX! –효과적인 치료 : 제세동과 심폐소생술(CPR)
 –심전도에 식별할 수 없는 속도 또는 리듬의 무질서하고 불규칙하며 기괴한 복합체가 나타난다.

• 심실 고유리듬(idioventricular rhythm)
 –정상 복합체가 존재하지 않는다. 만약 존재한다면, P파는 QRS와 관련이 없다. QRS는 PVC와 같이 넓고 기괴하다. 전체적 속도는 느리다(20~40).
 –치명적인 부정맥은 제세동 또는 심실세동이나 심실성 빈맥 후에 일어날 수 있다.
 –증상과 징후 : 심박출량의 감소가 있으나, 대개 지각하지 못한다.

■방실전도 장애(심장 차단)

• 동성 흥분파가 방실결절로 전달되는 것이 지연되거나 차단되는 전도상의 결함이다.
 –동방 결절 또는 방실결절 부위의 손상 또는 질병으로 인해 올 수 있다.
 –미주신경 긴장 증가로 올 수 있다.
 –양성(benign)상태 또는 중증이다.
 –전도장애가 악화되는 것을 관찰해야 한다.

• 1도 방실차단
 –양성 상태이며 순수한 차단으로 고려되지 않는다.
 NCLEX! –지연되지만 연속적인 PR 간격(0.20초 이상), 나머지는 정상 동성 리듬임. 표 2-7
 –대개 증상이 나타나지 않는다. 높은 수준의 차단으로 진행될 수 있다.

• 2도 방실차단(Type I)
 –Mobitz I 또는 Wenckebach라고 불리운다(기억하기 위한 힌트 : 'W' enckeback and 'w' eird pattern).
 –PR간격이 점차적으로 지연되다가 QRS가 완전 차단되는 복합체가 순환하는 형태 표 2-7
 –증상과 징후 : 무증상, 만약 속도가 느려지면 심박출량 감소의 증상과 징후가 관찰됨.

• 2도 방실차단(Type II)
 –Mobitz II 또는 표준형(classical)이라고도 한다.
 –관상동맥 질환과 전측 벽의 심근경색에서 흔히 나타난다.
 –전도되지 않는 흥분파가 흔히 규칙적으로 나타난다.
 –QRS 복합체마다 한 번 이상의 P파가 있어야 한다(각각의 QRS마다 여러 P파가 나타날 수 있다).

표 2-7 심장 차단 유형

일정한 P–R 간격	불규칙한 P–R간격
1도 심장차단–PR 간격>0.2	2도 심장차단–1형, Mobitz I, wenckebach
2도 심장차단–2형, Mobitz II, 표준형	3도 심장차단

–PR 간격이 일정하다. 표 2-7
–증상과 징후는 심실의 수축 속도에 달려 있다.

• 3도 방실차단
–완전 심장차단이라 불리운다.
–방실결절이 작동하지 않는다. P파는 규칙적이지만 방실결절로 전도되지 않는다. 심실성 리듬(QRS)은 규칙적이지만 P파와 관련이 없다.
–P파와 QRS 복합체와는 관련이 없다. QRS 복합체보다 P파가 더 많을 수도 있고, 그렇지 않은 경우도 있다.
–PR 간격이 자주 바뀐다. 표 2-7

NCLEX! –서맥과 심박출량 감소와 관련된 증상과 징후 : 가벼운 두통, 혼돈, 실신
–생명을 위협할 수 있으므로 중재를 필요로 한다.

• 각차단(bundle branch blocks)
–좌각차단 또는 우각차단이 발생할 수 있다.
–흥분파는 심실로 천천히 전도되어 QRS 복합체가 넓어지고(0.12초 이상) 토끼귀 모양의 QRS가 나타난다.
–방실차단이 동반되지 않는 한, 대개 증상이 없는 양성 상태이다.

■ 기 타

• 유주박동 조율기(wandering pacemaker)
–방실결절, 심방세포, 방실결절에서 흥분파의 시작 위치가 바뀐다.
–심전도는 다양하다(정상 P파, P파 없음, P파의 역전).
–심실성 속도가 느리거나 빠르지 않는 한 양성이다. 대상자는 서맥이나 빈맥의 증상을 경험할 것이다.

• 영구적 심장 박동기
–심방성(심방에서 박동 조절), 심실성(심실에서 박동 조절) 또는 심방, 심실 연속(양쪽에서 박동 조절)으로 조절할 수 있다.

NCLEX! –수요형 심장 박동기가 가장 흔하다. 각각의 대상자에게 개별화된 속도를 제공하여 대상자의 고유 박동이 떨어지거나 지정된 속도보다 낮을 때에 작동하기 시작한다.
–종류 : 심방성 심장 박동기(수요 모드 동안 각각의 P파 이전에 극파가 발생), 심실성 심장 박동기(수요 모드 동안 각각의 QRS파 이전에 극파가 발생), 심방 · 심실 연속성(수요 모드 동안 두 개의 극파가 발생[하나는 P파 이전, 다른 하나는 QRS 이전]).
–당면 문제 : 감지 실패(심장 박동기가 대상자의 고유 리듬을 인식하지 못하고 계속해서 흥분파를 보내고, 심전도상 대상자의 규칙적 리듬 시에는 일정한 간격으로 극파가 나타난다), 박동 실패(심박동이 지정된 속도 이하로 떨어졌을 때에 심장박동기가 작동하지 않으며, 심전도는 박동기가 필요한 리듬을 보여준다), 전도 실패(failure to capture[심장박동기는 규칙적 양상으로 작동하지만 심실이 탈분극되지 않으며, 심전도에 어떠한 QRS 없이 극파가 나타난다])

(3) 간호 사정

① 간호사정에는 활력징후, 심박출량 감소의 증상; 속도와 리듬의 양상 분석, P파 형태 사정, 간격 측정; S-T 분절의 사정, 리듬 측정이 있다.

② 진단검사 : 12유도 ECG, 원격측정기(single-lead telemetry, 보통 lead II), 전기생리학적 검사

- 심부정맥에는 특별한 검사실 검사가 없다.
- 검사실 검사는 부정맥의 원인을 결정하는 데 도움이 된다.
  - 저산소증
  - 산염기 불균형, 전해질 불균형
  - 약물 수준

(4) 간호 중재

① 투약 : 항부정맥 제제 표 2-8

② 부정맥에 대한 지식 및 정상동성 리듬의 인식

③ 감시 체계의 관찰과 신속한 의사결정과정

④ 간호사와 의사의 협조체제 유지(치명적인 부정맥시 즉각적인 처치가 요구됨)

⑤ 필요 시에 산소 적용

⑥ 역충격(Countershock)

- 심박출량을 보상하는 심장 리듬을 중단시키기 위해 사용된다.
- 부정맥을 없애고, 모든 심장세포의 탈분극을 일으켜 동방결절이 그 정상리듬을 되찾게 한다.
- 역충격의 두 가지 형태
  - 제세동 : 심실세동의 응급치료, 충격의 전달이 빠를수록 생존율도 높아진다. padles이나 pads를 심장의 기저부와 심첨에 위치시킨다.

항부정맥제 분류

표 2-8

분 류	그 룹	작 용	대표적 약물
I	Class I-A	활동전압을 연장	Quinidine sulfate(Quinidine), Procainamide hydrochloride(Pronestyl), Disopyramide phosphate(Norpace), Moricizine(Ethmozine)
	Class II-B	불응기 감소	Xylocaine hydrochloride(lidocaine), Mexiletine hydrochloride(Mexitil), Ocainide hydrochloride(Tonocard)
	Class III-C	방실결절을 통한 전도와 자동능 감소	Flecainide(Tambocor), Wncainide hydrochloride(Enkaid), Propafenone hydrochloride(Rythmol)
II	β-차단제	방실결절을 통한 전도와 자동능 감소	Exmolol hydrochloride(Brevibloc), Propranolol hydrochloride(Inderal), Acebutolol hydrochloride(Brivibloc)
III		재분극과 불응기의 연장 및 심실내 전도 감소	Sotalol(Betapace), Amildarone hydrochloride(Cordarone), Ibutilide fumarate(corvert)
IV	칼슘통로 차단제	심근세포에서 칼슘 유입을 차단 : 음성 변전도 효과	Verapamil hydrochloride(Isoptin), Nifedipine(Procardia), Diltiazem(Cardizem)

–동시성 심장율동전환(synchronized cardioversion) : R파와 동시에 역충격을 주면 심장은 완전히 탈분극되고 동방결절은 동성 리듬을 되찾게 되며 세포의 재분극기를 피한다. 또한 tachydys–rhyrhmia(심방세동, 심방조동, 심실상 빈맥, 안정형 심실성 빈맥)의 치료를 위한 전기적 절차로도 사용된다.

section 07

Inflammatory Diseases of the Heart

심장의 염증성 질환

(1) 개 요

① 심장의 염증성 질환은 판막, 근육 또는 심장막을 손상시킬 수 있는 심장조직(심장내막, 심근, 심장막)의 염증으로 정의된다.

② 류마티스성 심질환, 심내막염, 심근염, 심막염의 상태가 있다.

③ 원인

- 류마티스성 심질환 : β–hemolytic streptococcus bacteria
- 감염성 심내막염 : 세균성 감염 또는 이상 면역반응
- 심근염 : 바이러스성, 세균성 또는 진균 감염, 종종 Coxsackie virus
- 심막염 : 심장 손상, 심근경색, 감염, 신생물, 신장질환, 류마티스열

(2) 병태생리

① 류마티스성 심질환(RHD)

NCLEX!

- 판막기형이 특징인 만성 질환으로 서서히 진행된다. 류마티스열(*β–hemolytic streptococcus*에 의한 염증성 질환)의 급성 또는 재발에 이어 나타난다.
- 급성기 동안 첨판에 발생한 병변으로 판막은 빨갛게 붓고 충혈된다.
- 만성기 동안 반흔 조직이 생기며, 첨판은 뻣뻣해지고 변형된다(협착이나 역류가 생길 수 있다).
- 좌측 심장판막이 더 자주 영향을 받는다. 승모판이 가장 흔하다.
- 증상과 징후

NCLEX!

  –전흉부 불편감, 빈맥
  –심부전 발생, 심막의 마찰음
  –S_3(atrial gallop) 또는 S_4(ventricular gallop)
  –승모판 또는 대동맥판 역류로 인한 잡음
  –심장비대, 심막삼출액

② 감염성 심내막염

- 심장 내층의 염증으로 정의된다. 심장 내피층의 모든 부분을 포함하며, 승모판이 가장 흔하다.

- *Staphylococcus aureus*가 흔한 감염성 균이다.
- 급성, 아급성으로 분류된다.
- 건강한 판막(급성)과 손상된 판막 또는 심내막 조직(아급성)에 혈소판과 섬유소 증식이 시작된다.
- 감염성 심내막염의 증상과 징후 : 잡음, 기침, 숨이 참, 식욕부진, 복통, 빈혈, 비장 비대, 열(101.5°F 이상), 오한, 야간 발한, 감기와 비슷한 증상, 관절통, 점상 출혈

③ 심근염

- 관상동맥 질환 또는 심근경색과 관련없는 심근의 염증성 장애로 정의된다.
- 감염은 바이러스, 세균 또는 진균에 의해 일어날 수 있다. 방사선, 화학물질 중독, 약물, 화상 또는 *Coxsackie B enterovirus*(미국에서 가장 흔한)의 영향 때문에 면역반응이 있을 수 있다.
- 염증 과정은 국소 또는 광범위한 부종과 심근세포의 손상을 일으킨다; 감염물질로 인한 간질 조직의 농양; 심장층의 소량의 출혈
- 만약 상태가 악화되면 확장 심근병증을 일으킬 수 있다.
- 심근이 약화되고 수축력이 감소한다.
- 증상과 징후는 심장 손상의 정도에 달려 있다.
  - 초기에는 증상이 없을 수 있다.
  - 염증의 징후 : 열, 오한, 피로, 권태감, 호흡곤란, 심계항진, 관절통
  - 심부전의 징후 : 빈맥, 부정맥, S_3 또는 S_4 심음, 수축기 잡음, 일과성 심장막 마찰음, 심장비대, 비정상적 심전도

④ 심막염

- 심막(심장을 둘러싸고 있는 체액으로 채워진 낭)의 염증으로 정의된다.
- 다른 질병과정 중에 일차적 또는 이차적으로 나타난다. 대개 바이러스성; 여성보다 남성에게 더 많이 영향을 미친다.
- 말기 신부전의 빈번한 합병증; 심근경색 또는 개심술 후에 종종 나타난다.
- 염증 매개물이 방출되면, 혈관이 확장되어 충혈(혈류의 증가)과 부종을 초래한다.
- 모세혈관 투과성의 증가는 혈장 단백과 섬유소원이 심막 공간에 모이게 한다.
- 적혈구를 포함한 삼출물 또는 감염 시에는 화농성의 삼출물이 형성된다.
- 섬유화와 반흔 형성으로 심장이 효율적으로 기능하는 것을 저해한다(심막삼출이 발생).
- 심막 내 신경 섬유소의 염증 때문에 흉통이 발생한다.
- 급성 심근염은 2~6주 동안 지속된다.
- 증상과 징후
  - 심호흡, 기침 또는 체위변경 시에 갑자기 발생하는 심하게 쓰린 흉통, 때로는 일어서거나 앉을 때에 통증이 완화된다.
  - 호흡곤란, 마른 기침, 열(낮은)
  - 호기시 심장막 마찰음(가죽 같은 것을 비비는 듯한 소리)이 가장 흔히 들린다.
- 합병증에는 심장압전 또는 심막삼출이 있다.

(3) 간호 사정

① 사정

- 류마티스열 : 활력징후, 폐음, 심음, 심첨맥박, 흉부 불편감의 증상 분석
- 감염성 심내막염 : 활력징후, 증상의 분석, 영양상태, 비장촉진, 출혈을 알기 위한 피부사정, 심음, 말초맥박, 모세혈관 충만시간
- 심근염 : 활력징후, 증상과 통증의 분석, 심전도 양상, 심음
- 심막염 : 활력징후, 통증의 증상 분석 및 악화요인과 완화요인 분석, 폐음, 호흡상태

② 진단검사

NCLEX!
- 류마티스열 : CBC, C-반응 단백(염증을 나타냄), 적혈구 침강속도(ESR), antistreptolysin titer(ASO titer)
- 감염성 심내막염 : CBC, 면역검사, 혈액 배양, 소변(크레아티닌 상승, 혈뇨, 단백 증가), 심전도
- 심근염 : ESR, CBC, 항바이러스 항체, 심전도, 심장의 카테터 삽입 및 심근 생검, 혈청 면역글로불린, 배양
- 심막염 : ESR, 심전도, 심장 초음파, 혈역학적 감시, 흉부 X-선, CT, MRI

(4) 간호 중재

① 투약

- 류마티스열 : 항생제(penicillin, erythromycin[EES], clindamycin[Cleocin], amoxicillin [Amoxil]), salicylates(Aspirin) 또는 염증과 관절통에 corticosteroids
- 감염성 심내막염 : 항생제(복합 약제를 사용; Oxacillin[Bactocill], penicillin, ampicillin [Ampicin], gentamycin sulfate[Gentamycin], cefazolin sodium[Ancef], vancomycin hydrochloride[Vancocin]), 해열제, 항염증 제제
- 심근염 : 해열제, 항부정맥제, 항응고제, 심부전 발생시 digoxin(Lanoxin), corticosteroids 또는 면역 억제제, 항균제
- 심막염 : 비마약성 진통제, NSAIDs, 해열제, corticosteroids

② 지지적 간호, 정서적 휴식을 하도록 한다.

③ 합병증과 재발을 예방한다(필요시 정맥 주입요법).

④ 활력징후, 심음, 심전도 양상, 호흡상태 관찰

⑤ 간호의 우선순위

- NCLEX! 통증의 사정과 치료
- NCLEX! 일상생활 활동보조, 충분한 휴식시간을 제공
- 기분을 전환할 수 있는 활동을 유도
- 감염의 징후를 관찰
- 심박출량 감소의 징후를 관찰
- 대상자에게 완치될 때까지 항생제를 복용하는 것과 이행(compliance)의 중요성을 교육
- 대상자에게 효율적인 대처기전을 교육

⑥ 심근염 대상자는 심부담을 감소시키고 심장의 산소공급을 증가시켜야 한다.

⑦ 심막염은 심장막천자(체액 제거) 또는 수술이 필요하다.

⑧ 필요 시에 산소를 제공한다.

section 08 Valvular Heart Disease 판막성 심질환

(1) 개 요

① 판막성 심질환은 심장 내에서 일정 방향으로 흐르는 혈류를 방해하는 질병 또는 상태로 정의된다.

② 급성(심내막염 또는 칼슘침착) 또는 만성(류마티스열) 상태로 나타날 수 있다.

NCLEX! ③ 협착(첨판이 적절히 열리고 닫히지 못함) 또는 역류(손상이나 질병 때문에 판막이 적절히 닫히지 못해 혈액이 거꾸로 흐름)로 나타난다.

④ 다른 원인으로는 심근경색이나 울혈성 심부전이 있다.

(2) 병태생리

① 협착

- 판막이 융합되어 공간이 좁아지고 뻣뻣해진다.
  - 심내막염, 심근경색, 석회화에 의해 판막에 흉터가 생기고 이어 융합이 발생한다.
- 혈류가 방해를 받아 심박출량이 줄어들고, 심실충만, 박출률, 일박출량이 감소한다.
- 승모판막, 삼첨판막, 대동맥판막 또는 폐동맥판막에 영향을 미칠 수 있다.

② 역 류

- 판막의 무능력 또는 기능부전에 의해 일어나며, 불완전한 폐쇄를 일으키고 혈액이 거꾸로 흐른다.
- 세균성 심내막염의 증식성 병소에 의한 판막의 기형 또는 미란 때문에 발생한다. 심근경색으로 인한 흉터가 생기거나 찢어진다. 심장 확장－심장이 확대됨에 따라 판막의 긴장도가 증가한다. 첨판은 더 이상 역류에 대처하지 못한다.

NCLEX! ③ 혈역학적 변화가 일어난다.

- 침범받은 판막 앞쪽의 혈액량과 혈압이 감소한다.
- 침범받은 판막 뒤쪽의 혈액량과 혈압이 증가한다.

④ 혈류 압력의 증가로 침범받은 판막 뒤의 심방이나 심실이 비대해진다. 보상기전이 비효과적이면 심박출량이 감소하여 심장기능이 상실된다.

- 근육 크기의 증가로 산소요구량이 증가한다.
- 비대해진 근육으로 혈액공급이 감소되어 심부전을 초래한다.
- 경색이 일어나고 근육기능이 상실된다.

⑤ 대동맥판막과 승모판막에 영향을 미친다. 승모판 탈출은 승모판막이 심방으로 거꾸로 돌출해서 심실에서 심방으로의 혈액역류를 초래한다.

NCLEX!

⑥ 증상과 징후

- 협착 : 폐울혈, 호흡곤란, 폐고혈압, 어지러움, 피로, 빈맥, 잡음 또는 마찰음, S_3 또는 S_4 심음, 협심통, 폐협착은 정맥확장과 발목의 부종을 일으킨다.
- 역류
  - 승모판 : 호흡곤란, 폐고혈압, 심박출량 감소, 어지러움과 피로, 빈맥, 협심증, 심잡음 또는 마찰음, S_3 또는 S_4 심음
  - 대동맥 : 맥압증가, 강한 말초맥박, 울혈성 심부전의 증상과 징후, 협심통

(3) 간호 사정

① **사정** : 활력징후, 심음, 폐음, 증상과 통증 분석, 호흡상태, 활동 내구성, 부종, 말초맥박

② **진단검사** : 심전도, 심장 초음파, 흉부 X-선, 심도자법

(4) 간호 중재

① 디지털리스(lanoxin), 이뇨제, Class I 또는 III 항부정맥제, 침습적 절차에 앞서 예방적으로 항생제를 투여한다.

② 질병의 진행과 발생가능한 협심증을 면밀히 관찰한다.

③ 침범된 판막의 감염을 예방하기 위한 치료를 관찰한다.

④ 울혈성 심부전의 증상과 징후를 관찰한다(필요 시에 치료).

⑤ 의학적 치료가 더 이상 효율적이지 않고 외과적 중재가 필요할 때에는 수술 전후 교육을 한다.

⑥ 대상자에게 베타차단제 복용을 갑자기 중지하면 증상이 재발할 수 있음을 교육한다.

⑦ 풍선판막성형술 전후 간호를 실시한다.

사례 연구

어떤 대상자가 왼쪽 팔로 방사되는 흉골하 압박 통증을 호소하며 응급실을 방문했다. 그는 58세의 관리자로 통증이 시작될 때 고객과 저녁식사 중이었다. 그는 통증이 두 시간 전에 시작되었고, 그 이후로 강도가 심해지고 있다고 말했다.

① 간호사는 어떠한 종류의 사정을 해야 하는가?

② 어떤 종류의 과거력이 중요할 것인가?

③ 간호사는 의사가 어떠한 진단적 검사를 처방할 것이라고 예상해야 하는가?

④ 간호사는 그의 흉통에 어떠한 약물이 처방될 것이라고 예상해야 하는가?

⑤ 간호사는 어떠한 심전도의 변화를 볼 것인가?

책 속의 책 4쪽

✓ POSTTEST

1. 원격 진단 대상자의 심전도상 분당 82회의 심박수와 정상 길이의 규칙적인 QRS 복합체를 나타내고 있다. 간호사는 그 대상자를 사정하고, 맥박과 QRS 복합체가 일치함을 발견하였다. 간호사는 촉지(觸指)된 맥박이 다음 중 무엇을 나타낸다고 판단해야 하는가?

   ① 심실 수축　　② 심실이완
   ③ 세동　　④ 심장 무 수축

2. 대상자가 응급실에 도착했을 때, 심박수는 분당 130이었다. 대상자는 불안해 했으며 호흡이 빨랐다. 이렇게 심박수를 증가시키는 영역은 중추신경계의 어느 부분인가?

   ① 부교감신경계
   ② 교감신경계
   ③ 아세틸콜린-콜린에스터라제 피드백
   ④ 미주신경

3. 응급실에 도착한 대상자의 경정맥이 확장되어 있고 복부는 크고 둥글었으며, 간연(肝沿)이 촉지되었고 말초부종이 있었다. 이런 증후는 다음 중 무엇을 암시하는가?

   ① 울혈성 심부전
   ② 급성 간 기능부전
   ③ 만성 간질환
   ④ 억제성 폐질환

4. 협심증으로 흉통이 있는 대상자에게 니트로글리세린 1/150을 설하로 투여하였다. NTG를 투여하기 전, 혈압이 110/78이었다. 5분 후, 그는 흉통이 좋아지긴 했지만 없어지지는 않았다고 말하였다. 간호사는 가장 먼저 무엇을 해야만 하는가?

   ① NTG를 하나 더 투여한다.
   ② 맥박을 측정한다.
   ③ NTG 대신에 몰핀을 투여한다.
   ④ 혈압을 측정한다.

5. 간호사는 심부전인 한 대상자에게 매일 digoxin(Lanoxin)을 투여하고 있다. 투약하기 전에 간호사는 디곡신 수준이 치료에 적합한지를 점검하고 심첨맥박을 청진하였다. 심첨맥박은 1분당 62회이었다. 간호사는 어떻게 해야 하는가?

   ① 라녹신을 투여하지 않는다.
   ② 지금 1/2을 주고 1시간 기다렸다 나머지 1/2을 준다.
   ③ 의사에게 연락한다.
   ④ 처방된 대로 라녹신(Lanoxin)을 투여한다.

6. 다음 대상자 중 식이와 운동만으로는 충분치 못하여 관상동맥 질환이 발생할 위험이 높은 사람은 누구인가?

   ① 당뇨환자
   ② 심혈관계 질환에 대한 가족력이 있는 사람
   ③ 55세로 과체중인 사람
   ④ 40세에 뇌졸중이 있었던 사람.

7. 흉골하 흉통으로 응급실로 내원한 대상자가 심내막하 경색(subendocardial infarction)으로 진단받았다. 대상자는 간호사에게 그것이 무엇을 의미하는지 물었다. 간호사는 그 증상이 어떤 것이라고 대상자에게 말해 주어야 하는가?

   ① 좌심실의 전방쪽 벽의 손상
   ② 좌심실의 후방쪽 벽의 손상
   ③ 벽의 가장 두꺼운 쪽이 침범됨.
   ④ 심장의 가장 안쪽 층이 침범됨.

8. 한 대상자가 좌측 심부전이란 진단으로 CCU에 입원하였다. 간호사는 폐음을 청진하여 양쪽 폐에서 악설음(crackles)을 들었다. 간호사는 좌심부전이 무엇을 초래하기 때문에 이런 현상이 생기는 것으로 예측할 수 있는가?

   ① 관상동맥의 관류 증가
   ② 폐 색전
   ③ 말초저항 증가
   ④ 폐 울혈

9. 전측 심근경색증으로 진단된 대상자의 심장 모니터 상에서 부정맥을 나타내고 있다. 심근경색증에서 부정맥이 유발되기 전에 어떤 일이 가장 먼저 일어났겠는가?

   ① 호흡성 알칼로시스
   ② 조직 국소빈혈
   ③ 저칼륨혈증
   ④ 디지털리스 중독증

10. 위 9번 문항의 대상자는 병원을 퇴원하게 되어 퇴원교육을 받아야 한다. 간호사는 심근경색증 후에 재경색을 방지하기 위해 다음 중 어떤 것을 교육해야 하는가?

   ① 혈전용해 치료술
   ② 고 강도의 에어로빅과 같은 심한 운동
   ③ 저 지방, 저염 식이
   ④ 흡연을 줄임

책 속의 책 4쪽

■ 참고 문헌

Bunnell Sellers, J., & Brubaker, M. L. (1999). Cardiovascular disorders. In Youngkin, E. Q., Sawin, K. J., Kissinger, J. F., & Israel, D. S. *Pharmacotherapeutics: A primary care clinical guide.* Stamford, CT: Appleton & Lange, chapter 20, pp. 354~367.

Corbett, J. V. (2000). *Laboratory tests and diagnostic proce-dures with nursing diagnoses.* Upper Saddle River, NJ: Prentice Hall, pp, 38 ~337.

Drew-Cates, J., & Gross, R. A. (1999), Neurologic disorders. In Youngkin, E. Q., Sawin, K. J., Kissinger, J. F., & Israel, D. S. *Pharmacotherapeutics: A primary care clinical huide.* Stamford, CT: Appleton & Lange, chapter 29, pp. 635~641.

Eisenhauer, L. A., Nichols, L. W., Spencer, R. T., & Bergan, F. W.(1998). *Clinical pharmacology & nursing management* (5th ed.). Philadelphia: Lippincott, pp. 452~1078.

Estes, M. E. (2002). *Health assessment & physical examination.*New York, Delmar Pubilshers, pp. 158~235.

Fitzgerald, M. A. (1999). Hematologic disorders. In Youngkin, E. Q., Sawin, K. J., Kissinger, J. F., & Israel, D. S. *Pharmacotherapeutics: A primary care clinical guide.* Stamford, CT: Appleton & Lange, pp. 608~620.

Grajeda-Higley, L. (2000) *Understanding pharmacology. A physiologic approach.* Stamford, CT: Appleton & Lange, pp. 124~271.

Grodner, M. Anderson, S. L., & & DeYoung, S. (2002). *Foundations and clinial applications of nutrition. A nursing approach* (2nd ed.). St. Louis, MO: Mosby, pp. 179~199.

Josephson, D. L. (1999). *Intravenous infusion therapy for nurses. Principles & practice.* New York, Delmar publishers, pp. 81~245.

Kozier, B., Erb, G., Berman, A. J., & Burke, K. (2003). *Fundamentals of nursing: Concepts, process, and practice.* (7th ed.) Upper Saddle River, NJ: Prentice Hall, Inc., pp. 750~1,118.

Lemone, P., & Burke, K. (2003). *Medical-surgical nursing: Critical thinging in client care* (3rd de.). Upper Saddle River, NJ: Prentice Hall, Inc., pp. 206~1,301.

Lilley, L. L., & Aucker, R. S. (2000). *Pharmacology nad the nursing process* (2ne ed.). St. Louis, MO: Mosby Inc., pp. 349~654.

O'Mara, A. M., & Whedon, M. B. (2002). Hematologic system. In S. M. Lewis, M. McLean Heitkemper, & S. Ruff Dirksen (Eds), *Medical-surgical nursing: Assessment and management of clinical problems* (5th ed.). St. Louis, MO: Mosby Inc., pp. 719~728.

O'Mara A. M., & Whedon M. B. (2002). Hematologic problems. In S. M. Lewis, M. McLean Heitkemper, & S. Ruff Dirksen (Eds), *Medical-surgical nursing: Assessment and management of clinical problems* (5th ed.). St. Louis, MO: Mosby Inc., pp. 736~757.

Pickar, G. D. (2002). *Dosage calculations* (7th ed.). New York, Delmar Publishers, pp. 228~231.

Spratto. G. R., & Woods, A. L. (2000). *PDR nurse's drug handbook.* Montvale, NJ: Medical Economics, pp. 20~177.

Weinstein, S. M. (2001). *Plumer's principles & practice of intravenous therapy* (7th ed.). Philadelphia, PA: Lippincott, pp. 452~473.

Weinstein, S. M. (2000). Pharmacology. In A. Corrigan, G. Pelletier, & M. Alexander. *Core curriculum for intravenous nursing* (2nd ed.). Philadelphia: Lippincott, pp. 188~204.

Whitney, E. N., Cataldo, C. B., Debruyne, L. K., & Rolfes, S. (2001). *Nutrition ofr health and health care.* New York, Wadsworth Publishing, pp. 176~507.

Whitney, E., & Rolfes, S. (1999). *Understanding nutrition* (8th ed.). New York, Wadsworth Publishing, pp. 143~570.

Wilson, B. A., Shannon, M. T., & Stang, C. L. (2003). *Nurses durg guide 2003.* Upper Saddle River, NJ: Prentice Hall.

CHAPTER 3

맥관계 건강 문제

(Vascular Health Problems)

Ann Harley, EdD, RN

김 주 현

차 례 Chapter Outline

- 맥관계 건강 문제와 관련된 위험요인(risk factors associated with vascular health problems)
- 고혈압(hypertension; HTN)
- 말초혈관 질환(peripheral vascular disease)
- 동맥류(aneurysms)
- 혈전성 정맥염(thrombophlebitis)
- 정맥류(varicose veins)
- 동맥경련성 질환(arteriospastic disease; Raynaud's disease)
- 혈전성 맥관염(thromboangiitis obliterans; Berger's disease)

목 적 Objectives

- 맥관계 문제와 관련된 용어를 정의한다.
- 맥관계 건강 문제의 발생과 관련된 위험요인들을 확인한다.
- 맥관계 건강 문제의 일반적 원인을 논한다.
- 간호사정을 통해 얻게 된 맥관계 자료의 정상과 비정상을 구별한다.
- 특정 맥관계 건강 문제와 관련된 간호중재의 우선순위를 정한다.

용어해설 Review at a Glance

- **갈색세포종**(pheochromocytoma) : 교감신경계의 신경 세포에서기원된 종양으로, 고혈압환자의 0.1~2.0%를 차지하고 있다. 이 종양세포는 카테콜라민을 분비하기 때문에 심장에서 지속적 또는 간헐적으로 심계항진을 느끼게 하고, 발한 · 두통 · 졸도 및 고혈압성 응급상태를 초래하게 한다.
- **고혈압**(hypertension) : 정상보다 높은 혈압으로 보통 수축기 140mmHg, 이완기 90mmHg 이상이다.
- **국소빈혈**(ischemia) : 신체의 일부분에 순환장애로 산소를 운반하는 혈액공급이 부족한 상태이다. 대상자는 국소빈혈 부위에서 통증을 경험하게 된다.
- **기립성 저혈압**(orthostatic hypotension) : 보통 누워 있다가 일어나는 것과 같은 갑작스런 체위변화로, 혈압이 하강하여 실신하거나 어지러움을 느끼는 상태이다.
- **동맥류**(aneurysm) : 인체의 어느 곳에서나 발생할 수 있는 동맥 또는 정맥 벽의 확장이나 늘어진 상태이다.
- **만성 정맥부전**(chronic venous insufficiency) : 정맥혈이 심장으로의 귀환을 방해받아서 정맥혈관의 기능이 만성적으로 저하되어 전신적인 부종이 나타나게 되는 상태이다.
- **말초혈관 저항**(peripheral vascular resistance) : 혈관계에서 신체가 받는 저항의 총합이다.
- **맥압**(pulse pressure) : 수축기 혈압과 이완기 혈압의 차이로 정상범위는 30~40mmHg이다.
- **백의 현상**(white coat phenomenon) : 건강제공자가 대상자의 혈압을 측정할 때, 정상혈압인 대상자에게서 나타나는 고혈압이다. 백의 현상과 2차성 고혈압을 감별하는 것이 효과적인 치료를 시작하는 데에 매우 중요하다.
- **본태성 고혈압**(primary hypertension) : idiopathic or essential hypertension 으로도 알려져 있으며, 고혈압으로 진단된 환자의 95%를 차지하고 있는데 알 수 없는 원인으로 혈압이 상승된다.
- **색전**(embolus) : 혈관을 막게 되기 전에 혈류를 따라 떠다니는 혈전 조각과 같은 이물질이다.
- **수축기압**(systolic) : 심장의 심실이 수축하는 동안 동맥벽이 받는 압력이다.
- **세동맥 확장**(arterial steal) : 조직의 산소요구량을 충족시키기 위해 저산소증일 때, 세동맥이 최대로 확장하는 현상이다. 이런 세동맥은 피부와 말초혈관으로부터 혈액을 가져오기 때문에 환자는 이런 현상이 일어난 부위에서 핀과 바늘로 찌르는 듯한 감각을 느끼게 된다.
- **이완기압**(diastolic) : 심장의 심실이 휴식 시에 동맥벽에 가해지는 혈압이다.
- **1차 정맥류**(primary varicose veins) : 주로 표재성 정맥에 오며 교통하는 정맥을 침범하는 일은 드물다. 선천적인 원인으로 정맥 내의 판막이 손상됨으로써 발생한다.
- **2차성 정맥류**(secondary varicose vein) : 심부와 교통 정맥의 정맥혈 정체와 만성적 정맥혈 부전이 특징이다.
- **속발성 고혈압**(secondary hypertension) : 고알도스테론혈증, 갈색세포종, 쿠싱 증후군, 당뇨, 대동맥 협착증 및 갑상선 기능항진증 등과 같은 폐 · 순환계 · 내분비계 · 신장계 질환과 관련되어 혈압이 상승한 것이다.
- **혈관 경련**(vasospasm) : 혈관의 경련 또는 경축이다.
- **혈역동학**(hemodynamics) : 신체 혈액의 움직임에 대한 연구이다.
- **혈전**(thrombus) : 동맥이나 정맥의 내벽에 혈액의 세포성분 · 피브린 · 혈소판 응고인자 등이 붙어 모인 것으로, 가끔 혈관을 막아버리기도 한다.
- **혈전성 정맥염**(thrombophlebitis) : 정맥에 혈괴가 형성되는 정맥의 염증이다.

✓ PRETEST

1. 간호사는 1차 병원을 방문한 대상자의 수축기 혈압이 160mmHg 이상이어서 기록하였다. 간호사는 대상자에게 이것이 무엇에 의해 나타날 수 있음을 설명해야 하는가?

① 전기적 활동의 증가로 인한 좌심실 비대
② 탄성조직의 기능부전 또는 고혈압 약물의 부작용
③ 처방전 없이 살 수 있는 약물의 사용, 신 협착 또는 소금 섭취의 증가
④ 아나필락틱 쇼크 또는 심장의 전기적 활동의 증가로 인한 심근 비대

2. 간호사가 투약할 때 대상자의 맥박과 혈압을 반드시 사정해야 하는 약물은 무엇인가?

① Sulfinpyrazone(Anturane)과 calcitonine(Calcimar)
② Propranolol(Inderal)과 clonidine(Catapres)
③ Glucagon(GlucaGen)과 pyridostigmine bromide (Regonol)
④ Hydroxyzine(Vistaril)과 prazosin hydrochloride (Minipress)

3. 다음 중 고혈압에 영향을 미치는 수정할 수 없는 위험요소에 해당하는 것은 무엇인가?

① 민족성과 스트레스
② 비만과 물질남용
③ 영양과 직업
④ 가족력과 성별

4. 고혈압의 가능성이 있는 성인 대상자의 신체사정 시에, 간호사는 어떠한 방법으로 자료를 수집해야 하는가?

① 한쪽 팔만 혈압측정
② 기립성 혈압(누운 자세와 선 자세)을 2분 간격으로 측정
③ 두 팔의 혈압을 5분 간격으로 측정
④ 두 팔에서 커프와 도플러를 이용하여 혈압을 측정

5. 버거씨 질환을 가진 대상자에게 우선시 되는 교육은 다음 중 무엇인가?

① 사지가 차거나 통증이 있다면 장갑을 착용한다.
② 평평한 굽의 신발은 피해야 한다.
③ 마약성 진통제가 필요할 정도의 심한 통증은 보고한다.
④ 흡연을 중단한다.

6. 고혈압 대상자의 관리에서 중요한 문제 중의 하나는 치료요법을 잘 이행하도록 하는 것이다. 불이행은 다음 중 어떤 요소에 의해 영향받기 쉬운가?

① "나는 어떠한 변화도 느끼지 않아요."라고 대상자가 말하면 지시된 투약의 효과가 없다는 것이다.
② "편하게 생각하고 그 약물 복용에 대해 걱정하지 마세요."라는 의료인의 말
③ 식이와 운동 및 흡연 등 습관에서 요구되는 많은 생활양식의 변화가 너무 많은 경우
④ 다른 치료요법으로 대상자 자신을 도와주는 사람이 부족한 경우

7. 다음 중 혈전성 색전증을 유발할 위험성이 가장 큰 대상자는 누구인가?

① 20살의 대상자
② 심질환을 가진 대상자
③ 유대인 여성
④ 신장질환을 가진 대상자

8. 혈전성 정맥염 대상자의 간호 중재에 포함되어야 할 내용은 무엇인가?

① 응고인자 억제를 위한 항응고 요법의 사용
② 대상자의 다리를 편안한 자세로 유지하기
③ 확진되면 저분자량 헤파린(LMWH) 사용하기
④ 침상머리를 6인치 정도 상승시키기

9. 중년의 남성이 요통과 피로감을 호소하며 응급실에 왔다. 검사 시에 혈압은 200/110이고 맥박은 120이며 헤마토크릿과 헤모글로빈이 모두 낮았다. 간호사는 부드럽고 압통이 없는 복부를 촉진하였고 복부에서 맥박을 청진했다. 가장 가능성 있는 진단은 무엇인가?

① 2차성 고혈압
② 대동맥류
③ 울혈성 심부전
④ 버거씨 병

10. 레이노 질환(Raynaud's disease) 대상자의 투약 치료 효과로 가장 먼저 기대되는 결과는 무엇인가?

① 혈관경련을 막기 위해 평활근을 이완시키는 것
② 혈관경련이 나타날 경우, 통증을 조절하는 것
③ 발의 손상을 피하는 것
④ 나타날 수 있는 주요 장애들을 예방하는 것

책 속의 책 5쪽

section 01

Risk Factors Associated with Vascular Health Problems

맥관계 건강 문제와 관련된 위험요인

(1) 고혈압(hypertension)

(a) 수정할 수 없는 위험요인

① 가족력

- 여러 요인과 여러 유전인자들이 관련되어 있을 수 있다.
- 낮은 K-Na 비율을 동반하는 세포내 Na량의 상승이 가족적으로 나타난다.
- 부모가 고혈압일 때, 보다 젊은 나이에 고혈압이 나타날 위험이 높다.

② 연령

- 원발성 고혈압 : 보통 30~50세 사이에 나타난다.
- 50세 이상인 대상자에게서 고혈압의 발생률이 더 높다. 60세 이상인 대상자의 50~60%가 140/90이 넘는 혈압을 가지고 있다.
- NCLEX! 혈압은 뇌졸중 · 관상동맥 질환 · 심부전 및 신장질환에 대한 좋은 예측지표이다.

③ 종족에 따른 고혈압으로 인한 사망률

- 백인 여성 : 4.7%
- 백인 남성 : 6.3%
- 흑인 남성 : 22.5%
- 흑인 여성 : 29.3%

④ 성 (gender)

- 남성은 55세까지 고혈압 발생빈도가 더 높다.
- 55~74세까지는 남녀 차이가 거의 없다.
- 74세 이후에는 여성의 고혈압 위험이 더 커진다.

(b) 생리적 상태와 관련된 요인들

① 스트레스

- 소음, 열, 추위 등과 같은 환경적 스트레스 원인이 있다.
- NCLEX! 생애 사건이나 생활 사건변화 등에 대한 반응 등과 같은 성격적 특성을 가진다.
- NCLEX! 통증, 혈중 산소량 감소, 약물, 비만 등과 같은 생리적 상태이다.
- 음식 선택
  - NCLEX! 염분의 과잉섭취는 natriuretic hormone의 분비를 증가하게 하여 혈압을 상승시킬 것으로 추정되고 있다.
  - K, Ca, Mg 등의 섭취 저하
  - 비만 : 체지방의 분포, 특히 상체비만

– 과다 음주 및 합법적이거나 불법적인 모든 약물남용

NCLEX! – 흡연 : 흡연으로 인한 니코틴은 즉각적으로 혈압을 상승시킨다.

- 카페인 섭취 : 커피, 카페인이 들어 있는 소다, 초콜릿 등은 혈압의 상승과 관련이 있는 자극들이다.

(2) 말초혈관 질환(peripheral vascular disease)

① 동맥

- 죽상경화증이나 자가면역질환 등과 같은 질환
- 응고장애 : 색전(혈관을 막기 되게 전에 혈류를 따라 떠다니는 혈전 조각과 같은 이물질), 혈전(동맥이나 정맥의 내벽에 혈액의 세포성분과 피브린, 혈소판, 응고인자 등이 붙어 모인 것).
- 손상, 염증
- 혈관 경련(혈관의 경련 또는 경축)
- 비만

② 정맥

- 40세 이상의 나이
- NCLEX! 전신마취나 척수마취 또는 경막하 마취 등을 사용하여 30분 이상의 수술을 받은 경우
- NCLEX! 장시간의 여행, 침상안정, 뇌졸중(CVA)에 의한 정맥정체
- 심부정맥 혈전증(deep vein thrombosis; DVT)의 과거력, 혈액응고장애의 가족력
- NCLEX! 심부전, 심근경색증, 심근증, 악성종양 등과 같은 심장질환
- NCLEX! 임신, 에스트로젠 요법, 경구피임약
- 비만

(3) 동맥류(aneurysms) : 고혈압 또는 죽상경화증을 가진 대상자

(4) 혈전성 정맥염(thrombophlebitis)

정맥정체를 초래하는 질환, 수술, 경구 피임약, 정맥류, 비만, 임신, 장기간의 부동.

(5) 레이노씨 병(Raynaud's disease) : 18~40세의 여성에게 현저함 : 선천성

(6) 버거씨 병(Buerger's disease) : 흡연, 남성에게 더 현저함.

section 02

Hypertension; HTN

고혈압

(1) 개 관

① 고혈압(hypertension; HTN)

- 정상보다 높은 혈압으로 보통 수축기압(systolic: 심장의 심실이 수축하는 동안 동맥벽이 받는 압력) 140mmHg, 이완기압(diastolic: 심장의 심실이 휴식 시에 동맥벽에 가해지는 압력) 90mmHg 이상으로 정의된다. 그러나 연령에 따른 특수성을 고려해야 한다.

② 2가지 유형

- 본태성 고혈압(primary hypertension) : idiopathic or essential hypertension 고혈압(진단된 환자의 95%를 차지하고 있는데 알 수 없는 원인으로 혈압이 상승된다)으로도 알려져 있다.
- 속발성 고혈압(secondary hypertension) : 질병과정이나 기형과 관련되어 혈압이 상승한 것이다.
  - 원인은 보통 확인될 수 있다. 폐, 순환계, 내분비계, 신장계 질환, 혈액량증가제와 같은 약물, Na 섭취증가.
  - 예 : 고알도스테론혈증, 갈색세포종(pheochromocytoma; 이 종양은 카테콜라민류를 분비하기 때문에 고혈압성 응급상태를 초래한다), 쿠싱 증후군, 당뇨, 대동맥 협착증 및 갑상선기능항진증.

③ 백의 현상(white coat phenomenon) : 건강전문인이 혈압을 측정할 때 외에는 정상혈압인 대상자.

④ 분리된 수축기 고혈압 : 수축기압이 140mmHg이상이고 이완기압이 90mmHg이하인 상태이다. 이 현상은 나이가 들어 갈수록 발생빈도가 높아진다.

⑤ 불안정 고혈압은 정상혈압이 다른 주목할 만한 이유도 없이 한 번에 혈압이 극도로 상승하는 것이다. 생리적 변화는 제한적이다. 시간이 지나면 심장이나 뇌 및 신장에 변화를 가져올 수 있다. 긴밀히 모니터할 필요가 있다.

⑥ 임신성 고혈압 (pregnancy-induced hypertension) : 혈압상승과 단백뇨 및 부종을 동반하는 임신의 합병증이다.

NCLEX!
- 진단은 특정시간 6시간 간격으로 2회 측정하여 본래 혈압보다 수축기압 30mmHg, 이완기압 15mmHg 이상 상승했을 경우에 내린다. 단백뇨와 부종이 존재하면 확정적이다.
- 이 상황은 임신 제 3기에 자주 나타나며 적절히 치료되어야 한다. 만일에 치료되지 않으면 급속히 악화된다.

NCLEX!
⑦ 악성 고혈압(malignant hypertension) : 진행성이며, 급속히 고혈압으로 발전하여 혈관손상을 가져오고 사망에 이르게 한다. 110~120mmHg가 넘는 심한 이완기 고혈압이 지속되며 종종 마취제 투여 후에 발생한다.

⑧ 많은 대상자들에게서 증상이 나타나지 않기 때문에 고혈압은 "침묵의 살인자(silent killer)"로 불린다.

NCLEX! ⑨ 진단은 휴식 후에 5분 간격으로 3회 또는 그 이상 측정하여 내린다. 그 까닭은 혈압은 날에 따라, 또 같은 날이라도 시기에 따라 다른 요인들에 의해 달라질 수 있기 때문이다.

(2) 병태생리

(a) **혈압의 조절** (regulatin of blood pressure)

① 혈압은 심박출량과 말초혈관 저항(peripheral vascular resistance ; PVR : 혈관계에서 신체가 받는 저항의 총합)에 의해 영향을 받는다.

② 혈압은 세동맥, 세정맥, 심장 및 신장에 의해 조절된다.

③ 혈압 = 심박출량 × 말초혈관저항(BP = CO × PVR)

④ 심박출량의 조절
- 자율신경계(autonomic nervous system : ANS)
- 심박수와 박동량
- 염류코티코이드와 Na 및 물 등에 영향을 받는 체액량

⑤ 말초 저항
- 작은 직경의 혈관들은 혈압 상승을 초래하는 혈관저항의 변화를 초래할 수 있다.
- 혈관 저항의 감소는 혈압을 떨어뜨릴 수 있다.
- 말초 저항의 증가는 교감신경계, 안지오텐신, 카테콜라민류(자동조절을 통제하는 요인인), 죽상경화증으로 인한 혈관이 두꺼워짐 등의 활동 증가에 의해 초래될 수 있다.

⑥ 신경호르몬 매개체
- 동맥의 압수용체 : 동맥압을 모니터한다.
- NCLEX! 압수용체는 좌심실 벽과 경동맥동에 위치하고 있으며, 동맥압과 미주신경 자극으로 혈관확장을 통한 혈압의 반사적 상승을 모니터한다.
- 화학수용체 : 연수와 대동맥궁에 위치하고 있다.
  - CO_2와 O_2, H 이온의 농도 변화에 의해 야기되는 혈중 pH의 변화에 민감하다.
  - 주요 반사반응은 신체의 산소포화도의 변화에 의해 초래되지만 혈중 pH와 CO_2 농도의 변화 정도에 대해서보다는 덜 민감하다.

⑦ 체액량
- NCLEX! Na와 물의 과잉 축적 : 체액량이 증가하면 혈압이 증가하고 신장여과율이 증가하여 이뇨가 초래된다.
- 혈압은 Na와 물의 손실과 Na-보유 호르몬의 과잉 생산에 의해 변화된다.

⑧ Renin/angiotensin/aldosterone(RAA) system의 활동 증가
- 레닌 : 중추신경계의 통제 하에 분비되며, 신장으로 흐르는 혈액량이 감소되게 하여 혈압을 하강시키고 세뇨관의 Na농도를 낮아지게 만든다.
- NCLEX! 안지오텐신 I은 레닌과 결합하여 안지오텐신I 의 비압력체형을 구성한다.
  - 안지오텐신 전환효소에 의해 폐에서 혈압을 상승시킬 수 있는 잠재력이 있는 안지오텐신 II(잠재적 혈관수축인자)로 전환된다.

- 안지오텐신 II는 Na와 물의 재흡수를 촉진함으로써 혈압을 상승시키는 알도스테론을 분비하게 한다.

• 고혈압과 관련된 부가적인 설명
  - 혈압상승에 대한 반응으로 Na배설을 증가시켜야 할 신장의 능력부족
  - 세포내 공간에서 Na-K, Na-Ca 의 정상적인 이동의 실패

⑨ 혈관성 자동조절

NCLEX!

• 혈액의 점도 : 혈액의 점도가 증가하면 혈류 저항은 증가되고 혈액의 점도가 낮아지면 혈류의 저항은 감소한다.

• 자동조절은 키닌류에 의해 보조된다.
  - 세정맥의 수축과 마찬가지로 모세혈관 투과성이 증가되도록 동맥평활근을 이완시킨다.
  - 혈관수축 또는 혈관확장이 프로스타글란딘을 생성한다.

(b) **본태성 고혈압**(primary hypertension)

① 1차적으로 말초혈관 저항(PVR)의 증가로 인해 초래된다.

② 말초혈관 저항(PVR)은 말초혈관의 수축 또는 혈관직경의 축소로 초래된다.

NCLEX!

③ 고혈압에서 좌심실은 후부하의 저항을 극복하기위해 일을 더 많이 해야만 한다; 좌심실의 자속적인 과부담과 과압력 상태는 좌심실 비대(left ventricle hypertrophy; LVH)를 초래한다.

④ 초기의 LVH는 혈압을 조절하려는 심장의 보상기전이다. 후기 LVH는 심근이 과부담으로 인해 더 많은 산소와 혈류를 필요로 하는 합병증의 하나이다.

⑤ 초기에 세동맥은 혈류 저항을 높게 하여 PVR을 증가시키고 고혈압을 초래하게 된다.

⑥ 후기에 신장은 RAA system을 활성화하게 된다.

(c) **속발성 고혈압**(secondary hypertension)

① 여러 기관들이 신장에 직접적 또는 간접적으로 충격을 가하게 된다.

② 알도스테론, 콜티졸, 카테콜라민이 과잉 분비된다.

③ 만성적 스트레스 : 카테콜라민의 지속적인 과잉 분비

(d) **증상과 징후**

① 무증상일 수 있다.

NCLEX!

② 두통이 가장 흔하다.

③ 심한 고혈압 : 어지러움, 오심, 구토, 혼동(뇌의 병적 상태를 나타낼 수 있다), 시야장애, 신부전, 동맥 해리, 고혈압성 위기

(e) **합병증**

합병증에는 뇌졸중(cerebral vascular accident; CVA), 심부전(congestive heart failure; CHF), 심실비대, 망막 손상, 심부전, 동맥해리, 고혈압성 위기 등이 있다.

(3) 간호 사정

(a) 사 정

① 건강력, 영양력, 투약력, 사회력 등을 조사한다.

② 간호계획과 관련된 대상자의 이해 정도를 사정한다.

③ 다음을 사정한다.

- 아침에 발생하는 후두부의 통증(두통)과 지속시간
- 어지러움 : 빈도, 언제 발생하는지, 기간은 어느 정도인지, 어떤 활동과 관련이 있는지
- 이명 : 대상자가 이런 증상을 호소하는지
- 가슴의 쿵쿵거림 : 빈도, 기간, 가장 최근에 발생했던 시간
- NCLEX! 혈압을 사정한다. 양 팔에서 3가지 자세(누운 자세, 앉은 자세, 선 자세-orthostatic BP)로 혈압을 측정한다.
  - 각 자세별 혈압을 측정하면서 결과를 기록한다.
  - 각 혈압 측정시마다 최소 2분의 간격을 둔다.
  - 대상자가 앉았을 때, 팔은 심장과 같은 높이로 위치하게 한다.
  - 수축기압과 이완기압의 차이인 맥압을 기록한다(정상은 30~40mmHg).
- 심맥관계와 관련 기관을 중점적으로 신체검진을 한다.
  - 복부의 덩어리 : 맥동이 있을 수 있으며, 위치와 크기를 서술한다.
  - 혈류의 잡음(bruit) : 발견된 위치, 어느 한쪽인지 양쪽인지
  - 쿠싱 증후군
  - 갈색세포종의 증후
  - 내시경 검사
  - 심장과 혈관 및 사지 검사
  - 호흡기계 검사

(b) 진단검사

① 레닌, 콜티졸, 요 카테콜라민 검사 등을 포함하는 소변검사

② 혈액검사(K, Na, 공복시 혈당, CBC, BUN, 크레아티닌, 지질검사 등), 혈청 칼슘 및 마그네슘

③ 기타 : ECG, 심초음파, 가능한 혈관기능 관련 검사들

NCLEX! ④ 1주일 동안 적합한 커프를 이용한 혈압을 측정한다.

(4) 간호 중재

① 우선적으로 항상 식이조절, 체중감량, 활동량 증가, 스트레스 감소 등 생활양식의 변화를 권유한다.

② 이뇨제, 베타 차단제(β-blocker), 칼슘통로 차단제(Ca channel blocker), ACE 억제제(ACE inhibitor), 교감신경활동 억제제, 직접 작용하는 혈관확장제 등을 포함하는 투약.

- 초기에는 보통 이뇨제나 베타 차단제로 시작한다. 만약 한 가지 약물로 조절된다면 다른 약물을 더 투여할 필요는 없다.

- 한 가지 약물로 조절이 안 된다면 다른 약물을 더 투여하기도 한다. 보통 ACE 억제제 를 다른 약물과의 혼합투여 방식을 많이 사용한다.
- 위에 열거한 약물들을 혼합투여할 때는 단계적으로 실시하는 경우가 많다.

NCLEX! ③ 대상자의 영양 요구량에 대한 논의

- Na의 섭취량을 사정하고 하루 2~6g 정도만 섭취하도록 권유한다.
- 혈중 콜레스테롤 200mg/dL이하를 유지하도록 한다.
- 체중과 칼로리 제한 : BMI(body mass index)는 25 이하이어야 하며, 이상인 경우에는 체중 감량계획을 세워야 한다.

④ 활력징후(V/S)와 섭취배설량(I & O)을 측정하고 부종을 검사한다.

⑤ 매일 체중을 측정한다.

⑥ 식이조절과 투약의 이행과 혈압을 적정수준으로 유지하는 것, 아래와 같은 관련 위험요인들을 강조한다.

NCLEX!

- 생활양식이 방해 받는 것, 불쾌한 약물 부작용과 투약의 높은 비용 등으로 인해 상태가 좋을 때도 투약을 해야 할 필요성을 이해하지 못하는 것
- 고혈압은 증상이 없는 질병이며, 상황의 심각성이 대상자나 가족들에게 과소평가되고 있다는 것
- 대상자에게 처방된 생활양식의 변화에 대해 받아들이고 이행하기가 어려울 수 있으므로 지지집단이 도움을 줄 수 있다.

⑦ 가정에서의 혈압측정법 교육

- 대상자가 혈압의 측정과 기록을 현실에 맞는 스케줄로 계획하도록 돕는다.
- 대상자나 가족에게 혈압이 특이하게 높거나 낮게 나올 때는 건강관리자에게 연락을 취하도록 교육한다.

⑧ 항고혈압 약물을 투여하기 전에 혈압과 심박수를 측정한다.

- 수축기압이 100mmHg 이하이고, 심박수가 50BPM이면 투약을 보류한다.
- 베타 차단제를 투여하기 전에 항상 혈압을 측정한다.
- 선 자세(orthostatic position)에서 혈압을 측정한다(갑작스런 자세의 변화는 혈압의 하강으로 인해 실신이나 어지러움을 초래할 수 있다).

⑨ 전 생애에 걸친 의료관리의 중요성을 논의한다.

NCLEX! ⑩ 처방전 없이 투약하지 말도록 하며, 이런 투약이 혈압을 상승시킬 수 있음을 주지시킨다.

⑪ 건강증진 프로그램에 개별적인 유산소운동 같은 것을 반드시 포함시키고, 자가보고 시스템을 이용하여 모니터하거나 체계적인 클럽을 이용하도록 한다.

- 운동 중 심박수, 신체적 · 정서적 스트레스의 감소 및 혈압하강 등을 대상자가 보고해야 한다.
- 유산소운동은 대상자의 나이와 신체적 상태에 따라 다르지만, 대체로 주 3회에 20~30분 정도로 한다.
- 최대 심박수는 220에서 대상자의 나이를 뺀 값으로 한다.
- 재활을 시작하기 전에, 운동처방사가 자세한 수행평가항목을 작성하도록 한다.

⑫ 금연

⑬ 투약의 효과를 모니터한다. 특히 노인들은 체액분포의 변화를 경험할 수도 있다.

section 03

Peripheral Vascular Disease

말초혈관 질환

(1) 개 요

① 말초혈관 질환은 사지로의 혈류가 방해를 받아서 초래되는 질병으로 정의된다.

② 원류는 동맥 또는 정맥이 될 수 있다. 표 3-1

- 말초동맥 폐쇄 질환 : 부분적 협착이나 완전 폐색
- 정맥성 질환
  - 혈전성 색전증과 같은 급성
  - 정맥류(표재성 정맥), 만성 정맥부전(정맥혈이 심장으로의 귀환을 방해받아서 정맥혈관의 기능이 만성적으로 저하되는 것) 등과 같은 만성

③ 원인에는 심혈관 질환, 혈전나 부동상태, 장시간 서있는 자세, 호흡기 질환 등이 있다.

(2) 병태생리

(a) **세동맥**(arteriole)

① 산소공급을 담당하는 혈류의 변화와 요구량의 변화

② 광범위한 부위에 혈액의 관류가 감소하거나 장기간의 혈류 변화는 혈관확장을 가져오게 된다. 즉, 이것은 세포의 대사요구량을 충족시키기 위해 혐기성 기전을 사용하고 측부 순환을 형성하게 한다.

③ 혈관확장은 다음과 같은 제한적인 효과를 나타내게 된다. 즉, 산소결핍이 있는 동맥혈관은 최대로 확장되어 세동맥 확장(arterial steal; 조직의 산소요구량을 충족시키기 위해 저산소증일 때, 세동맥이 최대로 확장하는 현상이다. 이런 세동맥은 피부와 말초혈관으로부터 혈액을 가져오기 때문에 환자는 이런 현상이 일어난 부위에서 핀과 바늘로 찌르는 듯한 감각을 느끼게 된다)이 발생한다.

④ 산증으로 발전할 잠재적 위험이 있다. 조직에 대량의 젖산과 피부르산이 급속히 축적될 때에 발생한다.이런 산들은 신체에 매우 해롭다.

표 3-1 동맥부전과 정맥부전의 차이

	동 맥	정 맥
통증	간헐적 파상:자세에 의해 완화됨	쥐어짜듯 하거나 찌르는 듯한 통증으로 거상 시 완화됨.
맥박 사정	감소되거나 없어짐.	존재함
궤양의 특징	창백함 : 발가락, 발, 기타 다른 피부 부위에 발생함.	표재성, 핑크색 : 발목의 안쪽이나 바깥쪽 위
피부	의존적 발적 : 올리면 창백해짐, 건조하고 윤기있는 피부, 냉감이나 낮은 체온, 부종, 부종, 전신적일 때는 약한 부종	두껍고 거칠음, 갈색 반점, 피부는 정상 체온, 부종이 있을 수도 있음.
합병증	괴저(gangrene)	치유가 잘 안됨.

NCLEX! ⑤ 보상작용이 부적절하면 대상자는 간헐적 파행증(intermittent claudication)이라는 통증을 경험하게 된다.

- 근육이 활동하는 데에 필요한 혈액공급을 받지 못한 상태에서 수축하게 되면 이런 증상이 나타난다.
- 신체의 모든 근육에서 파행증이 나타날 수 있지만 주로 하지에서 나타난다.

⑥ 하지는 동맥의 측부 순환이 제한되어 있으므로 동맥 폐색성 장애나 죽상경화증에 특히 취약하다.

⑦ 증상과 징후

- 간헐적 파행
- NCLEX! 발에 어두운 자주색의 변색이 생긴다.
- NCLEX! 다리를 올리면 희고 창백하게 된다.
- 엄지발톱이 두꺼워진다.
- 하지의 궤양 표 3-1 참고
- 다리의 정맥에 울혈이 생긴다.
- 족배 동맥의 맥박이 감소하거나 사라진다.
- 사지가 무감각하고 차며, 따끔거리는 느낌이 있다.
- 발생에서 증상이 나타나기까지는 매우 느려서 20~40년이 걸리기도 한다. 이러한 대상자의 일부는 관상동맥 질환(CAD)과 관련이 있고, 증상은 하지에서의 산소 소모속도와 신체의 산소소모율에 영향을 받는다.

(b) **정맥**(venous)

① 표재성이나 심부정맥계에 폐색이 나타나는 것이다.

② 혈전형성의 원인

- 부동으로 인한 정맥 정체, 장시간의 여행, 비만, 임신, 심장질환
- NCLEX! 탈수로 인한 고응집력과 혈액이상(blood dyscrasias)이 섬유소 용해를 감소시키고, 혈소판 수와 응고인자를 증가시킴으로써 혈액의 점도를 변화시킬 수 있다. 이에 더해 경구피임약과 혈액학적 장애는 혈액 응고력을 증가시키기도 한다.
- 혈관벽의 손상은 정맥주사 · 골절 · 타박상 등에 의한 손상, 경화물(sclerosing agent)과 버거씨 병(thromboangiitis obliterans)에 의한 화학적 손상에 의해 초래될 수 있다.
  - 손상된 정맥벽에 혈소판과 괴사조직(debris)이 부착된다.
  - 낮은 혈류로 고응집력 상태가 되어 혈전이 발생한다.

③ 증상과 징후

- 사지의 변색
- 궤양 표 3-1 참고
- 경골부위의 부종
- 다리의 압통
- NCLEX! 호만씨 증후(Homan's sign) 양성

(3) 간호 사정

(a) 사 정

① 동맥
- 의료적 도움을 찾게 된 원인적 증상을 분석한다.
- 활동내구성과 압통을 사정한다.
- 피부색을 사정한다.
- 맥박측정에 도플러를 사용한다.
- 위의 사정 이외에 모세혈관 충혈시간, 정맥충혈의 유무, 체온 등 순환 상태를 사정한다.
- 대상자로 하여금 다리를 무릎 위로 꼬고 앉게 하고, 가터를 사용하거나 무릎까지 오는 스타킹을 착용하게 하여 관찰하며, 발 · 다리 · 발목에 부종이 있는지를 관찰한다.

② 정맥
- 혈전성 정맥염의 위험이 높은 대상자를 확인한다.
- 대상자 다리의 변색, 부종, 압통 등을 사정한다.
- 하지둘레를 측정한다.
- 대상자가 경험한 불편감의 정도, 위치, 강도, 기간 등을 확인한다.
- Homan's sign을 사정한다.

(b) 진단검사

① 콜레스테롤과 지방 관련검사
② 동맥조영술(arteriogram)
③ 동맥 혈류를 확인하기 위한 도플러 초음파 검사
④ 특정 부위의 동맥들을 확인하기 위한 디지털 동맥조영술(digital subtraction angiography)
⑤ 맥동량을 알기 위한 oscillometry 측정
⑥ 스트레스 검사
⑦ 혈액응고 검사 : 헤파린 투여시 PTT(partial thromboplastin time)검사, 쿠마딘(coumadine or warfarin) 투여시 PT(prothrombin time)검사

(4) 간호 중재

① 투약
- 혈액점도를 낮추고 미세순환을 증가시키기 위한 pentoxifylline(Trental)
- 혈관확장제로서의 프로스타글란딘
- 혈전에 대한 항응고제 또는 혈소판용해제
- 항혈소판 제제 : cilostazol(Pletal)

② 과체중 대상자는 과일과 야채 위주의 저지방, 저콜레스테롤 식이를 실시하여 체중관리를 함으로써 위험요인을 감소시킨다.

③ 신체운동을 통해 위험요인을 감소시킨다. 대상자의 피부에 변화가 없을 때는 매일 30~60분씩 걷도록 권장한다. 대상자에 따라 운동량을 적절하게 수정해 주어야 한다.

NCLEX! ④ 금연교육을 실시한다. 대상자는 니코틴의 영향에 대해 교육을 받아야 하며, 지지집단의 도움을 받도록 해준다.

NCLEX! ⑤ 만일 대상자가 고지혈증이라면 총 지방섭취량과 총 칼로리량을 줄이고 기타 콜레스테롤을 높이는 음식의 섭취를 제한해야 한다. 어떤 경우에는 약물 투여만으로 관리되기도 한다.

NCLEX! ⑥ 대상자에게 장시간 같은 자세로 서 있어서는 안되는 이유를 알려주고, 만일 파행증(claudication)이 발생하면 일을 멈추고, 휴식을 취한 후에 다시 일을 시작해야 함을 교육한다.

⑦ 대상자에게 하지의 혈관이 수축되는 것을 예방하기 위해 가볍고 따뜻한 옷을 걸치도록 권유한다.

⑧ 관류율을 낮출 수 있기 때문에 다리나 발을 꼬고 앉지 않도록 교육한다. 또한 의자나 침대에 앉을 때는 다리를 올리도록 교육한다.

section 04 Aneurysms 동맥류

(1) 개 요

① 동맥류(aneurysm)는 인체의 어느 곳에서나 발생할 수 있는 동맥이나 정맥 벽의 확장이나 늘어진 상태로 정의된다.

② 대부분의 대동맥성 동맥류는 신동맥 하에서 발생하고, 다른 부위로는 대동맥의 분지이며, 신체의 동맥계 또는 정맥계의 어느 곳에서나 발생할 수 있다.

③ 진성과 가성 동맥류의 분류
- 진성 동맥류(true aneurysm)는 높은 압력이나 죽상경화증의 결과로 장기간에 걸쳐서 혈관벽이 약화되어 발생한 것이다.
- 가성동맥류(false aneurysm)는 진성에서와 같이 약화로 인한 것이 아니라 상해성 손상(traumatic break)으로 발생한 것이다.

④ 동맥류의 병태 생리, 임상적 증상, 치료는 동맥류의 위치에 따라 달라진다.

⑤ 동맥이나 정맥 모두에서 발생할 수 있다.

⑥ 동맥류의 원인으로는 고혈압, 손상, 죽상경화증 등이 있다.

(2) 병태생리

① 형태
- 방추상 동맥류(fusiform aneurysm)는 실린더 형태로 혈관 둘레 전체를 침범한 것이다.
- 낭성 동맥류(saccular aneurysm)는 혈관 벽의 일부가 주머니 모양으로 늘어진 형태로, 실례로 berry aneurysm이 있다.

- 위동맥류(pseudoaneurysm) : 동맥류의 벽이 대동맥의 원래 벽이 아니고, 누출된 혈액 을 둘러싼 구조물과 결합조직으로 만들어진 덩어리가 동맥류처럼 보이는 것이다.

② 원인 : 동맥류는 다음과 같은 원인들에 의해 분류될 수 있다.

- 죽상경화성 동맥류(atherosclerotic aneurysm) : 죽상경화증이 원인이다.
- 진균성 동맥류 (mycotic aneurysm) : 박테리아 감염이 원인이다.
- 매독성 동맥류 (luetic aneurysm) : 매독이 원인이다.

③ 위치 : 동맥류의 유형이 위치에 따라 결정된다.

- 흉대동맥
  - 급속히 발전하고 자주 파열된다.
  - 증상에는 등 · 목과 쇄골 하의 동통, 호흡기 장애(천명음, 호흡곤란, 기침), 쉰 목소리 등이 나타난다.
- 대정맥 : 경장맥 확장과 안면 부종과 동반하여 나타난다.

NCLEX!
- 복대동맥
  - 대부분 신동맥 하에서 발생하며 가장 흔하다.

NCLEX!
  - 종종 증상이 없으나 복부에서 맥동을 청취할 수 있고, 복부에 맥동이 있는 덩어리가 동반되기도 한다.
  - 경증에서 중증의 복부와 등의 동통, 사지 냉감, 파행증 등이 있을 수 있다.
- 동맥류 파열(dissection aneurysm)
  - 의학적 응급상태
  - 대동맥의 내막 파열로 출혈이 발생한다.
  - 종종 상행 대동맥과 같은 곳에 높은 압력이 가해질 때에 발생한다.

NCLEX!
  - 증상에는 갑작스럽고 심한 통증, 혈압 상승, 맥박감지 불능, 실신, 심부전 등이 나타난다.

NCLEX!
④ 동맥류가 5cm 정도 되면 비만하지 않은 환자의 경우, 촉진될 수도 있다.

⑤ 복부 동맥류의 치료는 수술이다.

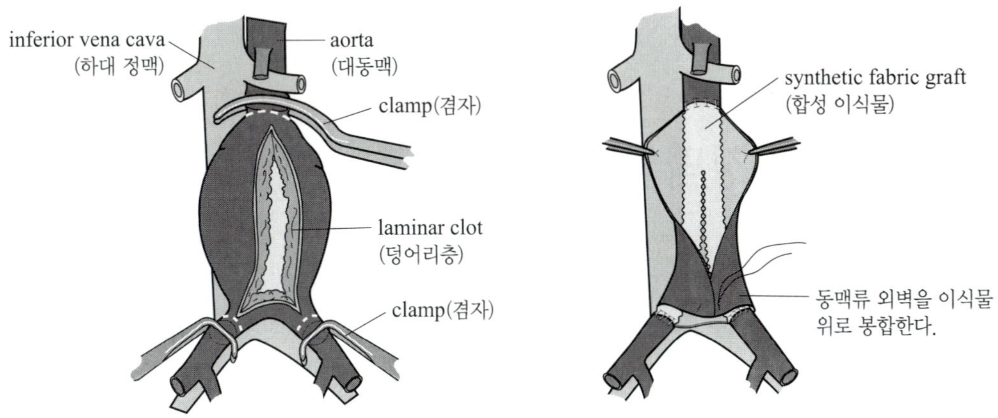

그림 3-1 복부 동맥류의 치료(수술)

(3) 간호 사정

① 대상자의 통증(복부, 등, 옆구리, 음낭 등의 강한 통증)의 특성을 사정하고 복부를 청진 및 촉지한다(혈액이 축적되면 경직됨). 출혈성 쇼크가 있는지 알아보기 위해 활력증후(V/S)를 측정한다.

② 진단검사

- 초음파
- CT scan 또는 MRI
- 흉부 X-선 검사
- 신기능검사

(4) 간호 중재

① 투약

- 항고혈압제
- 베타 차단제
- 항응고제와 수술 후 항생제
- 진통제

② 주요 외과적 시술 후 합병증을 관찰한다.

- 관생동맥질환과 만성 폐색성 폐질환이 기저질환으로 있는 경우
- 수술 후 무기폐
- 저혈량증과 체액이동과 같은 혈역학적 변화에 대한 내성 감소
- 심근경색증
- 신장기능 : 심혈관계의 통합성을 반영한다.
- 색전

③ 수술 후 간호

- 출혈성 쇼크를 예방하기 위해 체액량 결핍이 있는지 관찰한다.
- 맥박 상승, 혈압 하강, 축축한 피부, 불안, 의식상태의 변화, 핍뇨, 창백함, 목마름 등을 관찰한다.

④ 대상자에게 고혈압 조절의 이행을 교육시킨다.

section 05 Thrombophlebitis 혈전성 정맥염

(1) 개 요

① 혈전성 정맥염(thrombophlebitis) 은 피브린 그물에 혈액의 여러 요소들이 부착되어 만들어지는 혈괴가 동반되는 정맥의 염증으로 정의된다.

NCLEX! ② 원인은 보통 피르호 3 증후(Virchow's triad)와 관련된다.

- 혈관벽의 손상 : 기계적 손상, 열에 의한 손상, 패혈증 상태 또는 자가면역성 질환

- 혈액상태 : 혈전은 혈액이 정체된 상태의 영역과 정맥의 밸브가 만나는 지점에서 생성된다.
- 높은 응고력, 혈액 농축의 변화, 혈액응고 요인의 변화, 자연적으로 발생하는 항혈전인자(antithrombins)의 결핍, 혈액의 점도를 높이는 인자들

(2) 병태생리

① 정맥 내막의 손상은 순환 감소를 초래하고 혈소판 등에 염증 매개요인들의 응집을 자극한다.

② 이런 상태에서 돌출된 부분이 혈관을 막기 시작하여 마침내 혈류를 부분적 또는 완전히 차단하게 된다.

③ 염증 매개요인들(백혈구, 임파구, 섬유아세포)이 모여서 혈관벽에 부착된다.

④ 혈전은 어떤 혈관에서도 발생할 수 있지만, 동맥보다 혈류가 느린 정맥에서 더 많이 발생한다.

NCLEX! ⑤ 색전은 혈전발생부위에서 떨어져 나와서 신체의 다른 부분으로 이동해 가는데, 주로 폐순환으로 간다.

⑥ 증상과 증후

- 작거나 중간 크기의 정맥은 증상이 없을 수도 있다.
- 큰 혈관 : 발열(102° F≒ 57℃).
- 표재성 정맥 : 발적, 동통, 압통, 부종
- NCLEX! 심부정맥 혈전(deep vein thrombosis; DVT) : 종아리 근육의 통증, Homan's sign 양성.
- 장골대퇴 정맥 : 대퇴와 서혜부 통증, 부종(요흔성일 수 있음), 다리에 청색증이 나타남, 발열, 빈맥, brawny edema(피부가 두껍고 딱딱함. 귤껍질과 같은 현상, 부종).

(3) 간호 사정

① 침범된 부위의 혈액 관류를 사정(모세혈관 충혈시간, 체온, 맥박, 감각, 피부색 등), 활력징후, 통증의 증상 분석, Homan's sign 양성.

② 진단검사

- 혈액 배양검사와 CBC
- 정맥조영술(Phlebography) : 혈전의 위치를 파악할 수 있다.
- 도플러 초음파
- 정맥압 측정
- 혈량측정법(Plethysmography) : 혈관을 통해 통과하는 체액량의 변화를 측정한다.

(4) 간호 중재

NCLEX! ① 항응고제, 저분자 헤파린(low-molecular weight heparin), 항혈소판제제, 항염증제제, 혈전용해제, 항생제 등을 포함하는 투약

NCLEX! ② 침범한 부위를 거상시키거나, 발을 15~20cm 크기의 블록 위에 얹어서 상승시킨다.

③ 대상자를 침상 안정시킨다.

④ 침범된 사지에 습열을 제공한다. 만일 침범된 부위에 습열도포가 처방되면 4~6시간 마다 30분 정도로 실시하며, 젖은 타월 위로 습열 패드(aquathermia pad)를 사용할 수도 있다.

⑤ 대상자의 말을 경청한다. 지역사회로의 의뢰가 필요할 수도 있다.
⑥ 정맥 관류를 세심히 관찰한다.
⑦ 대상자가 침범된 부위를 쉬게 하도록 격려한다.
⑧ 투약과 치료의 효과를 모니터하여 대상자에게 치료의 효과와 잠재적 부작용을 교육한다.

section 06

Varicose Veins
정맥류

(1) 개 요

① 정맥류의 정의는 표재성 정맥이 확장되고 꼬인 것이다.
② 인체의 어느 부분에서나 발생할 수 있으나 주로 하지에 발생한다.
③ 유형
- 1차성(primary) : 표재성 정맥에 발생하고 교통정맥에는 발생하지 않는다.
- 2차성(2 ndary) : 심부의 교통정맥에 발생한다.

④ 원인
- 1차성 정맥류(primary varicose vein)는 흔히 가족적이며, 정맥벽의 탄력성 상실과 판막의 기능저하가 있는 대상자에게 흔하다.
- 2차성 정맥류(2 ndary varicose vein)는 손상, 심부정맥혈전증, 염증 · 판막 손상 등으로 발생한다.

(2) 병태생리

NCLEX! ① 다음과 같은 원인으로 인한 판막기능 저하로 초래된 만성적 정맥부전
- 정맥귀환 감소
- 정맥압 증가
- 정맥 정체

② 판막의 늘어짐으로 인한 극도의 정맥확장
③ 이것으로 인해 정맥부전이 오며, 근육 펌프에 의해 표재성 정맥혈이 심부정맥으로 회귀하게 된다.

NCLEX! ④ 증상과 증후는 정맥이 만성적으로 확장되고 꼬이게 되면 나타난다.
- 확장된 정맥의 색은 푸르고 튀어나와 있다.
- 발과 발목의 통증과 다리에서 열감과 무거움을 느낀다.
- 하지의 부종
- 정체성 궤양
- 침범된 사지의 가려움증

(3) 간호 사정

NCLEX! ① 사정은 하지에 부종, 변색, 압통, 불편감(위치와 강도), Homan's sign 양성, 폐색전의 증상(불안, 호흡곤란, 호흡률 증가, 빈맥, 발한, 흉통), 변비

② 진단검사

- 도플러 초음파 검사
- 토니켓 테스트 : 판막부전의 위치 확인
- 혈관조영술
- 혈량측정법(Plethysmography)

(4) 간호 중재

① 진통제를 필요로 하지 않는 한, 투약은 권장되지 않는다.

② 대상자가 흡연자라면 금연의 필요성과 판막에 대해 교육하고, 대상자를 지지집단에 의뢰한다.

NCLEX! ③ 대상자로 하여금 한 자세로 오랜 시간 서 있지 않도록 격려한다. 매일 30~60분 간씩 걷도록 하며, 간헐적 파행증이 나타나면 휴식을 취하도록 한다.

④ 고용주가 대상자의 자세를 다르게 취하도록 해주지 않는다면, 직업 재활 서비스에 의뢰하는 것이 도움이 될 수 있다.

⑤ 대상자가 하지의 혈관수축을 예방하는 데에는 가볍고 따뜻한 옷이 필수적임을 알려준다.

NCLEX! ⑥ 대상자가 자신의 다리나 발목을 교차하여 앉지 않도록 하고, 누워 있을 때는 다리를 올리고 있도록 교육시킨다.

⑦ 변비나 긴장을 예방한다.

section 07 Arteriospastic Disease: Raynaud's Syndrome
동맥경련성 질환

(1) 개 요

① 동맥경련성 질환 : 레이노 증후군(Raynaud' s syndrome)의 정의는 손가락과 피부의 소동맥과 세동맥이 냉기와 정서적 흥분으로 인해 수축하는 것이다. 표 3-2

② 레이노 증후군의 간헐적 발생이 3년 동안 지속되면 레이노씨 병이라고 한다.

③ 루프스와 같은 자가면역성 장애와 관련되어 있을 수 있다. 유전적 소인이 나타나며, 원인불명.

④ 1차적으로 젊은 여성의 병이다.

(2) 병태생리

NCLEX! ① 레이노 증후군은 손이 원인적 요인에 노출되었을 때, 손에 변색이 온다.

② 손가락 동맥들이 경련을 일으키고 손이 변색되며, 점차 창백하게 된다.

③ 운동 후에 발생할 수 있다.

④ 조직의 저산소증의 발생이 동맥들을 약간 확장시키는 원인이 된다.

⑤ 산화되지 못한 혈액을 운반하기 때문에 손가락들이 파랗게 된다. 한 손 또는 양 손에 나타날 수 있다.

⑥ 동맥경련이 중단되면 발적이 나타나게 된다.

⑦ 다른 손가락들은 괜찮은데, 한 손가락만 심한 국소빈혈(ischemia;산화된 혈액의 공급이 부족한 상태) 상태를 나타낼 수 있다.

⑧ 협착이 무맥과 국소적 혈관잡음(bruit)의 원인이 된다.

⑨ 레이노 증후군과 레이노씨 병의 중요한 차이는, 레이노 증후군의 경우에는 침범된 부위가 적은 것이다.

NCLEX! ⑩ 운동, 추위에 장시간의 노출, 스트레스 등이 발발시킨다.

⑪ 증상과 징후

NCLEX!
- 레이노 증후군은 red-white-blue syndrome로 알려져 있으며, 손가락이 파래졌다가 하얗게 된 후에 경련이 끝나면 빨갛게 된다.
- 기타 : 양쪽 또는 한쪽의 청색증이나 창백, 정상적 맥박, 사지의 감각변화(따끔거림, 경직, 통증, 감각 저하)
- 장기적 : 손끝이 산소부족으로 두터워지고, 손톱이 잘 부서지게 된다. 괴저는 심각한 합병증이다.

표 3-2 레이노 증후군과 버거씨 병의 비교

	레이노 증후군(Raynaud's syndrome)	버거씨 병(Buerger's disease)
정 의	손가락과 피부의 소동맥과 세동맥이 냉기와 정서적 흥분으로 인해 수축하는 것.	중간 크기의 동맥과 정맥을 침범하는 염증성 폐색성 혈관질환이다.
원인적 요인	루프스와 같은 자가면역성 장애 유전적 소인 : 원인불명	유전적 소인 : 흡연, 담배 알레르기, 자가면역성 반응
발생빈도	일차적으로 젊은 여성	일차적으로 아시아인과 유태계 남성, 40세 이하, 과다 흡연자
병태생리	원인적 자극이 손을 변색시킨다. 손가락 동맥의 경련, 조직의 저산소증이 동맥을 확장시킴, 경련이 중단되면 발적이 생김.	혈전으로 발전, 혈관의 폐색, 병소가 섬유화됨, 혈관경련이 혈류를 막음.
증상과 증후	손가락의 red-white-blue syndrome, 양쪽 또는 한쪽의 청색증이나 창백, 정상적 맥박, 사지의 감각변화, 통증휴식시, 통증	휴식시, 통증, 간헐적 파행증, 맥박이 감소되거나 없다. 사지의 발적과 청색증, 순환감소의 증후
특 징	운동, 추위에 장시간의 노출, 스트레스 등이 발발시킨다. 병소는 괴저로 진행될 수 있다.	흡연, 냉기, 정서적 스트레스에 의해 발발된다. 손과 발에 가장 흔하다. 상지도 또한 침범될 수 있다. 악화와 완화기간을 가짐, 합병증은 괴저(gangrene)

(3) 간호 사정

① 사정

- 대상자로부터 손의 색 변화와 불편감에 대한 자세한 병력을 수집한다.
- 양쪽의 말단 맥박을 촉진하여 비율과 양을 기록한다.
- 통증정도를 사정하고 통증의 빈도, 기간, 강도, 위치 및 통증조절을 위해 선택한 치료를 기록한다. 현재의 투약이 통증을 조절할 수 있을 정도로 충분한지를 확인한다.
- 사지의 부종, 병소, 괴저가 있는지 등을 사정한다.
- 병소가 있다면, 각 사지의 둘레를 측정한다. 병소의 위치를 기록하고 측정한다.
- 대상자의 투약을 사정한다.
- 대상자가 흡연을 계속하고 있는지를 사정한다.

② **진단검사** : 진단은 증상으로 하며 기타의 순환감소의 원인을 배제한다.

(4) 간호 중재

① 혈관확장제, 저용량의 칼슘통로 차단제(Nifedipine), nitrates(Nitroglycerine), 진통제 등을 투여한다.

NCLEX! ② 흡연자는 금연하도록 하고 지지집단을 소개해 준다. 니코틴 패치나 기타 약물을 투여할 수 있다.

NCLEX! ③ 혈액순환이 잘 되도록 의복은 느슨하고 따뜻하게 입는다: 장갑, 두터운 모직 양말, 편한 신발, 방한모자 등

④ 대상자에게 이완법을 교육한다.

section 08 혈전성 맥관염

Thromboangiitis obliterans; Berger's disease

(1) 개 요

① 버거씨 병(Buerger's disease)의 정의는 중간 크기의 동맥과 정맥을 침범하는 염증성 폐색성 혈관질환이다.

② 1차적으로 40세 이하이고, 과다 흡연자인 아시아인과 유태인 남성에게 많다.

③ 보통 다리와 발에 발생하지만 상지에도 발생할 수 있다.

④ 악화와 완화기간을 가지며, 장기적으로는 궤양과 괴저(gangrene)가 합병증으로 발생한다.

NCLEX! ⑤ 원인은 유전적 소인, 흡연(1차적), 담배 알레르기, 자가면역성 반응 등이다.

(2) 병태생리

① 이 질환의 특징은 범동맥염(panarteritis : 동맥관의 염증)과 범정맥염(panphlebitis : 정맥의 염증)이다.

② 혈관벽에서 혈전이 형성되어 혈관을 폐색시키고, 병소는 점점 섬유화가 된다. 병소의 죽상경화증은 보고되지 않고 있다.

③ 보통 혈관경련이 발생하여 혈류를 방해한다.

④ 1차적 결과는 동맥폐쇄이지만, 정맥도 침범될 수 있다.

⑤ 증상과 증후

NCLEX!
- 휴식시 통증(가장 흔함)이나 간헐적 파행증, 흡연, 추위, 정서적 스트레스에 의해 발발된다.
- 추위에 대한 내성이 없다.
- 맥박감소(무맥박), 발의 냉감과 낮은 체온

NCLEX!
- 사지의 발적과 청색증
- 탈모, 얇고 반짝이는 사지의 피부
- 두꺼운 손, 발톱
- 사지의 순환감소 증상, 자세 변화에 따른 변화

NCLEX!

(3) 간호 사정

① 대상자가 휴식 시에 발가락과 발의 통증을 증상 분석한다.

② 사지와 발의 근육에 파행증(claudication) 이 있는지를 사정한다.

③ 여러 정맥에 전이된 혈전성 정맥염이 있는지를 사정한다.

④ 발에서 괴저의 발생을 사정한다.

⑤ 발가락에 치명적인 국소빈혈(체온, 모세혈관 충혈시간, 맥박 등)이 있는지를 사정한다.

(4) 간호 중재

NCLEX!

① 투약
- 완화제 투여 : 항생제, 콜티코스테로이드, 혈관확장제, 항응고제.
- 칼슘통로 차단제(Ca channel blocker) : Diltiazem, Verapamil
- 항혈소판제 : Pentoxifylline(Trental)

② 버거씨 병(Buerger's disease)대상자의 비수술적 치료는 금연하는 것이다. 금연하면 증상완화가 기대된다.

NCLEX!

③ 수술적 치료는 발생부위의 절단이다.

④ 대상자에게 사지로의 순환을 감소시키거나 저하시키는 약물을 피하도록 교육한다.

⑤ 대상자에게 극도의 온도변화를 피하도록 교육한다.

⑥ 대상자에게 자주 발을 검사하도록 교육한다. 발은 청결하고 건조하게 유지하도록 하며, 필요시 부드러운 패드를 부착하도록 한다.

⑦ 한 자세로 장기간 서 있지 않도록 하며, 꼭 끼거나 움직임을 제한시키는 의류나 신발을 피하도록 한다.

⑧ 필요하다면 이불의 압력을 줄이기 위해 침대에 크레들을 사용한다.

사례 연구

65세 여성인 이씨는 원발성 고혈압으로 진단 받았다. 그녀는 지역노인회에 나가고 있으며 필요할 때마다 여러 지역 의원에서 진료를 받고 있다. 지역노인회에서 자원봉사 간호사에게서 한 달에 한 번씩 혈압을 측정하고 있다. 그녀는 베타 차단제와 이뇨제를 복용하고 있으며 혈압은 130~140/70~90 이다.

그녀는 식이요법을 준수하고 흡연하지 않으며 체중을 모니터하고 있다. 그해 가을에 감기에 걸린 적이 있었고 혈압이 190~210/100~120으로 증가하기 시작하였다. 지역노인회에서는 보다 자주 혈압을 측정하도록 하였고, 담당 의사에게 의뢰하였다. 복용하고 있는 베타 차단제와 이뇨제가 증량되었지만 여전히 혈압이 높았다. 뇌졸중을 염려하여 가족들에게 알렸고 지난 몇 달 간의 혈압측정 자료의 복사본을 제공하였다. 간호사는 그녀를 다시 의사에게 의뢰하여 ACE 억제제가 처방되었다.

① 건강제공자는 대상자의 현 상태와 과거력 자료와 관련하여 어떤 정보들을 수집해야 하는가?

② 가족들에게 어떤 교육을 시켜야 하는가?

③ 약물처방과 관련하여 대상자에게 어떤 정보제공이 반드시 필요하겠는가?

④ 대상자 간호의 우선순위는 무엇인가? 이 대상자 간호에서 간호수행을 위한 계획은 어떤 것이어야 하는가?

⑤ 대상자와 가족에게 원발성 고혈압의 진단을 어떻게 설명해야 하는가?

책 속의 책 7쪽

✓ POSTTEST

1. 고혈압인 중년남성들을 집단 교육함에 있어서 간호사가 강조해야만 하는 것은 다음 중 무엇인가?

① 칼슘, 마그네슘, 포타슘의 적절한 섭취
② 음주량이 하루 0.4ℓ를 넘지 않을 것
③ 하루 5km 정도의 조깅을 할 것
④ 감초(licorice)가 포함된 약초요법의 사용

2. 2차성 고혈압은 일련의 생리적 과정으로 초래되는 혈압상승이다. 다음 중 어느 것이 이차성 고혈압에 대한 바른 설명인가?

① 에스트로젠이 함유된 피임약을 비체계적으로 단기간 사용하는 것이 고혈압을 초래할 수 있다.
② 대동맥의 협착증(coarctation)은 신장의 reninangiotensinaldosterone 계와 전혀 관계가 없거나 또는 약간 있다.
③ 임신 중 고혈압은 모체 및 태아의 사망률과 유병률을 높이는 원인이다.
④ 내분비 장애가 동반된 고혈압은 매우 많다.

3. 고혈압의 병태생리는 다음 중 어떤 모니터링 시스템과 관련이 있는가?

① 단지 압수용기만
② 체액량 조절
③ 내분비계
④ 나트륨 보유물질의 생산저하

4. 고혈압환자로 진단하기위해선 흔히 임상검사를 실시한다. 진단시 반드시 필요한 검사는 무엇인가?

① 혈청 Na, 혈청 K, 골밀도 검사
② 헤모글로빈, 헤마토크리트, 내당검사(glucosetolerance test)
③ 스트레스 테스트, 프로쓰롬빈 타임, 소변검사
④ 혈청 콜레스테롤, CBC, 혈청 크레아티닌

5. 다음 대상자 중 혈전성 정맥염에 대한 고위험대상자는 누구인가?

① 25세 고혈압 흡연자
② 고관절 치환수술 1일 후로 회복중인 67세의 과체중 여성
③ 레이나드 질환의 가족력이 있는 22세의 여성
④ 관절염과 우회로 수술의 경력을 가진 72세의 남성

6. 1주일에 3회, 운동을 위해 산책을 하려고 할 때마다 통증을 호소하는 남성 대상자가 있다. 검사상, 그의 발은 침대에 걸터앉아 있으면 흔들거리며 어두운 자주색으로 나타났다. 족배동맥은 촉지되나 미미하였고, 그는 자신의 발이 "종종 따끔거린다."고 하였다. 간호사는 대상자를 침대에 앙와위로 눕히고 다리부분의 침상을 30분 정도 높였더니 발이 창백하게 되었다. 이 대상자는 다음 중 어떤 질환으로 고통 받고 있다고 생각하는가?

① 정맥류
② 혈전성 정맥염
③ 레이노씨 병(Raynaud's disease)
④ 말초혈관 질환(Peripheral Vascular Disease)

7. 간헐적 파행증 대상자가 활동장애와 조직손상의 위험에 처해 있다. 만일에 조직 손상이 발생하면, 어떤 간호계획을 수립해야 하는가?

① 운동을 제한한다.
② 침상에서 휴식을 취한다.
③ 관절가동 범위에서 운동을 한다.
④ 가벼운 슬리퍼를 신고 편안하게 걷는다.

8. 혈전의 가장 흔한 원인은?

① 동맥정체, 혈액응고 저하, 동맥벽 손상
② 심근경색증, 뇌졸중, 장시간 앉아 있기
③ 정맥정체, 혈액응고 상승, 정맥벽 손상
④ 자동차 사고 및 장기간의 침상 휴식

9. 왼쪽 다리에 혈전성 정맥염과 심부정맥 혈전이 의심되는 대상자의 사정으로, 무릎을 아래로 압박하면서 부드럽게 발가락을 위로 잡아당겼다. 그러자 대상자는 종아리가 극심하게 아프다고 호소하였다. 이것은 다음 중 어떤 증상으로 기록해야 하는가?

① 토니켓 검사 양성
② 호만씨 검사 양성
③ 호만씨 검사 음성
④ 토니켓 검사 음성

10. 레이노씨 병(Raynaud's disease)이 있는 대상자에게 한 교육이 효과적인 것은 다음 대상자의 반응 중 어느 것인가?

① 나는 하루 흡연량을 6개로 줄일 것이다.
② 나는 이완하는 법을 배우려고 노력은 할 것이지만 아무것도 약속할 수는 없다
③ 나는 밤에 침대에 들 때, 장갑과 양말을 착용할 것이다.
④ 나는 건강 식이를 하려고 노력할 것이다.

책 속의 책 6쪽

■ 참고 문헌

Barkauskas, V. H., Bauman, L. C., & Darling-Fisher, C (2001). *Health and physical assessment* (3rd ed.). St. Louis, MO: mosby.

Black, J., Hawks, J. H., & Keene, A. M. (2001). *Medical surgical nursing*(6th ed.). Philadelphia: W. B. Saunders.

Burrel, G. & pless, B. S.(1998). *Adult nursing: Acute and community care* (2nd ed.). Upper Saddle River, NJ: Prentice Hall.

Guyton, a. & Hall, J. E. (2001). *Textbook of medical physiology* (10th de.). Philadelphia: W. B. Saunders.

Huether, S. E. & McCance, K. L. (2000). *Understanding pathophysiology*(2nd ed.) St. Louis: Mosby.

Kelly-Powell, M. L. (1997) Personalising choices: Client's making treatment decisions. *Research in nursing and Health, 20:* 219～227.

Kosier, B., Erb G., Magalhaes, l., Arauho, M. J., Chagas dealmeida, M. da C., & leto, J. P. (2001). Hypertension in female nursing staff - pattern of occurrence, diagnosis, and treatment. San paulo. *Arquivos Brasileiros de Cardiologia.*(http:// www. scielo. br./cgi-bin/fbpebtext?pid=S0066782X2001000300003)

LeMone, P & Burke, K. M.(2002). *Medical surgical nursing: Critical thinking in client care* (2nd ed.). Upper Saddle River, NJ: Prentice Hall.

NHLBI, "Issues New Clinical Advisory on Systolic blood Pressure." From: National institutes of health. May 4, 2000. (http://www. nhlvi. nig.gob/new/press/may04-00.htm)

NHLBI, "Stops part of study-High blood preesure drug performs no better than standard treatment." From: National Institutes of health, Wednesday, march 8, 2000.

(http:// www. nhlbi.nih.gov/new/press/mar08-00.htm)

NHLBI, "Study shows associationn between sleep apnea and hypertension." from: National Institutes of Health. April 11, 2000.(http://www.nhlbi.nih.gov/new/press/ apr11-00.htm)

Phillips, R. A.(1999). Hypertension: what's new in diagnosis? *Consultant 39*(5): 2337.

Rankin-Box, D. (2001). *The nurse's handbook of complementary therapies*(2nd ed.). Edinburgh: Bailliere Tindall.

vanWissen, K., Litchfield, M., & maling, T. (1998) Livaing with high blood pressure. *Journal of advanced Nursing, 27:* 567～574.

Walkier, B. R., McConnachie, A., Noon, J. P., Webb, D. J., & Watt, G. C. M (1998). contribution of parental blood pressures to association between low birth weight and adult high blood pressure: cross sectional study. *British Medical Journal 316*(4):834.

CHAPTER 4

신경학적 건강문제

(Neurological Health Problems)

Patsy Rider, RN, MSN, CS SHerry Hendrickson, RN, PnD, CS

최 스 미

목 차 Chapter Outline

- 신경학적 건강문제와 관련된 위험요인들(risk factors associated with neurological health problems)
- 뇌내압 상승(increased intracranial pressure; IICP)
- 뇌혈관 장애(cerebrovascular accident; CVA/stroke)
- 뇌염(encephalitis)
- 발작(seizures)
- 중증 근무력증(myasthenia gravis)
- 다발성 경화증(multiple sclerosis; MS)
- 통증(pain)
- 뇌내 혈종(intracranial hematomas)
- 척수 손상(spinal cord injuries)
- 뇌막염(meningitis)
- 길레안바레 증후군(Guillain-barre´ syndrome)
- 파킨슨 병(Parkinson's disease)
- 근위축성 축삭경화증(amyotrophic lateral sclerosis; ALS)
- 알츠하이머 병(Alzheimer's disease)

목 적 Objectives

- 신경학적 건강문제와 관련된 용어들의 개념을 안다.
- 신경학적 건강문제를 유발할 수 있는 위험 요인들을 확인한다.
- 신경학적 건강문제의 주요 원인에 대해 논의한다.
- 특정 신경학적 건강문제와 관련된 병태생리 기전에 대해 설명한다.
- 신경계 간호사정을 통해 얻은 결과를 정상과 비정상으로 구분 지을 수 있다.
- 특정 신경학적 건강문제들과 관련된 간호중재의 우선순위를 정한다.
- 통증의 병태생리를 설명한다.
- 통증치료에 사용되는 간호중재의 우선순위를 정한다.

용어해설 Review at a Glance

- 간질 중첩증(status epilepticus) : 잠시 멈췄다가 다시 계속되는 격렬하고 반복적인 발작
- 구해면체 반사(bulbocavernous reflex) : 음경의 등 부분 타진시 구해면체 근육이 수축한다.
- Nuchal rigidity : 목덜미의 근 수축
- 뇌수종(hydrocephalus) : 두 개 내강의 열(fissures)에 다량의 수액이 고이는 질병
- 동등진통 용량표(equianalgesic chart) : 약물의 종류, 용량 및 투여 경로에 따라서 다르게 나타나는 통증완화 정도
- Lead-pipe rigidity : 어떤 자세를 취해도 사지가 지속적으로 강직되어 있는 상태; 매끄럽고 뻣뻣한 운동
- Monro-Kellie 가설 : 뇌의 한 공간의 부피가 증가하면 (제한적으로) 다른 공간은 감소한다.
- 복시(diplopia) : 사물이 두 개로 보임.
- Brown-sequard's 증후군 : 척수의 절반, 병소 아래로 동측 운동성 상실, 병소 아래로 동측 위치감 · 진동감 상실, 병소 하부로 반대측 통각 · 온각의 상실
- Brudzinsk's sign : 경추 굴곡시 경추 통증이 유발되며, 엉덩이와 무릎 굴곡시 엉덩이 통증과 무릎 통증 유발
- Spinal shock : 병변 아래로 모두 혹은 거의 모든 신경 생리학적 반사의 손실
- 신경학적 폐부종(Neurogenic pulmonary edema) : 중추신경계 손상으로 혈관 투과성의 변체로 인한 폐부종
- 자동성(automatism) : 무의식적인 자동행동. 입맛 다시기 등과 같은 반복적 · 반목적적 동일한 운동
- 자율신경 과반사(autonomic dysreflexia) : T6 상부의 손상으로 나타나며, 경피자극에서 중추신경계 자극에 이르기까지 모든 자극에 대해 불수의적으로 교감신경이 반응을 하는 것
- 전측 척수 증후군(anterior cord syndrome) : 병소 아래의 완전 마비나 감각 과민(hyperaesthesia), 병소 아래의 통각 감퇴증(hypalgesia), 촉각 · 위치감 · 압각 · 진동각은 정상
- 제뇌(decerebrate) : 신전된 자세는 뇌간 손상을 의미한다.
- 제피질(decorticate) : 굴곡된 자세는 피질 척수로 손상을 의미한다.
- 중앙 척수 증후군(central cord syndrome) : 불완전 손상의 대부분을 차지; 하지 손상보다는 상지의 운동 상실이 더 흔하다. 하지 경직, 감각 상실이 다양한 정도로 나타남. 방광기능 상실이 다양한 정도로 나타난다.
- 척수 내 출혈(hematomyelia) : 척수 내의 출혈
- Kernig's sign : 엉덩이와 무릎의 굴곡, 다리의 신전이 슬와부 근(hamstring) 통증의 원인이 된다
- 톱니바퀴형 경직(cogwheel rigidity) : 마치 톱니바퀴를 돌리는 듯하게 경직됨. 파키슨씨 병의 특징적 징후
- 환상통(phantom pain) : 절단하여 없어진 부위에서 느끼는 통증

✓ PRETEST

1. 경추 7번(C7)이 손상된 환자를 위해 병실을 준비할 때, 우선순위로 고려해야 할 것은 무엇인가?

① 특수한 전동 침대
② 경추 보조기(halo brace device)
③ 인공호흡기
④ 심도자술 삽관 트레이(catheterization tray)

2. 폐쇄성 뇌손상 환자에게는 침상 머리 각도를 30도로 유지시켜 주고 베개 아래에 수건을 말아서 세로로 두고 목을 받쳐 준다. 이 체위는 환자에게 어떤 효과가 있는가?

① 폐색전 예방
② 뇌척수 액의 정맥 배액(venous drainage)으로의 촉진
③ 기도 확보
④ 뇌 내압 확인 가능

3. 오토바이 충돌 사고로 앰뷸런스에 실려 내원한 환자가 있다. 의식이 회복된 후에 그는 심각한 두통을 호소했다. 환자의 내원 당시 가족들은 환자가 혼수상태라는 것을 받아들이지 못했다. 이 때 간호사는 환자 가족에게 환자의 혼수상태의 원인이 무엇이라고 설명할 수 있는가?

① 광범위한 경막 혈종 ② 망상 활성계의 충격
③ 미만성 축삭 손상 ④ 광범위한 심막강 혈종

4. 대발작 환자가 의식을 잃은 채, 간호사가 불러도 깨어나지 않고 응답이 없다. 간호사는 다음 중 어떤 행동을 취해야 하는가?

① CPR 상황임을 알린다.
② 의사에게 보고한다.
③ Dilantin 용량을 줄인다.
④ 점진적인 의식 회복을 유도한다.

5. 퇴원을 앞두고 있는 뇌졸중(stroke) 환자에게 퇴원 후의 관리 등에 대해 교육하고 있다. 교육 후 다음 중 어떤 진술이 환자의 지식이 불충분하고 더 많은 정보가 필요함을 의미하는가?

① "저는 평생 어른용 기저귀를 착용해야 합니다."
② "저는 뇌의 허혈 부분이 주변 뇌로 전이될까 걱정됩니다."
③ "저는 보행을 도와 줄 적합한 보조기구를 찾고 있습니다."
④ "저는 욕조에서 저의 움직임을 도와 줄 손잡이를 설치해야 할 것 같습니다."

6. 뇌수막염 환자를 간호할 때, 가장 중점을 두어야 하는 것은?

① 대처기술 증가
② 인지자극 제공
③ 신체손상 위험 사정 및 합병증 예방
④ 심박출량 증가

7. 며칠 동안 양쪽 하지부터 상지 쪽으로 점점 근력이 약화된 환자가 응급실에 내원하였다. 간호사는 Guillian-barre´ syndrome을 의심하고 있다. 다음 중 어떤 처치부터 시작해야 하는가?

① 과거력을 사정하고, 최근의 influenza 접종 여부를 살핀다.
② 피로와 저혈당 중재로 오렌지 주스를 먹인다.
③ 중증 근무력증 여부를 검사한다.
④ 소발작 여부를 평가한다.

8. 중증 근무력증 환자에게 치료 계획을 설명하고 있다. 다음 중 우선순위로 해야 하는 중재는 무엇인가?

① 말초 혈액순환을 증가시킬 수 있는 운동
② 늦은 오후의 활동의 중요성
③ 위기 증상의 확인 및 위기 동안의 활동
④ 하루 세 끼의 균형된 식사

9. 파킨슨 병 환자가 오른 손에 통제 불가능한 진전(tremor)이 있다. 간호사는 그에게 어떤 충고를 해줄 수 있는가?

① 숨을 깊게 쉬도록 한다.
② 미온수 목욕을 하도록 한다.
③ 오른 손에 물건을 쥐고 있도록 한다.
④ 필요시 Diazepam을 복용하도록 한다.

10. 복부수술 후 첫날 10단계 통증 척도에서 9단계로 표시한 환자가 있다. 그는 현재 방문객들과 이야기하며 웃고 있고, 그의 통증 완화수준은 5라고 한다. 수술 후 의사는 그 환자에게 1~2시간마다 최대 용량의 진통제를 주사하라고 지시했다. 2시간 전에 간호사는 그 환자에게 의사의 처방대로 진통제를 주사했으며, 부작용은 나타나지 않고 있다. 지금 간호사는 어떤 처치를 해야 하는가?

① 환자의 통증수준을 5로 기록한다.
② 통증완화제의 최대 용량을 조절한다.
③ 통증완화제의 반감 용량을 조절한다.
④ 30분 안에 활력징후를 측정한다.

책 속의 책 8쪽

section 01 Risk Factors Associated with Neurological Health Problems 신경학적 건강문제와 관련된 위험요소들

(1) 뇌압상승(increased intracranial pressure)

뇌졸중, 종양, 뇌 외상, 염증, 뇌수막염 같은 신경학적 상태

(2) 뇌내 혈종(intracranial hematomas)

청소년기에서 청년 시기까지의 남자, 손상, 방사선 조사 여부, 감전사 가능성 있는 사고, 직업, 흐린 날 또는 소나기 가능성 높은 날에 외부에서 작업하는 것

(3) 뇌졸중(stroke)

질병(고혈압, 겸상 적혈구성 빈혈, 다혈구증, 동맥경화증, 심혈관계 질환, 당뇨), 판막 및 장기이식, 항응고 치료, 심실세동, 제세동, 경구피임약, 약물 남용, 흡연, 나트륨 과용섭취, 지나친 음주, 장시간 앉아 있는 직업

(4) 척수손상(spinal cord injury)

운동선수, 약물과(또는) 알코올 의존, 높은 곳에서 떨어진 경우, 종양, 척수 공동증(syringomyelia), 퇴행성 질환

(5) 뇌염(encephalitis)

모기가 많은 오염된 환경, 특히 주변에 소나 말이 가까이 있는 경우, 염소젖을 먹는 경우, 진드기에 노출된 경우, 금속 독, 최근 예방접종과 수두(chicken pox) 또는 독일 홍역(German measles)

(6) 뇌막염(meningitis)

매우 어리거나 나이가 많은 경우에서 면역기능 손상, HIV(human immunodeficiency virus)를 가지고 있는 사람, 항암요법 치료자, 중이염, 뇌두개저 골절(basal skull fracture), 신경외과 수술, 패혈증(sepsis), 많은 사람이 모여 사는 곳(대학 기숙사, 군대 및 감옥)

(7) 경련(seizures)

뇌종양, 가족력, 머리손상 또는 신경학적 장애

(8) 길레안바레 증후군(guillain-barre′ syndrome)

바이러스 감염, 최근 예방접종

(9) 중증 근무력증(myasthenia gravis; MG)

자가면역 질환의 병력 또는 가족력

(10) 파킨슨씨 병(parkinson's disease)

뇌 무산소증, 노화, 유전적 요인 및 도파민 생성세포의 독소 요인

(11) 다발성 경화증(multiple sclerosis; MS)

추운 지방에서 사는 경우, MS 또는 자가면역 질환의 유전적 또는 가족력, 나이

(12) 근위축성 측삭 경화증(amyotrophic lateral sclerosis; ALS)

유전적 요인의 가능성

(13) 동통(pain)

물건을 들어 올리거나 몸을 구부리는 일이 요구되는 경우, 자세가 좋지 않은 경우, 만성 질환, 동맥 또는 허혈성 상처

(14) 알츠하이머 질환(Alzheimer's disease)

나이, 머리 외상, 가족력, 외상, 위험성 있는 유전자 존재, apoE4

section 02 뇌내압 상승

Increased Intracranial Pressure; IICP

(1) 개 요

① 두개와 뇌 사이의 지주막 공간에 뇌척수액이 증가하여 압력이 증가한다. 뇌를 둘러싼 뼈와 뇌막의 확장은 없다. 두개 내를 감싸는 체액성분 사이의 균형(뇌 80%, 혈액 10%, 뇌척수액 10%)

② IICP(increased intracranial pressure)는 15mmHg 보다 높은 경우이다.

③ 현저한 상승시 두개내 고혈압으로도 부른다.

④ 원인

- 조직량의 증가
  - 신생물
  - 뇌부종 : 간질액, 종양과 외상에서 혈관 변화, 저산소성, 허혈성 손상의 세포독성, 경색,감염 또는 다른 질병
- 농양
- 혈액량 증가 : 출혈과 혈종 형성, 동맥 혈류 유입 증가와 정맥 귀환량 감소

NCLEX!

- 뇌척수액량 증가
  - 뇌척수액 경로 폐쇄는 수두증(두개 내강에 뻗어 있는 열[fissures]에 다량의 수액이 고이는 것)을 유발한다.
  - 뇌척수액 흡수 결여 : 특발성 또는 거미막 융모의 결함으로 뇌척수액 흡수가 결여되는 경우, 수두증이 발생하고 뇌압이 상승한다.
  - 뇌척수액의 과도한 생성
- 기타 이유 : 선천성 또는 발달성, 대사성 또는 뇌내 위종양(pseudotumor-양성, 두개내 고혈압)

(2) 병태생리

NCLEX! ① Monro-Kellie 가설 : 구성 성분(뇌조직, 혈액, 뇌척수액) 양의 증가, 다른 성분들의 부피는 감소(제한적으로)

- 자동조절로 인한 관리 : ICP 상승시 혈류 유지를 위해 뇌동맥 직경 변화
- 보상할 수 없는 뇌 조직(용량 감소)

② 용량 증가 후에 최대한 보상작용이 일어나며, ICP가 상승하기 시작한다.

③ ICP 의미

- ICP만으로 뇌의 순응 상태(brain's compliance)를 평가할 수 없다. ICP는 정상 범위이나(15mmHg 이하), 뇌의 순응 정도가 약하다면 환자는 여전히 뇌조직이 이탈(hernia)할 수 있는 위험에 놓여 있다.
- 자극에 따라서 ICP는 변하는데, 이를 통해 뇌의 순응도 변화를 예측할 수 있다. 자극에 대한 반응으로 ICP가 계속해서 증가하면 뇌의 순응도는 계속 감소하고 있다. 해롭지 않은 자극에 대한 반응도 증가한다.

④ 생리학

- 뇌혈류(cerebral blood flow; CBF) : 정상적으로 750mL/min 유지

NCLEX! –과탄산증 : $PaCO_2$가 45mmHg보다 높으며, 이는 혈관이완을 야기한다. 계속되는 수치 상승으로 인한 ICP 상승

NCLEX! –저탄산증 : $PaCO_2$가 25mmHg보다 낮으며, 이는 반동적으로 자동조절의 상실, 뇌혈관 이완을 야기한다.

NCLEX! • 뇌관류 압력(cerebral perfusion pressure; CPP)

–정상 CPP 60~100mmHg 범위, CBF를 규정한다.
–과관류와 ICP 상승은 100mmHg 이상의 CPP 상승을 유발한다.
–저관류와 뇌허혈 : CPP 40~60mmHg
–교정될 수 없는 허혈과 경색 : CPP 40mmHg 이하
–뇌사 : CPP 0~40mmHg

⑤ 보상작용

- 뇌의 어느 한 공간의 부피가 커져서 ICP 증가시, 뇌의 보호를 위해 두개내 다른 부분의 부피는 감소된다.
- 뇌 용량(brain volume)은 비율에 따라서 확장된다.
- 빠른 용량 상승은 보상작용의 활성을 방해한다.
- 보상작용은 CSF 변화에 관여한다.

–압력 감소를 위해 CSF 정상 경로는 지주막하 공간으로(대부분의 경우)
–CSF 흡수 증가
–CSF 분비 감소

- 제한된 뇌 내부 공간에서 정맥혈은 뇌 용량 확장을 위한 공간 확보를 위해 우회할 수도 있다.

NCLEX! ⑥ 보상작용 실패는 허혈, 저산소증, 탈장 및 뇌사의 원인이 된다.

- ICP(intracranial pressure, 뇌내압)가 전체적인 동맥 압력과 비슷할 정도로 증가하면, CPP(cerebral perfusion pressure, 뇌관류압) 및 CBF(cerebral blood flow, 뇌혈류량)는 감소

한다. 뇌압이 일정 수준으로 상승하게 되면 1차적으로 뇌혈류의 변화에 의해 뇌손상이 초래되며, 2차적으로 뇌탈출(hernia)에 의한 손상이 발생하게 된다.

그러므로 뇌는 두개 내압이 상승하면, 혈관을 확장시켜 뇌혈류를 유지하려고 하며, 유지가 되지 않으면 쿠싱반사(Cushing reflex)를 통해 전신 동맥압을 상승시키게 된다. 이는 뇌혈류를 유지하기 위한 항상성 기전이다.

- ICP가 전체 동맥압과 같아지면, CBF는 중단되고 뇌사로 이어질 수 있다.
- 범위 상승
  - 중간 범위 : 20 ~ 40mmHg
  - 중증 : 40mmHg 이상
  - 뇌내압이 증가하면 뇌관류압을 증가시키기 위해 평균동맥압(mean arterial pressure; MAP)이 상승하고, 이로 인해 CPP 역시 상승되는 효과가 나타난다. MAP는 심장주기 동안 동맥벽에서의 평균 압력이다(동맥의 평균 혈액 양과 동맥벽의 탄력성에 의해 영향을 받는다).

⑦ 증상과 징후

- 위장관계 : 궤양과 출혈
- 심혈관계 : S-T 분절의 상승 또는 저하, 큰 U파 또는 U파 손실, Q-T 또는 Q-U 간격 지연, 표준과 전흉부(precordial) 유도 모두에서 Q파, 뾰족하게 위로 높게 선 T파 또는 깊게 역전, 부정맥(dysrhythmias)

NCLEX!

- 쿠싱 반응(Cushing's response)
  - 세 가지 반응을 포함한 반응 : 맥압 확대(widening pulse pressure), 수축기압 상승 및 서맥
  - 뇌간이 뇌관류를 유지하기 위해 나타나는 반응이다.
  - 경막하 혈종 또는 뇌부종으로 인해 일어날 수 있다.
  - ICP가 45mmHg 이상일 때 또는 ICP가 동맥벽의 이완기 혈압과 비슷해지면서 나타난다.
  - 뇌간 압력은 연수의 혈관운동 중추의 허혈을 야기한다.
  - 수축기 혈압은 맥압 확장에 기인한 이완기 혈압이 유지되는 동안 증가한다.
  - 혈압상승 : 대동맥궁과 경동맥의 압수용기에서 감지된다. 서맥은 미주신경 반응이다.
- 신경성 폐부종은 중추신경계 손상으로 혈관 투과성에 이상을 초래할 수 있는 신경 자극이 과도하게 만들어지면서 발생한다.
- 두개내 효과
  - ICP가 상승되면 조직 저산소증을 야기한 미세 혈관 CBF가 줄고 호흡중추 기능장애가 나타난다.
  - 저환기는 혈액 pH를 줄이고 $PaCO_2$를 증가시키는 원인이 된다.
  - 과탄산증은 뇌혈관 이완과 부종을 야기한다.
  - ICP는 탈장과 뇌허혈 및 뇌사의 결과로 상승한다.

⑧ 탈장 증후군은 뇌의 일부가 대치되거나, 뇌선(linings) 주변 또는 두개강내 공간이 열릴 때 일어난다.

- 기전 분류 : 천막 위(supratentorial), 아래(subtentorial) 또는 두개 외(extracranial)
  - 하나 또는 모든 부분의 압력증가로 기인, 천막 위와 아래(후와) 부분 사이의 압력이 차이가 날 때에 일어난다.

- 천막 위 탈장 증후군 : 정상적으로 소뇌 천막 위에 놓여 있는 구조의 탈장, 띠 모양의 탈장, 횡적 또는 중심부 탈장
- 천막 아래 탈장 증후군 : 소뇌천막 밑에 놓여 있는 구조의 탈장, 위쪽으로 향함. 횡적인 탈장, 소뇌로 내려가는 방향
- 두개 외 탈장 증후군 : 두개가 열릴 때에 일어나며, 두개내 물질은 바깥쪽으로 탈장한다. 개방된 상처 또는 외과적 절개, ICP관찰 부위, 코 또는 귀의 골절이 있을 때에 나타날 수 있다. 두개 내용물을 감소시켜 ICP를 감소시키고 궁극적으로 두개내 탈장을 예방할 수 있다.

• 결과 : 압박, 열상, 뇌 구조의 찌그러짐 또는 괴사, 혈관 위험 노출, CSF흐름 차단, 뇌압박과 죽음

(3) 간호 사정

① **기도유지와 호흡양상** : 중추신경계 기능장애는 의식수준 감소, 과탄산증 및 폐부종 위험 등과 관련된다.

NCLEX! ② **활력징후 변화** : 증가된 수축기압, 서맥 및 불규칙적인 호흡을 포함하는 쿠싱반응은 ICP 상승시 볼 수 있다; 고열은 보상작용 실패시 발생 가능하다.

NCLEX! ③ **동공반응 장애** : 3번 뇌신경(동안신경)이 압박되면 동측의 동공확장, 빛에 대한 반응이 없거나 느려진다. 위로 눈을 움직이는 것이 불가능하며 안검 하수증이 야기된다. 반응이 없거나 확대된 동공은 횡적인 천막의 뇌탈장과 같은 응급상황을 의미한다.

④ **비정상적 시력** : 시력감소, 시야의 흔들림 또는 외안운동

⑤ **유두부종** : 시신경 디스크의 부종으로서 검안경으로 관찰된다. 지속적인 IICP 지표이다.

⑥ **운동기능** : 반대측의 편측마비 또는 반신불수가 올 수 있다. 움직이지 않거나 축 늘어지면 비정상이다. 부분적으로 통증 자극을 주면, 이 자극을 피하기 위해 몸을 움직이게 된다.

NCLEX! • 제피질(decorticate) : 척추손상을 나타내는 굴근 자세

NCLEX! • 제뇌(decerebrate) : 뇌간손상 나타내는 신근 자세

⑦ **두통** : 불규칙적하며, 점진적인 ICP 상승시, 좋지 않은 체위 변경시, 특히 누운 자세로 있다가 몸을 일으킬 때 나타날 수 있다.

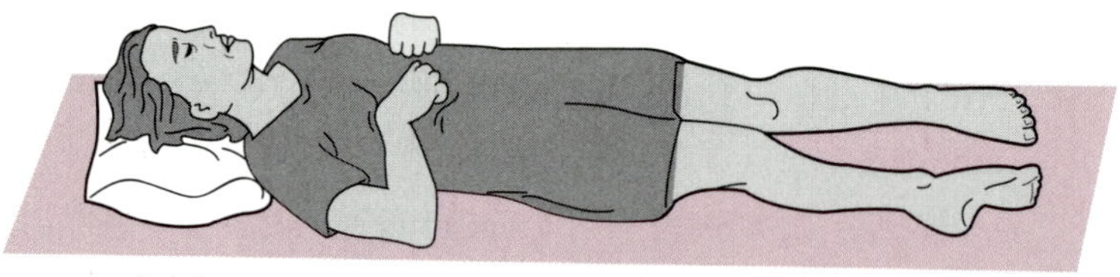
A. 제피질

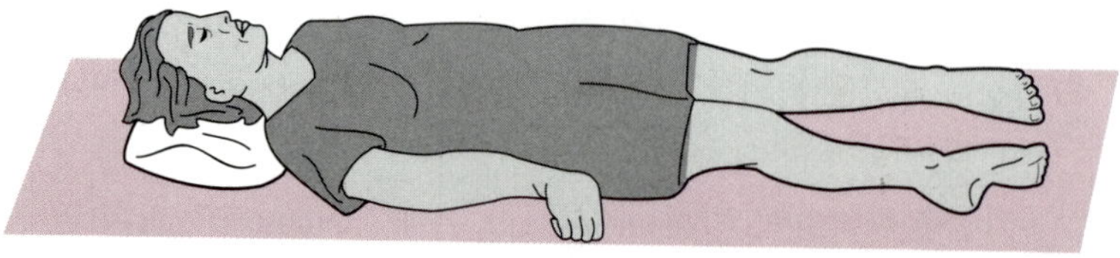
B. 제뇌

그림 4-1 Abnormal posturing seen in head injuries

⑧ 구토 : 오심없는 투사적 구토(projectile vomiting)

⑨ 진단검사 : 동맥혈 가스 분석, CBC, CSF 배양, CT 스캔, 혈청 삼투압

(4) 간호 중재

NCLEX! ① 약물치료 포함

- 배변 완화제, 이뇨제(삼투성, loop), 코티코스테로이드 : dexamethasone(Decadron)
- 해열제 : 아세트아미노펜(타이레놀), H_2 수용체 길항제, 경련이 있으면 항경련제 사용

NCLEX! ② 확실한 기도 유지와 청결

- 환기 전 흡인과 심호흡을 하도록 하여 100% 산소공급과 과환기, 10초 이상의 흡인은 자제
- 폐와 다른 분비물이 있는지를 청진
- 구토할 경우, 흡인을 줄이기 위해 대상자 측위 유지
- 정상호흡 양상 증진 : 뇌혈관 이완을 막기 위해 $PaCO_2$를 25~30mmHg 사이로 유지하도록 관찰한다.

③ 효과적인 뇌 관류의 유지

- 폐부종의 증상 및 징후(불안, 호흡곤란, 약하고 빠른 맥박 및 피 섞이거나 거품있는 체액 등의 증가)를 관찰한다.
- NCLEX! ICP와 경정맥 압력의 상승을 야기하는 목의 굴곡 또는 과도한 회전을 피하는 자세유지, 뇌 내부 정맥의 순환을 위해 중립이나 midline 자세를 취한다.
- ICP 상승을 유도하는 복강과 흉강내 압력 증가 원인인 골반 굴곡을 줄이거나 피한다.
- NCLEX! valsalva maneuver 사용을 줄이기 위해 섬유식이를 제공, 침상변기를 이용해 장운동을 도와준다.
- 생리적 · 환경적 자극을 피한다.
- ICP를 25mmHg이하로 유지하도록 하고 ICP가 상승된 경우 5분 내로 정상수치로 돌아 올 수 있도록 한다.

④ 탈장에 앞선 증상 관찰

- NCLEX! 급성 ICP 상승 증상을 프로토콜에 따라 관찰한다. Glasgow Coma Scale(GCS) 점수 감소, 행동 변화, 지남력 변화, 말하기 변화, 간단한 명령에 응하기 힘듦. 통증 자극에 덜 민감하게 반응, 운동자세 취하기, 반사 상실 또는 비정상적인 반응(바빈스키 반응 양성)
- 동공과 눈 변화에 대해서 프로토콜에 따라 의사에게 보고한다. 시야 흐림(blurred vision), 복시, 비정상적인 외안운동, 안구 진탕증

⑤ 감염 예방

- ICP 감시 장치를 부착하고 있는 대상자 간호에 대한 프로토콜을 철저히 따른다.
- NCLEX! 감염지표 관찰, WBC, 배양검사 양성, 고열, 오한, 목 경직과 활력징후 변화
- ICP 관찰기구 삽입 부위와 뇌척수액이 새거나 분비되는지에 대해 알 수 있는 연결부위를 시진

NCLEX! ⑥ IICP 증상과 비슷한 증상이 관찰되면 진정제와 같은 약물치료는 피한다.

⑦ 가족 지지 : 대상자를 방문하도록 격려, 대상자가 치료선택을 잘할 수 없을 때에 의사결정을 잘할 수 있도록 정보를 제공한다. 불만을 방지하고 사회적 지지를 받을 수 있는 단체에 대한 자료를 제공한다.

section 03 Intracranial Hematomas 두개내 혈종

(1) 개 요

① 두개내 혈관이 터져 출혈이 야기되어 부종이 유도되는 것으로 정의할 수 있다.

② 주말 밤과 저녁시간에 많이 발생한다.

③ 병태 생리학적 기전

- 직접적인 충격
  - 증가 : 움직임이 빠른 물체는 고정된 머리를 강타할 수 있다.
  - 감소 : 갑작스럽게 멈추거나, 머리가 움직일 수 없는 물체에 또는 정지된 표면에 부딪쳤을 때(뇌간의 영향으로 좀더 중한 손상)
  - 회전 : 측면 구타는 뇌회전, 뇌간 좌상 및 백질 붕괴
- 간접적인 스트레스 : 머리가 아닌 뇌손상, 고개를 돌리거나 목을 심하게 움직일 때에 뇌에 횡적으로 압박감이 가해져서 뇌가 부서지거나 무언가가 잡아당기는 것처럼 반대 방향으로 쏠릴 수 있다.
- 전체적 : 만성 알코올 중독증, 뇌 위축, 오랜기간 고혈압을 앓아 온 경우, 항응고제

④ 손상 기전 : 무딘(폐쇄, 관통되지 않은), 관통(개방), 압박(두 힘 사이에서 뇌가 으스러지며 두개가 압박을 받는다.)

⑤ 손상 형태

- 두피 손상
- 두개 골절
- 경막 상태
  - 개방 : 열상으로 찢어진다. 압박 및 복합 골절, 물체 관통
  - 폐쇄 : 경막은 유지된다. 단순하며 직선적인 골절에 의한다.

⑥ 두개내 혈종은 경막 외, 경막 하 또는 뇌내 등으로 분류된다.

⑦ 일반적인 원인 : 교통사고(자동차, 오토바이), 낙상, 폭력, 스포츠로 인한 손상, 알코올, 약물 흡입의 결과 및 기타(자궁내 손상 및 출생시 손상, 방사능, 전기, 열, 빛)

(2) 병태생리

① 경막 외 혈종 : 경막 위의 뇌내 동맥 출혈, 대뇌 동맥의 열상에 의한다.(두부손상의 2~6%)

- 뇌간 압박 증상은 24시간 내에 일어난다.

NCLEX!
- 증상 및 징후
  - 짧은 기간의 의식상실 후 의식상태가 명료해진다.
  - 맑은 정신 상태 후에 의식상실이 진전된다.
  - 중요 증상 : 동측 동공확장, 반대쪽 사지 근력이 약해진다.

② 경막 하 혈종 : 피질의 정맥 파열로 뇌의 경막 하 공간의 출혈을 말한다. 대부분 두정엽 부분에서 일어난다(두부손상의 29%).

- 급성 : 24~72시간에 증상이 나타난다.
  - 대부분 빨리 악화되며, 빠른 압박으로 인해 뇌의 보상작용이 일어날 수 없으므로 깊은 혼수에 빠진다. 중증의 뇌손상과 관련되며 높은 사망률, 경막 외 혈종과 비슷할 수 있다.

NCLEX!
  - 손상의 시점부터 나타나는 중증의 의식소실(loss of consciousness; LOC)을 포함한 증상 및 징후, 동측 동공 이완 및 반대편측 근력 감소
- 아급성 : 2~10일 사이에 증상이 나타난다.
  - 급성보다 좋은 예후, 사망자의 25~35%

NCLEX!
  - 모든 증상은 두통과 함께 나타난다. 머리를 누르는 듯한 느낌과 의식소실의 감소.
- 만성 : 10일 후 증상이 나타난다(특정 증상은 없으나 동요 및 불안정한 상태를 보임).
  - 뇌내 응고가 점진적으로 형성되면 뇌가 적응할 수 있는 시간을 준다. 외상성 병인은 명백하지 않고, 중요하지 않을 수 있다; 좋은 예후(사망률 10%)

NCLEX!
  - 증상 및 징후 : 두통, 성격 또는 행동 변화(무감정)가 점진적으로 나타난다; 일정하지 않은 LOC, 기면, 혼란, 운동반응 약화, 실어증, 대·소변 실금

③ 뇌 내 혈종 : 백질 하부의 작은 동맥 또는 정맥의 출혈

- 의식소실 정도가 감소하다가 의식이 명료해진다.
- 위치에 따른 병소 증상
- 두통, 반신마비, 동측 동공 이완, 탈장 위험과 함께 ICP 진행 등을 포함한 증상 및 징후, 일반적인 점상출혈, 빈번한 좌상과 부종, 대부분 전두엽과 측두엽 부위, 증상과 징후는 위치에 따라 다르다.

④ 지주막하 출혈

- 뇌를 덮고 있는 연막과 척수와 지주막 사이의 출혈

NCLEX!
- 중증의 두통과 불안감을 포함한 증상과 징후, 목 경직(목덜미 부분의 근육 수축), 고열과 Kernig's sign 양성(엉덩이와 무릎 굴곡, 다리의 신전은 오금부위의 통증을 유발한다), (그림 4-2) 양성 Babinski's sign(발바닥을 자극시켰을 때 엄지 발가락이 배굴된다)

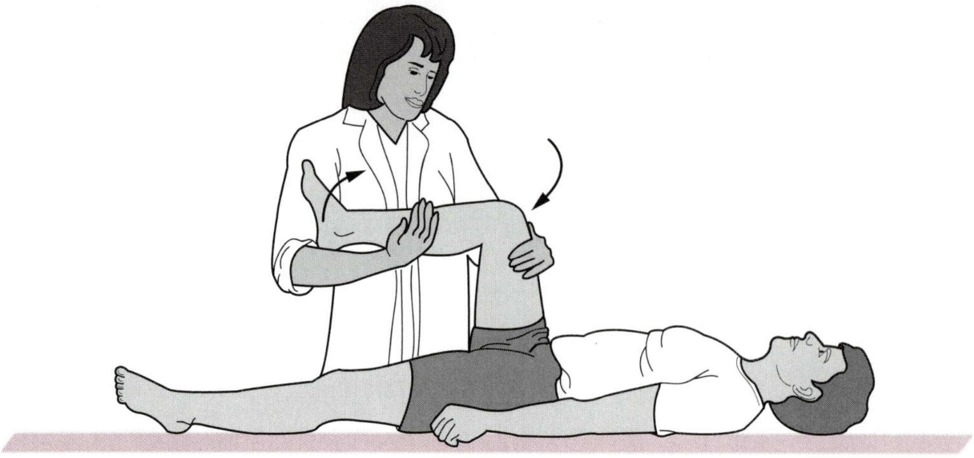

그림 4-2 Kernig's sign

(3) 간호 사정

① 기도와 호흡양상

② 활력징후, 의식수준, 동공, 운동반응, 기본 수치와 미묘한 변화를 관찰해 기록한다.

NCLEX! ③ 손상범위가 증가되는지, 임상증상을 관찰한다.

- 국소증상 : 편측마비, 시야장애, 안구편위, 소뇌증상, 뇌신경증상
- 두개내압 상승(IICP)의 증상 : 두통, 불안정, 과민성

④ 가족, 목격자들로부터 손상 당시의 정보 수집 : 손상시간과 의식 변화에 관련된 세부정보를 수집(의식이 명료한 기간, 무반응의 기간), 간질 발작 유무

⑤ 두개내압 상승의 증상을 사정한다. 두개내압은 갑자기 상승하여 천막이탈과 갑작스런 호흡정지를 유발한다.

⑥ 진단검사 : 컴퓨터 단층촬영(CT scan), 자기공명영상(MRI), 동맥혈 가스분석(ABGs), 전혈구검사(CBC)

(4) 간호 중재

① 수술요법이 추천된다. 특별한 약물치료법은 없다.

NCLEX! ② 기도를 적절히 유지하고 뇌 관류를 유지한다. 호흡양상, 호흡음, 청색증, 불안정, 호흡 부속근 사용을 관찰한다. 두개내압을 관찰한다. 산소투여, 기도삽관, 기관 절개를 준비한다. 뇌 관류를 유지할 수 없는 경우, 개두술을 할 수 있도록 준비한다.

③ 잦은 활력징후 측정과 신경학적 사정 사이에 환자가 쉴 수 있도록 한다.

NCLEX! ④ 두개내압의 상승으로 나타날 수 있는 간질에 대해 예방조치를 한다.

⑤ 환자의 사정이나 치료에 대해 환자와 가족이 이해할 수 있도록 돕는다.

section 04

Cerebrovascular Accident; CVA/stroke

뇌혈관 장애

(1) 개 요

① 일시적 혹은 영구적인 마비증상과 함께 갑작스런 의식 손실로 정의된다.

② 종종 일시적인 허혈증상(transient ischemic attack; TIA)이 선행되는데, 이는 영구적인 마비증상 없이 몇 분 혹은 몇 시간 동안 뇌졸중과 유사한 증상이 나타나게 된다. 이러한 증상의 원인은 뇌혈류의 일시적인 장애 때문이다.

(2) 병태생리

① 신경세포(neurons)로 공급되는 혈류가 감소된 지 4~5분 후에 신경 세포의 변화가 나타난다.

② 혐기성 당분해의 결과로 나트륨 펌프와 신경전달물질이 제 기능을 못하고, 그 결과 나트륨이 뇌 안으로 물을 끌어들여 뇌부종을 유발한다.

③ 뇌혈관이 팽창하여 뇌혈류를 보상하고자 하나, 혈액점도가 증가하고 혈관경련이 동반되어 뇌혈류가 감소된다.

④ **뇌혈류 감소의 결과** : 뇌의 혈류공급 방해로 뇌의 무산소증이 유발된다. 뇌의 무산소증이 10분 이상 지속되면 뇌경색이 유발되어 불가역적인 변화가 일어난다. 뇌부종은 이차적인 손상을 유발한다. 대뇌반구에 뇌졸중이 생기면 신체의 반대쪽에 손상이 나타난다. 영구적인 손상은 뇌졸중 발생부위를 반영한다.

NCLEX! ⑤ **증상과 징후** : 의식의 변화 혹은 무의식, 코고는 숨소리, 비대칭적인 동공(뇌졸중 발생부위와 같은 쪽의 동공이 더 큼), 편측마비, 발한, 실어증(비정상적 혹은 언어 장애), 공허한 응시, 구음장애, 의사결정 불능, 기억상실, 불안정한 걸음걸이 등이 있다.

(3) 간호 사정

① **간호력** : 환자와 가족과의 면담, 위험인자에 대한 사정, 질병에 대한 환자와 가족의 이해

② **사정** : 기도폐쇄 혹은 저산소증으로 인한 의식수준 저하, 신경학적 결손, 활력징후의 안정, 소변량, 수분 또는 열량 요구, 시력손상(망막박리, 눈의 불편감, 복시), 입 · 얼굴의 감각과 움직임 소실, 연하작용, 대장과 방광의 기능 부동, 의사소통, 인지결여, 정신적 요구, 치료과정에 대한 이해

③ **진단검사** : 전해질 검사, 컴퓨터단층촬영(CT scan), 자기공명영상(MRI), 동맥혈 가스분석(ABGs), 동맥조영 검사, 경동맥 초음파, 요추천자, 혈액응고 검사, prothrombin time(PT), partial thromboplastin time(PTT), international normalized ratio(INR)

(4) 간호 중재

NCLEX! ① 대변 완화제, 항응고제, 항혈소판제제, 칼슘길항제, 이뇨제(두개내압 상승이 있는 경우), 간질 발생시 경련억제제 등의 약물의 효과를 관찰한다.

NCLEX!

② 신경학적 상태를 관찰

- 고체온(hyperthermia) : 체온을 정상범위로 유지한다.
- 무시 증후군(neglect syndrome) : 인지능력 저하에 대한 간호를 제공한다.
- 발작(seizures) : 뇌 관류를 증진시킨다.
- 실인증(agnosia) : 이전에 알던 사람들에 대해 인식할 수 있도록 돕는다.
- 의사소통 결여(communication deficits) : 언어치료사에게 의뢰하고, 의사소통 chart를 이용한다.
- 시력(visual) : 반맹증(편측 시야결손), 복시 또는 시력저하에 대한 돌봄 제공, 한쪽 눈을 가려주어 복시를 감소시킨다.
- 인지변화(cognitive changes) : 기억력 저하, 집중력 감소, 산만함, 판단 또는 문제해결의 어려움, 방향감각 상실에 대한 의료팀의 치료계획을 수립한다.
- 행동변화(behavioral changes) : 불안정, 억제력 상실, 두려움 · 분노 · 우울 등이 나타날 수 있음을 가족에게 교육한다.
- 두개 내압상승(increased intracranial pressure) : 의식변화 유 · 무를 자세히 관찰한다.

③ 호흡기계 관찰

- 뇌간손상 : 뇌간기능을 반영하는 하나의 지표로, 제뇌 자세(decerebrate posturing)를 사정한다.

NCLEX!

- 기도폐쇄 : 매 사정시, 산소주입 후, 두개내압 상승을 예방하기 위한 목적으로 기도흡인 시행, 혈중 가스분압을 측정한다.
- 기침과 구역반사 저하 : 간헐적 양압호흡 치료와 분비물의 기도흡입 위험을 줄이기 위해 측위를 취해 준다.
- 폐색전 : 환자의 상태가 허용하는 범위 내에서 움직임을 권장하고, 항응고제를 투여하여 검사수치가 적절한지를 관찰한다.

④ 위장관계 관찰

NCLEX!

- 연하곤란 : 장관영양을 시작하기 전에 삼키는 능력을 평가한다.
- 변비 : 변비치료제 투여 및 관장
- 분변매복 : 섬유질 섭취와 운동 및 수분섭취를 증가시키고, 배출되지 않는 변은 제거한다.

⑤ 비뇨기계 관찰

- 실금 : 환자가 소변을 오래 참을 수 있도록 하기 위해 행동 · 약물 · 보조기구 사용을 평가하되 뇌졸중 초기에는 성인용 기저귀에 의존하지 않도록 한다.
- 긴급뇨 : 두 시간마다 소변을 볼 수 있도록 변기를 대어주고, 카페인 섭취를 피하도록 한다.

NCLEX!

- 잔뇨 : 유치 도뇨는 피한다. 소변을 본 후 잔뇨를 제거하고 간헐적 도뇨를 계획한다. 방광 스캔을 시행한다.
- 신결석 : 하루 2,000cc 이상 소변량 유지, 소변정체와 감염 예방. 옥살레이트와 퓨린이 많은 음식의 섭취를 줄이도록 환자를 교육하고, 수분과 영양섭취 상태를 관찰한다.

⑥ 근골격계 관찰

NCLEX!

- 반측마비(hemiplegia) : 심부정맥 혈전(deep vein thrombosis)을 예방하기 위한 공기압박 기구와 탄력스타킹을 이용하고, 어깨부터 발목까지 가동범위 관절운동을 시행하도록 환자 가

족을 교육하며, 보행을 위한 운동치료를 시작한다.

- 경축(contracture) : 침범된 쪽으로 2시간, 침범되지 않은 쪽으로 30분, 엎드린 자세 30분 등으로 자세 변경을 계획하고 자세 변경한 내용을 기록한다. 족저굴곡을 예방하기 위해 발목이 높은 테니스 신발 또는 치료용 부츠를 사용한다.
- 위축(atrophy) : 관절가동범위 운동을 조기에 시작하고, 하루에 적어도 4회 스트레칭을 하도록 한다. 가능하다면 가족에게도 교육한다.
- 구음장애(dysarthria : 혀 또는 발음에 사용되는 근육의 이상으로 말하기가 어렵거나 불완전하게 하게 되는 것) : 의사소통용 chart를 이용한다. 환자가 좌절하지 않도록 한다. 의사소통은 간단하게 한다. 발음을 위한 재교육을 위해 언어치료사에게 의뢰한다.
- 골다공증(osteoporosis) : 체중이 실리는 운동을 하고 상태의 변화를 관찰한다.
- 감각손실(sensory deprivation) : 감각자극에 대한 균형을 유지할 수 있도록 치료계획을 세운다. 학습 효과를 위해 반복적 자극을 적절하게 준다.
- 자아상(self image) : 긍정적으로 평가한다. 자신을 꾸미고 가꾸도록 격려한다. 환자의 상태가 호전되는 대로 재활치료를 시작한다.
- 성기능 장애(sexual dysfunction) : 성 상대자와 터놓고 이야기할 수 있도록 권장한다. 환자와 배우자가 선택할 수 있도록 방법에 대한 정보를 준다. 급성기 치료가 끝나기 전에 주제를 소개한다.

⑦ **안전관찰** : 새로운 장애로 집에서 이전과 같은 생활을 하는 데 문제가 없는지를 살핀다. 집의 구조가 안전한지 평가하고, 낙상을 초래할 수 있으므로 수리해야 할 곳은 없는지를 살핀다. 환자가 사회에 잘 복귀할 수 있도록 하고 사회적 지지체계를 알려주며, 또 다른 뇌졸중 발생의 위험인자를 인식할 수 있도록 환자 및 가족과 함께 계획을 세운다.

section 05 Spinal Cord Injuries 척추 손상

(1) 개 요

① 척추의 뼈가 골절되거나 손상(뒤틀림, 압박, 당김)되어 척수의 부분 혹은 전체가 손상된 것을 의미한다.

② 젊은 남자(18~30세)에서 발생률이 높고, 최근에 젊은 여성에서의 발생이 증가하고 있다. 술 또는 약물의 사용으로 발생률이 증가한다.

③ 손상의 유형

- 손상의 범위 : 경추(가장 빈번하게 발생하는 부위), 흉추(가장 발생이 적은 부위), 요추

- 상부운동 뉴런(upper motor neuron, UMN) 또는 하부운동 뉴런(lower motor neuron, LMN)의 손상 표 4-1
  - 상부운동 뉴런(UMN)은 자발적인 운동을 관할한다. UMN은 대뇌피질에서 시작하여 척수의 전각 세포(anterior horn cell)까지 이어지며 경련성 마비 또는 반사를 유발한다.
  - 하부운동 뉴런(LMN)은 전각 세포에서 시작하여 근육 말초신경의 일부가 된다. 마미총(cauda equina)이 손상되면 반사운동 장애가 나타난다. 무반사증(areflexia)은 강직성 마비를 유발한다. 이 신경세포들은 골격근의 수축과 신경자극 전달을 담당한다.

④ 손상 기전 : 과신전(일반적으로 회전 동반), 과굴곡(일반적으로 회전 동반), 수직압박(축의 부하), 척추분열(골절, 탈구)이 없는 척수의 좌상, 관통하는 상처

⑤ 척추 손상의 유형

- 골절 : 모서리, 측면 또는 관절돌기, 추체, 추경
  - 제 2경추의 치아상돌기 골절(odontoid fractures) : type I, II, III
  - 교수형 골절(Hangman's fractures) : 양측 축궁, C3 높이 축의 탈구
  - Jefferson : 환추의 팽창 골절
  - Occiput-atlanto dislocation
- 탈구 : 한쪽 혹은 양쪽 면, 추체
- 압박 : burst or wedge fractures
- 불완전 탈구(아탈구) : 면(facets)
- 골절 : 탈구

⑥ 일반적인 원인 : 교통사고, 추락 혹은 추락하는 물체에 의한 손상, 운동(다이빙, 축구, 스키,보트타기), 관통상, 총상, 찔린 상처

척수손상의 운동손실과 감각손실의 정도

표 4-1

병변의 범위	운동 또는 감각손실의 정도
중앙척수 증후군(central cord syndrome) 불완전 손상의 대부분을 차지한다.	하지 운동손실보다 상지 운동손실이 더 크다. 하지강직, 다양한 정도의 감각손실, 다양한 정도의 방광기능 장애, 경추의 과신전 손상, 특히 척추의 골관절염과 관련이 있다.
전척수 증후군(anterior cord syndrome) 경추의 굴절 손상과 관련이 있다.	병변 이하 신체의 완전마비, 병변 이하 신체의 감각과민, 병변 이하 신체의 통각감퇴, 자극, 자세, 압력, 진동의 보존, 감각이상(무감각, 저린감, 감각과민)이 있을 수 있다.
Brown-Sequard's syndrome (척수의 반측) 척수를 관통하는 사고와 관련이 있다.	병변 이하 신체의 동측 운동소실, 병변 이하 신체의 동측 위치감각, 진동감각의 소실, 병변 이하 신체의 반대측 통각과 온도감각의 소실
후척수 증후군(posterior cord syndrome) (흔하지 않다.)	병변 이하 신체의 가벼운 자극, 고유수용 감각의 소실, 하지의 움직임, 통각, 온도 감각은 남아 있다. 경추의 과신전과 관련 있다.
천추 손상(sacral sparing)	회음부와 그 주위(S_3-S_5)의 감각보존, 심한 운동 · 감각소실이 발생할 수 있다. 중앙척수증후군 또는 전척수증후군의 특징이 나타난다.
마미 증후군(cauda equine lesions)	예측 불가능한 기능변화 : 편측 또는 양측, 운동, 감각 또는 양쪽 모두 골절과 관련된 말초신경의 간접적 손상, 재생 또는 회복의 가능성이 있다.

(2) 병태생리

① 관련 요인

- 척수는 상대적으로 좁은 공간에 위치한다.
- 척추의 특징 : 관(canal)의 공간 크기가 다양하다.
  - 어린이에서 폭 넓게 나타나지만, 사지마비를 유발하는 경추 손상이 어린이에게는 거의 없다. 넓은 공간은 척수가 압박을 받지 않도록 한다.
  - 선천성 기형으로 관이 좁아져 있는 경우, 경추 분리증, 나이, 골 관절성 변화
- 혈류공급의 변화
- 골 증식체

② 기전

- 충격(뇌진탕) : 압박파장이 척수를 따라 전달되어 즉각적인 강직성 마비를 동반한 일시적 기능 소실이 나타나며, 이는 수 분 혹은 수 시간 이내에 완전 회복된다.
- 압박 : 뼈, 인대, 밀려나온 디스크 구조물, 혈종
- 좌상 : 부종, 점상출혈, 신경원 세포의 변화, 감염
- 척수내 출혈 : 척수 내부에서의 출혈
- 절단 : 실질적 절단(드물다) 또는 기능적 절단
- 과신전 : 조직의 파열을 초래한다.
- 부종 : 모세혈관의 순환과 정맥귀환을 방해한다.
- 허혈 : 압박으로 척수 전측과 후측의 동맥 혈류를 방해한다.

③ 척수의 괴사

NCLEX!

- 혈관 병리 : 허혈은 혈류의 공급을 감소시키거나 차단하여 괴사를 초래한다.
  - 척수 손상은 혈관 벽의 투과성을 증가시켜서 부종을 초래하며 그 부위의 혈액공급을 감소시킨다.
  - 진행된 허혈은 괴사를 초래하는데, 이는 혈류의 정체로 혈전이 형성되고, 혈전이 혈류를 더욱 감소시키는 악순환이 반복되어 결국 손상 출혈성 괴사가 생긴다(4~48시간 이내).

NCLEX!

- 신경세포의 병리
  - 손상은 신경세포의 전기 생리학적 변화를 유발하여 세포 밖으로 나트륨이 이동함으로써 안정막 전압이 더욱 감소한다.
  - 이는 척수 쇼크 상태를 초래하고, 이 때 손상부위 이하 전체 혹은 거의 대부분이 신경생리학적으로 정지상태가 된다.
- 생화학적 병리
  - 축적된 혈관활성 아민류(노르에피네프린, 세로토닌, 도파민, 히스타민)가 손상된 조직에서 분비되거나 심한 혈관경련이 유발되어 국소 순환과 산소화가 저하된다. 이 때 혈관과 신경세포의 괴사가 초래된다.
- 수초(myelin sheath)의 붕괴
- 심하게 붕괴된 경우, 척수는 액화된다.

④ 척수내출혈 또는 척수부종은 처음 손상이 있던 부위보다 위쪽으로 진행한다. 결과적으로 척수공동증(syringomyelia; 진행성 · 만성 척수질환)이 생길 수 있다.

⑤ 척수의 기능장애 정도

- 완전장애 : 전체적인 감각 · 운동소실, 병변 이하 부위는 자동적으로 파괴된다. 불가역적인 척수손상을 의미한다.
  - 사지마비 : 경추부위의 손상, 척수손상 범위에 따라 다양한 정도의 하지기능 소실과 상지기능의 소실이 나타난다.
  - 하반신마비 : 흉추와 요추 1～2부위의 손상, 하지기능 소실
- 손상부위 이하의 불완전하거나 다양한 정도의 운동과 감각 소실은 특정 신경다발의 손상을 의미한다.

⑥ Horner's syndrome

- 경추의 교감신경을 포함한 불완전한 척수 절단
- 동측의 안검하수, 동공수축, 얼굴의 발한 결핍(무한증)

NCLEX! ⑦ 척수의 분절단위 : 기능적 손실은 척수손상 정도에 따라 다르나 척추범위와 일치하는 것은 아니다. 흉추와 요추, 천추부위에서 부분적으로 나타난다. 표 4-2

NCLEX! ⑧ 척수 쇼크 : 손상부위 이하의 신체에서 모든 반응활동이 소실된다.

- 기간 : 2일～수 개월
- 저혈압, 서맥이 나타난다.
- 구해면체 반사(bulbocavernous reflex, 음경을 타진하면 구해면체 근육이 수축한다.)는 척수손상에서 회복되는 초기 신호이다. 이러한 척수반사가 나타나지 않으면 하부척수와 중추 간 생리적 연속성이 없다는 것을 의미한다.
- 불수의적 경련성 움직임은 척수 쇼크에서 회복됨을 의미한다.

표 4-2 척수분절 범위에 따른 기능 소실

척 수	척 추	기능 소실
경추(cervical)	C 1-2	완전 사지마비와 호흡근 마비
	C 3-4	완전 사비마비, 횡격막 약화, 늑간근 움직임 소실
	C 5-6	팔의 전체적인 움직임이 가능한 사지마비, 횡격막은 초기에 손상
	C 6-7	이두근과 삼각근의 움직임이 가능한 사지마비, 삼두근 기능 소실
	C 7-8	삼두근의 움직임이 가능한 사지마비, 손의 고유한 기능은 불가능
흉추(thoracic)	T 1-5	횡격막 호흡이 자주 동반되는 하지마비, 하지, 방광, 대장 기능의 소실, 유두선 이하의 감각은 존재한다; T12의 복부반사가 없는 하지마비
	T 6-12	일반적으로 하지의 강직성 마비가 나타남; T12에서 사타구니까지의 감각은 존재
T12 이하	척수원추 (conus medullaris)	대장과 방광 괄약근의 장애, 하지 약화가 나타날 수 있다; 천추부 피부의 무감각증, 등의 통증, 비대칭성, 위축성, 무반사성 마비
	마미 (cauda equina)	감각 근 소실 다리의 외측, 발목, 하지의 후측, 사타구니 주변 괄약근 기능 장애
천추(sacral)	S 1-5	방광, 대장, 성기능 소실 S3-S5 범위의 다리 근육 마비는 없음. 사타구니, 고환, 회음부, 음경, 항문주위, 대퇴후측의 위쪽 1/3 감각 소실

⑨ **기능 소실의 범위** : 척수손상의 범위와 정도에 따라 달라진다. 척수병증(myelopathy)은 척수 손상의 결과로 나타난다. 신경근 병증은 신경근의 장애를 나타낸다. 말초신경계의 일부로 기능이 저하되었다가 회복되기도 한다.

⑩ 초기 중재(손상 후의 몇 시간 이내)로 세포의 손상을 줄일 수 있고 기능회복의 가능성을 높일 수 있다.

⑪ 방광, 대장, 성기능의 회복정도는 손상의 범위에 따라 다양하다. 상위 혹은 하위 운동신경 뉴런의 손상부위와 관련이 있다. 만약에 천추신경이 손상되면 이 신경들이 지배하는 부분 반사 활동의 예후는 매우 좋지 않다.

⑫ **후기** : 척수는 섬유화되고 손상된 척수 분절의 이상 혹은 이하로 병리적 변화가 확산된다.

NCLEX! ⑬ **증상과 징후** : 저혈압, 손상부위 이하의 운동조절과 감각소실, 반사저하 또는 무반사, 요정체, 변실금 혹은 요실금, 과민성 방광, 발기부전, 근경련, 근위축, 하지마비, 사지마비, 흉곽확장 감소, 기침반사 저하, 고칼슘혈증, 부정맥, 통증(증상의 발현은 손상범위에 따라 달라진다)

NCLEX! ⑭ **척수손상의 합병증** : 스트레스성 궤양, 마비성 장폐색, 욕창, 분변매복, 정맥귀환 감소, 뼈의 미네랄 부족과 관절수축에 의한 병리적 골절

(3) 간호 사정

① 사정

- 손상 당시 혹은 응급실에서의 응급 사정
  - 다른 원인이 밝혀질 때까지 척수손상을 고려한다.
  - 기도, 호흡, 순환을 유지한다.
  - 경부를 수평 자세로 유지한다. 경추부위를 촉진한다.
  - 사지의 움직임과 감각을 사정한다. 의식이 있다면, 환자에게 발가락, 발, 다리, 손가락, 손, 팔을 움직이도록 하고 감각이 있는지에 대해 물어본다. 철회반사(withdrawal reflex)가 있는지를 검사한다. 의식이 없다면, 수의적인 움직임이 있는지를 관찰한다. 의도적인 철회반사 또는 수의적 움직임을 유도하기 위해 자극을 준다.
- 신체 사정
  - 수의적 발가락굴곡을 포함한 정확한 운동과 감각 정도를 사정한다.
  - 모든 심부전 반사와 표재성 반사의 유무
  - 척추 가시돌기(spinous process)의 동통(tenderness)
  - 특히 경부변형, 부종, 움직임 제한 여부
  - 다른 손상의 증거 : 머리, 가슴, 복부, 사지

NCLEX!
- 빠르고 정확한 기본검사 시행 : 사지의 운동과 감각기능, 호흡양상, 땀의 유무, 주관적인 통증의 호소, 방광기능, 팽만, 배뇨반사, 장음의 유 · 무, 항문 반사, 활력징후, 인지수준을 포함한 신경학적 검사
- 복부팽만의 사정 : 장폐색이 흔하다.
- 다른 부분의 손상 사정 : 열상, 찰과상 등
- 치료계획을 위한 자료수집
  이전의 건강력, 알레르기, 건강 프로그램(투약, 치료 등), 사회심리적 자료(이전에 병원을 방문한 적이 있는지 등)

NCLEX!

- T6 이상 손상시 자율신경 반사 이상(autonomic dysreflexia) 사정(해로운 자극에 대하여 생명을 위협할만한 중추신경계의 불수의적 교감신경 반응)
  - 척수 쇼크(spinal shock)가 완화될 때에 발생한다.
  - 장 또는 방광의 팽만 또는 다른 해로운 자극에 의해 나타난다.
  - 증상 : 고혈압, 서맥, 두통, 손상부위 위쪽의 땀, 손상부위 아래쪽이 창백하며 차갑고 건조한 피부
- 과거력 : 사고의 종류, 충격부위와 속도, 손상시의 증상(약물 · 알코올, 저산소증, 저혈압, 심장마비)

② 진단검사

- 손상이 의심되는 부위의 척추촬영
- 골절 판명을 위한 경추촬영
  - C7에서 T1을 관찰하기 어려워 수영하는 자세를 취하여 촬영할 수도 있다.
  - 굴곡이나 신전에서의 촬영(flexion-extension view)이 필요할 수 있다.
- 전산화단층 촬영법(computerized tomography) : 조영제를 사용할 수도 있다.
- 경 · 흉추의 손상을 판별하기 위해 유용한 laminar tomography
- 증상이 진행되는 경우, 척수조영술(myelography)
- 머리손상 환자는 일반적으로 경추촬영이 필요하다.
- 혈액검사 : 전혈구 검사(CBC), 전해질 검사, 동맥혈 가스분압(ABGs)

(4) 간호 중재

① **투약** : 변완화제, H_2 길항제 또는 제산제, 적은 양의 항응고요법, 저혈압이라면 혈압상승제, halo brace를 적용 중이면 국소적 항생제, 스테로이드, 항경련제, 비스테로이드성 항염제(NSAID), 삼환계 항우울제

② **응급실이나 현장에서의 응급처치** : 목이 과신전되거나 구부러지지 않게 유지하여 기도를 확보한다. 환자를 움직이기 전에 목을 고정시킨다. 척추가 움직이지 않도록 곧은 자세를 유지하면서 이동한다. 산소나 인공호흡기를 적용하고 심혈관계 기능을 주의깊게 사정한다.

③ **적절한 호흡기능 유지**

- 환자를 관찰하고 폐활량과 동맥혈액 가스가 감소하면 치료팀에게 의뢰한다.
- 미주신경이 자극되어 서맥과 일시적인 심장마비가 나타나지 않도록 주의하면서 기관지와 인두의 분비물을 흡인한다.
- 기침을 얕게 하는 경우, 적절한 흉부 물리요법을 적용하고 타진한다.
- 흡기시 보조근육을 지지하기 위해 환자의 규칙적인 호흡운동을 계획한다.
- 폐분비물을 묽게 하기 위해 가습과 수분공급을 장려한다.
- 배꼽과 검상돌기 사이를 눌러주어 호기시 기침을 돕는다.

NCLEX!

④ **자율신경반사 이상의 예방과 치료**

- 장폐색과 방광팽만 및 다른 유발 자극을 제거한다.
- 침대 머리를 올리고 정맥귀환을 감소시키기 위해 탄력스타킹을 제거한 다음 혈압을 사정한다.

- 즉시 도뇨관을 삽입한다. 항고혈압제를 투여한 후 분변매복을 제거한다.
- 투약을 하는 동안 안정될 때까지 혈압을 지속적으로 사정한다.
- 예방과 중재에 대한 환자의 지식 정도를 사정한다.

⑤ 신경계 기능 이상의 보고 : 의식정도 · 동공반사 · 머리손상의 가능성을 사정하고, 정보와 사건에 대한 반응을 기록한다.

⑥ 매 시간 또는 지시된 대로 운동과 감각 정도의 사정 : 감각 정도를 환자 피부에 표시할 수도 있다.

⑦ 심혈관계 기능 관찰 : 교감신경 기능이 방해되어 광범위한 혈압의 변화, 저혈압, 부정맥이 유발될 수 있다.

⑧ 부동의 위험성 예방

- Halo brace를 착용할 때까지 배와위 또는 앙와위(dorsal or supine position)로 신체 선열을 유지한다.
- 2시간마다 체위를 변경한다.
- 수동적 근관절 운동(passive ROM exercise)을 제공하고 손상 48~72시간 내에 근육경축을 예방하기 위해 할 수 있는 것들을 가족구성원에게 교육한다.
- 하지정맥혈전증과 폐색전을 예방하기 위해 저용량 항응고 요법과 공기압박기구(pneumatic compression device)를 적용한다.
- 저혈압을 예방한다. 체위를 천천히 변경하고, 앉은 자세를 취하기 전에 복부 코르셋을 적용한다. 탄력스타킹이나 혈압상승 약물(vasopressor drugs)을 사용한다.

⑨ 피부 통합성 유지 : 피부를 사정하고 뼈가 도드라진 부분은 쿠션을 적용하고 2시간마다 체위를 변경한다. 순환을 증진시키기 위해 원을 그리며 마사지한다. 마찰이 일어나기 전에 회음부에 피부보호 연고 또는 스프레이를 적용한다. 욕창(pressure ulcer)을 예방하기 위해 환자와 가족을 교육하고 격려한다.

⑩ 요 배설 증진

- 팽만과 감염을 예방하기 위해 간헐적으로 도뇨관을 적용하는데, 이 때 환자와 가족을 참여시킨다.
- 적절한 수분을 공급하고 배뇨 양상과 요의 특성을 사정하기 위해 환자와 가족을 격려한다.
- 도뇨관을 적용하기 전에 먼저 환자에게 배뇨를 유발할 수 있는 방법을 교육한다. 허벅지 안쪽을 두드리기, 음모 잡아당기기, 방광부위의 배 두드리기, 여자환자의 경우는 회음부에 따뜻한 물 붓기
- 반사작용을 유발할 수 있는 부교감신경 자극에 대해 설명한다. 방광훈련 동안 잔뇨제거를 위해 도뇨관을 적용한다. 잔뇨가 80cc 이하이면 방광훈련이 적절한 것이다.

⑪ 장기능 유지

- 장음을 확인하여 위장관의 적응 정도를 사정하고, 경관 미음 후 잔류량을 측정한다.
- NCLEX! 고칼로리 · 고단백 · 고섬유의 음식을 제공하고, 점차적으로 구강섭취의 양을 증가시킨다.
- 장기능 유지 프로그램 : 식사 후 필요하다면 대변완화제나 좌약을 사용한다.
- 주기적인 대변제거는 배변반사가 저하된 LMN 손상 환자에게 필요할 수도 있다.

⑫ Halo brace 관리

NCLEX!

- 관찰을 용이하게 하기 위해 핀 주위의 머리카락을 제거함으로써 감염을 예방한다. 과산화수소, 생리식염수, 국소적 항생제 연고로 깨끗하게 유지한다.
- 핀과 견인장치(traction bar)가 당기는지를 사정하고, 주치의에게 느슨해진 부위를 보고함으로써 보조기의 통합성을 유지한다.
- 프로토콜에 따라 양모피 조끼 아래의 피부를 깨끗하게 유지한다. 파우더는 사용하지 않으며, 조끼부분이 젖지 않도록 한다.
- 양모피 조끼가 더러워지면 프로토콜대로 변경한다.
- 뒷머리가 압력을 받지 않도록 체위를 유지하고, 마사지할 때는 목이 움직이지 않도록 주의한다.

⑬ 성기능에 대한 정보 제공

성기능에 대해 정확한 정보를 제공한다. 육체적으로 불가능하다면 성관계를 대체할 수 있는 방법에 대해 토의하고, 성관계를 유지하거나 시작하기 위한 기술에 대해 상담한다. 필요하다면 환자를 위해 성상담을 하도록 한다.

⑭ 자존감 지지 : 개방된 의사소통을 하고 환자의 자존감을 격려한다. 자가 간호에 대해 스스로 결정하도록 한다. 환자 스스로 목표 달성을 위한 전략을 세우도록 격려한다. 지지그룹과 가족상담을 의뢰한다.

⑮ 퇴원 준비

- 자가간호의 재사정
- 기동성 확인
- 주거환경의 준비
- 지속적 · 심리적 지지 계획
- 지역사회 자원의 확인
- 투약, 일상생활 능력, 보조도구 사용에 대한 환자와 가족의 지식 및 간호 제공자의 휴식에 대한 평가

section 06 Encephalitis 뇌 염

(1) 개 요

① 뇌에 염증이 있는 중추신경계의 질병으로 정의한다. 뇌와 뇌척수막이 모두 영향을 받았다면, 뇌수막염으로 명명한다.

② 바이러스성 뇌염은 뇌수막염보다 더 심각하고, 치명적일 수 있으며, 장기적인 신경계 장애를 유발할 수 있다.

③ 용어

- 서부형 말 뇌염(western equine encephalitis, 서부의 말에서 발생)
- 동부형 말 뇌염(eastern equine encephalitis, 동부의 말에서 발생)
- St. Louis와 California 뇌염(지질학적인 경계가 없음)
- 헤르페스 뇌염(herpes encephalitis, 보통 치명적임)
- 일본뇌염(Japanese encephalitis, St. Louis 뇌염과 유사)
- 러시아 봄-여름 뇌염(Russian spring-summer encephalitis, 진드기 매개)

④ 발병은 모기가 가장 활동적인 여름과 가을에 주로 일어난다.

⑤ 모기에 의해 동물(특히 말)에서 인간에게로 절지류 바이러스(arthropod-borne virus : 아르보바이러스[arbovirus])가 전염되어 유발된다. 질병(광견병, 풍진, 수두, 헤르페스, 천연두)에 의해서 발병할 수 있다. 감염백신주사 후 발병하거나 바이러스, 박테리아, 리케치아, 기생충, 곰팡이에 의해 유발될 수 있다. 납중독과 같은 독소에 노출시 유발될 수 있다.

(2) 병태생리

① 유기체(보통 바이러스)가 신체로 들어와 뇌 모세혈관과 맥락막 총(choroid plexus)을 통해 중추신경계를 침범하여, 특정한 세포에 영향을 주면서 다양한 증상을 나타낸다.

② 중추신경계의 손상은 세포의 용해와 탈수초화, 선택적인 용해, 바이러스성 항원에 대한 면역반응, 염증반응이 없는 세포의 파괴 등을 초래한다.

③ 바이러스성 뇌염의 영향은 나이에 따라 다양하다. 전신증상, 국소적인 장애, 움직임의 제한, 뇌간 손상, 정신상태와 성격 변화, 뇌부종, 뇌출혈, 혼수 등이 나타날 수도 있다.

NCLEX! ④ **증상과 징후** : 뇌부종, 두통, 고열(항상 나타남), 혼돈, 경련, 반신마비, 비대칭적 반사, 바빈스키반사 양성, 운동실조, 말을 하거나 이해하는 데 어려움, 안면허약, 정신박약, 근육강직, 근육허약, 인후염, 상기도 문제, 투사성 구토, 불규칙한 동공, 활력징후의 변화, 안검하수, 복시, 사시, 비정상적 수면양상을 포함한다.

(3) 간호 사정

① 사정은 뇌혈관 사정, 수분 균형, 통증과 불편감, 반사, 보행, 협응, 활력징후, 뇌신경의 분석을 포함한다.

② **진단검사** : 뇌척수액 검사를 위한 요추천자(압력 상승, 단백질 상승, 당과 염소 정상), 전혈구 검사(CBC), 전해질 검사, MRI, Brain CT

(4) 간호 중재

① 투약은 해열제, 항바이러스제, 스테로이드. 경련이 있다면 항경련제, 수면제, 진통제, 대변 완화제를 포함한다.

NCLEX! ② 수분균형을 사정하고 섭취 · 배설량을 측정한다.

③ 영양상태를 사정하고 체중을 측정한다.

④ 뇌압상승의 증후를 모니터한다.

NCLEX! ⑤ 휴식을 취할 수 있는 환경을 유지하고 자극(빛 감소, 방문객 제한)을 줄인다.

NCLEX! ⑥ 경련 발생에 대비하여 환경을 유지한다.

⑦ 자주 체위를 변경하고 목을 편안하게 유지하며, 관절 강직을 감소시키기 위한 자세를 유지한다.

⑧ 관절운동을 위해 물리치료를 시작한다.

⑨ 특히 환자가 아동인 경우, 환자와 가족에게 치료에 대한 확신을 갖도록 한다.

section 07 Meningitis 뇌막염

(1) 개 요

① 뇌막염은 뇌를 둘러싸고 있는 뇌척수막(연막, 지주막)과 척수의 염증으로 정의한다.

② 분류

- 바이러스성 뇌막염(viral meningitis, 무균성 뇌막염)은 보통 완전히 회복된다.
- 박테리아성 뇌막염(bacterial meningitis, 세균성 뇌막염)은 후유증이 남을 수 있다.

③ 가을 · 겨울 · 이른 봄에 흔히 발생하며, 어린이들은 상기도 감염에 잘 걸리기 때문에 더 감수성이 높다.

④ 원인은 박테리아나 바이러스성 감염이다. 종종 상기도 감염 후 또는 곰팡이 및 독소에 노출시에도 발병할 수도 있다.

(2) 병태생리

① 병원균이 중추신경계를 통하여 혈관뇌장벽(BBB)를 통과함으로써 감염이 발생한다.

- 세균성 뇌막염은 대부분 수막구균(neisseria meningitis, meningococcal), 폐렴구균(streptococcus pneumonia), 헤모필루스 인플루엔자(haemophilus influenzae) 감염 후에 발생한다.
- 바이러스성 뇌막염은 종종 유행성 이하선염(mumps) 또는 대상포진(herpes zoster), 헤르페스(herpes simplex), 거대세포 바이러스(cytomegalovirus, CMV) 감염 후에 발생한다.

② 세균성 뇌막염에서는 뇌와 척수를 통하여 염증이 빠르게 퍼져서 뇌척수액의 압력이 증가하고 화농성의 삼출물이 생긴다.

NCLEX!

③ 증상과 징후

- 급성 감염 : 고열, 오심, 구토, 오한, 권태감, 빈맥
- 뇌막자극 증상(nuchal rigidity)
  - 경부경직
  - Kernig's sign 양성 반응 (그림 4-2)
  - Brudzinski's sign 양성 반응 : 목을 굴곡시켰을 때 목에 통증이 생기며, 엉덩이와 무릎이 굴곡된다. (그림 4-3)
- 뇌압상승(ICP)의 증상
- 혈관계
  - 뇌혈관의 혈전정맥염은 뇌경색, 경련, 뇌졸중을 일으킬 수도 있다.
  - 색전은 손발의 작은 혈관을 막아서 괴저를 유발할 수 있다.
  - 패혈증에서 발생하는 섬유소용해는 출혈과 응고가 동시에 발생하는 패혈성 쇼크에 대한 반응으로 산재성 혈관내 응고증(DIC)을 유발할 수 있다.

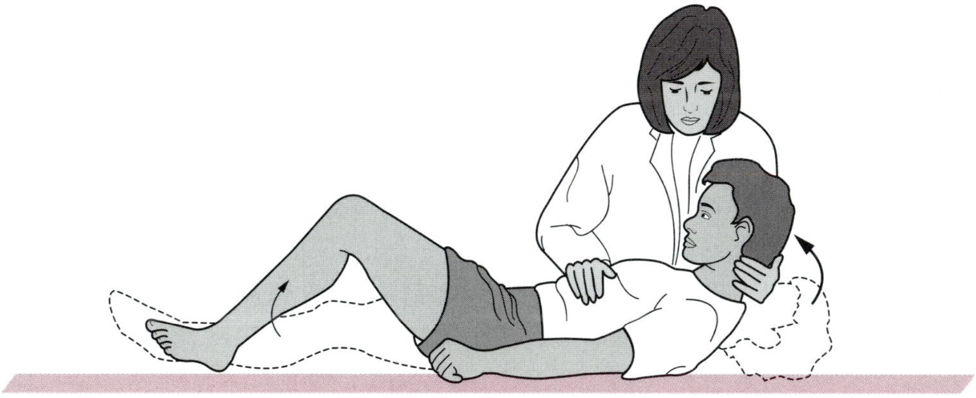

그림 4-3 Brudzinski's sign

(3) 간호 사정

① **사정** : 통증(특히 목), 반사(Brudzinski's, Kernig's sign), 의식상태 사정(의식수준, 신경혈관), 활력징후(V/S), 사지의 말초신경 혈관상태(사지의 맥박과 감각이 감소하고 창백하거나 청색증을 보이면 색전증을 의심할 수 있다), 체액상태, 호흡기계 상태, 영양상태

② **진단검사** : 뇌척수액을 분석하기 위해 요추천자(단백상승, 당감소, 박테리아), 뇌척수액 배양과 감수성 검사, CT, MRI, 요질소(BUN), creatinine(CR), 전해질 검사, 동맥혈 가스 분석(ABGs), 목, 혈액, 소변, 가래의 배양과 감수성 검사, 요비중

(4) 간호 중재

NCLEX!

① **투약** : 배양검사 결과가 나올 때까지 광범위 항생제(penicillin, 제 3세대 cephalosporins), 진통제, 해열제, 오심이 있다면 항구토제, 경련이 있다면 항경련제, 뇌부종을 위한 이뇨제를 투여한다.

② 뇌염환자의 필수적인 간호중재는 급성 감염, 뇌막자극, 뇌압상승에 대한 사정과 지지적인 중재이다. 노인환자는 폐렴과 독감 예방접종이 주기적으로 이루어져야 한다.

③ 처방대로 투약을 시행하며 환자의 반응을 모니터한다. 중추신경계를 억제시키고 증상의 변화를 숨길 수 있는 opoids와 같은 마약성 진통제는 피한다. 재발을 피하기 위해서 환자는 모든 항생제를 투약할 때 교육을 받아야 한다.

④ 활력징후, 신경학적 변화, 말초뇌혈관 상태 변화를 주의깊게 모니터한다.

NCLEX!

- 뇌압상승 증상(LOC 변화, 광범위한 맥압, 서맥, 도약맥[bounding pulse])
- 말초혈관 증상 : 창백함, 차가움, 감소된 감각, 약하거나 무맥박
- 심한 두통
- 경련
- 뇌신경기능 장애

NCLEX! ⑤ **수분전해질 균형의 주의깊은 관찰** : 엄격한 섭취, 배설량, 매일 체중측정, 점막상태, 피부긴장도, 요비중

NCLEX! ⑥ **기도청결 증진** : 산소포화도, ABGs 모니터, 2시간마다 체위변경, 흉부 물리요법 시행, 필요시 흡인, 침대 머리를 30도 올린다.

⑦ **고열 완화** : cooling blanket 또는 tepid sponge bath를 적용한다.

⑧ **통증 완화** : 조용하고 어두운 환경유지, 처방에 의한 진통제 투여, 부드러운 ROM 격려, 등 문지르기 또는 마사지, 방문객 자제 등으로 휴식시간을 증진시킨다.

NCLEX! ⑨ **손상으로부터의 보호** : oral airway, 산소, 흡인도구 확보, side rail 올려두기, 침대 낮게 유지, 난간에 패드 대기, 경련의 기록, 머리나 눈의 편위, 발작 후 상태, 일반적인 출혈을 관찰한다.

⑩ 필요시 위관영양을 통한 적절한 영양을 유지한다. 고단백, 고칼로리, 적은 양을 자주 공급한다.

⑪ **건강유지 증진** : 투약 교육, 고열, 두통, 과민성, 경부강직, 예방적인 항생제 요법에 대한 환자 교육과 간호제공자 교육

section 08 Seizures 발 작

(1) 개 요

① 발작은 정상적인 기능을 방해하는 대뇌피질 뉴런이 조절되지 않는 전기 작용으로 정의된다. 불수의적인 근육수축과 관련될 수 있다. 임상적인 징후가 확실히 나타나기 전에 전조 또는 감각 이상이 나타날 수 있다.

NCLEX!

② 발작 동안 간질중첩(status epilepticus)이 나타날 수 있다. 강하고 반복적인 발작이 나타나며, 발작 동안 휴지기가 매우 짧은 발작이 지속적으로 나타남으로써 생명에 위협적일 수 있다.

③ 간질은 갑작스럽고 짧은 의식변화, 운동 또는 감각의 변화로 특징되는 뇌기능의 반복적인 발작적 질병으로 정의된다.

④ 발작의 분류

- 전신발작(generalized) : 강직간대성 발작(대발작, tonic-clonic[grand mal]) 또는 결여발작(소발작, absence[petit mal])
- 강직간대성 발작(tonic-clonic) : 단순(simple) 또는 잭슨간질(Jacksonian), 복합(complex)

⑤ 원인

- 유전적 성향, 염색체 이상
- 구조적 요인
  - 머리 외상, 감염(뇌염, 뇌막염, 뇌농양, AIDS에 의한 기회감염)
  - 뇌혈관 질환 : 출혈, 색전, 경색
  - 공간 점유성 병변 : 종양, 신경섬유종증, 동정맥기형, 경막하혈종
- 대사적-영양적 요소
  - 수분전해질 불균형, 저나트륨혈증, 저칼슘혈증, 저탄산증, 저혈당
  - 저산소증
  - 산혈증
  - 피리독신(pyridoxine) 결핍
  - 지방과 아미노산 대사 장애
  - 독소와 독성요소 : 중금속
  - 전신성 질환 : 요독증, 독소혈증
  - 약물 : 항정신성 의약품('street' drug), theophylline 과다복용
  - 금단 : 알코올, 바비튜레이트류(barbiturates), 항경련(antiepileptic drug), diazepam (valium)
- 특발성 : 원인이 알려지지 않았으며, 유전적 요인일 가능성이 있다.

(2) 병태생리

① 뉴런이 과도하며 동시적인 전기 작용

② 간질성 뉴런이 근접해 있거나 또는 멀리 있는 뉴런들을 동시에 흥분시킨다.

③ 임상증상을 동반하지 않고 비정상적인 전기 작용이 발생할 수 있다.

④ 임상증상은 충분한 수의 뉴런이 흥분할 때 발생한다.

⑥ 분류와 임상증상

- 부분발작(partial seizure) : 뇌에 부분적으로 국한
  - 운동증상을 동반하는 단순 부분발작(simple partial seizures : 의식은 손상받지 않는다) \ 잭슨발작("Jacksonian" : 신체 한 부분으로 제한되며, 국소적으로 퍼지고 진행된다)

- 감각 또는 체성감각 증상을 동반하는 단순부분 발작 : 체성감각 현상만이 나타날 수도 있다(신체 한 부분의 따끔거림, 마비). 시각적 · 청각적 · 후각적 또는 미각적 증상만이 나타날 수도 있다. 어지러움이 발작증상일 수 있다.
- 복합 부분발작(complex partial seizures : 의식손상) : 단순 부분발작에서 시작하여 의식손상으로 진행한다. 시작시 의식손상, 대부분 자동행동(automatism : 의식적이지 않은 자동적인 행동이나 입맛 다시는 것과 같은 반복적이고 반목적적이며 패턴화된 움직임)을 포함한다. 반사회적 또는 폭력적인 행위 등이 포함될 수 있다.
- 2차적으로 전신화되는 부분발작(partial seizures secondarily generalized) : 발생한 부위에서 뇌의 다른 부위로 퍼져 간다. 특별한 전조와 함께 시작되는 전신발작은 전신화되는 부분발작이다.

• 전신 발작의 분류 : 강직 간대성 발작(tonic-clonic), 강직성 발작(tonic), 결여발작(absence), 근간대성 발작(myoclonic), 영아연축(infantile spasms)
  - 결여 · 단순 발작(소발작:absence-simple[petit mal]) : 한 곳을 응시한다. 보통 15초 이내에 사라진다. 환자 본인도 깨닫지 못하고 지나가 버리는 경우도 있다. 뇌파(EEG)상 three cycle, second spike와 파장으로 진단한다. 일반적으로 어린이에게서 많이 보인다.
  - 결여 · 비전형적 발작(absence-atypical) : 근경련성 수축을 동반하여 한 곳을 멍하게 응시하며, 입맛을 다시거나 무엇인가를 씹는 듯한 행동을 보인다. 뇌파상 비전형적인 뇌파가 나타난다.
  - 근간대성 발작(myoclonic) : 하나 혹은 그 이상 근육의 단일 수축으로 약 1초 정도 지속된다.
  - 무긴장 atonic-drop attack : 때때로 근간대성 발작과 연관성 있게 나타난다.
  - 간대성 발작(clonic) : 근육 집단이 수축한다.
  - 근대성 발작(tonic) : 근육 집단의 강직

NCLEX!

  - 강직 간대성 발작(대발작 : tonic clonic[grand mal]) : 경련 또는 갑작스러운 비틀림에 뒤따르는 근육 강직과 긴장으로 시작한다. 의식소실, 변실금 혹은 요실금, 경련성 또는 강직성 중 어느 한 가지 형태로만 나타나기도 한다. 혀를 깨물기도 하고, 발작후기에는 의식을 서서히 잃기도 한다.
  - 대사성 혹은 독성 물질에 의한 경련-대개 전신성이며, 일반적으로 원인이 교정되고 나면 재발하지 않는다.

• 간질 중첩증(status epilepticus) : 끊임없이 발작이 계속되며, 발작 사이에 잠깐씩 회복되기도 하고 대개 30분 이상 지속된다.

⑦ **촉진요인**(개인마다 다르게 나타남)

• 신체적 : 특별한 감각자극(빛자극, 청각자극), 발열(5세 이하 어린이에게서 위험), 손상, 신체적 피로, 수면부족, 영양상태 불량, 약물, 알코올과 같은 중독성 물질, 과환기
• 정신적 : 가족적 · 환경적 긴장 및 대처, 쇼크

NCLEX!

⑧ **증상과 징후** : 부분적 혹은 전반적인 의식 소실을 포함한 징후, 낙상, 변실금 및 요실금, 전조, 근육수축, 사지경련 및 강직, 얼굴 움직임, 혀 깨물기, 타액분비, 발작 후 단계(의식 소실 감소, 시각감소), 두통, 피로

(3) 간호 사정

① 사정

- 과거력 : 환자 및 목격자로부터 발작 상황에 대한 정보 획득, 과거 발작경험, 촉진요인들 및 발작 후 행동들, 빈도, 기간, 과거 질병, 외상, 감염 여부, 음주 및 약물남용, 간질에 대한 가족력, 태아상태, 성장 및 발달단계에 대한 과거력

NCLEX!
- 신체적 · 신경학적 조사 : 발작 행동(지속시간, 비틀림 단계, 시작 시간), 경구출혈 여부, 발작 후 단계, 활력징후, 자세
- 생활양식과 발작을 유발할 수 있는 요인들에 대해 환자로부터 정보수집

② 진단검사

- 혈청 전해질 검사 : 저나트륨혈증, 저칼슘혈증(특히 소아), 저혈당
- 요중질소(BUN)
- 동맥혈 가스분석(ABGs) : 저산소증 및 산증
- 뇌척수액 분석(CSF) : 감염 및 출혈
- 약물검사 : 안정제, 수면제, 중금속, 약물결합 반응, 출처를 알 수 없는 약물, Theophylline, 항경련제 농도
- 뇌파(EEG)
  - 발작 사이에는 정상일 수 있다.
  - 특이한 행동으로 인한 발작일 수 있다. 과환기, 광자극, 수면박탈
  - 비인후 혹은 접형골에 전극을 붙여 측두엽에 초점을 맞추어서 검사할 수 있다.
- 초기검사에 CT 또는 MRI가 포함될 수 있다.

(4) 간호 중재

① 약물

NCLEX!
- 항경련제 : phenytoin(Dilantin), carbamazepine(Tegretol), valproic acid(Depakene), ethosuximide(Zarontin), clonazepam(Klonopin), gabapentin(Neurontin)
- 간질 중첩증에는 diazepam(Valium) 또는 phenobarbital을 사용한다.

NCLEX!
② **발작에 대해 상세히 기록** : 날짜, 시작시간, 발작기간, 시작시 환자가 하고 있던 활동, 촉진요인, 전조, 발작 행동(신체 일부분), 발작유형(강직성, 경련성, 머리 및 눈 돌아감, 행동)

NCLEX!
③ **자동 행동 관찰** : 동공 크기 및 반사, 호흡 양상 및 청색증, 발한, 요실금, 침흘림

④ **발작 동안 또는 후의 의식 소실 정도 사정 및 기록** : 각성, 의식감소의 기간, 발작 동안의 기억

⑤ **발작 후 단계의 관찰**(발작 종료 후의 기간으로 보통 30~90분) : 의식혼돈, 탈진, 수면, 각성의 어려움, 근육통, 두통, 허약, 실어증, 각성이 불가능하거나 부분적 마비상태의 경우, 기도확보의 가능성 여부

⑥ 손상(특히 머리 또는 혀) 정도를 면밀히 관찰, 열상, 타박상

NCLEX!
⑦ 발작 동안의 안전관리

- 신체손상 보호

NCLEX!
- 치아 사이에 딱딱한 물질을 넣지 않는다.
- 잡아당기지 않는다.
- 기도확보를 위해 옆으로 눕힌다.

⑧ 만약에 항경련제 복용 중이라면 약물농도가 치료적 농도인가 확인. 용량은 약물 역동학, 개인적 대사능력 차이, 경련 정도에 따라 결정된다. 항경련제는 추후 관찰을 통해 조정. 만약 부작용이 나타날 경우, 용량을 줄이거나 다른 약으로 대체한다.

⑨ 촉진요인 조절

⑩ 치료방법의 하나로 외과적 중재 : 적용기준이 맞는다면 간질성 뇌파의 초점(focus)이 되는 피질 부위를 잘라낸다.

⑪ 간질 중첩증의 치료를 위해 입원한 경우, 큰 정맥을 확보해 놓는 것이 중요하다.

section 09

Guillain–Barré Syndrome

길레안바레 증후군

(1) 개 요

NCLEX! ① 급성으로 빠르게 진행되는 말초 운동신경 및 감각신경의 염증
- 운동기능 약화 및 마비증세가 다양하게 나타난다.
- NCLEX! 대부분 좌 · 우 비대칭적으로 하지부터 시작해 상지쪽으로 마비증세가 진행된다.
- 치료만 효과적으로 받는다면 96% 회복이 가능하다.

② 대부분 30～50세 사이에서 흔히 발생하며, 남녀 동일한 비율로 발생한다.

③ 원인불명이 많다. 면역체계 이상, 바이러스 감염, 면역기능저하, 열성 질환, 손상 및 수술

(2) 병태생리

NCLEX! ① 바이러스성 질환 및 면역반응에 의해 유발되는 세포 매개성 면역반응

② 이물질이 인체에 침투하는 것을 막기 위한 항체의 정상적인 작용 대신에, 말초신경의 수초(myelin)에 대한 항체가 생성된다. IgM antimyelin 항체가 존재하며, lymphocytes가 감작되고 수초의 손상이 촉진된다.

③ 탈수초화가 진행되면서 신경자극이 점차 느려지거나 완전히 멈춰서 결과적으로 근육수축이 정지되며, 운동을 해도 근육이 소모되기 시작한다.

④ 회복기 동안 수 개월 혹은 수 년에 걸쳐서 재수초화가 상지쪽에서 하지쪽으로 진행된다.

NCLEX! ⑤ **증상과 징후** : 근육약화와 편마비가 하지에서 상지로 진행되어, 결국 인공호흡기까지 필요하게 되는 전신마비에 이른다. 이상감각(저림, 무감각), 통증(근육통, 근육 선통, 야간 통증), 호흡곤란이 있다. 호흡음, 산소포화도 감소, 비정상적 혈액가스 뇌신경도 관련된다. 외안근 움직임이 어렵다. 연하곤란, 복시, 어눌한 말투, 자율신경 기능장애, 기립성 저혈압(낮은 혈압, 갑작스런 자세 변화시 어지러움), 고혈압, 심박동 변화(서맥, 심장 블록, 빈맥), 장 혹은 방광기능 장애, 홍조, 발한

(3) 간호 사정

① 발병 전 1주~8주 사이에 어떤 질병을 앓았으며, 증상이 어떠했는지를 시작 순서에 따라 파악한다. 머리부터 발끝까지 근육강도와 감각 정도를 평가한다. 뇌내 신경도 포함, 호흡기관 사정, 체액 균형, 피부 통합성, 방광 및 장 상태 사정 Box 1-1

② **진단검사** : 전해질, ABGs, 신경전달계 검사, CSF 검사(단백질 농도 증가됨)

Box 1-1

근육강도 측정

- 0 : 육안으로 보이는 근수축 없음(마비).
- 1 trace : 약간의 근수축이 있으나 운동이라고 볼 수 없는 경우
- 2 poor : 중력에 저항하지 못하는 ROM
- 3 fair : 중력에 저항하는 ROM
- 4 good : 몇 가지의 저항성 운동, 중력에 저항하는 ROM
- 5 normal : 완전한 ROM, 완전한 저항성 운동

머리에서 발끝까지 근육강도 측정

- 눈꺼풀 : 눈을 완전하게 꼭 감도록 한다.
- 목 : 머리를 앞과 뒤로 구부린다.
- 이두박근 : 팔 굴곡
- 손가락 : 조사자의 검지와 타진봉을 잡는다.
- 둔부와 다리 : 다리를 교차해 본다.
- 얼굴 : 볼을 부풀린 상태로 혀를 내밀도록 한다.
- 삼각근 : 팔을 머리 위에서 맞잡는다.
- 손목 : 굴곡과 신전
- 엉덩이 : 와위상태에서 다리를 똑바로 든다.
- 발목과 발 : 굴곡과 신전

(4) 간호 중재

① **약물 및 치료**

- 정맥 내로 면역 글로불린(Immunoglobulins)을 투여한다. 저체온, 근육통, 급성 신부전증에서는 드물게 보이는 두통, 망막괴사가 있을 때 사용한다.
- 혈장 치환술(plasmapheresis) : 전혈에서 혈장을 제거하고, 질병 과정에서 나타나는 항체를 제거한 후 혈구들만 다시 혈액 내로 주입한다.

–합병증 관리

–응고인자의 소실, 출혈, 체액 및 전해질 불균형 초래

• 부신피질 자극 호르몬, 코티코스테로이드(corticosteroid), 항염증 약물

• 기타 : 대변완화제, 제산제, H_2 수용체 차단제, 진통제

NCLEX! ② 모든 신체기관의 기능을 고려해야 한다. 특히 호흡기계 및 심혈관계

• 호흡기관 상태 관찰 : 횟수, 깊이, 호흡음, 호흡능, 분비물, gag, 기침, 연하 반사 측정

• 심장상태 관찰 : 심박수, 혈압, 부정맥

③ 흉부 물리요법과 폐 상태 측정

④ **적절한 영양 유지** : 필요시 경관 영양, 정맥 영양을 이용하고, 부드러운 음식을 적은 양씩 자주 먹도록 한다. 매주 체중 측정, 전해질 상태 측정, 2시간마다 구강 간호

⑤ **장 및 방광기능 측정** : 장음 및 빈도 사정, 양, 장운동, 색깔, 휴대용 변기, 자연 배뇨가 불가능한 환자의 경우는 복부팽만 여부와 잔뇨량 측정, 필요할 때마다 간헐적으로 도뇨 시행, 3500cc/day의 수분섭취 격려

NCLEX! ⑥ **활동감소로 인한 합병증 예방**

• 가능한 한 약한 사지를 사용하도록 격려한다.

• 물리치료사와 함께 모든 사지의 능동적 · 수동적 ROM을 실시한다.

• 도구를 사용하여 움직임을 돕는다.

–에어매트리스 또는 특별히 고안된 침대

–팔목 또는 발 뒷꿈치 보호기

• 적합한 신체상을 유지한다.

• 부종을 예방하기 위해 사지를 올려준다.

• 색전증 방지를 위해 압박 스타킹을 착용시키거나 보조기구를 이용한다.

NCLEX! ⑦ 눈을 완전히 감지 못하는 환자를 위해 눈 간호를 시행하고 가리개를 착용시킨다. 인공눈물 사용, 필요시마다 눈을 닦아주고, 가리개를 사용한다.

⑧ 필요 할 때마다 안정제와 마취제를 사용한다. 통증 정도와 활력징후를 평가하여 통증을 호소하기 전에 진통제를 투약한다. 환자를 운반할 때는 부드럽게 굴린다. 구체적으로 상황을 설명해 주고 편안하게 해주며, 유머와 음악을 사용한다.

⑨ **의사소통 유도, 격려, 환자 및 가족 격려**

• 만약 인공호흡기에 의존한 환자이거나 근육 약화로 말을 할 수 없어 의사소통이 불가능하다면 의사소통을 위한 언어치료가 필요하다.

• 질병 과정과 치료에 대해서 충분한 설명과 정보를 제공한다.

• 가능한 한 자주 자신의 감정을 표현하도록 환자와 가족을 격려한다.

⑩ 급성 상태로 치료를 요해 입원했을 경우, 퇴원하고자 하는 요구를 충족시켜 주기 위해 입원시부터 퇴원 계획을 세운다.

section 10

Myasthenia Gravis

중증 근무력증

(1) 개 요

NCLEX!

① 중증 근무력증은 수의근에 신경자극을 전달하는 말초신경계에 이상이 생기는 질환이다. 만성적 진행형 근육약화. 초기에는 운동시에 피로감을 느끼다가 쉬면 괜찮아진다. 점차 운동 후에 쉬어도 피곤이 사라지지 않는 단계까지 진행한다.

② 눈과 눈꺼풀을 움직이기 어렵게 되고 횡격막과 호흡근육의 약화로 호흡곤란에 이른다.

③ 예측이 불가능한 완화(remissions)와 악화를 반복하는 특징이 있다.

④ 보통 20~30대 사이에서 발병하나 50대 이상에서도 발병이 가능하다. 남자보다 여자에서 3배 이상 더 나타난다.

⑤ 원인불명, 자가면역 질환의 가족력이나 갑상선암 등이 원인이 되기도 한다.

(2) 병태생리

NCLEX!

① 아세틸콜린 수용체의 수를 감소시키는 자가항체가 생성되는 자가면역 질환이다. 신경근 접합부에서 액손의 말단부와 근섬유 사이의 공간이 정상보다 넓다. IgG 자가항체는 아세틸콜린과 수용체의 결합을 방해하여 근수축을 억제한다. 신경근 접합부에서 아세틸콜린 수용체도 파괴된다.

② 75%에서 갑상선에 대항하는 자가 항체가 계속 생성된다.

③ 질병 초기에는 천천히 진행되나 스트레스를 받거나 호르몬의 균형이 깨지는 경우(임신, 월경, 갑상선 질환) 빠르게 진행될 수 있다. 감염/예방접종, 외상 및 수술, 고열, 과도한 운동, 신경근 접합부에서 아세틸콜린과 수용체의 결합을 방해하는 요인으로 작용할 가능성이 있는 약물들(마약, 안정제, 수면제, 알코올, quinidine, 마취제), 갑상선 암

NCLEX!

④ **증상과 징후** : 경증의 복시, 외안근 약화로 인한 단측 안검하수, 얼굴 · 턱 · 목 · 엉덩이 근육 처짐. 근육 약화가 심각하게 나타나는 경우는 연하 · 저작 · 호흡과 관련된 합병증이 발생한다. 가쁘게 헐떡대는 빈호흡, 비정상적인 동맥혈 가스분석(ABGs), 92% 이하의 산소포화도, 호흡음 감소 등으로 나타나는 호흡곤란, 변실금 및 요실금, 사지마비, 그리고 근육의 통증감소

NCLEX!

⑤ **중증 근무력증 위기** : 갑작스러운 근육약화, 호흡곤란의 위기와 기도흡인, 대부분 불충분한 약물섭취 또는 염증이 원인이다.

NCLEX!

⑥ **아세틸콜린성 위기** : 심각한 근육약화, 약물 과다섭취, 발작, 설사, 서호흡, 폐분비물 증가, 기관의 경련(bronchial spasm)

(3) 간호 사정

① 사정

- 피로를 느끼는 신체 부위와 정도, 신체의 어느 부분에서 피로를 느끼는지, 일상생활 동작(ADLs)의 효과

- 뇌신경 기능 장애
  - 안구 : 복시와 안검 하수, 2~3분 동안 위를 쳐다보도록 환자에게 요청하여 안검 하수여부 검사, 눈을 계속 뜨고 있을 수 없기 때문에 눈꺼풀은 점점 처지게 된다. 검사 후 잠시 휴식을 취한 후에는 다시 눈을 뜰 수 있다.
  - 얼굴 : 미소짓는 게 으르렁거리는 것처럼 보인다. 입을 다물기 위해 턱을 움직이는 것조차도 할 수 없게 되면 보조기구를 이용해야 한다.
  - 인, 후두 : 목소리에 비음이 섞이며, 연하곤란이 있고 저작이 어렵다.
- 기타 근육 약화
  - 모든 근육을 평가한다. 목 · 어깨 · 엉덩이 근의 굴곡 평가, 고개를 들기에 어려움은 없는지, 계단을 오르거나 물건을 드는 것 팔을 머리 위로 올리기에 어려움은 없는지, 난간을 잡거나 서고 앉을 때에 어려움은 없는지를 평가한다.
  - 변실금, 요실금
- 횡격막과 호흡근육의 약화로 인한 호흡곤란, 침을 삼키는 것도 어렵다(폐음, 호흡수, 깊이 사정)

② 진단검사 : 동맥혈 가스분석(ABGs), 폐기능 검사

- 근전도 검사(electromyography; EMG) 시 운동신경을 자극하면, 정상보다 진폭이 작은 파형이 나타난다.
- NCLEX! 임상적 진단의 확증은 수의근의 수축을 증가시키는 Edrophonium chloride(Tensilon)를 IV로 주입하여 평가, Tensilon은 아세틸콜린이 수용체에 결합하도록 도와줌으로써 일시적으로 증상이 좋아진다. Tensilon 주입을 끊으면 근수축이 다시 약화된다.

(4) 간호 중재

① 약물 및 치료

- NCLEX! Anticholinesterases : neostigmin(Prostigmin), pyridostigmin(Mestinon)
- 면역억제제 : corticosteroids, azathioprine(Imuran), cyclosporine(Cytoxan)
- 항염증성 약물
- 흉선 절제술(갑상선 제거)
- 혈장 치환술(Plasmapheresis) : IgG 항체 제거
- Atropine sulfate(Atropine) : 콜린성 위기

NCLEX! ② 약물에 대한 환자의 반응과 부작용을 관찰 : 혈중농도를 유지하고, 활동시 또는 식사 중에 적절한 근육강도(muscle strength)를 위해 정확한 시간에 약물을 투약한다.

③ 효과적으로 호흡할 수 있도록 기도를 청결하게 유지한다.

- 호흡곤란을 사정한다.
- NCLEX! 환자가 식사할 때 주의깊게 관찰하고 음식물을 먹거나 물을 마실 때 머리를 약간 앞으로 숙이도록 환자에게 교육한다.
- 환자에게 감염, 특히 호흡기계 감염에의 노출을 피하도록 교육한다.
- 환자에게 효과적인 기침법을 교육하고 흉부 물리요법과 강도 높은 spirometry 사용을 권장한다.

- 가능하면 경구 흡인기(oral suction)를 사용할 것을 교육한다.
- 응급상황에 대비해 기도 삽관기구를 환자 가까운 곳에 배치해 둔다.

④ 영양을 적절히 공급한다.

NCLEX!

- 식사시에 근육강도가 최고조에 이르게 하기 위해 식사 30~45분 전에 약물을 복용할 수 있도록 한다.
- 씹고 삼키는 데 불편함이 없도록 적은 양을 자주 섭취하도록 한다. 필요에 따라 부드러운 반고형 음식물을 투여한다.
- 환자가 음식물을 삼키는 것이 불가능한 경우, 정맥을 통한 수액의 공급과 경관영양을 이용한다.

⑤ 필요하다면 대체적인 의사소통 방법을 교육한다. 긍정이냐 부정이냐에 따라서 눈을 깜빡이거나 손가락을 좌우로 움직이는 방법, flash card, communication board, 말할 때 약화된 근육을 지지하기 위해 손으로 아래 턱을 받쳐주도록 교육한다.

⑥ 신체 움직임 증가

- 물리치료, 작업치료

NCLEX!

- 환자에게 힘을 절약하기 위해 휴식시간을 갖도록 교육한다.
  - 주된 활동은 아침 일찍 하도록 한다.
  - 약물농도가 최고조일 때에 활동을 하도록 한다.
- 수동적 · 능동적 ROM
- 환자에게 과도한 열과 냉기는 피하도록 교육하고, 질병을 악화시킬 수 있는 감염에 노출되는 것이나 감정적인 스트레스 · 알코올 · 진정제 · 부분 마취 역시 피하도록 한다.
- 환자에게 중증 근무력증 위기나 아세틸콜린성 위기의 징후에 대해 교육한다.
- 환자에게 Medic alert bracelet을 입도록 격려한다.

⑦ 눈 간호를 제공한다. 인공눈물 적용, 복시가 있을 때에 한쪽 눈을 가릴 수 있는 가리개, 밝은 빛 아래에서 눈을 보호할 수 있도록 선글라스를 착용하도록 한다.

⑧ 긍정적인 신체상과 대처기술을 가지도록 한다.

- 치료 계획에 참여하도록 격려한다.
- 환자가 자신의 감정을 표현하도록 격려하고 적극적으로 경청해 준다.
- 모든 치료에 대해 설명한다.
- 힘은 적게 들면서 기분전환을 할 수 있는 활동을 제공한다.
- 중증 근무력증 자조그룹에 참가하도록 한다.

section 11

Parkinson's Disease

파킨슨 병

(1) 개 요

① 진행적이며 점진적인 신경학적 퇴행성 뇌질환으로 다음과 같은 특징이 있다.
휴식기 진전(resting tremor), 운동완서(bradykinesia : 느리고 때때로 뻣뻣하게 굳은 동작), 근육 긴장 및 강직

② 대부분 50~60세의 장년층에서 흔하다.

③ 1차성과 2차성으로 분류된다.

④ 원인

- 1차성 : 알려져 있지 않다.
- 2차성 : 감염, 신생물, 뇌염, 일산화탄소, 망간, 수은 중독, 약물(Reserpine, Methyldopa, Haloperidol, Phenothiazine), 저산소증, 뇌허혈과 관련이 있다.

(2) 병태생리

NCLEX! ① 중추신경계 중 움직임을 조절하고 통제하는 기저핵 질환이다.

NCLEX! ② 중뇌에 있는 흑질(substantia nigra)과 선조체(corpus striatum)의 신경세포가 퇴화하여 신경전달 물질인 도파민의 생산과 저장이 부족해진다.

③ 운동(motor activity)을 억제하는 도파민의 양이 고갈되면 흥분성이 증가하여 아세틸콜린 분비가 억제되지 않는다. 이것이 파킨슨병 증상의 기저가 된다.

④ **증상과 징후** : 체중감소, 변비, 연하곤란, 우울, 치매가 나타난다.

- 진전(tremors)
  - NCLEX! 비비는 동작('pill-rolling') : 마치 작은 물건을 돌리는 것과 같은 양상의 의도하지 않은 떨림.
  - NCLEX! 진전은 한 손에서 시작하여 팔로 퍼지며, 반대편 팔과 머리까지 퍼지기도 한다.
  - 일반적으로 의도적인 운동은 줄어든다.
- NCLEX! 운동완서(bradykinesia)와 자동 운동의 소실이 나타난다. 시선이 고정되고(staring gaze), 안면 무표정(mask-like face), 낮고 단조로운 목소리, 침흘림, 균형장애와 righting reflex(체위가 변할 때 자세를 바로 잡는 반응), 구부정한 자세, 운동을 시작하기 어려움, 불안정하게 발을 끄는 빠른 걸음걸이
- 경직(rigidity)
  - 톱니바퀴 경직(cogwheel rigidity) : 환자에게 피동적 운동을 시켜서 검사할 때 환자의 진전 때문에 마치 톱니바퀴가 걸리는 것과 같은 느낌의 저항이 느껴진다. 관절을 움직일 때 덜커덕거리며 수동적인 운동 범위의 저항이 증가한다.
  - leap pipe : 사지의 위치에 상관없이 나타나는 강직상태, 온몸이 뻣뻣하다.
- 자율신경장애(automatic dysfunction) : 불면증, 기름진 피부, 발한, 열내성, 기립성 저혈압

(3) 간호 사정

NCLEX!

① 병의 시작과 진행, 매일 나타나는 기능의 변화, 약에 대한 반응의 변화(옷입기, 먹기, 걷기, 쓰기가 어려움), 움직임(진전, 운동완서, 경직), 장기능, 영양상태, 정신상태(건망증, 장기 또는 단기 기억), 반사, 그리고 기억이 포함된다.

② **진단검사** : 진단을 위한 특별한 검사는 없고 증상에 기초하여 진단한다. 약의 부작용과 관련해 당을 검사할 수도 있다.

(4) 간호 중재

① 투약

- MAO(monoamine oxidase) 억제제
- 도파민성(dopaminergics) : levodopa(L-dopa), carbidopa-levodopa(Sinemet), amantadine (Symmetrel)
- 도파민 효능제 : bromocriptine(Parlodel), pergolide(Permax)
- 항콜린성 약물

② 증상을 관찰하고 투약시에 나타날 수 있는 빈혈, 근긴장증(dystonia : 근수축이 지속되어 뒤틀린다. 반복적인 움직임 또는 비정상적인 자세가 나타나는 것), 오심, 소변색(거무스름해진다)을 관찰한다. 발한, 기립성 저혈압, 정신상태와 시력의 변화, 빈맥, 요정체, 구강건조, 변비, 당내성 장애와 같은 부작용을 관찰한다.

NCLEX!

③ 물리치료사가 지시한 운동을 매일 하도록 하고 움직이도록 권장하며 필요하면 보조기구를 이용한다.

- spring-loaded chair, 다리 뒷부분을 약간 올려주는 팔걸이가 있는 의자(y-backed chair)
- 변기 높이를 올려주는 변기받침(elevated toilet seat)
- 손쉽게 신고 벗을 수 있는 신발(slip-on shoes), 찍찍이가 있는 신발(velcro-fastened shoes)
- 찍찍이가 부착된 옷(velcro fasteners on clothes)
- 필요하면 지팡이(cane), 부목(splints), 버팀대(braces) 등의 보조기구를 이용한다.
- 침대에서 일어나 앉는 동작을 돕기 위해 침대 발치에 끈을 묶어 둔다.
- 서서만 있는 ('freezes') 환자에게 발을 떼도록 한다.
- 환자에게 걸을 때 가능하면 다리를 들어 멀리 놓도록 한다.
- 휴식기 진전을 감소시키기 위해 물건을 쥐고 있도록 지시한다.

NCLEX!

④ 안전한 환경을 제공

- 깔개와 여분의 가구를 없앤다.
- 욕실과 계단에 잡을 수 있는 손잡이를 설치한다.
- 집에 적절한 조명을 설치한다.

⑤ 균형잡힌 식사

- 환자의 영양상태, 스스로 먹고 삼키는 능력을 사정한다.
- 개인별로 영양사, 언어치료사, 작업치료사와 상의해 중재한다.
- 흡인을 예방하기 위해 환자의 삼키는 능력에 맞는 적절한 농도의 음식을 제공한다.

- 고정된 접시와 식기를 제공한다. 마시는 것을 돕기 위해서 구부러지는 빨대를 제공한다.
- 음식과 스낵을 조금씩 자주 제공한다.
- 고섬유 식이를 먹도록 권장하고, 하루에 3,000mL의 수분을 섭취하도록 한다.

⑥ 적절한 휴식
- 환자가 인지하는 적절한 휴식, 수면상태, 수면에 영향을 끼치는 투약을 사정한다.
- 수면시간 전에 운동 또는 낮잠을 피한다.
- 카페인과 알코올 섭취를 제한하고 수면 전에 우유를 마신다.
- 딱딱한 매트리스와 작은 베개 및 양모피 깔개 또는 에어매트리스를 제공한다.
- 침실을 어둡게 하고 소음을 줄인다.

⑦ 환자가 자신의 간호에 참여하도록 한다. 환자를 존중하며 치료를 하고 내버려졌다는 느낌이 들지 않도록 한다.

⑧ 환자 스스로 일상생활동작(ADLs)을 시도할 수 있도록 충분한 시간을 주고 서두르지 않는다.

section 12 다발성 경화증

Multiple Sclerosis; MS

(1) 개 요

① 뇌와 척수에 있는 수초와 신경돌기가 파괴되는 중추신경계의 만성 질환이다.

② 여성과 유럽계 미국인에게 가장 발병률이 높다.

③ 진행속도에 따라 4가지 형태로 분류한다.
- 양성(benign)
- 재발-완화성(relapsing-remitting)
- 1차적 진행성(primary progressive)
- 2차적 진행성(secondary progressive)

④ 처음 침범된 신경 경로에 따라 4가지 증상이 나타난다.
- 피질척수 증후군(corticospinal syndrome)
- 뇌간 증후군(brainstem syndrome)
- 소뇌 증후군(cerebellar syndrome)
- 대뇌 증후군(cerebral syndrome)

NCLEX! ⑤ **질병 악화 촉진요소** : 스트레스, 임신, 질병, 열, 피로 등이 있다.

⑥ **원인** : 원인불명, 자가 면역 또는 유전적 원인, 아동기의 바이러스 감염

(2) 병태생리

① 수초와 신경 축삭돌기가 파괴되어 신경자극의 전도를 일시적 또는 반복적으로 방해하여 증상이 나타난다.

② 중추신경계의 백질 전반에 판(plaque)이 형성되어 신경전달에 영향을 준다. 시신경, 경추, 흉추와 요추부위의 신경에 영향을 미친다.

③ 판 주위뿐만 아니라 정상조직 주위에도 염증반응이 일어난다. 성상세포가 병소에 나타나고(gliosis : 신경교증식) 반흔(scar)이 형성되면서 수초를 대체하여 영구적인 장애를 유발한다. '신경교증식' 은 반흔을 의미하는 경화(sclerosis)를 야기한다.

④ 면역반응
- 초기에 CSF에서 보조(helper) T세포가 증가한다.
- 질병의 악화 전 또는 악화되는 동안 혈장에서 T억제 세포가 감소한다.
- 항체생산이 증가한다.

⑤ 형태(질병의 진행속도에 따라)
- 양성(benign) : 신경계 기능 이상이 나타나지만 완전히 회복된다.
- 재발 · 완화(relapsing-remitting) : 가장 흔하다. 증상이 악화되었다가 완전하게 또는 부분적으로 회복된다.
- 1차적 진행성(primary progressive) : 갑작스럽게 신경계 기능이 손실되며, 자연적으로 호전되지 않는다. 심한 기능장애가 남고 시간이 지날수록 악화되며 완화되지 않는다.
- 2차적 진행성(secondary progressive) : 재발 · 완화와 비슷하게 시작하지만, 2차적 진행성으로 바뀌며 완화되지 않는다.

NCLEX! ⑥ 증상과 징후 : 시각장애 또는 실명(retrobulbar neuritis), 갑작스럽게 진행되는 한쪽 또는 양쪽 사지허약, 근육경련, 안구진탕, 진전, 불안정한 걸음걸이, 피로, 방광 기능장애(요로감염, 요실금), 우울을 포함한다.

(3) 간호 사정

① 호소하는 증상 경청, 뇌혈관계 사정, 움직임, 정신상태 사정, 눈검사를 포함한다.

② 진단검사 : CSF 검사를 위해 요추천자(clonal IgG bands가 나타남), MRI, CT, 근육검사

(4) 간호 중재

NCLEX! ① 면역억제 치료제, 항바이러스 약물, 코티코스테로이드(corticosteroid), 요로감염을 위한 항생제, 인터페론-α, glatiramer, 항콜린성 약물, 진경제를 포함한다.

② 완치가 불가능하며, 지지적인 치료가 필요하다.

③ 일반적으로 환자와 가족을 위해 최대한의 지지가 요구된다.

NCLEX! ④ 환자에게 약물, 증상, 방광훈련, 자가도뇨, 성기능, 합병증 예방, 촉진요인을 교육한다.

⑤ 집과 직장환경의 안전성을 사정한다.

section 13

Amyotrophic Lateral Sclerosis; ALS

근위축성 축삭경화증

(1) 개 요

① 대뇌피질, 뇌간, 척수의 상위 · 하위 운동신경의 퇴행성 질환으로 전신마비(뇌신경 Ⅲ, Ⅳ, Ⅵ 제외)를 야기한다. 루게릭병이라고도 알려져 있다.

② 40～50세 사이에 발생한다. 남자에 더 호발하며, 일반적으로 3～5년 내에 사망한다.

③ 원인은 알려져 있지 않다. 바이러스 감염, 대사장애, 외상으로 보기도 한다. 가족성과 자가면역 반응으로도 생각된다.

(2) 병태생리

① 대뇌피질, 뇌간, 척수의 운동신경이 소실된다. 질병은 비염증반응이다. 축삭돌기가 퇴화되면 탈수초화가 일어난다.

② 상위 운동신경 기능이 저하되면 근육약화, 근육경련이 나타나고 심부건반사가 증가한다.

③ 하위 운동신경 기능에 대한 영향으로 근위축과 이완성 마비가 나타난다.

④ 처음에는 하나의 근육다발만 영향을 받는다. 임상증상은 침범된 근육에 따라 다양하게 나타난다. 근육으로의 신경전달 상실 → 근위축 → 근육량 감소 → 피로 증가

NCLEX! ⑤ ALS는 정신적 · 인지적 능력, 시각 · 청각 · 감각을 잃지 않는다는 것이 환자를 괴롭게 한다. 정신적 인지조절능력은 잃지 않으면서 신체기능의 조절능력만 잃어가기 때문이다.

NCLEX! ⑥ 증상과 징후

- 근골격계 : 허약, 피로, 미세 운동조절의 상실, 경련, 전신마비, 과반사, 위축, 말이 느려지고 얼굴근육이 둔해 진다.
- 호흡기계 : 호흡곤란, 비효율적인 기도청결, 상기도 감염, 호흡부전
- 영양 : 연하곤란, 저작능력의 상실, 영양실조
- 기타 : 우울, 발기부전, 장과 방광조절 상실

(3) 간호 사정

① 협응, 근육의 뻣뻣함과 소모, 걸음걸이, 위축의 징후, 구음장애, 연하곤란, 호흡곤란, 반사, 호흡기계 기능, 활력징후, 체중, 정신상태, 장기능을 사정한다.

② 진단검사 : CPK(creatinine phosphokinase) 상승, CSF에서 단백질 상승, 척수조영술(myelography), CT, 근생검, 근전도, 신경전도검사를 시행한다.

(4) 간호 중재

① 투약 : 항콜린 에스테라아제 약물, 스테로이드, 항생제, 근이완제

NCLEX! ② 필요하면 산소를 공급하고 기계 환기를 하며, 흡인(suction)도 시행한다.

③ 심장상태와 활력징후 관찰
④ 체액상태를 관찰하고 적절한 영양을 공급한다.
⑤ 물리치료 시작
⑥ 호흡음 청진
NCLEX! ⑦ 가능한 한, 환자 스스로 ADL을 수행하도록 격려한다.
⑧ 장기능과 방광기능 관찰 및 변비를 예방한다.
⑨ 필요하면 2시간마다 체위변경, 보행 격려, 격렬한 운동을 피하고 휴식시간을 계획한다.
⑩ 환자와 가족에게 감정을 표현하도록 격려한다.
⑪ 지지집단에 환자를 참여시킨다.
⑫ 환자교육은 합병증 예방, 외래치료의 중요성, 신체적 움직임의 중요성, 보조장치의 사용을 포함한다.

section 14 Pain 통 증

(1) 개 요

NCLEX! ① 통증은 주관적인 감정이다. 즉, 감각신경의 끝에서 해로운 자극에 대한 개인적인 반응이다.
② 통증의 구성요소는 정서적(감정적인) · 행동적(행동반응) · 인지적(신념, 태도) · 감각적(지각) · 생리적이다.
NCLEX! ③ 통증이 완화되지 않으면 회복이 지연될 수 있다. 스트레스 자극은 근육긴장과 국소적인 혈관수축을 증가시켜 심근활동과 산소소비를 증가시킨다.
- 통증 내성은 개인이 견딜 수 있는 통증의 정도이다. 정서, 행동 반응, 인지요인의 차이로 사람에 따라 다양하다.
- 통증 역치는 통증을 인지하는 시점이다. 이것도 사람에 따라 다양하다.

④ 통증은 진원, 속도, 기간에 따라 '연관통' 으로 분류할 수 있다.
- 통증의 진원
  - 피부 : 피부와 피하 조직
  - 심부 체강 : 근육, 건, 관절
  - 내장 : 복부 기관–수축, 팽창, 복통(colic)
  - 정신적 · 기능적 : 알 수 없는 신체적인 원인으로 인한 통증
- 속도
  - 빠름 : 수초화된 A–delta 섬유로 전달되는 예리하고 확실하고, 국소화된 통증
  - 느림 : 수초화 되지 않는 C–섬유가 전달하는 둔하고 타는 듯한(burning), 광범위하게 퍼지는 통증

- 기간에 따라 급성 또는 만성, 생리적 또는 심리적인 반응으로 나뉜다.

NCLEX! –급성 통증 : 6개월 이하의 통증, 일반적으로 침범된 부위에 국소적으로 갑자기 생긴다.
 생리적 반응 : 자율신경계 중 교감신경의 'flight or fight' 반응에서 보인다.
 심리적 반응 : 불안과 두려움의 감정반응이 증가한다.

NCLEX! –만성 통증 : 6개월 이상의 통증, 일정하지 않은 기간 동안 지속되며 국소화되지 않고 퍼지는 통증.
 생리적 반응 : 활력징후가 저하될 수 있으며, 피로의 자율신경계 반응을 동반한다.
 심리적 반응 : 수면장애, 식욕저하 또는 과식, 울음, 무감동하거나 슬퍼하며, 위축과 같은 우울의 증상

- 연관통은 진원지와 다른 위치에서 인식하는 통증

⑤ 환상통(phantom pain : 제거된 부위에서 느끼는 통증)은 절단된 몸의 부위 또는 사지에서 발생하는 통증으로, 정상적인 감각신경 입력없이 신경의 자발적인 흥분으로 나타난다.

⑥ 난치성 통증 또는 암성 통증은 쉽게 누그러지지 않고 환자를 쇠약하게 하는 만성적이며 진행적인 통증이다.

⑦ 원인은 수술, 상해, 외상, 만성 질환(암, 관절염, AIDS 등), 격렬한 작업, 호르몬 변화(편두통, 월경), 임신, 이통(耳痛), 치통, 감염 등이다.

(2) 병태생리

① 통각(nociception)은 통증이 의식적으로 인식되는 과정으로 4가지 단계–변환(transduction), 전도(transmission), 인식(perception), 조절(modulation)이다.

■ 변환 : 상해를 입은 조직에서 자극을 활동전위로 전환

- 화상, 방사선, 압력, 열상, 자상과 같은 것으로 인해 세포가 손상된 곳에서 화학물질이 분비된다.
- 이 화학물질들은 통증 자극을 전달하는 섬유인 1차 구심성 통각 수용체(primary afferent nociceptor; PANs)를 감작한다. PANs는 A–delta(빠른 통증) 또는 C–섬유(느린 통증)이다.
- 진통제는 상해 입은 조직에서 생성되는 활동전위를 척수로 전달하기 위한 PANs를 감작하는 화학물질의 생산을 방해하여 변환단계를 차단한다. 아라키돈산의 형성을 막는 코르티코이드가 있고, 프로스타글란딘을 차단하는 NSAIDs가 있다.

■ 전도 : 신경의 활동전위는 전도되어 CNS에서 인지될 수 있게 한다.

- 자극은 척수에서 나온다.
- 후각(dorsal horn)에서 처리된다.
- 뇌로 전도된다.
- 진통제는 나트륨 채널을 불활성화하여 활동전위를 억제하므로 전도가 억제된다.
- 내장영역과 체성영역의 신경섬유는 후각(dorsal horn)으로 모이는데, 이로 인해 내장영역의 C–섬유에서 인식한 자극을 체성영역의 A–delta 영역에서 신경섬유가 인식하게 된다. 예를 들면, 심근허혈은 왼팔의 통증으로 느껴진다.
- 통증의 관문통제 이론(gate control theory)은 TENS(trans electrical nerve stimulator), 열, 냉, 마사지와 같은 중재들이 왜 효과가 있는지를 설명해 준다.

- 후각에는 이론적인 관문이 있다.
- 직경이 작은 신경섬유가 관문을 통해 통증 자극을 전달한다. 그러나 같은 관문을 통해 가는 직경이 큰 감각 신경섬유는 관문을 닫아 전도를 막을 수 있다.

■ 통증의 인지, 통증경험은 대뇌피질에서 일어난다.

- 뇌간으로부터 내려오는 원심성 섬유는 통증을 조절 또는 억제할 수 있다. 기전은 다음과 같다.
  - CNS에서 생성되는 내인성 마약(opioid : 자연적으로 발생하는 몰핀과 같은 화학물질들)은 CNS에 있는 opioid 수용체와 결합하여 통증 자극신호의 전도를 차단한다. (예 : endorphin, norepinephrine, enkephalin)
  - 중뇌는 자극이 있을 때 충분한 내인성 진통제를 생산한다.

NCLEX!

- 많은 진통제들이 내인성 신경조절인자를 모방하여 통증을 조절한다. 예를 들면, 노어에피네프린의 재흡수를 막는 삼환계 항우울제(둔하고 타는 듯한 신경병성 통증에 효과가 좋다), 합성 opioid(morphine sulfate, meperidine[Demerol], hydromorphone[Dilaudid])가 있다. 개인의 Endorphin의 수준이 다양한 것은 같은 자극에 대한 통증역치가 사람마다 다르다는 것을 설명해 줄 수 있다.
- 난치성 통증(쉽게 낫지 않고 심하게 쇠약해지게 하는 만성적이고 진행적인 통증)의 수술적 치료는 통증 경로를 차단하는 것이다. 신경차단(phenol 또는 알코올을 이용하여 화학적으로 신경근을 파괴한다.), Rhizotomy(척수로 들어오는 입구에서 신경근을 파괴한다), Cordotomy(자극이 척수시상하부 경로를 올라가기 전에 척수 통증 경로를 절개한다)의 형태가 있다.

NCLEX!

② **증상과 징후** : 혈압상승, 맥박상승, 호흡수 상승, 얼굴을 찡그림, 울음, 발한, 특정한 자세, 우울, 동공확장, 불안, 초조, 과운동 등이다.

NCLEX!

(3) 간호 사정

① **통증의 요소**(위치, 특성 또는 질, 형태, 기간, 양 또는 강도)

- 위치 : 어디에 통증이 있습니까?
- 특성 또는 질 : 어떤 느낌인지 표현하게 한다.(쑤시다, 타는 듯함, 쏘는 듯함, 찌르는 듯함, 지속적임, 간헐적임, 예리함, 둔함)
- 형태 : 얼마나 자주 통증이 나타납니까?
  - 통증을 유발하거나 더 심하게 혹은 덜하게 하는 요인이 있습니까?
  - 통증의 정도는 어떻습니까?
- 기간 : 얼마나 오랫동안 통증이 있었습니까?
- 양 또는 강도 : 얼마나 오랫동안 통증이 있었습니까? 0은 통증이 없고 10은 가장 심할 때라고 하면 당신의 통증은 0과 10사이에 어디쯤에 해당됩니까?

② **통증의 정서적 · 행동적 · 인지적 요소**는 통증에 영향을 준다. 통증의 표현과 통증에 대한 믿음은 문화에 따라 다르다. 다음과 같은 질문을 한다.

- 통증은 당신에게 어떤 의미입니까? 통증은 어떤 식으로든 당신의 삶을 방해합니까?

- 통증의 원인이 무엇이라고 생각합니까?
- 통증을 경감시키는 것이 무엇이라고 생각합니까?
- 해보았거나 지금 하고 있는 민간요법(home remedies)이 있습니까?
- 통증을 치료하기 위해 처방을 받았거나 또는 처방없이 약물을 복용했거나 복용하고 있습니까?

③ **진단검사** : 일반적으로 권하지 않는다. 1~10까지 점수를 매기거나 호소하는 증상을 분석한다. 통증의 위치에 따라 통증의 원인을 찾기 위한 특정한 진단검사를 할 수도 있다.

(4) 간호 중재

① 약물에는 acetaminophen(Tyrenol) 같은 진통제, Ibuprofen(Motrin)같은 NSAIDs, morphine 또는 meperidine(Demerol)같은 마약성 진통제, 만성 통증을 위한 항경련제, 항구토제가 있다.

② **통증 중재의 일반적인 원리**

- 신뢰받는 간호사-환자 관계의 확립
- NCLEX! 항상 경청하고, 환자를 믿고 존중한다.
- 간호사는 책임을 확실히 하고, 환자의 치료효과를 극대화하기 위해 환자와 협력한다.
- 환자가 참을 수 있는 통증의 정도, 환자가 통증을 호소할 때 간호사의 역할을 논의한다.
- 통증을 호소하는 동안은 환자 곁에 머문다. 지지, 격정, 공감, 확신감을 준다.
- 통증완화를 위한 모든 중재와 작용기전을 설명한다.

③ **통증을 완화하기 위한 중재**

- 환자가 참을 수 있는 최대한의 통증 수준에 다다르기 전에 처방된 진통제를 투약한다.
- NCLEX! 통증이 하루 종일 계속되면 지속적인(round-the-clock) 진통제 투약을 고려한다.
- NCLEX! 환자가 PCA(patient-controlled analgesia : 환자가 원할 때 제한된 용량과 횟수로 진통제가 나오고, 지속적인 용량으로 맞춰질 수도 있는 펌프로 opioid가 정맥으로 주입됨)를 가지고 있으면 목적을 설명하고 사용방법을 교육한다. 또 가족이 아니라 환자가 장치를 조절한다는 것을 강조한다.
- NCLEX! 환자가 epidural catheter를 가지고 있으면 기립성 저혈압을 사정하고 삽입부위의 감염 여부를 조사한다.
- NCLEX! 활력징후 측정시 상사측정도구(visual analogue scale; VAS)를 사용하여 통증을 사정한다. 투약 후 최고 효과에 다다랐을 때 사정한다.
- 진통제의 부작용과 통증을 악화시키는 증상을 사정한다. 진정, 오심, 변비, 호흡부전, 요정체, 저혈압
- 퇴원 교육에 통증 중재를 포함시킨다.

NCLEX! ④ 긴장을 완화시키고 휴식을 증진시킨다. 대안적 치료방법으로 적절한 비약물 통증치료를 적용한다.

- 주위 분산(distraction) : 음악, TV, 유머와 같은 인지적인 전략, 상상요법(guided imagery), 긍정적인 제안, 약물복용과 대안 치료로 얻을 수 있는 긍정적인 효과를 설명한다. '발작(attack)' 대신에 '경우(episode)'와 '경험(experience)'의 단어를 사용하고 '통증' 대신에 '안정'의 단어를 사용한다.
- 호흡을 리듬에 맞추어 천천히 하도록 한다.

- 치료적인 접촉
- 지압, 침, 열 또는 냉요법, 마사지와 같은 피부자극
- 조명을 어둡게 하고 소음을 줄인다.
- 몸의 각 부분이 지지되도록 체위를 유지하고 부드러운 ROM 같은 가벼운 활동을 격려한다.
- 휴식시간을 방해하지 않도록 간호시간을 계획하고 방문객의 방문시간을 조절한다.

⑤ 만성 통증의 효과적 관리를 위해 포괄적인 접근이 필요하다. 환자가 ADLs을 수행하는 데 통증이 영향을 미치는지를 사정하여야 하며, 이것이 간호계획에 포함되도록 한다.

NCLEX!

⑥ 다음과 같은 잘못된 지식으로 효과적인 통증을 중재하는데 방해가 되지 않도록 한다.

- "급성 통증을 조절하기 위해 마약(이전에는 마취약)을 사용하는 것은 중독(충동적으로 약을 찾는 행위)을 유발한다." - 연구에 따르면 수술 후 급성 통증을 조절하기 위해 마약을 복용한 환자의 단 0.1%만이 중독되었다. 중독은 다음과 같은 것과 혼동되어서는 안 된다.
  - 신체적 의존 : 마약성 진통제를 갑자기 중단하면 신체적인 금단 증상을 경험할 수 있다.
  - 내성 : 같은 정도의 통증완화를 위해서 필요한 마약의 양을 증가시키기 원하는 것
- "통증이 최고조에 다다를 때까지 기다렸다가 진통제를 복용하는 것이 좋다." - 통증이 막 시작되었을 때 진통제를 먹는 것이 적은 양으로 더 큰 효과를 얻을 수 있는 방법이다.
- "경구용 진통제는 정맥주사 또는 근육주사보다 효과가 떨어진다." - equianalgesic chart(종류, 용량, 투여경로에 따라 얻을 수 있는 같은 정도의 통증 완화)에 의하면 경구복용도 똑같은 효과를 얻는다. 단, 간에서의 대사과정을 거치기 때문에 필요한 약의 용량이 증가한다.

⑦ 통증의 정서적이고 인지적인 요소를 변화시키기 위한 중재를 수행한다.

- 사회문화적인 영향, 경제적인 스트레스, 통증에 대한 과거의 경험과 같이 통증 경험에 영향을 미치는 요인들에 대해 환자가 이야기하도록 격려한다.
- 환자가 이전에 사용한 효과적인 대처방법이 있는지를 확인하여 사용한다.
- 필요하다면 심리사, 작업치료사, 물리치료사에게 의뢰한다.

section 15 Alzheimer's Disease 알츠하이머 병

(1) 개 요

① 뇌의 퇴행성 변화를 동반하는 치매(기질적 증후군으로 나타나는 인지장애)가 나타나는 만성적이고 진행적인 질환이다.

② 대부분 65세 이후에 발생한다(노인성 치매). 그러나 40~60세에서도 발생할 수 있다(비 노인성 치매).

③ 원인은 알려져 있지 않지만, 유전적인 성향과 관련이 있다.

(2) 병태생리

① 뇌에 판(plaques), 병리적 변화, 신경섬유 농축제(neuronal tangle)가 생긴다. 이러한 판 안에 죽은 신경말단, 알루미늄 축적, 비정상적인 단백질 파편이 있다.

② **원인에 대한 이론**

- 세포를 죽이는 단백질의 일부분인 아밀로이드 전구 단백질(amyloid precursor protein; APP)의 비정상적인 처리과정
- 신경세포사를 유발하는 apolipoprotein E(APO-E4)에 대한 유전자 이상

③ 신경세포가 감소하여 인지기능, 기억, 사고기능의 저하를 유발한다.

NCLEX! ④ **증상과 징후** : 건망증, 판단저하, 성격변화, 행동변화, 단기 기억상실, 구음장애 또는 언어장애이다. 말기에는 ADLs 수행능력의 상실, 간질발작, 망상, 편집증, 우울, 가족을 알아보지 못하는 증상이 나타난다. 보통 부동(immobility)의 합병증으로 사망한다.

(3) 간호 사정

① 의식상태, 기억(단기와 장기), 결정하고 계획하는 능력, 계산능력, 말하는 능력, 체력, 정서, 수면형태, 동기, 활력징후, 위장관 또는 배뇨장애의 증상(식욕부진, 연하곤란, 요실금, 변실금), 감정상태, 외상이 있는지 피부 사정을 포함한다.

② **진단검사** : 진단하는 데 필요한 특별한 검사는 없다. MRI, PET, SPECT가 진단에 도움이 된다.

(4) 간호 중재

① 투약은 tacrine(Cognex)가 있다.

NCLEX! ② 기억 보조도구, 식이, 안전에 대해 환자를 교육한다.

③ 간호방법과 안전문제를 위해 같이 사는 가족과 함께 계획한다.

NCLEX! ④ 현실 감각을 지지한다. 규칙적으로 간호제공자의 이름을 반복한다. 글로 쓴 지시사항, 큰 시계를 사용한다. 필요하면 익숙한 물건과 기억 보조 도구를 이용하여 기억을 돕는다.

⑤ 간단한 지시를 사용하되, 일관성이 있어야 하며, 재촉하지 말아야 한다.

⑥ 환자 스스로 ADLs을 수행하도록 하고 필요하면 도와준다.

NCLEX! ⑦ 체액과 영양상태를 살핀다.

사례 연구

김씨는 파킨슨 병을 진단받고 요양원에 막 입원한 노인이다. 집에서는 김씨를 돌봐줄 가족이 없어서 어쩔 수 없이 입원하였다. 김씨는 입원할 필요가 없다고 생각하며 혼자 살도록 해 주기를 바란다.

① 간호사가 예상할 수 있는 증상과 징후는 무엇인가?

② 가장 우선순위가 되는 간호진단은 무엇인가?

③ 그의 물리치료 시간을 언제로 계획하는 것이 가장 좋겠는가?

④ 아침에 그가 혼자 옷 입는 것이 너무 오래 걸리므로 간호사가 도와주면 매우 화를 낸다. 간호사는 이러한 경우에 어떻게 하여야 하겠는가?

⑤ 그의 신체활동을 도와주기 위한 계획은?

책 속의 책 9쪽

POSTTEST

1. 다발성 경화증으로 진단받은 젊은 여자환자가 임신했음을 알게 되었다. 이 환자와 그녀의 남편은 몇 년 동안 임신을 하기 위해서 노력을 했었기 때문에 매우 흥분한 상태였다. 이 질환과 임신을 고려하여 이 환자에게 꼭 교육해야 하는 내용은 다음 중 어느 것인가?

   ① 아래쪽에서 위로 진행되는 사지 약화가 있을 경우, 즉각적인 보고가 필요하다는 교육
   ② 의식수준의 변화나 심한 두통 또는 서맥이 있을 경우, 즉각적인 보고가 필요하다는 교육
   ③ 경부를 움직일 때 목의 경직이나 통증과 같이 보고되어야 하는 특징적인 징후를 인지하는 교육
   ④ 근강직이나 약화 또는 시각 이상에 대한 즉각적인 보고가 필요하다는 교육

2. 평상시에도 간질발작을 계속하는 환자가 있다. 간호사가 산소를 준비하기 위해 잠시 환자 옆을 떠났을 때 발작이 다시 시작되었고, 환자의 안색이 점점 더 안 좋아졌다. 간호사는 이 환자가 다음 중 어떤 질환이라 생각하고 산소를 주려고 결정한 것일까?

   ① Anticonvulsant syndrome
   ② Status epilepticus
   ③ Brain herniation
   ④ Syphilitic posturing

3. 두개내 혈종이 있는 35살 환자를 사정하고 있다. 이 때 간호사가 예상할 수 있는 증상은 무엇인가?

   ① 바빈스키 양성 반응
   ② 고관절과 슬관절을 굽혔다가 폈을 때 슬굴곡근(hamsting) 통증
   ③ 밤에 주로 나타나는 근육통
   ④ 톱니바퀴성 경직과 lead pipe rigidity.

4. 요추 천자를 계획하고 있는 간호사가 환자에게 설명하여야 할 것은?

   ① 바늘이 척수를 관통하기 때문에 마비의 위험이 있다.
   ② 잘 보이게 하기 위해서 방광을 가득 채워야 한다.
   ③ 두통을 피하기 위해서 베개없이 머리를 편평하게 유지해야 한다.
   ④ 검사하는 동안 다리를 곧게 펴고 있어야 한다.

5. 과거에 T4 척수가 손상된 환자가 박동성 두통을 호소하고 있다. 이 환자에게 가장 먼저 사정해야 할 것은?

   ① Sinus infection
   ② Spinal shock
   ③ Upper motor neuron deficit.
   ④ Autonomic dysreflexia

6. 중증 근무력증이 있는 환자에서 나타날 수 있는 각막 찰과상(corneal abrasion)을 어떻게 예방할 수 있을까?

   ① 간호사가 교대할 때마다 saline soak 으로 닦아 준다.
   ② 매 1~2시간마다 인공 눈물을 넣어 준다.
   ③ 환자가 깨어 있는 동안 눈 보호용 렌즈를 적용한다.
   ④ 환자가 옥외에 있을 경우에는 선글라스를 착용토록 한다.

7. 노인환자의 뇌수막염의 이환율을 감소시키기 위해 간호사가 해야 할 것은?

① 활동적이며 적극적인 생활 통해 건강한 정신을 유지하도록 한다.
② 폐렴 구균과 독감 예방접종을 한다.
③ 하루에 적어도 3000cc의 물을 마시도록 한다.
④ 가능한 한 매일 15~20분 정도의 운동을 하도록 한다.

8. 길레안바레 증후군(Guillain-barré syndrome) 환자에게 나타날 수 있는 신경학적 문제 중 혈장치환술(plasmapheresis)을 통해 치료 가능한 것은?

① Meningitis
② Parkinson's disease
③ Myasthenia gravis
④ Amyotrophic lateral sclerosis

9. 파킨슨병으로 진단받은 환자가 "이런 질환을 가진 상태로 나는 아무것도 할 수 없을 것만 같아요." 라고 이야기 할 때 간호사는 어떻게 반응해야 할까?

① "당신은 정말 어찌할 바를 모르고 있군요."
② "나는 당신이 질병을 잘 극복할 수 있다고 생각해요. 다른 사람들도 그렇게 하잖아요."
③ "당신이 질병을 극복하는 데 있어서 가장 어려운 점이 무엇이라고 생각하나요?"
④ "전반적인 건강관리팀이 당신을 도와 줄 거예요."

10. 수술 후 통증을 점점 더 심하게 호소하는 환자가 있다. 간호사는 환자에게 왜 통증이 점점 더 심해지고 있는지를 질문했고, 환자는 그에 대해 자신의 아내가 지난달에 죽었으며, 지금은 그 생각에 사로잡혀 다른 생각은 하지도 못한다고 대답했다. 이 상황에서 간호사는 무엇을 고려해야 하는가?

① 진통제 용량을 증가시킬 것을 의사에게 알린다.
② 진정제 사용을 의사에게 요청한다.
③ 정신과 상담을 의뢰한다.
④ 슬픔과 상실에 대한 중재를 실시한다.

책 속의 책 9쪽

■ 참고 문헌

Ball, J., & Binder, R. (1999). *Padiatric nursing: Caring for children*(2nd ed.). Upper Saddle River, NJ: Prentice Hall.

Black, J. M., Hawks, J. H., & Keene, A. M. (Eds.). (2001). *Medical-surgical nursing: Clinical management for positive out comes.* Philadelphia: W.B. Saunders, pp. 461~503, 1944~1947

Ebersole, P. & Hess, P. (1998). *Toward healthy aging: Human needs and nursing response* (5th ed.). St. Louis, MO: Mosby, pp. 332~347, 405~409.

Corbett, J. V.(2000). *Laboratory tests and diagnostics procedures* (5th ed.). Upper Saddle River, NJ: Prentice Hall, p. 649.

Ignatavicius, D. D., Workman, M. L., & Mishler, M. (Eds.). (1999). *Medical-surgical nursing across the health care continnum* (3rd ed.). Philadelphia: W.B. Saunders, pp. 1035~1038, 1040~1043, 1085~1098.

LeMone, P. & Burke, K. M. (2000) *Medical-Surgical nursing: Critical thinking in client care*(2nd ed.). Upper Saddle Riverm NJ: Prentice Hall, pp. 72~97, 1743~1748, 1836~1846, 1853~1860

Lewis, S. M., Heitkemper, M. M., & Dirksen, S. R.(1999). *Medical surgical nursing: Assessment and management of clinical problems* (5th ed.). St. Louis: MO: Mosby, pp. 126~154, 1638~1641, 1694~1702, 1719~1720.

CHAPTER 5

근골격계 건강문제

(Musculoskeletal Health Problems)

Cathy Cormier, MN, RN, C

최 명 애

차 례 Chapter Outline

- 근골격계 건강문제와 관련된 위험요인(risk factors associated with musculoskeletal health problems)
- 골관절염(osteoarthritis; OA)
- 통풍성 관절염(gouty arthritis)
- 파제트병(Paget's disease[osteitis deformans; 변형성 골염])
- 섬유근통(fibromyalgia)
- 전신성 홍반성 낭창(systemic lupus erythematosus; SLE)
- 피부경화증(scleroderma[systemic sclerosis; 전신성 경화증])
- 구획 증후군(compartment syndrome)
- 류마티스 관절염(rheumatoid arthritis; RA)
- 골수염(osteomyelitis)
- 근이영양증(muscular dystrophy; MD)
- 골종양(bone tumors)
- 골절(fractures)
- 골다공증(osteoporosis)

목 적 Objectives

- 근골격계 건강문제와 관련된 핵심용어를 정의한다.
- 근골격계 건강문제의 발생과 관련된 위험요소를 확인한다.
- 근골격계 건강문제의 일반적 병인을 논의한다.
- 특정 근골격계 건강문제와 관련된 병태생리 과정을 기술한다.
- 간호사정을 통해 근골격계의 정상과 비정상을 구별한다.
- 특정 근골격계 건강문제와 관련된 간호중재의 우선순위를 결정한다.

용어해설 Review at a Glance

- **골간**(diaphysis) : 골체(shaft), 장골의 긴 부분. 골간의 안쪽 부분은 골수로 구성되는 골내강으로 이루어졌다. 골간은 피질뼈(cortical bone)로 둘러싸여 있다.
- **골간단**(metaphysis) : 장골의 골단과 골간 사이의 깔때기 모양에 위치한 부분. 골간단은 성장시기 동안 뼈의 종적 성장을 일으키는 성장판을 포함한다.
- **골단**(epiphysis) : 장골의 근위, 원위부의 끝부분. 해면골(cancellous bone)로 구성되어 있으며 피질뼈(cortical bone)로 둘러싸여 있다.
- **골막**(periosteum membrane) : 신경과 림프, 혈관을 포함하는 관절연골이 있는 곳을 제외한 뼈를 둘러쌈.
- **골용해**(osteolysis) : 뼈의 연화 및 파괴
- **골 재생**(bone remodeling) : 조골세포의 새로운 뼈의 생성과 파골세포의 오래된 뼈(old bone)의 제거, 이 과정은 부갑상선 호르몬과 칼시토닌, 비타민 D의 작용에 의해 조절된다.
- **골증식체**(osteophytes) : 일반적으로 구순(spurs)으로 불리는 뼈 조직의 과도 성장(outgrowth)
- **관절강직**(ankylosis) : 기존의 질병 과정에 이어 이차적으로 나타나는 관절의 부동과 경화
- **관절 연골**(articular catilage) : 관절이 닿는 곳의 골단(epiphysis)을 덮는 결합조직. 관절면 사이의 완충역할을 한다.
- **근막**(fascia) : 근골격계의 지지 및 연결 구조를 담당하는 섬유성 결합조직
- **단춧구멍 변형**(boutonniere deformity) : 류마티스 관절염과 관련된 관절 기형. 근위지관절의 굴곡과 원위지관절(distal interphalangeal[DIP] joint)의 과도신전이 특징이다.
- **류마티스성 결절**(rheumatoid nodules) : 류마티스 관절염 대상자의 20%에서 발견되는 피하의 덩어리이다. 단단한 무통성(nontender) 덩어리로 보통 주두(olecranon)의 활액낭과 전완의 신전근 표면에 있는 것이 특징이다.
- **모세혈관 확장증**(telangiectasis) : 중앙에 밝고 붉은 점을 동반하는 소혈관의 확장과 거미상의 가지 모양으로, 경화증 환자에게 나타날 수 있다.
- **백조 목**(swan neck) : 류마티스 관절염과 관련된 관절기형으로, 근위지관절의 과도 신전과 원위지관절의 굴곡이 특징이다.
- **부샤르 결절**(Bouchard's node) : 근위지관절(proximal interphalangeal [PIP] joint)에 형성되는 단단한 결절로 골다공증의 특징인 관절 기형을 초래한다.
- **석회침착증**(calcinosis) : 칼슘염의 비정상적 피부 침착
- **척골 이탈**(ulnar drift) : 류마티스 관절염에서 나타나는 특징적인 관절기형
- **판누스**(pannus) : 류마티스 관절염 대상자의 활액막에 형성되는 혈관성 육아조직. 판누스는 뼈의 파괴를 유발하고 침범된 관절을 둘러싼다.
- **해버든 결절**(Heberden's nodes) : 원위지관절에 형성되는 단단한 결절로 골관절염의 특징인 관절 기형을 초래한다.

✓ PRETEST

1. 간호사가 골관절염으로 진단받은 환자에게 건강유지를 위한 교육을 시켰다. 환자가 다음 중 어떤 운동에 참여하면 자신에게 도움이 된다고 얘기했을 때 교육내용을 이해했다고 볼 수 있는가?

① 테니스 ② 조깅
③ 수영 ④ 배구

2. 다음 중 류마티스성 골관절염(RA) 환자에 대한 건강력과 신체사정 자료로 옳은 것은?

① 해버든 결절
② 아침에 30분 이내의 관절경직
③ 비대칭적인 관절 종창
④ 백조목 변형

3. 다음 처방전없이 살 수 있는 약품 중 요산배설 촉진제를 복용하는 환자가 투약해서는 안되는 것은?

① Acetaminophen(Tyrenol)
② Ibuprofen(Moutrin)
③ Aspirin(ASA)
④ Naproxen(Naprosin)

4. 다음 간호중재 중 급성 골수염 환자에게 금지해야 하는 것은?

① 염증부위에 열요법 적용
② 염증부위의 부동
③ 마약성 진통제 투여
④ 처방전없이 살 수 있는 진통제 투여

5. 다음 검사결과 중 파제트병(Paget's disease) 환자에게 가장 의미있는 것은?

① 백혈구수 증가
② 적혈구 침강속도(ESR) 증가
③ 포도상구균(*Staphylococcus*)에 대한 조직반응
④ 혈청 alkaline phosphatase 증가

6. 다음 중 어떤 사람이 골육종 발생 위험이 가장 높은가?

① 42세 남자 ② 52세 여자
③ 20세 여자 ④ 15세 남자

7. 전신성 홍반성 낭창(Systemic lupus erythematosus; SLE) 환자에서 약물복용력은 매우 중요하다. 다음 약물 중 이 질환과 관련이 있는 것은?

① Procainamide(Procan SR)
② Acetylsalicilic acid(aspyrin)
③ Diazepam(Valium)
④ Azatioprine(Imuran)

8. 레이노(Raynaud) 현상을 예방하기 위해 전신성 경화증(systemic scleroderma) 환자가 반드시 지키도록 교육되어야 할 사항은?

① 장갑착용
② 매일 관절가동 범위 내에서의 운동
③ Na^+ 섭취제한
④ 따뜻한 환경을 피할 것

9. 다음 중 골재형성기 동안 발생하는 것은?

① 가골(callus)이 형성된다.
② 가골이 성숙골로 대치된다.
③ 원래 형태의 골로 회복되기 위해 파골세포가 가골을 재흡수한다.
④ 조골세포와 섬유모세포의 증식은 골절부위의 혈종 내에서 이루어진다.

10. 다음 중 구획 증후군(compartment syndrome)에 대해 잘 설명한 것은?

① 조직내 증가된 압력은 골절부위의 과도한 부종으로 인한 것이다.
② 15mmHg 이상의 모세혈관압은 영구적인 근육과 신경의 손상을 초래한다.
③ 말초 맥박(peripheral pulse)이 촉진되면 구획 증후군이라고 판정할 수 있다.
④ 구획 증후군에 수반되는 통증은 진통제로 완화시킬 수 있다.

책 속의 책 10쪽

section 01

Risk Factors Associated with Musculoskeletal Health Problems

근골격계 건강문제와 관련된 위험요인

(1) 골관절염

비만, 연령, 성별(55세 까지는 남성과 여성 모두 동등하게 영향을 미치나, 그 이후에는 여성에서 유병률이 높음), 유전

(2) 류마티스 관절염

성별(여성에서 2~3배 정도 발병률이 높음), 연령(보통 중년에 발병이 시작되나, 모든 연령층에서 발생할 수 있음), 유전적 소인(genetic link)이 있다.

NCLEX!

(3) 통풍성 관절염

성별(남성에서 발병률이 높으며, 폐경 후 여성이나 유전적 소인이 있는 여성에서도 발병할 수 있음), 비만, 과량의 알코올 섭취, 가족적 성향, 질병상태(암, 당뇨, 신장질환, 고혈압, 산증)
다음과 같은 약물을 복용하는 환자들은 약물로 인한 통풍이 유발될 수 있다.

① Thiazide계 이뇨제
② 세포 독성 약물
③ 낮은 용량의 acetylsalicylic acid(aspirin)
④ Ethambutol(Myambutol) 복용

(4) 골수염

NCLEX!

① **혈행성** : 인후감염, 귀 또는 피부감염의 최근 병력이 있는 10세 이하의 어린이, 재발하는 상기도감염, 요로감염, 피부감염이 있는 쇠약한 환자, 정맥 주사 약물을 남용하는 환자
② **직접 감염** : 찔린 상처(자창), 총상, 골절, 수술 등의 최근 병력이 있는 환자
③ **파제트병** : 40세 이상의 성인, 남자에게 더 흔하다.
④ **근이영양증** : 가족력을 가진 남자 어린이
⑤ **섬유성 근육통** : 여성에서 더 흔하다(스트레스).
⑥ **골종양** : 유전적 관련성, 항암화학 요법이나 방사선 요법(골육종)에 노출, 파제트병
⑦ **전신성 홍반성 낭창** : 가임기 여성, 가족력, 인종(아프리카계 미국 흑인, 아시아인, 히스패닉계)
⑧ **피부경화증** : 가임기 여성, 아프리카계 미국 흑인 여성, 석탄 광부; 직업적으로 폴리비닐 클로라이드, 에폭시 레닌, 방향성의 탄화수소에 노출; 유전적 관련성의 가능성
⑨ **골절** : 외상, 운동에 활동적으로 참여하는 것, 낙상의 위험이 있는 노인환자, 골질환이 있는 환자
⑩ **구획 증후군** : 좌상(넓은 범위의 으스러진 외상), 전완 및 하지골절에 더욱 흔하다.
⑪ **골다공증** : 폐경 후 여성, 인종(백인, 아시아인); 부갑상선기능 항진증, 갑상선기능 항진증, 쿠싱 증후군, 당뇨병과 같은 내분비 문제가 있는 환자; 당류코르티코이드, 카페인, 니코틴, 테트라사이클린(tetracycline), 알부민이 포함된 제산제를 사용하는 사람, 오래 앉아서 생활하는 사람, 80세 이상의 노인

section 02 골관절염
Osteoarthritis; OA

(1) 개 관

① 양쪽 활액관절과 척추에 진행적으로 파괴되는 형태의 관절염으로 정의된다.
② 특징
• 가장 흔한 형태의 관절염으로, 퇴행성 관절염이라고도 한다.

- 만성 · 진행성 · 비전신성 질환
- 손의 관절연골(골단[장골의 원위부와 근위부]을 덮고 있는 결합조직), 근위지간(proximal interphalangeal; PIP) 관절과 원위지간(distal interphalangeal; DIP) 관절, 발(중족지절관절), 어깨, 허리와 경추, 엉덩이, 무릎의 퇴행성 변화가 특징이다.

③ 원인과 분류

- 원발 특발성 : 병인은 알려지지 않았으나 위험인자는 존재한다.
- 이차적 질환 : 다음과 같은 질병들은 환자의 관절이 퇴행성 변화를 일으키기 쉽게 함으로써 관절염을 유발한다.
  - 류마티스 관절염, 당뇨병, 선천적 기형
  - 관절 외상 또는 운동이나 일과 관련된 반복적인 관절 운동

(2) 병태생리

① **원발 특발성 관절염** : 관절 연골은 관절이 움직일 때에 마찰을 감소시키고 연골 하골로 힘을 분산시킨다. 이로써 관절 자체의 스트레스를 감소시킨다.

- Type Ⅱ 콜라겐은 보통 건강한 관절 연골에 존재하며 프로테오글라이칸(proteoglycan)을 포함한다. 프로테오글라이칸은 고분자 물질로서 관절 연골에 탄력성과 강직성을 주어 관절 연골이 외부 압박에 견딜 수 있게 한다.
- 원발 특발성 관절염이 있는 환자들은 프로테오글라이칸의 생산에 어떠한 유형의 기능부전이 있다고 생각된다. 인체는 보상기전으로 더 많은 프로테오글라이칸과 콜라겐을 생성하려고 한다. 하지만 이러한 물질들은 생성되는 속도보다 빨리 파괴된다.
- 결국 type Ⅱ 콜라겐은 type Ⅰ 콜라겐(정상적으로 피부와 건에 있다.)으로 대치된다. type Ⅱ 콜라겐은 type Ⅰ 콜라겐으로 대치되면서 지속적으로 질병을 진행시키고, 관절 연골의 구성 성분은 변화하게 되며, 결국 관절 연골은 본래의 기능을 수행할 수 없게 된다.
- 관절 연골이 변하는 것에 반응하여, 관절 내에서 윤활막염(윤활 관절의 염증)이 종종 일어나고, 연골 하골은 골증식체(골조직의 증식물로, 보통 돌기[spur]라고도 한다.)를 형성한다.

② 속발성 관절염

- 관절의 과부하와 같은 반복적인 움직임은 연골의 파괴를 유발하고 연골 하골의 변화를 일으킨다.
- 관절의 윤활제 역할을 하는 연골의 능력이 감소되고 관절이 움직이는 동안 관절 표면 간의 마찰은 증가한다.
- 특발성 관절염과 같은 소견을 보인다.
  - 연골이 파괴되면서 관절의 협착이 일어난다.
  - 질병이 진행되면서 윤활막염과 골증식체의 형성이 일어난다.

③ 증상과 징후

NCLEX!

- 이환된 관절의 둔탁한 통증이나 쑤시는 통증은 휴식시 완화된다.
- 질병이 진행되면서 2차적으로 신경손상을 일으켜서 밤중에 저리거나 따끔거린다.
- 관절이 움직일 때의 마찰음

- 이환된 관절의 부종과 강직
- 관절운동 범위의 감소와 일상생활 동작 수행능력의 감소

NCLEX!
- 관절의 변형 : 해버든 결절(Heberden's node; DIP 관절에 단단한 결절의 형성, 관절변형을 일으킴)와 부샤르 결절(Bouchard' s node; PIP 관절에 단단한 결절의 형성, 관절변형을 일으킴)
- 증상은 중증도에 따라 다양하고 가벼운 간헐적인 불편감에서부터 완전한 장애까지이다.

(3) 간호 사정

NCLEX!

① 사정은 관절운동 범위(ROM), 일상생활의 활동도(ADL)과 일/여가 활동, 통증, 운동의 안정성, 표준 체중과 식습관, 해버든 결절과 부샤르 결절의 유무를 포함한다.

② 진단검사
- X-ray : 관절 연골의 손실, 인접한 뼈 사이의 공간감소와 진행된 질병상태에서의 골증식체 형성
- 적혈구 침강속도(ESR) : 윤활막염에서 정상이거나 약간 증가, 다른 형태의 관절염과 감별 진단하기 위해 사용된다.

(4) 간호 중재

① 투약으로 aceteaminophen(Tylenol)이 선호된다. 또는 acetylsalicylic acid(aspirin), corticosteroid(관절 내로 직접 주사 또는 다른 형태), 비스테로이드성 항염제(NSAIDs)를 투여한다.

② 체중감량 교육

③ 관절의 긴장을 줄이고 감소시키기 위한 유산소운동(수영, 자전거타기, 걷기, 수중 에어로빅) 프로그램과 관련하여 물리치료사와 협력한다.

④ ADL을 위한 보조장치와 관련하여 작업치료사와 협력한다.

⑤ 통증을 조절하고, 효과를 사정한다.

NCLEX!
- 통증 경감을 위해 사용하는 약물의 효과와 부작용을 교육한다.
- 운동 전에 열요법을 적용하고 운동 후에 냉요법을 적용한다.
- 관절의 고정을 위한 부목을 제작한다.
- 밤에는 면장갑을 착용한다.
- 파라핀 욕
- 따뜻한 물에 담근다(warm water soaks).
- 척추에 관절염이 있는 환자를 위해 목을 움직이지 못하게 목에 적용하는 장치(neck collar)와 허리 코르셋을 착용한다.

NCLEX!
- 수면시 단단한 매트리스를 사용한다.

⑥ 다음과 같은 수술을 하기 위해서는 수술전 교육이 필요하다.
- 관절경 검사(관절 내부를 검사하기 위해 관절경을 사용)
- 고관절염이나 슬관절염 환자의 인공관절 치환술
- 경추관절염 환자의 관절 융합술

⑦ 가정에서의 안전을 교육한다. Box 5-1

Box 5-1

근골격계 건강문제가 있는 환자의 가정 안전을 위한 도움말

- 가정에서 작은 융단을 없앤다.
- 일상생활 동작을 수행할 때와 일/여가활동을 할 때, 좋은 보조기구를 사용한다.
- 목욕할 때, 샤워 의자와 핸드 레일을 사용한다.
- 엉덩이나 무릎에 직접적으로 가해지는 부하를 줄이기 위해 지팡이나 보행 보조기를 사용한다.
- 걸어다닐 때, 잘 맞고 지지가 잘 되는 신발을 사용한다.

section 03 류마티스 관절염

Rheumatoid Arthritis; RA

(1) 개 관

NCLEX! ① 만성 · 진행성, 전신에 영향을 미치는 관절의 염증과 변형의 자가면역 질환으로 정의된다.

② 특징

- 서서히 발병되고 악화와 완화를 반복하는 것이 특징이다.
- NCLEX! 양쪽 관절과 주변 구조물의 만성적인 염증이 특징이다. 보통 여러 관절에 침범한다.

③ 병인은 알려지지 않았지만, 질병의 진행이 중년의 자가면역 과정과 관련된다는 근거를 뒷받침한다.

④ 전신적인 합병증

- 활액 바깥에 류마티스성 소결절이 심장, 폐, 눈 또는 비장에 생긴다.
- 혈관염, 빈혈

(2) 병태생리

① 바이러스성 병원체에 노출되면 염증반응이 일어날 수 있다. 면역 글로불린 G(IgG)는 항원에 대응하여 생기지만 원인을 알 수 없는 이유로 인체가 IgG에 대항하여 자가항체(류마티스 인자라고 부름)를 생산하기 시작한다.

- 류마티스 인자는 IgG와 결합하여 면역 복합체를 형성한다.
- 관절강 내에 면역 복합체가 지속적으로 존재하는 것은 만성적인 염증반응으로 이어지고, 관절 연골의 파괴는 물론, 주변 관절 구조물의 파괴도 일어난다.

NCLEX! ② 윤활막(관절낭 안에 위치하며 윤활액 생성과 관절 구조물의 윤활작용의 역할을 함)의 비대와 비후는 2차적이고 만성적인 염증으로 이어진다.

- 이환된 부위의 혈액공급이 차단되고 세포 괴사가 일어난다.

- 이러한 반응들은 판누스(혈관 육아조직으로 류마티스 관절염 환자의 윤활막을 형성한다.)의 형성으로 이어진다.
- 판누스는 점차 윤활막을 비롯하여 관절 연골의 표면에서부터 관절낭까지 확장되고, 연골 하골은 뼈의 파괴를 일으킨다.

③ 침범된 뼈가 파괴됨에 따라 섬유성 유착과 뼈의 알칼로시스(질환의 진행에 의한 2차적인 관절의 부동 또는 고정)가 일어난다. 염증반응은 뼈 · 건 · 인대를 지지하는 조직으로 확장되고, 관절의 불안정과 변형이 일어난다.

④ 증상과 징후

- 초기에는 식욕부진, 체중감소, 열, 쇠약과 같은 모호한 전신증상이 나타난다.
- NCLEX! 초기 질병단계에서는 염증, 부종 및 손(PIP와 중수지절[metacarpophalangeal; MCP] 관절), 발(중족지절[metatarsophalangeal; MTP] 관절), 손목, 팔꿈치의 관절운동 감소가 나타난다. 류마티스 관절염이 진행됨에 따라 무릎, 엉덩이, 경추로도 침범이 확장될 수 있다.
- 미국 류마티즘협회는 류마티스 관절염에 대하여 진단기준을 발전시켜 왔다. 진단기준의 4/7는 진단을 확정한다. Box 5-1

(3) 간호 사정

NCLEX! ① 미열, 관절운동범위의 감소가 사정에 포함된다. 염증의 증상과 징후(압통, 부종, 발적)는 여러 관절에 나타나며 양쪽 동일하게 나타난다. 아침에 강직이 있고 1시간 이상 지속된다. 일상생활 동작 수행능력과 일/여가활동 능력과 에너지 수준의 변화가 나타난다. 신경계 사정(두통, 저린감 호소, 또는 침범된 경추의 얼얼한 느낌), 표준체중과 최근 체중감소

- 관절 변형
  - 백조목 변형(DIP 관절이 굴곡된 상태에서의 PIP 관절의 과신전)
  - 척골 변동(류마티스 관절염의 특징적 관절 변형)
  - 단춧구멍변형(PIP 관절의 굴곡과 DIP 관절의 과신전)
- NCLEX! 관절 압박부위 위의 류마티스양 결절(단단하고 부드럽지 않은 덩어리로 팔꿈치 피부밑 주머니 또는 전완의 확장된 표면에서 발견됨)

② 진단검사

- 전혈구 검사(CBC)에서의 빈혈 결과
- 적혈구 침강속도(ESR) 증가
- 윤활액 분석 : 백혈구의 증가, 혼탁도 증가, 점도 감소

Box 5-2

류마티스 관절염의 진단기준

- 아침에 관절의 강직이 적어도 1시간 이상 지속되며, 이러한 증상이 6주 이상 지속된다.
- 부종이나 삼출물이 있는 관절염이 3개 혹은 그 이상의 관절에 해당되며, 이러한 증상이 6주 이상 지속된다.
- 손목이나 중수지절관절, 또는 PIP 관절의 관절염이 6주 이상 지속된다.
- 류마티스성 소결절
- 류마티스 인자 양성
- 방사선 검사상 손과 손목에 류마티스 관절염의 특징적인 변형 소견을 보인다.

- X-ray : 질병 초기에는 최소의 변화만 관찰될 수 있다. 그러나 질병이 진행될수록, 관절강 내의 공간이 좁아지고 뼈의 침식이 일어나며, 뼈의 변형이 양쪽 모두에 대칭적으로 일어난다.
- 혈청 류마티스 인자 : 류마티스 관절염의 절대적인 인자는 아니지만 대다수의 환자에서 양성으로 나타난다.

(4) 간호 중재

NCLEX! ① 투약
- NSAIDs, 질병 초기단계에 사용
- 전신적인 corticosteroid 투여 : 장기간 사용할 경우, 심각한 부작용이 있다. NSAIDs의 효과가 없을 때 사용된다.
- 질병-수정 약물(disease modifying drugs, DMARDs) : 최후의 수단으로 사용되던 약물로 질병 초기에 사용하면 질병의 진행을 막는 역할을 할지도 모른다고 생각되어 이제는 치료 초기요법으로 사용된다.

NCLEX! ② 질병의 진행과 치료요법에 대해 교육한다.

③ 류마티스협회와 같은 지지적인 단체를 소개한다.

NCLEX! ④ 관절의 부담을 줄이기 위해 휴식을 취할 것을 강조한다.
- 지속적인 활동
- 가능하다면 앉아 있는 동안 앉아서 할 수 있는 활동을 하도록 한다.
- 손과 손목에 보조기구를 사용한다.
- 이완요법
- 심상유도 치료법

⑤ 근력과 관절운동 범위를 유지하기 위해 치료적 운동 프로그램, 등장성 운동, 수동적 관절운동 범위, 능동적 관절운동 범위에 관하여 물리치료사와 협력한다.

⑥ 일상생활의 활동도를 위한 보조장치를 사용하고, 관절보호를 위한 방안과 동작을 단순화하기 위해 작업치료사와 협력한다.

⑦ 통증경감을 위해 사용되는 약물의 작용과 부작용을 교육한다.

⑧ 통증감소를 위한 치료수단을 이행하고 효과를 사정한다.
- 투약
- 어떤 것이 환자에게 효과가 있는지에 따라 열이나 냉 요법 적용
- 파라핀 욕
- 수면시 단단한 매트리스를 사용하고 안위를 위해 적절한 체위를 취한다.

⑨ 다음과 같은 수술을 하기 위해서는 수술 전 교육이 필요하다.
- 윤활막 절제술(윤활막을 절제)
- 고관절이나 슬관절 관절염의 인공관절 치환술
- 경추 류마티스 관절염의 관절 융합술

NCLEX! ⑩ 가정에서의 안전에 대해 교육한다. Box 5-1

⑪ 오랜 와상 시에 생기는 위험과 그 예방법을 교육한다.

section 04

Gouty Arthritis

통풍성 관절염

(1) 개 관

① 혈청 요산농도의 증가(고요산혈증)와 관절 염증의 대사장애로 정의된다.

② 특징

NCLEX! • 고요산혈증이 있다고 해서 모든 환자가 통풍성 관절염으로 진전되는 것은 아니다.

NCLEX! • 단일 관절 염증의 급성 통증 증상은 약 10~14일 동안 지속된다.

• 급성 증상의 빈도는 다양하고 종종 스트레스, 수술, 관절 외상, 감정적 스트레스에 의해 촉진된다. 치료를 받으면 시간이 경과함에 따라 치유된다.

③ 원인과 분류

• 1차성 : 퓨린(핵산 소화의 최종 산물, 요산으로부터 파괴됨) 대사의 유전자 변이가 요산의 과다 생성 또는 요산 배설의 감소를 일으킨다.

• 2차성 : 질병 또는 투약으로 인해 2차적으로 유발된 고요산혈증

(2) 병태생리

NCLEX! ① 관절 내부의 혈청 요산 침전물 증가와 염증반응의 시작, 관절 내부나 주위에 요산 나트륨의 축적한다.

② 요산 결정체의 식작용(phagocytosis)이 일어나 세포 괴사와 라이소좀 효소의 방출을 야기한다.

③ 치료되지 않으면, 여러 관절에 만성 염증이 일어나서 연골과 뼈를 파괴하고, 통풍 결절을 형성한다.

④ 증상과 징후

NCLEX! • 한 관절에 심한 통증이 갑작스럽게 시작하며, 엄지발가락에 흔하다. 또한 발등, 손목, 중족간관절, 무릎, 팔꿈치, 발목에도 발병할 수 있다.

• 관절의 발적, 거무스름함, 팽창, 부종이 나타나고 촉진시 심한 압통이 있다.

NCLEX! • 통풍 결절 : 활막, 귓바퀴, 팔꿈치 피부밑 윤활낭(olecranon bursa), 아킬레스 건(가장 흔한 부위)에 표면이 불규칙하고 움직이는 딱딱한 결절 형성

(3) 간호 사정

① 건강력이나 위험인자 측정이 사정 내용에 포함된다. 통증사정이나 이환된 관절의 염증에 대한 증상과 징후 관찰, 일상생활의 활동도와 관련된 운동성과 안전성

② 진단검사

• 혈청 요산농도가 7.5mg/dL이상(정상 : 남자 2.1~8.5mg/dL, 여자 : 2.0~6.6 mg/dL)

• 급성기에 백혈구 수(WBC)와 적혈구 침강속도(ESR) 증가

NCLEX!

- 요산 배출 평가를 위한 24시간 요 분석
  - 만약 요산이 과잉생성 되었다면 요중 요산수준은 혈청 요산수준의 증가와 관련이 있다.
  - 요산 배설에 문제가 있을 경우에 혈청 요산은 증가할 수 있으나 24시간 요중 요산수준은 감소한다.
- 윤활액 분석(요산 결정체가 있을 때 양성)

(4) 간호 중재

① 투약

- Colchicine(Novocolchicine) : 급성기에 증상이 나타나자마자 치료를 시작하면 효과적이다. 경구투여했을 때 오심과 구토가 생길 수 있으므로 IV로 주사하는 것이 효과적이다. 만약에 경구투여 시 설사를 하면 투약을 중지하도록 교육한다.
- NCLEX! 마약성 진통제와 NSAIDs는 급성기 통증을 효과적으로 경감시킬 수 있다. 아스피린(acetyl-salicylic acid[aspirin])을 함께 투여할 경우, 요산 배설을 감소시키고 요산 배설 촉진제의 작용을 방해하므로 병용하지 않는다.
- 요산 배설 촉진제 : 통풍과 만성 통풍의 예방적 치료로 사용된다. Allopurinol(Zyloprim)과 probenecid(Benemid)가 이에 해당한다.

② 환자에게 질병과정과 치료계획에 대해 교육한다. 치료 지시를 잘 이행하면 예후가 좋음을 강조한다.

NCLEX! ③ 지시대로 투약하고 투약방법에 대해 교육한다. 하루 3L 수분섭취를 권장하여 요산 배설촉진제 사용으로 인한 신장결석을 예방하도록 한다.

NCLEX! ④ 급성기에는 반드시 24시간 침상 안정을 하도록 하고, 이 시기의 활동은 질병을 악화시키며 급성기 증상을 연장시킬 수 있음을 교육한다. 크래들(cradle)을 사용하여 이환 부위에 이불이나 침대보가 닿음으로 인해 생길 수 있는 통증을 방지한다.

⑤ 체중감량

⑥ 알코올 섭취 제한을 교육한다.

section 05 Osteomyelitis 골수염

(1) 개 관

① 뼈의 급성 또는 만성 감염으로 정의된다.

② 특징

- 질병의 진행을 예방하기 위해 초기 진단이 중요하다.
- NCLEX! 가장 흔한 병원체 : 황색 포도상구균

③ **분류와 원인** : 골수염은 질병 과정과 침범 양식으로 분류된다.

- 침범 양식
  - 혈행성 : 뼈의 국소적인 혈액감염
  - 직접 침범 : 개방 상처를 통한 감염이 성인에서 가장 흔하다.
- 과정
  - 급성 : 6주 이하
  - 만성 : 6~8주 이상, 수 년 동안 지속될 수 있다.

(2) 병태생리

① 병원체가 침입하여 뼈에서 증식하고 염증반응이 시작된다.

② 고름이 축적됨에 따라 관절강의 내부압력이 증가하고 혈액공급이 감소된다.

③ 감염이 만성 단계에 이르면, 감염은 뼈를 통해 퍼진다.

④ 골세포는 괴사하게 되고 조각으로 부서지게 된다.

⑤ 부서진 뼈 조각은 고름으로 둘러싸인 채로 남아 있다가 박테리아가 뼈 조직의 주위로 퍼질 수 있는 중요한 매개물이 된다.

⑥ 피막이라고 부르는 새로운 뼈의 생성은 괴사한 골세포 주위에서 발육하고, 속이 빈 관(sinus tract)이 종종 형성된다.

⑦ **증상과 징후**

- 혈행성
  - 급작스런 발열, 오한, 통증과 감염 부위의 제한된 관절운동 범위
  - 소아에서 정강이뼈, 상완골 또는 대퇴골 골간단(골단[장골 끝부분의 근위부와 원위부]과 골간[장골의 몸통부분이나 긴 부분] 사이의 벌어진 부분에 판이 성장하는 것)의 병발
- 직접 침범
  - 열이 없거나 미열
  - 감염 부위의 홍반, 통증, 압통

(3) 간호 사정

① **건강력**

- 10세 이하 소아에서 최근 황색 포도상구균 감염 여부
- 정맥주사의 불법 사용
- 성인에서 최근의 외상, 수술 또는 파열 상처

② 약물 알레르기, 통증사정(갑작스러운 통증의 시작, 이환 부위의 근경련), 활력징후, 불편감, 이환 부위의 관절운동 범위 감소, 상처 배액, 활동수준의 감소 등이 사정에 포함된다.

③ **진단검사**

- X-ray : 초기 단계에는 변화가 없다. 골막(뼈를 덮고 있는 막. 신경, 림프 혈관을 포함)의 상승을 비롯하여 질병이 진행됨에 따라 파골세포(뼈 조직을 재흡수하는 골세포) 활동의 증가
- 뼈 스캔(활동성 감염에서 양성)

- 컴퓨터 단층촬영(CT) 또는 자기공명영상(MRI; 도관[sinus tract], 및 농양은 양성을 나타내므로 감염의 경계를 판단하는 데 도움을 준다)
- 적혈구 침강속도(ESR)와 백혈구 수(WBC) 증가
- 혈액과 조직 배양(양성)

(4) 간호 중재

① 처방된 항생제를 비롯하여 통증경감을 위해 처방전 없이 살 수 있는 진통제 또는 마약성 진통제 등이 투약에 포함된다.

② 처방대로 투약하고 치료적/비치료적 효과를 사정한다.

③ 통증감소를 위한 치료수단을 이행하고 효과를 사정하며, 이환 부위는 고정한다.

④ 감염의 확산을 예방

- 무균술을 지킨다.
- 손씻기의 중요성을 교육한다.
- NCLEX! 침상 안정을 엄격히 하고, 움직이는 것이 박테리아를 이동시킬 수 있음을 교육한다.
- NCLEX! 급성기에 열요법을 적용하는 것은 금기이다. 혈관확장으로 박테리아가 확산될 수 있기 때문이다.

⑤ 발이 쳐지는 것을 예방하기 위해 발에 부목을 댄다.

⑥ 상처의 절개와 배액이 필요하면 수술 전 교육을 한다.

⑦ 상처치유를 위해 적절한 식이요법을 교육한다.

⑧ 안전의 수단으로 보조도구(목발, 보행보조기, 휠체어)의 사용을 교육한다.

section 06 Paget's Disease(Osteitis Deformans)
파제트병(변형성 골염)

(1) 개 관

NCLEX! ① 뼈의 염증이 있는 만성 골질환으로 정의된다(장골의 비대, 편평골의 변형).

② 특징

- 질병의 진행을 막기 위해 초기 진단이 중요하다.
- 척추, 두개골, 엉덩이, 골반, 허벅지, 하지에 가장 흔히 일어난다.

③ 원인은 알 수 없으나 바이러스 때문으로 생각된다.

④ 장기간의 합병증

- 뼈를 재형성(골모세포와, 파골세포의 오래된 뼈의 제거로 새로운 뼈가 형성)하기 위한 혈액 요구량이 증가하여 심부전이 2차적으로 유발된다.

- 갈비뼈가 이환되면 폐질환이 생긴다.
- 두개골 확장으로 뇌가 압박되어 2차적으로 신경학적 결손 유발
- 육종 발생빈도 증가
- 관절염
- 고칼슘혈증으로 인한 2차적인 신장결석

(2) 병태생리

NCLEX! ① **골 분해기** : 비정상 파골세포의 빠른 성장이 특징이다. 뼈의 재흡수(뼈의 파괴)와 같은 속도로 새로운 뼈의 형성이 일어날 수 없다. 그리고 건강한 뼈는 혈관이나 섬유성 결합조직으로 대체된다.

NCLEX! ② **골모세포 경화 변성기** : 결국 뼈가 커지고, 거칠어지고, 두꺼워지고 약해짐에 따라 뼈의 변형이 일어난다. 뼈는 시멘트 라인이라 불리는 모자이크 양상을 띤다.

③ **증상과 징후**

- 수 년 동안 증상이 없을 수도 있다.
- NCLEX! 뼈의 통증은 가장 흔한 증상이다.
- 두개골에 이환되면 두통과 청력상실이 일어난다.
- 머리 크기의 증가
- NCLEX! 다리가 휨
- 피로

(3) 간호 사정

① **사정**

- 통증사정 : 체중부하 부위의 통증 증가는 장골의 이환을, 두통은 두개골의 이환을 의미할 수 있다.
- 오리 걸음
- 뼈의 변형 : 척추 후만증, 두개골의 비대, 다리가 휨
- 신장감소
- 심장사정 : 고혈압, 동맥경화증
- 뇌신경 압박으로 인한 2차적인 청력이나 시력상실
- 병리적 골절
- 피로 호소

② **진단검사**

- 혈청 알칼리 인산효소(alkaline phosphate) 증가
- 요중 히드록시프롤린(hydroxyproline) 증가, 파제트병 환자의 요중 아미노산
- X-ray : 뼈의 변형, 비대, 뼈 피질 굴곡을 알 수 있다.
- 뼈 스캔(bone scan) : 활동성 뼈 재형성을 알 수 있다.

(4) 간호 중재

① NSAIDs : 뼈 대사 조절제, calcitonin(Calcimar), 항종양제, plicamycin(Mithramycin)을 투약한다.

② 통증감소를 위한 치료수단을 이행하고 효과를 사정한다.

- 투약, 열요법, 마사지
- 적절한 장치나 코르셋과 관련하여 물리치료사나 작업치료사와 협력한다.

③ 투약의 치료적/비치료적 효과를 사정한다.

④ 남아 있는 활동능력을 격려한다.

NCLEX! ⑤ 파골세포 활동증가(피로, 우울, 정신혼돈, 오심, 구토, 배뇨증가, EKG 변화)로 유발된 고칼슘혈증의 증상과 징후를 사정한다.

NCLEX! ⑥ 병리적 골절을 예방하기 위한 안전을 교육한다.

NCLEX! ⑦ 다른 조건으로 인해 금기사항이 되지 않는다면 하루에 2~3L의 수분을 섭취하여 신장결석을 예방하도록 교육한다.

⑧ 시력 또는 청력상실에 적응하도록 돕는다.

section 07 근이영양증

Muscular Dystrophy; MD

(1) 개 관

① 특정 근육에 침범하는 진행성 유전질환으로 정의된다.

② **특징**

- 진행성 근육소모가 특징인 여러 질병상태를 포함한다.
- 서서히 발병하여 근육쇠약으로 진행한다.

NCLEX! ③ X 염색체 열성 유전(모 → 자)이거나 여성에서 자연 변이가 일어날 수도 있다.

NCLEX! ④ **분류** : 발병 연령, 임상소견, 질병진행의 특징에 따라 여러 형태가 있다.

- 급속 진행 : 듀시엔 근이영양증(Dunchenne's muscular dystrophy; MD)
  - X염색체 관련 열성 유전으로 보통 5세에 발병한다.
  - 가장 흔한 형태이다.
- 느리게 진행하는 형태
  - Becker's : 5~15세에 발병, X 염색체 연관 열성 유전
  - 안면견갑상완(fascioscapulohumeral) : 10~30세에 발병, 상염색체 우성 유전
  - 사지연결 근육퇴행위축(Limb-girdle) : 10~30세에 발병, 원인은 다양하다.

(2) 병태생리

① 염색체 결손이 단백 디스트로핀(protein dystrophin)을 생산한다. 이것은 근수축에 영향을 미치고 보통 횡문근형질막 인접 부위에서 발견된다.

② 근육세포는 죽고 포식되며, 결국 지방조직으로 대체된다.

③ 근육 크기증가는 가성 비대(비대가 거짓으로 나타남)의 원인이 된다. 지방이 축적되고 결합조직이 근섬유 속으로 들어가기 때문에 근육은 점차 쇠약해진다.

④ 증상과 징후

- 듀시엔 근이영양증(Dunchenne's muscular dystrophy)
  - 2~3세에 자주 넘어지는 증상이 나타난다.
  - NCLEX! 오리걸음과 발끝으로 걷는다.
  - 하지근육의 가성 비대
  - 척추 후만
  - NCLEX! 진행성 부동, 10세경에 휠체어를 타게 된다.
  - NCLEX! 2차적인 호흡 또는 심장부전으로 성인 초기에 사망한다.
  - 질병 마지막 단계에는 심장에 침범
- 베커 근이영양증(Becker's muscular dystrophy) : 전신근육에 침범, 정상 수명
- 안면견갑상완 근이영양증(fascioscapulo-humeral muscular dystrophy) : 근육염증과 함께 얼굴, 목, 어깨 근육에 침범한다.
- 사지연결 근육퇴행위축(Limb-girdle) : 어깨와 골반근육에 침범하며, 상하지 근위부 근육이 쇠약해진다.

(3) 간호 사정

① 가족력, 유아기의 걸음걸이, 10대 이전의 척추 후만, 근력, 나이가 들수록 반복적인 상기도감염 병력이 사정 내용에 포함된다.

② 진단검사

- 혈청 크레아틴키나아제(creatinine phosphokinase; CPK), 락트산 탈수소효소(lactic dehydrogenase, LDH), 알라닌아미노 전이효소(glutamic transaminase), 글루코오스인산(glucose phosohate) 증가
- 근전도(근육 내의 전기신호 감소를 알 수 있음)
- 근육 생검(근세포 괴사와 흉터조직이 있음)
- 출생 전 디스트로핀(dystrophin) 유전자의 예방적 검사

(4) 간호 중재

① 현재로서는 약물치료가 불가능하다.

② 환자와 가족에게 접근 가능한 자원과 지지그룹을 알려준다.

③ 상기도감염 예방

NCLEX! ④ 기동성과 구축을 예방하는 것이 목표
- 운동 프로그램과 관련하여 물리치료사와 협력한다.
- 구축을 예방하기 위한 부목과 관련하여 작업치료사와 협력한다.

⑤ 휠체어의 안전한 사용을 교육한다.

NCLEX! ⑥ 연령에 맞는 성장발달 과업을 구체화한다.

section 08 Fibromyalgia 섬유근통

(1) 개 관

① 관절염 없이, 결국 만성적인 통증으로 나타나는 근육 및 관절의 상태로 정의된다.

② 특징
- 스트레스나 격렬한 활동에 의해 갑작스럽게 발병하거나 악화될 수 있다.
- 보통 점진적으로 발병하나, 갑자기 발병할 수도 있다.

③ 원인 : 알려지지 않은 병인, 내분비 질환, 정동장애나 수면장애와 연관가능; 급성 또는 만성 질환

(2) 병태생리

① 불명확하다; 신경 전달물질의 비정상 수치에 대한 연구가 계속되고 있다.

② 근육과 관절의 염증 또는 구조적인 변화와 같은 관절염의 특징이 부족하다.

NCLEX! ③ 증상과 징후
- 근육통증 : 국소적이거나 전신적이다.
- 목, 어깨, 등 아래쪽, 그리고 엉덩이에 흔하게 발생한다.
- 피로, 두통
- 수면장애, 특히 non-REM(4단계)의 부족
- 과민성 대장 증후군
- 근육경련

(3) 간호 사정

① 사정 : 통증, 운동성, 수면 양상, 스트레스원, 배변 양상, 정신사회적 사정

② 진단검사 : 신체적 사정과 11개의 압통부위와 일치하는 부위의 존재, OA나 RA와 같은 다른 질환을 배제하기 위한 검사 시행

NCLEX!

(4) 간호 중재

① **약물치료** : 통증조절을 위해 NSAIDs 투여(수면장애 조절을 위해 amitriptyline[Elavil]과 같은 삼환계 항우울제 투여)

② 활동을 격려하고 운동 프로그램에 참여하도록 돕는다.

③ 지지그룹을 소개한다.

④ 휴식의 중요성을 교육한다.

⑤ 스트레스 관리

⑥ 영양가 높은 식이요법

section 09 Bone Tumors 골종양

(1) 개 관

① 골조직에 침범하는 종양 또는 신생물로 정의한다.

② 특성

NCLEX!

- 1차성 골종양 : 뼈에서 시작한다. 성인암의 1%, 소아암의 15%를 차지한다.
  - 보통 육종(sarcoma)이라고도 한다.
  - 병리학적으로 악성 또는 양성일 수 있다.
- 전이성 골종양 : 골 이외의 신체부위 종양으로부터 전이된다.
  - 1차성 골종양보다 흔히 발생한다.
  - 가슴, 폐, 전립선, 신장의 원발성 암과 관련이 있다.
  - 대개 척추, 골반, 대퇴골, 상완골, 늑골에 위치한다.

③ **골육종**(osteosarcoma)

- 1차성 악성 골종양은 빠르게 성장하는 특징이 있고, 병인은 알려지지 않았다.
- NCLEX! 10～25세 남성에게 빈번하게 발생하며, 발생빈도는 10대가 가장 높다.
- 원발조직 : 장골의 골간단
- NCLEX! 흔한 부위 : 대퇴골 원위부, 경골 근위부, 상완골 근위부
- NCLEX! 외상 후 번번히 발견된다.

④ **연골육종**(chondrosarcoma)

- NCLEX! 1차성 악성 골종양은 느리게 성장하는 특징을 보이며, 병인은 알려지지 않았다.
- 남성 성인에게서 더 빈번하게 발생한다.
- 원발조직 : 연골
- 흔한 부위 : 골반, 대퇴골, 상완골

⑤ 유잉 육종(Ewing's sarcoma)

NCLEX!

- 1차성 악성 골종양은 폐조직으로 빠르게 전이되는 특징이 있으며, 병인은 알려지지 않았다.
- 주로 10~25세에 발생하며, 발생빈도는 10대가 가장 높다.
- 원발조직 : 골수내 신경조직
- 흔한 부위 : 골반, 상완골, 대퇴골, 늑골

(2) 병태생리

① 원발조직에서 종양세포가 성장하면 골용해를 일으킨다(뼈의 연화와 파괴).

② 뼈 재형성에 변형이 일어나면, 결과적으로 정상 골조직이 파괴된다.

③ 종양이 성장함에 따라 골표면이 확장된다. 뼈는 약해져서 환자는 병리적 골절의 위험이 있다.

④ 종양세포는 골조직을 둘러싸고 있는 구조를 침범하고 성장을 계속한다.

⑤ 증상과 징후는 종양의 크기와 위치에 따라 다양하며, 다음의 내용을 포함한다.

- 종양부위의 통증과 부종
- 관절운동범위 감소
- 신경압박으로 인한 2차성 신경통
- 촉지가능한 덩어리
- 병리적 골절
- 발열상태(temperature)

(3) 간호 사정

① 이환부위의 통증 또는 부종의 증상분석, 활동정도, 무력감 호소를 사정한다; 위험요인을 결정하기 위한 건강력을 사정한다; 덩어리를 촉지하고 활력징후를 사정한다.

② 진단검사

- X-ray
  - 양성 종양 : 종양의 경계가 잘 구분된다.
  - 악성 종양 : 종양의 경계가 불확실하고, 골구조의 범위를 넘어서 종양이 확장된다.
- CT와 MRI : X-ray로 감별할 수 없는 연조직 육종을 감별할 수 있다. 또한 전이여부뿐만 아니라 종양의 위치와 성장범위도 구별할 수 있다.
- 골스캔과 골생검
- 혈청 칼슘과 혈청 알칼리 인산효소(alkaline phosphatase) : 증가

NCLEX!

- 적혈구 수(RBC) : 증가

(4) 간호 중재

① 약물치료는 비마약성 진통제와 마약성 진통제가 있다(코데인); 그리고 수술 전에 항암화학요법을 시행한다.

② 통증경감방법을 이행하고 효과를 사정한다.

- 적합한 자세
- 보행을 위한 보조기구 사용

NCLEX!

③ 가정에서 안전성을 교육한다.

④ 활동 사이에 휴식시간을 갖는다.

⑤ 선택적 치료로써 항암화학요법과 방사선요법이 있음을 교육한다.

⑥ 다음과 같은 수술을 받는 환자에게는 수술 전 교육이 필요하다 : 사지 구제(救濟) 수술(limb-salvage surgery; 사지 절단을 예방하기 위해 종양이 있는 뼈를 외과적으로 제거)과 사지 절단

⑦ 성장과 발달단계를 통합하는 간호중재를 제공한다.

⑧ 수술 후 치료적인 운동요법에 관하여 물리치료사나 작업치료사 등과 협력한다.

⑨ 치료계획을 세우고 진단에 대처하는 데 좀더 발전된 전략으로 잘 극복할 수 있도록 환자와 가족을 도우며, 암 치료 지지그룹을 소개한다.

section 10 전신 홍반성 낭창

Systemic Lupus Erythematosus; SLE

(1) 개 관

NCLEX! ① 완화와 악화가 특징인 만성적인 염증, 류마티스 질환, 자가면역 질환으로 정의된다.

② 특징

- 예후는 초기 진단과 치료로 좋아질 수 있다.
- NCLEX! 모든 신체기관의 결합조직에 영향을 미칠 수 있으며, 질병의 경과는 기관의 침범 정도에 따라 경증에서 중증까지 다양하다.

③ 분류

- NCLEX! 약물로 유발된 루프스 : procainamide(Procan SR), hydralazine(Apresoline), isoniazid(INH), 몇 몇 항간질제제와 연관이 있다. 증상은 대개 약물복용 중단 후 없어진다.
- 원판상 루프스 : 피부에만 침범
- NCLEX! 전신 루프스 : 근골격계, 폐, 신장, 중추신경계, 심혈관계, 혈액계 등의 기관 중 하나 혹은 그 이상에 침범한다.

④ 원인

- 백혈구 또는 신부전으로 인한 감염은 사망의 가장 중요한 원인이다.
- 병인론은 알려진 바 없으나, 자외선 노출, 유전적 결함, 호르몬 불균형(임신기간 중에 발병률이 증가되는 것으로 설명될 수 있음) 때문이라고 생각된다.

(2) 병태생리

① B세포의 과다활동에 따라, 2차적으로 신체는 자가항체를 생성하는데, 특히 DNA에 대항하는 항체를 생성하게 된다.

② 이러한 자가항체는 면역복합체로부터 항원과 결합하여 면역복합체를 형성한다. 결합조직 내에서 면역복합체의 축적물은 염증성 반응을 유발한다.

③ 만성 염증은 결합조직을 파괴한다. 조직손상은 기관의 침범 정도에 따라 다양하다.

④ 증상과 징후
- 예측하기 어려우며 기관의 침범 정도에 따라 다르다.
- 전신적인 증상으로 열, 나른함, 피로, 허약감, 체중감소가 있다.
- 근골격계 : 여러 부위의 다발성 관절통, 대칭성 관절염
- NCLEX! 외피 : 탈모증, 나비모양 발진, 손가락 피부의 경화, 원반형 병변
- 구강점막의 통증이 없는 병변
- 심장 : 심낭염
- 폐 : 흉막삼출, 흉막염
- 신장 : 신사구체염, 신부전
- 중추신경계 : 간질, 정신병증, 뇌혈관 사고, 노인치매
- 혈액학 : 빈혈, 백혈구 감소증, 혈소판 감소증
- 감염

(3) 간호 사정

① 사정은 위험인자를 확인하기 위한 건강력, 모든 약물복용 과거력, 영양(표준체중과 최근 체중감소 정도), 피부사정(발진, 탈모, 광민감성, 반출혈, 점상출혈은 혈액계 침범을 나타낸다)
- 호흡기계 사정(흉막삼출과 흉막염)
- 신장기능 사정, 섭취량 · 배설량
- 신경계 사정(간질, 정동(情動)과 인지능력의 변화)
- 심혈관계 사정(활력징후, 심낭염의 증상과 징후)
- 근골격계 사정(대칭적인 관절 통증, 일상생활 동작능력 사정, 무력감의 과거력)을 행하는 것을 포함한다.

② 진단검사
- 침범 관절에 X-ray 촬영(퇴행성 변화 또는 관절염의 골변형의 특징을 보여주지 못한다)
- 혈청 매독 : 위양성 반응
- 혈청 항핵항체(serum antinuclear antibody [ANA])(양성) : 그러나 이것이 SLE에만 유일한 것은 아니다.
- NCLEX! SLE를 확정하는 항-DNA 항체 : 양성 반응
- 혈청보체 수치 : 감소
- CBC : 빈혈, 백혈구 감소증, 혈소판 감소증에 양성 반응
- 요분석 : 단백뇨 또는 혈뇨가 양성 반응
- BUN과 Cr : 상승
- 적혈구 침강속도(ESR) : 상승

(4) 간호 중재

① 약물치료
- NSAIDs : 관절 통증의 치료를 위해 사용한다.
- 항말라리아제 : 관절 통증과 피부질환의 치료를 위해 사용한다.
- 코르티코 스테로이드 : 급성 악화기에 사용하고 완화기에 적은 용량을 유지한다.
- 면역억제제 : 독성 약물은 생명을 위협하는 급성 악화기에서만 사용한다.

② 질병과정과 치료요법에 대해 교육한다.

NCLEX! ③ 악화를 유발할 수 있는 요인에 대해 교육한다.
- 임신 : 가족계획과 피임약의 대안에 관한 상담을 제공한다.
- 자외선 노출 : 자외선 차단지수(15)의 선크림을 사용하고, 햇빛차단 모자 착용, 일광욕을 피하고 파라솔을 사용한다.
- 약물치료 : 경구피임약, 설파제, 페니실린의 사용을 피한다.

④ 지지그룹 권유

⑤ 관절통증을 경감하는 방법을 이행하고 그 효과를 사정한다.
- 약물치료
- 열적용
- 치료적인 운동 프로그램

⑥ 지시된 약물을 투여하고 치료적/비치료적 반응을 사정한다.
- 코르티코스테로이드의 부작용(쿠싱효과, 고혈압, 체중증가)에 대해 교육한다.
- 면역억제제의 부작용을 알려준다.
- 항말라리아제를 사용함으로써 시각상실이 발생할 수 있으므로 정기적으로 눈검사를 해야 한다.

NCLEX! ⑦ 양질(good)의 영양섭취를 하도록 교육한다.

⑧ 감염을 예방하기 위해 가정에서 손씻기와 감염조절에 대해 교육한다.

⑨ 구강간호를 교육한다.

⑩ SLE로 인해 탈모증이 발생했을 때, 긍정적인 신체상을 유지하기 위해 가발사용이 적절하다고 판단되면 가발제작을 의뢰한다.

⑪ 인지변화에 대처하기 위해 좀 더 발전된 전략으로 대응할 수 있도록 환자와 가족을 돕는다.

⑫ 인지변화와 관련된 적절하고 안전한 중재를 가족과 환자에게 교육한다.

section 11

Scleroderma(systemic sclerosis)

피부경화증(전신성 경화증)

(1) 개 관

① 피부와 다른 기관에 침범하는 만성, 자가면역, 결합조직 질환으로 정의되며, 완화와 악화를 반복하는 것이 특징이다.

② 전신성 경화증, 크레스트(CREST) 증후군, 국소화된 형태의 피부경화증으로 분류된다.

③ 병인은 알려지지 않았으며, 유전이나 면역 또는 환경적 요인이 포함된다.

(2) 병태생리

① 병인은 알려지지 않았다.

② 콜라겐의 과다생성은 섬유화와 염증을 초래하여 이환부분이 손상되는 결과에 이른다.

③ 피부경화증의 유형

NCLEX!

• 전신성 경화증(systemic sclerosis; SS) : 내장기관뿐만 아니라 손가락, 손, 얼굴의 피부에 침범한다.
 - 가장많이 이환되는 내장기관은 식도, 장, 폐, 심장, 신장이다.
 - 병은 빠르게 진행할 수 있고, 장기침범 정도의 확장에 따라 생명에 위협을 줄 수도 있다.

NCLEX!

• 크레스트 증후군(CREST syndrome) : Calcinosis, Raynaud's syndrome, Esophageal dysfunctions, Sclerodactyly, Telangiectasia의 첫 글자를 딴 용어
 - 석회증(Calcinosis, 피부에 비정상적으로 칼슘염이 침착)
 - 레이노 증후군(Raynaud's syndrome)
 - 식도기능부전(Esophageal dysfunction)
 - 손 · 발가락 경화증(Sclerodactyly, 손가락 · 발가락에 국한된 피부경화증)
 - 모세혈관확장증(Talangiectasia, 중앙에 밝고 붉은 점을 동반하는 소혈관의 확장과 거미상의 가지 모양)
 - 예후는 좋고 장애는 제한적이다.

• 국소화된 형태 : 손가락, 손, 얼굴의 피부에 침범한다. 자기한정성(self-limited, [병이나 증상에서의] 처치없이 정상으로 회복된다)이며 예후가 좋다.

NCLEX!

④ 증상과 징후

• 피부
 - 손가락, 손의 반들반들하면서 딱딱한 피부가 팔, 몸통, 얼굴로 진행한다.
 - 오므려진 입술(pursed lips)
 - 침범부위의 비요흔성 부종
 - 피부에 칼슘 침착
 - 모세혈관 확장증
 - 과다 색소침착

- 혈관 : 레이노 증후군(Raynaud's syndrome)
- 근골격계 : 다발성 관절통, 관절 강직
- 식도 : 가슴쓰림, 연하곤란
- 장 : 변비, 설사, 흡수장애, 복부팽만
- 심장 : 심전도 변화, 심낭염의 증상과 징후
- 폐 : 운동 시 숨이 참
- 신장 : 신부전

(3) 간호 사정

① 사정

- 피부 사정
- 표준신장과 체중 : 최근의 체중감소
- NCLEX! 위장관계 : 식이섭취, 배변 양상, 비정상적인 사정, 가슴쓰림과 연하곤란의 호소
- 근골격계 : 이환부위의 관절 운동범위 감소, 다발성 관절통과 관절 강직을 호소(손의 외양이 새의 발톱처럼 갈고리 모양이 된다)
- 호흡기계 사정
- 심장 : 심장박동수와 리듬, 고혈압
- 신장 : 섭취 · 배설량

② 진단검사

- 적혈구 침강속도(ESR) : 상승
- BUN과 Cr : 신부전에서 상승
- 폐기능검사 : 비정상
- 요분석 : 단백뇨
- 혈청항핵항체(ANA) : 상승
- 피부생검 : 피부 콜라겐 경화의 결과는 진단을 확정한다.

(4) 간호 중재

① 약물치료

- 관절 통증을 위한 NSAIDs
- 위장증후군 치료를 위한 H_2 길항제와 양자 펌프(proton-pump) 차단제
- 혈관이완을 촉진시키는 β-차단제와 칼슘통로 차단제
- 코르티코이드와 면역억제제는 질병이 진전하여 생명을 위협하는 단계에서 사용된다.

② 질병과정과 치료방법을 교육한다.

NCLEX! ③ 지지그룹을 소개한다.

④ 근골격계 징후

- 관절 움직임을 유지하기 위한 치료적인 운동과 관련하여 물리치료사와 협력한다.
- 보조기구와 일상생활의 활동훈련에 대해 작업치료사와 협력한다.

⑤ 위장관계 징후

- 영양가 있는 식사를 제공하기 위해 영양사와 상담한다.

- 식사하는 동안이나 식사 후 상체는 올린 자세(high-Fowler's position)를 유지한다.
- 소량씩 자주 먹는다.

NCLEX!

⑥ **레이노 증후군**(Raynaud's syndrome)
- 차가운 온도를 피하도록 한다.
- 손을 따뜻하게 하고 순환을 증진시키기 위해 장갑과 양말을 착용한다.
- 흡연은 피한다.

⑦ **피부간호** : 피부손상의 사정을 위해 피부를 매일 사정하고 보습제를 바르도록 교육한다.

section 12 Fractures 골 절

(1) 개 관

① 외상이나 골질환으로 인해 2차적으로 발생하는 골절로 정의한다.

NCLEX!

② **분류** : 부러진 위치, 부러진 각도, 외부환경과의 관계
- 외부환경과의 관계
  - 개방 또는 복합 : 피부 관통, 뼈가 피부 밖으로 삐져 나오는 것
  - 폐쇄 : 피부를 관통하는 뼈가 없음
- 골절의 유형
  - 완전 : 모든 방향으로 부러짐
  - 불완전 : 부분적으로 부러지거나 쪼개어짐
- 골절의 이름
  - 분쇄골절 : 뼈가 조각으로 부서지는 것이다.
  - 압박골절 : 뼈가 압착(crushed)된 것이다.
  - 매복골절 : 골절된 뼈의 인접조각 끝이 함께 쐐기같이 끼워진 골절상태이다.
  - 나선형 골절 : 뼈가 꼬이고 톱니모양으로 골절된 상태를 말한다.
  - 약목골절(greencrick) : 불완전한 골절이다.
  - 횡골절 : 뼈 장축에 대해 90° 로 발생한 완전 골절

③ 환자는 골절이 있을지라도 골절부위를 움직일 수 있다.

④ 사고, 상해, 자동차 사고, 학대, 주의태만, 골다공증과 같은 질병과정이 원인에 해당한다.

(2) 병태생리

① **혈종형성** : 골절이 되면 뼈 안에 있는 혈관의 파열과 주변조직의 외상에 따라 2차적으로 즉시 출혈이 있다. 혈종 내에 존재하는 응고인자는 골절부위 주변에 섬유소 그물을 생성한다.

② **육아조직** : 처음 48~72시간 동안, 새로운 모세혈관상(capillary bed)이 형성되고 골아세포(새로운 뼈의 형성인자인 골세포)와 섬유아세포의 증식은 혈종 내에서 일어난다.

- 육아조직은 혈종을 대체한다.
- 식작용 또한 일어나 괴사 골조직을 제거한다.

③ **가골형성** : 일 주일 이내에 육아조직은 변하여 가골이 된다(새로운 연골, 칼슘, 인, 골아세포로 이루어짐).

- 가골은 골파편 사이에 얽히게 되어 정교하게 골절의 원위부 말단을 연결한다.
- 결국 가골형성은 골절주변으로 확대되어 일시적 부목역할을 한다.
- 이 과정은 계속되어 뼈의 강도를 증가시킨다.
- X-ray로 이러한 뼈의 치유단계를 확인할 수 있으며, 치료방법을 결정하는데 도움이 된다.

④ **골화** : 성숙한 뼈의 생성은 가골을 대체한다(골절 원위부 말단 사이의 정교한 연결부위는 굳어지고 강한 연결로 재건된다).

⑤ **재구성** : 파골세포는 과도한 가골을 흡수하고 뼈는 손상 전의 강도와 모양으로 회복된다.

NCLEX!

⑥ **증상과 징후**

- 통증과 근연축
- 골 변위(displacement)에 의한 팔다리의 비대칭적인 모양
- 기능의 손실
- 신경압박에 수반되는 손상부위의 저린감각 또는 감각저하
- 조직손상에 의한 부종
- 움직일 때 발생하는 마찰음

(3) 간호 사정

① 간호사정에는 다음 사항이 포함된다.

- 중요한 사건(event)을 서술하는 주관적인 자료 또는 문제를 기술하는 주관적 자료
- 통증을 사정하고, 골절부위의 부목화(guarding; a spasm of muscles to minimize motion or agitation of sites affected by injury or disease, 상해나 질병부위의 움직임이나 흥분을 최소화하기 위한 근육경련)를 사정한다.
- 기능의 손실
- 마찰음
- 부종, 반상출혈, 병변부위의 압통
- 맥박의 존재여부
- 비대칭적인 모양

② **진단검사** : X-ray 로 골절을 확정할 수 있다.

(4) 간호 중재

① 약물치료로는 통증을 조절하기 위한 진통제와 개방성 골절일 경우, 항생제를 사용한다.

NCLEX! ② 응급 간호 : 골절의 고정, 출혈 조절, 환부의 소독

NCLEX! ③ 5P의 적용 (그림 5-1)

④ 약물치료의 작용과 부작용을 교육한다. 수술이 필요한 경우, 약물치료에 앞서 수술에 대한 동의를 받는다.

⑤ 다음 수술에 대한 수술 전 교육이 필요하다.
- 폐쇄골절교정
- 개방골절교정

⑥ 안전성과 보조기구의 사용을 교육한다.

NCLEX! ⑦ 사지 말단을 상승시키고 부종을 경감시키기 위해 얼음주머니를 적용한다.

NCLEX! ⑧ 환자를 사정하고 부동의 위험을 예방하기 위한 교육을 제공한다.

NCLEX! ⑨ 초기 합병증을 인식하고 치료한다.
- 저혈량성 쇼크
- 지방 색전증(점상출혈 발진, 빈맥, 빈호흡)
- 심부정맥 혈전증
- 구획 증후군(section 13을 참고)

NCLEX! ⑩ 필요시 석고붕대 간호를 교육한다. Box 5-3

NCLEX! ⑪ 필요시 견인간호를 제공한다. Box 5-3

⑫ 영양상태를 유지한다.

Box 5-3

석고붕대(cast)를 한 환자의 교육내용

- 석고붕대(cast) 적용 후 처음 24시간 동안 골절부위 위로 직접 얼음을 적용하고 사지를 상승시키며 공기 중에 노출시켜 석고붕대의 건조를 촉진시키고 베개로 지지해 준다.
- 통증증가, 피부색 변화, 사지 냉감, 움직임의 둔화, 둔감함, 저린감이 있으면 건강관리자에게 증상을 알린다.
- 석고붕대에 어떤 물건도 올려놓지 않는다. 소양감을 감소시키기 위해 시원한 바람이 나오는 드라이기를 사용한다.
- 항상 석고붕대(cast)를 건조하게 유지하고 목욕하는 동안 석고 붕대를 플라스틱으로 덮는다.
- 유리섬유 재질의 석고붕대는 젖을 수 있으므로 시원한 바람이 나오는 드라이기로 완전히 건조하게 한다.

견인장치를 한 환자를 위한 간호

- 항상 바른 신체선열(body alignment)을 유지한다.
- 모든 추는 항상 바닥에서 떨어져 있어야 한다.
- 피부손상(skin breakdown)을 예방하기 위해 압박부위의 피부를 사정한다.
- 피부손상을 예방하기 위한 피부 간호방법을 시행한다.
- 부동의 위험을 예방하기 위해 간호중재를 시행한다.
- 감염의 증상과 징후를 예방하기 위해 핀 삽입부위(pin site)를 관찰한다.
- 병원 방침에 따른 핀 삽입부위 간호(pin care)를 제공한다.

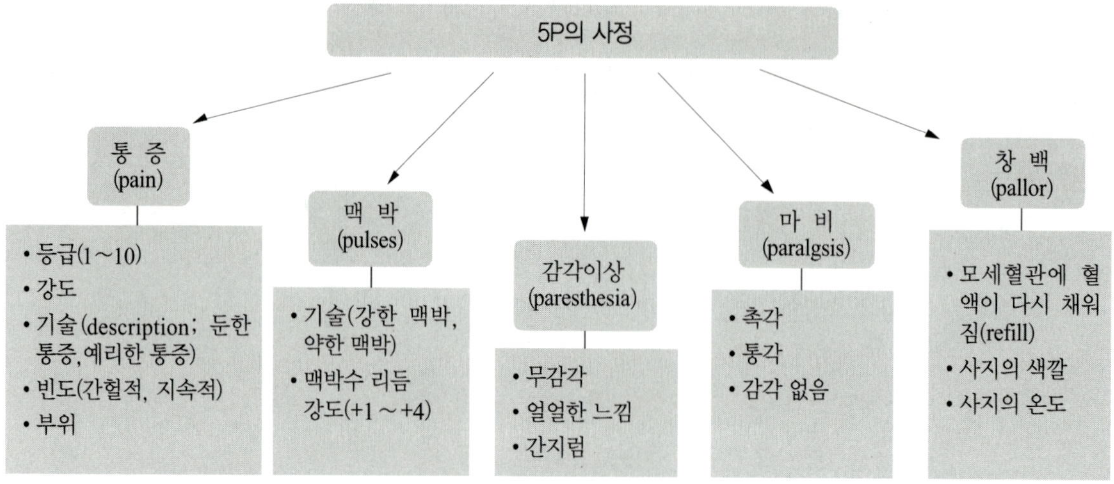

그림 5-1 순환 사정시 5P적용

section 13 Compartment Syndrome 구획 증후군

(1) 개 관

NCLEX!

① 골절부위의 과다 부종과 관련된 근육과 신경손상으로 정의된다.

② 분류

- 급성 : 좌상(crushing injury)이나 골절 후, 석고붕대를 적용하는 동안 발생한다.
- 만성 : 예를 들어, 장거리 달리기와 같이 하지의 과도한 긴장을 유발하는 반복적인 움직임을 요구하는 활동에 참여하는 젊은 층에 가장 빈번하게 발생한다.

(2) 병태생리

① 구획증후군을 유발하는 2가지 요인

NCLEX!

- 골절 후 부종과 혈종은 근막(근골격계 구조물을 지지하고 연결하는 역할을 하는 섬유성 결합조직)의 능력을 감소시켜 과도한 부종에 순응하게 한다.
- 폐쇄 구획은 외측 드레싱(external dressing), 부목, 석고붕대 등이 꽉 조이게 적용되었을 때 일어날 수 있으며, 사지에 압력증가를 야기한다.

② 구획내 압력이 증가하면, 정맥과 동맥순환이 모두 폐쇄되고 조직관류는 감소된다.

③ 결과적으로 조직의 허혈, 기능의 손실, 신경손상이 발생하고 30mmHg, 혹은 그 이상의 압력은 영구적인 근육과 신경손상을 초래할 수 있다.

NCLEX!

④ 증상과 징후
- 진통제로 경감되지 않는 심한 통증
- 마비
- 기능 손실과 반사 감소
- 사지가 창백하고 촉지시 차가움
- 맥박이 존재할 수도 있고 그렇지 않을 수도 있다.

(3) 간호 사정

① 사정
- 통증 증상 분석
- 골절 후 신경혈관계 검진; 맥박은 구획 증후군의 초기단계에 존재할 수도 있다.
- 드레싱 바깥, 부목이나 석고 붕대(cast)의 조임을 사정한다.
- 골절부위의 과잉 부종

② 진단검사 : 권장할 만한 진단검사가 없다.

(4) 간호 중재

① 약물치료는 통증조절을 위한 진통제를 포함한다.

② 의사에게 알린다.

③ 정맥귀환량을 증가시키고 부종을 감소시키기 위해 말단을 올려주고 즉시 얼음을 적용한다.

④ 압박드레싱/부목을 제거하거나 느슨하게 하고, 만약 처방되었다면 석고붕대에 창을 내어 압력감소를 돕는다.

⑤ 근막절제술을 위해 수술 전 교육을 한다(근막을 자르거나 분리하는 외과적 시술).

section 14 Osteoporosis 골다공증

(1) 개 관

① 골질량의 손실이 특징인 근골격계 질환으로 정의한다.

② 질병이 진행될수록 환자는 골절에 취약해 진다.

③ 분류

NCLEX!

- Type I : 폐경 후 초기 에스트로겐 결핍과 관련됨
- Type II : 칼슘결핍과 관련된 노인성 골다공증

④ 원인은 내분비 질환, 악성 종양, 또는 연령과 관련이 있다.

(2) 병태생리

NCLEX! ① 질병과정의 특징은 파골세포의 활동성 증가와 골모세포(조골세포) 활동성 감소이다. 이것은 뼈의 재흡수가 뼈의 형성보다 빨리 일어나게 한다.

② 골간과 골간단의 바깥쪽 피질은(딱딱한 피질로 구성된 뼈의 바깥쪽 표면) 뼈의 증대로 인해 이차적으로 얇게 된다.

③ 질병이 진전될수록 해면골(적골수나 황골수가 있는 뼈의 안쪽을 향해 위치한 해면골)로부터 골소주(trabeculae, 장골의 골간단에 위치한 적골수가 있는 해면골)가 소실되고 피질은 얇아진다. 골 구조물에서 일어나는 이와 같은 변화는 환자의 골절 위험을 증가시킨다.

④ **증상과 징후** : 신장감소, 척주후만증, 등 하부 통증, 전완, 척주, 엉덩이 뼈의 골절

(3) 간호 사정

① 키(감소 양상), 통증사정, 최근의 골절 등의 가능한 위험요인을 분석하는 것이 사정 내용에 포함된다.

NCLEX! ② **진단검사** : 골밀도검사, X-ray(30% 이상의 골질량 손실이 있을 때까지 골질량의 변화를 보여주지는 못함.)

(4) 간호 중재

① 약물치료는 칼슘 보충, 폐경 후 여성의 에스트로겐 치료 대체요법을 포함한다.

② 골다공증의 위험이 있거나 진단받은 환자에게 다음의 내용을 교육한다.

NCLEX! • 조깅, 걷기, 조정, 역도와 같은 체중부하운동을 통합한 운동 치료를 실시한다.

NCLEX! • 음식 또는 보충제로 적절한 칼슘섭취를 교육한다.
  - 폐경 전 여성은 1,000mg/일
  - 폐경 후 여성은 1,500mg/일

• 위험이 있는 노인에게 가정에서 보행시 안전수칙을 교육한다. Box 5-1

사례 연구

45세 환자가 교통사고로 오른쪽 팔과 다리에 골절상을 입었다. 환자는 응급실로 옮겨졌고, 상태를 관찰하기 위해 정형외과 병동으로 입원하였다.

① 사고가 났을 때 우선적으로 해야 하는 간호는 무엇인가?

② 오른쪽 팔과 다리에 석고붕대를 한 후 환자에게 해야 할 간호를 설명하시오.

③ 간호사는 환자에게 어떤 퇴원 교육을 해야 하는가?

④ 사고 48시간 후, 환자는 진통제로 경감되지 않는 오른쪽 팔의 극심한 통증을 호소하였다. 간호사는 어떤 합병증을 의심할 수 있는가?

⑤ 간호의 우선순위는 무엇인가?

책 속의 책 11쪽

✓ POSTTEST

1. 구획 증후군(compartment syndrome)의 사정에서, 다음 중 어느 것이 간호사정의 우선순위인가?

① 골절부위의 부종을 사정한다.
② 골절부위의 맥박을 촉진한다.
③ 통증을 사정한다.
④ 석고붕대에 배액이 있는지를 사정한다.

2. β-차단제는 피부경화증(전신성 경화증) 환자에게 다음 중 어떤 증상을 치료하기 위하여 투여되는가?

① 모세혈관 확장증
② 심낭염
③ 서맥
④ 레이노 현상(Raynaud's phenomenon)

3. 파제트병(Paget's disease)과 관련된 합병증을 사정할 때 다음 중 가장 중요한 검사결과는 무엇인가?

① 칼슘수치 15mg/dL
② 양성 류마티스 인자(RF)
③ 혈중요소 질소(BUN) 140mg/dL
④ 적혈구 침강속도(ESR) 30mm/hr

4. 다음 중 유잉 육종(Ewing's sarcoma)에 관한 설명으로 맞는 것은?

① 20~40대에 가장 빈번하게 발생한다.
② 빠른 증식과 폐 전이가 특징인 골종양이다.
③ 대장암에 이어서 발생하는 전이성 골종양이다.
④ 보통 연골에서 발생한다.

5. 통풍성 관절염의 병태생리는 다음 중 어떤 요인에 의한 것인가?

① 관절강 내의 면역복합체의 증가
② 고요산혈증으로 인해 변화된 퓨린(purine)대사
③ 인수치의 증가로 인한 과도한 골 재형성
④ 연골 내의 섬유성 유착

6. 족부골수염 진단을 받은 환자에게서 간호수행의 우선순위는 무엇인가?

① 통증조절
② 무균술 수행
③ 적절한 영양섭취의 장려
④ 수족(foot drop)을 방지하기 위하여 부목을 댄다.

7. 근이영양증을 진단받은 아동의 부모와 상담할 때 질환의 경과를 설명해야 한다. 다음 중 질환 진행을 가장 정확하게 기술하고 있는 것은?

① 조기에 발견 된 경우 예후가 좋다
② 물리치료와 보조기를 사용하면 성인기까지 보행이 가능하다.
③ 근육과 폐에 침범을 받은 경우 수명을 단축시킨다.
④ 근허약(muscle weakness)은 빠르게 진행되어 5살 이후에 휠체어를 타게 된다.

8. 다음 중 골관절염의 병태생리를 가장 잘 기술하고 있는 것은?

① 관절연골의 성분변화는 관절 움직임 동안 마찰을 증가시키는 원인이 된다.
② 관절염증은 관절강 내의 면역복합체에 의해 발생한다.
③ 관절의 과도한 괴사는 증가된 파골세포의 활동에 의해 발생한다.
④ 골손상은 골용해와 과도한 골 재형성에 의해 2차적으로 발생한다.

9. 류마티스 관절염의 초기치료에서 사용될 수 있는 약물은 무엇인가?

① 비스테로이드성 항염증 약물(NSAIDs)
② 코르티코스테로이드(systemic corticosteroids)
③ Disease modifying anti-rheumatoidal drugs(DMARDs)
④ NSAIDs and DMARDs

10. 다음 중 골다공증의 발병 원인에 대하여 가장 잘 설명하고 있는 것은 무엇인가?

① 폐경기 여성의 증가된 에스트로젠의 양
② 조골세포의 감소와 파골세포의 증가
③ 골괴사로 인한 뼈의 혈액공급의 감소
④ 골용해를 유발시키는 병원체의 침입

책 속의 책 11쪽

■ 참고 문헌

Arthritis Foundation (2001), DMARDs. Retrieved on June 24, 2001: http://www.arthritis.org/answers/drugguide/dmars.asp L. C.,

Bancroft, D. & Piggs, J. (1998) Alterations in skeletal function: rheumatic disorders. In C. porth (Ed.), *Pathophysiology: Concepts of altered health states*(5th ed.). Philadelphia: Lippincott, pp 1121~1144

Bush, M (2000). Nursing management of arthritis and connective tissue diseases. In S. lewis, M. Heitkemper, & S. Dirkson (Eds.). *Medical-surgical nursing: Assessment and management of clinical problems*(5th ed.). St. louis, MO: Mosby

Corwin, E. (2000). *Handbook of pathophysiolog* (2nd ed.). Baltimore: Lippincott Williams & Wilkins, pp. 319~321.

Gunta, K.(2002). Alterations in skeletal function: Congenital disorders, metabolic bone disease, and neoplasms. In C. Porth(Ed.). *Pathophysiology: Conmepts of alterered health states*(6th ed.). Philadelphia: Lippincot, pp. 1101~111.

Gunta, K. (2002). Alterations in skeletal function; Trauma and ifection. In C. Porth (Ed.), *Pathophysiology: concepts of alterd health states*(6th ed.). Philadelphia: Lippincott, pp. 1079~1094

Jenkins, D. (1998). Organ and organ systems. *Hollinshead's functional anatomy of th limbs and back* (7th ed.). Philadelphia: W.B Saunders, pp. 17~23

LeMone, P & Burke, K. (2000). *Medical surgical nursing: Critical thinking in client care* (2nd ed.). Upper Saddle River, NJ: Prentice Hall, pp. 1511~1526, 1572~1616

Ruda, S. (2002) Nursing assessment: Musculoskeletal system. In S. Lewis, M. Heitkemper, & S. Dirkson (Eds.), *Medicalsurgical nursing: Assessment and managementj of clinical problems* (5th ed.). St. Louis, MO: Mosby, pp. 1762~1818

Thomas, C. L. (Ed.). (2000) *Taber's cyclopedic medical dictionary* (19th ed.). Philadelphia: F. A. Davis.

Wilson, B. A., Shannon, M. T., & Stang, C. L. (2001) *Nurshing drug guide: 2001.* Upeer Saddle River, NJ: Prentice Hall.

CHAPTER 6

눈, 귀, 코, 목의 건강문제

(Eye, Ear, Nose, and Throat Health Problems)

Diane Smith, MSN, RN

안 경 주

차 례 Chapter Outline

- 눈, 귀, 코, 목 건강문제와 관련된 위험요인
  (risk factors associated with eye, ear, nose, and throat health problems)
- 녹내장(glaucoma)
- 백내장(cataracts)
- 눈 손상(eye injury)
- 황반 변성(macular degeneration)
- 망막 박리(retinal detachment)
- 감각신경성 난청(sensorineural hearing impairment)
- 전도성 난청(conductive hearing impairment)
- 중이염(otitis media)
- 외이도염(external otitis)
- 메니에르병(Meniere's disease)
- 비출혈(epistaxis)
- 부비동염(sinusitis)
- 후두암(laryngeal cancer)

목 적 Objectives

- 눈, 귀, 코, 목의 건강문제와 관련된 주요 용어를 정의한다.
- 눈, 귀, 코, 목의 건강문제 발현과 관련된 위험 요인을 확인한다.
- 눈, 귀, 코, 목의 건강문제의 일반적인 원인에 대해 토의한다.
- 눈, 귀, 코, 목의 특정한 건강문제와 관련된 병태생리 과정을 서술한다.
- 간호 사정을 통해 얻은 눈, 귀, 코, 목의 자료에서 정상과 비정상을 구분한다.
- 눈, 귀, 코, 목의 구체적인 건강문제와 관련된 간호중재를 우선순위화한다.

용어해설 Review at a Glance

- **고막검사**(tympanometry) : 임피던스 청력측정(impedance audiometry)으로도 알려져 있다. 음을 전달하는 중이의 순응도(compliance)를 간접적으로 측정. 고막에 지속적인 톤으로 음을 전달하는 밀폐된 탐침(probe tip)이 있는 청력기(audiometer)가 이용됨.
  이 도구는 고막의 표면으로부터 반향된 에너지를 기록함. 중이에 삼출물이 있는 상태에서 순응도는 감소된다.
- **고막성형술**(tympanoplasty) : 청력 보완을 돕기 위해 중이의 이소골(ossicles)과 고막를 외과적으로 복원한다.
- **고막절개술**(myringotomy) : 압력을 감소시키기 위해 고막을 절개함. 고막천자술(tympanocentesis)이라고 한다.
- **고막천자술**(tympanocentesis) : 바늘을 이용하여 중이로부터 액체 또는 농을 흡인하는 것
- **내임프액**(endolymph) : 막성 미로(membranous labyrinth) 안에 있는 투명하고 옅은 색의 액체
- **노인성 난청**(presbycusis) : 노화와 관련되어 고주파음을 듣는 청력을 상실함. 정상 대화를 듣는 능력도 손상받을 수 있다.
- **등골절개술**(stapedectomy) : 청력을 복구하기 위해 장애가 있는 등골을 외과적으로 제거하고 대체한다.
- **린네 검사**(Rinne test) : 공기 전도(air conduction)와 골전도(bone conduction)를 비교하기 위해 음차(tuning fork)를 유양돌기(mastoid bone)와 이도(ear canal)에 위치시키면서 이루어지는 검사. 전도성 난청(conductive hearing loss)인 경우, 골전도가 공기 전도보다 크다. 또 감각신경성 난청(sensorineural hearing loss)인 경우에는 반대의 결과이다.
- **미로**(labyrinth) : 내이를 기술하기 위해 사용되는 용어. 골성 미로(bonylab yrinth)와 막성 미로(membranous labyrinth)의 두 부분으로 나누어짐.
  골성 미로는 막성 미로를 싸고 있으며, 전정(vestibule) · 반고리관(semicircular canals) · 와우(cochlear)를 포함한다.
- **산동제**(mydriatic) : 동공을 확대시키는 약물
- **안구진탕**(nystagmus) : 불수의적인 안구의 빠른 움직임
- **안압**(intraocular pressure) : 안구내 방수의 압력. 정상범위는 12~20mmHg.
- **안압측정**(tonometry) : 접촉성 방법 또는 비접촉성 방법을 통해 안압을 간접적으로 측정한다.
- **웨버 검사**(Weber test) : 전도성 난청과 감각신경성 난청을 구별하기 위해 음차(tuning fork)를 머리 윗부분의 가운데 지점에 세워서 실시하는 진단적 검사.
- **이경화증**(otosclerosis) : 중이의 이소골인 등골(stapes)에 생기며 가족적 성향이 있음. 이소골이 과성장하고 경화된 뼈로 됨. 뼈의 경화는 등골과 난원창(ovale window)에 영향을 주고 내이쪽으로 음의 전달을 손상시킨다.
- **전방각경**(gonioscopy) : 눈의 전방(anterior chamber) 깊이를 측정하기 위한 검사. 개방각 녹내장(open-angle glaucoma)과 폐쇄각 녹내장(angle-closure glaucoma)을 구별하기 위해 사용된다.
- **진주종**(cholesteatoma) : 상피세포와 감염 후 찌꺼기로 가득 차고 염증이 있는 낭(cyst) 또는 덩어리로 커다랗게 확대되면서 이소골(ossicles)을 파괴하여 영구적인 청력소실을 초래함. 중이염(otitis media)의 결과로 나타난다.
- **청력검사**(audiometry) : 다양한 강도의 순음(pure tones)을 듣는 능력을 평가하기 위한 검사
- **축동제**(miotic) : 동공을 수축시키는 약물
- **Caldwell-Luc 수술**(Caldwell-Luc procedure) : 윗입술 아래를 절개하여 상악동 속으로 들어가는 수술 방법으로, 비출혈(epistaxis)과 만성 부비동염(chronic sinusitis) 치료에 이용됨. 비출혈에 이용될 때에 동맥을 결찰하고 부비동염에 이용될 때에는 부비동의 환기를 증진시키고 배액을 촉진하기 위해 창문(window)을 만든다.
- **후두절제술**(laryngectomy) : 후두의 일부분 또는 전체를 제거하는 것. 부분후두절제술(partial laryngectomy)는 후두의 특정 부분에 국한된 종양에 이용함. 성문상 후두절제술(supraglottic laryngectomy)은 성문(진성 성대) 위에 위치한 종양을 제거하는 데 사용된다. 전후두절제술(total laryngectomy)은 성대(vocal cords)의 범위를 넘어 퍼진 종양을 제거하는 데 이용되며, 후두 전체와 주위 조직을 제거함.
  전후두절제술 후에는 영구적인 기관절개술(tracheostomy)이 항상 요구된다.

✓ PRETEST

1. 폐쇄각이나 협우각 녹내장(closed-angle glaucoma)을 진단받았던 대상자가 있다. 간호사는 다음 중에 이 질환에서 가장 흔히 나타나는 증상으로 어떤 것을 사정해야 하는가?

① 무지개빛 광원(Halo vision)
② 둔한 안통
③ 심한 안통과 안면통
④ 야간 시각 장애

2. 간호사는 80세 노인의 눈 수정체에서 뿌연 모양을 관찰하였다. 다음의 추가적인 사정 결과 중 어느 것이 백내장 진단을 확정하는 데 도움이 되는가?

① 시야에서 커튼으로 가려진 것처럼 보이는 감각
② 지속적인 둔한 안통
③ 적반사(red reflex)의 소실
④ 복시

3. 이물질에 의해 눈에 관통상을 당한 대상자의 가장 우선적인 간호처치는 다음 중 무엇인가?

① 양쪽 눈을 안대로 가린다.
② 이물질을 고정시키고 눈을 가린다.
③ 눈을 충분한 양의 물로 세척한다.
④ Carbonic anhydrase inhibitor를 투여한다.

4. 전도성 청력 소실로 진단받은 대상자가 어떻게 해서 이런 일이 일어났느냐고 물었다. 간호사는 전도성 청력 소실에 대해 어떻게 설명해야 하는가?

① 원인을 알지 못한다.
② 내이의 모세포가 손상받아 나타난 결과이다.
③ 대개 커다란 소음에 오랫동안 노출되어 나타난 결과이다.
④ 귀 구조에 손상을 입은 결과로 나타난다.

5. 감각신경성 청력 소실을 가진 대상자는 다음 중 어느 것을 이용하여 사정해야만 하는가?

① 고막천자술(tympanocentesis)
② 동(sinus)의 투조법(transillumination)
③ 전기안진검사(electronystagmography)
④ Weber 검사와 Rinne 검사

6. 급성 중이염 영아의 부모에게 교육을 시키려는 계획이 있다. 다음 중 어느 내용이 포함되어야 하는가?

① 아기가 열이 없어지면 항생제는 투여하지 않아도 된다.
② 우유 수유시 아기는 직립자세를 유지해야 한다.
③ 오렌지 주스와 다른 과즙은 주지 말아야 된다.
④ 가정에서의 담배연기는 급성 중이염의 의미있는 위험요인은 아니다.

7. 위축성 황반 변성(Atrophic macular degeneration) 대상자에게 교육 계획을 세울 때 제공해야 할 정보는?

① 수술은 선택적이다.
② 시력을 향상시키고 안전을 증진시키기 위해 보조기구를 사용한다.
③ 주변 시력의 소실이 나타난다.
④ 항생제 치료

8. 다음의 안과 약물 중에서 개방각 녹내장 대상자에게 사용할 수 있는 것은?

① Pilocarpine(Pilocar)
② Scopolamine hydrobromide(Hyoscine)
③ Atropine sulfate(Isopto Atropine)
④ Epinephrine(Epitrate)

9. 60세 남자 노인이 쉰 목소리와 기침을 호소하며 병원을 방문하였다. 그의 아내는 대상자의 목소리가 지난 몇 개월 동안 변했다고 언급한다. 간호사는 대상자의 증상이 다음의 질병 중 어느 것과 일치한다고 해석할 수 있는가?

① 위식도 역류 질환(GERD)
② 관상동맥질환
③ 후두암
④ 만성 부비동염

10. 비출혈을 막기 위한 nasal packing을 한 다음 가장 우선적인 수술 후의 간호 중재는 어느 것인가?

① 자주 구강 간호 제공
② 충분한 수액 섭취
③ 호흡 기능과 산소포화도 모니터
④ 처방받은 진통제 투여

책 속의 책 12쪽

section 01
Risk Factors Associated with Eye, Ear, Nose, and Throat Health Problems

눈, 귀, 코, 목의 건강문제와 관련된 위험 요인

(1) 녹내장(glaucoma) : 연령 증가, 인종, 당뇨, 가족력

(2) 백내장(cataract) : 연령 증가, 알코올과 관련된 흡연, 자외선에의 노출, 안구 외상, 가족력

(3) 눈 손상(eye injury) : 환경과 작업장 위험요인, 자동차 사고, 스포츠 손상, 물리적 상해

(4) 황반 변성(macular degeneration) : 연령 증가, 가족력, 영양학적 요인

(5) 망막 박리(retinal detachment) : 연령 증가, 외상(머리에 대한 갑작스런 강타)

(6) 감각신경성 난청(sensorineural hearing impairment)

연령 증가, 이독성 약물들, 지속적으로 소음에 노출

(7) 전도성 난청(conductive hearing impairment)

이경화증(otosclerosis), 외이 혹은 중이의 감염, 고막과 중이에 대한 외상

(8) 중이염(otitis media) : 연령(영아와 아동에 흔함), 상기도 감염, 알레르기

(9) 메니에르병(Meniere's disease) : 연령(중년에서 발생빈도 증가), 가족력

(10) 비출혈(epistaxis)

코 외상(둔탁한 외상 혹은 조작에 의한 자극), 코의 알레르기, 마약(예: 코카인) 중독 부비동염, 상기도 감염, 흡연, 산소 이용, 특정 기후나 고도, 처방된 약물, 해부학적 변화(비뚤어진 비중격, 비용종[nasal polyps]).

(11) 후두암(laryngeal cancer)

흡연, 흡연과 알코올 섭취를 같이 함, 직업으로 화학물과 독성물질에 노출, 가족력

section 02 Glaucoma

녹내장

(1) 개 요

① 증가된 안압(intraocular pressure, IOP)에 의해 나타나는 상황, 만약에 치료하지 않으면 망막과 시신경에 허혈과 변성이 나타나고 실명에 이르게 된다.

② 정상 안압 범위는 12~20mmHg이다.

③ 원인은 방수(aqueous humor)의 순환과 흡수에 문제가 생긴 것이다.

④ 개방각(광우각, wide-angle)과 폐쇄각(협우각, narrow-angle)으로 분류한다.

⑤ 1차적 혹은 2차적으로 나타내기도 하고, 선천적 혹은 후천적으로 나타내기도 한다.

- 1차적 녹내장은 이미 존재하는 안과 문제나 전신적인 질환의 증거없이 일어난다.
- 2차적 녹내장은 염증 과정, 종양, 장기간 스테로이드 사용, 안구 외상으로 인해 일어난다.

(2) 병태생리

① 방수는 안압을 유지하고 수정체와 후각막(posterior cornea)의 대사를 지지하는 데 필요하다.

② 방수의 형성/분비는 후방(posterior chamber)에 있는 모양체(ciliary body)에서 시작하는 능동적 과정이다. 방수는 동공을 통해 전방(anterior chamber)으로 흐른다. 전방의 섬유주(trabecular meshwork)를 통해 쉴렘관(Canal of Schlemm)으로 들어가서 정맥계로 흡수된다.(그림 6-1)

③ 개방각 녹내장

- 원인은 불분명하다. 섬유주와 전방 사이에 폐쇄는 없다.
- 쉴렘관으로 들어가는 방수의 흐름을 손상시키는 비정상적인 모양주 때문에 일어날 수 있다. 결과적으로 증가된 전방의 압력은 후방 압력을 증가시킨다.
- 대개 양쪽 눈에 영향을 주고, 유전적 요소를 가지고 있으며, 60세 이상의 성인에서 자주 볼 수 있다.
- 발병은 잠행성이므로 초기에 증상이 없다.
- NCLEX! 증상과 징후는 터널 시야(초기 증상), 동통(둔한 안구 통증이 20분 이상 지속), 무지개 광원(halo) 또는 흐릿한 시력, 색깔을 구분하기 어렵다.

④ 폐쇄각 녹내장

- NCLEX! 동공과 외측 각막 사이의 각이 좁아져서 방수의 흐름에 장애가 발생하고, 이는 급성 응급상태가 된다.
- 어두운 방에 오랜 시간 앉아 있은 후나 정서적으로 흥분했을 경우, 스트레스 등 동공이 오랜 시간 확대될 수 있는 상황에서 갑작스럽고 간헐적인 안압 증가가 발생할 수 있다.
- **종종 일측성** : 5~10%에서 다른 쪽 눈은 나중에 침범될 수 있다.

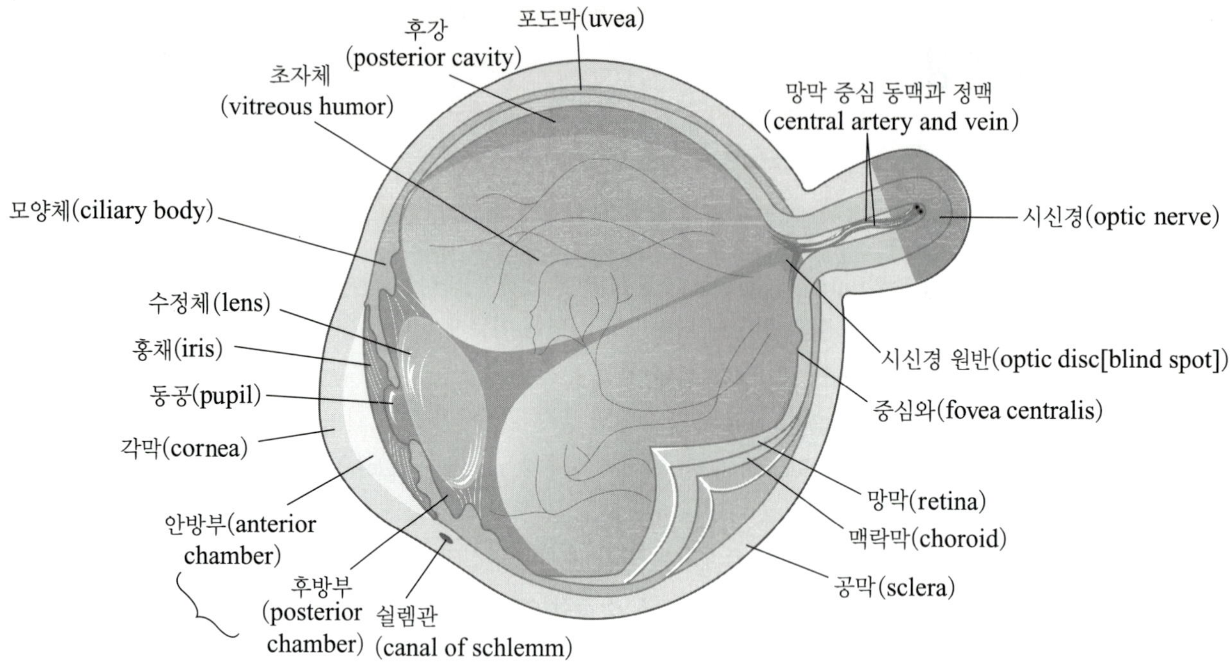

그림 6-1 눈의 내부구조

NCLEX!

- 증상은 갑자기 심한 안구통이 있으며, 오심이나 구토와 동반되어 심한 두통(편두통, migraine)과 혼동될 수 있음)이 있고 흐릿한 시각, 빛 주위의 무지개 광원, 눈의 충혈, 각막 혼탁, 빛에 반응하지 않는 동공 확대가 나타난다.

(3) 간호 사정

① 개방각 녹내장

NCLEX!

- 말초 시야 소실 검사, 터널 시야, 빛 주위의 무지개 광원 호소, 가까운 사물에 초점을 맞추는 능력, 색을 구분하는 능력, 두통과 안구통에 대한 증상 분석, 녹내장의 가족력 사정
- 진단검사 : 안압 측정(tonometry), 시원반(optic disk) 검사, 시야 검사, 개방각과 폐쇄각 녹내장을 구분하기 위해 전방각경(gonioscopy : 전방의 각을 보면서 측정).

② 폐쇄각 녹내장

NCLEX!

- 급작스런 심한 안구 동통, 오심 구토와 관련된 두통 증상을 분석, 동공 반사뿐만 아니라 눈의 색깔과 시력을 사정, 최근 어두운 방에 오랫동안 있었는지 혹은 정서적 스트레스에 노출되었는지 건강력 사정.
- 진단검사 : 개방각 녹내장 검사와 동일하다. 만약에 안압증가가 24~48시간 동안 지속된다면 실명이 될 수 있다.

(4) 간호 중재

① 약물

- 방수 생성을 감소시키기 위해 timolol maleate (Timoptic) 같은 베타-아드레날린 차단 점안제

가 사용된다. 전신적인 영향을 주의해야 한다.

- 축동제(miotics) : 동공의 수축은 모양근이 쉴렘관 주위의 섬유주를 잡아당기도록 자극하여 방수의 흐름을 촉진시킨다. pilocarpine hydrochloride(Pilocar)는 대표적인 약물이다.
- acetazolamide(Diamox)와 dichlorphenamide(Daranide)같은 Carbonic anhydrase inhibitors(CAIs)는 모양체에서 방수의 생산과 분비를 감소시키므로 폐쇄각 녹내장에 사용된다.

② 폐쇄각 녹내장에서 방수의 배액을 촉진하기 위한 외과적 방법은 모양주절제술(trabeculectomy), 레이저 모양주성형술(laser trabeculoplasty), 홍채절제술(iridectomy), 레이저 홍채절제술(laser iridectomy)이 있다.

NCLEX! ③ 조기 발견의 중요성을 교육해야 한다. 40세 이상은 매년 정기적인 눈 검사를 받아야 한다.

NCLEX! ④ atropine sulfate(Isopto Atropine) 같은 산동제(mydriatrics)는 피해야 한다.

⑤ 환자표식카드(Medic-alert card)나 팔찌를 하도록 한다.

NCLEX! ⑥ 시야 감소를 보완하기 위해 안전 주의(조명, 손잡이)를 한다.

NCLEX! ⑦ 대상자 교육

- NCLEX! 약물을 매일 정확히 투약하는 것의 중요성, 불이행은 영구적인 시력 상실을 초래할 수 있다.
- NCLEX! 구체적인 약물의 작용과 부작용(베타 차단 안약제의 전신적 효과)
- 정확하고 안전한 자가 점적 방법
- 수술후 가정 간호
- NCLEX! 약국에서 처방없이 살 수 있는 OTC 약물 중 안압을 상승시키는 약물이 많으므로, 라벨을 상세히 읽는 것이 중요하다.

section 03 Cataracts 백내장

(1) 요 약

① 점진적으로 흐릿해지고 눈의 수정체가 혼탁해져서 망막에 빛의 전달을 방해하여 무통성 시력 상실을 초래한다.

② 대상자의 50%는 65~74세이고, 대상자의 70%는 75세 이상이다.

③ 노화로 인한 백내장(senile cataract)이 가장 흔하다. 다른 원인은 안구 외상을 입어 수정체가 붓고 파열이 되며, 선천적 요인(예:다운 증후군, 자궁내 풍진 감염, 태아의 방사선 노출)이나 대사성 요인(예:당뇨병, 부갑상선 기능저하증(hypoparathyroidism), corticosteroids나 chlorpromazine(Thorazine), busulfan(Myleran) 같은 일부 약물, 자외선(UV-B)에 노출이 될 때에 초래될 수 있다.

(2) 병태생리

① 노화나 손상의 결과로 수정체 세포는 말초부터 퇴화되기 시작하여 중심부로 옮겨 간다. 점진적으로 수정체 전체에 퍼지게 된다.

② 수정체로부터 떨어져 나온 세포 조각이 수정체낭을 통해 빠져 나와 방수 속으로 들어감으로써 방수의 흐름을 차단하여 안압을 상승시킬 수 있다.

③ 부분적인 불투명은 '미성숙 백내장(immature cataract)' 이라고 하며 전체 수정체의 불투명(opacity)은 '성숙 백내장(mature cataract)' 이라고 한다.

④ 노화와 관련된 백내장은 대개 양측성이지만, 발병 과정에서 비대칭적일 수도 있다.

NCLEX! ⑤ 증상은 흐릿한 시야, 일그러지는 시각(visual distortion), 밤에 시각 감퇴, 섬광, 원근 시각의 감퇴, 동공 개구부가 흰색이나 회색으로 불투명해진다. 망막은 시각화하는 능력이 없어지기 시작하면서 적반사(red reflex) 소실이 나타난다.

(3) 간호 사정

① 눈 검사와 원인 · 증상 · 치료에 대한 대상자의 이해 정도를 사정하고, 백내장으로 인한 실명과 백내장 수술에 대한 대상자의 두려움을 사정한다.

② **진단검사** : 검안경을 이용한 직접 안구검사 혹은 세극등검사(수정체 불투명과 적반사 소실), 시력 감소를 사정하기 위해 Snellen 시력검사.

(4) 간호 중재

① 수술후 관리는 불편감을 감소시키고, 감염을 예방하기 위해 진통제 · 항염제 · 항생제를 투여한다. 백내장을 제거하는 약물은 없다.

② **외과적 중재** : 수정체 적출과 안구내 인공수정체 이식 또는 볼록교정렌즈를 이용한다.

- **낭외적출술**(extracapsular extraction) : 수정체 핵과 피질을 제거한다. 수정체낭 후면은 남겨 놓아 수정체 이식을 지지하는 데 도움이 될 수 있도록 한다. 최근 흔히 사용하는 방법이다.
- **수정체 초음파유화술**(phacoemulsification): 수정체를 부수기 위해 초음파를 이용함으로써 낭외적출술을 더욱 향상시켰다.
- **냉동적출술**(cryoextraction) : 각막에 작은 절개를 한 후 forcep이나 냉동 probe를 이용하여 수정체를 적출한다.
- **낭내적출술**(intracapsular extraction) : 수정체 전체와 둘러싸고 있는 낭 모두를 제거하는 것이다.
- 새로운 기술은 수정체를 레이저로 제거한다.

③ 외과적 방법은 외래에서 국소마취로 이루어진다. 대부분 한번에 한쪽 눈을 수술하고 몇 주나 몇 개월 후에 나머지 눈을 수술한다.

NCLEX! ④ 시력 상실로 인한 환경의 안전 문제를 확인하고 적절한 방법을 제안한다. 만약에 수정체 이식이 시행되지 않았다면 조절 능력 소실과 관련된 안전 대책이 강구되어야 한다.

NCLEX! ⑤ 수술로 교정하기 전에 야간 운전을 피하도록 주의시킨다.

NCLEX! ⑥ **수술과 관련된 대상자 교육** Box 6-1

Box 6-1

백내장 수술 대상자 교육

백내장 수술을 받는 대상자의 교육은 아래와 같다.

- 예상되는 수술 전과 후의 절차
- 대개 수술후 24~48시간 내에 의사가 눈의 안대를 제거할 때까지 눈의 안대를 유지하는 것의 중요성
- 약물이 확실히 섞이게 3~5초 동안 흔든다.
- 수술후 안약 점적이나 연고 적용의 중요성과 방법
- 낮동안 선글라스를 쓰고 밤에 안대를 하는 등 눈 보호의 필요성
- 수술한 쪽으로 누워 자지 말고 몸을 숙이지 않도록 교육
- 만약에 수술 후 콘택트 렌즈가 처방되어 있다면, 이를 삽입하고 관리하는 방법
- 만약에 볼록 교정렌즈가 처방되어 있다면, 사고를 예방하기 위해 말초 시야의 상실과 머리를 양쪽 끝으로 돌려야 하는 필요성에 대해 설명한다. 깊이 지각의 상실을 보상하기 위한 방법이 강조되어야 한다.

section 04 Eye Injury 안구 외상

(1) 요 약

① 안구의 한 부분에 손상을 입은 것을 말한다. 경한 손상도 시력을 위협할 수 있으므로 안구 외상은 모두 응급으로 즉시 평가하고 관리해야 한다.

② 안구 외상의 주요 원인은 각막 찰과상, 둔한 외상, 관통상, 화상이다.

(2) 병태생리

① 각막 찰과상(corneal abrasion)

- 각막 표면 상피의 붕괴로 특징지어진다.
- 흔한 원인은 콘택트 렌즈, 이물질(먼지, 흙, 손톱, 속눈썹), 화학적 자극
- 눈의 표면을 건조하게 하는 것도 각막 찰과상을 유발할 수 있다.
- 각막 표면 찰과상은 매우 통증이 심하지만, 대개 흉터를 남기지 않고 치유된다. 깊은 찰과상은 감염과 흉터 형성을 초래할 수 있다.
- NCLEX! 증상은 통증, 눈물, 수명(photophobia), 시력 장애(대개 일시적)를 나타낸다.

② 둔한 외상(blunt trauma)

- 흔한 원인은 야구, 테니스 라켓, 핸드볼, 농구, 축구, 권투, 레슬링 같은 스포츠 손상, 자동차 사고, 신체적 폭행, 낙상이다.

NCLEX! • 증상은 안검 반상출혈(black eye), 결막하 출혈, 전방출혈(hyphema), 안와 외향골절(orbital blowout fracture)을 포함한다.

- 결막하 출혈은 눈의 안쪽 면을 둘러싸고 있는 결막 아래의 혈관이 파열되어 나타난다. 무통성으로 대개 치료를 요구되지 않으며, 혈액은 2~3주 내에 흡수된다.
- 전방출혈은 눈의 전방으로 출혈된다. 증상은 통증, 시력 감퇴, 시야에 붉은 기가 도는 듯함, 검사자가 혈액을 볼 수 있다.
- 안와 외향골절은 안와의 어느 부분이 골절된다. 안와기저의 사골(etnmoid bone)이 가장 흔히 발생하는 곳이다. 골절과 함께 지방, 근육, 안구를 포함한 안와의 내용물이 상악동으로 밀려 들어가기도 한다. 증상은 복시(diplopia), 통증, 침범된 뺨의 감각 저하, 안구의 움직임 제한, 안구함몰(enophthalmos : 안구가 푹 들어간 모양)이 나타난다.

③ 관통상

- 안구 관통상의 흔한 원인은 유리 조각, 파편, 총상, 화살, 칼 등에 의한 것이다.
- 관통상에서 안구의 층(layer)은 손상 후 즉시 재결합되어 손상이 쉽게 육안으로 나타나지 않을 수도 있다.
- 관통상에서 안구의 층이 재결합되지 않고 안구가 파열되어 눈의 내용물이 소실될 수도 있다.

NCLEX! • 증상은 통증, 시력 상실, 출혈, 눈 내용물의 소실이 나타날 수 있다.

④ 화상

- 화학적 화상은 가장 흔하다. 다른 원인으로는 열, 방사선, 폭발이 있다.
- 화학적 화상의 원인은 산성 물질(자동차 밧데리)이나 알칼리 물질(암모니아, 오븐 세척제)이다.
- 알칼리성 화상은 결막낭과 접촉후 남아 있는 화학제의 분자로 점진적인 손상이 진행되기 때문에 일반적으로 더 심각하다. 산성 화상은 일반적으로 덜 심하다.

NCLEX! • 증상은 안구통, 시력 감소, 안검 부종, 결막 충혈 및 부종, 각막 혼탁, 각막 궤양과 결막조직의 괴사가 나타난다.

(3) 간호 사정

① 다른 손상(비 골절 [nasal fracture], 피부 찰과상, 얼굴과 두피의 열상, 화상), 안구의 움직임, 시력을 사정한다.

② 진단검사 : 국소마취 후 눈 확대검사, 찰과상을 확인하기 위해 fluorescein염색, 안와 골절과 이물질을 평가하기 위해 안면 X-ray나 CT를 촬영한다.

(4) 간호 중재

① 각막 찰과상(corneal abrasion)

- 안과 항생제를 점적하고 통증과 수명을 감소시키기 위해 안대를 착용한다.
- 만약에 이물질이 있으면, 멸균 용액으로 세척한다.

NCLEX! • 재손상을 막기 위한 환자교육을 실시한다.

② 둔한 외상(Blunt trauma)

NCLEX! • 안압을 낮추기 위해 처방된 carbonic anhydrase inhibitor를 투여한다.

NCLEX! • 대상자를 semi-Fowler' s 체위로 침상 안정시킨다.

NCLEX! • 침범된 눈에 안대를 하고 침범되지 않은 눈에도 안구의 움직임을 감소시키기 위해 안대를 한다.

• 스포츠 활동시 눈보호대 착용의 중요성에 관한 대상자 교육을 실시한다.

③ 관통상(penetrating trauma)

NCLEX! • 마약성 진통제, 진정제, 구토시 항구토제, 감염예방을 위해 항생제를 국소 혹은 정맥주사로 투여한다.

• 박힌 이물질을 제거하려고 시도하지 않는다.

NCLEX! • 더 손상되는 것을 방지하기 위해 이물질을 움직이지 않도록 하고, 금속으로 만든 안대를 씌운다. 이물질이 너무 클 경우, 금속안대 대신에 종이컵을 사용할 수 있다.

• 침범되지 않은 눈에도 안대를 하는 것이 침범된 눈의 움직임을 줄일 수 있다.

• 더 손상받는 것을 방지하기 위해 병원에 입원하여 침상 안정한다.

NCLEX! • 추가 손상을 피하기 위한 대상자 교육을 실시한다.

④ 화상

• 세척시 통증을 줄이기 위해 국소 마취를 한다. 세척후 국소 항생제를 적용한다.

NCLEX! • 화학적 화상은 즉시 많은 양의 생리식염수나 물을 흘러내리면서 세척한다.

• 세척 후에 시력을 평가한다.

• 세척하는 동안 눈꺼풀을 뒤집어 결막낭을 세척해야 한다.

• 보호 안대의 중요성에 대해 대상자 교육을 실시한다.

section 05 Macular Degeneration 황반 변성

(1) 요 약

① 눈 망막의 황반 부위에 변성이 생긴다. 가장 흔한 유형은 노화와 관련된 황반변성(ARMD, age-related macular degeneration)이다.

② 황반은 망막의 중심에 있으며, 시야의 중심부로부터 빛을 받고 시력이 가장 좋은 곳이다.

③ ARMD의 원인은 알려져 있지 않다. 손상, 염증, 영양 요인, 유전 요인이 관련될 것으로 생각한다. 남성과 여성 모두 동일하게 발생한다.

(2) 병태생리

① ARMD에서 망막 외층과 색소가 침착된 상피에서 점직적으로 장애가 발생한다. 색소침착된 상피가 망막을 맥락층에 유착되게 하여 세포 노폐물을 제거하는 기능을 한다. 외층이 장애를 일으키면 광수용체 세포(photoreceptor cell)가 소실되고, 노폐물과 독소는 망막하에 축적되어 세포사가 일어난다.

② 유형

- **위축형**(atrophic form: 'dry') : 맥락막에 붙어있는 망막의 바깥 색소층의 위축과 변성에 의해 점진적인 양측성 시력 상실이 특징이다.
- **삼출성**(exudative form: 'wet') : 망막하 공간으로 장액성 혹은 출혈성 액체가 축적되기 때문에 더 빠르게 진행되며 심각한 시력 상실이 특징이다. 체액 축적은 망막을 맥락막으로부터 분리하게 된다. 흉터 형성은 망막세포의 죽음을 초래하고 시력 상실을 일으킨다.

NCLEX! ③ **증상**은 중심부 시력의 상실(주변부 시력은 정상으로 남음), '드루젠(drusen)'이라 불리는 옅은 황색 점이 황반에 나타나고, 상의 왜곡(직선이 곡선으로 모임)이나 가까운 중심부 시력을 요구하는 활동(독서, 바느질)을 하기 어렵게 된다.

(3) 간호 사정

① 눈 검사와 곡선으로 나타나는지 등의 증상 분석, 근접활동 능력을 사정한다.

② **진단검사** : 안과 검사, 시력검사, 시야 검사, 색맹 검사, 빛에 대한 망막의 반응을 측정하기 위해 망막전위도검사(electroretinography, ERG)를 실시한다.

(4) 간호 중재

① 황반 변성에는 치료약물이 없다. 치료는 다음과 같다.

- 삼출형 황반 변성을 위해 레이저 광선응고법(laser photocoagulation)
- 위축형 황반 변성은 현재 치료방법이 없다.

② 안과 검사로 조기 진단과 조기 중재로 시력을 보존하고 질병의 진행을 느리게 한다.

③ 중심부 시력 상실이 주변부 시력 상실까지 진행되지 않는다고 안심시킨다.

NCLEX! ④ 시력 상실과 관련된 손상을 예방하기 위해 가정 환경을 사정한다.

⑤ **대상자 교육**

- NCLEX! 시력을 증가시키고 안전을 촉진시킬 수 있는 보조기(확대기구, 밝은 조명)의 유용성
- 활자가 크게 인쇄된 책과 신문, 오디오 북의 이용
- NCLEX! 손상과 낙상의 위험을 최소화하기 위해 가정 안전평가의 중요성

section 06 망막박리

Retinal Detachment

(1) 요 약

① 망막의 감각층이 맥락막에서 분리된다.

② 대개 자연적으로 일어나나, 갑자기 머리를 부딪히는 외상에 의해서도 일어날 수 있다.

③ 자연적인 망막박리는 50세 이상에서 가장 자주 일어난다.

④ 원인은 눈의 종양, 염증성 장애, 근시, 백내장 적출술이 포함된다.

(2) 병태생리

① 망막이 찢어지고 뒤로 늘어지며 초자체가 노화로 인해 쪼그라들면서 맥락막으로부터 떨어지게 된다.

② 망막의 파열은 초자체강으로부터 액체를 결함이 생긴 부위로 스며나오게 한다. 거기에다가 맥락막 혈관으로부터 나오는 액체, 중력의 당김, 초자체에 의한 견인은 분리를 촉진시킨다.

③ 맥락막으로부터 망막분리는 허혈, 망막신경세포의 사멸로, 영구적 시력 상실의 원인이 된다.

④ 망막의 손상은 서서히 진행될 수도 있고, 매우 빨리 진행되어 완전한 박리가 될 수도 있다.

NCLEX! ⑤ 즉각적인 중재를 필요로 하는 응급상황이다.

NCLEX! ⑥ 증상은 갑자기 부유물이 보이거나, 시야에 섬광이 보이거나 직선이 불규칙해 보이며, 커튼을 친 것처럼 보이기도 한다. 시각 왜곡이 점진적으로 진행되고 흐릿한 시력, 눈에서 뭔가 스며나오고(외상이 있을 경우), 만약에 황반이 침범된 경우에는 중심 시력이 상실된다. 초자체로의 출혈, 안과검사로 불투명한 회색빛 망막을 볼 수 있으며, 망막이 찢어지거나 구멍이 나고 주름이 진 것을 발견할 수 있다. 망막박리는 대개 통증을 동반하지 않는다.

(3) 간호 사정

① 부유물이나 섬광, 시력 상실, 흐릿한 시력, 커튼을 친 듯한 시야 같은 시력의 변화를 분석하고, 눈에 외상을 입은 환자력이 있는지를 사정하며, 눈에서 스며나오는 것이 없는지, 붉게 보이는지에 대해 신체 사정을 한다.

② 안과검사로 진단

(4) 간호 중재

① 항생제, 항염제, 진통제를 투여한다.

② 치료는 다음의 외과적 중재를 포함한다.

- 공막 버클링(scleral buckling)은 레이저 광선응고법이나 망막냉동술(cryothermy)을 이용하여 유착을 생성함으로써 망막층을 붙인다. 층간의 접촉을 향상시키기 위해 공막을 죄는데 실리콘이 이용된다.
- 기체망막유착술(pneumatic retinopexy)은 기체를 초자체에 주사하여 떨어진 망막을 맥락막에 붙도록 미는 방법이다.
- 레이저 광선응고법 또는 망막냉동술은 층 사이에 분리된 공간에 염증을 만들어 유착시키기 위해 공막 버클링없이 사용될 수 있다.
- 외과적 도구는 분리된 망막을 제자리에 위치하도록 하는 데 사용된다.

NCLEX! ③ 안과의와 함께 응급 간호를 제공한다.

NCLEX! ④ 중력에 의해 망막이 맥락막에 더 가깝게 접근할 수 있도록 대상자의 머리를 분리된 쪽을 향해 눕도록 한다.

NCLEX! ⑤ 대상자에게 갑자기 머리를 돌리거나 앞으로 숙이지 않도록 교육한다.

⑥ 안구 움직임을 제한하기 위해 양쪽 눈에 안대를 적용한다.

NCLEX! ⑦ 손상으로부터 대상자를 보호한다.(낮은 침대, 난간 올리기, 손이 닿을 수 있는 곳에 콜벨 설치)

⑧ 수술 전후 간호를 제공한다.

⑨ 갑작스런 시력 상실과 관련된 불안과 영구적인 실명에 대한 공포감을 경감시키기 위해 심리적인 지지를 제공한다.

section 07
Sensorineural Hearing impairment

감각신경성 난청

(1) 요 약

① 와우(cochlear)의 비정상 또는 청신경 감소, 뇌로 소리를 전달하는 기능의 왜곡으로 나타나며, 청력 상실을 초래한다. 내이까지의 소리 전달은 정상이다.

② 내이, 청신경, 뇌로 가는 신경경로에 영향을 주는 장애로 발생한다.

③ 고주파음의 인식이 상실되며, 소음이 심한 환경에서 말을 인지하는 데 어려움이 있다.

④ 감각신경성 난청의 원인은 소음에 지속적으로 노출, 머리나 내이 부위의 외상, 혈관장애, 이독성 약물(aminoglycosides, salicylates, diuetics, vancomycin, antineoplastic agents), 감염(세균성 뇌막염), 메니에르병, 노인성 난청(presbycusis : 노화로 인한 퇴행성 변화), 내분비 질환(당뇨병, 갑상선기능저하증), 자궁내 감염(모체 풍진 감염), 발달적 기형, 종양(청신경종, 뇌막종, 전이된 뇌종양)

⑤ 노인성 난청은 성인 초기에 퇴행성 변화로 시작되지만, 노년기가 될 때까지 임상적으로 유의하게 나타나지 않는다. 남성이 더 빨리 영향을 받으며, 여성에 비해 더 많이 난청을 경험한다.

⑥ 청력 상실은 대개 영구적이다.

⑦ 전도성 난청과 같이 나타날 수도 있으며 이를 혼합형 난청(mixed hearing loss)이라고 한다.

(2) 병태생리

① 내이(미로, labyrinth)는 전정, 세반고리관, 와우를 포함한다. 와우는 코르티 기관(organ of Corti)의 지지구조이다. (그림 6-2)

② 심한 소음에 간헐적 또는 지속적으로 노출되는 것은 코르티 기관의 유모세포(hair cell)에 손상을 준다.

③ 노인성 난청에서 코르티 기관의 유모세포는 퇴화된다; 단계적으로 점진적인 청력 소실이 진행되며, 고음을 듣기 어렵게 되고 대화가 어려워진다. 마침내 중간음과 저음을 듣는 능력도 상실된다.

NCLEX!

④ 감각신경성 난청의 증상은 귀먹음(대개 양측성), 저음 · 중음 · 고음을 듣는 능력의 상실, 이명(tinnitus), 현기증, 통증을 포함한다.

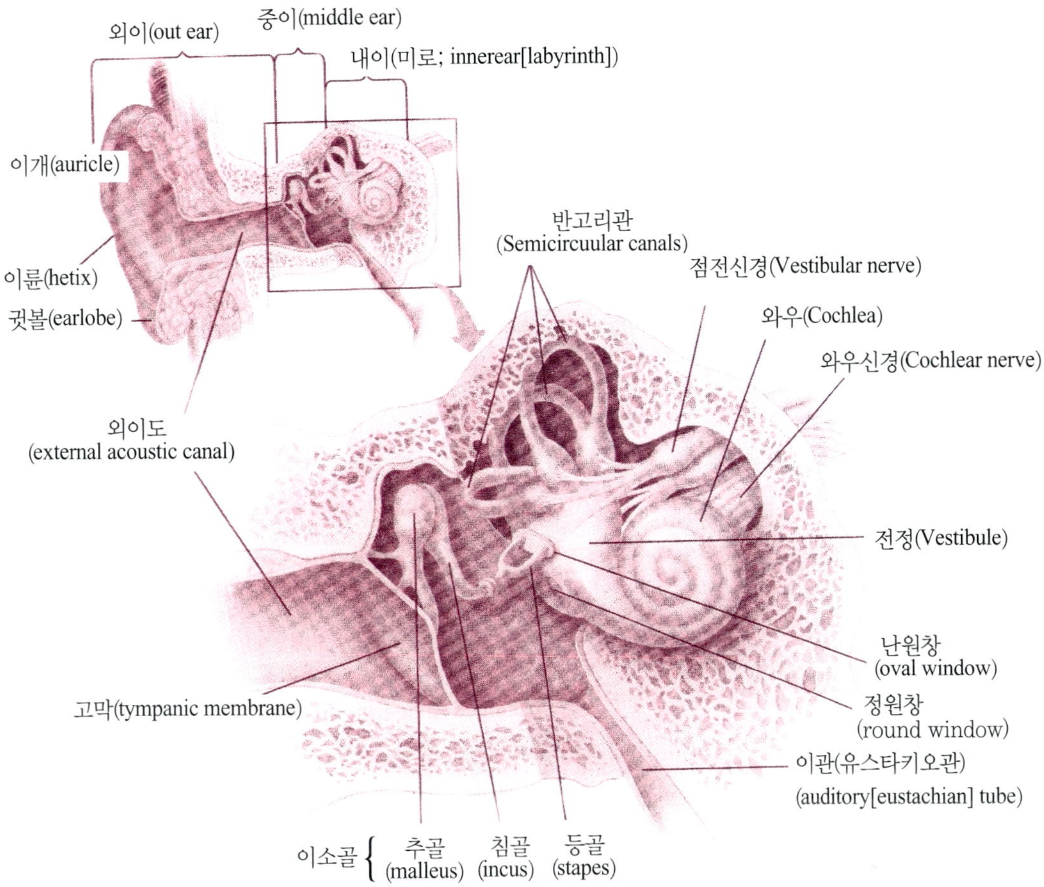

그림 6-2 외이, 중이 및 내이의 구조

(3) 간호 사정

① 청력 상실의 증상(목소리를 크게 냄, 다시 말해 달라고 요구함, 질문에 대한 부적절한 반응, 무반응, 말하는 사람 쪽으로 머리를 돌림)을 포함한다.

② 진단검사 : 청력을 사정하기 위해 청력검사(audiometry), 감각신경성 난청과 전도성 난청을 구별하기 위해 Weber 검사와 Rinne 검사(음차 검사), 뇌간 청각 유발 반응(brainstem auditory evoked response, BAER), 뇌내 병변과 구분하기 위해 뇌의 영상검사.

(4) 간호 중재

① 투약은 추천하지 않는다. 치료는 다음을 포함한다.

NCLEX!

- 와우 이식(cochlear implants) : 대상자에게 정상 청각이 아닌 음의 인식을 제공해 준다. 대상자가 전화, 사이렌, 자동차 소리를 인지할 수 있게 해준다. 청신경의 기능이 없다 하더라도 약간의 도움이 될 수 있다.

- 보청기는 일반적으로 도움이 되지 않는다. 단지 소음만 확장시킬 수 있다.
- 이명과 관련된 불쾌한 소리를 가리기 위해 기구를 사용한다.

NCLEX! ② 큰 소리를 피하고 대상자에게 일반적인 톤으로 말한다.

③ 대상자와 의사소통할 때, 입술의 움직임을 읽을 수 있도록 조명을 밝게 하고 충분히 보이도록 한다. 얼굴을 대상자를 향해 보면서 말한다.

④ 다른 의사소통 방법을 제공한다(수화 이용, 필기도구 이용)

⑤ 대상자와 의사소통할 때 주위의 소음을 줄인다.

⑥ 필요시 짧은 문장과 몸짓(손가락으로 가리킴)을 이용한다.

⑦ 부주의, 위축, 무관심 등 감각신경성 난청과 관련된 사회적 격리에 대해 가족을 교육한다.

NCLEX! ⑧ 가정 환경의 안전을 평가한다(연기 감지기나 전화벨 소리를 듣는 능력).

section 08 Conductive Hearing Impairment 전도성 난청

(1) 요 약

① 외이도로부터 내이까지 음의 전달에 장애가 있는 것을 말한다.

② 원인은 외이도에 귀지로 인한 차단으로 외이도 부종, 이물질, 종양, 고막 파열 또는 반흔, 외상으로 인한 중이 이소골의 파열이나 이경화증(otosclerosis : 가족력 성향이 있는 청력 장애), 외이염 혹은 중이염, 중이에 액체가 차 있다거나 외이나 중이의 선천성 기형을 포함한다.

③ 만약에 감각신경성 난청과 결합되어 나타나면 혼합형 난청이라고 한다.

(2) 병태생리

① 청력의 변화가 갑자기 혹은 점진적으로 원인에 따라 나타난다.

② 이경화증에서 새로운 경화된 뼈의 과성장 후에 뼈의 재흡수가 나타나게 된다. 난원창에 붙어 있는 등골(stapes)은 움직일 수 없게 되고, 따라서 내이로 소리 전달이 감소하게 된다. 이경화증에서 이소골의 압력이 내이 구조나 8번 청신경에 가해짐으로써 감각신경성 난청을 초래할 수 있다.

③ 가끔 일측성 : 이경화증에 의한 경우는 양측성일 수 있다.

NCLEX! ④ 증상은 주파수에 상관없이 모든 음이 안 들린다. 이경화증일 때는 이명.

(3) 간호 사정

① 이물질 확인, 외이도 감염이나 귀지, 중이염이 있거나 고막의 통합성을 사정한다.

② 진단검사 : Weber 검사와 Rinne 검사, 청력검사, 고막검사(tympanometry : 음을 전달하는 중이의 순응도를 간접적으로 측정), 이경 검사

(4) 간호 중재

① 약물은 추천되지 않는다. 치료는 아래와 같다.
- 음을 확대시키기 위한 보청기
- 청력보조기구('pocket talker')
- 청력을 복구하기 위한 복원술, 이경화증일 경우에는 등골절제술(stapedectomy : 청력을 개선시키기 위해 등골에 절개를 함), 고막성형술(tympanoplasty : 음을 효과적으로 전달하기 위해 중이의 기능을 복원함)

NCLEX! ② 전도성 난청과 관련된 대상자 교육 Box 6-2

③ 감각신경성 난청의 간호 중재에서 제시된 바와 같이 난청에 대해 적절한 기술을 이용한다.

④ 수술 전후 간호를 제공한다.

Box6-2

전도성 난청 대상자 교육
- 보청기의 적절한 삽입 및 세척
- 보청기 밧데리의 적절한 삽입; 여분의 밧데리 필요
- 청력보조기의 유용성('pocket talkers')
- 등골절제술이나 고막성형 수술후 간호와 퇴원후 간호
- 귀를 상해로부터 보호하는 방법; 수영이나 다이빙 하는 동안 귀마개 사용
- 귀지를 제거하여 청결히 하는 귀와 이도 간호
- 중이 감염의 증상과 조기 발견 및 완치의 중요성

section 09 Otitis Media 중이염

(1) 요 약

① 중이의 염증이나 감염을 말한다.

② 주로 영아나 어린 아동에서 발생한다. 성인에서도 발생할 수 있다.

③ 전도성 난청의 주요 원인이다.

④ 중이염의 두 가지 주요 형태는 장액성 중이염(serous otitis media)과 급성 중이염(acute otitis media)이다.

⑤ 원인

- 장액성 중이염 : 상기도 감염, 알레르기, 좁아지거나 부종이 생긴 이관(Eustachian tubes)
- 급성 중이염 : Streptococcus pneumoniae, Haemophilus influenzae, Streptococcus pyrogenes

(2) 병태생리

① 고막은 외이도로부터 중이를 보호한다. 이관은 중이와 비인두를 연결하고 중이의 압력을 대기압과 같게 만든다.

② 장액성 중이염

- 이관이 장기간 막혔을 때에 일어나며, 중이내 기압 조정에 장애가 생긴다.
- 중이내 공기가 흡수된다. 이관의 지속적인 폐쇄는 공기가 유입되는 것을 막으며, 결국은 중이내 음압을 형성한다. 무균성 삼출액이 형성되어 장액이 중이로 이동한다.
- 증상은 침범된 귀의 청력 감소, '짤깍' 하는 소리나 '보득' 거리는 소리를 호소, 고막의 운동성 감소, 고막이 쑥 들어가거나 팽창되어 액체나 공기가 있음을 나타낸다. 고막의 파열이나 출혈, 난원창 파열로 감각신경성 난청, 현훈을 포함한다.

③ 급성 중이염

- 병원균이 구비인두부에서 이관을 통해 정상적으로 무균 환경인 중이로 들어감으로써 생긴다.
- 전형적으로 상기도 감염 후에 나타난다.
- 이관이 짧고 일직선이기 때문에 영아와 아동에게 흔하다. 흡연자와 같이 살거나 수평으로 누워서 인공수유를 하는 영아, 유아에서 높은 발생률이 보고된다.
- 백혈구 침습과 함께 세균에 의한 침습과 집락형성(colonization)은 농(pus)을 형성한다. 농은 중이압을 증가시키고 고막 파열을 초래할 수 있다.
- NCLEX! 증상은 염증으로 귀의 통증(종종 심함), 발열, 청력 감소, 현기증과 현훈, 붉고 염증이 있으며 부풀어오른 고막, 감소된 고막의 움직임, 유양돌기 주위를 눌렀을 때에 아프면 유양돌기염 발생을 나타낸다.

④ 만성적으로 재발되는 중이염은 영구적인 고막 천공, 영구적인 청력 소실을 초래하고 진주종(cholesteatoma)이라 부르는 양성 상피세포종 형성을 일으킬 수 있다.

⑤ 급성 중이염을 치료하지 않으면 합병증으로 뇌막염, 두개골 골수염, 안면신경 마비가 생길 수 있다.

(3) 간호 사정

① 이경을 이용하여 고막을 관찰; 중이염과 관련된 통증을 사정, 귀를 움직였을 때에 통증이 악화되는 외이도 통증과 다른지, 중이염의 재발 환자력 사정

② 진단검사 : 공기식 이경(pneumatic otoscope)으로 고막 관찰, 백혈구 증가를 사정하기 위해 CBC 검사, 만약에 고막이 파열되었거나 고막절개술(myringotomy)을 했다면 중이 삼출물의 배양검사

(4) 간호 중재

① 장액성 중이염

- 전신적 약물 투여 또는 이관의 부종을 감소시키기 위해 귀내 울혈완화제 점적, 진통제, 해열제
- 치료는 코를 막고 숨을 강하게 밖으로 내쉼으로써 중이의 자가팽창(autoinflation)을 시킨다.
- 다이빙과 항공기 여행을 피한다.

② 급성 중이염

NCLEX!

- 항생제를 투여한다. 울혈완화제는 경우에 따라 사용한다. 치료는 대개 10~12일 동안 지속적으로 한다. 진통제, 해열제 투여.
- 고막천자술(tympanocentesis) : 중이로부터 액체를 흡인함
- 고막절제술(myringotomy)과 함께 고막절개관(환기관)을 동시에 삽입할 수도 있다.

③ 항생제 치료를 완전히 끝내야 하는 중요성을 강조한다.

④ 면역계를 향상시키고 감염의 조속한 해결을 위해 영양과 수액 공급을 증가시켜야 하는 중요성을 강조한다.

⑤ 대상자나 부모에게 항생제 사용으로 인한 중복감염(superinfection)의 위험을 주지시킨다.

NCLEX!

⑥ 만약에 고막절개관을 가지고 있다면 수영, 다이빙, 귀에 물이 들어가는 것을 피하도록 주의시킨다.

⑦ 고막절개술과 고막절개관 삽입 수술 전후 간호를 제공한다.

section 10 외이도염

External Otitis

(1) 요 약

① 외이도의 염증을 말한다. 수영선수의 귀(swimmer's ear)라고도 한다.

② 원인은 이도의 지나친 습기, 진균류나 세균 감염, 외상, 국소적 과민반응에 의해 일어난다. 흔한 원인균은 *Pseudomonas aeruginosa*이다.

(2) 병태생리

① 방수와 항균력을 가진 귀지를 제거하면 이도는 감염에 예민한 상태가 된다. 과잉의 습기, 과도한 청결, 이도의 심한 건조는 귀지가 제거되는 것을 촉진시킬 수 있다.

NCLEX!

② 증상은 심한 통증, 귀의 충만감, 청력 감소, 이주에 압력을 가할 때에 나타나는 통증의 전형적인 대표 증상이다. 이도 부종이나 백색 입자가 덩어리져 있는 것을 관찰할 수 있다. 고막은 보기 어려우나, 연한 청회색인 정상으로 나타난다.

(3) 간호 사정

① 통증이 시작되는 증상(빈도, 증상 서술)을 분석하고, 물과 가까이 하는 직업인지, 자주 수영을 하는지를 조사하며, 이주를 촉진한다.

② 진단검사 : 이경으로 귀 검사

(4) 간호 중재

NCLEX!

① 국소적으로 항생제, corticosteroids(polymixin B-neomycin hydrocortisone (Cortisporin otic))를 투여하고 진균 감염시 tolnaftrate solution(Tinactin)을 적용한다. 필요시 진통제를 투여하며 귀를 세척하기 위해 Dome Burrow solution을 이용한다.

② 대상자에게 미생물을 완전히 제거하기 위해 처방된 기간 동안 국소적 항생제를 사용할 것과 7~10일 동안 수영을 피하도록 교육한다.

③ 대상자에게 수영 전 · 후에 Swimmer's Ear™ 혹은 알코올이 함유된 2% acetic acid 용액 같은 귀를 건조하게 하는 약물을 사용하도록 교육한다. 귀에 관(ear tubes)을 가지고 있는 대상자는 귀마개를 사용하여야 된다.

section 11 Meniere's Disease 메니에르병

(1) 요 약

① 현훈, 이명과 함께 감각신경성 난청의 3대 증상으로 특징지어지는 내이의 만성적인 장애로, 내임프액 수종(endolymphatic hydrops)이라고도 한다.

② 대개 일측성으로 남성과 여성에서 같은 비율로 나타난다. 35~60세 사이의 성인이 고위험군이다.

③ 원인은 외상, 감염, 알레르기, 부신-뇌하수체 부전증, 갑상선기능저하증, 면역계 기능부전, 염분섭취 증가, 스트레스, 월경전 수분 정체, 유전적 소인도 있다.

(2) 병태생리

① 가장 흔한 형태는 특발성(idiopathic)이다.

② 내이 막성 미로에 수분(내임프)의 과잉축적이 일어나서 임프관이 확장되고 미로 기능부전이 나타난다. 또한 미로 순환을 조절하는 자율신경계가 손상받아 미로 기능부전을 일으킨다.

③ 과잉의 수분은 내임프액 흡수가 손상받음으로써 나타나는 것으로 생각된다.

④ 증상의 시작은 점진적이거나 갑자기 나타난다.

NCLEX! ⑤ 증상은 심각한 회전성 현훈(수 분에서 수 시간 동안 지속되며, 오심과 구토를 동반하고 거동할 수 없게 됨), 이명, 감각신경성 난청, 귀의 충만감, 저혈압, 발한, 안구진탕증(nystagmus : 불규칙한 안구의 움직임)이 급성 발작 동안에 나타난다.

(3) 간호 사정

① 어지럼증, 오심, 구토, 발한, 이명, 시력의 흐릿함, 빛에 대한 민감성, 귀의 굉음 등 주관적인 호소를 사정한다. 객관적 사정은 심박수(서맥), 참을 수 없는 현훈, 위장관계 증상(설사), 과거에 중이염, 알레르기, 동맥경화증의 환자력이 종종 나타난다.

② 진단검사

- 전기안진검사(ENG) : 여러 가지 자극에 대한 반응으로 안구진탕증을 확인함으로써 전정-안구 반사를 평가하기 위한 일련의 검사, 냉온도안진검사도 ENG의 한 부분이다.
- 냉온도안진검사(caloric ice water test)는 냉수를 외이도로 흘려 넣는다. 내이 기능이 손상된 대상자에서는 정상적인 안구진탕 반응이 둔하거나 나타나지 않는다.
- X-ray나 CT scan은 전정이라는 내이 중심부의 해부학적 변화를 평가하기 위해 사용된다.
- 청력을 검사하기 위해 음차를 이용하는 Rinne 검사와 Weber 검사가 사용된다.
- 청력 탈수검사는 빠르게 작용하는 이뇨제나 고장성 물질(예:glycerin)을 투여하여 내이의 액체압력이 감소되는지를 검사한다. 빠르게 일시적인 개선이 있으면 진단적이라고 생각한다.
- 청력 검사

(4) 간호 중재

① 급성 발작시 약물

- 항콜린성제 : atropine sulfate(Isopto Atropine), scopolamine(Isopto Hyoscine)
- 중추신경계 억제제 : diazepam(Valium), lorazepam(Ativan)
- 항구토제 : prochlorperazine(Compazine), meclizine(Antivert)
- 진정제/항구토제 : droperidol(Inapsine)
- 항히스타민제 : diphenhydramine(Benadryl)
- 세균성 미로염일 경우, 항생제

② 발작기가 아닌 동안에는 미로의 압력을 감소시키기 위해 경구용 이뇨제와 혈관이완제를 투여한다.

NCLEX! ③ 발작기 동안 대상자의 안전을 확보하고(걸음 부축, 난간 올려주기, 침대 높이 낮추기, 손이 닿을 수 있는 위치에 콜벨 설치하기), 움직임을 제한하며 수액과 전해질을 보충한다.

NCLEX! ④ 급성 발작기가 아닌 동안에 염분 제한 식이와 혈관수축을 야기시키는 물질(담배, 알코올, 카페인)을 피하도록 하는 것도 내과적 치료방법의 하나이다.

⑤ 외과적 중재

- 내임프낭 감압과 측로(shunt)로 막성 미로로부터 지주막하강으로 내임프액의 흐름을 돌려 내임프의 압력을 낮춘다.
- 전정신경 절제 : 8번 뇌신경의 부분을 제거

- 미로절제술(labyrinthectomy) : 미로의 완전 제거

NCLEX! ⑥ 이뇨제를 투여할 경우에 전해질 불균형을 모니터한다.

NCLEX! ⑦ 발작이 자주 있는 경우에는 충분한 수분과 영양섭취를 해야 한다.

NCLEX! ⑧ 대상자 교육

- 발작이 임박했을 때의 증상(예 : 귀의 충만감, 이명 증가, 현훈, 오심과 구토)
- NCLEX! 발작을 유발하는 요인을 피한다(예 : 스트레스, 피로, 깜박이는 조명, 커다란 소음, 몸을 빠르게 홱 움직이는 것)
- NCLEX! 만약에 발작이 운전 중 일어났다면 안전조치(도로 옆으로 대피, 차량전화와 경찰의 도움을 필요로 하는 신호 설치)
- 충분한 휴식과 수면을 취할 필요
- 이완술
- 정보와 지지를 제공하는 조직의 이용가능성(예 : 전정장애연합, 메니에르 네트워크)
- 환자임을 알릴 수 있는 팔찌, 카드, 목걸이 등 필요

section 12 Epistaxis 비출혈

(1) 요 약

① 코의 출혈을 말한다. 코는 양측 내경동맥과 외경동맥에서 시작되는 주요 동맥혈관으로부터 혈액을 받는 혈관분포가 매우 높은 곳이다.

② 남성이 여성보다 비출혈이 잘 일어난다.

③ 출혈은 코의 전면 혹은 후면에서 시작될 수 있다.

④ 출혈이 시작되는 장소에 따라 전비출혈(anterior epistaxis) 혹은 후비출혈(posterior epistaxis)로 확인한다.

⑤ 원인은 항혈소판제 혹은 항응고제 같은 약물을 포함한다.

- **전비출혈** : 건조, 감염, 둔한 외상, 손으로 자극한 외상, 코카인 사용, 국소 감염
- **후비출혈** : 혈액질환(blood dyscrasias), 고혈압, 당뇨병, 외상

(2) 병태생리

① 전체 비출혈의 90%는 전비갑에 있는 풍부한 혈관총인 Kiesselbach 영역이나 외상에 의해 혈관이 파열되면서 일어난다.

② 후비출혈은 더 심한 경향이 있다. 때때로 노인에게서 자주 일어난다.

(3) 간호 사정

NCLEX!

① 후비출혈을 배제하기 위하여 양측 콧구멍과 목 뒤를 조사함으로써 소실된 혈액의 양과 출혈의 근원을 확인하고, 환자력, 한약을 비롯한 약물력, 활력징후를 사정한다.

② 진단검사방법은 없다. 심각한 혈액 소실이 나타나면 CBC를 할 수 있다.

(4) 간호 중재

① phenylephrine(Neo-Synephrine), oxymetazoline hydrochloride(Afrin), adrenaline 같은 혈관수축제를 국소적으로 적용한다. 질산은(silver nitrate)이나 Gelfoam을 이용한 화학적 소작, 콧구멍 안쪽에 국소적 항균연고 적용, 진통제(특히 packing이 있을 경우)

NCLEX!

② 치료적 선택

- 구급조치 방법
  - 호흡 곤란이 있는지를 사정한다. 필요시 산소 공급을 한다.
  - 대상자에게 머리를 앞으로 기울이고 똑바로 앉도록 지시한다.
  - 코를 집게로 집듯이 손으로 잡고 5~10분 동안 압력을 가한다.
  - 혈관수축을 촉진하기 위해 코와 이마에 냉찜질을 적용한다.
  - 삼킨 혈액을 내뱉도록 한다.
  - 가능하면 소실된 혈액량을 추측한다.
  - 차분하게 안심시키는 태도를 유지한다.
- 코의 packing
- 혈관 소작과 결찰(ligation)을 포함하는 수술(예:Caldwell-Luc procedure)

③ 코의 packing 후

NCLEX!

- 호흡 기능과 산소포화도를 모니터한다.
- 배액의 냄새, 색, 양을 사정하기 위해 팩킹을 관찰한다.
- 필요시 진통제를 투여한다.
- 심혈관계 합병증과 감염을 사정하기 위해 활력징후를 모니터한다.
- 지혈을 위해 카데터가 사용된 경우에는 카데터의 위치를 모니터한다.
- 자주 구강 간호를 제공한다. 침상 옆에 가습기 사용으로 구강 점막의 건조를 감소시킨다.

④ 수술 전후 간호와 교육을 제공한다.

section 13 Sinusitis

부비동염

(1) 요 약

① 한 개 이상의 부비동 점막에 생긴 감염으로 인한 염증이다.

② 주로 상기도 감염이나 바이러스성 비염 후에 발생한다.

③ 급성, 아급성, 만성으로 분류한다.

- 급성 부비동염은 1일~3주 동안 지속된다.
- 아급성 부비동염은 3주~3개월 지속된다.
- 만성 부비동염은 3개월 이상 지속된다.

④ 면역장애가 있는 대상자들은 부비동염의 위험이 크며 치료하기도 어렵다.

⑤ 원인은 상기도 감염, 바이러스성 비염, 비용종(nasal polyps), 비뚤어진 비중격, 치아 농양(tooth abscess), 비기관지관이나 비위관을 장기간 삽입했던 대상자, 비충혈제거제의 남용, 수영과 다이빙, 기압변화에 자주 노출되는 사람(예: 비행사, 비행기 승무원), 흡연, 코의 팩킹(packing), 알레르기 등이다.

(2) 병태생리

① 부비동은 비강을 연결하는 공기세포이며, 위치하는 곳에 따라 명칭이 있다.(예: 전두골[frontal], 접형골[sphenoid], 사골[ethmoid], 상악골[maxillary])

② 부비동은 섬모가 가득 채워져 있으며, 섬모는 체내에서 비강쪽으로 액체와 미생물의 이동을 촉진시킨다.

③ 바이러스성 질환은 부비동 점막의 염증을 발생시켜 정상적인 섬모 작용을 차단시킨다. 세균이 성장하기 좋은 환경을 조성한다.

④ 부비동으로 미생물이 침입한 후 염증반응이 증가하면서 부종과 울혈이 나타나며, 섬모의 정상적인 작용이 억제되어 세균의 성장이 지속된다.

⑤ 부비동염과 관련된 흔한 미생물은 *Streptococcus pyrogenes*, *Staphylococcus aureus*, *Streptococcus pneumoniae*, *Haemophilus influenzae*을 포함한다. 그람음성 세균과 진균류도 원인이 될 수 있다.

NCLEX! ⑥ 증상

- **급성 부비동염** : 감염된 부비동에 지속적으로 심한 통증과 압통이 있으며, 치아 통증은 상악동염을 나타낸다. 두통, 발열, 권태감, 피로, 비울혈, 코에서 화농성 배액, 구취, 분비물을 삼키면 목이 아프고 염증이 있다.
- **아급성 혹은 만성 부비동염** : 둔하고 간헐적인 혹은 지속적인 통증, 코에서 화농성 배액, 만성 기침, 후각의 상실.

⑦ 부비동염의 국소적 및 뇌내 합병증

- 안와주위 농양(periorbital abscess)과 봉와직염(cellulitis)

- 안면골의 골수염(osteomyelitis)
- 해면 정맥동 혈전증(carvernous sinus thrombosis)
- 뇌막염(meningitis)
- 뇌농양(brain abscess)
- 패혈증

(3) 간호 사정

① 부비동염의 빈도, 유발 요인, 통증, 진통제 필요성에 대해 사정한다.

② 진단검사 : 코와 목의 시진을 포함한 신체 검진, 비강 분비물 배양, 부비동 투사법, 부비동의 불투명도를 진단하기 위한 X-ray와 CT scan, 전 비강과 부비동 입구를 관찰하기 위한 비강 내시경 검사.

(4) 간호 중재

① 항생제 치료, 경구 또는 비강내 울혈완화제, 비강내 corticosteroids, 분비물을 액화시키기 위해 guaifenesin(Robitussin) 같은 거담제, 식염수 비강 스프레이나 증기흡입법, 바늘을 이용한 상악동의 생리식염수 세척, 진통제 투여.

② 외과적 중재

- 내시경 부비동 수술
- Caldwell-Luc procedure
- 외부 접형사골절제술(external sphenoethmoidectomy) : 코의 옆으로 외과적 절개를 통해 접형골과 사골동에서 질병이 있는 조직을 제거한다.
- NCLEX! 필요시 진통제를 투여한다. 안위증진 방법 강구(예:ice pack 적용, 침대의 머리부분 상승)
- 교육 제공
  - 항생제를 완치될 때까지 투여해야 함의 중요성
  - 비강 울혈완화제의 사용과 위험
  - 재발되는 감염의 증상
  - 충분한 수분섭취의 중요성
  - 격렬한 활동과 코 풀기를 피하도록 하는 것을 포함한 수술 후 관리

section 14
Laryngeal Cancer
후두암

(1) 요 약

① 성문(glottis), 성문상부(supraglottis), 성문하부(subglottis)의 암

NCLEX! ② 원인은 장기간 흡연과 알코올, 만성 후두염, 화학물질과 독소에 노출되는 직업, 인유두종 바이러스(human papilloma virus)의 선택된 유형에 노출, 유전적 소인이 있다.

③ 편평상피세포암(squamous cell carcinoma)이 후두암 중 가장 흔한 형태이다.

④ 조기 진단과 치료로 작은 병변의 80~90%는 완치가 가능하다. 치료하지 않으면 대상자의 90%가 3년 이내에 사망한다.

(2) 병태생리

① 자극물질에 노출(예 : 담배 연기, 화학물질, 독소)됨으로써 후두 점막에 변화를 초래한다.

② 전암성 백반증(precancerous leukoplakia : 백색의 반점 병변)과 적색반(erythroplakia : 붉은 벨벳 비슷한 반점)이 후두 점막에 나타난다.

③ 병변은 후두의 세 영역(성문, 성문 상부, 성문 하부)의 어느 곳이든지 발생할 수 있다. 병변은 성문의 가장자리를 따라 나타나는 것이 흔하다. (그림 6-3)

④ 성문의 병변은 대개 잘 분화되어 있고 천천히 성장한다.

⑤ 성문 상부의 구조는 후두개(epiglottis), 피열근(arytenoid muscle), 피열연골, 가성 성대이다. 성문 하부는 성대 아래에 위치해 있고 기관연골윤(tracheal ring)에서 끝난다. 성문 상부의 크기는 증상이 나타나기 전에 때로는 크지만 매우 드물다.

⑥ 후두 종양은 처음에 국소 림프절로 전이되며, 이어서 폐로 전이가 된다.

NCLEX! ⑦ 증상은 쉰목소리, 목소리 변화, 호흡곤란, 뜨거운 음료나 감귤 주스를 마실 때에 통증과 작열감, 연하곤란, 호흡시 악취, 귀로 방사되는 통증, 지속적인 기침, 목에 덩어리가 만져진다.

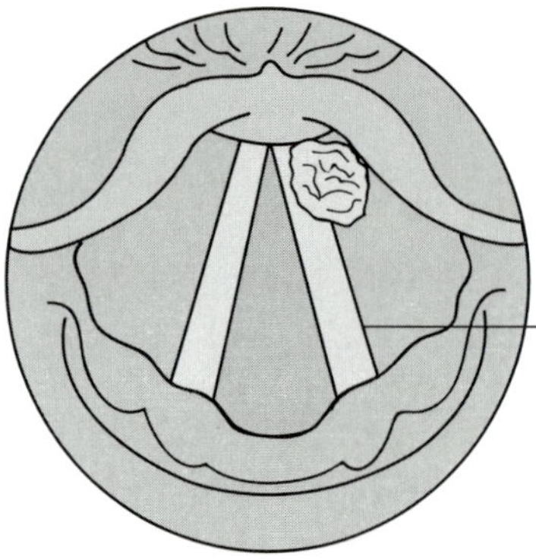

그림 6-3 성문의 가장자리 끝에 병변을 볼 수 있다.

(3) 간호 사정

① 증상의 조기 인식, 호흡 곤란의 징후, 영양 상태, 심리적 요구를 사정한다; 후두암의 증상이 나타나는 대상자는 즉시 사정하고 조기 문의한다: 조기 진단은 생존에 중대하다.

② 진단검사

NCLEX!

- 후두경으로 백반증과 적반증 검사
- 머리, 목, 가슴의 X-ray 검사, CT, MRI scan
- 식도에 종양 유무와 삼킬 때의 상태를 평가하기 위해 바륨검사

(4) 간호 중재

① 항암화학요법

② 선택할 수 있는 치료

- 외과적 중재 : 부분적인 성문 상부 또는 전후두절제술(total laryngectomy)은 종양 위치에 따라 한다. 경부 림프절 침범한 경우에 근치적 경부 절제술.
- 초기 종양인 경우에 외부 조사 방사선 또는 이식

NCLEX!

③ 호흡 상태를 모니터한다.

④ 보충적 영양을 공급한다.

⑤ 정서적 상태, 슬픔을 사정하고 대상자에게 감정과 근심을 환기시키도록 격려한다.

⑥ 수술후 간호를 제공하고 아래와 같이 교육한다.

- 부분 후두절제술 혹은 전후두절제술 후에 간호와 퇴원 간호(예: 기관절개관 간호, 경장영양)
- 방사선요법이나 항암화학요법의 필요성
- 말하는 능력을 복구하기 위해 이용가능한 방법(예:식도 발성[esophageal speech], 배터리로 작동시키는 말 생성기)
- 지지 체계의 이용(예:암협회, 지지 집단, 종교적 돌봄)

사례 연구

48세 여성인 R. M은 오심과 구토를 동반하는 현훈으로 인해 응급실을 통해 입원하였다. 그녀는 또한 좌측 귀의 이명과 충만감을 호소하였다. 그녀는 급성 메니에르병으로 진단받았다.

① 다른 사정 결과는 어떻게 기대할 수 있는가?

② 이 질환의 급성기 동안에는 어떤 의학 중재가 기대되는가?

③ 이 대상자에게 기대할 수 있는 진단검사는 무엇인가?

④ 간호사는 대상자에게 메니에르병을 어떻게 설명하겠는가?

⑤ 대상자에게 퇴원 교육을 어떻게 실시하겠는가?

책 속의 책 14쪽

✓ POST TEST

1. 대상자는 지속적인 안통과 시력장애가 갑자기 시작되었다고 말하였다. 동공은 확대되었다. 간호사는 이러한 사정 자료들이 다음의 어느 질환과 일치한다고 결론을 내릴 수 있는가?

① 폐쇄각 녹내장
② 개방각 녹내장
③ 백내장
④ 망막 박리

2. 메니에르병을 가진 대상자는 다음 사항 중 어떤 증상을 호소할 것으로 보는가?

① 양측 청력 소실
② 현훈과 오심
③ 이주를 만지면 통증
④ 유양돌기 근처에 압통

3. 남자 대상자가 수정체 이식을 하지 않은 백내장 수술을 막 받았다. 퇴원교육시 간호사는 대상자의 부인에게 어떻게 지시할 것인가?

① 얼굴의 움직임을 막기 위해 며칠 동안 부드러운 음식만 제공한다.
② 눈의 드레싱은 10일 동안 유지한다.
③ 대상자를 3일 동안 침대에 누워있도록 한다.
④ 대상자가 계단을 올라갈 때에는 꼭 도움을 받아야 한다.

4. 성인 대상자가 고속도로 근처에서 도랑을 따라 잡초를 뽑다가 눈에 돌을 맞아 응급실로 내원하였다. 이 사건은 몇 시간 전에 일어났다. 간호사는 눈을 사정하고 충혈과 눈물을 흘리고 있는 것을 발견하였으며, 대상자 스스로 통증은 없다고 하였다. 다음 중 망막박리를 확정하는 데 도움이 되는 초기 증상은?

① 통증
② 부유물
③ 결막하 출혈
④ 무지개빛 광원

5. 진주종(cholesteatoma)을 진단받은 대상자가 간호사에게 이 질병이 무엇인지에 대해 질문하였다. 다음 중 진주종에 대한 가장 올바른 설명은?

① 내이 미로 막에 체액의 과잉 축적
② 염증이 있는 낭종이나 상피세포 찌꺼기로 가득 찬 덩어리
③ 안구의 중간 막인 포도막 부분의 자극
④ 망막 중심부의 염증

6. 다음 대상자 중 황반 변성의 위험이 가장 높은 사람은 누구인가?

① 다양한 독소에 노출된 생화학자
② 노인
③ 야구공을 눈에 맞은 소년
④ 다발성 알레르기를 가진 청년

7. 부비동염을 호소하는 대상자가 내원하였다. 간호사는 진단을 위해 가장 유용한 방법이 무엇이라고 예상할 수 있는가?

① Weber test
② Fluorescein 염색법
③ 투조(Transillumination)
④ Caloric ice water 검사

8. 비출혈 대상자에서 가장 우선적인 간호중재는 다음 중 어느 것인가?

① 흡인 위험에 대한 불안
② 감염 위험
③ 통증
④ 의사소통 장애

9. 다음 중 후두암의 위험이 가장 높은 대상자는 누구인가?

① 후두에 손상을 받은 사람
② 85세 노인
③ 20년 동안 씹는 담배를 즐긴 사람
④ 만성 부비동염으로 고생한 사람

10. 감각신경성 청력 소실을 가진 대상자의 간호 중재는 다음 중 어느 것을 포함해야 하는가?

① 소리를 확대하기 위해 보청기 사용에 관한 정보를 제공한다.
② 사회적 고립과 우울에 관해 가족 구성원에게 교육한다.
③ 처방된 항생제를 투여한다.
④ 고막성형시술을 하기 위해 대상자를 준비한다.

책 속의 책 13쪽

CHAPTER 7

소화기계 건강문제

(Gastrointestinal Health Problems)

Eugenia H. Tickle, RN, MSn, EdD

이 경 숙

차 례 Chapter Outline

- 소화기계 건강문제와 관련된 위험요인(risk factors associated with gastrointestinal health problems)
- 위식도 역류 질환(gastroesophageal reflux disease; GERD)
- 소화성 궤양(peptic ulcer disease; PUD)
- 열공성 헤르니아(hiatal hernia)
- 크론 질환(Crohn's disease[regional enteritis])
- 궤양성 대장염(ulcerative colitis)
- 게실 질환(diverticular disease)
- 장폐색(intestinal obstruction)
- 충수염(appendicitis)
- 복막염(peritonitis)
- 위장관 암(neoplasms of the gastrointestinal tract)

목 적 Objectives

- 소화기계 건강문제와 관련된 주요 용어를 정의한다.
- 소화기계 건강문제 발생과 연관된 위험요인을 규명한다.
- 소화기계 건강문제의 주요 원인을 토론한다.
- 소화기계의 특정한 건강문제와 관련된 병태생리적 과정을 기술한다.
- 간호 사정을 통해 얻은 소화기계 결과를 정상/비정상으로 구분한다.
- 소화기계의 특정한 건강문제와 관련된 간호 중재의 우선순위를 나타낸다.

용어 해설 Review at a Glance

- 가슴쓰림(pyrosis) : 심한 상복부 통증 또는 속쓰림
- 덤핑 증후군(dumping syndrome) : 위 내용물이 소장으로 급속히 배출되어 식후 발한과 힘이 빠짐을 느끼는 증후군, 보통 위 절제술 후 발생된다.
- 맥버니점(McBurney's point) : 배꼽과 오른쪽 장골능 사이의 1/2 지점
- 반동 압통(rebound tenderness) : 복부에 압박을 가하던 손을 갑자기 뗄 때에 느끼는 심한 통증
- 백반증(leukoplakia) : 구강 내의 흰 반점
- 복막염(peritonitis) : 복강 점막의 감염
- 복명(borborygmus) : 위장관 운동이 항진되어 유발된 복부에서 나는 소리. 청진기를 통해 우르르거리는 소리가(rumbling) 들린다.
- 분석(fecalith; 糞石) : 대장 안에 돌맹이같이 딱딱하게 축적된 대변 덩어리로 출혈을 일으킨다
- 소화불량(dyspepsia) : 타는 듯한 상복부 통증이 있다.
- 소화성 궤양(peptic ulcer disease; PUD) : 식도하부, 위, 십이지장에 발생하는 궤양
- 위부전 마비(gastroparesis) : 위운동의 감소로 위배출 시간의 지연
- 장염전(volvulus obstruction) : 장 폐색을 초래하는 장의 꼬임
- 장중적증(intussusception) : 장의 한 부분이 다른 부위 속으로 들어가 겹쳐짐
- 적반증(erythroplakia) : 구강의 붉은 반점
- 졸링거-앨리슨 증후군(Zollinger-Ellison syndrome) : 췌장 종양으로 가스트린 분비가 많아져서 염산과 펩신의 분비가 증가되는 증후군으로 소화성 궤양을 유발할 수 있다.
- 크론 질환(Crohn's disease) : 전체 위장관 어느 부위에나 발생하는 염증성 질환으로 염증 부위는 덕지덕지 기워진(patchy) 듯하다. 국한성 장염(regional enteritis) 이라고도 한다.
- 토혈(hematemesis) : 혈액을 토하는 현상
- 헬리코박터 파일로리 균(*Helicobacter pylori*) : 소화성 궤양을 유발하는 그람 음성균
- 흑색변(melena) : 혈액이 포함되어 있어 검고 타르 같은(tarry) 변

✓ PRETEST

1. 환자가 심한 하복부 통증을 주소로 입원하여 무릎을 굽히고 침대에 누워 있다. 입원 시에 구강 체온이 101.2°F(38.5℃) 이었다. 충수염으로 확진할 수 있는 내용은 무엇인가?

① 배꼽과 오른쪽 장골능 사이의 아래쪽에 통증이 국한되어 나타난다.
② 환자가 식후 2시간 후 통증이 있다고 말한다.
③ 식후 통증이 사라진다.
④ LLQ(left lower quadrant)에 통증이 있다.

2. 발열, 백혈구 증가증, LLQ 통증, 설사와 변비가 번갈아 나타나는 노인 환자가 있다. 이런 증상이 흔히 나타나는 질환은 무엇인가?

① 충수염(appendicitis)
② 게실증(diverticulosis)
③ 소화성 궤양(peptic ulcer)
④ 과민성 장 증후군(irritable bowel syndrome)

3. 환자가 간호사에게 다음과 같이 말하였다. "박테리아에 의해 궤양이 유발되었다고 의사가 말했다. 그러나 나는 궤양이 음식과 스트레스 때문이라고 생각한다." 다음 중 어느 것이 간호사의 가장 좋은 반응이겠는가?

① "만일 박테리아에 의한 궤양이라면 염증 결과 열이 났을 거예요."
② "궤양은 전염되지요. 쉽게 퍼질 수 있으니 아이들에게 옮기지 않도록 주의하세요."
③ "음식과 스트레스는 궤양 발생과는 관계 없어요."
④ "헬리코박터 파일로리균이 염증을 일으켰다고 하더라도 다른 요인들이 위산을 증가시킬 수 있어요."

4. 열공성 헤르니아(또는 식도 열공탈장, hiatal hernia) 환자 간호시 유발 원인을 교육시키려고 할 때에 포함해야 하는 것은?

① 무거운 것 들지 않기
② 부드러운 음식 위주의 식이
③ 젊은 성인에서의 유병률
④ 백인(fair-skinned individuals) 에서의 유병률

5. 남성 노인환자가 매우 피곤하고 지치면 변에 선홍색의 피가 나온다고 걱정하고 있다. 이런 증상은 어떤 질병의 특징인가?

① 상행 결장암　② 하행 결장암
③ 담낭 질환　④ 위궤양

6. "의사가 궤양이 발생한 후 아스피린은 먹지 말라고 했어요. 그러나 저는 관절염이 있어서 아스피린을 먹어야만 해요. 어떻게 하지요?"라고 환자가 말했다. 간호사가 취해야 하는 가장 좋은 반응은?

① "궤양치료를 해야지요, 관절염은 다음이에요."
② "아스피린은 궤양을 악화시키는 약물 중 하나에요. 관절염 치료에 좋은 다른 약을 의사가 처방해 줄 수 있을 거예요."
③ "아스피린이 좋다면 드세요. 하지만 출혈을 잘 관찰하셔야 해요."
④ "당신에게 가장 좋은 것이 무엇인지를 의사가 알고 있습니다. 그의 지시를 따라야만 합니다."

7. 십이지장 궤양이 발생한 후 회복 중인 여성 환자를 간호하고 있다. 환자가 갑자기 심한 복통이 있고 심박수 증가 및 호흡수 증가와 발한이 나타났다. 복부를 촉진하니 딱딱하고 장음은 아주 약하다. 간호사가 취해야 하는 행동은?

① 호흡을 잘 할 수 있도록 빨리 높은 파울러 체위(high Fowler's position)를 취해 준다.
② 가스를 배설하도록 화장실로 걸어가게 도와 준다.
③ 음식물 알레르기가 있는지, 다른 것에 알레르기가 있는지 확인한다.
④ 정맥주사(IV)를 놓고 의사에게 사정자료를 보고한다.

8. 여성 환자가 복부 맨위에 타는 듯하고 쥐어짜는 듯한(burning, cramping) 통증이 있는데 오후(4~5시)에 더 심해지며 가끔 아파서 밤에 잠을 깬다고 한다. 보통 음식물 섭취 후 통증이 사라지지만, 지금은 통증이 너무 심해졌다고 한다. 다음 중 가장 알맞은 것은?

① 궤양 시의 증상이다.
② 담석증(cholelithiasis) 으로 발전할 수 있다.
③ 환자가 음식물을 섭취할 것이고, 무엇을 섭취하는지를 관찰할 필요가 있다.
④ 자기 전에 간식을 섭취하도록 권장한다.

9. 다음 중 장폐색이 가장 발생하기 쉬운 환자는?

① 카페인을 다량 섭취하고 흡연하는 유태인
② 복부수술 후 침상 안정을 취하는 노인환자
③ 저섬유소 · 고지방 식이 섭취자
④ 간경변으로 진단받은 성인

10. 환자가 소화불량, 잦은 트림, 타액분비 증가를 호소하고 있다. 어떤 상태를 의심할 수 있는가?

① 소화성 궤양(peptic ulcer disease; PUD)
② 궤양성 대장염(ulcerative colitis)
③ 열공성 헤르니아(rolling hiatal hernia)
④ 위식도 역류(gastroesophageal reflux disease; GERD)

책 속의 책 14쪽

section 01 Risk Factors Associated with Gastrointestinal Health Problems
소화기계 건강문제와 관련된 위험요인

(1) 위식도 역류(gastroesophageal reflux disease)

장기 위관 삽입, 감염, 전신 질환, 루프스(전신성 홍반성 낭창, SLE), 부식성 물질의 섭취, 산성 음식물, 비만, 흡연, 알코올 섭취

(2) 소화성 궤양(peptic ulcer disease; PUD)

만성 질환(만성 폐쇄성 폐질환 [COPD, chronic obstuctive pulmonary disease], 류마티스 관절염, 간경변증), 스트레스, 흡연, 비스테로이드성 항염증제(NSAIDs) 과도복용 또는 장기복용, 아스피린 과도복용 또는 장기복용, 헬리코박터 파일로리 감염, 십이지장 궤양은 O형 혈액에 많고 유전 경향이 있다.

(3) 열공성 헤르니아(hiatal hernia) : 노화, 손상, 수술, 유전, 비만

(4) 크론 질환(Crohn's disease) : 유전, 가족성향, 인종(유태인에 많음), 스트레스

(5) 궤양성 대장염(ulcerative colitis) : 인종, 유전, 스트레스, 자가면역 질환

(6) 게실 질환(diverticular disease)

궤양성 대장염, 크론 질환, 비만, 비정제된 음식 섭취(unrefined food), 노인

(7) 장관 폐색(intestinal obstruction) : 복부 수술, 노인, 손상

(8) 충수염(appendicitis) : 분변 매복(fecal impaction), 장관 꼬임, 기생충, 감염

(9) 복막염(peritonitis)

라에넥 간경변증(Laennec's cirrhosis : 알코올성 간경변증), 결핵, 소화성 궤양, 염증, 손상, 복부 장기의 손상 또는 천공, 수술

(10) 위장관 암(neoplasms of the gastrointestinal[GI] tract)

① 구강암 : 흡연

② 식도암 : 알코올, 흡연, 과일과 야채섭취 부족, 식도 질환

③ 위암 : 유전, 위장관에 자극성 물질섭취, 만성 위염과 무염산증

④ 대장암 : 저섬유식이, 고지방식이, 크론 질환, 폴립, 궤양성 대장염

section 02

Gastroesophageal Reflux Disease(GERD)

위식도 역류 질환

(1) 개 요

① **정의** : 위 내용물이 식도로 역류하는 질환. 속쓰림(heartburn) 또는 식도염이라고도 한다.

② **원인** : 고지방식이, 식도 열공탈장, 임신, 비만, 하부식도 괄약근 긴장 감소(과도한 카페인 섭취), 선천성 결함, 위부전 마비(gastroparesis), 구토, 기침, 무거운 물건 들기, 허리 구부리기

(2) 병태생리

① 식도로 역류하는 위 내용물은 산성이기 때문에 식도 점막을 자극한다. 위로 음식물이 내려가면 하부식도 괄약근은 완전히 닫혀야만 한다. 그러나 식도 괄약근이 약하거나 불완전하게 닫히면 위내압력이 증가될 때에 압력이 낮은 식도로 음식물이 밀려 간다.
임신, 비만, 음식물 과잉섭취(overindulgence) 시에도 이와 동일하게, 즉 압력이 높은 곳에서(위) 압력이 낮은 곳(식도)으로 음식물이 역류된다.

② 식도에는 점막을 보호하기 위하여 점액 분비세포가 있다. 그러나 위보다는 세포가 적다(위는 산도가 높기 때문에).

③ 심한 위식도 역류는 상피세포 손상과 미란을 초래한다.

④ **합병증** : 식도 협착, 출혈, 역류로 인한 천식, 후두염

NCLEX! ⑤ **증상과 징후** : 소화불량(타는 듯한 위 상복부 통증), 신 냄새가 나는 트림, 식후 통증, 누웠을 때 · 무거운 물건 들 때에 통증, 타액 분비 증가, 고창(flatulence), 스트레스 증가

(3) 간호 사정

① 식후 1~2시간 후에 통증과 영양상태 사정, 다른 증상, 합병증

② **진단검사** : pH 검사(위 내용물의 pH 및 pH 4.0 이하의 기간), 바륨 연하(barium swallow), 병력

NCLEX! (4) 간호 중재

① **약물** : 제산제, H_2 감수체 길항제, 프로톤 펌프 억제제, 항히스타민제, 제산제(식후 1시간 후에 다른 약물 복용 시간과 1~2시간 간격으로)

② **수술** : 위저추벽 성형술(fundoplication)에 대하여 교육

③ 하루에 세 번의 다량 식사를 피하고 자주 소량 식사, 체중감소(필요시), 카페인 섭취제한 또는 감소, 자극성 음식제한, 금연

④ 수면 시에는 머리를 높게 함.

⑤ 누워서 음식물을 섭취하지 않기, 금기가 아니면 수분섭취 증가

⑥ 증상을 증가시키거나 감소시키는 음식 기록하기

⑦ 스트레스 감소법 또는 자원에 대하여 토론

section 03

Peptic ulcer Disease(PUD)

소화성 궤양

(1) 개 요

① **정의** : 식도하부, 위, 십이지장의 궤양

② 남성 · 여성에서 발생률은 비슷하며, 사망률은 75세 이상에서 증가한다.

③ **원인** : 과도한 스트레스, 헬리코박터 파일로리 감염(그람 음성균), 비스테로이드성 소염제의 과다복용, 아스피린 과다복용, 점막 손상, 졸린거-엘리슨 증후군(가스트린 분비를 증가시키는 췌장 종양)

④ **주요한 세 가지 궤양** : 위궤양, 십이지장 궤양, 스트레스성 궤양이 급성 · 만성으로 발생

- 위궤양 원인 : 약물복용, 흡연, 카페인, 알코올 섭취, 헬리코박터 파일로리 감염, 만성 담즙역류, 혈장 가스트린 증가
- 십이지장 궤양 원인 : 펩시노겐의 과다분비, 상염색체의 우성 형질, *H. pylori* 감염(95~100%)

(2) 병태생리

① 궤양은 세 가지 주요한 요인에 의해 영향을 받는다.

- 위산 과다 : 위와 십이지장 점막 손상 및 궤양화 유발, 점막 손상으로 산 또는 염기성 환경에 점막이 노출되어 자가소화가 유발된다.
- 점액 분비 감소 : 산성 환경, 저산소증, 쇼크, 심한 화상 등에 의하여 점막이 손상될 때에 점액 분비세포의 손상이 유발된다.
- 산운반 증가 : 덤핑 증후군(위 내용물이 소장으로 급속히 이동하며 발한이나 허약 등이 식후 초래됨)과 같은 상황에서 산운반의 증가로 점막층이 자극을 받는다.

② **표면궤양, 심부궤양**

- 표면궤양 : 궤양이 표면에 국한된 것으로 미란(erosion)이라고도 한다.
- 심부궤양 : 궤양이 근육층까지 침범된 경우와 혈관의 천공이 발생한 경우, 출혈을 유발하여 위벽이나 소장벽의 천공을 유발할 수 있다.

③ *H. pylori* 감염이 위궤양 · 십이지장 궤양의 주요 요인이며 점막 상피세포의 괴사를 유발하기도 한다. 균은 독소를 유리하고 염증 유발 효소를 유리하여 궤양을 유발한다. 가스트린 증가나 펩시노겐 증가 시에 박테리아가 존재하기 쉽다.

④ 급속한 위 배출(예 덤핑 증후군)로 십이지장 내의 산도가 증가되어 궤양이 유발된다. (그림 7-1)

⑤ 스트레스 · 카페인 · 흡연 · 음주는 산분비를 증가시키고, 아스피린 · NSAIDs는 프로스타글란딘(위점막을 보호하는 물질)을 억제한다.

⑥ 위궤양은 보통은 작고 한 부위에 나타나고 위의 소만부위에 잘 발생하며, 십이지장 궤양은 깊고 유문 괄약근과 가까운 십이지장 근위부에 잘 발생한다.

⑦ 컬링 궤양(curling's ulcer)은 심한 질병(화상, 손상, 수술, 쇼크, 신부전) 후에 나타나는 급성 스트레스성 궤양의 한 형태이다. 이것은 다발성이고 얕으며 위점막의 여러 곳에 미란을 일으킨다.

⑧ 증상과 징후

NCLEX!
- 위궤양 : 심한 가슴쓰림(pyrosis, 상복부 통증 또는 속쓰림) 통증이 등이나 허리로 방사된다. 식사 직후 또는 식사 중 통증이 나타나고 음식물이 통증을 경감시키지 않는다.

NCLEX!
- 십이지장 궤양 : 우상복부 통증, 등이나 가슴으로 방사 · 위가 비었을 때 통증이 나타나고, 음식물이나 제산제에 의해 통증이 경감된다.
- 기타 : 식후 더부룩함, 오심, 구토, 고장증(bloating), 식욕부진, 갉는 듯한 통증, 체중 감소 또는 체중 증가(십이지장 궤양 시에 음식물 섭취 후 통증이 감소되기 때문), 간헐적인 통증, 토혈, 검은변(혈액이 변에 섞여 검고 타르같은 변)

(3) 간호 사정

① **사정** : 통증 분석(음식물 섭취와 통증과의 관계), 토혈 또는 검은변, NSAIDs 복용 여부, 섭취하고 있는 모든 약물, 음주 · 흡연 여부, 스트레스 정도

② **진단검사** : *H. pylori* 항체 검사, 내시경, 바륨검사, 상부위장관 조영술(궤양부위), CBC(RBC 감소, 헤모글로빈 감소, Hct 감소), 변(잠혈), 전해질

(4) 간호 중재

NCLEX!

① **약물** : H_2 길항제(예 cimetidine[Tagamet], ranitidine[Zantac], famotidine[Pepcid]), 프로톤 펌프 억제제(omeprazole[Prilosec]), 점막 보호제(sucralfate[Carafate]), 제산제(위산 중화제 – 중탄산염 제외), 세포 보호제(synthetic *E. prostaglandin*[Cytotec])–점액 분비 증가, *H. pylori* 항생제

- 흔히 두 가지 항생제를 투여한다.

예 tetracycline hydrochloride(Achromycin), metronidazole(Flagyl)

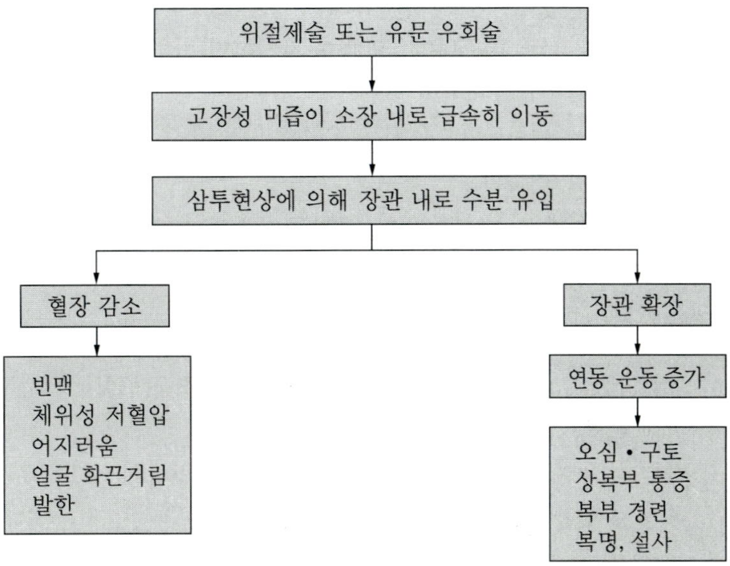

그림 7-1 덤핑 증후군의 병태생리

• bismuth 복합물(pepto-bismol)과 항생제를 함께 투여한다(검은변을 유발할 수 있다).

NCLEX! ② 어떤 음식물이 통증을 야기하고 어떤 음식물이 통증을 경감시키는지를 알아본 다음, 개인에 맞는 식이를 하도록 한다. 하루 세 번 많은 음식을 섭취하는 것보다 하루 여섯 번 소량씩 섭취하도록 한다. 밤에는 음식섭취, 카페인과 알코올을 제한한다.

③ 우유는 식사 때마다 한 컵으로 제한한다.

④ 카페인, 흡연, 알코올을 금지한다.

⑤ 휴식을 취하고 스트레스를 경감시킨다.

NCLEX! ⑥ 심한 복통, 복부경직, 복부팽만, 장음소실, 쇼크 징후 등의 천공증상을 모니터한다.

⑦ 체중을 정기적으로 측정한다.

NCLEX! ⑧ NSAIDs, 아스피린 함유 약물 사용을 금지하고, 대부분의 진통제나 관절염 약물은 이러한 성분을 가지고 있으니 꼭 금지해야 함을 교육한다.

section 04 Hiatal Hernia 열공성 헤르니아

(1) 개 요

① 위가 횡격막을 지나 종격강으로 들어간 상태

② 유형 (그림 7-2)

• 슬라이딩 식도 헤르니아 : 90%를 차지하며 위의 탈출부위가 자세변경 시나 연동운동 증가 시에는 앞 · 뒤로 미끄러진다.

• 롤링 식도 헤르니아 : 위저부, 대만부위가 흉강 속에서 식도 옆으로 들어가 심각한 합병증을 초래할 수 있다.

③ 노화, 손상, 수술, 구조적 결함, 무거운 물건 들기, 힘주기 등으로 인해 식도 근육이 약해진다.

(2) 병태생리

① 슬라이딩 식도 헤르니아에서 식도 근육이 약해져서 위식도 역류가 초래되고 여러 증상을 유발하게 된다.

② 롤링 식도 헤르니아(또는 식도 옆 헤르니아 paraesophageal hernia라 함)에서는 헤르니아에 의해 흉강 내용물이 돌출되므로 흉강 내압이 증가된다.

NCLEX! ③ 헤르니아 유형에 따라 무증상이거나 다양한 증상이 나타날 수 있다.

• 슬라이딩 : 연하곤란, 가슴쓰림, 역류, 고장증, 속쓰림

• 롤링 : 숨이 참(숨 가쁨; shortness of breath), 흉통(협심증 통증과 유사), 빈맥

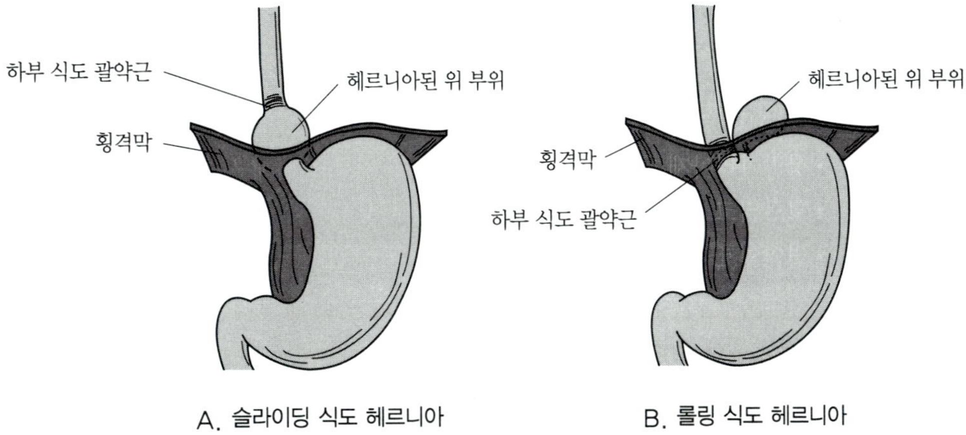

그림 7-2 헤르니아 유형

(3) 간호 사정

① **사정** : 통증, 활력징후, 숨이 참 등의 증상, 협심증 통증인지 위장관 통증인지를 기술하고 사정

② **진단검사** : 상부 위장관 시리즈, 동맥혈 가스 분석, 숨가쁨 호소 시에 흉부 X-ray로 위가 흉강 내에 있는지 확인한다.

(4) 간호 중재

① **약물** : 제산제, H_2-감수체 길항제, 진통제

② **모니터링과 교육** : 올바른 식이, 소량의 6회 식사(다량 3회 식사보다), 필요 시에 체중감량 프로그램 실시

NCLEX! ③ 수면과 식사 시에 머리를 높게 하도록 교육

④ 수술이 필요한 경우 수술에 대해 설명

NCLEX! ⑤ 알코올, 카페인, 흡연 금지

section 05 크론 질환(국한성 장염)

Crohn's Disease (Regional Enteritis)

(1) 개 요

① 위장관 어느 곳에서나 발생할 수 있는 장관의 만성 염증성 질환으로 누덕누덕 기워진 병소를 가진다. 회장이나 결장에 흔하며 궤양성 대장염과 증상이 유사하기 때문에, 둘을 합쳐 염증성 장 질환(inflammatory bowel disease; IBD)이라고도 한다.

② 성인 초기나 10대에 흔하고 남 · 녀 발생은 동일하다(유태인과 백인에 더 흔하다).

NCLEX! ③ 완화 · 악화되면서 천천히 진행하고 가족관계나 직장에서의 정서적 요인이 질병을 악화시킨다.

④ **원인** : 알려지지 않았으나 다양한 요인에 의한 것으로 생각된다. 감염(박테리아, 바이러스, 마이코박테리아), 알레르기나 면역 질환, 정신지체, 식이, 호르몬, 환경요인

(2) 병태생리

① 구강에서 항문에 이르기까지 어느 곳에서나 염증이 발생된다. 상행 결장, 회장 원위부, 항문 · 직장 부위에 흔하다.

② 병소는 국소적이고 장관벽의 전층을 침범한다. 장관벽은 얇고 긴 궤양과 길거나 짧은 협착(stric-ture)이 있다.

NCLEX! ③ 장관의 몇몇 부위에 발생하지만, 전체 부위에는 발생하지 않아서 띄엄띄엄 병소가 보인다(skip lesion).

④ 점막 하층을 침범하기 때문에, 점막층은 종양과 유사한 과립종(granuloma)이 형성되어 조직에 자갈과 같은 모양이(덕지덕지 기워진 모양) 나타난다.

⑤ 장관벽은 울혈되고 두꺼워지며, 농양이 발생할 수도 있다. 감염부위와 방광 사이 또는 감염부위와 장관의 다른 부위 사이에 누공(fistula)이 생기기도 하며 흡수장애가 초래된다. (그림 7-3)

⑥ 반흔조직이 형성되어 미즙의 이동을 방해하고 천공이나 폐쇄가 유발된다.

NCLEX! ⑦ 심한 설사로 인해 합병증이 초래된다.

합병증 : 수분 · 전해질 불균형, 탈수, 엽산 · 칼슘 · 비타민 D 흡수 장애, 열공(fissure), 누공, 항문주위 농양 등

NCLEX! ⑧ **증상과 징후** : 오심, 구토, 고창, 전신쇠약(malaise), 식욕부진, 체중 감소, 반고형의 악취나는 변(3~5회/일), 간헐적이고 국소적인 통증(RLQ), 질병이 진행되며 통증이 심해짐, 변에 농이나 혈액과 함께 점액이 나타남, 밤에 배변, 수분과 전해질 불균형, 탈수, 발열, 백혈구 증가, 철결핍성 빈혈, 항문 주위 농양, 누공, 저알부민혈증

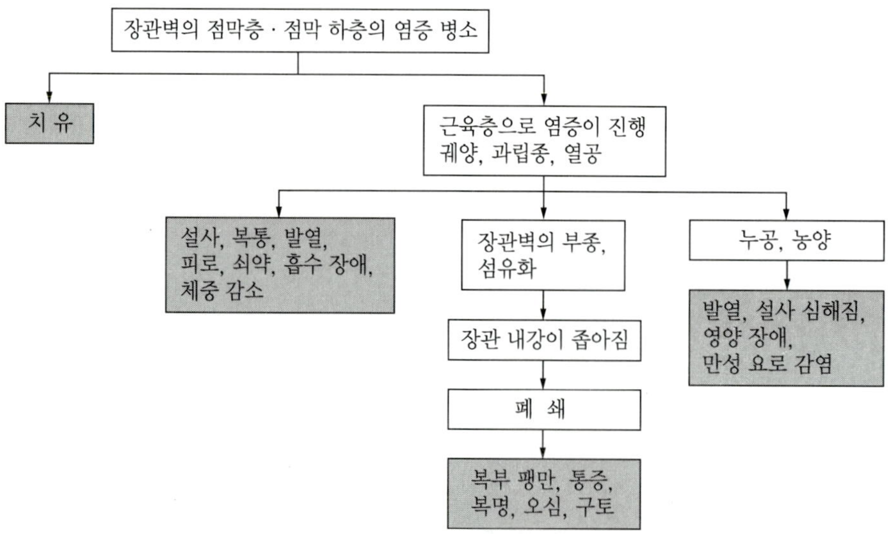

그림 7-3 크론 질환의 병태생리

(3) 간호 사정

① **사정** : 영양상태, 수분상태, 증상, 통증, 배변 습관, 매일 체중 측정, 활동 정도, 변 관찰, 위험요인, 스트레스 정도, 정서상태, 활력징후, 피부와 손톱 · 발톱 색 변화, 빈혈

② **진단검사** : CBC(WBC 증가, RBC · Hgb · Hct 감소), 바륨 관장(string sign, skip lesion 관찰), 알부민 감소, ESR 증가, 전해질(저칼슘혈증)

(4) 간호 중재

① **투약** : sulfasalazine(Azulfidine)－감염 조절, 코디코 스테로이드－염증 감소, 진통제－복통 감소, 항콜린제－설사 조절, 비타민 · 미네랄 제제, 전해질 보충, 해열제 · 전해질 투여(특히 칼슘 · 포타슘) 시에 음식과 함께 복용하여 위장관 불편을 감소시킨다.

② **설사조절** : 장관 팽창으로 천공이 유발될 수 있으므로 체온을 모니터링한다.

NCLEX! ③ 수분 공급으로 탈수교정, 탈수증상을 모니터링, 종합비경구적 영양공급(total parenteral nutrition)과 위장관을 쉬게 해준다.

NCLEX! ④ 찌꺼기가 적은 음식, 저지방, 고단백, 고칼로리 식이

⑤ 스트레스를 경감시킬 수 있는 생활양식

section 06 Ulcerative Colitis
궤양성 대장염

(1) 개 요

① 대장 점막층을 침범하는 염증성 질환으로 결장이나 직장의 일부분 또는 전체에 발병

② 10~40세에 흔하고 백인이나 유태인에 흔하다.

③ 크론 질환과 같은 염증성 장질환이 치유되면서 발생. 질병과정이 악화, 완화 단계가 있다.

④ 경한 궤양성 대장염, 중 궤양성 대장염, 전격성(fulminating) 궤양성 대장염

⑤ **원인** : 알려지지 않았으나 유전, 바이러스, 박테리아, 자가면역 질환, 스트레스가 원인

(2) 병태생리

① 점막층에 궤양성 병소는 작은 미란을 형성한다. 크론 질환과는 달리, 병소가 드문드문 나타나지 않는다.

② 병소에 적은 출혈과 농양이 있다.

③ 장관벽이 두꺼워지고 병이 진행된 후기에는 궤양이 섬유화된다.

NCLEX! ④ **합병증** : 장관폐색, 탈수, 수분과 전해질 불균형, 흡수 불량, 철결핍성 빈혈

NCLEX! ⑤ **증상과 징후** : 만성적이고 혈액과 점액을 동반한 설사(질병이 심해지면 악화됨), 발열, 체중 감소, 복부경련, 통증, 오심, 구토, 긴박변

(3) 간호 사정

① **사정** : 배변 습관, 변의 육안 관찰, 활력징후, 체중, 영양상태, 통증, 활동 정도(activity tolerance), 장음

② **진단검사** : CBC(RBC, Hb, Hct 감소), 전해질(포타슘 감소), S자상경 검사, 변검사(잠혈)

(4) 간호 중재

① **투약** : 해열제, 항염증제-sulfasalazine(Azulfidine), 항생제, 코디코 스테로이드, 항미생물 약물-metronidazole(Flagyl), 지사제, 항경련제

NCLEX! ② 식이는 소량, 영양 보조제, 일주일 단위로 체중 측정

③ 심리적 지지, 상담

④ 장음, 장운동 모니터링

NCLEX! ⑤ 탈수증상을 사정하고 I & O 측정, 수액 주입(IV)

section 07 Diverticular Disease 게실 질환

(1) 개 요

① 정의

- 게실(diverticula, diverticulum) : 결장벽의 돌출
- 게실염(diverticulitis) : 장관 안에 있는 게실의 염증
- 게실증(diverticulosis) : 결장 내에 게실이 있지만 염증이나 증상은 없는 상태

② 찌꺼기가 적은(low residue) 식이를 섭취하는 60세 이후에 많다.

③ 급성(충수염과 유사), 만성(심한 변비 · 통증 · 복부팽만 · 고창)

④ 원인 : 심한 변비, 비만, 식이섬유나 비소화성 물질 부족

(2) 병태생리

① 장관 내압의 증가로 대장벽이 돌출되고 그 부위는 음식물로 인해 장관벽이 약해진다.

② 음식물에 박테리아가 있으면 게실염을 초래한다.

③ 혈액 공급이나 영양물질이 부족하면 게실 질환이 유발되기 쉽다.

④ 만성 게실염은 장관벽을 두껍게 하여 장관 폐색을 초래할 수 있다.

⑤ **합병증** : 장관벽 파열도 복막염을 초래, 폐색, 농양(드물다)

NCLEX! ⑥ **증상 및 징후** : 변비, LLQ 복통, 복막염 징후(발열, 복부 부목화[guarding], 복부 경직), 간헐적 직장 출혈, 설사(변비보다는 흔하지 않음), 백혈구 증가, 무증상이기도 하다.

(3) 간호 사정

① **사정** : 환자 호소, 통증, 활력징후, 복부 촉진, 장음 청진, 배변 습관, 체위

② **진단검사** : 초음파 검사, S자상경 검사, 변(잠혈 검사), 바륨 관장, CT 스캔

(4) 간호 중재

① **약물** : 지사제, 진경제(가끔), 완화제(변의 양을 증가시킴), 대변 연화제, 진통제, 해열제 (발열 있을 때)

② 활력징후 모니터, 발열 치료

NCLEX! ③ 금기가 아니라면 하루 2~3L의 수분섭취

NCLEX! ④ **대변 관찰** : 양, 굳기, 횟수, 혈변 유무

⑤ 휴식 취하기

⑥ 무거운 물건 들기, 비틀기(straining), 구부리기 등은 하지 않기

NCLEX! ⑦ 야채, 과일, 섬유소를 섭취

⑧ 증상경감을 위한 생활 양식 교육

⑨ 금연, 금주

section 08 Intestinal Obstruction 장폐색

(1) 개 요

① **정의** : 장관 내용물이 정상적으로 앞으로 나아가지 못하는 것

- 고폐쇄(high blockage) : 폐색 부위가 소장
- 저폐쇄(low blockage) : 폐색 부위가 대장

② **종류**

- 기계적 폐색(mechanical) : 종양, 협착 등의 원인으로 장관강이 좁아져서 유발되는 것으로 흔한 유형
  - 장염전(volvulus obstruction) : 장이 꼬여서 폐색이 초래, 노인에게 흔하다.

- 장중적증(intussusception) : 장의 일부가 다른 부위로 들어가서 겹쳐짐. 10~15개월 유아에게 흔하다.
- 기능적 또는 마비성 폐색(functional 또는 paralytic) : 신경이나 근육의 문제로 인해 연동운동이 소실(수술 후, 장기 침상 안정시)
- 어린이(보통 2세 이하) 에게는 대체로 기계적 폐쇄가 많다.
- 원인 : 장협착, 탈장, 종양, 심한 변비, 수술, 장기 침상안정

(2) 병태생리

① 장폐쇄는 원인이 무엇이든지 장관팽창 (가스, 공기, 위액, 담즙액에 의한)과 수분, 전해질, 단백질 손실을 초래한다.

② 소화액 정체에 의해 장관이 팽창하면 수분과 전해질이 장관벽으로 흡수되지 못한다. 구토와 소화액 정체로 저혈량, 탈수, 저혈량 쇼크를 초래한다.

③ 혈액공급부족으로 처음에는 연동운동이 증가되고 2차적으로 허혈 · 산증 · 균의 침입이 가능하며, 괴사나 복막염 등도 가능하다.

④ 세포파괴, 조직저산소증, 분비물정체로 인해 세균성장을 위한 최적의 환경이 조성된다.

⑤ **합병증** : 수분과 전해질 불균형, 장관 괴저, 감돈, 천공

⑥ **증상과 징후** : 통증(산통), 장관팽창, 장음 – 처음에는 복명, 나중에는 감소 또는 소실, 오심과 구토(bilious, feculent), 식욕부진, 설사 또는 장운동 결핍, 복부압통, 경직, 발열, 안절부절 못함, 전해질 불균형, 저혈량 쇼크 또는 패혈성 쇼크

(3) 간호 사정

① **사정** : 배변습관 및 형태, 통증, 장음, 복부촉진, 육안으로 변 관찰, 섭취/배설, 영양상태, 활력징후, 산소포화도, 복부 둘레

② **진단검사** : CBC, 전해질, 복부 X-ray, 아밀라아제(amylase), 바륨관장, CT scan, 복부 초음파

(4) 간호 중재

① **약물** : 완화제(경구, 항문), 관장, 필요 시에 전해질을 투여

② 장음, 장운동 모니터, 분변매복을 관찰하고 분변매복이 있으면 제거

③ I/O, 체중, 식사량(식사마다) 측정

④ 프라이버시를 보호하여 장관운동이 되도록 한다, 공기정화기 제공

⑤ 비위관 삽입 또는 외과적 방법으로 장관내 감압

⑥ 수술 후에는 조기이상 격려, 수분섭취 증가

⑦ 활력징후 모니터, 정맥으로 수분 공급

⑧ **교육** : 변비예방의 필요성 · 중요성, 천연완화제 사용, 대변완화제 사용, 수분섭취 증가, 활동 증가

⑨ 장관운동을 감소시키는 마약성 진통제 이용과 그 빈도를 모니터

section 09

Appendicitis

충수염

(1) 개 요

① 정의 : 충수돌기의 염증

② 어린이, 10~30세에 흔하며 남성에서 더 많다.

③ 급성(심하다), 만성(급성 후에 나타남), 괴저성(심한 염증), 충수파열

④ 여성에서는 충수염 증상과 난소종양, 자궁외 임신, 골반염증 질환(pelvic inflammatory disease)과 구별해야 한다.

⑤ 원인 : 원인불명, 변에 의한 충수 폐색, 충수 괴사

(2) 병태생리

① 충수는 회맹판 바로 아래에서 맹장에 붙어 있으며, 정상적으로 작고 특별한 역할이 없음

② 관강의 폐색초래 – 분석(fecalith), 종양, 이물질에 의하여

③ 폐색으로 염증과 균 침입

④ 모세혈관과 정맥이 막히게 되어 관강내압이 증가하며, 점막으로의 혈액공급 감소와 조직 저산소증 초래

⑤ 혈관내 혈전증으로 괴저가 초래되고 천공유발, 복막염 초래

NCLEX! ⑥ 증상과 징후 : 우하복부(RUQ) 통증 – McBurney's point(배꼽과 우장골능 사이), 위장관 장애(식욕부진, 오심, 구토, 설사, 변비), 반동성 압통(복부를 압박하던 손을 갑자기 뗄 때에 심한 통증을 느낌), 무릎을 굽히고 측위와 앙와위를 취함, 발열, 혈압 또는 맥박 증가(통증, 발열로 인해), 쇠약

(3) 간호 사정

① 사정 : 활력징후, 통증, 복부촉진 시에 반동성 압통, 배변력, 여성의 월경력, 활동정도

② 진단검사 : CBC(충수 파열시 WBC 상승), 초음파 검사, CT scan

(4) 간호 중재

① 약물 : 항생제 정맥투여, 진통제, 해열제

② 확진 때까지 안위 관찰, 확진 후 수술

③ 정맥 수액 공급 : 확진 시는 수술을 위해 반동성 압통이 없으면 위장관 바이러스 가능성을 확인한다(바이러스 감염시 수액공급 후 통증 호전).

NCLEX! ④ 금기 : 관장, 하제, 온찜질, 확진 후 복부 촉진 (파열 초래)

⑤ 활력징후, 특히 체온 모니터

NCLEX! ⑥ 일반적인 수술후 간호 제공 : 체위변경, 기침, 심호흡, 조기이상, 장음 사정, 소변량 관찰, 상처 간호

section 10 Peritonitis

복막염

(1) 개 요

① **정의** : 국소적 또는 전체적인 복막의 염증 (복부 장기를 덮고 있는 막)

② **종류**

- 원발성 : 세균감염
- 속발성 : 외상, 수술, 화학물질
- 소화기계 부속기관의 질병으로 인한 합병증

③ **원인** : 충수파열, 소화성 궤양 파열, 생식기계 감염, 수술후 합병증 (장관문합 후에 내용물이 새어 나감)

(2) 병태생리

① 복막은 반투막으로 항상성을 유지하고자 한다. 수분이 복막강 내로 흘러 들어가서 탈수, 소변량 감소, 저혈량, 전해질 불균형, 쇼크를 초래한다.

② 복막 내로 들어온 분비물과 화학물질이 무균상태이면 자극만 있게 되지만, 오염된 것들이라면 광범위한 염증반응을 초래한다.

③ 일반적인 복막염은 패혈증으로 진전되어 패혈성 쇼크를 초래하고 여러 장기의 기능장애를 초래한다. 노인환자에게는 심한 상태가 초래될 때까지 증상을 간과하기 쉽다.

NCLEX! ④ **증상과 징후** : 복통 (심한 통증이 감염부위에 국한), 오한, 발열, 식욕부진, 오심, 구토, 복부경직, 복부부목화, 복부팽만, 장음감소 또는 소실, 발한, 빈맥, 호흡수 증가, 창백, 탈수로 소변량 감소

(3) 간호 사정

① **사정** : 증상-복통 및 다른 호소, 활력징후, 장음청진, 복부 촉진, 소변량, 의식상태, 피부색, 영양상태

② **진단검사** : CBC, 전해질, 복부 초음파, BUN, Creatinine, 복막천자와 균배양

(4) 간호 중재

① **약물** : 항생제 (균배양후), 진통제, K^+ (신장기능 정상시)

② 수분, 전해질 공급

③ 소변량, 정맥압 모니터

④ 증상이 심한 환자는 인공호흡기, Swan-Ganz catheter로 폐동맥압 모니터

NCLEX! ⑥ **비위관** : 복부팽만, 연동운동 감소시, 수술후 음식물 공급 (경구로 음식물 섭취 불가능 시에 공장루공으로 공급)

⑦ 정서적 지지 (환자, 보호자)

NCLEX! ⑧ 수술후 간호, 퇴원계획, 의뢰

section 11

Neoplasms of the Gastrointestinal Tract

위장관 암

(1) 개 요

① **정의** : 구강암(입술, 인두, 혀, 경구개[硬口蓋], 목젖), 식도암, 위암, 결장암, 직장암, 결장직장암

② 백반증(leukoplakia)과 적반증(erythroplakia)은 암이 발생하기 전의 병소로 꼭 보고되어야 한다. 입술이나 입의 잘 낫지 않는 궤양, 림프절 비대 등도 위험한 병소이므로 관찰해야 한다.

③ 조기진단이 필수로 구강암이나 결장직장암에서는 조기발견하면 생존율이 높다.

NCLEX! ④ **원인** : 흡연, 음주, 저섬유 식이, 고지방 식이, 과일과 야채의 공급 부족, 유전

(2) 병태생리

① 구강의 편평상피세포는 편평세포암이 발생하기 쉬우며, 구강암은 매우 급속히 퍼져 나간다. 그 이유는 구강에 혈관의 분포가 매우 많기 때문이다.

② 식도암은 식도를 둘러싸게 되고, 림프계를 침범한다.

③ 위암은 유문부에 발생하는 선암(adenocarcinoma)을 포함하며, 림프계를 통하여 다른 장기로 전이된다.

④ 대부분의 결장직장암은 중정도 분화된 선암이며, 비교적 천천히 자란다. 점막에서 시작하여 다른 많은 조직으로 침범된 후에 림프계를 통해 전이된다.

⑤ 증상과 징후

NCLEX!
- 구강암 : 저작작용 · 연하작용, 말하기가 곤란하고 통증이 있으며, 전구 병소가 있거나 조직에서 궤양이 나타난다.
- 식도암 : 연하곤란, 폐에 합병증, 역류, 흡인, 누공형성(fistula)

NCLEX!
- 위암 : 식욕상실, 체중감소, 상복부 불편감, 허약, 통증
- 결장직장암

NCLEX!
  - 우측(상행결장) : 경미한 출혈, 허약, 피로, 기력상실, 식욕부진, 체중감소

NCLEX!
  - 좌측(하행결장) : 배변습관의 변화(설사에서부터 변비까지 다양), 변이 가늘거나 연필 모양, 고장증(bloating). 검은변, 배변 시 완전히 배설하지 못했다는 느낌
- 식욕부진 · 허약 · 체중감소는 모든 종류의 암의 발생을 나타내는 지표이며, 더 진행되면 종양이 촉진된다.

(3) 간호 사정

① **사정** : 배변습관의 변화, 영양상태, 체중감소 또는 체중증가, 활동정도, 통증, 구강내 병소 시진 또는 촉진(보이지 않는 구강내 병소도 손가락으로 만져질 수 있다. 딱딱하고 비대칭인 돌출부위가 있으면 잘 관찰하고 기록해야 한다), 변의 관찰(시진)

② **진단검사** : 잠혈검사(guaiac test), 조직생검, 결장내시경, 에스자상 내시경검사, 바륨관장, CBC, 간기능검사, CT scan, MRI, 기관지경검사, 내시경, 암배아 항원(carcinoembryonic antigen; CEA), 상부 또는 하부 위장관 시리즈, 혈액응고 패널(coagulation panel)

(4) 간호 중재

① 약물 및 치료

NCLEX!
- 방사선요법, 수술 중에서 둘 다 또는 한 가지
- 항암화학요법 단독으로 또는 수술, 방사선 요법과 병행하여 시행
- 기타 : 진통제, 진토제, 대변 완화제, 항생제

NCLEX! ② 교육 : 위장관 암 발견과 관련된 교육이 중요하다. sunscreen 사용, 필요시 매년 신체검진, 흡연 등의 위험요인을 피하기

NCLEX! ③ 40세 이상은 대장내시경 권장, 가족력이 있거나 직장 폴립 및 게실이 있으면 50세 이후 매년 구아익검사(guaiac test : 잠혈검사) 권장

④ 일반적인 수술 후 간호

⑤ 통증관리

⑥ 구강수술 후 기도의 개방성 유지

⑦ 영양상태 모니터, 구강간호, 위장관 내시경 검사 후 수분공급 충분히

⑧ 정서적 지지, 필요 시에 의뢰(환자, 가족을 위해)

⑨ 결장직장암 수술 후 배변형태 모니터(빈도, 양, 굳기, 장운동)

사례 연구

34세 여성이 심한 복통과 설사를 주소로 입원하였다. 그 환자는 매우 창백하고 야위어 있었다. 입원시 진단은 크론 질환(R/O) 이었다.

① 입원시 간호력을 파악하기 위한 질문은 무엇인가?

② 객관적 자료로는 무엇을 수집하여야 하는가?

③ 환자의 사회력(social history)에 관하여 도움이 될 정보는 무엇이겠는가? 그 이유는?

④ 합병증으로 나타날 수 있는 탈수를 예방하기 위하여 어떤 간호 중재(nursing measures)가 중요하겠는가?

⑤ 다른 간호 중재로는 어떤 것이 있겠는가?

책 속의 책 16쪽

✓ POSTTEST

1. 환자가 복부 중간부위에 심한 통증이 있고 구토를 했는데, 무엇이 잘못되었는지 모르겠다고 하였다. 촉진 시에 배꼽과 골반 사이에 반동성 압통이 있었으며, 왼쪽으로 눕고 무릎을 구부리자 통증이 감소하였다. 간호사가 해야 할 일 중 가장 바른 것은?

① 환자가 대변을 보도록 관장을 해야 한다.
② 환자가 구토한 것으로 보아 위장염일 것이다.
③ 충수염인지 체크해 보아야 한다.
④ 구토를 했기 때문에 영양섭취를 하도록 한다.

2. 졸링거 엘리슨 증후군 환자가 자신이 흔하지 않은 암에 걸렸다고 생각하고 있다. 간호사가 환자에게 이 증후군을 어떻게 설명해 주면 좋겠는가?

① 위에 있는 점막보호세포가 파괴되어 궤양으로 진전될 수도 있다.
② 펩신과 염산분비를 증가시키는 상태이다.
③ 장이 꼬여서 장폐색이 유발될 수 있다.
④ 장의 염증성 질환인 크론 질환이다.

3. 소화성 궤양으로 최근에 수술을 받은 환자가 복명(배에서 꾸르륵 꾸르륵 소리), 쥐어짜는듯한(cramping) 통증, 구토, 설사 등의 증상이 있다. 이 환자는 다음 중 어떤 상태인가?

① 덤핑 증후군(Dumping syndrome)
② 소화성 궤양의 합병증
③ 위천공
④ 복막염

4. 소화성 궤양으로 진단받은 환자가 왜 항생제를 복용해야 하는가를 알고 싶어한다. 간호사가 해줄 수 있는 최선의 대답은?

① "항생제는 위를 편안하게 해주고 증상을 감소시켜 줍니다."
② "항생제는 소화성 궤양을 유발할 수 있는 덤핑 증후군을 감소시켜 줍니다."
③ "헬리코 박터 파일로리균은 소화성 궤양을 일으키는 원인이며 항생제로 이것이 치료됩니다."
④ "위에 균이 없어야 과다한 위산이 감소됩니다."

5. 소화성 궤양 환자가 피해야 하는 음식은?

① 채소 ② 육류
③ 과일 ④ 초콜릿

6. 크론 질환 환자 보호자에게 체중감소가 왜 일어나는지, 병태 생리적 이유를 설명하고자 한다. 알맞는 것은?

① 오심으로 음식물을 섭취하지 못한다.
② 염증으로 인해 식욕이 저하된다.
③ 장관벽이 울혈되고 두꺼워져서 흡수가 되지 못한다.
④ 병소가 띄엄띄엄 위치하므로(skip lesions) 음식물이 장관을 통과하지 못한다.

7. 간호사가 간호학생(또는 간호조무사)에게 노인이 게실염에 걸릴 수 있는 확률이 높은 이유를 설명하고자 한다. 알맞는 것은?

① 식이부족이나 불량
② 만성 설사
③ 잦은 완화제 사용
④ 좌식 생활습관

8. 크론 질환 환자가 치료이행을 하지 않고 있다. 어떤 위험을 경고해야 하겠는가?

① 장관 천공
② 결장직장암(대장암)
③ 소화성 궤양
④ 궤양성 대장염

9. 소화성 궤양 환자의 수술 후 통증을 감소시키기 위해 진통제를 투여하고자 한다. 간호사는 그 약이 어떤 성분을 함유하고 있지 않은가를 꼭 체크해야 한다. 어떤 성분인가?

① 마약성 진통제(opioid)
② 아세트아미노펜(타이레놀)
③ 아세틸살리실산(아스피린)
④ 하이드로코돈

10. 장이 커지고 팽만되어 있으며, 급성 압통 · 발열 · 경직 · 장음이 소실된 증상의 환자가 입원을 하였다. 병동에 도착 후 환자의 의식상태가 약해졌고, 냄새가 심한 구토를 하기 시작하였다. 가장 우선적으로 수행해야 하는 간호중재는?

① 해열제를 주어 열을 감소시킨다.
② 비위관을 삽입하고 배설물을 모니터한다.
③ 진통제를 투여하여 환자를 진정시킨다.
④ 장음을 듣는다.

책 속의 책 15쪽

■ 참고 문헌

Corwin, E, J. (2000), *Handbook of pathophysiology*(2nded.). Philadelphia: Lippicnott, pp. 551~554

Bullock, B. A. & Henze, R. L. (2000). *Focus on pathophysiology.* Philadelphia: Lippincott, pp. 721~741.

Hansen,M. (1998). *Pathophysiology; Foundations of disease and clinical intervention.* Philadelphia: W. B. Saunders, pp.692~762.

Ignatavicius, D., Workman, M., & Mishler, M. (1999). *Medical surgical nursing across the health care continuum*(3rd ed.). Philadelphia: W. B. Saunders, pp. 1355~1377, 1379~1403l, 1405~1431.

LeMone, P. & Burke, K. (2000). *Medical surgical nursing: Critical thinking in client care*(2nd ed.).Upper Saddle River, NJ: Prentice Hall, pp. 422~509, 769~875.

McCance, K. & Huether, S. (2002). *Pathophysiology:The biologic basis for disease in adults and children* (4th ed.). St. Louis, MO: Mosby, pp. 1335, 1344, 1367

Porth, C. M. (2002). *Pathophysiology: Concepts of altered health states* (6th ed.) Philadelphia: Lippincott, pp. 719~742.

Sands, J. (1999). Management of persons with problems of the stomach and duodenum. In W. Phipps, J. Sands, & J. Marek.(Eds.), *Medical surgical nursing: concepts and clinical practice* (6th ed.). St. Louis: Mosby, pp. 1277~1371.

Thomas, C. L. (Ed.). (2001) *Taber's cyclopedic medical dictionary.* Philadelphia: F. A. Davis.

Thomas, C. L. (Ed.). (2000) *Taber's cyclopedic medical dictionary* (19th ed.). Philadelphia: F. A. Davis.

Wilson, B. A., Shannon, M. T., & Stang, C. L. (2001) *Nurshing drug guide: 2001.* Upeer Saddle River, NJ: Prentice Hall.

CHAPTER 8

간담도 건강문제

(Hepatobiliary Health Problems)

Carol. Clark, MS, RN, ANP, GNPC

이윤미 / 채영란

차 례 Chapter Outline

- 간담도 건강문제와 관련된 위험인자(risk factors associated with hepatobiliary health problems)
- 경화증(cirrhosis)
- 간염(hepatitis)
- 간암(cancer of the liver)
- 담석증(cholelithiasis)
- 담낭염(cholelcystitis)
- 췌장염(pancreatitis)
- 췌장암(cancer of the liver)

목 적 Objectives

- 간담도 건강문제와 관련된 중심용어를 정의한다.
- 간담도 건강문제을 유발하는 관련 위험 인자를 규명한다.
- 간담도 건강문제의 흔한 원인에 대하여 논의한다.
- 간담도 건강문제와 관련된 병태생리적 과정 등을 기술한다.
- 간담도 건강사정을 통해 얻은 결과들을 정상과 비정상으로 구별한다.
- 간담도 건강문제와 관련된 간호중재를 우선순위화 한다.

용어해설 Review at a Glance

- **간성뇌질환**(hepatic encephalopathy) : 뇌조직의 손상으로 인한 간경화 합병증으로, 뇌조직의 암모니아로 인하여 생긴다.
- **간염**(hepatitis) : 간의 염증
- **경화증**(cirrhosis) : 간의 정상적인 기능을 방해하는 간조직의 반흔으로 간의 구조적인 변화를 초래한다.
- **담즙**(bile) : 담도와 십이지장으로 분비되는 짙은 노란색의 액체로 음식물의 소화, 지방과 지용성 비타민의 흡수, 연동운동을 자극하여 소화를 돕는다.
- **담도 경화증**(biliary cirrhosis) : 담관의 염증과 담즙의 정체로 인해 황달이 오래 지속되는 것이 특징인 경화증
- **담낭염**(cholecystitis) : 담낭의 염증
- **담석증**(choletithiasis) : 담낭에 돌이 있는 상태
- **라에넥 간경변증**(Laennec' s cirrhosis) : 만성 알콜리즘과 관련된 경화증
- **문정맥 고혈압**(portal hypertension) : 폐쇄와 울혈에 의한 문정맥의 압력이 증가, 간경화의 합병증
- **복수**(ascites) : 복강 내에 증가된 체액
- **비장비대**(splenomegaly) : 비장이 커진 것
- **윌슨 병**(wilson' s disease) : 셀룰로프라즈민이 감소하는 상염색체 열성유전으로, 각 장기(간, 뇌, 신장, 각막)에 구리를 증가시킨다.
- **전격성 간염**(fulminant hepatitis) : 간의 괴사와 수축으로 간 부전을 초래한다. 간염의 합병증
- **정맥류**(varices) : 구불구불하게 정맥이 확장된 것
- **지방변증**(steatorrhea) : 지방의 과도한 제거, 지방변
- **췌장염**(pancreatitis) : 췌장의 염증
- **혈변**(melena black) : 장으로부터 유리혈액 분비로 나타나는 검은 타르 색깔의 변
- **혈색소증**(hemochromatosis) : 과도하게 철이 흡수되거나 축적된 전이성 질병
- **혈소판 감소증**(thrombocytopenia) : 혈소판의 수가 감소하는 증상
- **황달**(jaundice) : 혈액의 담즙(빌리루빈)이 비정상적으로 많이 축적되어 체액, 피부, 장기의 색깔이 짙은 노란색으로 변하는 현상

✓ PRETEST

1. 간에 지방이 축적된 55세 남자는 어떤 종류의 경화를 가져오는가?

① 담도 ② 대사
③ 괴사후 ④ Laennec's

2. 몇 주 전만 해도 아주 건강한 아들이 어떻게 간염에 걸렸는지 이해하지 못하는 어머니가 있다. 어머니에게 이해를 도와줄 수 있는 A형 간염의 특징은 무엇인가?

① 60~180일 동안의 잠복기
② 대변-구강을 통한 전파
③ 양성 보균자 상태
④ 성적 접촉을 통한 전파

3. 신체 사정 결과 거미모양 혈관종, 수장홍반, 말초부종, 복수의 소견을 보였으며, 정신상태의 변화와 관련이 있는 질환은?

① 담석증 ② 담낭염
③ 간경화 ④ 췌장염

4. 급성 췌장염으로 입원한 45세 여성이 4시간 마다 meperidine(Demerol) 50mg 근육주사 처방을 받았다. 이 대상자를 위해 몰핀보다 Demerol이 처방된 이유는 무엇인가?

① 몰핀보다 작용개시 시간이 더 빠르다
② 몰핀보다 의존성이 약하다.
③ 오디(Oddi) 괄약근의 수축을 거의 일으키지 않는다.
④ 인지적 부작용이 거의 없다.

5. 간성 뇌질환의 건강력을 가진 65세 여성이 폐렴과 탈수로 입원을 하였다. 영양사의 처방에 대해 육류가 부족하다고 간호사에게 불만을 호소하였다. 다음 중 간호사의 가장 적당한 반응은 무엇인가?

① " 아침에 당신의 의사에게 질문하세요"
② "제가 전화해서 당신의 식이 처방에 육류의 비중을 늘리도록 주문하겠습니다."
③ "당신 식단에 나온 육류의 양은 혈액검사 결과에 의해 지시된 것입니다."
④ "당신에게는 단백질을 제한하는 것이며, 다른 식품군으로부터 더 많은 영양을 섭취할 수 있습니다."

6. 간경화 말기인 55세 여성의 신체사정에서 오른쪽으로 누울 때 그 쪽으로 튀어나온 측면과 불룩하게 나온 복부를 보았다. 이런 사정을 설명하는 적절한 용어는 무엇인가?

① 체액과부하 ② 영양실조
③ 복수 ④ 팽만

7. 췌장암과 관련된 진술로 알맞는 것은?

① 췌장암을 가진 대상자는 앉아 있을 때 오랜 기간의 통증을 앓아 왔다.
② 췌장암을 가진 대상자는 조만간 검은색 변을 볼 것이다.
③ 췌장암을 가진 대상자는 식욕부진과 체중감소가 서서히 시작될 것이다.
④ 췌장암을 가진 대상자는 보고할 증상이 없을 것이다.

8. 만성 간경화 환자인 대상자에게 퇴원교육을 할 때, 그의 부인이 간호사에게 출혈을 왜 조심해야 하는지를 질문하였다. 가장 적절한 대답은 무엇인가?

① 경화를 앓고 있는 간은 응고인자를 만들 수 없다.
② 저단백 식이가 응고인자를 감소킬 수 있다.
③ 증가된 담즙생산은 응고인자를 감소시킨다.
④ 복용하는 약물은 응고인자를 감소시킨다.

9. 바이러스성 감염과 관련된 진술 중 맞는 것은?

① B형 간염은 대변-구강 경로에 의해 전파된다.
② A형 간염은 성적 접촉으로 전파되는 질환이다.
③ 발병 후 황달이 오고 몇 주 동안 지속된다.
④ D형 간염은 서서히 발병한다.

10. 만성 간경화를 앓고 있는 대상자에게 lactuloe(Chronulac) 시럽에 대한 이론적인 근거를 설명할 때, 적절한 진술은 무엇인가?

① " Chronulac 시럽은 간경화를 호소하는 환자의 주요한 합병증인 변비를 감소시킨다."
② "Chronulac 시럽은 암모니아 대사를 억제하고 대변에서 암모니아를 제거하는 데 도움을 준다.
③ "Chronulac 시럽은 간경화를 막는 데 도움을 준다"
④ "Chronulac 시럽은 즉각적으로 부작용을 감소시킬 수 있다."

책 속의 책 16쪽

section 01 Risk Factors Associated with Hepatobiliary Health Problems
간담도 건강문제와 관련된 위험인자들

(1) 간경화(cirrhosis)

알코올(1차적), 바이러스성 간염, 약물과 화학물질에 의한 독성반응, 담도폐색, 심질환, 혈색소증(hemochromatosis), 철이 지나치게 많이 흡수되거나 축적된 일반적으로 전이성 질환, Wilson' s disease(간, 뇌, 신장, 각막에서 구리가 증가하여 셀룰로플라즈민이 감소하는 상염색체 열성유전병)

(2) 간염(hepatitis)

NCLEX! ① A형 간염 : 감염된 우유와 물을 마시거나 오염된 물에서 자란 조개류를 먹거나, 주간보건센터에 있는 어린이와 시설기관의 성인에게 위험이 높다.

NCLEX! ② B형 간염 : 혈액, 혈장의 접촉, 구강과 성적 접촉

NCLEX! ③ C형 간염 : 정맥주사용 약물남용, 수혈을 받은 사람, 의료관련 종사자, 혈액투석자, 높은 성적 행위에 노출된 사람, 장기이식수여자

④ D형 간염 : 정맥주사용 약물 남용, 응고인자 농축액을 투여받은 사람들

⑤ E형 간염 : 개발도상국의 임신한 여성

(3) 간암(cancer of the liver)

만성 B형 간염 감염자, C형 간염, 간경화증, 곰팡이가 핀 땅콩에 들어있는 아플라 톡신과 같은 음식의 발암물질을 먹었을 때

NCLEX!

(4) 담낭염(cholecystitis) : 고지방식이, 담석증

(5) 담석증(cholelithiasis)

노화과정, 가족력, 경화증, 크론병, 겸상적혈구 빈혈증, 고지혈증, 선천적 담도기형, 비만, 갑작스런 체중감소, 당뇨병, 콜레스테롤을 감소시키는 약, 고칼로리 영양. 다른 위험인자로는 미국원주민, 코카시안, 멕시코계 미국인, 여성(임신, 경구피임 복용하는 자)

(6) 췌장염(pancreatitis)

남자는 술, 여자에서는 담석, 고지혈증, 갑상선 기능항진증, 바이러스 감염, 복부외상

NCLEX!

(7) 췌장암(cancer of the pancreatitis)

흡연(주요위험인자), 산업화합물, 환경적 독성물질 노출, 고지방식이, 췌장염, 나이, 당뇨병

section 02 Cirhosis

경화증

(1) 개 요

① 경화증은 정상적인 간기능을 방해하고 간의 구조적 변화를 초래하는 간조직의 반흔이다.

② 구조적 · 기능적인 변화의 특징으로 인해 미만성 섬유증과 변성된 조직의 결절을 초래한다.

③ 2종류

- Laennr's 경화증
- Biliary 경화증

④ 원인

- Laennr's 경화증 : 매일 1파인트(0.5L) 이상의 알코올 음주
- Biliary 경화증 : 간독성, 다른 담도의 폐쇄, 심한 울혈성 심부전

(2) 병태생리

NCLEX! ① Laennr's 경화증 : 만성 알코올리즘과 경화증

- 알코올은 아세트 알데히드로 전환되며, 이것이 간세포의 기능을 변화시킨다.
- 아세트 알데히드는 간에서 단백질의 제거를 막으며 비타민과 무기질 대사를 변화시킨다.
- 많은 양의 알코올이 소비될 때, 지방간으로 알려진 지방이 간에 축적된다.

NCLEX! ② 담도경화증은 담관의 염증과 담즙(담관에서 십이지장으로 분비되는 짙은 노란색의 액체, 음식 소화, 지방과 지용성 비타민의 흡수, 연동운동을 자극하는 기능이 있다)의 정체로 인해 황달이 오래 지속되는 것이 특징인 경화증이다.

- 1차적 : 간담관의 염증, 파괴, 섬유증, 폐쇄가 결절 변성과 경화를 초래한다. 여성이 남성보다 더 잘 걸리며 보통 30대 전에는 시작되지 않는다
- 2차적 : 담관의 염증과 반흔으로 근위부에서 신생물, 협착, 담석에 의한 패쇄가 발생한다.

③ 괴사후 경화증 : 섬유화, 결절 반흔조직이 B형 간염, C형 간염, 약물, 독소, 자가면역 질환에 때문에 괴사조직으로 대치된다.

④ 대사성 경화증 : 결핍 혹은 저장성 질환의 결과로 염증, 반흔. 예로 antitrypsin 부족, 글리코겐 저장병, 윌슨병, 갈락토스혈증 등이 있다.

⑤ 질병의 경과

- 지방침윤으로 염증이 생기며, 이것은 간의 반복적인 섬유화와 괴사를 초래하며 변성과 반흔을 초래한다.
- 대상자가 나쁜 영양상태면 손상은 더 증가한다.
- NCLEX! 간의 정상적인 구조를 상실하며 반흔과 결절의 비구조적인 배열로 대치된다.
- 확대된 반흔은 혈관과 담관에 압력을 가하며 폐쇄시킨다.
- NCLEX! 증가된 모세혈관의 압력은 복수를 증가시키며 문정맥 고혈압을 일으킨다.(폐쇄와 울혈에 의한 문정맥의 압력이 증가, 간경화의 합병증)
- NCLEX! 알부민 생산의 감소로 교질성 삼투압이 줄어서 체액이 혈관에 남아 복부에 들어간다.
- 알도스테론 대사의 감소로 나트륨이 정체되어 수분 정체가 증가한다.
- NCLEX! 문정맥 고혈압은 위, 직장, 식도의 측부순환을 일으킨다. 이 혈관들은 정체되며 정맥류를 만들고, 식도의 정맥류는 술과 음식에 의해 잘 파열되어 과도한 출혈이나 혈변을 일으킨다.(장으로부터 유리혈액 분비로 검은 타르 색깔의 변, 토혈, 기침, 구토, 들어올림, 긴장에 의해 악화된다)
- 문정맥 고혈압으로 인해 비장으로 혈류가 다시 돌아가 비장 비대를 초래한다. 백혈구와 적혈구 및 혈소판의 파괴는 빈혈 · 출혈 · 혈소판 감소증을 일으키며, 감염에 대한 방어기전을 약화시킨다.
- 간기능이 약화되어 부신피질 호르몬, 에스트로젠, 테스토스테론, 알도스테론을 불활성화할 수 없다.

NCLEX!

• 정상적으로 암모니아는 아미노산을 파괴하는 박테리아와 효소에 의해 생긴다.
  - 암모니아는 간에서 요소로 전환되어 제거된다.
  - 만약 간이 제기능을 하지 못하면 암모니아는 파괴되지 않고, 혈류에 축적되어 혈액-뇌 장벽을 통과하여 뇌조직에 가서 간성 뇌질환을 일으킨다.(뇌조직의 파괴, 이것은 간경화 합병증으로 뇌조직의 암모니아로 인해 생긴다)
  - 출혈, 쇼크, 몸 안의 독성, 저혈량증, 간에서 대사적 요구를 증가시키는 것과 같은 주요한 혈역동학적 파괴가 몸에 피해를 준다.

NCLEX!

⑥ 증상과 징후

쇠약, 피로, 열, 식욕부진, 오심, 구토, 소화불량, 가스팽만 증가, 의식수준 · 기억력 약화, 성적 기능장애(성욕감소, 월경주기 변화), 부종, 복수, 2차 성징의 변화(남성의 유방비대), 타박상, 혈종, 거미 모양 혈관종(소혈관으로 퍼진 핀처럼 가운데 뾰족하고 붉게 솟아 올라 있는 모세혈관확장증), 황달, 검은색 뇨, 옅은 색깔의 변, 간비대, 비장 비대, 근육쇠약, 근력감소, 불면증

NCLEX!

⑦ 간성 뇌질환의 증상과 징후

안절부절, 의식수준의 변화, 집중력장애, 수면변화, 건망증, 혼돈, 아스테릭시스(asterixis, 손을 폈을 때 손을 퍼덕이는 진전), 근육뒤틀림, 혼수

(3) 간호 사정

① 사정 : 저나트륨 혈증(갈증, 혼돈, 기면, 초조), 활력징후, 장음, 복부둘레와 복부벽의 정맥확장, 맥박의 질, 복수(복강안에 체액의 증가), 말초부종, 색깔, 정신상태, 출산력, 소변과 대변의 색깔, 복부근육강도 촉진, 체중, 위장관계 불편

② 진단검사 : 심전도, 칼륨, 나트륨, BUN, 크레아티닌, 잠혈, 복부초음파, CBC, 응고검사, PT, PTT, 뇨비중검사, 동맥혈액가스분석, 간기능검사, ALT, AST, alkaline phosphatase, gamma-gutamyl traspeptidase(GGT), 빌리루빈 수치, 간생검(간경화 확진을 위해), 단백질, 알부민, 암모니아 수치

(4) 간호 중재

① 약물

• 복수를 위한 이뇨제

NCLEX!

• Lactulose(Chronulac)과 neomycin (Mycifradin)은 장내의 유기산에 의한 암모니아 수치를 감소시키고 결장의 pH를 감소시킨다. pH가 더 산성화되면 암모니아가 흡수될 수 없는 음식으로 전환되어 대변으로 배출된다.

NCLEX!

• 응고를 위해 비타민 K(Aquamephyton)

• 위염이 있으면 제산제

② barbiturate, sedatives, acetaminophen(Tylenol), 알코올을 포함한 제품들과 같이 간으로부터 많은 대사를 필요로 하는 약물을 피한다.

③ 매일 체중, 허리둘레, 말초부종을 감시한다.

NCLEX!

④ 수분제한과 함께 하루에 500~2000g의 저염, 저단백질 식이를 준다. 단백질은 암모니아 생산을 통제하기 위해서, 나트륨은 체액의 축적을 통제하기 위해서이다.

⑤ 8시간 마다 피부의 통합성을 관찰한다.
⑥ 투약되는 약물의 종류과 빈도에 대하여 주의한다.
⑦ 간성 뇌질환의 조기 증후를 발견하기 위하여 신경학적 기능을 사정한다.
⑧ 8시간 마다 활력증후를 측정한다.

NCLEX!

⑨ 출혈예방

- 변비를 예방하고 직장에 대한 처치를 피한다.
- 주사를 피한다.
- 비출혈과 멍을 사정하고 보고한다.
- 출혈이 있는 부분은 지혈을 위해 압박을 한다.
- 부드러운 칫솔을 사용하고 잇몸 출혈을 사정한다.
- 코를 거칠게 푸는 것은 피한다.
- 과다한 정맥천자를 피하기 위해 임상검사 시간을 조정하도록 노력한다.

⑩ 발을 올린 high Fowler' s 체위를 유지하며, 앙와위는 피한다.
⑪ 호흡상태를 감시하고 지시대로 산소를 투여한다.
⑫ 소양증을 감소시키기 위해 목욕 등에 너무 뜨겁지 않은 따뜻한 물을 사용한다.
⑬ 피부 파괴를 예방하기 위하여 피부관리 프로토롤을 정한다.
⑭ 간질환과 손상된 대사로 인한 소양감을 위해 항히스타민제를 투약할 때는 주의한다.
⑮ **중요한 간호진단** : 체액과다, 조직관류의 변화, 손상의 위험성, 출혈, 가스교환 장애의 위험성, 피부손상

(5) 합병증

(a) **문정맥 고혈압**

① 개요

- 문정맥계의 비정상적인 높은 혈압으로 정의된다.
- 문정맥계를 통한 혈액의 흐름이 차단되었을 때 혹은 간경화, 간염으로 인해 간정맥동에서 섬유화, 혈전, 염증으로 인해 방해받았을 때 일어난다. 기생충 질환, 우심장의 울혈성 심부전은 문정맥 고혈압을 일으킬 수 있다.

② 병태생리

- 문정맥은 위장계, 췌장, 비장을 순환한 혈액을 간으로 운반시킨다.
- 혈액은 간을 거친 다음 하대정맥으로 들어가서 우심방으로 운반된다.
- 문정맥계의 정상적인 압력은 3 mmHg이다; 문정맥 고혈압의 압력은 10 mmHg에 이른다.
- 폐쇄는 혈액이 문정맥 순환으로부터 역류되도록 하여 압력을 증가시킨다; 문정맥의 높은 압력은 문정맥과 체순환 정맥 사이에 측부순환을 발달시킨다.
- 감소된 단백질 합성은 알부민 수치를 떨어트려 복수와 부종을 일으킨다.
- 장기간의 문정맥 고혈압은 측부순환을 확장, 꼬이도록 만든다; 점차적으로 이것은 정맥류로 변형된다.
- 주된 합병증은 출혈이다.

③ 간호 사정

NCLEX! • 사정 : 토혈, 혈변

NCLEX! • 진단검사 : CBC, 응고검사, 혈액형 종류, 교차검사

④ 간호 중재

NCLEX! • 약물 : 문정맥 혈압을 낮추기 위해 vasopressin(Pitressin); 혈압을 낮추기 위한 베타 차단제; 제산제; 간경화에 의한 암모니아의 생산을 감소시키기 위해 lactulose, neomycin; 응고를 위한 비타민 K

NCLEX! • 파열된 식도 정맥류는 내과적 응급상황이다. 관리는 Sengstaken-Blakemore 관의 삽입으로 압박한다. 정맥류는 경화물질의 주사(경화요법) 혹은 문정맥 대 정맥션트(portacaval shunt)의 외과적 협착에 의해 처치될 수 있다.

• 혈액과 수액으로 손실된 혈액을 보충한다.
• 기도가 개방되도록 유지한다.
• 30분마다 활력증후를 측정한다.
• 출혈을 통제하기 위해 찬 식염수로 위세척(gastric lavage)을 한다.
• 쇼크의 증후를 감시한다.

section 03 Hepatitis 간 염

(1) 개 요

① 간염은 보통 천연 바이러스에 의한 간의 염증을 말한다.

② 알려진 간염 바이러스는 다음과 같다. 표 8-1 참고

NCLEX! • Hepatitis A(HAV)

NCLEX! • Hepatitis B(HBV) : 심한 간손상을 일으킨다.

• Hepatitis B-델타바이러스와 관계된다(HDV).

NCLEX! • Hepatitis C(HCV) : 심한 간손상을 일으킨다.

• Hepatitis E(HEV)
• Hepatitis F(HFV)
• Hepatitis G(HGV)

③ 바이러스는 각기 전파방법, 잠복기, 간의 손상정도, 보균자를 만드는 방법이 다르다.

NCLEX! • HAV와 HEV는 분변-구강경로를 통해 광범위하게 전염된다. 부적절한 손씻기, 감염된 음식을 만진 사람, 오염된 음식 혹은 물, 깨끗하지 못한 가정용품이 감염의 주요한 근원이다.

NCLEX! • HBV, HCV, HDV는 혈액을 근거로 하는 유기체에 의해 모두 전파된다. 감염된 바늘의 통제, 의료기관 종사자의 통제, 혈액관리에 대한 통제가 감염을 통제하는 주요한 수단이다.

- Hepatitis F, Hepatitis G는 전파경로와 간손상 기전이 아직 알려지지 않았다. F형 간염은 사람의 분변에서 발견되는 장내바이러스이며, G형 간염은 급성과 만성 non-ABCDE 간염과 관련이 있다. G형 간염은 비경구적으로 전파된다.
- 원인에 따라 간염은 급성 혹은 만성의 형태 중의 하나로 존재한다. 만성은 결과적으로 경화증이 된다.
- 바이러스 이외의 원인은 담석으로 인한 간담도 폐쇄, 혹은 알코올, 약물, 독소, 감염원에 의한 독성반성이다.

바이러스성 간염의 분류와 특징

표 8-1

	A형 간염 (HAV)	B형 간염 (HBV)	C형 간염 (HCV)	D형 간염 (HDV)	E형 간염 (HEV)
발병시작	급성(	잠행성	잠행성	잠행성	급성
전염	분변-구강	혈액과 체액	혈액과 체액	혈액과 체액	분변-구강
잠복기	2～6주	6주～4달	2～12주	1～6달	3주～2달
항원-항체	Anti-HAV*	Anti-HBs HBs Ag +	Anti-HCV(감염을 의미하며, + HCV RNA 면역획득은 아니다)	Anti-HDV* HDV Ag +	Anti-HEV*
보균자	없음	있음	있음	있음	없음
노출후 치료	감마글로불린	B형 간염 면역글로불린	해당없음	면역글로불린	감마글로불린으로 보호할 수 없다.
백신	면역글로불린 HAV 백신	HBV 백신	없음	HBV 백신	없음

* 면역을 보여준다.
+ 항원의 존재는 급성감염, 보균자 상태임을 의미한다.

(2) 병태생리

① 간의 바이러스 감염은 몸의 다른 장기의 바이러스 감염과 같은 병리학적 병변을 가진다. 간세포의 괴사, 반흔, 쿠퍼세포의 과증식과 단핵구의 식세포 작용으로 인한 침윤은 양과 심각성이 다양한다.

② 면역반응에 의해 활성화된 세포독성 T- 세포와 자연살해세포가 세포의 손상을 증가시킨다. 간염세포는 손상 48시간 이내에 변성되기 시작한다.

NCLEX! ③ 간의 정상구조의 변형은 혈액과 담즙의 흐름을 방해한다.

NCLEX! ④ 문정맥과 간 혈류의 폐쇄는 문정맥압을 항진시켜 울혈, 간비대, 비장비대를 일으킨다.

⑤ 담즙울체(cholestasis)와 폐쇄황달(혈액의 담즙[빌리루빈]이 비정상적으로 많이 축적되어 체액, 피부, 장기의 색깔이 짙은 노란색)은 담세관의 염증 결과이다.

⑥ 증상과 징후는 단계에 따라 특징적이다.

NCLEX!
- **황달전기(황달이 발생되기 전)** : 권태, 피로, 오심, 구토, 설사, 식욕부진(음식 특히 단백질, 지방에 대한 혐오), 비대된 간과 림프절, 전해질 불균형, 결막염, 피부발적, 통증(두통, 근육통, 관절통, 열, 인후통)

- 황달기(황달시작) : 황달, 소양증, 옅은 색깔의 변
- 황달후기(회복기) : 피로감소, 식욕회복, 임상검사결과 정상, 통증없다.

⑦ **간염의 합병증은 전격성 간염**(간의 괴사, 수축, 간부전을 초래) : 초기증상 이후 6~8주, 식욕부진, 구토, 복부통증, 복수를 동반한 점진적 황달, 위장관 출혈, 기면, 지남력 상실, 혼수, 높은 사망률이다.

(3) 간호 사정

(a) **사 정**

① **황달전기** : 에너지 수준, 영양상태, 위장관계 합병증, 비뇨생식기계 양상, 통증 유무, 간과 림프절 촉진, 활력징후를 사정한다.

② **황달기** : 피부색깔과 통합성, 대변과 소변의 특징, 활력징후, 위장관 증상, 영양상태 사정

③ **황달 후기** : 모든 임상검사 결과와 증상의 호전을 사정

(b) **진단검사**

① **황달전기**

- 전해질 : 비정상
- NCLEX! 간기능검사(AST, AST, alkaline phosphatase) : 상승
- NCLEX! 혈청에 바이러스 항체 존재

② **황달기**

- 총 · 포합 · 비포합 혈청 빌리루빈 : 상승
- NCLEX! 요분석 : 빌리루빈뇨증

③ **황달후기**

- 혈청 빌리루빈과 효소 ; 정상이거나 정상으로 회복됨
- NCLEX! 혈청 항체 : 상승

④ **다른 진단검사**

- A형 간염 : anti-HAV(HAV에 대한 항체는 면역을 보여준다), Ig M anti-HAV(6개월 내로 최근 감염에서 HAV에 대한 항체)
- B형 간염 : HBsAG(B형 간염 표면항원은 질병이 활동성임을 의미한다), HBeAg(B형 간염 만성 보균자의 항원), Anti-HBs(B형 간염 백신에 대한 면역), anti-HBc-Ig M(B형 간염에서 핵감염을 의미한다.)
- C형 간염 : anti-HCV(감염을 일으키는 C형 간염 대상자에서 발견되는 항체로 면역은 아니다)
- D형 간염 : HDAg(급성 간염에 대한 항원), anti-HDV(D형 간염에서 발견되는 항체)

(4) 간호 중재

① **약물** : 오심을 조절하기 위한 항구토제; diphenhydramine(Benadryl), dimenhydrinate(Dramamine), trimethobenzamide hydrochloride(Tigan)과 같은 항히스타민제가 좋다; 피부에 대한 연화제와 로션

NCLEX! ② acetaminophen(Tylenol), prochlorperazine(Compazine), 간에 해를 줄 수 있는 다른 약물은 피한다.

NCLEX! ③ 감염의 위험인자를 제거한다. 표준화된 예방과 세심한 손씻기는 A형 간염과 E형 간염의 감염을 막을 수 있는 유일한 방법이다.

NCLEX! ④ 식이는 정상체중의 1Kg당 16Kcal를 낼 수 있는 탄수화물로 구성한다. 대부분의 대상자가 오후와 저녁에 오심을 가장 많이 호소하기 때문에 열량은 아침시간에 소모되어야 한다. 지방은 일반적으로 식욕이 없기 때문에 지방 구성은 감소시킨다.

⑤ 체액과 전해질을 감시한다.

⑥ 피부의 손상을 예방하고 목욕에서 뜨거운 물 사용은 피한다.

⑦ 전격성 간염에서 단백질은 제한한다.

⑧ 휴식을 위한 지지적 간호와 서서히 일상적인 활동을 하도록 한다.

NCLEX! ⑨ 의료기관 종사자을 위한 방법
- 표준화된(보편적인) 예방법
- 올바른 손씻기
- A형 간염과 B형 간염 백신

section 04 간 암
Cancer of the Liver

(1) 개 요

① 전이성 또는 원발성 종양 여부 확인

② 미국에서는 원발성 간암이 흔하지 않지만, 폐와 유방 및 위장관계에서 발생한 종양이 전이되는 경우는 흔하다.

③ 원발성 종양의 10%는 담도에서 발생한다. 원발성 간암의 대부분은 알코올성 간경화와 A형 또는 B형 간염으로 발생한다.

④ 원인 : 만성 경변증, 염화비닐, 비소, 아플라톡신, nitrosamines, 농약, 장기간의 안드로젠 투여, 피임용 스테로이드 등

(2) 병태생리

① 주요 형태
- 간세포성 암(hepatocellular carcinoma)은 간 세포에서 발생한다.
- 담관암(cholangiocarcinoma)은 일차적으로 담관세포에서 암이 발생한다.

② 간세포성 암은 결절성 · 광범위(massive) 또는 미만성(diffuse)으로 분류됨

③ 암이 간정맥이나 문정맥에 침윤되면 심장, 폐, 뇌, 신장 및 비장으로 빠르게 전이된다.

④ 양성 간종양은 구강 피임약과 관련하여 여성에서 자주 발생하는 선종(adenoma)이다.

⑤ 증상은 흔히 간기능의 변화나 종양의 영향과 관련된다.

- 종양에서 분비되는 물질 때문에 담즙이 분비된다.
- 종양은 다혈구증, 저혈당 및 고칼슘혈증을 유발하는 호르몬을 분비한다.
- 담도폐색으로 황달, 문정맥 고혈압, 복수가 발생한다.
- 간세포 장애로 대사 이상이 초래된다.
- 수술이 불가능할 정도로 종양이 간 속으로 침윤되면 간비대와 출혈 및 간부전이 발생된다.
- 기타 증상과 징후
  - 위장관계 : 구토, 팽만감, 압박감 및 우상복부의 둔통
  - NCLEX! 종양 증대로 인한 통증
  - 허약, 체중 감소, 악액질

(3) 간호 사정

① 위장관계 증상 유무, 통증, 체중, 영양상태, 수분섭취배설량, 복부둘레, 출혈 유무를 사정

NCLEX! ② 진단검사 : 자기공명영상(MRI), 컴퓨터단층촬영(CT), 알파－페토프로테인(α－FP ; 특히 간세포암일 때)

(4) 간호 중재

① 약물치료는 통증조절을 위한 마약과 진통제를 포함한다. 항암제{(5－FU), 메트로트렉세이트(MRX), doxorubicin(Adriamycin)}

② 완치는 불가능하며, 완화하는 것이 목적이다.

③ 감염을 감시하고 예방

④ 피부를 관찰하고 손상을 예방

NCLEX! ⑤ 통증을 관리하고 심한 통증이 발생하기 전에 진통제를 요청하도록 환자를 교육

⑥ 환자와 가족의 슬픔과 대처를 위해 지지

section 05 Cholelithiasis 담석증

(1) 개 요

① 담석증은 담관이나 담낭에 결석이 생성되는 것

② 대략 남자의 10~20%와 여성의 20~40%에서 발생

③ 원인은 비만, 경구피임약, 여성호르몬 요법, 가족력, 질병(간경화, Crohn' s disease, 고지혈증, 진성당뇨병), 과영양 공급이 포함된다.

(2) 병태생리

① 담석은 점액질의 담낭 내부에서 콜레스테롤과 칼슘이 침전되어 딱딱한 결정체를 이루는 것이다.
② 이러한 과정은 담낭을 비우는 것이 지연되면서 촉진된다.
③ 만약 담석이 담관을 막으면 급성 담낭염이 발생한다.
④ 담석의 존재와 위치에 따라 증상이 다르다(그림 8-1).

NCLEX!
- 담관에 박힌 결석들은 담낭의 팽창과 극심한 통증을 유발(격렬한, 바짝 죄는 듯한) ★

NCLEX!
- 통증은 쇄골하 부위까지 퍼질 수 있음
- 총담관의 폐쇄는 간으로의 담즙 역류와 황달을 발생시킴

NCLEX!
- 그 밖에 다른 증상과 징후에는 오심, 구토, 상복부 통증, 가슴쓰림, 지방 음식에 대한 과민증 등이 있다.

(3) 간호 사정

① 통증, 피부색, 대변의 특성, 영양상태, 위장관계 증상(상복부 통증, 가슴쓰림, 오심, 구토, 우상복부 통증)을 사정

NCLEX!

② **진단검사** : 혈청 빌리루빈(담관이 침범되면 직접 빌리루빈 상승, 간 손상이 있으면 간접 빌리루빈 상승), 알카라인 포스파타아제(상승), 담관조영술 또는 방사성 촬영, 담낭 초음파, HIDA(담낭) 촬영

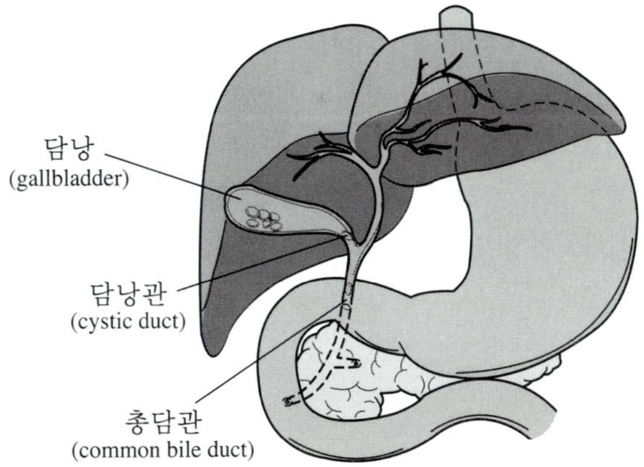

그림 8-1 담석의 일반적 위치

(4) 간호 중재

① **약물치료** : 경구 담즙산 또는 용해제, ursodeoxycholic acid(UDCA), chenodeoxy-cholic acid(Chenodiol), 메페리딘(Demerol) 같은 진통제, 소양증 완화를 위한 cholestyramin(Questran)

NCLEX!

② 고지방 음식(전유 제품, 튀긴음식, 너트류, 육즙, 식용유, 핫도그, 초콜릿, 치즈)은 담낭이 수축하도록 자극하기 때문에 제한하도록 교육한다.
③ 비만환자들은 체중을 감소하도록 교육한다.
④ 목표는 염증과 폐쇄를 완화시키는 것이다.

section 06 Cholecystitis

담낭염

(1) 개 요

① 담낭염은 담관내에 있는 담석에 의해 발생한 담관의 염증이다.

② 급성 또는 만성으로 발생

③ 원인

- 담석증
- 담석증 외 : 외상, 금식, 과영양 공급, 수술

(2) 병태생리

① 담관에 위치한 담석은 담낭벽에 압력을 가하여 혈류량을 감소시킨다.

② 국소빈혈은 담낭 괴저나 천공 가능성을 동반한다.

③ 폐쇄로 인한 화학적 자극이나 박테리아 감염은 담낭에서 담즙 배출을 방해한다.

NCLEX! ④ **증상과 징후** : 갑작스런 또는 점차적으로 발생하는 통증(흔히 등이나 오른쪽 어깨), 열, 오심, 구토, 황달, 점토색 변, 지방이 함유된 음식에 대한 과민성, 상복부 통증, 가슴쓰림

(3) 간호 사정

① 반동압통, 활력징후(VS), 복부근육 감시, 위장관계 불편감(상복부 통증, 가슴쓰림, 오심, 구토, 우상복부 통증), 피부색, 대변의 특성, 영양상태를 사정

NCLEX! ② **진단검사** : 혈청 빌리루빈(담관이 침범되면 직접 빌리루빈 상승, 간 손상이 있으면 간접 빌리루빈 상승), 알카라인 포스파타아제(상승), 혈청 아밀라제(췌장이 침범되지 않았으면 정상), 혈액세포검사(백혈구 상승), 전해질 검사, 담관조영술 또는 방사성 촬영, 담낭 초음파, HIDA(담낭) 촬영

(4) 간호 중재

① **투약** : 경구용 담즙산 또는 용해제, ursodeoxycholic acid(UDCA), chenodeoxy-cholic acid(Chenodiol), 항생제, 해열제, 메페리딘(Demerol) 같은 진통제, 소양증 완화를 위한 cholestyramin(Questran)

② 전유 제품, 튀긴 음식, 너트류, 육즙, 식용유, 핫도그, 초콜릿, 치즈 같은 음식의 섭취를 제한하도록 교육한다.

③ 비만환자들은 체중을 감소하도록 교육

④ 외과적 중재시 간호사는 수술전후 지식 결핍에 초점을 두며, 다른 간호진단으로는 통증과 가스 교환 장애 및 감염 위험성이 포함된다.

⑤ 가정 간호를 위한 교육을 실시한다.

- 비외과적 중재의 초점은 식이관리와 담석 용해제 사용에 대한 교육이다. 이때 담낭의 기능과 담즙의 역할에 대한 정보를 포함한다.
- NCLEX! 수술 후 환자교육에서는 통증 조절, 감염 감시, 저지방식이 섭취 및 T자관의 관리에 초점을 둔다.
  - T자관의 개방성 유지
  - 배액량 감시 : 첫 24시간 내에 500ml, 그 다음 2~3일에는 200ml, 그 후 매우 적어진다.
  - 배액 촉진을 위해 파울러 체위를 취한다.
  - 배액관 주위 피부상태를 사정한다.
  - 배액관을 가진 상태로 보행하도록 교육하고 필요시 도움을 준다.
  - 감염 증상을 감시한다.

section 07 Pancreatitis 췌장염

(1) 개 요

① 췌장염은 췌장의 염증이다.

② 분류

- 급성 : 괴사, 화농(농양), 괴저, 출혈이 발생
- 만성 : 조직의 기능을 방해하는 흉터 조직 형성

③ 원인

- 알코올 중독(6년 이상 과도한 술을 섭취)
- 담도계(담석으로 췌장관 폐쇄)
- 기타 : 중성지방 수치 상승, 고칼슘혈증 또는 감염

(2) 병태생리

(a) 급 성

NCLEX! ① 췌장이 손상되거나 기능 이상이 있을 때 췌장의 효소(phospholipase A, lipase, elastase)는 췌장 조직으로 유출되고 자가소화가 시작된다.

② 트립신(trypsin)과 엘라스타제(elastase)는 프로테오라제(proteolases)에 의해 활성화되고, 리파제와 함께 조직과 세포막을 파괴하여 부종 · 혈관 손상 · 출혈 및 괴사를 일으킨다.

NCLEX! ③ 췌장 조직의 섬유성 변화는 인슐린을 분비하여 당뇨를 발생시키는 랑게르한스섬의 기능 상실과 함께 외분비선과 내분비계의 변화를 일으킨다.

④ 독성 효소가 혈류로 방출되어 주요 장기로 퍼지게 되면 다양한 장기 부전이 발생하며, 사망률이 높아진다.

- 혈관 확장을 유도하는 키닌(kinin) 활성
- 색전의 원인이 되는 백혈구의 점성 증가
- NCLEX! 혈액응고장애 발생, 이는 파종성 혈관내 응고(DIC)의 원인이다.
- 투과성의 증가로 수분의 이동과 순환 부전을 초래한다.
- 심근억제인자(myocardial depressant factor)의 유리. 이는 심장의 기능을 감소시킨다.
- 레닌-안지오텐진 과정의 활성은 신장 관류를 감소시켜서 신장 기능을 저하시킨다.

⑤ 종류

- 급성 간질성 : 췌장과 주변 조직은 간질액으로 울혈된다. 이러한 형태는 출혈성으로 진행될 수 있다.
- 급성 출혈성 : 분비선과 조직 내 출혈이 발생

(b) **만 성**

① 췌장의 구조적이거나 기능적 장애로 대부분 만성 알코올 남용과 관련된다.

② 만성 췌장염은 불가역적이고 췌장조직이 결체조직으로 대치된다.

③ 췌장 낭종(cyst)은 만성 췌장염에서 발견되는 흔한 병변으로 췌장액, 괴사조직 파편이나 혈액이 고인 주머니이다.

④ 종류

- 만성 석회화 췌장염은 알코올 중독과 관련된다. 알코올은 오디 괄약근의 경련을 일으켜서 췌장의 분비통로를 차단하며 효소들이 조직속을 통과하여 췌장 조직의 자가소화가 발생된다.
- 만성 폐쇄성 췌장염은 담석증이 있는 여성에서 흔한 형태이다.

(c) **증상과 징후**

① 급성 췌장염

- NCLEX! 상복부와 복부의 갑작스런 심한 압통과 통증이 발생하며, 통증은 등으로 방사된다. 몸을 앞으로 숙인 채로 왼쪽 다리를 구부리고 앉거나 걸으면 완화될 수 있다.
- 위장관 : 오심, 구토, 팽만
- 심장 : 빈맥, 저혈압
- NCLEX! 기타 : 열, 장음 감소, 차고 축축한 피부; 약한 황달이 급성 증상 발현 24시간 내에 발생 가능, 3～6일 후에 후복막 출혈, 허약, 불안, 창백

② 만성 췌장염

- 등으로 방사되는 좌상복부 통증
- NCLEX! 위장관 : 오심, 구토, 체중 감소, 가스팽만, 변비, 지방변(지방, 지방성 변의 과다 배설), 흡수장애

(3) 간호 사정

① 통증, 위장관계 증상 호소, 영양상태, 에너지 수준, 대변 특성, 활력징후, 피부색, 출혈-터너 징후(옆구리의 멍) 또는 쿨렌 징후(배꼽 부위의 멍)를 사정한다.

② 진단검사

• 급성

NCLEX! –혈청 아밀라제 : 상승

NCLEX! –혈청 리파제 : 상승

NCLEX! –혈청 칼슘: 감소

–동맥혈 가스 분석

• 만성

–혈청과 요의 아밀라제 : 상승

–혈청 빌리루빈 : 상승

(4) 간호 중재

① 투약

NCLEX! • meperidine hydrochloride(Demerol) 같은 마약성 진통제나 몰핀의 사용은 오디 괄약근의 경련을 유발하여 췌장의 휴식을 방해하므로 피한다.

• 항생제

• 제산제

• cimetidine(Tagamet)이나 ranitidine(Zantac) 같은 히스타민 수용체 차단제

• omeprazole(Prilosec) 같은 양성자 펌프 차단제(proton pump inhibitors)

• 탄산탈수효소억제제(carbonic anhydrase inhibitors) : acetazolamide(Diamox)

• 진경제(antispasmodics) : dicyclomine(Bentyl)

• 항구토제

• 해열제

② 통증의 위치, 방사여부, 기간, 특성과 강도를 규칙적으로 사정하고 재사정한다.

NCLEX! ③ 위 분비액 감소와 췌장의 통증 악화를 감소시키기 위해 3~7일 동안 금식한다. 분비액을 감소시키기 위해 위액 흡인이 지시될 수 있다.

NCLEX! ④ 위액과 통증을 최소화하기 위해 신체활동과 정신적 자극을 감소시킨다.

⑤ 금식으로 건조한 구강 점막에 수분을 제공한다.

⑥ 음식을 보면 위액 분비가 자극되기 때문에 음식을 보이지 않게 한다.

NCLEX! ⑦ 머리 부분을 45도 정도 상승시키거나 무릎을 구부리고 옆으로 눕는 것 같은 편안한 자세를 유지하도록 권장한다.

⑧ 매일 체중을 측정한다.

⑨ 장음을 사정한다.

⑩ 규칙적으로 심혈관계 상태를 사정하고 활력징후를 감시한다.

⑪ 복통은 얕은 호흡의 원인이 되므로 규칙적으로 호흡기계 기능을 사정, 흉막 삼출 역시 췌장염 합병증의 하나이다.

⑫ 전해질을 포함한 수액을 정맥으로 공급, 전비경구적 영양(TPN)을 실시하기도 한다.

⑬ 제 3 공간으로의 수분이동을 막기 위해 정맥으로 알부민을 공급할 수 있다.

⑭ 산소포화도를 감시한다.

section 08

Cancer of the Pancreas
췌장암

(1) 개 요

① 관내 선암종인 췌장의 종양 ; 거의 모두가 치명적이다.

② 종양의 70%는 췌장 두부(head)에서 발생, 20%는 췌장 간부(body), 10%는 미부(tail)에서 발생한다.

③ 원인에는 오랫동안 지속된 당뇨, 만성 췌장염, 흡연이 포함된다. 커피, 알코올 중독, 및 담석증과는 관계가 없다.

(2) 병태생리

① 췌장암은 서서히 발병하며 종양이 퍼질 때까지 보통은 발견되지 않는다.

② 췌장 간부의 종양은 복강 신경절을 누르는 반면에 췌장 두부의 종양은 담즙의 흐름을 차단한다.

③ 종양 세포는 흔히 위, 십이지장, 담관, 대장, 비장, 신장 및 주요 혈관을 침범한다.

④ 증상과 징후

NCLEX!

- 주요 증상 : 체중 감소, 식욕부진, 오심, 구토, 가스 팽만, 상복부 통증, 권태감, 설사와 변비, 복부 덩어리 촉지, 토혈, 흑색변
- 특히 췌장 두부암은 황달(담도 폐쇄로), 점토색 변, 진한 소변 및 소양증의 원인이 된다.
- 췌장 미부암은 전이가 발생할 때까지 증상이 나타나지 않는다.
- 췌장 간부암은 음식을 섭취하거나 앙와위로 누울 때 통증과 오심을 일으킬 수 있다.

(3) 간호 사정

① 체중, 위장관 증상, 통증의 특성 분석, 대소변 특성, 피부색, 수분과 전해질 상태, 영양 상태, 에너지 수준을 사정

NCLEX!

② 진단검사 : 암배아성 항원(carcinoembryonic antigen, CEA) 상승, 빌리루빈 증가, 소변내 유로빌리노젠 감소, alkaline phosphatase 상승, 초음파

(4) 간호 중재

① 투약

- meperidine hydrochloride (Demerol) 같은 마약성 진통제
- 항구토제

NCLEX!

② 췌장암 대상자는 Whipple' s 수술을 받게 된다(췌장 두부, 십이지장 전체, 위의 1/3, 공장의 일

부, 췌장, 위와 총담관의 재구성으로 총담관의 하위 1/2을 절제). 수술후 간호는 다른 복부 수술의 내용과 일치하며, 특별히 다음과 같은 주의를 기울인다.

- 통증 관리
- 호흡기계 재팽창
- 산화와 관련된 합병증 감시
- 신장 기능
- 의식 수준
- 혈액내 일반화학검사

NCLEX! ③ 췌장관 평활근의 경련을 일으키는 몰핀의 사용을 금한다. 몰핀은 췌장액의 흐름을 차단할 수 있다.

④ 영양사가 환자의 요구, 특히 금식기간 동안의 요구를 사정하도록 한다.

⑤ 다른 암 환자에서처럼 완화요법을 제공한다.

사례 연구

M.S는 아침에 수술을 위해 병원에 입원한 55세의 여성이다. 그녀는 3명의 자녀가 있는 이혼녀이며, 30년 동안 매일 담배 1갑씩을 피워 왔다. 그녀는 지난 달에 몸무게가 20파운드 줄었고 똑바로 누워서 잘 수가 없었으며, 딱딱한 음식을 먹을 수도 없었다. 환자는 지난 48시간 내에 황달이 발생했고, 컴퓨터 단층촬영 결과 췌장에서 덩어리가 발견되었다.

① 췌장암을 나타내는 일차적 위험요인은 무엇인가?

② 환자의 증상에 비춰볼 때, 종양은 어디에 위치할 수 있겠는가?

③ 가장 중요한 수술전 간호중재는 무엇인가?

④ 수술 후에 우선 고려되어야 할 간호중재는 무엇인가?

⑤ 이 환자의 예후는 어떻겠는가?

책 속의 책 18쪽

■ 참고 문헌

Bickley, L. (1998), *Bates's guide to physical examination and history taking*(7th ed.)Philadelphia: Lippincott, pp. 374~375

Goroll, A. & Hall, J. (1998) *Primary care medicine*. Philadelphia: Lippincott Williams & Wilkins, p. 467.

Guyton, A. & Hall, J , (2000). *Textbook of medical physiology* (10th ed.). Philadelphia: W. B. Saunders.

Johnson, A.(1999). Disorder of the licer. In D. ignatavicius, M. workman, & M. Mishler. *Medical-surgical nursing across the health care continuum*. Philadelphia: W. B. Saunders, p. 1477.

Karch, A. (2000). *Focus on nursing pharmacology*. Philadelphia: Lippincott, p. 292.

LeMone, P. & Burke, K. (2000). *Medical-surgical nursing: Critical thinking in client care* (2nd ed.). Upper Saddle River, NJ: Prentice Hall, pp. 511~552

McCance, K. & Huether, S. (2002) *Pathophysiology: the biologic basis for disease in adults and children* (4th ed.). St. Louis, MO: Mosby, pp. 1358, 1363, 1371.

Porth, C. (Ed.). (2002) *Pathophysiology: Concepts of altered health status*(6th ed.). Philadelphia: Lippincott, pp. 745~772

Sands, J. (1999) Management of persons with problems of the stomach and duodenum. In W. Phipps, J. Sands, & J. Marek (Eds.), *Medical-surgical nursingl: Concepts and clinical practice* (6th ed.). St. Louis: Mosby, p. 1374.

Stobo, J., Hellman, D., ladenson, P., Petty, B., & Thoman, T., (1999). *The principles and practice of medicine* (24th ed.). Stamford, CT: Appleton & lange, pp. 517, 538

Vaughn, G. (1999) *Understanding and evaluating common laboratory tests*. Stanford, CT: Appleton & lange, p. 185.

✓ POST TEST

1. 다음 어떤 환자의 경우에 췌장염으로 발전될 가능성이 있는가?

① 때때로 알코올을 섭취하는 59세의 남성
② 신장문제와 저칼슘혈증이 있는 환자
③ 고콜레스테롤혈증이 동반된 심근경색으로부터 회복된 환자
④ 췌장관에 결석이 있는 환자

2. 췌장 효소의 활동 중 췌장 손상의 원인이 될 수 있는 것은?

① 장(腸)에서의 활동
② 췌장의 자가소화
③ 췌장 안으로의 역류
④ 췌장관의 막힘

3. 다음 검사결과 중 췌장염 진단을 지시하는 것은?

① 리파제 230 IU/L
② 칼슘 6.0 mEq/L
③ 혈당 65 mg/dL
④ 백혈구 수 5,000/mm^3

4. 췌장염 환자는 신체검진에서 쿨렌 징후(Cullen's sign)가 나타날 수 있다. 쿨렌 징후를 가장 잘 설명한 것은?

① 공막에 황달이 나타남
② 움직임과 함께 발생하는 통증
③ 왼쪽 옆구리가 푸른색으로 변함
④ 배꼽 주변이 푸른색으로 변함

5. 다음 중 간경화가 가장 의심되는 증상은 무엇인가?

① 건조한 피부　② 간비대
③ 말초 부종　④ 소양증

6. 간경화 환자의 검사결과 중 이상이 나타날 수 있는 것은?

① 이산화탄소의 양
② pH
③ Prothrombin time(PT)
④ 백혈구수

7. 다음 대상자 중 간염에 걸릴 가능성이 가장 높은 경우는?

① 박테리아에 감염된 어린이
② 담도계통 기능장애가 있는 환자
③ 간암이 전이된 환자
④ 대상포진이 있는 환자

8. 22세 남성의 A형 간염의 원인으로 다음 중 가장 적당한 요인은 무엇인가?

① 경찰이라는 직업으로 인한 혈액 및 접촉
② 수술하는 동안 수혈을 받음
③ 지방의 술집에서 새우를 먹음
④ 성생활

9. 한 환자가 권태감, 오심, 구토, 식욕부진, 두통을 호소하며 입원하였다. 검사 결과에서 비정상적인 전해질과 AST와 ALT 및 ALP의 상승이 나타났다. B형 간염 표면항원(HBsAG)도 양성이다. 간호사는 환자가 어떤 질환이라고 판단해야 하는가?

① A형 간염　② B형 간염
③ 간경화　④ 췌장염

10. 한 환자가 간암이 의심되어 입원하였다. 다음 검사 중에서 간암과 특히 관련이 있는 것은?

① 복부 초음파
② 복부 방사선 촬영
③ Alpha-fetoprotein
④ 컴퓨터 단층 촬영

책 속의 책 17쪽

CHAPTER 9

내분비 및 대사성 건강문제

(Endocrine and Metabolic Health Problems)

Joseann Helmes DeWitt, MSN, RN, C, CLNC

김 희 승

차 례 Chapter Outline

- 내분비 및 대사성 건강문제와 관련된 위험요인(risk factors associated with endocrine and metabolic health problems)
- 갑상선 기능 항진 질환(thyroid hyperfunction disorders)
- 갑상선 기능 저하 질환(thyroid hypofunction disorders)
- 부갑상선 질환(parathyroid disorders)
- 부신피질 기능 항진 질환(adrenal cortex hyperfunction disorders)
- 부신피질 기능 저하 : 에디슨 병(adrenal cortex hypofunction disorder : Addison's disease)
- 부신수질 기능 항진 : 갈색세포종(adrenal medulla hyperfunction disorder : pheochromocytoma)
- 뇌하수체 전엽 질환(anterior pituitary disorders)
- 뇌하수체 후엽 질환(posterior pituitary disorders)
- 당뇨병(diabetes mellitus)

목 적 Objectives

- 내분비 및 대사성 건강문제와 관련된 주요 용어를 정의한다.
- 내분비 및 대사성 건강문제 발생과 관련된 위험요인을 확인한다.
- 내분비 및 대사성 건강문제의 원인을 논의한다.
- 내분비 및 대사성 건강문제와 관련된 병태생리 과정을 서술한다.
- 간호 사정을 통하여 정상과 비정상의 내분비 및 대사성 소견을 구분한다.
- 특정한 내분비 및 대사성 건강문제와 관련된 간호 중재의 우선순위를 정한다.

용어해설 Review at a Glance

- **갈색세포종**(pheochromocytoma) : 부신 수질의 종양(보통 양성)으로 과도한 catecholamines 분비를 유발하여 심각한 고혈압을 일으킴.
- **갑상선 기능 항진증**(hyperthyroidism) : 갑상선 호르몬(TH)의 분비 증가
- **갑상선 기능 저하증**(hypothyroidism) : 갑상선 호르몬(TH)의 분비 감소
- **갑상선 위기**(thyroid storm) : 갑상선 기능 항진증으로 인해 생명을 위협받는 형태로, 극도의 대사 항진증의 증상을 나타냄.
- **갑상선종**(goiter) : 갑상선 비대, 갑상선 기능 항진증에서 가장 흔히 나타나지만, 갑상선 기능 저하증이나 정상갑상선(euthyroidism)분비에서도 나타날 수 있음
- **그레이브씨 병**(Grave's disease) : 대사항진 상태를 일으키는 갑상선 기능 항진증
- **당뇨병**(diabetes mellitus) : 내분비계의 가장 흔한 질환; 인슐린 분비 부족이나 부적절한 분비, 또는 인슐린 저항성이 고혈당을 유발하고 전신에 영향을 미침.
- **당뇨병성 케톤산증**(diabetic ketoacidosis; DKA) : 고혈당과 대사성 산증이 생명을 위협하는 상태
- **부갑상선 기능 저하증**(hypoparathyroidism) : 부갑상선 호르몬(PTH)의 분비 감소
- **부갑상선 기능 항진증**(hyperparathyroidism) : 부갑상선 호르몬(PTH)의 분비 증가
- **안구 돌출증**(exophthalmos) : 안구의 비정상적 돌출; 갑상선 기능 항진증에서 나타나고, 한쪽 또는 양쪽 눈에 영향을 미침.
- **에디슨병**(Addison's disease) : 부신 손상으로 생긴 만성적 부신피질 기능 부전
- **요붕증**(diabetes insipidus) : 항이뇨 호르몬 기능 부전으로 유발된 질환, 과도한 체액 배출 발생
- **인슐린**(insulin) : 췌장에서 생산되는 호르몬, 혈중 포도당 농도를 조절
- **에디슨병 위기**(Addisonian crisis) : 스트레스 또는 당류 코르티코이드의 갑작스런 중단에 의해 발생한 급성 부신피질 기능 부전. 징후 및 증상은 저혈압과 쇼크
- **점액수종**(myxedema) : 일반적으로 안와 주위와 pretibial 부분에 비함요 부종(non-pitting edema)이 나타나는 갑상선 기능 저하증의 형태
- **점액수종 혼수**(myxedema coma) : 갑상선 기능 저하증의 생명을 위협하는 상태
- **콘 증후군**(Conn's syndrome; hyperaldosteronism) : 1차성 aldosterone 과잉증; aldosterone의 과다분비로 고혈압이 주요 합병증
- **쿠싱 증후군**(Cushing's syndrome) : 증상은 부신피질에서 cortisol 과다분비로 발생. 징후 및 증상은 moon face, 몸통 비만, 복부의 purple striae
- **항이뇨 호르몬**(antidiuretic hormone; ADH) : 뇌하수체 후엽에서 분비되는 호르몬; 기능은 혈장 삼투농도 조절
- **항이뇨 호르몬 분비 이상 증후군**(SIADH) : 뇌하수체에서 항이뇨 호르몬 과다분비, 과도한 수분 정체를 일으킴.

✓ PRETEST

1. 식욕 증가, 체중 감소, 열불내성(heat intolerance) 및 신경과민을 호소하는 36세 여성이 있다. 신체사정 시에 환자의 모발은 가늘고, 피부는 축축하였다. 간호사는 다음 중 어떤 증상을 의심할 수 있는가?

① 갑상선 기능 저하증
② 갑상선 기능 항진증
③ 부갑상선 기능 저하증
④ 부갑상선 기능 항진증

2. 환자는 갑상선 기능 항진증의 치료를 위해 부분적인 갑상선 절제술을 하고 돌아왔다. 환자 사정 시에 가장 먼저 해야 할 것은 어떤 것인가?

① 호흡곤란 사정 ② 체액량 사정
③ 신경학적 상태 사정 ④ 통증 사정

3. 갑상선 기능 저하증 환자가 갑상선 대체 호르몬인 levothyroxine sodium(Synthroid)을 복용하고 있다. 환자가 한 진술 중 어떤 것이 추가적인 교육이 요구되는가?

① "나는 내가 남은 일생 동안 이 약을 복용할 것이라는 것을 알아요."
② "나는 과도한 양의 양배추나 시금치를 먹지 않아요."
③ "나는 음식과 함께 Synthroid를 복용해요."
④ "나는 아침에 Synthroid를 복용해요."

4. 부갑상선 기능 항진증으로 입원한 환자를 간호할 때, 간호사는 다음 중 어떤 간호 수행을 할 수 있는가?

① calcium gluconate를 정맥 내에 주입한다.
② 많은 양의 생리식염수를 정맥 내에 주입한다.
③ 엄격하게 체액을 제한한다.
④ tetany를 사정한다.

5. 부갑상선 기능 저하증으로 칼슘 보충치료를 받고 있는 환자를 평가하는 간호사는 다음 중 어떤 혈청 칼슘 수치를 얻었을 때에 환자가 칼슘 보충의 치료적인 효과를 달성했다고 평가할 수 있는가?

① 5.6mg/dL ② 12.0mg/dL
③ 9.0mg/dL ④ 7.0mg/dL

6. 쿠싱 증후군 환자가 고혈압과 피로 및 부종의 증상으로 입원하고 있다. 이 환자를 위한 우선순위의 간호 진단은?

① 체액량 결핍
② 체액량 과잉
③ 지식결핍
④ 지식부족과 관련된 불안

7. 외과적 치료는 받을 수 없는 Conn's syndrome(알도스테론 과잉증) 환자가 spironolactone(Aldactone)을 투여받고 있다. 간호사는 환자에게 이 약의 약리작용을 어떻게 설명해야 하는가?

① 알도스테론 과잉증을 되돌리기 위함이다.
② 혈청 칼륨 수치를 감소시키기 위함이다.
③ 체액 정체를 증진하기 위함이다.
④ 고혈압과 저칼륨혈증을 치료하기 위함이다.

8. 에디슨병 환자가 집으로 퇴원하고 hydrocortisone(Cortisol)을 복용할 예정이다. 환자가 다음 중 어떤 진술을 했을 때 이 약에 대한 추가적인 교육이 필요한가?

① "나는 감염의 증상을 주의깊게 사정할 것입니다."
② "나는 질병과 치료를 나타내는 의료표시 팔찌(Medic-Alert bracelet)를 착용할 것입니다."
③ "나는 빠르게 체중이 증가하거나 다리가 붓고 이것이 일주일 이상 지속된다면 보고할 것입니다."
④ "나는 손상을 예방하기 위해 집에서 안전조치를 취할 것입니다."

9. 간호사는 항이뇨 호르몬 분비 이상 증후군(SIADH)으로 새로 입원한 환자의 간호 계획을 세우고 있다. 이 환자의 우선순위 간호 진단은?

① 체액량 결핍 ② 질병과정과 관련된 불안
③ 체액량 과잉 ④ 손상 위험

10. 간호사는 새로 제1형 당뇨병으로 진단받은 환자를 위한 치료법을 논의하고 있다. 인슐린 투여에 대해 논의하는 동안, 환자가 간호사에게 "왜 나는 내 친구처럼 알약을 복용할 수 없나요?"라고 물었다. 다음 중 어떤 진술이 환자가 간호사의 설명을 이해한 것이라고 할 수 있는가?

① "내 몸은 인슐린을 만들지 않습니다. 그러므로 나는 인슐린 주사를 맞아야 합니다."
② "나는 짧은 기간 동안 인슐린 치료를 받을 것입니다. 그리고 나서 알약을 복용할 수 있습니다."
③ "알약은 인슐린 주사만큼 효과적이지 않습니다."
④ "내 몸이 다시 인슐린을 만들기 시작하면, 주사 맞는 것을 중지할 수 있습니다."

책 속의 책 18쪽

section 01

Risk Factors Associated with Endocrine And metabolic Health Problems

내분비 및 대사성 건강문제와 관련된 위험요인

(1) 갑상선 기능 항진 질환(thyroid hyperfunction disorders)

① Grave's disease : 면역학적 요인, 유전적 소인, 감염, 스트레스, 갑상선 약물의 과다복용, 여성에게서 8배 더 자주 발생
② 갑상선종 : 부적절한 요오드 섭취, 갑상선 호르몬 요구량 증가
③ 갑상선 위기 : 스트레스, 손상, 감염, 수술

(2) 갑상선 기능 저하 질환(thyroid hypofunction disorders)

① 갑상선 기능 저하증 : 선천적 결함, 면역학적 요인, 노인, 감염, 요오드 결핍, 항갑상선 약물

② 점액수종 : 진단이나 치료하지 않은 갑상선 기능 저하증

(3) 부갑상선 질환(parathyroid disorders)

① 부갑상선 기능 항진증 : 노인, 여성, 갑상선 선종

② 부갑상선 기능 저하증 : 갑상선 제거수술 기간에 부갑상선의 제거 또는 손상

(4) 부신피질 기능 항진 질환(adrenal cortex hyperfunction disorders)

① Cushing's syndrome : 뇌하수체 종양, corticosteroids 또는 ACTH의 과다 주입

② Conn's disease : 부신의 종양

(5) 부신피질 기능 저하 질환(adrnal cortex hypofunction disorders; Addison's disease)

면역학적 요인, 부신의 외과적 제거, 부신의 감염, 부신종양, 머리 외상(뇌하수체 침범), 외인성 당류 코르티코이드 또는 ACTH의 중단

(6) 부신수질 기능항진 질환(adrenal medulla hyperfunction disorder, pheochromocytoma)

유전적 소인, 중년

(7) 뇌하수체 전엽 질환(anterior pituitary disorders)

① 거인증 : 뇌하수체 선종(기능 항진)

② 말단 비대증 : 뇌하수체 선종(기능 항진)

③ 난장이증 : 뇌하수체 선종, 선천적 유전, 외상 및 방사선(기능 저하)

(8) 뇌하수체 후엽 질환(posterior pituitary disorders)

① 요붕증(ADH 분비기능 저하) : 머리 외상, 뇌종양, 뇌하수체 제거, 뇌하수체 방사선 조사, 유전적 소인, 신장 질환

② 항이뇨 호르몬 분비 이상 증후군(SIADH; ADH의 기능 항진) : 머리 외상, 뇌종양, 감염, 뇌수술, 약물

(9) 당뇨병(diabetes mellitus)

① 제1형 당뇨병 : 유전적 소인, 면역학적 요인, 환경적 요인, 45세 이상, 아프리카계 미국인과 흑인에서 증가, 고혈압 및 콜레스테롤 증가가 흔히 관련되어 있음.

② 제2형 당뇨병 : 30세 이상, 비만, 유전적 소인

③ 당뇨병성 케톤산증 : 인슐린 요구량 증가, 불충분한 외인성 인슐린

④ 고삼투성 고혈당성 비케톤성 혼수(HHNC) : 고혈당과 연관된 감염, 외상, 수술 같은 스트레스원.

section 02

Thyroid Hyperfunction Disorders

갑상선 기능 항진 질환

(1) 개 요

① 갑상선은 기관 앞쪽의 하부 목에 위치, 1차 기능은 호르몬을 생산, 저장 및 분비
- Thyroxine(T_4) : 세포 대사를 담당
- Triiodothyronine(T_3) : 세포 대사 조절을 담당
- Thyrocalcitonin(calcitonin) : 혈중 칼슘농도 조절의 역할
- T_3와 T_4는 갑상선 호르몬

② 요오드는 갑상선이 호르몬을 합성하고 분비하는 데 필요

③ 갑상선 호르몬(T_3와 T_4)은 신체 성장을 자극하고, 대사율, 심박동 및 혈당을 증가시킨다. 기능은 대사를 유지하고 성장 및 발달을 조절

④ Calcitonin은 신장과 뼈에 작용하여 혈청 칼슘치를 감소

⑤ 갑상선 기능 항진 질환의 원인은 자가면역 반응, 신생물, 갑상선 약물의 과다복용 및 뇌하수체 전엽에서 갑상선 자극호르몬(TSH)의 과다분비 등

(2) 병태생리

① 갑상선 호르몬(TH)의 생산은 뇌하수체 전엽에서의 적절한 갑상선 자극호르몬(TSH) 분비에 의존한다. 시상하부는 음성되먹이기에 의해 뇌하수체의 TSH 분비를 조절함.

② 갑상선 기능 항진증(갑상선의 기능 항진)은 신체에 갑상선 호르몬(TH)의 과다를 일으킴.
- 과도한 TH는 대사를 항진시키고, 조직에서의 산소 소비 및 열생산을 증가시킴.
- 갑상선 기능 항진 질환
  - Grave's disease
  - 중독성 갑상선종
  - 갑상선 위기 : 단백질, 지질, 탄수화물 및 비타민 대사의 증가를 일으킴.

③ 갑상선 기능 항진증의 가장 흔한 원인 : **Grave's disease**는 40세 이하의 여성에게서 가장 흔히 발병
- 정확한 원인은 모르지만, 지속 갑상선 자극 물질(long acting thyroid stimulator; LATS)로부터의 갑상선 자극에 대한 반응을 나타내는 자가면역 질환으로 생각된다.
- 결과로 TH가 과다 생산되고, 이는 대사항진 상태에 이르게 함.

④ 갑상선종은 부적절한 TH를 보상하기 위한 시도로 갑상선의 비대가 나타남.
- 갑상선종은 과다 TSH 자극, 과다 성장자극 면역글로불린, 또는 갑상선 호르몬 합성을 억제하는 약물에 대한 반응의 결과일 수 있음.
- 갑상선종은 매우 커져서 목과 가슴을 압박하는 결과로 호흡기계 합병증이 일어남.

⑤ 갑상선 조직에 작고, 기능하는 결절이 있을 때에 중독성 다결절 갑상선종(toxic multinodular goiter)이 존재하고 TH를 분비
- 결절은 양성이거나 악성
- 증상은 Grave's disease보다 더 느리게 나타난다.
- 중독성 갑상선종은 60세 이상의 여성들에게서 가장 자주 나타나고 갑상선종 병력이 있다.

NCLEX! ⑥ **갑상선 위기**(thyroid crisis) 또는 **갑상선 중독증**(thyrotoxicosis)으로도 알려져 있고, 생명을 위협하는 상태이며, 극심한 상태의 갑상선 기능 항진증이 나타남
- 과도한 갑상선 호르몬 분비로 대사율이 증가
- 죽음을 피하기 위해서 즉각적인 치료가 필요

⑦ 증상 및 징후
- 갑상선 기능 항진증 : 체중감소와 성욕감퇴 및 체액량 감소를 제외하고, 모든 증상이 증가 (그림 9-1)
- 과도하게 자극되어 유발된 증상
  - 중추신경계(CNS)의 교감신경(아드레날린성) 가지 : 심장활동, 반사
  - Thyroxine : 대사 증가와 체중감소 및 심리적 증상
- 갑상선 위기 : 극도의 고체온(102~106°F), 빈맥, 초조, 발작
- NCLEX! 증상은 체중감소, 신경과민, 안구 돌출증(안구의 돌출), 식욕증가, 심계항진 및 heat intolerance

(3) 간호 사정

① 갑상선 기능 항진증의 사정 : 눈 사정, 활력징후, 심장의 리듬 변화 사정, 울혈성 심부전(CHF)의 증상, 영양 사정, 위장관계 통증 호소, 근력과 근육 모양, 갑상선종의 존재, 생식력, 피부사정, 체중 및 체액상태

② 갑상선 위기의 사정소견은 체온 증가, 통증의 증상 분석, 위장관계 호소, 신경학적 증상, 발작 발생, 활력징후 변화 및 호흡기계 상태

③ 진단 검사
- 혈청 갑상선 항체(serum TA) : 증가
- 갑상선 자극호르몬(TSH) : 감소
- 혈청 thyroxine(T_4) : 증가, 원발성 갑상선 기능 항진증에서는 감소
- 혈청 triiodothyronine(T_3) : 증가
- T_3 흡수 검사(T_3RU) : 증가
- 갑상선 억제 검사를 동반한 방사성 요오드(RAI) 흡수 검사 : 증가

(4) 간호 중재 (그림 9-1)

NCLEX! ① 약물
- 갑상선 호르몬(TH) 생산을 감소시키기 위한 항갑상선 약물
  - Methimazole (Tapazole)
  - Propylthiouracil (PTU, Propyl-Thracil)

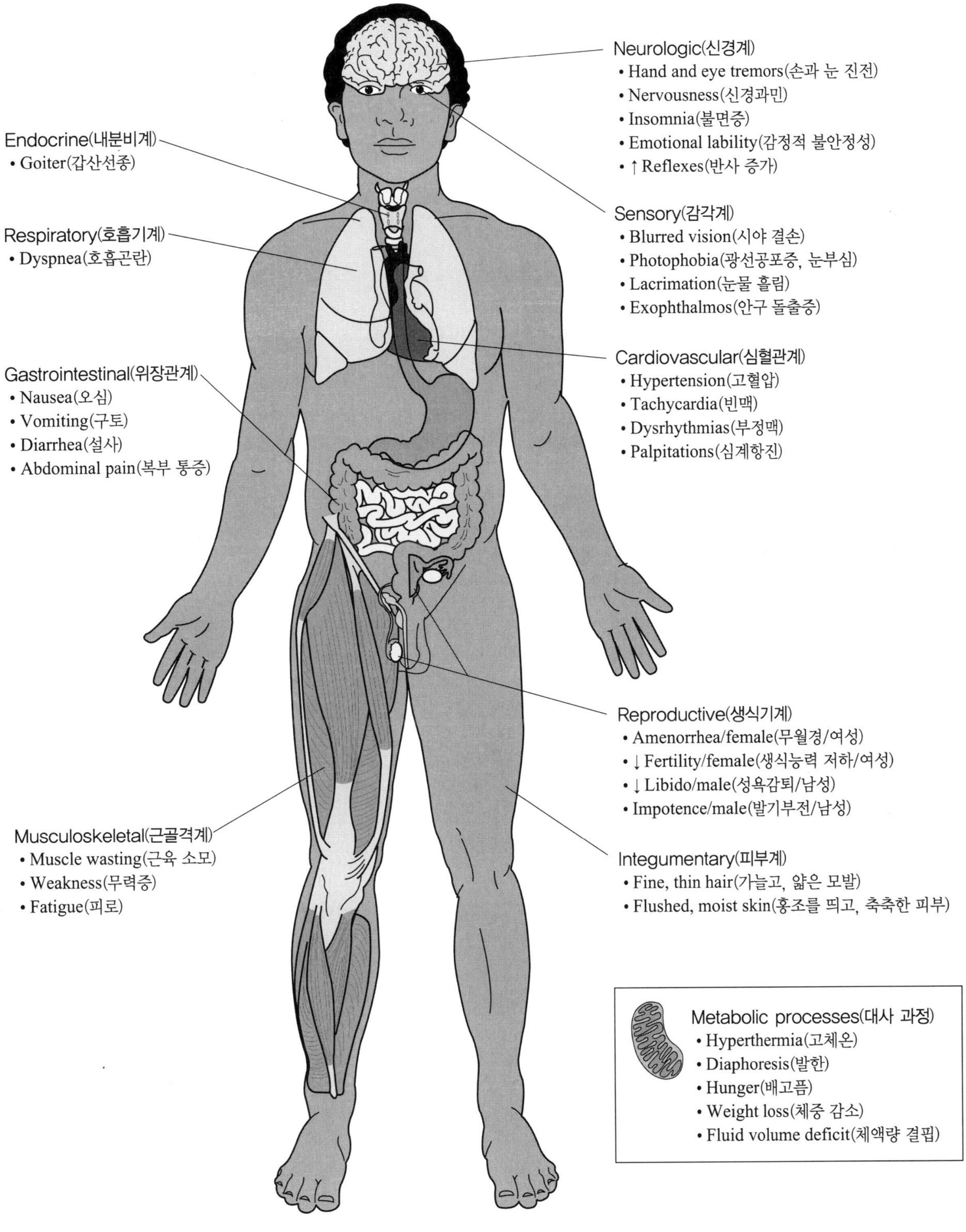

그림 9-1 갑상선 기능 항진증이 신체에 미치는 효과

- 부정맥을 치료하기 위한 Propranolol (Inderal)
- Glucocorticoids : T_4에서 T_3로의 전환을 방해
- 갑상선의 혈관 분포와 크기를 감소시키기 위한 Lugol's solution(iodine)
- 필요한 경우에 해열제

② 항갑상선 약물의 치료적인 효과가 나타나기까지 몇 주가 걸릴 수 있다는 것을 환자에게 교육
- 처방대로 약물을 복용하고 갑자기 중단하지 않도록 교육
- 갑상선 기능 저하증의 증상에 대해 교육하고, 갑상선 기능 저하증은 너무 많은 약물을 복용하였거나 용량을 조정할 필요가 있을 때에 나타날 수 있다는 것을 교육

③ 심장 부정맥, 빈맥을 사정

④ 해열방법을 수행

⑤ 눈의 압력을 감소시키기 위해서 침상 머리를 올림.

⑥ 안구 돌출증이 발생했다면 눈 간호를 교육하고 시력 변화를 사정한다. 안구 돌출증은 투약을 시작한 후에도 변화하지 않기 때문이다.

NCLEX! ⑦ 식이섭취를 사정한다. 환자는 대사항진 상태 기간에 하루 4,000~5,000칼로리가 필요

⑧ 섭취와 배설을 사정

⑨ 체중을 사정

NCLEX! ⑩ 증상 때문에 시원하고 조용한 환경을 유지

⑪ 방사선 치료를 갑상선 호르몬의 생산 감소의 목적과 갑상선 세포를 파괴하기 위해서 권장됨.
- 방사성 요오드를 구강으로 투여, 결과는 6~8주에 나타남.

갑상선 기능 항진증과 기능 저하증의 증상과 치료 비교

표 9-1

	갑상선 기능 항진증	갑상선 기능 저하증
병 인	자가면역 반응, 갑상선 자극호르몬(TSH)의 과다분비, 신생물, 갑상선 약물의 과다한 복용	선천적 결함, 항갑상선 약물, 요오드 결핍, 수술이나 방사선에 의한 갑상선 손상
임상 증상	감정적 불안정성, 안절부절 못함, 안구 돌출증, 반사 증가, 빈맥, 설사, 근무력증, 피로, 홍조띤 피부, 갑상선종, 고체온, 체중감소, 열 불내성, 발한 *Hint* : 체중을 제외하고 모두 증가	기억상실, 혼동, 반사 감소, 안와주위 부종, 저혈압, 서맥, 변비, 근무력증, 갑상선종, 부종, 체중 증가, 저체온, 냉기 불내성 *Hint* : 체중을 제외하고 모두 감소
검사 수치	• 혈청 갑상선 항체 증가(serum TA) • 원발성 갑상선 기능 항진증에서 갑상선 자극호르몬(TSH) 감소 • 혈청 triiodothyronine(T_3) 증가 • T_3 흡수 증가	• 원발성 갑상선 기능 저하증에서 갑상선 자극호르몬(TSH) 증가 • 혈청 thyroxine(T_4) 감소 • 혈청 triiodothyronine(T_3) 감소 • T_3 흡수 감소 • 저나트륨 혈증
치 료	치료 약제 : • methimazole (Tapazole) • propylthiouracil (PTU) • propranolol (Inderal) • glucocorticoids • Lugol's solution 방사선 치료 갑상선 절제술	치료 약제 : • levothyroxine sodium (Levothroid) • liotrix (Euthroid) • 혈압 상승제제

- 입원이나 방사선 안전조치가 필요하지 않음.
- 임산부에게는 금기
- 갑상선 기능 저하증의 증상을 사정

⑫ 갑상선 절제술을 위해서 외과적 중재에 대한 수술 전과 후 간호를 수행

- 부분적 갑상선 절제술은 적절한 양의 갑상선 호르몬을 생산하기 위해서 갑상선의 일부분을 그대로 남겨둠.
- 전 갑상선 절제술이 실시되었다면(보통 암 치료를 위해), 평생(life-long) 갑상선 호르몬 대치요법이 필요하다. 환자에게 약물요법 이행의 중요성을 교육
- NCLEX! 수술전 간호는 정상적 갑상선 상태를 증진하기 위한 항갑상선 약물 투여 및 갑상선의 혈관 분포를 감소시키기 위한 요오드 준비, 환자에게 수술 부위의 긴장을 감소시키기 위해서 수술 후에 일어나 앉고 움직이며, 기침하는 동안에 두 손으로 목을 지지하는 방법교육이 포함.
- NCLEX! 수술 후에 간호는 출혈, 호흡곤란, 후두 신경 손상 및 tetany 같은 합병증 사정 포함.

⑬ 갑상선 기능 항진 질환의 우선순위 간호 진단 : 활동 불내성(activity intolerance), 영양 변화, 고체온, 손상에 대한 위험

section 03

Thyroid Hypofunction Disorders

갑상선 기능저하 질환

(1) 개 요

① 갑상선의 기능 저하는 갑상선 호르몬 생산 저하로 인한 갑상선 기능 저하증 상태

② 감소된 갑상선 호르몬은 대사기능 감소, 조직의 산소소비 감소 및 열 생산 감소의 증상을 나타내는 대사저하 상태를 유발

③ 갑상선 기능저하 질환

- 갑상선 기능 저하증
- 점액수종, 점액수종성 혼수

④ 원발성 또는 2차성으로 분류

⑤ 원발성과 2차성 갑상선 기능 저하증의 원인

- 원발성 갑상선 기능 저하증의 원인 : 선천적 결함, 수술이나 방사선에 의한 갑상선 조직 손상, 항갑상선 약물, 지방병성 요오드 결핍 및 갑상선염
- 2차성 갑상선 기능 저하증의 원인 : 갑상선 호르몬에 대한 말초 저항 또는 뇌하수체의 갑상선 자극호르몬 결핍

(2) 병태생리

① 갑상선 기능 저하증은 불충분한 양의 갑상선 호르몬으로 인하여 대사율의 감소를 일으킨다. 증상은 수 개월에서 수 년 이상 천천히 나타난다.

② 점액수종은 치료하지 않은 갑상선 기능 저하증으로 발생하는 전신적인 대사 저하 상태

- 간질 공간(interstitial space)에 단백질의 축적은 간질액의 증가를 일으킴으로써, 점액성 부종(점액수종)을 유발
- 비함요부종(non-pitting edema)은 가장 일반적으로 정강이뼈 앞(pretibial)과 얼굴 부분에서 나타난다.

③ **점액수종 혼수**[갑상선 저하 위기(hypothyroid crisis)로도 알려져 있음]는 극도의 또는 지연된 갑상선 기능 저하증의 결과이다. 흔하지 않지만, 이 증상은 생명을 위협하는 상태이다.

NCLEX!

- 심각한 대사장애 상태 : 젖산 산증, 저혈당, 저나트륨혈증, 저혈압, 서맥, 심혈관계 허탈, 저체온, 호흡저하 및 혼수
- 부적절한 갑상선 약물 대체요법, 감염, 외상, 차가운 기온에의 노출, 중추신경계 억제제에 의해 촉진

④ **요오드 결핍** : 요오드는 TH 합성과 분비를 위해 필요

NCLEX!

- 요오드 결핍은 항갑상선 약물 및 lithium이나 부족한 요오드 섭취의 결과로 일어난다.
- 미국에서, 부적절한 요오드 섭취로 인한 갑상선 호르몬 결핍은 요오드를 첨가한 소금의 사용으로 흔하지 않다.

⑤ *Hashimoto's thyroiditis* : 일반적으로 30~50세 여성에게 침투하는 자가면역 질환

- 기능성 갑상선 조직이 섬유성 조직으로 대치되면 TH 수치는 감소
- 갑상선종은 TH 수치가 감소하는 것을 보상하기 위해서 갑상선이 비대해져서 발생

NCLEX!

⑥ **증상 및 징후**

- 갑상선 기능 저하증 : 체중과 체액량을 제외한 대부분의 증상은 저하증이 나타남.(그림 9-2)
- 점액수종 혼수 : 저체온, 심혈관계 허탈, 혼수, 저나트륨혈증, 저혈당, 젖산 산증

(3) 간호 사정

① **갑상선 기능 저하증의 사정** : 신경학적 사정, 안와주위 부종 여부, 활력징후, 심장 리듬, 배변습관, 근력, 피부 사정, 갑상선종의 존재, 생식력, 체액상태, 체중, 활동 내성, 호흡상태

② **점액수종 혼수에서의 사정** : 활력징후, 심장 사정, 신경학적 사정 및 갑상선 기능 저하증 증상

③ **진단 검사**

- 혈청 갑상선 항체(serum TA) : 정상, Hashimoto's thyroiditis에서는 증가
- 갑상선 자극호르몬(TSH) : 원발성 갑상선 기능 저하증에서 증가
- 혈청 thyroxine(T_4) : 감소(정상 5~12ng/dL)
- 혈청 triiodothyronine(T_3) : 감소(정상 80~200ng/dL)
- T_3 흡수 검사(T_3RU) : 감소
- 갑상선 억제 검사를 동반한 방사성 요오드(RAI) 흡수 검사(갑상선 스캔) : 변화없음 또는 감소
- 저나트륨혈증(희석)

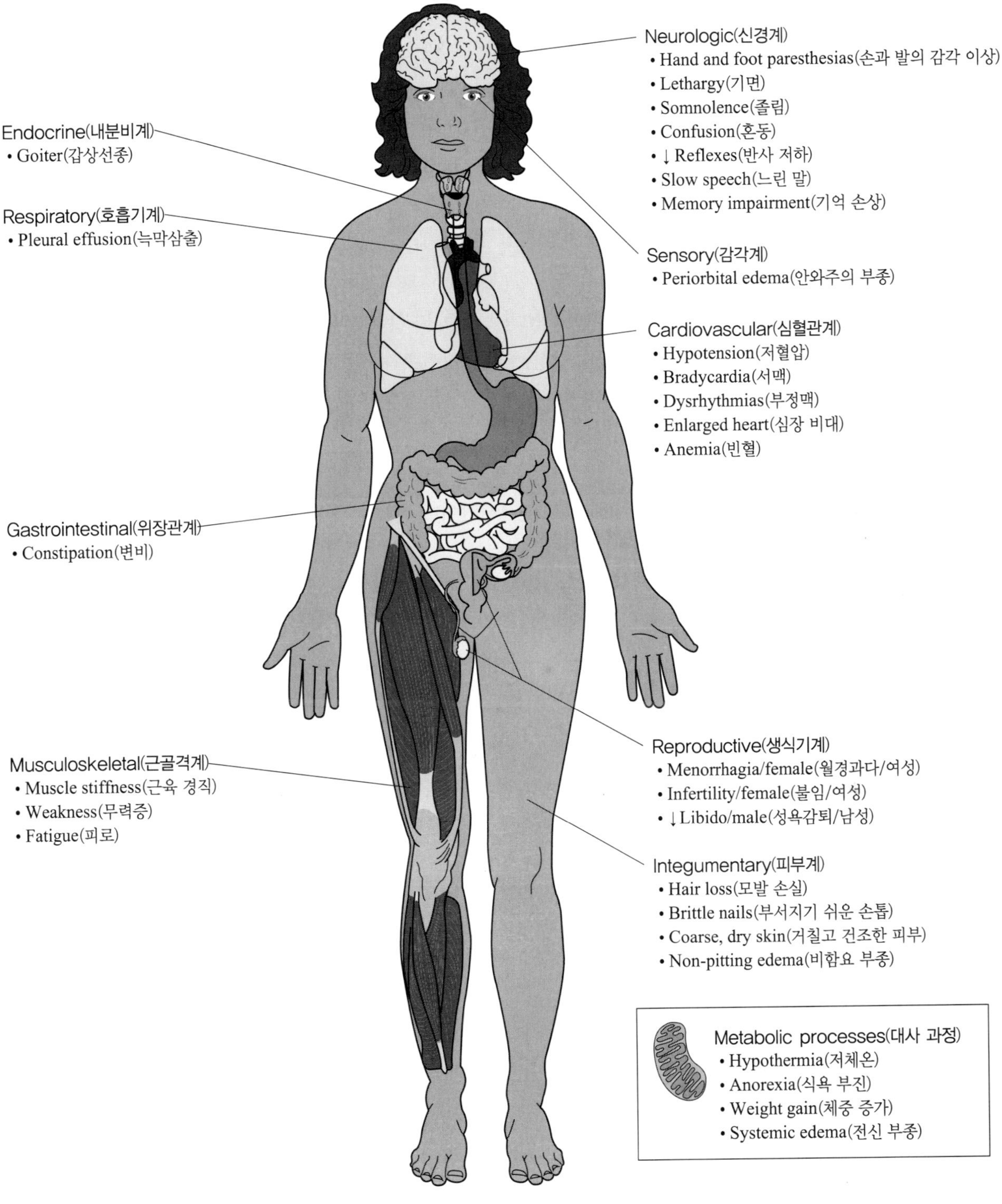

그림 9-2 갑상선 기능 저하증이 신체에 미치는 효과

- 콜레스테롤과 중성지방 수치 증가
- 점액수종 혼수 : 혈당감소, ABGs는 대사성 산증을 보인다.

(4) 간호 중재 표 9-1

① 약물

- 갑상선 대치 약물
  - Levothyroxine sodium (T_4), Levoid, Levothroid, Synthroid, Synthrox
  - Liotrix (Euthroid, Thyrolar)
- 적절한 관류를 유지하기 위한 혈압 상승제제

② 정맥 내의 포도당을 주입한다.

③ digoxin (Lanoxin)을 투여받고 있다면 digitalis 중독 증상을 사정해야 한다.

④ 갑상선 기능 항진증을 사정 : 갑상선 기능 항진증과 기능 저하증의 증상과 징후를 교육한다.

NCLEX! ⑤ 고혈당과 저혈당을 사정(점액수종은 저혈당을 유발할 수 있기 때문에)해야 한다.

⑥ 활력징후, 일일 체중을 사정

NCLEX! ⑦ 환자 교육

- NCLEX! 최적의 약물흡수를 위해 식사 전 1시간이나 식사 후 2시간에 약물을 복용하고 아침에 복용하도록 교육한다.
- 약물 대치요법은 평생 동안 계속된다.
- NCLEX! 용량이 다를 수 있기 때문에 건강관리 제공자로부터의 사전허락 없이 약물 브랜드를 바꾸지 않는다.
- TH 이용을 억제하는 양배추, 당근, 시금치, 순무 및 복숭아 같은 음식의 과도한 섭취를 피하도록 교육한다.
- 신경과민, 불면증, 심계항진, 심한 체중감소 또는 다리 경련을 일차 건강관리 제공자에게 보고한다.

⑧ 갑상선 기능 저하 질환의 우선순위 간호 진단 : 활동 불내성, 영양 변화, 심박출량 감소, 저체온, 피부 통합성 손상의 위험(손상에 대한 위험성)

section 04 Parathyroid Disorders 부갑상선 기능저하 질환

(1) 개 요

① 부갑상선은 갑상선 뒤쪽에 위치

- 부갑상선의 주요 기능은 뼈에서 칼슘을 유리시키는 부갑상선 호르몬(PTH)을 분비함으로써 정상 혈청칼슘치를 유지하는 것이다.

- PTH은 뼈, 신장 및 소장으로부터 칼슘 흡수를 증가시킴으로써 감소된 혈중 칼슘농도에 반응

② 부갑상선 기능 항진증은 PTH의 증가로 고칼슘혈증, 저인산혈증, 뼈 손상 및 신장 손상을 유발

③ 부갑상선 기능 저하증은 PTH의 감소로 저칼슘혈증, 고인산혈증, 과다 반사 및 감각의 변화를 유발

④ 부갑상선 기능 항진증의 원인

- 1차성 부갑상선 기능 항진증은 선종 또는 부갑상선 중 하나가 과다증식하므로 인해 발생
- 2차성 부갑상선 기능 항진증은 만성 저칼슘혈증(보통 신부전에 의해 생긴)에 대한 부갑상선의 반응으로서 발생
- 3차성 부갑상선 기능 항진증은 부갑상선의 과다증식과 혈청 칼슘치에 대한 반응 손실의 결과로 발생

⑤ 부갑상선 기능 저하증의 가장 흔한 원인은 갑상선절제술 동안 부갑상선의 손상 또는 제거

(2) 병태생리

① 부갑상선 기능 항진증

- 증가된 PTH는 신장에서 칼슘의 흡수를 증가시켜서 고칼슘혈증을 유발하고, 신장에서 인산염의 분비를 증가시켜서 저인산혈증을 유발
- 증가된 PTH는 뼈에서 인과 칼슘의 유리를 증가시켜서 뼈의 탈석회화와 신장결석 형성을 유발
- 증가된 PTH는 중탄산염 분비를 증가시키고 산분비를 감소시켜서 저칼륨혈증과 대사성 산증을 유발

② 부갑상선 기능 저하증

- 감소된 PTH는 뼈와 신장에서 칼슘의 흡수를 감소시켜서 저칼슘혈증을 유발하고, 신장에서 인산염의 분비를 감소시켜 혈청 인산염 수치를 증가시킴(고인산혈증).
- 석회화가 눈에 형성되어 백내장을 일으키고, 기저핵에 형성되어 뇌 석회화를 일으킴.
- 혈청 칼슘치의 감소가 근육의 흥분성, 테타니 및 후두경련을 일으킴.

③ 증상 및 징후

NCLEX!

- 부갑상선 기능 항진증
  - 신경계 증상 : 우울, 정신병, 감각 이상, 신경근 흥분성 감소, 시력 손상, 의식 수준의 변화
  - 심혈관계 증상 : 고혈압, 부정맥
  - 위장관계 증상 : 오심, 복부 통증, 변비, 소화성 궤양, 위출혈, 갈증, 식욕부진, 췌장염
  - 신장 증상 : 신장결석, 고칼슘뇨증, 고인산뇨증
  - 근골격계 증상 : 근위축과 근무력증, 뼈 통증, 병리적 골절, 허리 통증, 골다공증, 뼈의 탈무기질화(demineralization)
  - 대사 증상 : 대사성 산증, 체중 감소, 다뇨, 다음(polydipsia), 탈수

NCLEX!

- 부갑상선 기능 저하증
  - 신경계 증상 : 과다 활동 반사, 뇌내압 증가, 과민성, 불안, 우울, 입술 · 손 · 발의 감각 이상, 후두 경련, 발작 활동
  - 심혈관계 증상 : 부정맥

- 위장관계 증상 : 흡수장애 증후군, 복부 경련
- 근골격계 증상 : 손 · 발 경련, 찌푸린 얼굴, 근육 경련, tetany, 발작, 양성 Chvostek's sign 및 양성 Trousseau's sign, 과다활동 심부건 반사, 뼈의 석회화
- 신장 증상 : 신산통
- 피부 증상 : 건조하고 벗겨지는 피부, 모발 손실, 부서지기 쉬운 손톱

(3) 간호 사정

① **부갑상선 기능 항진증의 사정** : 의식 수준(LOC)을 포함하는 신경학적 사정, 활력징후, 심장리듬, 위장관계 사정, 통증 호소, 근력, 체중, 섭취와 배설(I & O)

② **부갑상선 기능 항진증의 진단 검사**
- 혈청 칼슘 수치 : 고칼슘혈증(정상 8.8~10mg/dL)
- 혈청 인 수치 : 저인산혈증(정상 2.5~4.5mg/dL)
- 동맥혈 가스 : 대사성 산증
- 혈청 칼륨 수치 : 저칼륨혈증
- 소변 내의 칼슘(결석 유발함) : 증가
- 소변 내의 인산염 : 증가
- 부갑상선 호르몬(PTH) : 증가
- 알칼리 인산염 : 증가
- 방사선 검사로 연조직과 신장 구조물 내의 칼슘 축적, 골다공성 변화 및 뼈의 탈무기질화를 알 수 있다.

③ **부갑상선 기능 저하증의 사정** : 반사 및 다른 신경학적 사정, 활력징후, 심장리듬, 위장관계 호소, Chvostek's sign, Trousseau's sign, tetany, 피부나 신장 증상

④ **부갑상선 기능 저하증의 진단 검사**
- 혈청 칼슘 수치(저칼슘혈증)
- 혈청 인산염 수치(고인산혈증)
- 부갑상선 호르몬(PTH) : 감소
- 소변 내의 칼슘 : 감소
- 방사선 검사로 두개골의 석회화를 알 수 있다.

(4) 간호 중재

① **부갑상선 기능 항진증**
- 약물
  - furosemide(Lasix, 경구 또는 정맥 내의 투여) : 이뇨 증진
  - phosphates(경구 또는 정맥 내의 투여) : 대치 목적
  - calcitonin(Calcimar) : 뼈에서 칼슘 유리를 감소시키기 위해 정맥 내에 투여
  - plicamycin(Mithracin) : 칼슘의 뼈 흡수를 방해한다.

–gallium nitrate(Gallium) : 칼슘의 뼈 흡수를 방해한다.

–glucocorticoids : 칼슘의 위장관 흡수 감소

NCLEX! • 환자가 처방대로 칼슘과 비타민 D가 적은 음식을 섭취하고, 구강으로 수분섭취를 증가시키도록 교육한다.

• 칼슘의 배설을 증가시키기 위해서 생리식염수를 정맥 내에 투여

• 1차성 부갑상선 기능 항진증에서 부갑상선 절제술을 위한 수술 전과 후에 간호 필요

• 요석을 찾아내기 위해 소변을 걸러 낸다. 섭취와 배설을 사정

• 심전도 리듬, 활력징후를 사정

② 부갑상선 기능 저하증

• 약물

–처음에 calcium gluconate(Kalcinate)를 정맥 내에 투여 후, 경구용 칼슘제 보충

–경구 비타민 D

–부갑상선 호르몬(PTH) 주입

NCLEX! • 칼슘은 많고 인산염은 적은 음식을 섭취하도록 교육한다.

NCLEX! • 발작성과 후두 경련을 사정한다. 발작이 일어난다면 안전한 환경을 제공한다.

NCLEX! • 저칼슘혈증에 대해 Chvostek's sign과 Trousseau's sign을 확인

NCLEX! • 후두 경련으로 인한 호흡기계 응급상황에 대비해서 침대 옆에 기관절개 세트를 둔다.

• 신경근 기능을 사정

③ 부갑상선 질환의 우선순위 간호진단 : 신체 운동성 손상, 손상에 대한 위험, 통증, 배뇨 변화, 영양 변화

section 05 Adrenal Cortex Hyperfunction Disorders
부신피질 기능 항진 질환

(1) 개 요

① 부신은 각 신장의 위쪽에 위치하고 부신수질(부신의 내층)과 부신피질(부신의 외층)로 구성

• 부신수질은 catecholamine : epinephrine, norepinephrine, 그리고 dopamine을 분비

• 부신피질은 염류 코르티코이드(aldosterone), 당류 코르티코이드(cortisol, androgens 및 estrogens[성호르몬])를 분비

② epinephrine과 norepinephrine(catecholamines)의 기능은 대사율과 명료함을 증가시키고, 인슐린 수치를 증가시키며, '투쟁–도피 반응'을 나타낸다.

③ 당류 코르티코이드(cortisol)의 기능은 스트레스에 대한 신체반응을 돕고, 염증을 억제하며, 인슐린 길항제로 작용하여 혈당을 증가시킨다. 그리고 탄수화물, 지방, 단백질의 대사를 조절하고, 단백질 합성을 증가시키며, 단백질과 지방산의 분해를 증가시킨다.

④ 부신피질 자극호르몬(ACTH)의 기능은 성장과 발달

⑤ 염류 코르티코이드(aldosterone)의 기능은 나트륨(Na^+)과 물의 정체 및 칼륨(K^+)배설

⑥ androgens과 estrogens은 성장과 발달을 돕는다.

⑦ 부신피질 기능 항진 질환은 다음의 호르몬을 과다 생산한다.

- cortisol : **Cushing's syndrome** – 코르티졸 과잉증
- aldosterone : **Conn's syndrome** – 알도스테론 과잉증

⑧ **코르티졸 과잉증의 원인** : 부신 종양, 부신 과형성, 또는 외인성 당류 코르티코이드

⑨ **알도스테론 과잉증의 원인** : 부신의 병소 또는 심부전, 간경화, 탈수, 신장 질환 등 알도스테론의 과잉 생산을 자극하는 상태

(2) 병태생리

(a) Cushing's syndrome (hypercortisolism)

① 당류 코르티코이드(cortisol, ACTH)의 기능은 당신생을 촉진하고, 혈당치를 유지하며, 스트레스에 적응하고, 혈압을 높이기 위해서 카테콜아민 유리를 증가시키는 것

② 1차성 Cushing's syndrome은 cortisol의 생산 증가를 자극하는 양성 또는 악성 부신 종양에 의해 유발한다.

③ 2차성 Cushing's syndrome은 ACTH 분비 증가를 일으키는 뇌하수체 혹은 시상하부의 질환 및 ACTH를 생산하는 이소성 질환으로 유발한다.

NCLEX! ④ Cushing's syndrome의 가장 흔한 원인인 의원성(iatrogenic) Cushing's syndrome은 장기간의 당류 코르티코이드 치료로 유발된다.

⑤ **코르티졸(cortisol)과잉 분비의 증상 및 징후**

- NCLEX! 신경계 증상 : 정신병, 감정적 불안정성, 기억상실, 우울, 집중력 저하
- 심혈관계 증상 : 고혈압, 부정맥
- 위장관계 증상 : 소화성 궤양
- NCLEX! 근골격계 증상 : 근무력증, 근육 소모, 골다공증, buffalo hump, 몸통 비만
- NCLEX! 피부 증상 : 반상 출혈, 남성형 다모증, 복부의 색소침착된 선, 상처 치유 저하, 피부 감염, 얇은 피부, 여드름
- 신장 증상 : 당뇨, 다뇨, 다음, 신장 결석
- 생식기계 증상 : 성욕감퇴, 발기부전, 무월경, 여성에게서 남성적 특징이 나타난다.
- NCLEX! 대사 증상 : 저칼륨혈증, 고나트륨혈증, 부종, moon face, 체중증가
- NCLEX! Cushing's syndrome의 고전적 증상 : 둥근얼굴, buffalo hump, 색소침착된 선, 몸통 비만

(b) Conn's syndrome(1차성 알도스테론 과잉증)

① aldosterone(염류 코르티코이드)의 역할은 나트륨과 물을 정체시키는 것이다.

② aldosterone은 세뇨관에서 나트륨(Na^+)과 물(H_2O)을 재흡수하고 칼륨(K^+)과 수소이온(H^+)을 배설

③ 1차성 알도스테론 과잉증에서 aldosterone의 과다분비의 효과는 나트륨(Na^+)과 물(H_2O)의 정체를 증가시키고, 칼륨(K^+) 배설을 증가시킨다.

- 혈압이 증가하면, renin 생산이 억제됨
- 혈압이 위험한 수준까지 계속 올라가면, 신장손상 및 대뇌경색을 일으킬 수 있다.
- 물과 나트륨 정체에도 불구하고, 물이 칼륨 이온과 함께 소변으로 배설되기 때문에 부종은 드문 합병증

④ 2차성 알도스테론 과잉증에서 고혈압은 흔하지 않다.

⑤ 증상과 징후 : 시력장애, 감각이상, 고혈압, 부정맥, 체액정체, 신장손상 또는 신부전, 다뇨, 근무력증, tetany, 전해질과 산 · 염기 불균형

(3) 간호 사정

① **Cushing's syndrome의 사정** : 활력징후, 심장 리듬, 신경학적 사정, 위장관, 신장 및 생식기계 문제의 기왕력, 근력, 피부 사정, 체중, 부종의 존재, 섭취와 배설

② **Cushing's syndrome의 진단 검사**

- 혈청 cortisol 수치 : 증가
- 혈청 나트륨 수치 : 증가(고나트륨혈증)
- 혈청 칼륨 수치 : 감소(저칼륨혈증)
- 혈청 포도당 수치 : 증가 (고혈당증)
- 혈청 ACTH 수치 : 1차성 Cushing's syndrome에서 증가
- 혈청 ACTH 수치 : 2차성 Cushing's syndrome에서 감소
- 소변 내 17-ketosteroids와 17-hydroxycorticosteroids : 증가
- ACTH 억제 검사 : 원인을 확인하기 위해서 실시
- 백혈구수(WBC) > 10,000/mm^3
- dexamethasone 억제 검사 : 원인이 뇌하수체인지 부신인지 결정하기 위해서 실시
- 방사선 검사로 뇌하수체 종양 또는 부신 종양을 알 수 있다.

③ **Conn's syndrome 환자 신경학적 사정** : 신경학적 사정, 눈검사, 활력징후, 심장 리듬, 체액상태, 섭취와 배설, 근력, 전해질과 신장상태

④ **Conn's syndrome의 진단 검사**

- 혈청 나트륨 수치 : 증가(고나트륨혈증)
- 혈청 칼륨 수치 : 감소(저칼륨혈증)
- 동맥혈 가스 : 대사성 알칼리증(중탄산이온 증가)
- 혈청 aldosterone 수치 : 증가
- 소변 aldosterone 수치 : 증가
- 혈청 renin 수치 : 1차성 알도스테론 과잉증에서 감소
- 혈청 renin 수치 : 2차성 알도스테론 과잉증에서 증가
- 방사선 검사로 종양 여부를 알 수 있다.

(4) 간호 중재

① Cushing's syndrome

NCLEX!

- 약물
  - mitotane(Lysodren) : 피질세포를 파괴하지 않고 corticosteroid 합성을 억제하는 세포 독성의 항호르몬 제제
  - trilostane(Modrastane) 또는 aminoglutethimide(Cytadren) : 당류 코르티코이드와 부신 steroids의 합성을 차단
  - cyproheptadine(Periactin), somatostatin(Octreotide) 또는 bromocriptine(Parlodel) : ACTH 생산을 방해
  - NCLEX! 부신절제술을 하였다면 평생 steroid 대치요법을 실시
- 부신절제술을 위한 수술 전과 후에 간호를 실시
- 방사선 요법의 효과를 사정
- 약물 요법에 의해 유발되는 Addisonian crisis를 사정
- Cushing's syndrome의 우선순위 간호 진단 : 체액량 과잉, 감염에 대한 위험, 손상에 대한 위험, 활동 불내성, 불안, 지식결핍, 피부 통합성 손상의 위험

② Conn's syndrome

- 약물
  - spironolactone(Aldactone) : 외과적 치료를 받을 수 없는 환자의 고혈압과 저칼륨혈증을 치료
  - amiloride(Midamor) : spironolactone에 내성이 있는 환자에게 사용
  - 부신의 기능 저하를 막기 위해서 처방대로 수술 전에 당류 코르티코이드를 투여
- 일측성 또는 양측성 부신절제술을 위한 수술 전후 간호를 실시
- NCLEX! 양측성 부신절제술을 시행한다면 당류 코르티코이드의 평생 대치요법이 필요하다는 것을 환자에게 교육
- 혈압, 소변량, 전해질을 사정
- NCLEX! 저나트륨 식이에 대해 환자에게 교육
- 약물의 부작용을 교육
- Conn's syndrome의 우선순위 간호 진단 : 배뇨양상 변화, 체액량 과잉, 손상에 대한 위험

section 06
Adrenal Cortex Hypofunction Disorder : Addison's disease

부신피질 기능저하 질환

(1) 개 요

① Addison's disease는 부신 파괴의 결과로서 만성 부신피질 기능 부전으로 정의
② 부신피질 기능 저하는 cortisone과 aldosterone의 생산을 감소시킨다.
③ 원인은 외상으로 인한 부신의 파괴, 감염, 부신 출혈, 또는 갑작스런 스트레스

(2) 병태생리

① 부신부전으로도 알려져 있다.
② 부신피질 조직의 점진적인 파괴는 부신의 기능 저하를 유발
③ 염류 코르티코이드와 당류 코르티코이드의 불충분한 분비는 aldosterone과 cortisol 및 androgen 결핍을 초래
④ 불충분한 aldosterone 수치는 나트륨 흡수를 감소시키고 나트륨 배설은 증가시킨다.
⑤ 나트륨을 따라나가는 물은 수분 배설을 증가시키고 저혈량증을 일으킨다.
⑥ 저혈압은 저혈량증의 결과로 일어난다.
⑦ 칼륨은 보유되어(나트륨과 반대 방향으로 이동) 고칼륨혈증을 일으킨다.
NCLEX! ⑧ 수술이나 임신 같은 스트레스 기간에, 또는 외인성 corticosteroid 치료를 갑자기 중단했을 때, cortisol의 부족으로 급성 부신피질 호르몬 부전인 Addisonian crisis가 일어날 수 있다.
- 즉시 치료하지 않으면, 순환기계 허탈과 쇼크 및 죽음에 이를 수 있다.
- NCLEX! 증상과 징후는 심한 오심과 구토, 설사, 탈수, 허리 아래, 복부 및 다리에 갑작스런 통증, 저혈압, 빈맥, 혼동, 안절부절 못함, 피로, 쇼크, 두통

NCLEX! ⑨ Addison's disease의 증상과 징후
- 신경계 증상 : 신경증, 우울
- 심혈관계 증상 : 저혈압, 고칼륨혈증에 의해 최고로 높아진 T파 같은 심전도 변화
- 근골격계 증상 : 근무력증, 피로
- 피부 증상 : 피부의 과다 색소침착
- 위장관계 증상 : 설사, 오심, 구토, 식욕부진
- 생식기계 증상 : 성욕감퇴, 빈약한 음모
- 대사 증상 : 고칼륨혈증, 저나트륨혈증, 저혈당증, 체중감소

(3) 간호 사정

① 신경학적 사정, 활력징후, 심장 사정, 활동 내성, 근력, 위장관계 증상, 성욕, 전해질 균형, 체중 사정

② 진단검사

- 혈청 cortisol 수치 : 낮음
- 혈청 ACTH 수치 : 높음
- 혈청 나트륨 수치 : 낮음(저나트륨혈증)
- 혈청 칼륨 수치 : 높음(고칼륨혈증)
- 혈청 aldosterone 수치 : 감소
- 소변 내의 cortisol 수치 : 감소
- 동맥혈 가스분석 : 대사성 산증(중탄산이온 감소)
- 심전도

(4) 간호 중재

① 약물은 염류 코르티코이드와 당류 코르티코이드 대치요법

NCLEX!
- Addison's disease : 처방대로 cortisone, prednisone 또는 fludrocortisone acetate를 투여

NCLEX!
- Addisonian crisis : 즉시 정맥 내로 당류 코르티코이드를 대치하고 나트륨과 함께 물을 투여

② 탈수의 증상을 사정

③ 고나트륨, 저칼륨 식이를 유지

④ 종양이 원인 요소라면 외과적 중재를 위해 환자를 준비

⑤ Addison's disease의 우선순위 간호 진단 : 체액량 결핍, 손상에 대한 위험

section 07 Adrenal Medulla Hyperfunction Disorder : Pheochromocytoma
부신수질 기능항진 질환 : 갈색세포종

(1) 개 요

① **갈색세포종**은 카테콜아민을 분비하는 부신수질의 종양(보통 양성)

NCLEX!
② 고혈당, 대사항진 및 심한 고혈압을 유발하는 드문 질환

③ 원인은 보통 여러 복합 내분비선의 신생물과 연관되어 있다.

(2) 병태생리

① 대부분의 경우, 부신수질에서 교감신경계의 chromaffin 세포 종양이 발생

② 종양은 카테콜아민인 epinephrine과 norepinephrine이 과잉 분비된다.

③ 과도한 양의 epinephrine과 norepinephrine으로 인해 뇌출혈, 심부전, 및 죽음의 위험에 이르게 할 수 있다.

④ 증상 및 징후

- 신경계 증상 : 안절부절 못함, 감정의 폭발, 감정의 불안정, 동공확장, 심한 두통, 신경과민

NCLEX!
- 심혈관계 증상 : 고혈압(지속적인, 간헐적인 또는 변동하는, 빠르게 일어나고 갑자기 끝난다), 빈맥, 심계항진
- 위장관계 증상 : 오심, 구토, 설사
- 신장 증상 : 당뇨, 다뇨
- 근골격계 증상 : 진전
- 대사 증상 : 고혈당, 차가운 사지, 과도한 발한

(3) 간호 사정

① 활력징후, 감정적 안정, 신경학적 증상이나 두통호소, 위장관계 곤란, 섭취와 배설, 피부온도를 사정한다.

② 진단검사

- 소변 내의 카테콜아민 : metanephrines과 vanillylmandelic acid(VMA), 양성
- 혈청 카테콜아민 : 증가
- 소변 내의 포도당(당뇨) : 증가
- 혈청 포도당 : 증가(고혈당)
- 방사선 검사로 종양을 밝힌다.

(4) 간호 중재

① 약물

- phenoxybenzamine(Dibenzyline) : 수술 전의 고혈압 조절
- metyrosine(Demser) : norepinephrine 합성 억제
- 고혈압 위기를 위해 항고혈압 제제를 정맥 내에 투여한다.

NCLEX! ② 일측성이나 양측성 부신절제술을 위해 수술 전과 후의 간호를 실시한다.

③ 심부전, 뇌혈관 사고, 심근경색, 쇼크, 신부전을 사정한다.

NCLEX! ④ 혈압, 소변양, 신경학적 상태를 사정한다.

NCLEX! ⑤ 발작 예방조치를 지킨다.

NCLEX! ⑥ 우선순위 간호 진단 : 손상에 대한 위험, 통증

section 08 Anterior Pituitary Disorders
뇌하수체 전엽 질환

(1) 개 요

① 'master gland'라고 불리는 뇌하수체는 시상하부 근처에 있다. 뇌하수체는 신체에 영향을 미치고 호르몬을 분비하는 다른 내분비선을 자극하는 호르몬을 생산함으로써 내분비 기능을 조절하는 역할을 한다.

② 뇌하수체 전엽에서 생산되는 호르몬

- 성장 호르몬(GH)
- 갑상선 자극호르몬(TSH)
- 부신피질 자극호르몬(ACTH)
- 난포 자극호르몬(FSH)
- 황체형성 호르몬(LH)
- 프로락틴(PRL)

③ 뇌하수체 전엽의 질환으로 과도하거나 부족한 뇌하수체 호르몬의 분비가 일어난다. 뇌하수체 질환은 다른 내분비 질환만큼 흔하지 않다.

④ 성장 호르몬(GH)은 세포 분열과 단백질 합성을 조절하는 성장에 필요한 호르몬이다. 내분비 기관 · 피부 · 골격근 · 심장근 및 결합조직의 대사에 영향을 미친다.

⑤ 뇌하수체 전엽의 기능 항진(뇌하수체 항진증)은 한 가지 이상의 호르몬의 과다 생산과 분비를 일으킨다. 성장 호르몬(GH)과 prolactin(PRL) 또는 부신피질 자극호르몬(ACTH) 및 뇌하수체 항진증에서 보이는 조직 과도성장과 같은 증상을 유발한다.

⑥ 뇌하수체 항진증의 가장 흔한 원인은 양성 선종이다.

⑦ 뇌하수체 전엽의 기능 저하(뇌하수체 저하증)는 한 가지 이상의 뇌하수체 호르몬의 결핍을 일으킨다. 성장 호르몬(GH), 난포 자극호르몬(FSH), 갑상선 자극호르몬(TSH), 황체 형성 호르몬(LH) 및 부신피질 자극호르몬(ACTH)

⑧ 뇌하수체 저하증의 원인은 뇌하수체의 외과적 제거, 뇌하수체 종양, 뇌하수체 감염, 뇌하수체의 외상, 선천적 결함 및 방사선이다.

⑨ 흔한 질환
- 뇌하수체 항진증 : 거인증과 말단 비대증
- 뇌하수체 저하증 : 난장이증

(2) 병태생리

① 거인증

NCLEX!
- 거인증은 골단판이 닫히기 전에 시작하는 성장 호르몬의 과다분비의 결과이다.
  - 성장 호르몬의 과다분비로 사람은 비정상적으로 크게 되어, 종종 키가 2.1~2.4m에 달한다.
  - 신체 비율은 일반적으로 정상이다.
- 거인증의 가장 흔한 원인은 뇌하수체의 종양이다.
- 조기 발견과 진단 및 치료로 이 질환은 치료될 수 있다.

NCLEX!
- 증상 및 징후 : 성장기는 거인증, 성인은 말단 비대증

② 말단 비대증
- 말단 비대증은 성인기 동안에 시작하는 성장 호르몬의 과다분비의 결과이다. 말단 부위의 뼈와 결합조직이 계속 자라서 조직의 불균형적인 성장을 유발한다.
- 말단 비대증의 가장 흔한 원인은 뇌하수체의 종양이다.

NCLEX!
- 증상 및 징후 : 커다란 손과 발, 아래 턱의 돌출, 거친 얼굴모양, 골다공증 증상, 신발이나 장갑 치수의 변화, 전신적 증상(고혈압), 관상동맥 질환, 울혈성 심부전, 부신, 갑상선, 부갑상선의 확대, 무월경, 두통, 발한, 허약이다.

③ 난장이증
- 난장이증은 뇌하수체 전엽 호르몬의 분비 결핍으로 발생한다.
- 호르몬의 부적절한 분비는 성장지연 및 대사 질환을 유발한다.

NCLEX!
- 증상 및 징후 : 작은 키, 비만, 낮은 음조의 목소리, 골격계의 느린 성숙, 고지혈증, 고콜레스테롤 혈증이다.

(3) 간호 사정

① 거인증 사정 : 나이와 육안검사를 통해 키와 체중에 대한 성장기록을 작성한다.

② 말단 비대증 사정 : 활력징후, 시력장애, 울혈성 심부전이나 당뇨병의 증상 및 징후, 성장과 발달, 통증의 증상분석
③ 난장이증의 사정 : 나이, 생식기관의 발달을 통해 키와 체중에 대한 성장기록을 작성
④ 진단검사 : 뼈 스캔, 콜레스테롤, 혈중 지질, 호르몬 수치

(4) 간호 중재

① 약물 치료 : 코르티졸(cortisol)과 갑상선 대치 약물, 난장이증을 위한 성장 호르몬이 있다.
② 신체상의 변화에 대한 정신사회적 적응을 촉진하기 위해서 환자가 적절한 상담을 받도록 도와준다.
③ 뇌하수체 후엽이 동시에 영향을 받을 수 있으므로 요붕증을 사정한다.
NCLEX! ④ 뇌하수체 전엽 질환의 우선순위 간호 진단 : 활동 불내성, 불안, 신체상 장애, 성기능 장애, 예견 슬픔, 비효과적인 개인 대처, 성장과 발달의 변화

section 09 뇌하수체 후엽 질환

Posterior Pituitary Disorders

(1) 개 요

① 뇌하수체 후엽은 옥시토신과 항이뇨 호르몬(ADH, vasopressin)을 분비한다. 항이뇨 호르몬의 기능은 혈장 삼투농도를 조절하는 것이다.
② 뇌하수체 후엽 질환은 일차적으로 ADH 분비의 과다 또는 결핍의 결과이다.
- 요붕증(DI)은 ADH 부족의 결과로 과도한 체액 배설이 나타난다.
- 항이뇨 호르몬 분비 이상 증후군(SIADH)은 과도한 ADH 분비와 과도한 수분 정체의 결과이다.

NCLEX! ③ 원인
- 요붕증 : 대부분의 경우에서 원인을 모른다. 뇌하수체에 손상을 준 머리외상 또는 종양
- SIADH : 악성 종양에 의한 이소성 ADH 생산의 결과로 가장 흔하게 발생하지만, 뇌하수체 수술, 머리 손상, 이뇨제, 마취제 및 barbiturates 같은 약물투여의 결과로 발생할 수도 있음.

(2) 병태생리

(a) **요붕증**(DI)

① 정상적으로 체액 균형은 시상하부 작용으로 유지되고, 신장 및 뇌하수체의 작용으로 유지
- 시상하부는 탈수를 감지하여, 뇌하수체로 메시지를 보내서 ADH를 유리하고 ADH를 신장으로 보냄.
- 신장에서 ADH는 집합관과 원위세뇨관에 작용하여 물을 재흡수하고, 체액 균형을 회복하기 위해서 정체를 증진

• 체액량 과다가 발생하면, 시상하부는 뇌하수체로 메시지를 보내어 ADH 분비를 억제시키고, 체액 균형을 회복하기 위해서 배설을 증진시킴.

② 요붕증 환자는 ADH 부족으로 인하여 하루에 12 ℓ 까지 많은 양의 소변을 배설

③ 분류

• 신경성 요붕증은 ADH의 합성과 분비가 감소했을 때에 발생–특발성이거나 시상하부 및 뇌하수체의 외상이나 기능장애로 일어남.

• 신성 요붕증은 신세뇨관이 ADH에 민감하지 않을 때에 발생

NCLEX! ④ 요붕증이 뇌손상이나 다른 외상의 결과라면 치유될 수 있지만, 질환이 만성적이라면 평생 치료가 필요

NCLEX! ⑤ 증상 및 징후 : 다뇨, 심한 갈증, 다음, 환자가 체액 손실을 되돌릴 수 없는 경우의 탈수 및 무력감

(b) **항이뇨 호르몬 분비 이상 증후군**(SIADH)

① 낮은 혈장 삼투농도와 체액량 증가에도 불구하고 시상하부와 뇌하수체 및 신장으로부터의 정상적인 되먹이기 기전이 실패하여 ADH의 과다분비가 일어나서 과도한 수분정체를 유발

② 과도한 수분정체는 혈장희석과 혈청 나트륨 감소(저나트륨 혈증) 및 수분중독을 일으킴.

NCLEX! ③ 증상 및 징후 : 기면, 혼동 또는 신경학적 상태의 다른 변화, 뇌부종, 근육 경련, 무력감, 소변량 감소, 체액정체, 체중증가

(3) 간호 사정

① 요붕증의 사정 : 섭취와 배설, 갈증호소, 탈수의 증상(피부 긴장도 저하, 건조한 피부, 움푹 들어간 안구, 무력감, 소변량 감소, 갈증호소, 건조한 점막)

② 요붕증의 진단검사

• 혈청 나트륨 수치(고나트륨혈증)

• 소변 비중 : 낮음

• 혈장 삼투농도 : 높음

• 소변 삼투농도 : 감소

• 혈청 ADH 수치 : 감소

• 바소프레신 검사와 수분박탈 검사 : 증가(고삼투 농도) – 요붕증을 위한 진단

③ 항이뇨 호르몬 분비 이상 증후군의 사정 : 의식수준과 다른 신경학적 지표, 섭취와 배설, 체중

④ 항이뇨 호르몬 분비 이상 증후군의 진단검사

• 혈청 나트륨 수치 : 낮음(저나트륨혈증)

• 혈장 삼투농도 : 낮음

• 소변 비중 : 증가

(4) 간호 중재

① 요붕증

NCLEX! • 약물 치료 : 신경성 요붕증의 치료를 위한 바소프레신(Pitressin, Pressyn)을 사용

• 저장성 수액을 정맥 내에 주입

• 구강으로 수분섭취를 증가

NCLEX! • 만성 요붕증을 위한 치료는 평생 시행

• 섭취와 배설을 사정

• 일일 체중을 사정

• 저나트륨 식이를 위한 교육과 카페인을 피하도록 교육(소변량을 증가시키기 때문)

NCLEX! • 의료표시 팔찌(Medic-Alert bracelet)의 필요성에 대해서 환자에게 교육

② 항이뇨 호르몬 분비 이상 증후군

• 약물 : 이뇨제, demeclocycline(Declomycin)을 사용

• 고장성 생리식염수를 정맥 내에 주입

NCLEX! • 구강으로의 수분섭취를 제한

• 섭취와 배설을 사정

• 일일 체중을 사정

• 신경학적 변화와 다른 수분 중독의 증상을 사정

• 의료표시 팔찌(Medic-Alert bracelet)의 필요성에 대해서 환자에게 교육

③ 뇌하수체 후엽 질환의 우선순위 간호 진단 : 체액량 과다, 체액량 결핍, 소변 배설의 변화, 손상에 대한 위험, 지식 결여

section 10 Diabetes Mellitus 당뇨병

(1) 개 요

① 당뇨병(DM)은 인슐린의 부족이나 인슐린의 부적절한 분비 또는 고혈당을 일으키는 인슐린 저항성으로 정의

• 가장 흔한 만성 내분비계 질환

• 췌장(Langerhans islets의 베타세포)은 포도당 대사를 담당하는 적절한 양의 인슐린을 분비하지 못함.

• 인슐린 분비 부족은 고혈당을 유발

• 비만, 특히 복부비만은 인슐린 저항성을 유발

② 유형

• 제 1형 당뇨병(인슐린 의존성 당뇨병 또는 IDDM)은 췌장 베타세포의 파괴로 발생하고, 이는 인슐린 의존성을 유발함(췌장의 베타세포에서 인슐린이 생산되지 않음) 인슐린은 외인성으로 투여되어야 한다.

• 제 2형 당뇨병(인슐린 비의존성 당뇨병 또는 NIDDM)은 베타세포의 무게와 수의 감소 또는 인슐린 저항성으로 발생하므로 식이와 운동 및 경구 혈당강하제로 관리. 신체에 스트레스를 증가시키는 상황(수술, 질병, 외상)은 일시적으로 보충 인슐린을 필요로 할 수 있다.

③ 원인

- 제1형 당뇨병 : 췌장 베타세포(인슐린 분비세포)를 손상시키는 유전적 · 환경적 · 면역학적 요인의 결과로 발생
- 제2형 당뇨병 : 비만이 가장 중요한 단일 위험요인

(2) 병태생리

① 제1형 당뇨병

- 췌장 베타세포의 손상으로 간에서 포도당 생산이 조절되지 않고, 그 결과로 고혈당이 발생(혈청 포도당 증가).
- 포도당의 신장역치는 약 180~200mg/dL 이므로, 일단 신장역치를 넘으면 포도당은 소변으로 배출
  - 포도당은 높은 삼투성이 있어서, 체액이 포도당을 따라가 많은 양의 소변을 통해 체외로 배설되고(이 원동력을 삼투성 이뇨라고 한다), 체액과 전해질의 과도한 손실이 일어나고 과도한 양의 소변이 배설(다뇨)된다.
  - 체액손실은 다음(심한 갈증)을 유발
- 인슐린의 부족으로, 신체는 1차적 에너지원인 탄수화물을 사용할 수 없으므로 에너지를 위해 단백질과 지방을 사용하므로 체중감소를 일으킴.
  - 지방의 사용은 지방대사의 산성 최종 생성물인 케톤을 생성
  - 케톤이 신체에 쌓이면, 산증이 발생
  - 단백질과 지방의 과다사용으로 인한 심한 배고픔을 유발(다식)
- NCLEX! 다뇨, 다음 및 다식은 당뇨병의 '3다 증상'
- 적절한 양의 인슐린을 투여하지 못하면 계속 지방대사가 일어나서 산증을 유발하는 케톤체를 생산
- 당뇨병성 케톤산증(DKA)은 심한 대사장애와 체액 및 전해질 장애를 유발하여 즉각적인 조치를 요하는 고혈당과 대사성 산증의 생명을 위협하는 상태

② 제2형 당뇨병

- 제2형 당뇨병은 베타세포의 무게와 수의 감소 또는 인슐린 저항성으로 발생
- 인슐린의 부적절한 분비 또는 인슐린에 대한 무감각(저항성)이 있어서, 고혈당을 유발
- 증상은 일반적으로 제1형 당뇨병과 같지만, 제2형은 서서히 발병하고 몇 년 동안 발견되지 않을 수 있으며, 보통 케톤은 나타나지 않고 체중 감소보다는 오히려 체중이 증가됨

③ 증상 및 징후

- NCLEX! 제1형 당뇨병의 초기 증상 : 다뇨, 다음, 다식, 당뇨, 피로, 체중감소, 오심, 구토, 복부통증
- NCLEX! 제 2형 당뇨병의 초기 증상 : 다뇨, 다음, 시야결손, 체중증가
- NCLEX! 일반적인 전신 소견(그림 9-3)
  - 감각 · 신경계 사정 : 당뇨병성 망막증, 백내장, 녹내장, 감각이상, 감각상실, 말초신경증
  - 심혈관계 사정 : 관상동맥 질환, 말초혈관 질환, 고혈압

- 위장관계 사정 : 변비 또는 설사
- 근골격계 사정 : 경축
- 피부 사정 : 위축, 발 궤양, 상처치유 저하, 만성 피부염증
- 신장 사정 : 부종, 만성 신부전, 알부민뇨, 요로 감염
- 생식기계 사정 : 성기능 장애, 질염
- 대사 사정 : 고혈당증, 저칼륨혈증, 대사성 산증

NCLEX! • 당뇨병성 케톤산증의 증상 : 복부통증, 오심과 구토, 대사성 산증, 과일향의 호흡 냄새, Kussmaul 호흡, 의식 수준의 변화, 혼수 및 치료하지 않을 경우에 사망

NCLEX! ④ **합병증** : 당뇨병성 케톤산증, 저혈당증, 동맥경화, CVA, PVD, 당뇨병성 망막증, 감각이상(특히 발), 신부전, 수근터널 증후군(carpal tunnel syndrome), 치주질환, 괴저, 절단, 치유불능

(3) 간호 사정

① **사정** : 증상 분석, 체액상태, 섭취와 배설, 영양상태, 체중, 에너지 수준, 위장관계 증상, 신경계 사정, 치유에 어려움이 있었던 최근 감염력

NCLEX! ② **진단검사**

- 공복 혈당 : 증가(고혈당증 > 126mg/dL)
- 소변 내의 포도당과 케톤 : 양성
- 혈청 칼륨 : 감소(저칼륨혈증)
- 콜레스테롤과 중성지방 수치 : 증가
- 당화혈색소 수치 : 증가 > 7%
- 소변 내의 단백 : 양성
- 2시간 혈당(식사 후) > 200mg/dL

(4) 간호 중재

NCLEX! ① **약물** : 인슐린이나 경구용 혈당강하제

- 제1형 당뇨병 : regular 인슐린, NPH 인슐린, 또는 70/30으로 혼합한 인슐린
- 제2형 당뇨병 : glipizide(Glucotrol), glyburide(dia-beta, Micronase), tolazamide(Tolamide, Tolinase), glimepiride(Armaryl), acetohexamide(Dimelor, Dymelor), tolbutamide(Orinase), metformin(Glucophage), acarbose(Precose)와 troglitazone(Rezulin), pioglitazone(Actos), rosiglitazone(Avandia) 등의 경구용 제제

② 섭취와 배설, 혈당, 전해질을 사정한다.

③ **환자 교육**

NCLEX! • 저혈당증(과민성, 피로, 무력감, 진전, 두통, 혼수)과 고혈당증의 증상 및 징후와 각각의 적절한 중재를 교육한다.

NCLEX! • 인슐린이나 경구용 혈당강하제의 자가 투여방법을 교육

- 인슐린 작용의 시작시간과 최대작용시간을 교육 표 9-2
- 혈당의 자가 감시를 교육
- 당뇨병의 적절한 식이요법을 교육(영양사 상담이 필요). 균형잡힌 식사 계획, 식품군, 식품교환 및 혈당치와 관련있는 식이를 교육
- 적절한 당뇨병 발 간호와 상처 간호를 교육

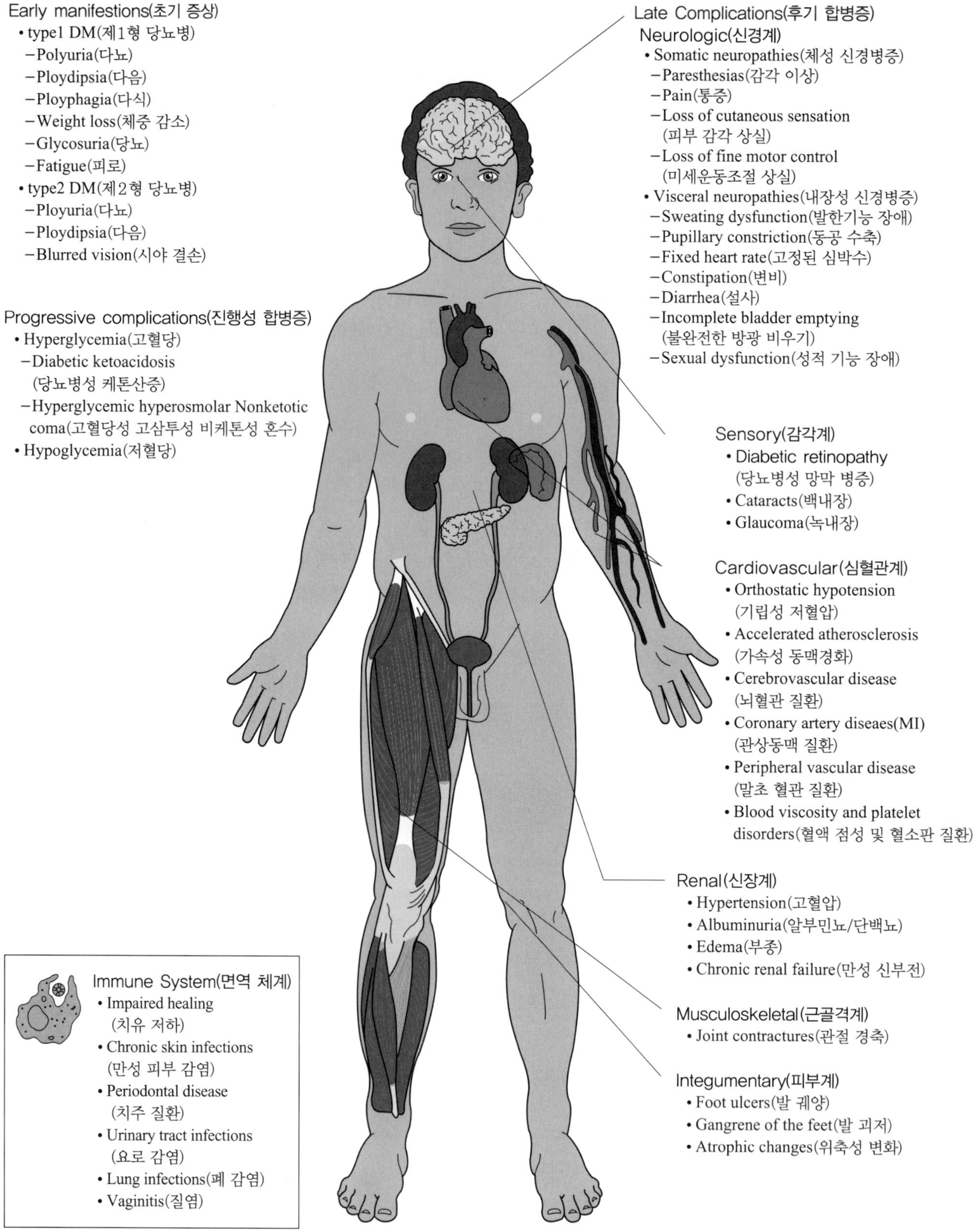

그림 9-3 당뇨병이 신체에 미치는 효과

- 아픈 날 지킬 원칙(Sick day rules)을 교육한다. 흔한 병이 발생했을 때(바이러스, 감기 등)는 인슐린을 유지하거나 증가시키고, 혈당을 더 자주 사정하며(2~4시간마다), 수분섭취를 유지한다.
- 당뇨병의 적절한 운동요법을 교육

④ **당뇨병의 우선순위 간호 진단** : 영양 변화, 자기간호 결핍의 위험, 체액량 결핍의 위험, 피부 통합성 손상의 위험, 지식결핍의 위험

인슐린 제제의 작용시간

표 9-2

인슐린	제제	시작(시간)	최대(시간)
초속효형 인슐린	Regular(R) Crystalline Zinc Semilente	0.5~1 0.5~1 1~1.5	2~4 2~4 4~7
중간형 인슐린	NPH(N Lente(L)	1~2 1~4	8~12 8~12
지속형 인슐린	Protamine Zinc Ultralente	4~8 4~8	16~18 16~18

사례 연구

16세 여성은 심한 체중 감소 · 피로 · 학교에서 등급을 유지할 수 없고, 지속적인 배고픔을 호소하는 증상으로 조사를 위해 입원했다. 이런 증상들은 갑자기 시작되었고, 어머니는 그녀가 목욕가운을 입으려고 했을 때에 비로소 심한 체중 감소가 있음을 인식했다. 검사 수치는 포도당이 425mg/dL이고, 소변 검사상 포도당과 케톤이 양성인 것을 제외하고는 모두 정상 범위 내에 있었다. 당뇨병의 가족력은 없다. 의사는 식사 전에 dextrostix를 주고, 매일 아침 NPH 30u SQ와 함께 취침 시에 sliding scale을 따라서 regular insulin을 투여할 것을 지시했다.

① 의사가 당뇨병으로 확진했을 때, 간호사는 그녀가 이해할 수 있도록 질환을 어떻게 설명해야 하는가?

② 그녀에게 교육해야 하는 가장 중요한 증상은 무엇인가?

③ 가족 중에 당뇨환자가 없으므로, 어머니가 몹시 흥분하여 진단을 의심한다. 간호사는 이 상황을 어떻게 다루어야 하는가?

④ NPH와 regular insulin 둘 다를 투여하는 것과 관련된 가능한 문제에 대해서 환자에게 무엇을 교육해야 하는가?

⑤ 환자와 어머니가 저혈당과 고혈당에 대해서 어떤 교육을 받아야 하고, 왜 두 경우를 모두 교육이 필요한가?

책 속의 책 20쪽

■ 참고 문헌

Bullok, B. A. & Henze, R, L. (2000), *Focus on pathophysiology.* Philadelphia: Lippincott.

Ignatavicius, d., Workman, M., & Mishler, M. (1999) *Medical - surgical nursing across the health care continuum* (3rd ed.). Philadelphia: W. B. Saunders, pp. 1573~1686

LeMone, P. & Burke, K. (2000). *Medica surgical nursing: Critical thinking in client care* (2nd ed.). Upper Saddle River, NJ: Prentice Hall, pp. 99~162, 671~768

McCance, K., Huether, S. (2002). *Pathopyysiology: The biologic basis for disease in adults and children* (4th ed.). St. Louis, MO: Mosvy, pp. 625~703.

Thomas, C. L. (Ed.). (2001). *Taber's cyclopedic medical dictionary*(20th ed.). Philadelphia: F. A. Davis.

Wilson, B. A., Shannon, M. T., & Stang, C. L. (2001). *Nursing drug guide: 2001* Upper Saddle River, NJ: Prentice Hall.

✓ POST TEST

1. 그레이브스병(Graves' disease)으로 안구 돌출증이 있는 환자가 "내 눈이 회복되도록 서둘러 조치를 취해 주세요."하고 투약받기를 원하였다. 이 환자에게 어떻게 설명해야 하는가?

① 치료적 수준의 항갑상선 약물 투여가 이루어진 후에 안구 돌출증은 회복된다.
② 안과약물 치료 후에 안구 돌출증은 회복된다.
③ 그레이브스병의 결과로 생긴 눈의 변화는 질병 치료 후에도 회복될 수 없다.
④ 그레이브스병으로 인해 생긴 안구 돌출증은 단지 일시적인 증상이고, 서서히 완화될 것이다.

2. 점액수종 혼수 환자의 간호 시에 가정 먼저 해야 하는 것은 무엇인가?

① 체온 저하를 측정한다.
② 심박동수 감소를 측정한다.
③ 기도유지, 체액과 전해질 균형을 측정한다.
④ 혈압감소를 측정한다.

3. 원발성 부갑상선 기능 항진증으로 진단받은 환자가 다음 중 어떤 진술을 할 때, 교육을 이해한 것으로 받아들일 수 있는가?

① "나는 부갑상선을 제거하기 위해 수술해야 한다는 것을 압니다."
② "나는 남은 생애에 이뇨제를 복용해야 합니다."
③ "나는 칼륨이 적은 음식을 섭취해야 합니다."
④ "나는 매일 수분섭취를 제한해야 합니다."

4. 부갑상선 기능 저하증 환자의 우선순위 간호 진단은 무엇인가?

① 체액량 과잉에 대한 위험
② 손상에 대한 위험
③ 지식부족과 관련된 불안
④ 지식결핍

5. 쿠싱 증후군(Cushing's syndrome) 환자가 세포 독성의 항호르몬 제제인 mitotane(Lysodren)을 투여받고 있다. 다음 중 mitotane의 약리작용은?

① 당류 코르티코이드 사용 차단
② 부신피질 자극호르몬(ACTH) 억제
③ 직접적인 부신피질의 활동 억제
④ 뇌하수체 파괴

6. 간호사가 양측의 부신절제술을 위해 일정을 계획한 Conn's syndrome 환자의 수술 전에 교육을 실시하였다. 환자가 어떤 진술을 할 때, 교육을 이해하였다고 볼 수 있는가?

① "나는 일생 동안 당류 코르티코이드 대체가 필요할 것입니다."
② "나는 염분섭취를 증가시키는 것이 필요할 것입니다."
③ "나는 남은 생애에 염분을 피해야 합니다."
④ "나는 일시적인 당류 코르티코이드 대체가 필요할 것입니다."

7. 에디슨병(Addison's disease)을 가진 환자가 심한 저혈압과 무반응을 나타내는 에디슨병 위기(Addisonian crisis)로 병동에 입원하고 있다. 간호사는 환자의 배우자가 한 다음의 진술 중 어떤 것이 위기를 촉진시켰다고 추측할 수 있는가?

① 환자는 며칠 전에 처방된 hydrocortisone 복용을 중지하였다.
② 환자는 일상적으로 식사에 소금을 첨가한다.
③ 환자는 fludrocortisone(Florinef)을 복용하고 있다.
④ 환자는 인슐린 의존성 당뇨병이 있다.

8. vasopressin(Pitressin)을 투여받고 있는 요붕증 환자에게 어떤 간호 중재를 할 수 있는가?

① 수분 제한 유지
② 소변 배설량 사정
③ 정맥 내의 고장성 용액 주입
④ 금식 상태 유지

9. 갈색세포종 환자의 우선적 간호 중재는 무엇인가?

① 혈압 사정 ② 소변 배설량 사정
③ 신경학적 상태 사정 ④ 혈청 포도당 수치 사정

10. 새로 인슐린 의존성 당뇨병(제1형)으로 진단받은 환자가 어떤 진술이 있을 때에 추가적인 환자 교육을 필요로 하겠는가?

① "나는 포도당 수치가 목표 범위보다 더 높거나 더 낮으면 건강관리 제공자에게 알릴 것입니다."
② "나는 처방대로 인슐린을 복용하고, 용량을 실수하지 않을 것입니다."
③ "나는 식사 30분 전과 잠자리에서 포도당 수치를 점검할 것입니다."
④ "나는 내가 아프고 먹을 수 없다면 인슐린을 복용하지 않을 것입니다."

책 속의 책 19쪽

CHAPTER 10

신장과 비뇨기계의 건강문제

(Renal and Urinary Health Problems)

Julis A. Adkins, RN, MSN, FNP

신 기 수

차 례 Chapter Outline

- 신기능에 영향을 미치는 위험요인 및 비뇨기계 건강문제 (risk factors associated with renal and urinary health problems)
- 비뇨기계 감염(uniary tract infection)
- 다발성 낭포 신장 질환(polycystic kidney disease)
- 사구체신염(glomerulonephritis)
- 만성 신부전증(chronic renal failure)
- 신장암(kidney cancer)
- 비뇨결석(uniary calculi)
- 신우신염(pyelonephritis)
- 급성 신부전(acute renal failure)
- 방광암(bladder cancer)

목 적 Objectives

- 신장과 비뇨기계 질환과 관련된 중요 어휘를 정의한다.
- 신장과 비뇨기계 질환의 발달단계와 관련된 위험요소들을 파악한다.
- 신장과 비뇨기계 질환을 일으키는 흔한 원인들에 대해서 토의한다.
- 신장과 비뇨기계 질환과 관련된 병태생리학적인 접근을 서술한다.
- 신장 · 비뇨기계의 정상적인 간호사정 연구결과와 비정상적인 연구결과 간의 차이점을 구분한다.

용어해설 Review at a Glance

- **결석**(calculi) : 소변으로 배출되지 못한 무기물들이 형성한 덩어리
- **고질소혈증**(azotemia) : 질소 노폐물의 생산이 혈중에 증가한 상태
- **급성 신부전**(acute renal failure [ARF]) : 요소, 질소, 크레아틴의 정체로 갑작스럽게 신장의 기능이 감소되는 증상
- **농뇨**(pyuria) : 방광이 비워질 때 소변에 농이 존재하는 상태(농이 섞여 있는 소변)
- **다발성 낭포성 신장 질환**(polycystic kidney disease) : 유전적인 질환으로 낭포 형성과 신장 증식의 증상을 보임
- **만성 신부전증**(chronic reanl failure [CRF]) : 수 개월에서 수 년에 걸쳐서 진행되며 전해질 구성 및 체액 변화를 보이는 신장의 무능력 상태(GFR 〈정상의 20%, 크레아틴 장액〉 5mg/dL)
- **방광염**(cystitis) : 방광에 염증이 생긴 상태
- **비뇨기계의 감염**(urinary tractinfections [UTI]) : 방광, 신장, 요도 또는 전립선의 감염
- **사구체신염**(glomerulonephritis) : 사구체에 염증에 생긴 상태
- **신우신염**(pyelonephritis) : 신우와 신장의 일부 기능의 감염상태
- **신장 결석**(nephrolithiasis) : 신장에 결석이 생긴 상태
- **요도염**(urethritis) : 요도에 염증이 생긴 상태
- **요독증**(uremia) : 피로, 식욕부진, 오심, 구토, 소양증 및 신경의 변화와 함께 혈중요소의 증가, 크레아틴 레벨의 상승을 포함하는 신부전 증후군(신부전의 복합적인 증상)
- **요로결석증**(urolithiasis) : 방광에 결석이 생긴 상태
- **전립선염**(prostatitis) : 전립선에 염증이 생긴 상태
- **핍뇨증**(oliguria) : 24 간 내에 소변의 배출량이 400ml보다 적은 상태
- **혈뇨증**(hematuria) : 혈액이 섞여 있는 소변

✓ PRETEST

1. 25세의 대학생이 상부 요로계 감염으로 진단받았다. 다음 중 의미있는 간호력은 무엇인가?

① 방광염 ② 신우신염
③ 요도염 ④ 전립선염

2. 요로계 감염환자의 소변 배양검사에서 간호사가 예측할 수 있는 것은 무엇인가?

① Streptococcus ② Staphylococcus
③ E.coli ④ Klebsiella

3. 다음 중 요로계 감염 합병증을 고려해 볼 수 있는 대상자는?

① 최근에 성생활을 시작한 10대
② 2살된 유아
③ 병상에 누워있는 노인
④ 남자환자

4. 방광염 환자의 소변검사에서 농뇨(Pyuria)가 보고되었다. 소변에서 무엇을 의미하는가?

① 혈액
② 원주들
③ 과도한 점액 및 백혈구
④ 단백질

5. 요도결석 환자들을 사정할 때에 중요한 객관적 기록은 무엇인가?

① sulfonamides를 사용하는 알레르기
② 요로계 결석을 두 번 경험한 환자의 아버지
③ 2달 전에 요로계 감염의 과거력
④ 매일 여섯 캔의 맥주를 마심

6. 소변에서 보여지는 적혈구의 원주들은 무엇을 의미하는가?

① 요로계 감염 ② 신우신염
③ 신부전 ④ 사구체신염

7. 의사의 부주의에 따른 급성 신부전의 원인으로서 예측되는 것은?

① 알콜 ② 식이
③ 신장독성 약물 ④ 운동

8. 사구체여과율이 정상보다 30% 낮은 것은 무엇을 의미하는가?

① 요로계 감염　② 신장암
③ 급성 신부전　④ 다낭성 신질환

9. 신기능을 측정하는 일반적인 Lab. 검사는 무엇인가?

① 전혈구 측정(Complete blood count)
② 혈액 질소 및 크리아티닌(Bloodureanitrogen · creatinine)검사
③ 포도당(glucose) 검사
④ 알라닌 아미노 트란스퍼라제(Alanine amino-transferase) 검사

10. 만성 신부전 2기에서 신장의 조직이 파괴될 확률은 얼마인가?

① 25%　② 30%
③ 50%　④ 75%

책 속의 책 21쪽

section 01

Risk Factors Associated with Renal and Urinary Health Problems

신기능에 영향을 미치는 위험요인 및 비뇨기계 건강문제

CLEX!

(1) 비뇨기계 감염(urinary tract infection)

여성, 노령의 환자, 협착증 : 손상된 방광의 신경분포, 당뇨병이나 전립선비대 또는 전립선염 같은 만성적인 질환, 다이아프레임 사용, 기계사용, 손상된 면역 반응

(2) 비뇨결석(urinary calculi)

남성, 코카시안 인종, 성인의 청장년기, 결석의 가족력, 통풍, 부갑상선비대증, 요정체, 반복되는 감염 등의 질병, 비타민(A,C,D), loop 이뇨제, 칼슘을 함유한 제산제 등의 약물

(3) 다발성 낭포성 신장 질환(polycystic kidney disease) : 유전자, 투석

(4) 신우신염(pyelonephritis)

임신, 비뇨기계 장애, 선천적 기형, 비뇨기계 외상, 상처, 결석, 신장 장애, 방광의 환류(방광의 안쪽 면에서 신장으로 이동하는 소변), 당뇨병, 겸상 세포 질환

(5) 사구체신염(glomerulonephritis)

전신적인 질환, 연쇄상구균 후의 감염, 포도상구균이나 바이러스성 감염

(6) 급성 신부전(acute renal failure)

주로 외상이나 외과적인 수술 : 아프리카계 미국인 남성에게 흔함. 감염, 출혈, 심부전 같은 질환, 간질환, 하부 비뇨기계 폐색, 신장독성의 약물, 방사성의 염색 물질, 쇼크

(7) 만성 신부전증(chronic renal failure)

아프리카계의 미국인 , 미국의 원주민, 아시아인, 유럽계의 미국인들; 순환장애, 비뇨기계 장애, 진통제 남용, 치료되지 않는 고혈압이나 당뇨와 같은 질병 · 흡연

(8) 방광암(bladder cancer)

지리적 (주로 공업화된 지역이나 북쪽 지역), 남자, 흡연, 플라스틱을 만드는 데 쓰이는 화학물질과 염색원료, 고무나 피복 전선 산업, 섬유산업에서 일하는 기술자, 가죽 세공, 스프레이 칠하는 기술자, 헤어 드레서, 유류(petroleum) 취급기술자, 만성적으로 진통제를 포함한 해열진통제(phenacetin)을 사용한 경우

(9) 신장암(kidney cancer)

50세 이상의 남성, 흡연 · 비만 · 신장결석으로 인한 만성적인 자극, 도시 환경, 산업 화학물질, 페나세틴이나 진통제 남용

section 02 Urinary Tract Infection(UIT) 비뇨기계 감염

(1) 개 요

① 비뇨기계 감염은 방광, 신장, 요도 또는 전립선의 감염으로 정의된다.

② 비뇨기계는 정상적으로 요도 위에 무균상태로 있으며, 신장에서 요관으로 흐르는 소변의 흐름에 의해 유지가 되며, 방광에 의해 완전히 비워진다.

③ 비뇨기계 감염은 비뇨기계 부위에 영향을 미치는 것에 따라 구분된다.

- 하부 비뇨기계 감염은 요도염, 전립선염, 방광염 등을 포함하며, 이 중 방광염이 비뇨기계 감염 중의 가장 흔한 질환이다.
- 상부 비뇨기계 감염은 신우신염을 포함한다.

NCLEX! ④ 장실금, 성생활, 비뇨기계의 장애나 결석, 부적절한 세척(특히 어린이들)을 포함하는 등의 요인

(2) 병태생리

① 비뇨기계를 침범하는 병원균

- 하부 비뇨기계로부터 복부의 장막층까지 상행하는 경우의 90%를 대표하는 것은 그람 음성 박테리아인 *E. coli*(대장균)이다. 대부분 성인 여성에게 가장 빈번하게 일어나며 그 원인은 여성의 짧고 곧게 뻗은 요도의 구조에 따라 박테리아의 군집을 일으키기 때문이다.
- 혈액 안에 생성; 이 경우는 흔하지 않고 보통 이전의 손상이나 비뇨기계의 상처와 연관된다.

② 비뇨기계 감염은 다음과 같이 구분된다.

- 복합적이지 않다. 비뇨기계 감염의 발생은 분리되어 있다.
- 복합적이다. 기능적으로 해부학적 · 대사적으로 또는 신경상의 장애로 생기거나 항생제에 내성을 가진 병원균 또는 임신으로 인해 발생한다.

NCLEX! ③ 남성 환자의 비뇨기계 감염은 좀더 복합적이다.

NCLEX! ④ 배뇨장애(통증 또는 배뇨곤란), 배뇨의 긴급도와 빈도(급박한 배뇨), 야뇨증(배뇨를 위해 밤에 두 번 이상 깨어남) 등의 증상과 징후군을 포함함. 소변은 악취가 심할 수도 있고 흐릿한 색을 나타낼 수도 있다. 농뇨나 혈뇨는 감염된 방광벽의 출혈로 인해 생길 수도 있다. 나이가 많은 환자는 전형적인 증상들을 경험하지 못 할 수도 있지만 대신 야뇨증이나 실금 및 혼돈, 행동의 변화, 기면, 식욕감퇴 혹은 "단순히 기분이 좋지 않다." 등을 표현한다.

(3) 간호 사정

① 사정

- 주관적인 자료 : 증후군의 기간, 신장결석력, 비뇨기계, 신장, 전립선 장애의 과거력, 고혈압이나 당뇨병력, 마지막 월경 주기에 대해 물어보기, 임신과 출산 조절 방법, 알레르기, 투약이나 최근의 항생제 사용 등에 대해 환자에게 질문하기, 증가된 카페인이나 탄산음료, 수분 섭취 등의 식이요법에 대해 검토해 보기, 통증과 민감성 Box 10-1
- 객관적인 자료 : 활력징후, 소변관찰(색, 농도, 냄새), 증후군과 연관 지어 보기

② 진단검사

- 요분석은 급성 단일 UTI의 진단과 관리에 유용하다.
- 소변의 배양과 감수성 검사(C&S)는 UTI가 복합적인 원인, 항생제의 감수성, 예전 치료의 실패 등의 원인을 파악하기 위하여 실행해 볼 수 있다.
- 요분석은 소변의 혈구세포나 박테리아를 보여준다. 박테리아는 100에서 100,000까지의 수치로 감염을 나타낸다(정상치는 음성으로 나타난다). 뇨분석에서 가끔 적혈구와 뇨원주(casts) 등이 포함되기도 한다.

(4) 간호 중재

① 투약

NCLEX!
- 복합적이 아닌 UTI는 단기간(3~5일 정도) 항생제 요법으로 trimethoprim-sulfamethoxazole(Bactrim)과 nitrofurantoin(Macrobid)가 일차적으로 사용되며, amoxicillin(Amoxil)과 cephalexin(Keflex)로 대체할 수 있다.

NCLEX!

Box 10-1

비뇨기계 감염의 흔한 증상 및 징후

- **D**ysuria (배뇨장애)
- **P**yuria (농뇨)
- **N**octuria (야뇨)
- **U**rinary frequency (빈뇨)
- **H**ematuria(혈뇨)
- **S**uprapubic tenderness (상부 음부의 민감성)

- 이차적으로 사용되는 quinolones 요법은 좀 더 값이 비싸고, 박테리아 변종의 저항을 예방할 수 있다.
- phenazopyridine hydrochloride (pyridium)은 안위감을 증진시키기 위해 처방될 수도 있다. 환자는 이 약이 정액이나 소변을 오렌지색으로 착색시킬 수도 있다는 사실을 반드시 주지받아야만 한다.

② 만일, 약이 방광에 오래 남아 있게 하는 것이 가능하다면 야간에 항생제를 투여받는 것에 대해 교육한다.

NCLEX! ③ 금기가 아니라면 수분섭취를 증가시키도록 교육한다.

④ 통증의 정도와 모든 변화를 적는다. 이것은 부차적인 질병의 진행을 지적해 낼 수 있다.

NCLEX! ⑤ 환자에게 카페인이 첨가된 음료수와 알콜 등이 방광의 경련을 증가시킬 수도 있고 장막층의 과민자극을 일으킬 수 있다는 것을 교육시킨다.

NCLEX! ⑥ 깨어 있는 동안 방광을 2~4시간마다 비우는 것과 하루에 수분을 8~10잔 정도 섭취해서 수분섭취량을 유지하는 것 등의 예방적인 방법들에 대해서 교육시킨다.

NCLEX! ⑦ 여성에게는 생식기를 앞에서 뒤로 세척하는 것, 성교 전후에는 배뇨하도록 하는 것, 거품 목욕을 금하게 하는 것, 여성 위생 스프레이나 질세척, 면으로 된 속옷을 입는 것에 대해 교육시킨다.

NCLEX! ⑧ 금기가 아니라면, 환자에게 산성뇨 (pH5 이거나 더 낮게) 를 유지하는 방법에 대해 교육시킨다. 산성뇨를 유지하는 방법은 크랜베리 주스나 비타민 C를 매일 섭취하는 것, 유제품류, 과일 주스나 중탄산 나트륨의 과도한 섭취 피하기, 소변의 산도를 방해하는 박테리아의 성장 막기 등이 있다.

⑨ 처방된 모든 약품과 추후 외래진료 일정의 중요성을 강조한다.

section 03

Ulrinary Calculi

비뇨결석

(1) 요 약

① 결석은 '소변으로 배출될 무기물 덩어리가 생긴 것' 으로 정의된다. 주요성분은 칼슘이나 마그네슘 암모늄 인산염, 요산 또는 시스틴으로도 이루어져 있다.

② 결석은 비뇨기계의 어떤 지점이든지 장애를 일으키며 증식할 수 있다.

③ 요로결석 또는 신장결석으로 진단한다.

④ 탈수, 활동장애, 과도한 칼슘 식이, 수산염 혹은 단백질 섭취 등이 원인이 될 수 있다.

(2) 병태생리

① 요로결석은 염화나트륨의 불완전한 결정체가 형성된 것으로 응집력이 높을수록 침전이나 결정체는 최소량이 된다.

② 야간에 수분섭취를 줄이거나 혹은 무기물이 포함된 음식물의 섭취를 증가시키는 것은, 침전이 일어나거나 결정체가 형성될 확률을 증가시킨다. 수분섭취가 적절하다면 결석은 생기지 않을 것이다.

③ 결석형성은 소변의 산도나 염기도, 소변 내 신장석회질이나 pyrophosphate 등의 합성물의 존재여부에 영향을 받는다.

④ 신장결석의 주요성분은 칼슘옥살산염이나 칼슘인산염으로 구성되고 혈중이나 소변 내의 칼슘 레벨을 증가시키는 데 영향을 준다.

NCLEX! ⑤ 위치와 크기에 따라 다양하게 존재하는 증상 및 징후

- 신장결석은 묵직하게 느껴지고 복부의 측면에 통증을 일으킬 수 있다.
- 방광결석은 둔하고 음부의 상부에 통증을 유발하기도 한다.
- 신장의 심한 복통은 급성으로 나타나며 복부의 측면과 상부 생식기에 간헐적으로 생길 수 있다. 통증은 생식기의 상부, 서혜부, 외부 성기까지도 번질 수 있다. 신장의 복통은 구토, 오심, 창백을 유발시키며, 서늘하거나 축축한 피부상태와 연관지어 살펴 볼 수 있다.

(3) 간호 사정

NCLEX! ① 사정은 증후군 분석과 통증(심각성, 질, 발병, 기관, 위치, 정도)을 포함해야 한다. 뇨분석은 혈액, 단백질, 백혈구의 존재여부를 판별해 낸다. 결석의 가족력, 식이섭취, 우유, 칼슘이 풍부한 음식, 제산제의 사용여부에 대해 재검토한다. 환자에게 혈뇨 또는 최근의 부상이나 외상에 대해서 질문한다. 활력징후를 살펴본다. 복부와 외부 생식기를 촉진하고 청진하며 검사한다. 질 분비물과 음부의 통증에 대해 사정한다.

② 진단검사

NCLEX!

- 요분석은 진단에 유용하다. 일반적으로 진하거나 혹은 아주 미세한 농도의 혈뇨가 나타날 수 있다.

- 소변 내의 칼슘, 요의 산도 변화, 소변의 옥살산염, 배양과 감수성, 칼슘 여부 등을 관찰할 수 있는 다른 진단검사들이 필요할 수도 있다.
- 신장 · 요관 · 방광의 초음파 촬영, CT촬영과 신우 조영술, 방광경 검사를 포함한 방사선 시험을 사용해 볼 수 있다.

(4) 간호 중재

① 필요하거나 처방된 진정제의 투여, 오심을 조절할 수 있는 항 구토제

NCLEX! ② 신장 결석의 외부배출을 용이하게 하기 위해 수분섭취를 증가시킨다.

NCLEX! ③ 결석이 배출되었는지를 살펴본다. 혈뇨의 존재여부를 기록한다.

④ 만일 카테터를 유치하고 있다면 기능과 개방성을 유지시키도록 한다.

⑤ 환자에게 절석술이나 분석을 위한 결석 채취, 소변 배출 혹은 절석술 등의 관련된 모든 진단검사와 간호 중재에 관해 교육한다.

⑥ 퇴원한 환자라면 결석이 배출될 때까지 자주 전화접촉을 시도한다.

⑦ 환자에게 예방적인 방법들을 교육한다

- 하루에 2,500~3,000ml의 수분을 섭취하기,
- 식이요법의 수정(낮은 요산, 비타민 D와 칼슘의 제한, 표 10-1 참고)
- 요정체를 예방하기 위해 활동 정도를 증진시키고 처방된 모든 약품을 섭취하도록 하기

⑧ 결석의 존재는, 비뇨기계의 감염을 증가시키는 요인으로 작용한다는 것을 환자에게 교육한다. 환자에게 감염의 증상과 징후, 예방적인 방법들에 대해 교육시킨다.

방광염을 예방하는 음식들

표 10-1

음식군	음식의 예
산성	치즈, 크랜베리, 달걀, 포도, 자두, 건포도
염기성	녹색 채소, 윗 줄에 적힌 과일을 제외한 과일들, 콩류, 유제품류
고칼슘	콩, 초콜릿, 건조된 과일들, 참치를 제외한 생선류의 통조림, 유제품류
고요산류	정어리류, 고기류, 사슴고기, 닭, 게, 돼지고기, 연어, 송아지 고기
산류	양배추, 녹색 콩류, 견과류, 토마토, 차

Adapted from: Lemone, P & Vurke, K. (2000), *Medical surgical nurshing: Critical thinking inclient care*. (2nd ed.). Upper Saddle River, NJ: Prentice Hall, p. 914.

section 04

Polycystic Kindey Disease

다발성 낭포 신장 질환

(1) 요 약

NCLEX!

① 다발성 낭포 신장 질환은 '낭포가 생성되고 신장이 비대화되고 딱딱해 지는 유전질환(유전적 소인)으로 정의된다.

② 상염색체 우성(성인에게 영향) 과 상염색체 열성(특히 아동에게 영향)의 두 가지 형태가 있다.

③ 유전이 가장 큰 원인이다.

(2) 병태생리

① 성인의 다발성 낭포 신장 질환은 느리게 진행되는 질병으로, 투석이나 신장이식을 요하는 말기 신장질환자의 발병원인의 10%를 차지하는 주된 질병이다. 다발성 낭포 신장 질환자들은 종종 간, 비장, 췌장을 포함한 체내의 어느 곳이나 낭포를 형성하기도 한다.

② 9~10%의 환자는, 선천적인 동맥류 혹은 정맥류로부터 발현된 지주막하의 뇌출혈을 경험하기도 한다. 다시 말하면 불완전한 심장계의 판막은 다발성 낭포 신장 질환자의 발병을 증가시키는 요인으로 작용한다.

③ 신장의 낭포는 신장의 네프론에 영향을 미치는 용액으로 가득 채워져 있는데 이것은 크기가 다양하다. 낭포의 크기가 커짐에 따라 신장도 비대하게 된다. 신장의 혈관과 네프론에 장애물이 되고 기능적인 조직은 파괴된다.

NCLEX!

④ 복부 측면의 통증, 혈뇨, 다뇨, 단백뇨, 야뇨증 등의 증상과 징후를 나타낼 수 있다. 비뇨기계의 감염과 결석은 낭포가 비뇨증상을 방해함에 따라 나타나는 흔한 증상이다. 대부분의 환자는 혈관장애로 인한 고혈압이 된다. 신장은 촉진할 수 있을 정도로 비대해지고 체액이 낭포에 가득 차며 기능적 조직을 교체하게 됨에 따라 점차 울퉁불퉁해진다.

(3) 간호 사정

① 사정은 존재여부, 위치, 증후군의 기간 등을 포함해야 한다. 수분섭취, 활력징후, 배뇨 연습, 다뇨와 야뇨, 가족력이나 신장질환과 고혈압의 이전기록, 현재와 과거의 투여약물과 알레르기에 대해 검토해 본다. 통증의 정도에 대해 사정한다.

② **진단적인 시험들** : 신장의 초음파 촬영, IVP, CT 촬영, UA

(4) 간호 중재

① 고혈압을 조절하는 angiotensin-converting enzyme(ACE)억제제를 포함한 약물

② 환자에게 진단적 검사에 대해 교육한다.

③ 비뇨기계의 증상과 징후 및 신장폐색 예방에 대해 교육한다.

④ 예방적인 조치로 하루에 2,000~2,500cc의 수분을 섭취하도록 격려해 준다.

⑤ 약물 중재를 위해서 고혈압의 원인을 규명하기 위한 혈압관찰의 중요성을 강조해야 한다.

⑥ 환자에게 신장독성이 될 수 있는 약물을 피하고 계산된 약물보다 과용량을 섭취하기 전에 건강관리제공자에게 확인하는 법을 교육시킨다.

⑦ 특히 신장 이식이 고려된다면 가족구성원의 선택과 유전요인에 대해 토의하도록 한다.

section 05

Pyelonephritis

신우신염

(1) 개 요

① 신우신염은 신장의 치골과 신장조직의 기능 일부에 영향을 미치는 감염성 장애로 정의된다.

② 분류

NCLEX!

- 급성 신우신염, 신장의 박테리아 감염
- 만성 신우신염, 박테리아 감염과 관련이 없으며, 대사성이나 화학적 · 면역적으로 진행이 되기도 한다.
- 상행성 방광 감염, 혈액성(blood-borne)감염, 잦은 결석이나 다른 장애물들을 야기하는 것을 포함한다.

(2) 병태생리

① 하부 비뇨기계부터 상부로까지 감염의 가장 흔한 통로로 쓰인다. 감염은 장애가 있는 곳에서 발달하여 백혈구와 함께 침투하여 염증을 일으키고 비뇨기계 피질에 전염된다.

② 신장은 현저하게 붓고 국소적인 종양이 형성되기도 한다. 조직 손상은 주로 세관에서 일어난다. 상흔 조직이 감염되었거나 염증이 생긴 부위를 대신한다.

③ 85% 정도 *E. coli*(대장균)가 원인으로 작용한다. 다른 흔한 병원균은 *proteus*와 *kebsiella*가 있다.

NCLEX! ④ 신우신염의 시작은 전형적으로 빠르며 오한과 열, 불안감, 복부 측면의 통증과 함께 구토, 늑골 척추의 유연성, 배뇨의 빈도, 배뇨 곤란 등의 증상으로 나타난다.

⑤ 비뇨기계 감염은 노인의 행동변화, 혼동, 실금, 착오 등의 일반적인 퇴화증상을 나타낼 수 있다.

NCLEX! ⑥ 만성 신부전과 말기 신장 질환은 만성 신우신염과 함께 증상을 나타낼 수도 있다. 신장 조직이 파괴됨에 따라 고혈압이 나타날 수 있다.

(3) 간호 사정

① 사정은 증후군의 기간과 발병시기를 검토해 보고 통증(묘사, 심각성, 빈도)과 관련된 증후군을 포함해야 한다. 비뇨기계 문제를 비롯하여 치료와 검사들의 이전력을 검토한다. 이전 투약과 알레르기를 검토한다. 활력징후 또는 호흡기계와 심장 상태를 검사한다. 수분상태, 외부 생식기와 복부의 유연함, 덩어리, 통증 등에 대해 검사한다. 요분석을 평가한다(가능한 중간뇨를 표본으로 검사한다). 섭취와 배출, 배뇨, 빈도, 급박감과 야뇨증, 소변의 혈액, 냄새, 외형을 사정한다. 환자에게 신장질환, 감염, 당뇨와 고혈압의 가족력에 대해 질문한다.

② 진단적인 검사 : 뇨검사(중간뇨, 청결채취), 소변의 그람약품 염색, 소변의 배양과 감수성, IVP, 방광요도경 검사(방광 내의 배지와 대조해 보기 위함), 방광경 검사(요도와 방광에 조영제 투여), 음부와 전립선 시험

(4) 간호 중재

① 투약

- 진통제
- 7~9일 정도의 구강 살균요법
  - sulfonamides, trimethoprim sulfamethoxazole (TMP-SMZ, Bactrim, Septra), ciprofloxacinhydrochloride (cipro)
- 비뇨기계 항감염약
  - methanamine (hiprex), nalidixic acid (neg gram), nitrofurantoin (macrodantin)
- 비뇨기계 진통제
  - phenazopyridine (pyridium)

② 투약과 열패드나 온욕, 휴식, 균형잡힌 활동 등의 비약물적인 방법으로 통증을 완화시키는 방법을 제공해 준다.

NCLEX! ③ 금기가 아니라면 하루에 8~10잔의 수분을 섭취함으로써 소변을 희석하고 장막층의 자극을 감소시킨다.

NCLEX! ④ 비뇨기계 감염의 예방적인 조치로 방광을 2~4시간마다 비우고 체액을 증가시킨다. 여성에게는 적절한 회음부 위생을 유지하기, 성교 전후에는 배뇨하기, 거품 목욕을 피하고 질 세정 방법을 교육시킨다.

⑤ 환자에게 청결 채취한 중간뇨를 얻는 방법을 교육시킨다.

⑥ 크랜베리 주스, 비타민C 섭취, 과도한 유제품과 탄산음료를 제한하여 소변의 산도(박테리아의 성장 억제)를 유지하는 법을 교육시킨다.

⑦ 증상이 완화되더라도 처방된 투약을 완전히 마쳐야 한다는 것을 교육시킨다.

⑧ 예정된 병원방문을 교육한다.

⑨ 필요하다면 비뇨기과 의사를 추천할 수 있다.

⑩ 항생제의 흔한 부작용에 대해 교육한다. 오심과 특이감염(예를 들면, 칸디다증), 투약의 다른 특이성에 대해서도 교육해야 한다.

section 06 Glomerulonepnritis

사구체신염

(1) 개 요

① 사구체신염은 사구체의 모세혈관 고리의 염증으로 정의된다.

② 급성 사구체 신염과 만성 사구체신염으로 분류할 수 있다.

NCLEX! ③ 연쇄상구균 감염후 급성 사구체신염은 가장 흔한 사구체 신염의 형태이다.

④ 급진전성 사구체신염은 특발성이며, 급성 감염을 일으키는 이차성 질환으로 여성보다 남성에게 더 많이 발병하는 질환이다.

⑤ 만성 사구체 신염은 사구체 기능장애의 말기 증상이다.

⑥ 원인

- 급성 : 전신 홍반성 낭창(SLE)과 같은 전신적 질환이나 일차 사구체 질병이 원인이 될 수도 있으며, 인두나 피부의 용혈성 연쇄상구균 감염은 가장 흔한 발병요인이다. 포도상 구균이나 바이러스 감염은 감염후 급성 사구체염을 일으킬 수도 있다.
- 빠르게 진행된다. 원인은 알려지지 않았으며 혈관염, 전신 홍반성 낭창, 급성 신우신염 등을 발병요인으로 살펴볼 수 있다.
- 만성 : 원인은 알려지지 않지만 전신 홍반성 낭창성 신장염, 당뇨성 신장장애, 급진적으로 발병하는 사구체 신염 등을 발병요인으로 살펴볼 수 있다.

(2) 병태생리

① 급성 사구체 신염에서 순환하는 항원-항체 면역 합성물은 사구체의 막에서 형성되고 분리된다. 이는 염증 반응의 보상체계를 활성화하고 혈관수축물질과 염증 매개자를 방출시키는 원인이 된다. 부종과 염증은 사구체 모세혈관 막 투과를 증가시켜 단백질과 혈액 세포가 소변으로 나가는 것을 가능하게 만든다. 레닌-안지오텐신-알도스테론(RAA) 체계가 붕괴되면서 고혈압을 불러 일으킨다.

- 증상은 주로 10~14일 안에 진정되며, 60%는 완치된다.
- 40%는 지속적인 신질환 손상을 가져올 수 있으며, 계속되는 단백뇨와 혈뇨는 만성 사구체 신염이나 신부전을 불러일으킨다.

NCLEX! ② 빠르게 악화되는 사구체신염에서 사구체 세포는 대식세포와 협력하여 초승달 모양의 병변을 형성하며 보우만 주머니에 장애를 일으킨다.

- 사구체의 70% 이상은 사구체 여과율(GFR)의 빠른 감소에 해로운 영향을 받는다.
- 50% 정도의 혹은 그보다 많은 환자들에게 투석이나 신장이식이 요구되기도 한다.

③ 만성적인 사구체 신염은 느리지만 신장기능의 손상과 함께 사구체의 파괴가 진행되는 것을 포함한다. 신장은 좌우대칭적으로 크기가 감소하고 표면은 거칠거칠해지거나 울퉁불퉁해진다. 특히 모든 네프론의 파괴가 일어난다.

④ 증상 및 징후(그림 10-1)

NCLEX!
- 급성 : 갈색빛이 도는 혈뇨, 단백뇨, 염과 수분의 저류, 적혈구 세포 파괴, 고혈압, 질산뇨, 피로, 식욕부진, 오심과 구토, 두통

NCLEX!
- 급진전성의 경우 : 허약, 오심, 구토, 독감같은 증후군, 핍뇨, 복부나 복부 측면의 통증
- 만성 : 잠복하여 발병하고 신부전이 명확해질 때까지는 인지되지 않는다.

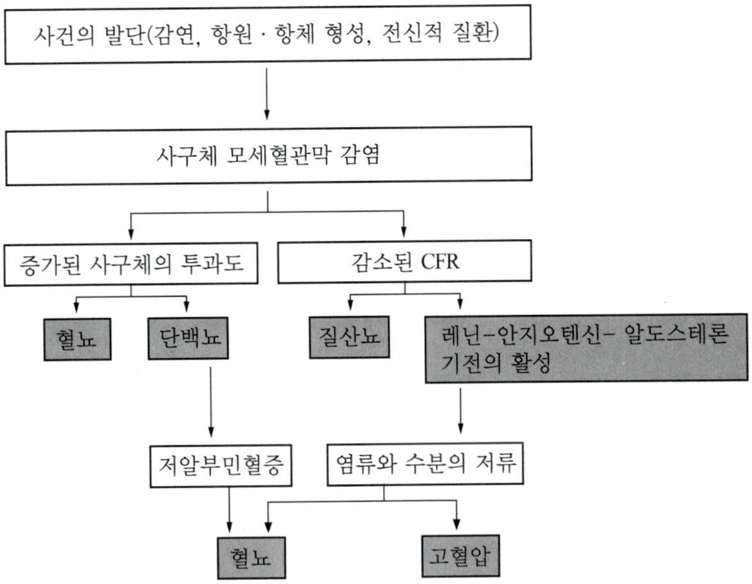

그림 10-1 사구체신염의 경로

(3) 간호 사정

① **사정** : 활력징후와 체액의 용량을 증가시켜 심장의 작업량을 증가시키는 증상까지도 포함하고 있어야 한다. 부종의 존재와 그 정도, 섭취량과 배설량, 활동성, 기력과 피로 상태를 사정한다. 피부, 목, 폐를 포함한 감염의 증상과 징후, 환자의 질병에 관한 지식, 대처능력, 지지체제, 생활형태의 변화와 부차적인 중재나 부양을 요구하고 있는지에 대해 살펴볼 것

② **진단검사** : 목 및 피부의 배양물, 항연쇄상용해소(ASO)의 적정량, 침강률, 항핵항체(ANA), 혈액뇨질소(BUN), 크레아티닌, 전해질, 요분석, 크레아티닌 정화치, 복부 X-ray를 포함한 X-ray 연구, 신장 스캔, 생검

(4) 간호 중재

① **투약**(치료법이 존재하지 않으므로 그 증상을 치료하기 위함)

NCLEX!
- 면역억제 요법(신장 질환 말기의 위험요소를 줄이기 위함) : cyclophosphamid(cytoxan), azathioprine(Imuran), chlorambucil(leukeran)
- 당류코르티코이드(네프론 증후군의 기간을 줄이기 위함) : prednisone(이 약은 연쇄상구균에 의한 사구체신염 등의 특정 질병을 더 악화시킬 수도 있다)

- ACE 억제제와 비스테로이드성 항염제(NSAIDS)는 단백질의 소실을 감소시킨다.

NCLEX!
- 항생제 : 페니실린
- 항고혈압제제

② 환자와 가족들에게 병의 진행에 대해 교육한다.

③ 환자에게 처방된 약품의 면역억제나 스테로이드 요법의 부작용에 대해 교육한다.

④ 환자와 가족에게 활동 정도와 식이 금지사항에 관해 설명해 준다. 필요하다면 식이 전문가의 자문을 마련한다.

⑤ 신기능의 감소나 향상의 증상과 그 징후에 대해 교육한다.

⑥ 감염 진행과정의 증상과 징후에 대해 교육한다.

NCLEX! ⑦ 매일 환자의 몸무게를 측정하고 부양자에게 늘어난 몸무게를 보고하는 것을 교육한다.

NCLEX! ⑧ 섭취량과 배설량의 중요성과 규정된 대로 수분을 제한할 것을 교육한다.

⑨ IV 체액과 배뇨촉진 효과를 사정한다.

⑩ 지시되었다면 카테터 기구를 사정한다.

⑪ 요구되는 지지 간호와 문제해결을 도와야 한다.

section 07 Acute Renal Failure 급성 신부전

(1) 개 요

① 급성 신부전은 빠른 신기능의 저하로 정의 내려진다.

② 급성 신부전은 일반적으로 배뇨배출이 저하된 것과 혈액뇨질소(BUN)이나 크레아티닌이 증가되는 증상으로 인식된다. 핍뇨는 흔한 증상이지만 다량의 배뇨부전의 증상도 나타날 수 있다.

③ 급성 신부전의 가장 흔한 원인은 국소빈혈과 네프론의 독소이다. 혈압이나 혈류량의 저하는 신장조직의 국소빈혈의 원인이 될 수도 있다. 네프론 독소가 혈액에 존재하면 신장 조직의 독소 노출이 커진다.(그림 10-2)

NCLEX! ④ 급성 신부전은 네프론 독소투약, 방사능 대조염색, 외과적 쇼크 등으로 의료성 질환의 원인이 될 수 있다.

⑤ 원인들은 신전성, 신장성, 신후성 요인으로 분류된다. Box 10-2

Box 10-2

급성 신부전의 분류

- **신전성 신부전 :** 저혈류증과 심혈관 부전
- **신장성 신부전 :** 혈관 질환, 사구체신염, 신장염, 세관궤사
- **신후성 신부전 :** 외신장 장애, 내신장 장애, 방광 탈장

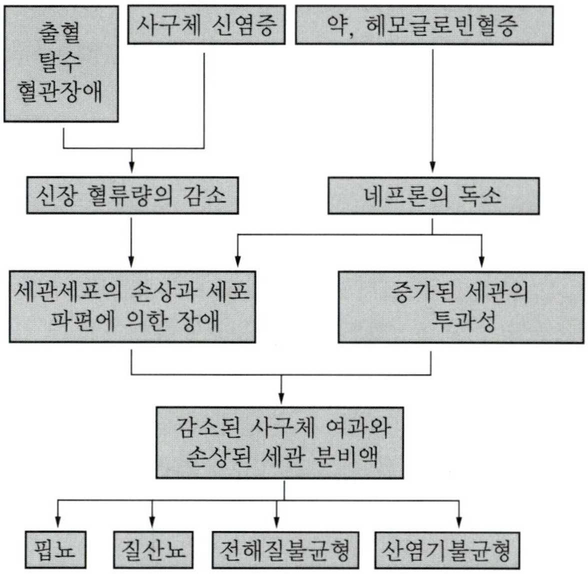

그림 10-2 급성 신부전의 경로

(2) 병태생리

① 국소빈혈은 급성 신부전의 주된 원인이다. 만일 2시간이상 지속된다면 국소빈혈은 조직궤사와 함께 세관에 심각하고 불가역적인 손상을 입히게 된다. 사구체여과율(GFR)은 국소빈혈로 인해 감소한다. 레닌 안지오텐신 기제가 활성화되고 파편에 의해 세뇨관 장애물이 생성된다.

② 네프론 독소는 세관세포를 파괴하고 세포 괴사와 괴사체로 인해 투과도를 증가시킨다. 이 때 네프론은 노폐물을 여과시킬 수 있는 능력이 감소된다.

③ 급성 신부전은 발병, 유지, 회복의 3가지 단계를 따른다.

- **발병단계** : 세관 궤사를 야기하며 사건이 시작된다. 이 단계는 세관 손상이 일어났을 때 끝난다.
- **유지 단계** : 발병단계의 몇 시간 이내에 전형적으로 1~2주 정도 지속된다. 사구체여과율의 지속적인 감소와 세관세포궤사로 특징짓는 단계이다.
- **회복 단계** : 사구체여과율과 세관의 기능은 회복되고 BUN과 크레아티닌의 수치증가는 더 이상 없는 상태로 시작된다. 신기능은 첫 5일에서 25일 정도에 빠르게 향상되고 1년 정도까지 지속된다.

④ 증상 및 징후

- **발병** : 명시되는 증상이 거의 없고 명확한 증상이 일어난 후에 판별되어 진다.
- 유지

NCLEX!

- 핍뇨(소변배출량이 감소하는 것)는 보통 초기 유지단계 중 나타나는 증상이다. 이 단계는 노폐물이 제대로 배설되지 못하여 질산뇨, 수분 저류, 전해질 불균형과 대사성 산증을 일으킨다. 염과 수분 저류는 부종과 지속적인 신부전, 폐부종 등을 일으킬 수도 있다. 손상된 신장의 배출력은 고칼륨혈증, 고인산혈증, 저칼슘혈증을 일으킨다.
- 감염은 사망의 직접적인 원인이 되는 것은 아니지만, 고혈압 · 신경계 증후군 · 위장관계의 발현과 요독증 · 신부전 증후군 등의 다른 합병증을 일으킨다. 표 10-2 참고

NCLEX!

-핍뇨 단계는 소변량의 점차적인 증가로 특징짓게 된다. 손상된 세뇨관은 회복된다. 이뇨 수치는 네프론이 회복되었다는 것을 의미한다.

(3) 간호 사정

① **사정** : 활력징후(이뇨제로 인한 저혈압을 주의할 것), 체액상태, 섭취량과 배설량, 사소한 원인들도 명확히 한다. 환자의 질병진행, 지식, 대처방안과 요구 등을 사정한다. 통증의 단계와 투약의 효능, 환자의 현재 및 과거의 약물력, 신장질환의 가족력 등에 대해서 질문한다. 신부전의 흔한 증상과 징후는 다음을 포함한다

- **피부** : 노란 피부, 부종, 반상출혈, 뇨독성 손상
- **이비인후(ENT)** : 소변 냄새가 나는 호흡
- **폐** : 탁탁거리는 소리가 나며 삼출물과 빠른 호흡
- **심혈관** : 고혈압, S_3나 S_4, 부정맥
- **위장관** : 위장관 출혈
- **신경계** : 혼동의 단계변화(LOC)
- **신경근육계** : 발작, 반사과다

NCLEX!

② **진단검사** : 전해질(고칼륨혈증, 저나트륨혈증, 고인산염혈증), BUN(상승)과 크레아티닌 수치(상승), ABGs(대사성 산증), CBC(빈혈), UA, 방광 카테터 유치, 신장 초음파 촬영, 단층 X선 사진 촬영, IVP, 신장 생검

NCLEX!

③ 크레아티닌은 식이섭취의 단백질이나 체액상태의 영향을 받지 않기 때문에 더 정확하다. BUN과 크레아티닌의 비율은 10:1이 되어야 한다. 크레아티닌은 네프론의 기능이 1/4 이상을 수행하지 못할 때 증가한다.

요독증의 영향을 받는 여러 가지 기관계들

표 10-2

기관계	증 상
호흡기계	폐부종, 늑막염, 호흡시 통증
비뇨기계	혈뇨, 단백뇨, 핍뇨, 야뇨
위장관계	식욕부진, 오심, 구토. 복부 통증, 위장관계 출혈, 요독증
내분비계	부갑상선 항진증, 당과민증
근골격계	뼈의 통증, 골절
신경계	냉담, 기면, 두통, 인식장애. 불면증, 지각 이상, 의식정도의 감소
심혈관계	상승된 혈압, 부정맥, 울혈성 심부전
혈구계	빈혈, 혈소판 응고 장애
생식기계	여성은 무월경을 경험함, 남성은 발기부전을 경험함
피부기계	요독성 손상, 메마른 피부, 소양증, 반상 출혈

(4) 간호 중재

① 투약

- 혈액 용적 확장제 : dopamine (Intropin)
- 이뇨제 : furosemide (Lasix) 또는 mannitol (Osmitorol)
- 필요 시에 항고혈압제 : ACE억제제
- 제산제와 위장관 궤양을 예방하기 위한 H_2 수용체 길항제
- 포타슘을 응고시키는 설포산염 : polystyrene sulfonate (Kayexelate)
- 제산제 : 고인산혈증을 조절하기 위한 calcium carbonate (Tums)

NCLEX! ② 환자로 하여금 매일 같은 시간에 몸무게를 측정하게 하고 체액상태를 기록하게 한다. 지시된 대로 수분을 제한한다.

③ 가능한 한 빨리 감염을 치료한다.

④ 지속적인 심부전이나 폐부종의 발달단계를 사정하고 활력징후를 기록한다. 반좌위 자세는 심장과 호흡기계를 강화해 준다.

⑤ 진단검사의 수치를 살펴본다.

⑥ 만일 부종이 있다면, 부종이 조직관류를 저해하거나 피부손상의 위험을 증가시키는지 피부의 상태를 살펴본다.

NCLEX! ⑦ 의약품은 지시된 대로 주의깊게 투여하고 효력을 기록한다. 네프론 독성이 있는 약품은 피한다.

NCLEX! ⑧ 음식의 섭취를 기록하고 식이전문가가 요구한 영양소(저단백, 고탄수화물-CHO), 금식사항, 환자의 선호도를 고려한 식단을 마련한다.

⑨ 질병의 진행과 주의사항에 관해 질문에 응하고 설명한다.

⑩ 몸무게, 혈압, 체액상태를 파악하기 위한 심박동 등을 사정하는 방법을 교육시킨다.

⑪ NASAIDS (비스테로이드성 항염증제), 다른 항생제, x-ray 조영제와 중금속 등의 네프론 독성이 있는 약품에 대해 교육한다. 마그네슘을 함유한 제산제를 피하는 것에 대해 교육한다. 알콜섭취는 투약품의 네프론 독성을 증가시킬 수 있다는 것을 설명한다.

⑫ 처방된 통원치료, 요분석, 혈액 작업 등의 중요성에 대해 강조한다.

section 08 Chronic Renal Failure 만성 신부전

(1) 개 요

① 만성 신부전은 수 개월부터 수 년에 걸쳐 진행되고 충분한 소변을 생산할 수 없는 신장의 기능장애와 함께 전해질 및 체액의 변화에 반응하는 신장질환이다. GFR은 정상수치의 20% 미만이고, 크레아티닌의 혈청수치는 5mg/dL이상이다.

Box 10-3

약물 개발 단계

- **초기단계** : 신장의 손실(BUN 0~50 mg/dL)
- **중기단계** : 신장의 기능부전(BUN>100mg/dL, Cr. 4mg/dL)
- **말기단계** : 신장질환의 말기단계(BUN> 200mg/dL, Cr> 5mg/dL)

② 신부전은 3단계로 나누어 볼 수 있다. Box 10-3

- **초기단계**(신장의 손상) : 영향을 받지 않은 네프론이 손상된 네프론의 보상작용을 한다.
- **중기단계**(신장의 기능부전) : 75% 이상의 신장기능이 파괴된다.
- NCLEX! **말기단계**(신장질환말기-ESRD) : GFR은 20% 미만이다.

③ 최적의 보존을 위한 치료법이 적용된다. 환자와 가족에게 장기간 관리에 따른 선택방법을 살펴볼 기회에 대해 교육한다. 보존적인 치료가 더 이상 효능이 없을 때 투석이나 신장이식이 고려된다.

④ 만성 신부전의 가장 흔한 원인은 당뇨질환, 고혈압, 사구체 신염, 낭포성 신장 질환과 비뇨기계의 질환이다.

(2) 병태생리

① 만성 신부전의 병태 생리학적인 진행은 전체 네프론 개체들의 점진적인 손실로 나타난다.

② 모든 네프론의 기능은 손실되며 신장의 부피는 감소된다. 사구체 여과를 비롯하여 세관의 분비물과 재흡수의 진행적인 퇴화가 일어난다. 특히 신장은 대사의 노폐물을 온전히 배출하지 못하고 체액과 전해질 균형을 조절할 수 없게 된다.

③ 증상 및 징후 표 10-2 참고

- **초기 단계** : 환자는 증후군이 나타나지 않으며 BUN과 크레아티닌은 정상수치이다.
- **중기 단계** : BUN과 크레아티닌의 미세한 증가가 있다. 핍뇨와 다뇨 정도의 몇몇 증상이 나타날 수 있다.
- **말기 단계** : BUN(200mg/dL) 과 크레아티닌의 갑작스런 증가가 생긴다. 핍뇨와 요독증의 증후군이 나타난다. 보통 만성 신부전의 여러 가지 작용들이 나타난다.

NCLEX! (3) 간호 사정

① 사정은 활력징후(섭취량과 배설량), 부종, 일일몸무게, 일일복부둘레의 측정, 수분과 식이의 금기사항, 질병과 지지체계에 대한 환자의 지식, 치료의 선택권에 대한 지식, 활동 정도와 피로도, 약물의 효능과 부작용, 말기 생애 관리에 관한 환자의 질문

② 진단검사

BUN(상승), 크레아티닌(상승), 전해질(저나트륨혈증; 정상일 수도 있음, 고칼륨혈증, 고인산염혈증, 저칼슘혈증) 전혈구검사(CBC; 심한 빈혈과 혈소판감소증), 뇨검사(UA; 단백질, 혈구 세포, 파편), 소변의 배양과 감수성(C&S), 크레아티닌 정화수치(감소됨), ABGs(동맥혈 가스분석 검사; 대사성 산증), 신장 초음파 촬영, 신장 생검

(4) 간호 중재

NCLEX! ① 투약
- 이뇨제 : 보통 loop 이뇨제를 사용
- 항고혈압제 : ACE 억제제, minoxidil (Loniten), clonidine (catapress)
- 중탄산염, 중탄산칼슘 (tums), 인산 연관 인자들, 칼슘 보충제, 비타민 D
- 철과 엽산 보충제 : 빈혈을 위한 epoitin alfa (epogen)
- sulfonate (kayexelate)

② 수분과 식이 제한 유지하기
- 필요 시에 식이 전문가에게 위탁한다. 나트륨, 단백질 제한, 고 탄수화물

NCLEX! ③ 약물의 작용과 부작용에 대해 교육하기
- 투약은 주의깊게 교육된 후에 행해져야 한다. 인산 관련 물질은 피하도록 한다.

④ 검사결과 수치를 사정한다.

⑤ 광범위한 예방조치를 사용하고 병원균의 감염을 줄이기 위해 환자 처치 전에는 늘 손을 세척한다.

⑥ 최소한 4시간마다 한 번씩 구강세정을 제공한다.

⑦ 활동정도와 피로정도를 사정한다.

⑧ 식사시간을 정해 주고 환자의 선호도를 반영한 식사를 제공한다.

⑨ 느낌이나 걱정을 표현할 수 있도록 격려해 주고, 환자의 이상적인 목표와 전략을 대처할 수 있도록 보조해 준다. 필요하다면 정신건강 상담가에게 위탁할 수 있다.

⑩ 환자의 동정맥루관이나 복부 투석 여부, 감염의 증상과 징후들에 대해 사정하고 동정맥루관 또는 복부투석관의 변형 여부를 확인한다.

section 09 Bladder Cancer 방광암

(1) 개 요

① 방광에 종양이 생기는 증상으로 상피조직에서 비뇨기계으로 영향을 미치는 종양이 대부분이며, 종양형성의 가장 흔한 위치는 방광이다.

② 방광암은 5번째로 흔한 악성종양이며, 암으로 인한 사망원인의 10번째로 꼽히고 있다.

③ 흡연, 화학과 염색물질에 노출, phenacetin 함유 진정제의 만성적인 투여 등이 원인으로 여겨진다.

(2) 병태생리

① 방광암의 발달과 연관지어 볼 수 있는 2가지의 주된 요소가 존재한다

- 소변내 암종의 존재와 만성 염증이나 방광 장벽의 감염을 들 수 있다.

② 비뇨기계의 종양은 비특이성 세포 변형으로 시작되며, 침투적이거나 표면적인 편평이나 유두 모양의 병소로 발달한다. 유두 모양의 병소는 방광장벽에 줄기처럼 부착된 낭포 모양으로 특징짓게 된다. 유두종은 표면적이고 비침투적인 특징을 갖고 빈번하게 재발한다. 암종은 편평 종양에서 구분하기가 어렵고 별다른 예후없이 즉각 침투하는 것으로 알려져 있다.

NCLEX! ③ **증상 및 징후는 통증없는 혈뇨**(가장 흔함) : 덩어리의 형태 또는 미세한 혈뇨, 지속적이거나 간헐적이고 UTI의 증후군을 보이며 산통을 일으킨다.

(3) 간호 사정

① **사정** : 배뇨의 형태 및 혈뇨와 통증력을 포함해야 한다.

- **수술 전의 사정**
  - 환자가 잘 대처하고 있는지 불안의 정도를 사정한다. 소변의 배출량과 색상의 변화를 살핀다. 소변을 희석하기 위해 수분 섭취를 지키는지 살펴본다. 활동 정도, 비뇨기계의 도뇨, 배뇨관과 분비물관의 개방성과 장애 여부를 살핀다. 감염의 증상과 증후군을 살핀다.

NCLEX!

- **수술 후의 사정**
  - 섭취량과 배출량 및 소변의 색상과 지속성(출혈일 경우는 밝은 붉은 혈액이 인지될 수도 있다). 피부를 둘러싼 기공(방광절제술도 포함하여 사정), 통증 정도

② **진단검사** : UA, 소변 세포, IVP, 신장 초음파, CT 촬영, 방광경, 요관경검사

(4) 간호 중재

① **투약과 치료**

- 주된치료로 사용되거나 재발을 예방하기 위한 예방조치로 화학요법이 쓰인다
  - doxorubin(adriamycin), mitomycin C(mutamycin), calmette guerin(BCG live)
- 외과수술에 앞서 종양의 크기를 줄이는 방사선이 사용될 수도 있다.
- 단순한 절제술부터 방광을 제거하는 범위의 큰 수술까지 외과적 절차를 정한다.

② 환자에게 질병의 진행과 중재와 수술 후의 관리까지 교육한다.

NCLEX! ③ 섭취량과 배설량에 대해 주의깊게 사정한다. 만일 배출량이 시간당 30cc 이하라면 주의를 통보해 준다. 지시된 대로 카테터를 세척한다.

④ 검사수치를 사정한다. 전해질과 신부전에 대한 검사를 한다.

NCLEX! ⑤ 하루에 수분을 3000cc 정도 섭취해서 소변을 희석시키고 감염을 감소시키도록 격려한다.

⑥ 가족과 환자에게 상처관리와 카테터 관리에 대해 교육한다.

⑦ 활동, 성관계, 고용관계 등의 고민거리에 대해 환자와 그 가족과 함께 토의한다. 필요하다면 지지 그룹을 만들어 주거나 상담을 실행한다.

⑧ 환자와 가족에게 감염의 증상 및 징후, 예방조치에 대해 교육한다.

section 10 Kindey Cancer

신장암

(1) 개 요

① 신장의 종양으로 정의된다.

- 신장의 암세포는 가장 흔한 종양이다. 다른 주요 종양은 신우에 존재하는 종양이다. 이 종양들은 세관의 근저부의 상피세포로부터 발생한다.

② 폐와 유방암, 흑색종, 악성 림프종으로부터의 전이가 원인으로 포함된다.

(2) 병태생리

① 신장 세포 종양은 폐, 종격, 뼈, 림프절, 간, 중추신경계로 가장 흔하게 전이된다.

② 종양은 갑상선 호르몬, 프로스타글란딘, 프로락틴, 레닌, 성선자극호르몬과 당류코르티코이드를 포함한 호르몬 유사 물질이나 호르몬을 생성할 수도 있다.

NCLEX! ③ 가장 고전적인 3가지 징후(덩어리진 혈뇨, 측면의 통증, 촉진가능한 복부의 덩어리)는 신장 세포암을 가진 환자의 오직 10%에게서만 관찰된다.

NCLEX! ④ 미세하거나 덩어리진 혈뇨, 측면의 통증, 촉진가능한 복부의 덩어리, 열, 피로, 체중감소, 그리고 빈혈이나 다혈구증을 포함한 증상과 증후군을 가진다.

(3) 간호 사정

① 사정은 통증(정도, 위치, 민감도와 성격)을 포함한다. 환자의 질환과 진행에 대한 지식과 이해가 선행되어야 한다. 검사 수치, 활력징후, 배뇨량, 수분섭취(구강과 정맥), 활동정도와 피로정도

NCLEX! ② 수술 후의 사정은 절제술과 감염의 증상 및 증후군을 포함한다. 배출물 카테터와 개방성을 위한 관을 사정한다, 호흡상태와 합병증을 막기 위한 위장관계의 기능을 살펴본다. 장폐색, 혈전증, 색전증 등의 잠재적인 합병증에 대해 사정한다.

③ 진단검사

- 신장 초음파촬영(신장 종양의 첫 번째 진단검사), CT촬영(종양의 밀도, 크기, 국부 림프절이나 심장연루 등의 정보를 제공), 흉부 X-ray, 뼈 스캔, 질병의 잠재적인 전이를 평가하기 위한 간기능검사

(4) 간호 중재

NCLEX! ① 투약과 치료

- 화학요법 : 인터페론 알파(Roferon-A)와 같은 면역요법
- 방사능 요법
- 방사능 신장절제술

② 감염의 증상 및 징후에 대해 교육한다.

③ 하루에 환자에게 2,000cc~2,500cc의 수분을 섭취하는 것을 유지하게 하고, 더운 날씨나 운동 중에는 수분 섭취량을 더 증가시키게 교육한다.

④ 환자가 자극을 경험하거나 성교 전후에는 방광을 비우도록 교육한다.

⑤ 신장의 기능을 유지하기 위해 외상을 피하라고 교육시킨다.

⑥ 느낌과 걱정에 관해 토의하도록 가족과 환자를 권장한다.

⑦ 자가 투약, 상처 관리, 식이와 활동에 대해 교육한다.

⑧ 만일 필요하다면 지지 요법을 위탁한다.

⑨ 지시된 사항을 지킬 것과 정해진 대로 혈구작업 실시의 중요성을 강조한다. 감소된 소변배출량, 열 혹은 복부의 통증을 보고하도록 교육한다.

사례 연구

65세 여성인 이씨는 원발성 고혈압으로 진단 받았다. 그녀는 지역노인회에 나가고 있으며, 필요할 때마다 여러 지역 의원에서 진료를 받고 있다. 지역노인회에서 자원봉사 간호사로부터 한 달에 한 번씩 혈압을 측정하고 있다. 그녀는 베타 차단제와 이뇨제를 복용하고 있으며, 혈압은 130-140/70-90 이다. 그녀는 식이요법을 준수하고 금연하며 체중을 모니터하고 있다.

그해 가을에 감기에 걸린 적이 있었고, 혈압이 190-210/100-120으로 증가하기 시작하였다. 지역노인회에서는 자주 혈압을 측정하도록 하였고, 담당 의사에게 의뢰하였다. 복용하고 있는 베타 차단제와 이뇨제가 증량되었지만 여전히 혈압은 높았다. 뇌졸중을 염려하여 가족들에게 알렸고 지난 몇 달 간의 혈압측정 자료의 복사본을 제공하였다. 간호사는 그녀를 다시 의사에게 의뢰하여 ACE 억제제가 처방되었다.

① 건강제공자는 대상자의 현 상태와 과거력 자료와 관련하여 어떤 정보들을 수집해야 하는가?

② 가족들에게 어떤 교육을 시켜야 하는가?

③ 약물처방과 관련하여 대상자에게 어떤 정보제공이 반드시 필요하겠는가?

④ 대상자 간호의 우선순위는 무엇인가? 이 대상자 간호에서 간호수행을 위한 계획은 어떤 것이어야 하는가?

⑤ 대상자와 가족에게 원발성 고혈압의 진단을 어떻게 설명해야 하는가?

책 속의 책 22쪽

■ 참고 문헌

Bullock, B. A. & Henze, R. L.(2000), *Focus on pathophysiology.* Philadelphia: Lippincott, pp. 605~611, 621~644.

Corbett, J. V.(2000). *Laboratory tests and diagnostic procedures*(5th ed.). Upper Saddle River, NJ: Prentice Hall.

Lemone, P. & Burke, K. (2000). *Medical-surgical nursing: Critical thinking iin client care* (2nd ed.). Upper Saddle River, NJ: Prentice Hall. pp. 453, 895~898, 901~910, 950~958, 979~992.

Meredith, P. & Horan, N. (2000). *Adult primary care.* Philadelphia: W. B. Saunders.

Robinson, D. (2000). *Primary care across the lifespan.* St. Louis: Mosby.

Kelly-Powell, M. L. (1997) Personalising choices: Client's making treatment decisions. *Research in nursing and Health, 20:* 219~227.

Wilson, B. A., shannon, M. T., & Stang, C. L. (2001). *Nursing drug guide: 2001.* Upper Saddle River, NJ: Prentice Hall.

✓ POSTTEST

1. 요도결석(urinary calculi)을 가진 환자의 소변검사에서 양성반응을 보이는 것은 무엇인가?

① 백혈구(leukocytes) ② 질산(nitrite)
③ 단백질(protein) ④ 혈액(blood)

2. 가족력을 가진 40세 남자의 위험요인은 다음 중 무엇인가?

① 사구체신염(glomerulonephritis)
② 신부전(renal failure)
③ 다낭성 신질환(polycytic kidney disease)
④ 요도감염(urinary tract infection)

3. 내원한 환자의 소변검사에서 다량의 백혈구가 보였으며, 신장의 정밀검사가 예약되었다. 환자의 질환으로 예측할 수 있는 것은 ?

① 급성 신우신염(acute pyelonephritis)
② 신부전(renal failure)
③ 만성 신우신염(chronic pyelonephritis)
④ 결석(calculi)

4. 만성 신우신염 환자를 관찰하면서 해야 할 가장 중요한 교육은 무엇인가?

① 혈압(blood pressure)
② 체온(temperature)
③ 식이(diet)
④ 스트레스 수준(stress level)

5. 급성 사구체신염을 일으키는 주요 병원체는 무엇인가?

① *Group A beta hemolytic streptococcus*
② *Staphylococcus*
③ *E.coli*
④ *Proteus*

6. 요도감염을 일으킬 수 있는 고위험군은?

① 노인환자(an elderly client)
② 남성성인(a male adult)
③ 10대(a teenager)
④ 어린이(a child)

7. 급성 진행성 사구체신염에서 초승달 모양의 흔적을 형성하는 곳은?

① 보우만 낭(Bowman's space)
② 방광(Urinary bladder)
③ 신세관(Renal tubles)
④ 헬렌씨 고리(Loop of Helen)

8. Sally는 합병증 없는 요도감염으로 진단되었다. 첫 번째 치료방법은?

① Ciprofloxacin(Cipro)
② Trimethoprim−sulfamethoxazole(Bactrium)
③ Amoxicillin(Amoxil)
④ Erythromycin(Erythrocin)

8. 재발되는 요도감염을 돕고 산성 소변을 유지하기 위하여 환자에게 권유할 비타민은?

① E ② B
③ C ④ D

10. 요도감염을 가진 환자들을 위한 간호관리는?

① 자가증상이 호전될 때까지 투약함(taking medication until feeling better)
② 수분섭취 제한(Restricting fluids)
③ 카페인 음료 및 알콜 섭취를 줄임(Decreasing caffein drinks and alcohol)
④ 매일 세척(Douching daily)

책 속의 책 21쪽

CHAPTER 11

남성과 여성의 생식기계 건강문제 (Male and Female Reproductive Health Problems)

Pam Hamre, RN, MS, CNM

이 규 은

차 례 Chapter Outline

- 생식기계 건강문제와 관련된 위험요소(risk factors associated with reproductive health problems)
- 남성 생식기계 건강문제(male reproductive health problems)
- 여성 생식기계 건강문제(female reproductive health problems)
- 성인성 질환(sexually transmitted diseases)

목 적 Objectives

- 남성과 여성의 생식기계 건강문제와 관련된 주요용어를 정의한다.
- 남성과 여성의 생식기계 건강문제와 관련된 위험요소를 확인한다.
- 남성과 여성의 생식기계 건강문제의 일반적 원인을 규명한다.
- 남성과 여성의 특이적 생식기계 건강문제와 관련된 병태생리적 과정을 기술한다.
- 간호사정에서 얻어진 남성과 여성의 정상적 생식기계 소견과 비정상적 생식기계 소견을 구분한다.
- 시각과 청력 관련 약물의 올바른 투약법을 구분한다.
- 남성과 여성의 특이적 생식기계 건강문제와 관련된 간호중재의 우선순위를 결정한다.

용어해설 Review at a Glance

- **고환적출술**(orchiectomy) : 고환을 제거하는 수술
- **골반염**(pelvic inflammatory disease, PID) : 자궁, 난관, 난소의 염증
- **귀두염**(balanitis) : 포피에 생긴 감염이나 염증
- **부정자궁출혈**(metrorrhagia) : 불규칙적이고 빈번한 비정상적인 자궁출혈
- **선근증**(adenomyosis) : 자궁내막이 자궁근의 세포와 세포 사이에 존재하는 상태
- **양성 전립선 비대**(benign prostatic hyperplasia, BPH) : 프로게스테론 부족으로 인해 불규칙적인 월경출혈을 일으키는 상태
- **요도상열**(epispadias) : 요도의 개구가 음경의 끝에 있지 않고 음경의 위쪽(배면)에 위치함. 음경의 끝 또는 기둥을 따라 아래쪽에 위치할 수도 있음
- **요도하열**(hypospadias) : 요도의 개구가 음경의 끝에 있지 않고 음경의 아래쪽(배면)에 위치함. 음경의 끝 또는 기둥을 따라 아래쪽에 위치할 수도 있음
- **월경과다**(menorrhagia) : 월경량이 지나치게 많음
- **자궁근종**(myoma) : 자궁근의 종양
- **전립선 특이항원**(prostate specific antigen, PSA) : 전립선암이 있을 때 생기는 항원 여부를 측정하는 혈액 검사 방법
- **포경**(Phimosis) : 오므려지지 않는 포피로 인해 소변이 흐르는 것을 방해하거나 금하게 됨

✓ PRETEST

1. 다음 중 귀두염의 호소로 의심스러운 것은?

① 질 분비물 ② 배뇨통
③ 요도 분비물 ④ 요통

2. 다음 중 전립선염의 증상으로 사정할 수 있는 것은?

① 음경 분비물, 배뇨곤란, 사정 시의 통증
② 통증을 동반한 포진과 분화구 모양의 병소, 서혜부 결절의 증대, 고열
③ 손바닥의 갈색발진, 통증이 있는 분화구 모양의 병소, 식욕부진, 고열
④ 직장통, 발기 시의 통증, 하복부 통증, 하부요통

3. 환자가 크리닉을 방문해서 자신의 성 상대자가 지난해 매독으로 진단받았다고 보고하였다. 다음 중 환자가 가지고 있을 것으로 기대되는 것은?

① 치유되어 통증이 없는 궤양과 발진이 손바닥에 있다.
② VDRL 음성, RPR 음성, FTA-ABS 양성
③ 도한(night sweat), 기침, 미열, 그리고 백혈구수 증가
④ 질 분비물, 배뇨곤란, 성감극기(orgasm)시의 통증

4. 요도하열을 가지고 태어난 영아의 엄마에게 시행한 교육이 효과적이었다고 결론내릴 수 있는 것은?

① "내 아들이 수술로 교정되면 다른 아이와 같아지게 된다"
② "내 아들은 합병증을 예방하기 위해 지금 포경수술을 할 필요가 있다."
③ "내 아들이 수술로 교정되게 되면 성인이 되었을 때 수정 능력을 가질 수 있게 된다."
④ "내 아들은 우리가 볼 수 없는 생식기계 기형을 가질 가능성이 있다."

5. 다음 중 기능부전성 자궁출혈이 있는 환자에게 처방될 수 있는 약은?

① 테스토스테론
② 에스트로겐
③ 스테로이드 제제
④ 프로게스테론

6. 임균성 골반염을 가진 환자가 퇴원하려고 할 때, 환자가 어떤 진술을 하면 간호사가 간호중재를 해야 하는가?

① "나는 성교 후 매번 질 세척을 한다."
② "콘돔을 사용하면 또 다시 이런 질병에 걸릴 가능성이 줄어들 것이다."
③ "내 남자친구와 나는 유일한 성 파트너다."
④ "내가 하는 성교체위는 이러한 감염을 예방할 수 없다."

7. 23세의 환자가 고환암으로 진단받았다. 다음 중 교육계획에 포함시켜야 할 것은?

① 치료는 앞으로의 수정 능력에 영향을 미치지 않는다.
② 치료를 하게 되면 때때로 발기부전이 초래될 수 있다.
③ 치료 전, 정자를 정자은행에 맡겨놓아야 한다.
④ 치료를 하게 되면 성적 관심이 증가될 것이다.

8. 섬유 낭포성 유방질환을 가진 환자에게서 다음 중 증상을 일으킬 것으로 보고되는 식품은?

① 베이컨, 소시지, 갈은 고기
② 신선한 과일과 곡물 시리얼
③ 치즈와 우유
④ 커피와 콜라

9. 남자환자가 클라미디어 트리코모나스 감염으로 진단받았다. 다음 중 간호계획에 포함시켜야 할 것은?

① 처방된 doxycycline(vibra-tabs)을 투약하도록 하기 위해 교육함
② 성교 시에 콘돔을 사용하도록 권장함
③ 환자가 원할 때, 성교 대상자의 이름을 알도록 함
④ 진단을 위해 고환 자가검진을 교육함

10. 원발성 월경곤란증으로 진단받은 환자가 있다. 다음 중 건강력에서 나타날 가능성이 가장 높은 것은?

① 최소 3개월 동안 다량의 월경과 응괴
② 다량의 출혈을 동반한 불규칙적인 월경
③ 초경 이후 통증이 있는 월경주기가 있음
④ 지난 7개월 동안 월경주기가 없었음

책 속의 책 22쪽

section 01

Risk Factors Associated with Male and Female Reproductive Health Problems

남성과 여성 생식기계 건강과 관련된 위험요소

① 다수의 성 파트너는 성인성 질환(STD)의 위험과 성인성 질환과 관련된 문제를 증가시킨다.
② 흡연은 HPV과 같은 바이러스로부터 세포를 좀더 급진적으로 변화시키거나 전암 상태나 암의 소인이 되는 내피세포의 변화들을 초래시킨다.
③ 비만은 조직에서 지용성 호르몬(예 에스트로겐), 화학물질, 불법 약물의 양을 증가시킴으로써 생식기계에서 세포 변화의 위험을 증가시킨다.
④ 알코올의 사용은 성 파트너와 강간의 수가 증가되는 것과 연관되어 있다.
⑤ 불법약물의 사용 또한 성 파트너의 수나 강간이 증가하는 것과 연관되어 있다. 그리고 몇몇 약들(마리화나, 코카인, 헤로인)은 지용성이므로, 흡수된 후에 몇 주에서 몇 달 동안 신체 지방 조직에서 장기간 저장된다. 이 때문에 정자생성감소와 같은 생식기계에 더 큰 영향을 초래할 수 있다.
⑥ 이온화 방사선은 생식체의 유전적 구조에 변화를 일으킴으로써, 난자형성과 정자형성에 연관된 정상 세포분열을 파괴시킬 수 있다.

⑦ 직업상의 위험이나 가정용 화학 물질의 오용과 같은 화학적 노출은 정자의 수와 운동성을 감소시키고, 모양을 변화시킬 뿐만 아니라 월경 주기의 변화를 일으킬 수도 있다.

⑧ 특별한 상태

- 요도의 장애 : 선천적
- 전립선염 : 요로의 카테터 삽입이나 이와 비슷한 처치, 알코올, 카페인, 양념한 음식의 소비
- 양성 전립선 비대 : 연령
- 전립선 암 : 연령, 인종, 화학적 · 환경적 노출
- 고환암 : 잠복고환의 과거력, 외상, 임신기간 동안 모체에 DES와 같은 에스트로겐 투여, 저체중 출산, 조산, 가족력.
- 자궁 출혈 : 연령, 가족력, 스트레스, 체중 변화, 경구용 피임약, 자궁내 장치(IUD)
- 월경 장애 : 흡연, 경구용 피임약을 사용하지 않음, 이른 초경
- 골반염(PID) : IUD, 경구용 피임약, 콘돔의 사용, 성인성 질환(STD), 다수의 성 파트너, PID의 과거력
- NCLEX! 자궁내막염 : 경산, 가족력
- 양성 유방질환 : 연령
- NCLEX! 유방암 : 연령, 가족력(유방암을 앓았던 1세대 친척이 있을 때), 인종(코카시안 미국인이나 아프리카계 미국인), 흉부에 방사선조사의 과거력(예:Hodgkin 질환의 치료), 12세 이전의 초경이나 50세 이후의 폐경, 5년 이상 호르몬 대체요법의 시행, 미산부이거나 30세 이후의 첫 임신, 모유 수유경험이 없음, 매일 알코올 섭취, 비만
- 성인성 질환 : 보호되지 않은 성교, 여러 명의 파트너, 정맥주사(IV), 불법약물의 복용

section 02 Male Reproductive Health Problems 남성의 생식기계 건강문제

1. 요도 장애(Urethral disorder)

(1) 개 요

① 요도하열 : 요도의 개구가 음경의 끝에 위치하지 않고 음경의 아래쪽(복면)에 위치함. 음경의 끝 또는 기둥을 따라 아래쪽 어딘가에 위치할 수 있음

② 요도상열 : 요도의 개구가 음경의 끝에 위치하지 않고 음경의 위쪽(배면)에 위치함. 음경의 끝 또는 기둥을 따라 위쪽 어딘가에 위치할 수 있음

③ 포경 : 오므려지지 않는 포피로 인해 소변이 흐르는 것을 방해하거나 금지하게 됨

④ 귀두염 : 포피의 감염이나 염증

⑤ 요도염 : 요도의 염증

⑥ 원인

- **요도하열과 요도상열** : 선천적
- **포경** : 선천적 또는 이차적 감염이나 손상
- **귀두염** : 부적절한 위생
- **요도염** : 기구 · 카테터의 삽입, 임균의 감염

(2) 병태생리

① 발달적 기형

- 요도하열과 요도상열은 태생학적 발달기 동안 요로계가 형성되었을 때 발생한다.
- 8%는 같은 상황의 아버지나 형제를 가지고 있다.
- 약 1/250의 비율로 일어난다.
- 포경은 포피를 오므리지 못하게 되어 후천적으로 포피가 협착된 것이다.

② 염증의 과정

NCLEX!

- 귀두염은 위생의 결여때문에 초래된 포피에 정상균층이 과도하게 성장하여 발생한다.
- 요도염은 요로계 감염(UTI) 중 가장 흔하다.

③ 증상과 징후

- 요도하열과 요도상열 : 눈으로 기형을 볼 수 있다.
- 포경 : 이차적 감염과 반흔, 귀두의 부종과 통증(울혈 시), 귀두의 괴사
- 귀두염 : 음경의 발적, 종창, 그리고 통증, 나쁜 냄새와 화농성의 배액, 배뇨곤란
- 요도염 : 배뇨시 통증, 음경의 분비물

(3) 간호 사정

NCLEX!

① **사정** : 다음을 포함한다. 요도관 개구, 포피의 색과 신축성을 신체 검진한다. 소변의 특징, 활력징후(특히 체온), 소변의 양, 배뇨 시의 불편감 호소, 분비물의 존재

② **진단검사** : 소변검사, 배양과 민감성 검사(C&S)

(4) 간호 중재

NCLEX!

① 약물치료

- **요도염** : 경구용 항생제, 진통제
- **귀두염** : 국소적 경구용 항생제 및 항균제
- **포경** : 국소적 스테로이드 적용

② 대상자에게 문제의 원인을 교육한다.

③ 대상자에게 재발을 예방하기 위한 위생방법을 교육한다.

NCLEX!

④ 완전한 포피를 가진 남성은 배뇨 전에 포피를 오므리고, 배뇨 후에 귀두를 닦은 후에 포피를 원위치에 놓아야 한다는 교육을 받아야 한다. 추가로 음경의 귀두는 성교 후와 매일 샤워하는 동안 오므리고, 깨끗하게 해서 말린 다음, 원위치에 놓아야 한다는 교육을 받아야 한다.

⑤ 대상자에게 약물의 경로, 양, 빈도 등의 적절한 사용을 지시해야 한다.

⑥ 만약에 요도의 개구부가 음경의 기둥을 따라 위치해 있으면, 성인기의 생식력을 증진시키기 위해 초기 아동기에 외과적 교정을 해야 한다.

⑦ 포경의 치료는 국소마취제로 펴는 것을 포함할 수 있다. 포경수술이 필요할 수도 있다.

2. 전립선염(Prostatitis)

(1) 개 요

① 가장 흔한 형태는 급성 전립선염 또는 박테리아 감염이다.

② 만성 전립선염은 박테리아 감염이거나 감염이 아닌 경우에도 있을 수 있다.

③ 만성 전립선염은 급 · 만성 세균성, 비 세균성이 모두 원인이 될 수 있다.

④ 원인은 외상, 자기면역 반응, 임질, 박테리아 감염을 포함한다.

(2) 병태생리

① 전립선은 정액의 분비물이 되는 묽은 알칼리성 분비물을 분비한다.(그림 11-1)

② 직장에서 나온 박테리아나 감염된 소변의 박테리아가 전립선을 침범한다.

③ 성병은 해당되지 않는다.

④ 증상과 징후

NCLEX!

- 급성 : 오한, 열, 배뇨증상(배뇨곤란, 빈뇨, 긴박뇨, 혈뇨), 통증(치골결합상부, 회음부, 음낭, 등 하부, 직장), 분비물, 부드럽고 따뜻한 증대 전립선, 촉진 가능한 정낭, 혈뇨와 농뇨, 사정 시의 통증
- 만성 · 비세균성 전립선염은 징후가 없을 수도 있다. 미열, 통증, 야뇨증, 배뇨곤란이 있을 수도 있다.

(3) 간호 사정

① 사정은 발병 시의 증상, 중증도, 증상을 촉진하는 요소에 관한 과거력, 소변검사, 활력징후, 통증의 증상분석 등이 포함된다.

② 진단 검사 : 소변검사, 신체 검진, 소변배양과 민감성 검사(C&S)

(4) 간호 중재

① 약물요법은 항생제를 포함한다.

② 대상자에게 원인과 치료계획을 교육한다.

③ 대상자에게 카페인과 알코올을 피하도록 지시한다.

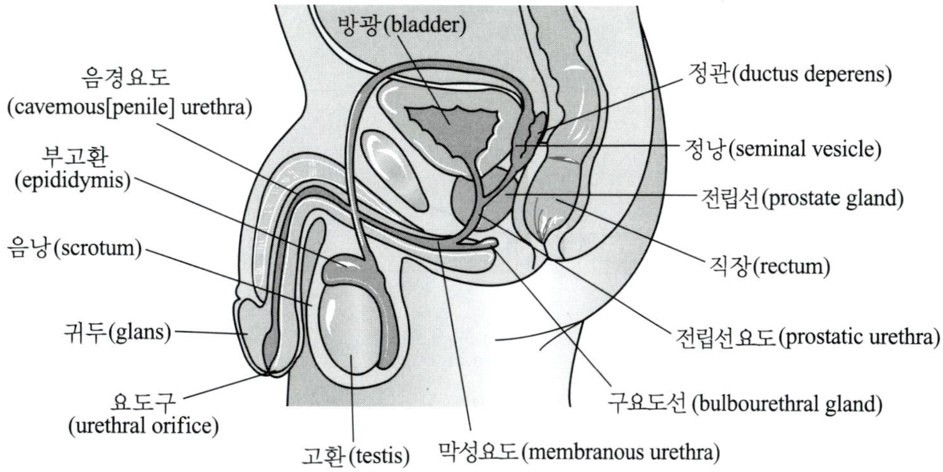

그림 11-1 남성 생식기계의 구조

3. 양성 전립선 비대(Benign Prostatic Hyperplasia)

(1) 개 요

① 양성 전립선 비대는 암이 아닌 전립선의 증식이나 비대로 정의된다.(그림 11-2)

② 양성은 40대뿐만 아니라 60대나 그 이후까지도 증상이 나타나지 않는다.

③ 원인은 노화 과정이 포함된다.

(2) 병태생리

① 테스토스테론 수준은 감소되고 에스트로젠 수준이 증가된 결과이다.

② 전립선 세포의 크기와 수가 증가한다.

NCLEX! ③ 압박을 받게 되면 요도의 직경이 감소하게 된다.

④ 나이가 들어 안드로젠 수준이 감소해도, 전립선을 성장하게 하는 DHT(dihydrotestosterone)가 있으면, 전립선은 여전히 민감하게 된다.

⑤ 급성으로 발병하여 방광 괄약근의 개구를 막을 때까지조차, 병의 징후가 나타나지 않을 수도 있다.

⑥ 증상과 징후는 불완전한 방광 비우기, 배뇨시작의 어려움, 소변줄기가 가늘고 약해짐, 야뇨증, 방광이 가득 차 있는 것 같은 느낌, 배뇨 시간의 증가, 소변이 방울져서 떨어짐 등을 포함한다.

(3) 간호 사정

① 사정은 배뇨와 관련된 과거력, 비뇨기 문제의 증상분석, 소변의 특징 등을 포함한다.

② 진단검사 : 전립선 생검, 신체검진, 초음파, 소변검사, 혈청 크레아티닌과 혈액요소 질소(BUN)

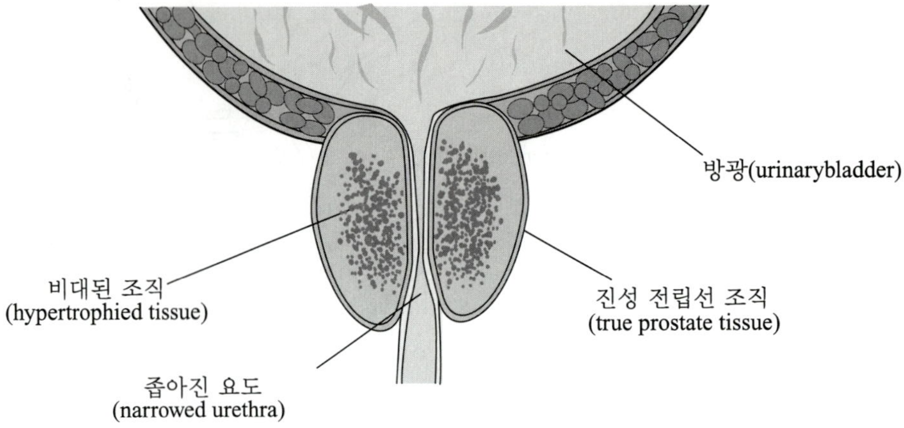

그림 11-2 양성 전립선 비대

(4) 간호 중재

① 약물요법은 테스토스테론이 dihydrotestosterone으로 전환하는 것을 막는 finasteride(Proscar), 성선자극방출호르몬 유사물질, 항안드로젠, 알파-아드레날린성 길항제 등을 포함한다.

② 대상자에게 알코올 사용을 제한하고, 배뇨증상이 증가되면 보고하도록 지시한다.

③ 만약에 경요도전립선 절제(TURP)를 하게 되면, 다음을 교육한다.

- 외과적 절차와 국소적 마취
- NCLEX! 회복은 계속적인 방광세척(응고를 막기 위해)과 배뇨관을 가지고 집으로 가는 것을 포함한다.
- NCLEX! 방광 경련이 일어날 수 있음
- 수술 전 10일 동안 비 스테로이드성 소염진통제의 사용을 피한다.

4. 전립선 암(Prostatic cancer)

(1) 개 요

① 진단을 받는 평균 연령은 65세이다.

② 보통 느리게 성장하고, 종종 초기단계에서는 증상이 나타나지 않는다.

③ 아프리카계 미국인들은 코카시안인들보다 전립선암이 50% 더 많이 발생한다. 만약 1세대 친척이 전립선암을 가지고 있다면 발생빈도는 증가된다.

④ 원인은 유전적 기질, 성인성 질환(STD)의 과거력, 고지방식, 호르몬 등이다. 때로 원인을 알 수 없는 경우도 있다.

(2) 병태생리

① 전립선의 한 군데나 여러 군데에서 증식성 암이 발달하고, 피막의 외부와 요도의 내부로 전립선이 증대된다. 표 11-1

② 원인은 양성 전립선 비대와 유사하다.

③ 또한 전립선 피막에서 외부로 확장되어 정낭으로 침범할 수도 있다.

NCLEX! ④ 종양으로 인한 요도의 압박은 배뇨증상을 일으킬 수 있다.

⑤ 전이의 흔한 부위로는 림프절, 뼈, 폐, 간 등이 있을 수 있다.

NCLEX! ⑥ 전립선암의 초기원인은 테스토스테론 의존과 관련되어 있다.

NCLEX! ⑦ **증상과 징후** : 배뇨문제(빈뇨의 증가, 긴박뇨, 소변흐름의 감소, 야뇨증, 혈뇨), 정액사정시 혈액 유출, 등 통증, 암 전이시 관절과 뼈의 통증, 체중 감소, 피로 등이 나타날 수 있으며, 증상이 없을 수도 있다.

전립선 암의 단계

표 11-1

단 계	암의 위치	증 상	진 단
1(A)	전립선에만 있다.	증상이 없음	우연히 발견됨(예:양성 전립선 비대증 수술시)
2(B)	전립선에만 있다.	증가된 전립선으로 인한 경한 배뇨증상이 있거나 또는 무증상	전립선 특이항원(PSA)상승 직장 검진시 전립선 촉지
3(C)	전립선의 외부피막, 정낭에 있을 수도 있다.	배뇨증상, 직장통증이나 골반통	PSA상승, 직장 검진시 전립선 촉지
4(D)	림프절, 뼈, 간, 폐	배뇨증상, 직장통증이나 골반통, 침범된 조직에 통증이 유발됨	PSA상승, 직장 검진시 전립선 촉지
재발성	이전치료 이후 신체 어느 곳에서나 발견된다.	침범된 조직에 의해 발생됨	치료후 PSA상승

(3) 간호 사정

① 사정

- 양성 전립선 비대로 인한 배뇨증상의 과거력, 대상자에게 알고 있는 위험요소를 질문한다.
- 통증의 증상분석(골반, 등 하부, 복부, 골반)
- 체중, 에너지 수준, 성 기능 · 문제 사정
- 배뇨상태의 증상분석

② 진단검사

- NCLEX! 선별검사는 PSA 혈액 검사를 이용한다(PSA수치는 4.0과 같거나 더 낮아야만 한다).
- 지두검진은 매년 45세 이상 남자들에게 추천된다.
- 소변검사
- 만약 PSA가 상승되었다면 경직장초음파검사(TURS)를 한다.
- 세포 생검 : PSA가 상승되거나 직장 검진에서 전립선에 단단한 결절이 발견된 후, 진단은 직장이나 회음부에 미세한 바늘의 흡인을 통해서 한다.
- 전이 가능성을 위해 MRI와 CT를 한다.

(4) 간호 중재

① 약물요법 · 치료

- 호르몬 요법(양측 고환절제술이나 매달 주사를 통해)
- 수술(경요도 전립선절제술이나 근치적 복부 전립선 절제술)

- 화학요법
- 내부 혹은 외부 방사선

NCLEX! ② 복부 전립선 절제술 후 대부분의 남자들은 발기불능이 될 것이고, 40%는 요실금을 경험할 것이라는 교육이 필요하다.

③ 진단시 대상자의 연령, 이와 관련된 의학적 상태 및 암의 진행단계에 따라 치료방법이 결정된다.

NCLEX! ④ 만약 화학요법이나 방사선 치료법을 받게 된다면, 방사선 조사부위의 피부상태 및 탈수의 증상을 비롯하여 구내염 확인을 위한 구강을 사정한다.

⑤ 암의 단계가 무엇을 의미하는지에 관해 대상자에게 교육하고 자살경향이 있는지를 사정한다.

⑥ 대상자와 가족을 위한 지지그룹 소개를 포함한, 신체상 장애와 성적 기능장애 문제를 위한 지지를 제공한다.

5. 고환암(Testicular cancer)

(1) 개 요

① 15~34세 남자에게 가장 흔한 암이다.

② 많은 종류가 있다.

③ 분류

- 배세포 종양(germinal cell tumor)
- 정상피종(seminoma) : 가장 흔하다

④ 원인은 불명

(2) 병태생리

① 분류

- 95%는 배세포(고환에서 정자생성을 하는 세포)이다.
- 40%는 정상피종(느리게 성장하고 고환 내에 위치)이다.
- 69%는 비정상피종(좀더 빠르게 진행)이다.
- 기타 간질세포(leydig), 세르톨리 세포(sertoli), 평활근육종(leiomyosarcoma), 횡문근육종(rhabdo myowarcoma), 중피종(mesothelioma), 기질세포(stromal cell) 종양 등이 있다.

② 암 세포는 고환 내에서 성장하여 실질세포를 대체하게 된다.

③ 질병은 보통 림프절이나 혈관을 따라 전파된다.

④ 증상과 징후

NCLEX!
- 고환 내에 통증이 없는 딱딱한 결절, 부종(대체로 고환의 일측면), 둔통
- 전이의 증상으로는 호흡기계 문제(기침, 호흡곤란), 등뼈의 통증, 소화기계 문제 등이 포함된다.

⑤ 고환암은 3단계가 있다. 표 11-2

고환암의 단계

표 11-2

단 계	위 치
Ⅰ	고환 내에 국한
Ⅱ	후복막 림프절
Ⅲ	림프절 이상으로 전이 : 폐, 뇌, 간, 뼈

(3) 간호 사정

① 사정

- 고환의 통증, 고환의 크기, 모양, 강도의 변화, 촉지되는 덩어리의 크기와 강도, 교정 수술을 하거나, 하지 않은 경우에는 잠복고환 유무 등을 포함한 대상자 과거력을 사정한다.
- 기타 : 통증, 호흡기계나 소화기계 문제 등의 증상 분석

② 진단검사

NCLEX!
- 종양표지(hCG, AFP)를 위한 방사면역측정법
- 혈청유산탈수소효소(LDH)
- 전이: 간기능 검사, X선 촬영, CT
- 진단은 침범된 측면의 서혜부 고환절제술(고환의 제거) 후 병리검사를 통해 한다.

(4) 간호 중재

① 약물요법은 방사선치료를 포함한다.

- cisplatin(Platinol), bleomycin(Blenoxane), etoposide(VePesid)
- etopside(VePesid)와 cisplatin(Platinol) 병용

② 고환절제술 후 치료는 방사선치료와 항암치료를 포함한다.

③ 방사선치료와 항암치료동안 활력징후를 파악하고 오심 · 구토 · 설사가 있으면 수분균형을 유지한다.

④ 대상자에게 치료에 관한 교육을 제공한다.

NCLEX! ⑤ 대상자가 자녀를 갖기를 원하면, 항암치료 전에 정자은행에 대한 정보를 준다.

NCLEX! ⑥ 대상자에게 남아 있는 고환에 대한 고환자가검진 방법을 교육하고, 매년 의사를 방문하도록 권유한다.

section 03

Female Reproductive Health Problems

여성의 생식기계 건강문제

1. 자궁출혈부전(Uterine bleeding disorders)

(1) 개 요

① 기능부전성 자궁출혈 Dysfunctional uterine bleeding(DUB)은 프로게스테론이 부족할 때 월경이 있게 되는 비 특이적 상태이다.

- 불규칙적하고, 빈번하다
- 과도하다
- 양측성이다

② 대부분 사춘기나 폐경기 이전 여성에게 일어난다.

③ 25~50%의 여성에게서는 섬유종양(근종, 평활근 섬유증)이 발달하게 되는데, 이것은 30~40대에서는 흔히 일어나며 섬유종양이 자궁출혈장애를 일으킨다.

④ 원인

- 자궁선근증 Adenomyosis(자궁내막이 자궁근의 세포와 세포 사이에 존재하는 상태)은 월경시에 불규칙하고 많은 자궁출혈을 일으킨다.
- 90% 이상이 무배란성 주기로 인해 야기된다.
- 기타 : 혈액질환, 내분비계 문제, 골반염, 자궁내막암 또는 용종, 외인성 에스트로겐, 임신, 폐경, 과도한 운동, 원인불명

(2) 병태생리

① 기능부전성 자궁출혈은 프로게스테론 결핍으로 생긴다.

- 이것은 증식기의 자궁내막이 성숙되지 않은 상태에서 분비기로 이행되어 일어난다.
- 자궁내막은 규칙적이지 않은 시기에 떨어져 나가게 된다.

② 월경주기 중 증식기가 짧아지게 되면 난포기가 짧아지게 되어 출혈이 발생하게 된다.

③ 과도한 출혈은 황체기가 부족하여 초래될 수도 있다.

NCLEX! ④ 기능부전성 자궁출혈의 종류

- 무월경증
  - 일차적(17세경)
  - 이차적(월경이 있던 여성의 월경이 없어졌을 때)
- 월경감소증
- 월경과다증
- 부정자궁출혈
- 폐경 후 출혈

NCLEX!

⑤ 자궁근종의 형태(그림 11-3)
- 근층내 근종
- 점막하 근종
- 장막하 근종

⑥ 자궁선근증은 자궁근층 내에서 발생하는데, 자궁근은 매달 호르몬의 영향으로 증대되지만 자궁근층 내의 세포와 세포 사이에 갇혀서 떨어져 나갈 수 없게 된다.

⑦ 증상과 징후로는 월경주기의 변화(반복적이거나 계속됨), 피로, 빈혈, 출혈, 성기능부전, 경련, 수분정체, 불안, 생식과 관련된 문제, 종양이 크거나 한 개 이상일 때에는 자궁증대, 자궁출혈, 월경곤란증, 골반압 증가 그리고 빈뇨 등이 일어날 수 있다.

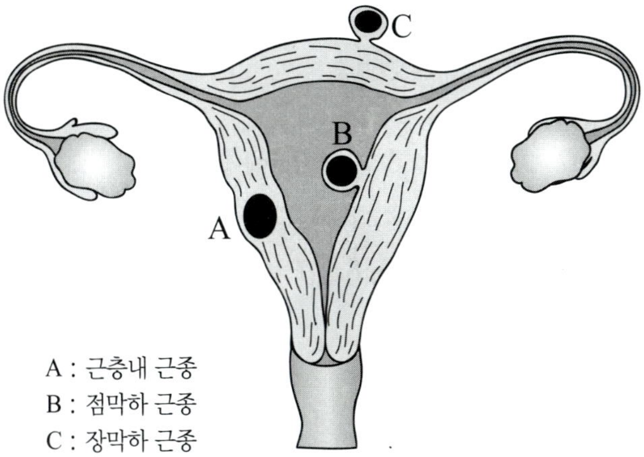

그림 11-3 자궁근종

(3) 간호 사정

① 사정
- 출혈 양상
- 앉았을 때와 서 있을 때의 혈압과 맥박
- 문제와 연관된 통증과 불편감의 증상 분석
- 활동의 수준
- 성력과 생식력

② 진단검사
- **임상검사** : 전혈구 검사 Complete blood count(CBC), 갑상선기능검사, 내분비호르몬 수준, 프로게스테론 수준, 혈청사람 융모막성 고나도트로핀(hCG) 수준
- 골반 초음파
- pap smear
- 자궁경 검사
- **종양** : 초음파, CT, 자궁경 검사 또는 복강경 검사를 통한 진단
- 자궁선근증의 진단은 자궁절제술 후 자궁근층 내의 현미경 검사로만 할 수 있다.

(4) 간호 중재

① 약물요법 · 치료에는 호르몬제, 경구피임약(3~6개월), 프로게스테론(Progestaject), medroxyprogesterone(Provera), 철분 보충이 포함된다.

NCLEX!
- 기능부전성 자궁출혈의 진단은 자궁내막의 생검을 통해서 또는 투약에 대한 반응으로 확인할 수 있다. 치료는 주기적으로 프로게스틴이나 복합 경구피임약을 사용하여, 프로게스테론을 대체하는 것이 목표이다.
- 종양의 치료는 증상치료를 기본으로 하고 근종절제술, 자궁절제술, 섬유성 색전을 포함한다.
- 자궁 선근증의 치료는 호르몬 피임약으로 월경을 조절하거나 자궁절제술을 하는 것이다.

② 대상자에게 각 월경일, 월경량, 월경의 색, 응혈 유무, 월경곤란증 유•무를 기록하는 월경력을 쓰도록 교육한다.

③ 상태에 관한 교육을 제공한다.

④ 올바른 약물사용에 대해 교육한다.

⑤ 수술 시에는 수술 전에 교육한다.

2. 월경곤란증(Dysmenorrhea)

(1) 개 요

① 월경곤란증은 생리통으로 정의된다.

② 비정상적 월경 중 가장 흔한 형태이다.

③ 종류
- 일차적 월경곤란증은 가장 흔하며, 월경의 시작과 함께 시작되고 보통 일생동안 지속되는데 원인이 밝혀지지 않았다.
- 이차적 월경곤란증은 규칙적인 월경의 시작된 후에 생기게 된다. 보통 골반염, 자궁내막증, 성인성 질환(STD), 수정능력의 문제, 자궁내 피임장치(IUD)의 사용과 연관되어 있다.

(2) 병태생리

NCLEX! ① 일차적 월경곤란증
- 프로스타글란딘(prostaglandin)이 과도하게 생산되어 생기는 것으로 보이는데, 월경 때마다 자궁내막을 탈락시키기 위해 프로스타글라딘이 과도하게 강한 자궁수축을 일으킨다.
- NCLEX! 강한 자궁수축은 자궁허혈과 통증을 야기시킨다.
- NCLEX! 불안, 긴장 및 스트레스에 의해 악화된다.
- NCLEX! 증상과 징후는 통증(월경시작 시부터 12~48시간 계속되는 복부통증, 등과 대퇴의 통증), 두통, 오심과 구토, 설사, 피로, 유방압통, 실신과 허탈, 현기증 등이 있다.
- 증상은 보통 첫 임신 이후나 나이가 들면서 없어지게 된다.

② 이차적 월경곤란증
- 일차적인 원인이 있은 후, 그로 인한 상흔이나 손상이 원인이 된다.

- 증상과 징후는 일차적인 월경곤란증과 유사하지만, 보통 정상 초경이 있고 난 몇 년 후에 나타난다.
- 중요한 증상이 배제되지 않았는지 확인해야 한다.

(3) 간호 사정

① 사정

- 월경의 시작과 월경곤란증의 시작을 포함한 월경력을 얻는다.
- 어떤 완화방법이 이용되었는지, 그 방법들이 효과적이었는지 등에 관한 정보를 얻는다.
- 통증과 불편감의 증상을 분석한다.
- 임신력과 다른 부인과적 문제의 과거력을 조사한다.
- 이차적 월경곤란증이 있다면 성교통이 있는지를 확인한다.

② 진단검사

- 진단은 일차적 · 이차적 월경곤란증에 관한 대상자의 과거력을 기초로 한다.
- 골반검사
- 임상검사로는 난포자극호르몬(FSH), 황체형성호르몬(LH), 프로게스테론 수준, 에스트라디올 수준 및 갑상선기능검사가 있다.
- 골반 자궁 초음파
- MRI 또는 CT
- 복강경 검사
- 소파술(D&C)

(4) 간호 중재

NCLEX! ① 약물요법

- 불편감이 있으면 진통제를 투여
- 프로게스테론을 억제하기 위해 비 스테로이드성 소염진통제를 투여
- 월경량과 월경기간을 감소시키기 위해 경구용 피임제인 norethindrone과 ethinylestradiol(Brevicon)을 투여
- 이차적 월경곤란증이 있으면 항생제를 투여

② 월경곤란증의 원인에 대해 대상자에게 교육한다.

③ 처방약이나 일반 판매약(OTC)이 정확하게 투여되도록 가르친다.

NCLEX! ④ 대상자에게 많은 물을 마시고, 칼슘 섭취를 적절하게 하도록 교육한다.

⑤ 하복부에 열을 적용하면 불편감이 완화될 수 있다.

NCLEX! 3. 골반염(Pelvic Inflammatory Disease, PID)

(1) 개 요

① 골반염은 보통 감염으로 초래된다. 자궁과 난관, 자궁내막, 골반복막과 난소에 생긴 염증을 말한다.

② 빈도는 일생 중에 성 파트너가 한 명 이상 여러 명이 있을 경우 높아지게 된다. 성 파트너의 수만큼 증가하게 된다.

③ 골반염이 앓은 후 20%의 여성은 불임이 되고, 20%는 만성 골반통증이 생기며, 자궁외 임신 발생률이 10배 증가한다.

④ 15~24세 미산부 여성에게서 가장 많이 나타난다.

⑤ 급 · 만성으로 나타난다.

⑥ 원인으로는 자궁내장치, 경구피임약 또는 콘돔의 사용으로 초래된다. 충수돌기염, 복막염, 성병, 질 세척으로 인한 이차 감염으로 생기기도 한다.

(2) 병태생리

① 세균이 자궁경부를 통해 자궁과 난관 조직에 침입한다.

NCLEX! ② 배란, 월경, 압력을 가한 질 세척, 출산, 유산, 또는 생식기계의 수술 시에 세균이 이동한다.

③ 감염으로부터 반흔 조직이 만들어지고, 그것이 난관을 폐색한다.

④ 난소-난관 농양으로 인해 폐색을 형성할 수 있다.

⑤ 세균감염은 염증의 원인이 되기도 하고, 증상의 원인이 되기도 한다.

NCLEX! ⑥ 일반적인 감염원으로는 임균(*Neisseria gonorrhea*), *Chlamydia-trachomatis*, 대장균(E. coli), *Gardnerella vaginalis*가 있다.

NCLEX! ⑦ 증상과 징후로는 하복부 통증, 월경곤란, 성교통증, 배뇨곤란, 발열, 질 분비물(초록-노랑색, 초록-회색, 또는 노랑색), 오심과 권태 등이 있다.

⑧ 골반염의 합병증으로는 불임, 자궁외 임신, 골반농양과 무월경이 있다.

(3) 간호 사정

① 사정

- 증상 시작일, 촉진요인, 성병에 대한 노출여부, 성 파트너의 수, 질 세척량 등의 과거력
- 활력징후(열), 활동수준, 분비물이 있는지에 관한 사정
- 통증과 소화기계 증상 분석
- 월경주기와 임신력

② 진단검사

- 자궁경부배양
- 초음파
- 복강경
- WBC 상승 여부를 알기 위한 CBC

- 대상자의 증상 관찰
- Pap smear, 분비물의 유무를 확인하기 위해 육안으로 자궁경부 조사

(4) 간호 중재

NCLEX! ① 약물요법으로는 진통제와 항생제 투여가 있다.
- Tetracycline : doxycycline(Vibramycin)
- Cephalosporin : cefoxitin(Mefoxin)
- Aminoglycoside : gentamicin(Garamycin)
- Fluoroquinolone : ofloxacin(Floxin)
- Antiprotozoal : metronidazole(Flagyl)

② 대상자교육
- 경구 항생제 투여시 적절한 투여간격과 방법
- 질 세척 금지
- 골반염의 원인

③ 대상자에게 하루에 3번 체온을 측정하도록 하고, 만약에 체온이 상승되면 보고하도록 교육한다.

NCLEX! ④ 만일 대상자가 임신이 되었다면 초기에 자궁외 임신 여부를 확인할 수 있도록, 대상자가 건강관리자에게 골반염이 있었다는 점을 미리 알리도록 교육한다.

4. 자궁내막증(Endometriosis)

(1) 개 요

NCLEX! ① 자궁내막증은 자궁의 외부로 자궁내막이 확장된 것으로 정의된다.

② 가장 흔한 장소로는 방광, 난소, 난관, 장 그리고 광인대 등이다.

③ 출산 연령에 있는 백인여성에게 가장 흔하게 발생한다.

NCLEX! ④ 주요한 합병증은 불임이다.

⑤ 원인은 잘 알려져 있지 않다. 태아의 상피세포로부터 원인이 된다는 설, 월경하는 동안 자궁관을 통해 월경이 역류된다는 설, 그리고 임파선이나 혈관을 경유하여 자궁내막이 이식된다는 설 등이 있다.

(2) 병태생리

① 자궁내막 조직이 자궁의 외부에 존재하며, 이 조직은 호르몬의 영향으로 월경주기에 따라 반응을 보인다.

NCLEX! ② 그러나 혈액(정상적으로는 자궁내막으로부터 나오게 된다)이 빠져 나오지 못하고, 반흔을 일으키면서 오히려 자궁내막증을 악화시킨다.

NCLEX! ③ 출혈은 조직의 염증과 통증을 유발한다.

NCLEX! ④ 자궁내막증과 관련된 불임은 자궁내막의 조각이 난관을 기계적으로 폐쇄시켜서 혹은 설명되지 않은 이유로 올 수 있다.

⑤ 징후 및 증상으로는 월경곤란, 성교통증, 배뇨곤란, 변비, 그리고 월경동안 통증을 동반한 장운동, 촉진되는 부드러운 종창 등이 있다.

(3) 간호 사정

① 사정

① 증상의 시작일을 포함하여 월경주기에서 증상이 악화되거나 좋아지게 될 때의 과거력 조사

② 통증과 관련된 증상 분석

③ 장의 특징 사정

④ 진단검사

- 복강경으로 진단
- CBC로 낮은 헤모글로빈과 헤마토크릿을 확인하고 WBC로 감염을 제외시킨다.
- 골반 초음파

(4) 간호 중재

NCLEX! ① 약물요법으로 통증완화를 위한 진통제, 프로스타글란딘 합성방해를 위한 비스테로이드성 소염진통제, leuprolide와 같은 호르몬 치료, 출혈조절을 위해 에스트로겐치와 프로게스테론치를 상승시키기 위한 성선자극유리호르몬 투여 등이 있다.

② 대상자에게 자궁내막증에 대하여 교육한다.

③ 홍조와 같은 약물요법의 부작용을 포함하여 약물을 어떻게 이용해야 할지에 관해 교육을 제공한다.

④ 불임문제에 관해 대상자를 지지하고 지지집단에 의뢰한다.

5. 양성 유방질환(Benign Breast Disorders)

(1) 개 요

NCLEX! ① 섬유낭성 질환(fibrocystic disease)은 양성 유방 병변으로 정의된다.

② 대부분 30~50세 여성이다.

③ 원인은 호르몬의 변화, 나이, 카페인 섭취 증가 등이다.

(2) 병태생리

① 유선조직은 액체를 보유하고 있고, 월경으로 자연적으로 해결되기는 하지만, 월경주기의 후반기 동안 낭포를 형성하고 있다.

NCLEX! ② 반복적으로 액체가 차는 과정에서 낭포의 벽에 염증이 생겨서 섬유형성이 되고, 액체의 유출이 막혀서 단단해지게 된다.

③ 월경 후에도 낭포가 남아 있게 된다.

④ 분류

- 비증식성(nonproliferative) : 염증반응으로 유관이 자극된 후 유방의 윗부분 바깥쪽 1/4에 낭포성 또는 섬유성 종창이 생김
- 증식성(proliferative) : 이형의 세포가 없는 병변
- 이형성 증식성(atypical hyperplasia) : 암세포와 같은 형태학적 특징을 갖는 '경계선' 병변

NCLEX! ⑤ 징후 및 증상으로는 통증을 동반하고 움직일 수 있고 둥글거나 혹은 타원형의 매끈한 종창이 유방조직에 있으며, 이것은 월경 전에 좀더 커지고 통증이 더해지게 된다. 또한 유두 분비물(맑은, 유백색, 담황색, 녹색)이 있다.

(3) 간호 사정

① 사정

- 종창이 처음 발견될 때, 크기 · 모양 · 위치 · 유동성 · 압통, 그리고 주기적인 변화의 과거력
- 초음파 또는 유방 X-선 검사가 이전에 행해졌는지
- 유방검진 시행
- 월경주기와 이전 문제들에 관한 세부사항 확인

② 진단검사

- 유방 X-선 검사
- 초음파 검사
- 바늘 흡인 시행
- 절제 생검
- 유방 검진

(4) 간호 중재

① 약물요법으로 경한 진통제와 비타민 E를 투여한다.

NCLEX! ② 치료법은 아니지만, 카페인 · 흡연 · 초콜릿 등을 제한하면 보통 건강상태가 향상되게 된다.

③ 섬유낭종성 유방질환에 대해 알려진 것을 교육하고, 치료와 예방에 대해 설명한다.

④ 섬유낭성 유방 덩어리가 전암 증상이 아님을 말해서 대상자를 안심시킨다.

NCLEX! ⑤ 매달 자가 유방검진을 하고 매년 의사에게 검진받도록 교육한다. 그리고 40세 이후 여성은 유방 초음파검사를 받도록 한다.

6. 유방암(Breast Cancer)

(1) 개 요

① 유방조직에 불규칙한 비정상적인 세포들이 증식된 것으로 정의한다.

② 일생 동안 9명 중 1명의 여성에게 발생하며, 그 중 10%는 BRCA1 또는 BRCA2 유전자 변이와 연관되어 있다.

③ 유관, 소엽 혹은 이 둘 모두에 침범한다.

④ 원인은 알려져 있지 않지만, 생식기계 위험요소를 참조하기 바람. p. 318 참고

(2) 병태생리

① 두 주요부분은 도관(80%)과 소엽(20%)이다.

NCLEX! ② 유방암은 호르몬 의존적이므로, 난소가 기능해야 한다.

③ 분류

- **비침윤성**(상피내) : 암세포의 증식이 도관이나 소엽에서 일어난다. 그러나 주변조직을 침범하지는 않았다.
- NCLEX! **침윤성** : 유관 조직의 종말부분에서 발생하며 다음과 같이 5종류가 있다.
  - 침윤성 관 암종 : 돌처럼 단단하게 촉지되고, 겨드랑이 림프절로 전이되며, 가장 흔하며 예후가 좋지 못하다
  - 세관 암종 : 잘 분화되어 있으며, 흔하지 않다.
  - 수질 암종 : 매우 크고, 경계가 명확하다.
  - 점액 암종 : 크고, 느리게 성장하며, 가장자리가 날카롭다.
  - 침윤성 소엽 암종 : 흔하지 않고, 단단하지만 주변과 경계가 분명치 않다.

④ 뼈, 뇌, 폐, 간, 피부 그리고 림프절로 전이된다.

NCLEX! ⑤ 종양의 크기, 림프절의 침윤 및 다른 부위로의 전이에 따라 종양의 단계가 정해진다. 표 11-3

NCLEX! ⑥ 전이는 종양에서 떨어져 나간 조그만 세포덩어리가 림프계로 들어가서 결절을 붓게 하거나 혹은 다른 결절로 이동될 때 생긴다; 림프 배액은 액와(가장 흔한 통로), 유선내부, 흉선의 세 가지 통로가 있다.

NCLEX! ⑦ 징후 및 증상으로는 유방에 단단하고, 불규칙하며 통증이 없으며, 고정된 덩어리가 있거나 혹은 유방이 있는 피부에 붉거나 비늘이 있는 반점이 있을 수 있다. 또한 유방조영술에서 유두가 함몰되거나 석회화가 발견된다. 그러나 초기에는 촉지되는 것이 없거나 눈에 띄는 증상이 없을 수도 있다.

NCLEX! ⑧ 염증성 암종은 유방의 전신적 질환으로 유방암 중 가장 악성이다.

- 징후 및 증상으로는 피부홍반, 발적, 열감, 그리고 유방의 경결이 있다.
- 예후가 좋지 않다.

NCLEX! ⑨ 파제트병(Paget' s disease)은 유방암 중 드문 형태로 유두상피를 침범한다.

- 징후 및 증상으로는 유두가 가렵고 화끈거리며, 갈라지고 딱지가 생기게 된다.
- 유두에 국한되게 되면 예후가 좋다.

(3) 간호 사정

① 덩어리의 크기, 모양, 위치, 고정 유무, 통증 유무, 언제 발견되었는지에 관한 과거력, 유방암에 관한 가족력, 마지막 유방 조영술의 날짜와 촬영부위, 그리고 대상자가 가지는 암에 대한 두려움과 지식을 사정한다.

② 진단검사

- 선별적 유방조영술

표 11-3 미국 암 합동위원회(American joint Committee on Cancer)의 유방암의 단계

	일차적 종양의 크기	국소적인 림프절	전 이
stage 0	현미경상	없음	없음
stage I	2cm 혹은 그 이하 없음	없음	없음
stage II A	5cm 이하	없거나 같은 쪽에 움직이는 림프절이 있음	없음
stageII B	2cm 혹은 그 이상	없거나 같은 쪽에 움직이는 림프절이 있음	없음
stage III A	5cm 혹은 그 이상	같은 쪽에 움직이거나 고정된 림프절이 있음	없음
stage III B	흉벽을 신전시키는 크기	유선내 림프절이 있음	없음
stage IV	크기가 다양	어느 곳이든 림프절이 있음	있음

- 임상 유방검사
- 초음파검사
- MRI
- 생검과 삼출물의 세포학 검사

(4) 간호 중재

NCLEX! ① 약물은 만약 종양이 에스트로겐 수용체를 가지고 있다면, 에스트로겐 길항제(Tamoxifen)가 투여된다. 방사선 요법은 종양이 크고, 나이가 50세 이하이며, 전이되었을 때 이용된다.

NCLEX! ② 치료는 방사선 요법 후 액와결절 제거와 함께 덩어리절제술 또는 유방절제술을 한다.

③ 대상자가 원하면 유방절제술과 함께 혹은 그 이후에 유방복원수술을 시행한다.

NCLEX! ④ 다음의 내용을 교육한다

- 선별검사와 진단검사의 결과
- 대상자에게 처방된 처치와 그 과정에서 필요한 마취에 관한 경험
- 가정에서의 적절한 투약
- 방사선 요법과 화학요법의 부작용
- 수술 후 배농관의 위치와 퇴원 후 간호

⑤ 대상자와 가족에게 지지를 제공하고, '유방암환자집단' 과 지지집단에 참여하도록 격려한다.

section 04

Sexually Transmitted Diseases (STDs)

성인성 질환

1. 임균 감염(Gonococcal Infection)

(1) 개 요

NCLEX! ① 임균은 그람-음성 혐기성 쌍구균으로 입 · 인후 · 항문에 영향을 미치는데, 임균감염은 자궁경부와 남성의 요도에 임균이 감염된 것으로 정의된다.

② 성인 성질환 중에 두번째로 흔하다. 발생률이 감소하고는 있지만, 도시지역의 15~24세 남녀에게 모두 높게 나타난다.

③ '임질' 로 알려져 있다.

NCLEX! ④ 원인 : 감염된 사람과의 직접적인 성적 접촉이나 분만 중 모체로부터 태아에게로 수직감염

(2) 병태생리

NCLEX! ① 정액, 질, 자궁경관 분비물내에 있던 세균이 보호되지 않은 성교 중에 점막으로 살포되어 세포 손상을 야기한다.

② 손상 받은 세포는 염증성 반응을 일으키고, 이것이 증상을 일으키는 데 대한 설명이 될 수 있다.

NCLEX! ③ 감염은 접촉된 부위(예, 질 · 직장 · 요도 · 인두)에서 일어난다.

④ 증상과 징후

NCLEX! • 여성 : 탁한 노란색 또는 황녹색의 질 분비물 및 월경장애나 성교통이 새롭게 시작된다. 골반통, 서혜부 결절의 증대, 직장통증, 요도의 분비물, 인두염, 요도나 바르톨린선의 화농성 삼출액.

NCLEX! • 남성 : 배뇨장애, 탁한 노란색 또는 황녹색의 음경 분비물, 사정시 통증, 항문성교시 직장 통증, 매우 심한 인후통, 대량의 노란색의 분비물을 동반하는 발적된 비인두, 발열, 림프절의 비대.

⑤ 합병증 : 여성-자연유산, 조산, 난관염, 골반염, 난관폐쇄와 반흔으로 인한 이차적 불임, 자궁외 임신 또는 융모양막염, 바르톨린선의 농양

(3) 간호 사정

① 사정

• 보호되지 않은 성교를 포함한 성 과거력, 증상의 시작과 심각성, 임균에 대한 노출여부, 월경력 등을 포함한다.

• 활력징후을 측정하고 림프절을 촉진한다. 또한 삼출물을 눈으로 확인하며 문진한다.

• 통증에 대한 증상을 분석한다.

② 진단검사

- 자궁경부 또는 요도의 배양
- 소변 검사물 채취

(4) 간호 중재

NCLEX! ① 투약은 항생제 치료를 포함한다.

- 경구 : ciprofloxacin hydrochloride(Cipro), azithomycin(Zithromax) 또는 doxycycline(Vibra-tabs)
- 근육주사 : cefriaxone sodium(Rocephin)

② 대상자 교육

- 세균은 보호되지 않은 성교를 통하여 전파된다.
- NCLEX! 성교 시마다 콘돔 사용
- NCLEX! 성 파트너의 수 제한 혹은 금욕
- NCLEX! 모든 약물치료가 끝날 때까지 경구항생제를 포함시킨다.

NCLEX! ③ 추후검사와 치료하는 동안에 성 접촉자의 이름을 알아낸다.

2. 비임균성 감염(Nongonococcal Infection)

(1) 개 요

① 클라미디아 감염으로 알려진 성인성 질환으로 생식기계의 급성 감염을 일으킨다.

② 트라코마 클라미디어(Chlamydia trachomatis)는 매우 작은 혐기성 균으로, 15~24세 남녀 사이에서 가장 흔한 성인성 질환이다.

③ 미국에서는 발병률이 증가하고 있다.

④ **원인** : 직접적인 성 접촉 또는 주산기나 출산시의 모-아로 전달

(2) 병태생리

NCLEX! ① 정액, 질, 자궁경부의 분비물에 있는 세균이 성적접촉 시에 이동되어, 빠르게 복제되고 24시간 안에 감염을 확산시킨다.

② 일반적으로 남성의 요도와 여성의 자궁경부를 침입한다.

NCLEX! ③ 신생아에게는 결막염과 실명을 일으킬 수 있다.

④ 감염 후에 약 2주의 잠복기를 가진다.

⑤ 감염에 의해 영구적인 조직의 반흔을 남긴다.

⑥ **증상** : 때때로 증상이 없을 수도 있고, 몇 년에 걸쳐서 남아 있을 수도 있다.

- NCLEX! **여성** : 자궁경부 입구에 초록색 또는 노란색의 질 분비물이 보임, 갑작스럽게 월경통이나 성교통이 시작됨, 배뇨장애, 성교 시나 성교 후의 출혈, 골반통, 성감극기 시에 통증이 동반된다.
- NCLEX! **남성** : 여성보다 증상이 더 많이 나타난다. 배뇨곤란, 노란색의 음경 분비물, 사정 시의 통증이 동반된다.

⑦ 합병증으로는 폐렴, 심내막염, 수막뇌염이 있다.
- 여성 : 골반염, 자궁내막염, 난관염,.불임, 자궁외 임신
- 남성 : 부고환염, 전립선염, 불임

(3) 간호 사정

NCLEX! ① 사정
- 보호되지 않은 성교를 포함한 성 과거력, 증상의 시작과 심각성, 클라미디어에 대한 노출여부, 월경력 등을 포함한다.
- 활력징후과 분비물을 사정한다.
- 통증에 대한 증상을 분석한다.

② 진단검사
- 조직배양
- 항체 검사 : 직접적 형광항체 검사, 효소면역측정법
- 소변 검사물 채취

(4) 간호 중재

① 약물치료에 경구 항생제인 azithromycin(Zithromax), doxycyclin(Vibra-tabs), erythromycin(EES), 또는 ampicillin(Ampicin)을 포함한다.

② 대상자교육
- 세균은 보호되지 않은 성교를 통하여 전파됨.
- NCLEX! 성교 시마다 콘돔 사용
- NCLEX! 성 파트너의 수 제한 혹은 금욕
- NCLEX! 모든 약물치료가 끝날 때까지 경구항생제 사용

NCLEX! ③ 추후검사와 치료하는 동안에 성 접촉자의 이름을 알아낸다.

3. 매독(Syphilis)

(1) 개 요

NCLEX! ① 매독균(*Treponema pallidum*)에 의해 초래된 만성 성인성 질환으로 정의된다.

② 1기, 2기, 잠복기, 3기의 4단계가 있다.

③ 때때로 클라미디어 감염이나 임균 감염과 같은 다른 성인성 질환과 함께 발생한다.

NCLEX! ④ 원인 : 성 접촉, 혈액 전파, 분만시 모체에서 태아에게 수직감염

(2) 병태생리

NCLEX! ① 단계, 발병시기 · 기간, 증상, 전파를 기술하였다. 표 11-4

- 1기 : 1기의 특징적인 병소인 하감이 나타난다.
- 2기 : 전신적인 질병으로 발전한다.
- 잠복기 : 3기가 시작될 때까지의 기간으로 임상증상이 나타나지 않는다.
- 3기 : 전신적인 증상이 발생하고 이 단계의 합병증으로 결국에는 죽음을 맞게 된다.

② 다른 신체 조직이나 기관에 침범된다.

③ 잠복기는 10~90일이다.

④ 신체에 들어 왔을 때, spirochete는 혈액과 림프계에 전파된다.

⑤ 증상과 징후 표 11-4 참고

NCLEX! ⑥ 합병증으로는 실명, 마비, 정신질환, 심혈관계 손상, 뇌염, 죽음이 있다. 임부의 매독은 태아에게 감염을 초래하여, 결과적으로 선천성 매독을 일으키고, 자궁내 태아사망이나 많은 중추신경계 결함을 일으킨다.

(3) 간호 사정

① 사정

- 보호되지 않은 성교를 포함한 성 과거력, 증상의 시작시기와 심각성, 매독에 대한 노출 여부 등을 포함한다.
- 정맥주사 사용에 대해 사정한다.
- 활력징후, 정신적 명료성, 폐음과 심음, 활동수준을 사정한다.
- 병소를 시진한다.

② 진단검사

- 병변을 긁어 현미경 검사를 한다.
- 혈액 검사 : VDRL이나 RRP가 양성으로 나왔다면, FTA-ABS를 시행한다. VDRL은 감염이 된 후에 오랫동안 양성으로 나올 수 있다.
- 면역형광염색법

표 11-4 매 독

단 계	시작시기/기간	증 상	이 동
1기	노출된 지 10~90일 후, 평균 21일, 3~6주간 지속	단단한, 둥근, 작은, 분화구 같은 하감은 자연적으로 치유된다.	병변, 성교, 혈액과의 접촉
2기	하감이 나타난 후 3~6주간, 2년 동안 나타나거나 사라진다.	갈색의 발진이 손바닥과 발바닥에 나타나지만 가렵지는 않다. 권태, 모발손실, 선(gland)이 약간 부어 오름	병변, 성교, 혈액과의 접촉
잠복기	2기의 증상이 사라진 후에 몇 년 동안 지속된다.	없음	안 됨
3기	초기 감염이 된 몇 년 후에 시작된다. 치명적이다.	세균이 침입한 부위에 따라 달라진다. 심장판막 또는 대동맥 협착 신경매독은 중추신경계 병발, 치매, 실명, 마비를 일으킨다.	안 됨

(4) 간호 중재

NCLEX! ① 약물은 장기간 페니실린 정맥주사나 근육주사를 포함하며, 단계에 따라 용량과 기간이 결정된다.

② 대상자에게 매독의 원인과 장기간의 감염경과에 대해 교육한다.

③ 대상자에게 매 성교 시마다 콘돔을 사용하고, 주사침을 같이 쓰지 말 것을 교육한다.

NCLEX! ④ 추후검사와 치료하는 동안에 성 접촉자의 이름을 알아낸다.

⑤ 추후검사와 항생제 치료가 필요함을 교육한다.

⑥ 페니실린에 대한 알레르기 여부를 사정하고, 페니실린 알레르기가 있을 경우에 중환자실에서 페니실린에 대한 탈감작이 되도록 할 수 있음을 대상자에게 교육한다.

4. 포진(Herpes)

(1) 개 요

NCLEX! ① 헤르페스 바이러스에 의해 전염되는 흔한 성인성 질환으로 정의된다.

② 두 번째로 흔한 바이러스성 성인성 질환이다(인체 유두종 바이러스가 가장 흔한 바이러스 질환이다).

NCLEX! ③ 두 가지 종류가 있다.

- HSV1은 대부분 구강에 있다.
- HSV2는 생식기 감염을 일으킨다.

NCLEX! ④ 원인 : 성적 접촉, 혈액 감염 그리고 출산 시에 모체에서 태아로의 수직감염

(2) 병태생리

NCLEX! ① Retrovirus는 신체에 침투하여 발병한다. 바이러스는 피부분절에서 신경로로 이동하며, 다음 발병 시까지 휴지상태로 머무른다. 일차적 병변과 마찬가지로 같은 부위에서 발병한다.

NCLEX! ② 전파는 성기 접촉, 구강-성기 접촉 또는 병변에 닿았던 손에 접촉하는 동안에 일어난다.

③ 자각증상이 없는 바이러스성 출혈이 발생한다.

④ 잠복기는 1~26일이다.

NCLEX! ⑤ 언제든지 재활성화되며, 이 때 수포가 재발한다.

⑥ 재활성화가 되면 종종 신체적 또는 감정적 스트레스를 일으켜 호르몬에 변화를 가져온다.

⑦ 증상과 징후

NCLEX!
- **1차 감염 증상** : 매우 심한 통증을 동반하는 수포가 분화구처럼 생긴 병소로 진행되어 3주에 걸쳐서 지속됨. 권태감, 서혜부 림프절 비대, 체온은 오르지 않음

NCLEX!
- **반복 감염** : 매우 심한 통증을 동반하는 수포가 분화구처럼 생긴 병소로 진행되었다가 10일에 걸쳐서 회복된다.

⑧ 합병증으로는 뇌막염, 뇌염, 관절염, 간염, 전립선염이 있다. 신생아 감염은 태반을 통해 일어난다. 만약에 첫 번째 감염이 임신 중에 있었거나 또는 반복감염 시에 임신 1기였다면, 신생아는 전신적으로 헤르페스가 침투하여, 높은 유병률과 사망률을 나타낸다.

(3) 간호 사정

① 사정

- 보호되지 않은 성교를 포함한 성 과거력, 구강단순포진을 가진 파트너와의 구강-성기 접촉, 증상의 시작과 심각성, 헤르페스에 대한 노출여부 등을 포함시킨다.
- 활력징후를 사정한다.
- 통증 증상을 분석한다.

② 진단검사

- 배양
- 일차적으로 증상과 신체검진을 토대로 진단한다.

(4) 간호 중재

NCLEX! ① 약물치료에는 경구 항바이러스약이 포함된다. 첫 번째 감염에는 acyclovir(Zovirax)나 valacyclovir HCL(Valtrex)을 투여한다. 또한 재발에 의한 증상의 발현 시에는 억제요법으로 valacyclovir HCL을 사용한다.

② 대상자 교육

- 단순포진감염의 전파방법
- 처방된 약물의 적절한 사용

NCLEX! ③ 첫 번째 감염 시 두통이나 경부 강직이 있으면 즉시 보고하도록 한다.

④ 소변이 잘 안 나올 경우, 물을 틀어놓거나 혹은 따뜻한 물을 회음부나 음경의 귀두에 붓도록 대상자에게 교육한다.

사례 연구

45세의 김씨는 전립선암으로 진단받았다. 그는 다음 주에 복부를 통해 수술 받을 예정이다.

① 수술로 인한 대상자의 경험에 대해 간호사는 어떻게 설명하겠는가?

② 김씨는 간호사에게 만일에 암이 전립선보다 더 많이 퍼져 있다면 의사가 어떤 결정을 할지에 관해 물어 보았다. 간호사는 어떻게 대답해야 하는가?

③ 김씨는 그의 82세된 아저씨는 경요도 수술을 받았는데, 그는 왜 복식으로 수술 받아야 하는지를 물어보았다. 정확한 대답은 무엇인가?

④ 그가 수술 후에 회복하는 가장 경험할 가능성이 많은 치료법을 기술하라

⑤ 병리검사보고서에 김씨의 암이 3단계로 나왔다. 이것이 무엇을 의미하는지에 관해 기술하라

책 속의 책 24쪽

✓ POST TEST

1. 병원에서 환자를 우선순위로 분류하여 보려고 할 때, 어떤 환자를 가장 먼저 보아야 할 것인가?

① 어제 음부포진으로 진단받은 환자가 심한 두통을 가지고 있을 때
② 3년 동안 재발성 포진이 있었던 환자가 배뇨 시에 작열감을 가지고 있을 때
③ 어제 클라미디어로 진단 받은 환자가 골반통이 악화되어 있을 때
④ 지난달 2차 매독으로 진단 받은 환자가 페니실린 주사를 맞기로 예정되어 있을 때

2. 다음 중 유방암을 예방할 수 있을 것으로 보이는 진술은 ?

① 50세가 되면 유방 조영술을 시작해야 한다.
② 유방 자가검진은 매주 실시해야 한다.
③ 구강피임제는 유방암을 예방할 수 있다.
④ 에스트로겐 대체요법은 유방암 위험을 증가시킨다.

3. 양성 전립선 비대증이 있는 환자가 경요도절제술을 한 후, 왜 계속해서 방광세척을 해야 하는지에 대한 이유를 물을 때 간호사가 해야 할 가장 적절한 대답은?

① 세척을 하면 혈액응고를 예방하고 카테터가 막히지 않기 때문이다.
② 수술 후에 회복을 촉진시키기 위해 방광을 완전히 채울 필요가 있기 때문이다.
③ 세척을 하지 않으면 소변이 매우 농축되기 때문이다.
④ 방광으로 생리식염수를 주입하면 수화(hydrated)되기 때문이다.

4. 자궁내막증이 있는 환자에게 leuprolide(Lupron)를 투여할 때, 시행한 교육내용에 대한 환자의 반응으로 가장 효과적인 것은?

① "약을 투여 받는 동안 손과 발이 차가워진다."
② "한 번 투여 받을 때마다 더위를 참을 수 없게 될 것이다."
③ "이 약을 투여 받는 동안 목소리가 더 높아질 것이다."
④ "한 번 투여 받을 때마다 홍조가 나타날 것이다."

5. 다음 중 귀두염이 발생할 위험이 가장 높은 환자는?

① 수술하지 않은 상태의 포피를 가진 1세 영아
② 포경수술을 한 40세 남성
③ 수술하지 않은 상태의 포피를 가진 12세 아동
④ 포경수술을 한 6세 아동

6. 다음 중 유방암 발생위험이 가장 낮은 사람은?

① BRCA1 유전자 변이가 있는 대상자
② 호지킨병이 있는 환자
③ 18세에 첫 출산을 하고 2년 동안 수유를 한 대상자
④ 흡연을 하는 74세 노인

7. 클라미디어 트라코모나스 감염이 있는 여성에게 가장 흔히 나타나는 증상과 징후는 ?

① 통증을 동반하는 회음부 수포와 갑작스러운 고열
② 음순에 통증없이 6주 동안 지속되는 분화구 모양의 병소
③ 음순과 둔부에 빠르게 진행되는 소양증을 동반한 발진
④ 연녹색의 질 분비물, 성교통, 골반통

8. 새로 단순음부포진바이러스1(HSV1)으로 진단받은 환자는 감염이 발생한 이유를 알고 싶어한다. 다음 중 간호사가 해야 할 가장 적절한 대답은?

① 무생물은 몇 시간 동안 HSV1을 잠복시킬 수 있다.
② HSV1은 오직 생식기계에서만 발견된다.
③ 성적접촉이 가장 흔한 전염경로이다.
④ 면역계가 억제되면 감염이 발생한다.

9. 양성 전립선 비대증이 있는 사람은 갑작스럽게 소변정체를 경험할 수 있다. 다음 중 어떤 상황에서 소변정체가 나타날 수 있는가?

① 아침에 몇 잔의 커피를 마신 후
② 주말에 폭음을 한 후
③ 복합 비타민 제제를 복용하기 시작한 후
④ 평상시보다 더 빨리 걸은 후

10. 다음 중 다발성 장막하 자궁근종의 증상은?

① 자궁증대, 빈뇨, 골반압통
② 자궁증대, 배뇨통, 질 분비물
③ 자궁위축, 월경통과 월경혈 증가, 성욕감퇴
④ 자궁위축, 성교통, 질 건조

책 속의 책 23쪽

CHAPTER 12

면역학적 건강문제

(Immunological Health Problem)

Mical De Brow, RN, phD

서 화 숙

차 례 Chapter Outline

- 면역학적 건강문제의 위험요인(risk factors for immunological health problems)
- 알레르기(allergies)
- 라텍스 알레르기(latex allergy)
- 아낙필락시(anaphylaxis)
- 후천성 면역결핍증후군(acquired immunodeficiency syndrome[AIDS])

목 적 Objectives

- 면역학적 건강문제와 관련된 주요 용어를 정의
- 면역학적 건강 문제와 관련된 위험 인자를 파악
- 면역학적 건강 문제의 일반적 원인을 설명
- 특정 면역학적 건강 문제와 관련된 병태생리학적 과정을 설명
- 간호 사정에 의해 파악된 면역학적 소견들 중 정상과 비정상을 구분
- 특정 면역학적 건강 문제와 관련된 간호 중재의 우선순위를 정함

용어해설 Review at a Glance

- 과민성 반응(hypersensitivity) : 해를 끼칠 수 있는 변형된 면역반응
- 기회적 질병(opportunistic disease) : 면역 결함에 의해 발생하는 모든 감염
- 후천성 면역 결핍 증후군(AIDS) : 증후는 HIV 감염 및 기회 감염(opporunistic infection)혹은 종양(neoplasm)으로 특징됨
- 알레겐(allergen) : 면역 감수성을 변화시키는 능력이 있는 물질, 이물 단백질 혹은 세포
- 항체(antybody) : 항원에 의해 생성된 면역 혹은 방어 단백질; 특정 항원과 반응할 수 있는 능력을 가짐
- 항원(antigen) : 특정 조직과 접촉하여 면역 감수성 혹은 저항을 유발하는 물질
- 자가면역 질환(autoimmune disease) : 자신의 조직이 면역계에 의한 파괴 작용의 대상이 되는 질환
- 세포-매개성 면역 반응(cell-mediated immune response) : 항원이 세포 내에 존재하기 때문에 (바이러스, mycobacterium) 항체-매개성 면역 반응을 유도하지 못하는 항원에 대한 면역 반응
- 사이토카인(cytokine) : 악성종양 세포에 대한 인체의 반응을 조정하는 림프계 물질 (인터페론, 인터루킨), 세포독성일 수도 있음
- 이식편 대 숙주 질환(graft-versus-host disease) : 골수 이식에서 흔히 나타나는 치명적인 합병증. 이식된 조직은 이식을 받은 숙주의 세포(host cell)를 이물질로 인식하여 세포-매개성 면역 반응을 일으킴
- 체액성 면역(humoral immuity) : B-림프구에 의해 일어나는 항체-매개성 면역 반응(antibody-mediated immune response)
- 면역요법(immunotherapy) : 면역계의 반응을 자극하거나 억제하기 위해 사용하는 자연적 혹은 인공적 물질
- 면역결핍(immunodeficiency) : 면역계의 기능부전이 있거나 효과적으로 반응할 수 없는 경우
- 라텍스 알레르기(latex allegy) : 라텍스(고무 제품)에 대한 알레르기, 건강관리 종사자 혹은 보호를 위해 고무장갑을 정기적으로 껴야하는 사람에게 흔함
- 림프구(lymphocyte) : 순환하는 백혈구의 20~40%를 차지하는 작고, 특징이 없는 세포, 특이적 면역 반응의 주된 조절 세포
- 대식세포(macrophage) : 큰 이물질 혹은 세포 찌꺼기를 활발하게 탐식하는 성숙한 단핵구(monocyte)
- 바이러스 부가(viral load) : 혈액 밀리미터(milliliter)당 순환하는 HIV의 수

✓ PRETEST

1. MJ는 폐렴 증상으로 응급실을 통해 입원하였다. 그러나 이후 나아지지 않으며, 항생제에 대한 반응도 좋지 않았다. 객담 배양(culture) 및 감수성(sensitivity) 검사와 흉부 X-선 검사 결과 pneumocystic carinii pneumonia로 진단받았다. 이 때 간호사가 내릴 수 있는 결론은?

① 환자는 HIV 양성이다.
② 환자는 AIDS를 가지고 있다.
③ 환자는 결핵을 가지고 있다.
④ 환자에게는 근원을 알 수 없는 감염이 있다.

2. 아이가 5세 때 수두에 접촉하였다면, 이로 인해 어떤 종류의 면역이 발달될 수 있는가?

① 능동적으로 획득한 자연면역 (Active acquired, natural)
② 수동적으로 획득한 자연면역 (Passive acquired, natural)
③ 수동적으로 획득한 인공면역 (Passive acquired, artificial)
④ 능동적으로 획득한 인공면역 (Active acquired, artificial)

3. HIV 양성인 환자가 증상을 나타내기 시작하였다. 다음 중 혈청전환(seroconversion)을 의미하는 증상은?

① 낮은 바이러스 부가(viral load)
② 높은 CD4 수치
③ 높은 백혈구 수치
④ 높은 바이러스 부가

4. 독감과 유사한 증상이 있는 성적으로 활발한 10대가 ELISA 검사에서 음성을 나타내었다. 의사는 몇 주 후에 다시 ELISA 검사를 받을 것을 권했는데, 환자는 그 이유를 알고 싶어했다. 이 때 가장 적절한 설명은?

① 처음 검사는 부정확할 수 있다고 설명한다.
② 병의 초기에 항체가 항상 나타나는 것은 아니라고 설명한다.
③ 이 검사는 민감하여, 의양성(false positive)을 나타낼 수 있다고 설명한다.
④ 다시 검사하는 것은 표준 진료과정에 속한다고 설명한다.

5. 환자가 특정 항생제를 처음 복용한 후 아낙필락시 반응을 나타내었다. 이러한 type I 과민성 반응의 원인은?

① 히스타민 전구체(histamine precursor)
② 항원–IgE–비만세포 상호관계(antigen–IgE–mast cell interaction)
③ 세포–매개성 반응(cell–mediated reaction)
④ 과도하게 파괴된 적혈구

6. 최근에 당뇨병으로 진단 받은 환자가 가족 중에는 당뇨병을 가진 사람이 없는데, 왜 그녀만 당뇨병을 가지게 되었는지에 대해 간호사에게 물었다. 간호사는 다음과 같이 답하였다. "당뇨병은 자가면역질환이며, 그 특징은 ________ "

① 면역계가 자신의 것을 인식하지 못하는 것입니다.
② 악화와 완화를 반복하는 것입니다.
③ Killer T–세포의 생성이 증가되는 것입니다.
④ 면역이 억제되고 코티졸이 증가되는 것입니다.

7. 쌍생아의 어머니가 간호사에게 전화하여, 그녀의 두 아이가 5일 전에 처방된 항생제를 복용한 후에 두 아이 모두에게서 발진(rash)이 나타났다고 말하였다면, 간호사는 이 반응을 다음의 어느 유형으로 추론할 수 있는가?

① Type I 과민성 반응
② Type II 과민성 반응
③ Type III 과민성 반응
④ Type IV 과민성 반응

8. HIV에 감염된 환자를 간호할 때, 간호사가 알고 있는 사항은 AIDS로 진단 받은 사람의 치료는 어렵다는 사실이다. 이러한 HIV 질환의 특징은?

① HIV 양성을 나타내는 환자는 보균자이며, 전염시킬 수 있다고 간주한다.
② HIV의 임상적 현상은 특징적이며, 그 진행 과정은 예측 가능하다
③ HIV는 일차적으로 혈류를 통해 세포에 침입한다.
④ 감염 증상은 기회적 병리(opportunistic pathology)의 결과로 나타난다.

9. 다음 중 HIV에 접촉될 위험성이 가장 큰 사람은?

① HIV 환자와 가족을 상담하는 사람
② 땀을 많이 흘리는 운동가와 함께 일하는 사람
③ 이동 혈액원에서 일하면서, 기증된 혈액을 모으는 사람
④ 보험회사를 위해 ELISA 검사를 수행하는 의사

10. 페니실린을 투여 받은 한 환자가 응급실로 이송되었다. 아나필락시 반응을 나타내는 이러한 환자에게 가장 우선적으로 내려져야 하는 간호 진단은?

① 비효율적 기도 청소(ineffective airway clearance)
② 심박출량 감소
③ 감염의 위험
④ 불안

책 속의 책 24쪽

section 01

Risk Factors for Immunological Health Problems

면역 질환의 위험요인

(1) 개 요

① 면역(immunity)이란 미생물 혹은 외부단백질의 침입에 대한 특이적 반응으로써 다른 방어기제와 함께 인체의 필수적인 보호 기전이다.

② 면역계는 외부 병인(pathogen)에 대항하여 인체를 보호하는 특수 세포 및 장기의 복합적인 그물망(network)으로 구성되어 있다.

③ 감염으로부터 인체를 보호하는 주된 림프구(전체 백혈구 중 20~30%를 차지)는 B–와 T–림프구이며, 이들은 종양 성장을 억제하는 역할에서도 중요한 기능을 한다.

④ 면역 세포들은 혈액과 림프액을 순환하면서 조직 및 장기들을 순찰한다.

⑤ 면역계의 기능

- 박테리아 · 바이러스 · 곰팡이균 및 기생충으로 인한 감염으로부터 인체를 방어 · 보호한다.
- 상해 받은, 혹은 죽은 세포들을 파괴 · 제거한다.
- 악성 종양 세포들을 인지하고 파괴함으로서 이들이 종양으로 발전하는 것을 방지한다.

⑥ 면역계의 구성 요소

■ 혈액은 산소를 운반하는 적혈구, 혈액 응고를 유발하는 혈소판, 그리고 외부 병인의 침입으로부터 인체를 보호하는 면역계의 중요한 요소인 백혈구로 구성되어 있다.

■ 백혈구는 골수의 혈구아세포 (hemocytoblast : 골수양간세포(myeloid stem cell)와 림프구양간세포(lymphoid stem cell)로 분화됨)에서 유래된다.(그림 12-1)

- 백혈구(leukocyte)는 면역에 관여하는 주된 세포이다. 정상 백혈구 수는 혈액에서 4,000~10,000 cells/mm^{3}이다.
- 과립구(granulocyte)는 전체 백혈구의 60~80%를 차지한다. 비교적 수명이 짧으며(수 시간~수 일), 급성 염증반응 및 감염 동안 유해한 미생물로부터 인체를 보호하는 주된 방어자이다. 세 종류가 있다.
  - 호중구(neutrophil)와 다형핵 백혈구(polymorphonuclear leukocyte)가 대부분을 이룬다(55~70%). 탐식작용(병인을 삼키며, 파괴함)을 하며, 이물질의 침범 부위에 가장 먼저 도착한다(침입한 병인과 상해 받은 조직에서 분비되는 화학 물질에 끌림).
  - NCLEX! 호산구(eosinophil)는 순환 백혈구의 1~4%를 차지한다. 골수에서 성숙되고, 성숙된 즉시 순환계로 나오며, 여기서 매우 짧은 생존 기간을 가진다. 호중구보다는 다소 덜 효과적인 탐식세포이다. 호흡기와 위장관계에 많이 존재한다.
  - 호염구(basophil)는 순환 백혈구의 0.5~1%를 차지한다. 탐식작용을 하지 않는다. 내부에 단백질과 화학물질을 함유하고 있다(헤파린, 히스타민, 브라디키닌, 세로토닌, 그리고 아나필락시 반응 때 분비되어 서서히 작용하는 물질들[leukotriens]). 이러한 물질들은 급성 과민성 반응 혹은 스트레스 반응 시 혈액으로 분비된다.
- 단핵구(monocyte)와 대식세포(macrophage)
  - 단핵구는 백혈구 중 가장 크며, 총 순환 백혈구의 2~3%를 차지한다. 골수에서 분비되며, 1~2일 동안 순환하다가 다양한 조직에 가서 부착하는데, 여기서 활성화되기 전까지 수 개월에서 수 년 동안 남아 있게 된다.
  - 단핵구는 조직에 정착한 후 대식세포로 성숙된다.
  - 성숙된 단핵구와 대식세포 모두는 큰 이물질 혹은 세포 찌꺼기를 삼키는 능력을 가지고 활발히 탐식작용을 한다.
  - 단핵구와 대식세포는 특히 바이러스 감염, 결핵 및 특정 세포 내 기생충 감염과 같은 만성 감염에 대한 방어에 중요하다.
- 림프구(lymphocyte)는 순환 백혈구의 20~40%를 차지하며, 작은 세포이다. 특이적 면역반응의 주된 세포이다.(그림 12-2)
  - 면역 감시(immune surveillance)라고 알려진 과정을 통해 종양 세포를 감시한다.
  - 림프구는 지속적으로 순환하지만, 결국에는 림프조직으로 돌아가는 귀소성이 있다.

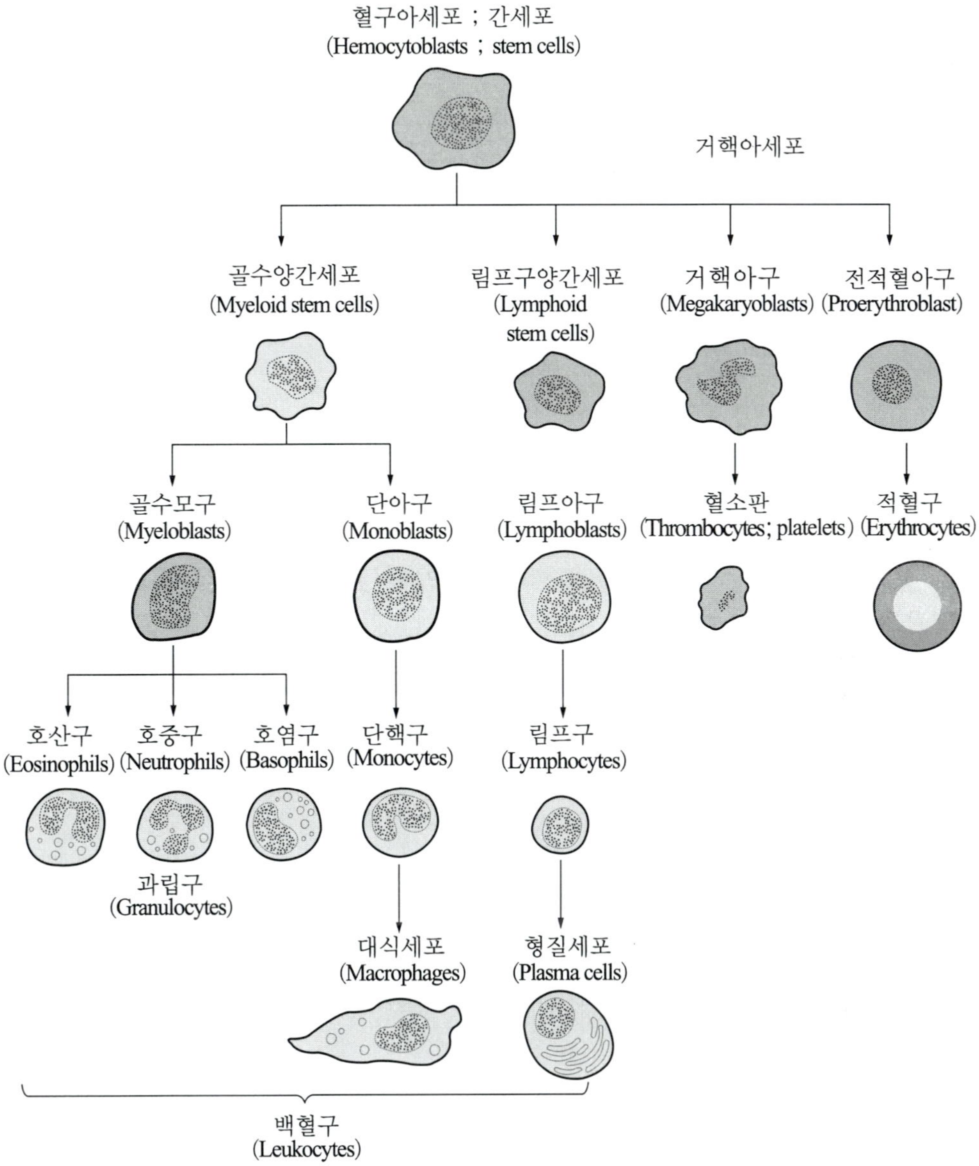

그림 12-1 혈구아세포(hemocytoblast)로부터 백혈구의 분화 및 성장

- 항원(특이적 면역반응을 유발시킬 수 있는 물질)과 접촉하면, 림프구는 활성화되고 성숙되어 항원을 파괴하는 세포(형질세포 plasma cell 혹은 세포독성세포 cytotoxic cell) 또는 기억세포(memory cell) 로 분화된다.

NCLEX!

- 기억세포는 같은 종류의 항원에 다시 노출되면 즉시 활성화된다. 획득면역(acquired immunity)을 제공한다.
- 세 종류의 림프구가 있다; T-림프구, B-림프구, 자연살세포(natural killer cell)
- T-와 B-림프구는 특이적 면역을 일으킨다.
- 자연살세포는 비장 · 림프절 · 골수 및 혈액에서 발견되는 큰 과립세포이며, 면역 감시를 하고, 감염에 저항하며, 조기 암세포를 파괴하는 기능을 한다.

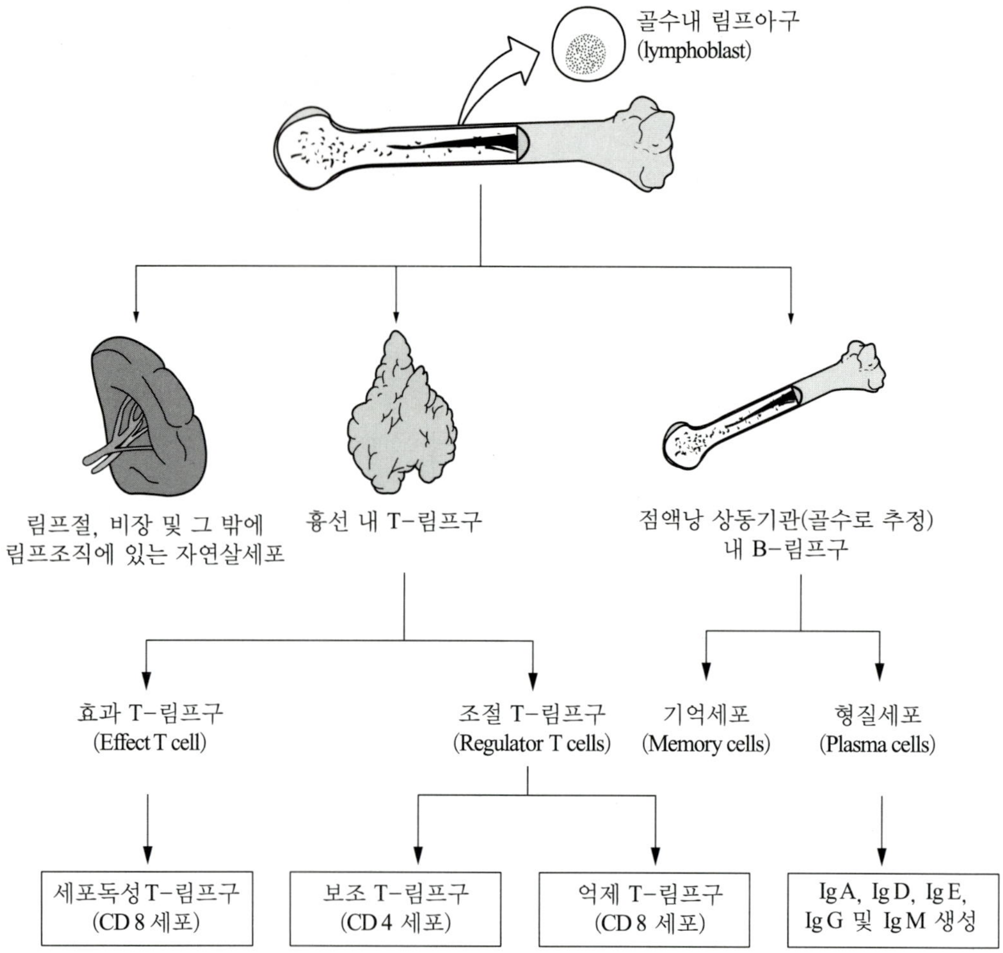

그림 12-2 골수에서의 림프구의 성장과 분화

⑦ 림프계

- 림프구는 림프 조직에 집중되어 있다. 림프 조직은 림프절, 비장, 흉선, 편도, 결합조직과 점막에 산재해 있는 림프 조직, 그리고 골수를 포함한다.
- T-와 B-림프구가 성숙되는 장소인 흉선과 골수는 일차적 림프 조직이다.
- 비장, 림프절, 편도, 그리고 그 밖에 말초 림프 조직은 이차적 림프 조직으로 취급된다.
  - 림프절은 림프 조직 중 수 적으로 가장 많으며, 전신에 분포되어 있는 조그맣고 둥근 콩 모양의 결절로서 직경 1mm~2cm 가량의 다양한 크기를 나타낸다. 이는 림프액 내의 이물질 혹은 항원을 여과하며, 림프구와 대식세포를 저장하고, 이들 세포의 증식을 지원하는 역할을 한다. (NCLEX!)
    - 단백질이 함유된 맑은 림프액은 림프관을 통해 이동된다.
    - 이물 단백질의 존재는 림프절에서 림프구와 대식세포의 증식을 자극한다.
  - 가장 큰 림프 조직인 비장은 인체에서 혈액을 여과하는 유일한 장기이다.
    - 복부 상-좌 4분면(upper-left quadrant)에 위치한다.
    - 백색 펄프(white pulp) 부위는 림프구의 증식과 면역 감시가 일어나는 곳이다.

- 림프구는 백색 펄프에 많다. 혈액의 여과는 적색 펄프(red pulp)에서 일어난다.
- 비장은 혈액 및 미래에 다시 사용될 적혈구의 파괴물을 저장한다.
- 비장은 생명에 필수적인 장기는 아니다. 비장이 제거되거나 손상받으면 간과 골수가 유사한 기능을 한다.

• 흉선은 흉골(sternum) 아래의 종격동 전-상부(anterior-superior)에 위치한다.
- 사춘기 때 최대의 크기에 도달하며, 그 이후로 서서히 위축되기 시작한다. 성인에게서 흉선은 다른 조직과 구분하기 어렵다.
- 흉선의 주 기능은 T-림프구의 성숙과 분화이다.
- Thymosin은 면역조절호르몬으로써 림프구 생성과 림프 조직의 형성을 자극한다.

• 골수는 장골(long bone) 및 두개골 · 흉골 · 늑골 · 척추골 내부의 비어 있는 공간에서 발견되는 연조직(soft tissue)이다. 간세포(stem cell, 혈액의 모든 세포가 유래될 수 있는 세포)를 생성하고 저장한다.

• 림프 조직은 미생물이 침입할 가능성이 있는 주된 장소에 위치한다. 비뇨생식관, 호흡기관, 위장관이 그 예이다.

⑧ 인체 반응

비특이적 염증반응 : 인체의 일차 방어선이 침범된 결과로 나타난 조직손상 및 그 침입물에 대해 염증(inflammation)이라고 불리는 비특이적 면역반응이 시작된다.

■ **특이적 면역 반응** : 이물질, 항원이 인체 내로 침입하였을 때에 발생하는 면역반응으로서 다음의 특징을 갖는다.

• 이물질로 인식된 물질에 대한 직접적 반응이며, 일반적으로 자신의 것에 대해서는 반응하지 않는다.
• 반응은 특이적(specific)이다. 특정 항원에 의해 시작되며, 반응한다.
• 반응은 전신적이며, 국소적이 아니다.
• 특이적 면역반응은 기억된다. 항원의 반복적 노출은 보다 빠른 면역반응을 유발한다.
• 자신의 것에 대한 인식 : 면역계가 얼마나 효율적인가 하는 것은 비정상 세포 혹은 외부 조직을 정상 숙주 세포와 얼마나 잘 구분하는가에 의해 결정된다.
- 인체의 구성 성분들은 개인마다 독특하며, 면역계에 의해 자신의 것(self)이라고 인식되는 항원적 특성을 가진다.
- 이물질들은 면역계에 의해 자신의 것이 아닌 것(non-self)으로 인식되는 항원적 특성이 있다.

⑨ 항원(antigen)

NCLEX! • 항원은 이물질 혹은 자신의 것이 아닌 것으로 인식되면서 특이적 면역 반응을 유발시키는 물질이다.

• 단백질이 아닌 물질 (다당류, 폴리펩타이드, 핵산)도 항원이 될 수는 있지만, 전형적으로 항원은 큰 단백질 분자이다.

NCLEX! • 이식된 조직 및 장기도 항원이다; 부적합한 혈액 세포, 예방접종, 꽃가루, 계란흰자, 뱀 혹은 벌의 독소

• 인체 내에 유입된 항원은 림프구의 특수 수용체(receptor)와 결합함으로써 면역계에 인지되며 면역반응이 유발된다.

(2) 체액성 면역(humoral immunity)

NCLEX!

① 체액성 면역 반응은 B-림프구에 의해 일어나는 항체-매개성 면역 반응(antibody-mediated immune response)으로 정의된다.

② 박테리아, 박테리아 독소, 바이러스와 같은 항원에 의해 B-림프구가 활성화되면서 항체(항원에 의해 생성된 면역단백질)가 생성된다.

③ 항체-매개성 반응은 다음의 특징을 갖는다.

- **탐식작용**(phargocytosis) : 중성구에 의해 항원이 탐식된다.
- **침전**(precipitation) : 항체가 수용성인 항원과 결합하여 불수용성의 형태로 된다.
- **중화**(neutralization) : 독소와 결합하여 독소의 효과를 중화한다. 곧 탐식작용이 일어난다.
- **용해**(lysis) : 항원의 막을 용해한다.
- **응집**(agglutination) : 침습하지 못하는 집합체로 만들기 위해 항원을 응집시킨다.
- **옵소닌**(opsonization) : 항체와 보체가 항원을 둘러싸면서 탐식작용이 용이하게 된다.

(3) 세포-매개성 면역(cell-mediated immunity)

NCLEX!

① 세포-매개성 면역이란 항원이 세포 내에 존재함으로써(예, 바이러스 혹은 mycobacterium) 항체-매개성 면역 반응을 일으킬 수 없는 항원에 대한 면역반응이다.

② 바이러스에 감염된 세포나 암 세포 및 이물 조직과 같은 항원은 T-림프구를 활성화시켜 세포-매개성 면역을 일으킨다.

③ T-림프구는 항원 특이적이며, B-림프구 보다 훨씬 더 복합적이다.

- 살해 T-림프구(killer T-lymphocyte)는 감염 받은 세포 및 이물 세포의 세포 표면 항원과 결합하여 이들의 세포막을 파괴하거나, 세포독성 물질을 분비한다.
- 보조 T-림프구(helper T-lymphocyte)의 대부분을 차지하는 조절 T-림프구 (regulator T-lymphocyte)는 면역반응의 조절에 주된 역할을 한다.
  - 다른 T-림프구의 증식을 자극한다.
  - 살해 T-림프구의 세포독성 기능을 증대시킨다.
  - B-림프구를 증식 · 분화시킨다.
  - B-림프구에 직접 작용하여 B-림프구가 항체를 만들 수 있는 능력이 있는 형질세포(plasma cell)로 분화되도록 자극한다.
- 억제 T-림프구(suppressor T-lymphocyte)는 면역 반응을 끝내기 위한 음성 되먹이 기전(negative feedback)을 제공한다. 또한 자가면역 질환의 예방에도 중요한 기능을 한다.
- T-림프구는 lymphokine을 분비하여 다음을 자극한다.
  - B-림프구가 형질세포로 분화되어 항체를 생성하게 한다.
  - 대식세포를 활성화시킨다.
  - 살해 T-림프구를 증식시킨다.

(4) 항체 매개성 면역과 세포 매개성 면역의 과정을 통한 획득면역(acquired immunity) 및 능동면역 (active immunity)

① 능동면역은 인체가 특정 항원에 대한 항체와 면역 림프구를 직접 생성하는 것이다.

NCLEX! • 특정 항원에 다시 노출되었을 때, 즉시로 면역반응을 유발할 수 있게 해주는 기억세포는 장기간의 면역을 제공한다.

NCLEX! • 항원과 접촉한 후 질환으로 발전되면서 능동면역이 자연적으로 획득될 수 있다. 이러한 과정은 수두 및 간염과 같은 질환에서 흔히 볼 수 있다.

NCLEX! • 능동면역은 예방주사(vaccination) 등의 방법을 통해 인위적으로 획득될 수도 있다.

② 수동면역(passive immunity)은 질병 유발항원으로부터 일시적으로 보호해 준다.

NCLEX! • 태반과 모유수유를 통해 모체에서 아기로 항체가 전달됨으로써 아기는 자연적 수동면역을 획득할 수 있다.

NCLEX! • 인공적 수동면역은 면역 글로불린 혹은 혈청으로 제공될 수 있다.

(5) 위험 인자

① **알레르기** : 유전되거나, 반복적 노출에 의해 후천적으로 발생할 수 있다; 질병(천식, AIDS, 면역 결핍 상태), 유해한 동물과의 접촉, 환경적 요인

② **라텍스 알레르기(latex allergy)** : 반복적 노출 혹은 자주 고무장갑을 껴야 되는 직업을 가진 사람(건강관리전문인, 구조원, 소방관, 경찰, 음식업, 가사노동자); 아토피를 가진 사람; 이분척추 환자; 과거에 여러 종류의 수술을 받은 사람

③ **아나필락시** : 명확한 알레겐이 있는 사람; 항원적 물질의 주사(알레르기 주사, 감작된 동물로부터 추출한 혈청); 예방주사를 맞은 아이; 운동; 수혈

④ **AIDS** : 건강관리전문인(직접접촉, 혈액제, 주사바늘에 찔림); 동성애적 행위; 노숙상태; 수혈; 정맥주사 약물 중독자; 성병을 가진 자

section 02 Allergies
알레르기

(1) 개 요

① 알레르기는 알러겐(물질, 이종단백질, 세포)에 대한 면역계의 비정상적인 반응으로 정의된다.

② 항원이 환경적 혹은 외부적인 것인 경우, 알레르기라고 부른다, 이 때에 그 항원을 알러겐이라 한다.

③ 알러겐과의 접촉 시 나타나는 면역반응의 종류에 따라, 혹은 면역반응의 발생시간에 따라 과민성을 반응을 분류할 수 있다.

- 아나필락시와 수혈 반응은 즉시형 과민성 반응의 예이다.
- 접촉성 피부염은 전형적인 지연형 과민성 반응이다.

④ 알러겐은 접촉과 흡입 및 섭취에 의해 체내로 유입된다.

⑤ 원인은 다양하다; 식물, 동물, 화학물질, 곰팡이, 풀, 나무, 해충, 먼지, 음식물, 약물, 화장품, 향수 등

(2) 병태생리

① 알러겐에 최초로 접촉 혹은 노출됨으로써 감작(sensitization)된다.

② 감작된 후, 알러겐에 재접촉되면 증상들이 나타난다. 이러한 증상들은 다음 접촉 때 혹은 몇 년 후에 나타날 수도 있다.

③ 과민성 반응은 네 종류로 분류된다.

NCLEX! ■ Type I 혹은 IgE-매개성 과민성 반응

- 즉시형 반응 : 국소적 혹은 전신적
- 예 알레르기성 천식, 알레르기성 비염(고초열), 알레르기성 결막염, 발진, 급속성-아나필락시
- 알러겐이 비대세포(mast cell) 및 호염구의 표면에 부착되어 있는 IgE와 결합하면서 발생한다. 결합체는 히스타민과 그 밖에 화학물질-보체, 아세틸콜린, 키닌, 화학주성 물질(chemotactic factors)-을 분비한다.
- 염증반응의 대부분 증상은 히스타민에 의해 일어난다; 말초 혈관이완, 혈관투과도 증가, 혈관울혈, 부종
- Leukotriens와 cytokine은 T-림프구, 단핵구, 호산구 및 호중구에 작용하여 평활근 수축을 일으켜 기관지 수축과 부종을 유발한다.

NCLEX! ■ Type II 혹은 세포독성 과민성 반응(cytotoxic hypersensitivity reaction)

- 외부 조직 및 세포에 대해 반응하는 IgG와 IgM 생성이 특징적이다; 대개 즉시형 면역 반응이다.
- 예 부적합한 혈액형에 의한 용혈성 수혈반응 혹은 약물반응(약물은 혈액세포의 표면 항체와 복합체를 이루면서 항원으로 작용한다)
- 보체의 작용에 의해 혈액세포(적혈구, 백혈구, 혈소판)가 용해된다.
- NCLEX! **수혈반응** : 수혈자의 혈청에 있는 항체가 제공자의 적혈구 표면에 있는 항원과 반응한다.
  - 제공자의 적혈구 용혈, 파괴된 헤모글로빈으로부터 미결합 빌리루빈(unconjugated bilirubin) 분비, 다량의 헤모글로빈 침전이 발생한다.
  - 열, 오한, 요통, 저혈압, 빈맥, 오심, 구토, 발진, 붉은 색의 소변, 쇼크, 신부전과 같은 증상이 나타난다.
- 그 밖에 태아적 아구증(erythroblastosis fetalis, 모체와 태아 사이에 Rh 인자가 부적합함), 자가면역성 용혈성 빈혈 및 약물로 유발된 용혈도 Type II 과민성 반응에 의해 발생된다.

NCLEX! ■ Type III 혹은 면역 복합체-매개성 과민성 반응(immune complex-mediated hypersensitivity reaction)

• IgG 혹은 IgM 항체-항원 복합체가 혈액에서 순환하면서 발생한다. 일반적으로 즉시형 면역 반응이다.
• 순환하던 복합체가 어떤 혈관벽에 부착되면서 염증반응을 일으키는데, 혈관 내, 관절강 내, 심장 및 기타 장기에 합병증을 일으킨다.
• 예 혈청병(serum sickness), 아르투스 반응(Arthus reaction), 자가면역 질환
• 증상은 특이적이다: 혈청병-열, 관절통, 근육통, 발진, 두드러기; 아르투스 반응-급성, 국소 부종, 조직 염증 반응

NCLEX!
▪ Type IV 혹은 지연성 과민성 반응(delayed hypersensitivity reaction)
• 항체가 관련된 반응이 아닌 T-림프구에 의한 세포-매개성 면역 반응이다.
• 즉시형이 아닌 지연형 면역 반응이다. 항원에 노출된 24~48시간 후에 나타난다.
• 항원과 세포-매개성 기전 사이의 과다한 상호관계에 의해 발생한다.
• 예 접촉성 피부염, 감염, 육아종성 염증반응, 자가면역 질환, 이식거부반응
• 증상은 반응의 유형에 따라 특이적으로 나타난다.
 - 독담쟁이 등에 의한 접촉성 피부염: 발적, 경화, 두드러기, 병변, 삼출물
 - 결핵양성반응 검사 : 72시간이 지난 후 5mm 이상의 크기를 나타내는 발적과 경화
 - 육아종성 염증반응 : 묘소병(cat-scratch disease), 나병(leprosy), 매독

④ 자가면역 질환

• 자신의 것을 인식하는 면역계의 능력에 결함이 발생하거나, 면역 방어의 대상이 정상 조직을 표적으로 할 때 자가면역 질환이 발생한다.
• 인체의 어떤 조직도 영향을 받을 수 있다. 일부 자가면역 질환은 조직-특이적, 혹은 장기-특이적으로 발생하며, 일부는 전신적으로 발생하여 항체 및 염증 병소가 한 장기에 국한되어 있지 않다.
• 면역계가 자신의 조직을 이물질로 인식하는 기전은 명확하지 않다.
• 자가면역질환의 특징은 다음과 같다.
 - 유전적 요인이 관련되어 있다.
 - 남성 보다 여성에게서 더 흔히 나타난다.
 - 자가면역 질환의 시작은 흔히 비정상적인 스트레스원-신체적 혹은 정신적인-과 연관이 있다.
 - 흔히 악화와 완화의 기간을 반복하는 특징을 가진 진행성 재발-관해 질환(relapsing-remitting disease)이다.

⑤ 조직 이식

• 이식의 성공은 수용자와 가장 적합한 조직 항원을 확보하는 것과 밀접한 연관이 있다. 자가이식(자신의 조직을 이식하는 것)이 가장 성공률이 높다.
• 초급성 조직 거부(hyperacute tissue rejection)는 이식 즉시 혹은 2~3일 후에 발생하는 것으로 제공자의 조직에 대한 항체 및 감작된 T-림프구에 의해 발생한다; 이전에 조직 혹은 장기 이식을 받은 사람에게서 나타난다.

NCLEX!
• 급성 조직 거부(acute tissue rejection)는 가장 흔하면서, 치료될 수 있는 거부반응이다; 이식 후 4일~3개월 사이에 발생한다.

–일차적으로 세포성 면역 반응에 의해 발생하며, 이식된 세포의 파괴가 나타난다.
–환자는 이식 부위에 열감 · 발적 · 종창 및 압통과 같은 염증과정에서 나타나는 증상을 겪게 된다.
–이식된 장기의 기능 저하와 관련된 증상이 나타난다.

• 만성 조직 거부(chronic tissue rejection)는 이식 후 4개월~수년 내 나타난다.
–항체–매개성 면역 반응에 의해 발생한다.
–항체와 보체가 이식된 조직의 혈관 벽에 침전되면서 혈류 감소 및 허혈이 나타난다.

• 이식편 대 숙주 질환(graft–versus–host disease)은 골수 이식에서 흔히 나타나는, 치명적인 합병증이다.
–면역능력을 가진(immunocompetent) 이식 세포가 이식을 받은 숙주의 세포(host cell)를 이물질로 인식하면서 발생하며, 세포–매개성 면역에 의해 일어난다.
–숙주는 대개 면역 손상을 받은(immunocompromized) 경우가 많고, 이식된 조직에 대항할 능력이 없으며, 따라서 숙주 세포는 파괴된다.
–영향을 받는 타 조직으로는 피부와 간 및 위장관계이다.

(3) 간호 사정

① 피부, 활력징후, 폐음, 호흡상태, 의식수준, 체액상태, 말초 관류 (맥박, 모세혈관 충전, 사지의 온도)를 사정; 불편감 호소; 정서적 상태(불안); 알레르기 반응에 대한 과거력

② 진단검사

NCLEX!
• 백혈구, 높은 호산구 치
• IgE의 존재를 알기 위한 방사선 알러겐 흡수검사(radioallergeosorbent test, RAST)
• 혈액형 및 교차검사(crossmatch)
• 간접적 쿰스 검사(indirect Coomb' s test); 적혈구 항원에 대한 항체가 있으면 응집 반응이 나타남.
• 직접적 쿰스 검사(direct Coomb' s test); 항체가 환자의 적혈구 막에 존재함
• 순환하는 면역 복합체에 대한 면역 복합체 에세이(immune complex assay)
• 보체 에세이(complement assay); 보체가 감소됨
• 피부검사

NCLEX! –Skin prick test; 팽진(wheal) 및 발적
NCLEX! –피내 검사(intradermal test); 5mm 이상의 팽진과 발적
–반점(patch); 구진(papule) 혹은 소포(vesicle)를 동반한 경하거나 심한 정도의 발적
–음식 알레르기 검사; 특정 음식을 먹은 후에 몇 시간 내에 증상이 나타남

(4) 간호 중재

① **약물치료** : 면역요법(면역계의 기능을 억제 혹은 촉진하기 위해 사용되는 자연적 혹은 인공적 물질 예: 알레르기 주사), 항히스타민제, 심한 증상의 경우는 에피네프린, 알레르기성 비염 및 천식에 사용되는 cromolyn sodium(Nasalcrom), 당질코르티코이드(glucocorticoid), 처방전 없이 사용할 수 있는 비충혈제거제(over–the–count nasal decongestant).

② 간호 목표는 항원에 대한 노출을 최소화하며, 과민성 반응을 예방하고, 발생 시에 신속히 중재하는 것이다.

③ 환자는 의료표시 팔찌(Medic-alert bracelet)를 착용하여야 한다.

NCLEX! ④ 후두 부종이 있는 경우에 기도관리가 가장 우선적으로 시행되어야 한다; 산소 공급이 필요하면 관 삽입, 비인두/구인두 기도를 이용한다.

⑤ 혈장 구성성분을 제거하는 혈장분리법(plasmapheresis)도 치료의 일부로 실시될 수 있다.

⑥ 활력징후를 관찰한다.

⑦ 정맥 라인을 확보하며, 필요하면 수분을 제공한다. 도뇨관을 이용하며, 필요하면 수분 섭취/배설량을 관찰한다.

NCLEX! ⑧ 병원의 규정에 따라 혈액제를 제공한다.

- 충분한 정보를 주고, 동의서에 서명을 받는다.
- 혈액형, Rh 인자, 유효일자, 교차검사 결과를 확인한다.
- NCLEX! 처음 15분 동안은 5분마다, 그 이후는 30분마다 활력징후를 측정한다.
- 혈액과 함께 생리식염수를 투여한다.
- NCLEX! 수혈반응이 일어나면 수혈을 중단하고 수혈한 혈액을 검사실로 보내어 분석하게 한다.

⑨ 언제든지 벌자상 키트(bee sting kit)와 Epi-pen을 사용할 수 있게끔 환자를 교육한다.

section 03 Latex Allergy 라텍스 알레르기

(1) 개 요

① 라텍스 알레르기는 라텍스(고무 종류)와의 접촉에 의해 발생하는 과민성 반응으로써 알레르기성 접촉성 피부염이지만 즉시형 과민성 반응 혹은 아나필락시를 유발한다.

② 라텍스는 고무나무 껍질 아래에서 추출된다. 탁한 흰색의 액체로서 고무입자 · 단백질 · 수분 및 그 밖에 다른 물질로 구성되어 있다.

③ 마지막 제품에 얼마만큼의 단백질이 남게 되는지는 라텍스의 처리 과정에서 결정된다.

④ Type I과 IV 과민성 반응을 유발시킨다.

⑤ 라텍스 알레르기 반응의 예방은 환자뿐만 아니라 의료인들에게도 강조되어야 한다.

⑥ 라텍스 알레르기의 원인은 피부를 통한 접촉(장갑, 테이프, 마스크); 점막(마취, 직장 검사, 눈과 귀의 점적); 자궁 내 장치; 혈관 내(혈관내 주사액, 혈관내 기구); 수술 중 인체 내부의 라텍스 접촉이다.

(2) 병태생리

① 알레르기 반응은 라텍스 접촉에 의해 발생한다.

② 반응은 대개 다음의 세 가지 형태로 일어난다.

- 알레르기성 접촉성 피부염(type IV 지연성 과민성 반응); 가장 흔하다.
  - 라텍스 및 플라스틱에 사용된 화학물질의 잔재물에 대한 알레르기 반응
  - 증상은 손과 손가락의 건조함; 가려움을 동반한 발적; 피부의 수포 및 삼출물; 종창
- 즉시형 과민성 반응(type I)
  - 천연 라텍스 단백질은 IgE 반응을 유발한다.
  - 매우 심각하거나 치명적인 반응을 유발할 수도 있다.
  - 노출된 지 5~30분 이내에 발생하며, 라텍스를 제거하면 빨리 없어진다.
  - NCLEX! 증상은 즉각적인 가려움증; 손과 손가락에 심한 종창; 아라필락시 반응으로 발전될 수도 있다.
- 아나필락시
  - 점막 혹은 수술 중 체강(body cavity)에 라텍스가 접촉한 경우에 발생한다.
  - 증상은 국소적 혹은 전신적 가려움증; 두드러기; 혈관부종; 비염; 결막염; 천식; 극도의 불안; 위장관 합병증(오심, 구토, 복통); 빈맥

(3) 간호 사정

① **사정** : 피부 색깔; 피부의 습한 정도; 가려움증의 호소; 두드러기; 종창; 과거력(특히 수술에 관한); 과일에 대한 알레르기(특히 바나나 혹은 키위); 아나필락시가 의심되면 호흡기와 심장의 상태; 의식 수준; 활력 징후; 심리상태

② **진단검사**

- 패치 검사(patch test) 및 skin prick test; 한 개 혹은 그 이상의 라텍스 촉진제에 대해 양성 반응
- 특정 IgE 검사를 위한 혈액 샘플

(4) 간호 중재

① **약물치료** : 국소 스테로이드, 아나필락시와 동일하다.

② 일차적 치료는 자극제를 제거하는 것이다.

③ 이러한 반응이 무엇 때문에 일어나는지와 앞으로 어떻게 접촉을 피하는가에 대해 환자에게 교육한다.

NCLEX! ④ 의료표시 팔찌(Medic-alert bracelet)를 착용하도록 환자에게 지시한다.

⑤ 병변 부위가 붉거나 자극되어 있는 동안에는 자극적이지 않은 비누 대용품과 피부 완화제를 사용하도록 환자에게 권한다.

⑥ 주위 환경에 라텍스 찌꺼기를 감소하기 위해 가사활동을 감독한다.

section 04

Anaphylaxis

아나필락시

(1) 개 요

① 아나필락시란 감수성이 매우 높은 개인이 항원과 접촉하였을 때에 나타나는 알레르기성 반응으로 정의된다.

② Type I 과민성 반응으로서 의학적 응급 상황이다.

③ 국소적 및 전신적으로 분류된다.

NCLEX! ④ 아나필락시 쇼크로 발전될 수도 있다.

NCLEX! ⑤ 다양한 원인들이 있으며, 개별적이다: 꽃가루, 음식물, 약물(주로 항생제), 독, 곤충에게 물림, 진단 물질(색소), 항혈청제, 효소, 호르몬, 비타민, 직업성 물질

(2) 병태생리

① 비대세포 및 호염구 표면에 부착되어 있는 IgE와 항원의 상호작용이다.

② 이 과정 중 비대 세포는 히스타민과 그 외 다른 매개물질을 분비한다.

③ 비대세포는 호중구와 호산구를 끌어당기는 화학적 매개물도 분비한다.

NCLEX! ④ 국소적 반응으로 두드러기, 혈관이완, 부종 및 발적이 나타난다.

NCLEX! ⑤ 전신적 반응으로 호흡기 반응(기관지 수축, 산소 고갈, 협착음, 천명, 짖는 듯한 기침); 심혈관계 반응(저혈압, 빈맥, 조직 관류의 저하); 위장관계 증상(오심, 구토); 혈관 부종; 불안이 나타난다.

⑥ 혈관 부종이 광범위하게 나타나면, 전신적 반응은 아나필락시 쇼크로 발전할 수 있다.

(3) 간호 사정

① 활력징후, 폐음, 심음, 피부사정, 환자의 주호소, 호흡기 상태, 부종, 정서상태, 알레르기에 대한 과거력을 사정한다.

② 진단검사

- 초기 진단 검사는 급성 증상에 중점을 두어야 한다: 전혈구검사(CBC), 동맥혈가스 (ABG' s), 혈액형 및 교차검사(수혈이 관계된 경우), 방사선 알러겐 흡수 검사(radioallergeosorbent test, RAST). 직접적, 간접적 쿰스 검사(Coomb' s test), 면역 복합체 에세이(immune complex assay), 보체 에세이(complement assay)
- 환자가 안정 된 후 아나필락시의 원인에 대한 검사들이 시행되어야 한다.

(4) 간호 중재

NCLEX! ① 약물치료 : 항히스타민제, 에피네프린, 도파민과 같은 혈관 수축제, corticosteroid

② 호흡기 간호가 가장 우선적으로 수행되어야 한다.

③ 환자 교육

NCLEX! • 의료표시 팔찌(Medic-alert bracelet)를 착용하도록 한다.

NCLEX! • 무엇이 반응을 유도하며, 어떻게 피하는지를 파악한다.

NCLEX! • 환자에게 응급실에 오기 전까지의 응급 처치를 교육한다(벌자상 키트, Epi-pen).

④ 응급약물 처치를 위해 정맥주사 라인을 확보하며 유지한다.

⑤ 필요하면 산소를 공급한다.

⑥ 활력징후를 자주 측정하고, 필요하면 매 15분마다 측정한다.

section 05

Acquired Immunodeficiency Syndrome(AIDS)

후천성 면역결핍증후군

(1) 개 요

NCLEX! ① AIDS는 HIV(human immunodeficiency virus, 렌티 바이러스군 중 리트로 바이러스) 감염의 마지막 단계로 정의될 수 있다.

② 면역결핍이란 환자의 면역계가 효과적으로 기능을 할 수 없는 상태이다.

NCLEX! ③ 성인에게서 HIV 질환의 분류는 임상 증상 및 T4 세포의 수를 기준으로 한다.

- Category A : 증상이 없으며, 초보적인 HIV 감염 혹은 지속적이고 전신적인 림프절종대(lymphadenopathy)가 나타난다.
- Category B : 증상이 있으며, A도 C도 아닌 상태이다.
- Category C : AIDS-규정 특징들(AIDS-defining characteristics)이 나타난다.

NCLEX! ④ 다음 증상이 있을 때 AIDS로 진단된다.

- CD4 수가 200cells/mm^3 이하
- 두 개의 기회적 병인(opportunistic pathogen)
- AIDS-규정 악성 종양(AIDS-defining malignancy)의 존재

⑤ HIV의 두 종류

- HIV-1 : 전형적 타입, 미국에서 대부분의 AIDS
- HIV-2 : 서아프리카에 국한

NCLEX! ⑥ 전파

- 성인 대 성인 : 보호장치가 없는 성적 활동, 혈액에서 혈액으로의 접촉
- 성인 대 소아 : 임신 중 전파, 혈액에서 혈액으로의 접촉

⑦ 원인

- **보호장치가 없는 성적 활동** : 질이나 항문 및 구강 성교

- 혈액에서 혈액으로 전파 : 주사 바늘, 수혈, 건강관리요원의 노출
- 임신 중 전파 : 태반 및 분만 중 전파, 수유를 통한 전파

(2) 병태생리

① HIV는 유전정보를 RNA에 가지고 있는 리트로 바이러스이다. 인체에 유입된 바이러스는 CD4 항원을 가진 세포 (보조 T-림프구)를 감염시킨다.

② 다른 바이러스와 마찬가지로 HIV 또한 기생체이며, 자신을 복제하기 위해서는 다른 세포를 감염시켜야만 한다.

③ HIV 복제를 위한 표적 세포의 대부분은 인체의 정상 면역 반응에 필요한 항원-표시 세포 (antigen-presenting cell, 즉 CD4 림프구, 골수의 CD4 전구 세포, 단핵구적 T-세포 계열 등)이다.

④ 일단 숙주 내에 유입되면, 바이러스는 림프절로 운반되고, 바이러스 gp120을 이용하여 숙주 세포 표면에 부착한다.

⑤ 부착되면, 바이러스는 세포 내로 들어간 후 RNA 게놈을 노출시키면서 효소를 이용하여 역전사(reverse transcription)하며, 이로써 바이러스 RNA로부터 바이러스 DNA가 생성된다.

⑥ 바이러스 DNA는 숙주 세포의 DNA에 심어짐으로써 정상 세포 주기를 통해 복제된다.

⑦ 이러한 과정은 다음의 두 가지 결과를 나타낸다.

NCLEX!
- 바이러스 수의 증식(viral load)
  - Viral load란 ml당 순환하는 HIV의 수이다.
  - Viral load가 10,000 이하이면 저위험, 10,000~100,000이면 중증도의 위험, 100,000 이상이면 고위험을 의미한다.

NCLEX!
- CD4의 파괴
  - 면역계의 적절한 기능 : T4 수가 650~1200 cells/mm^3
  - 면역계의 기능 저하 : T4 수가 500~200 cells/mm^3
  - AIDS : T4 수가 200 cells/mm^3 이하

⑧ 바이러스는 비활성 상태로 남아 있거나, 혹은 활성화되어 새로운 RNA와 비리온(virion)을 만들어 숙주 세포를 파괴한다.

⑨ 비록 바이러스가 비활성 상태로 남아 있더라도 항체는 생성되기 때문에 감염 6주~6개월 사이에 항체가 검출될 수 있다. 그러나 이들 항체로는 HIV에 대항할 수 없다.

⑩ 환자는 HIV 항체검사에서 음성을 나타낼 수 있지만, 여전히 체내에 HIV는 존재한다. 혈청전환 기간(seroversion time, 6주~12주)은 증상이 없는 HIV 감염환자에게서 항체가 생성되기 시작하는 시기이다. 혈청전환 이후, 항체는 계속 생성된다.

⑪ 비록 보조 T-세포가 일차적으로 HIV에 감염되지만, 대식세포, 중추신경계 세포도 감염된다.

NCLEX!

⑫ HIV 감염과 AIDS의 분류는 다음과 같다.

■ Category A
- 초보적 HIV 감염 : HIV 항체 검사에서 음성; 인플루엔자-유사 증상들; 발진; 증상은 수일 후 없어짐
- 무증상 : 항체 검사에서 양성, 질병의 진전이 없다.
- 지속적이고 전신적인 림프절 종대, 항체 검사에서 양성, 림프절 종대가 3개월 이상 지속

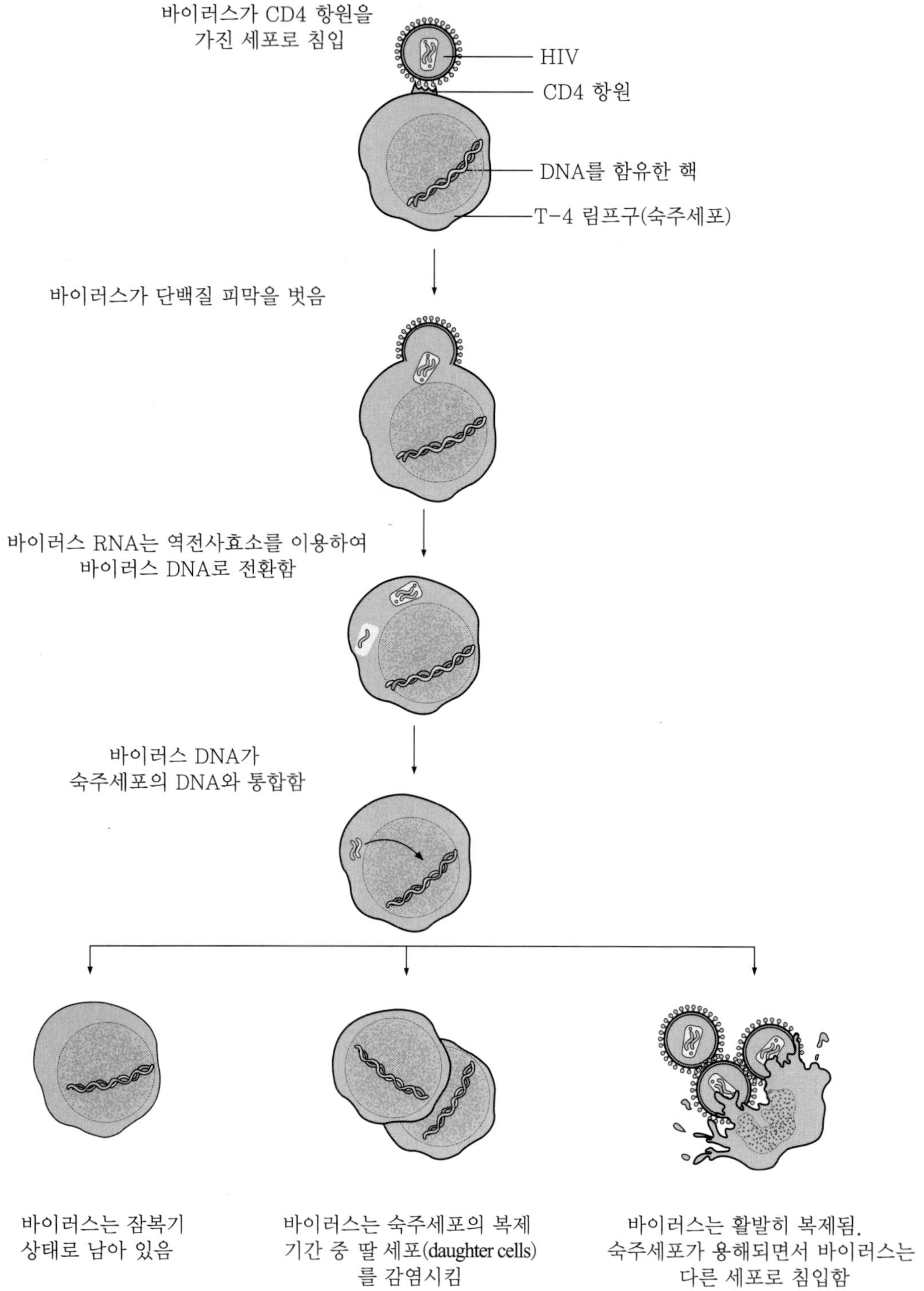

그림 12-3 HIV의 병태생리

- CD4 세포 수
  - A1=500/mm^3 이상
  - A2=200~499/mm^3
  - A3=200/mm^3 이하

■ Category B

- 항체검사에서 양성
- 증상 : 아구창, 칸디다증(candidiasis), 자궁경부 이형성(dysplasia), 백반증(leukoplakia), 대상포진(herpes zoster), 골반염증질환(pelvic inflammatory disease), 1개월 이상의 열 혹은 설사
- CD4 세포 수
  - B1=500/mm^3 이상
  - B2=200~499/mm^3
  - B3=200/mm^3 이하

■ AIDS-적용 상태(AIDS-indicator condition)

- 항체 검사에서 양성
- AIDS-규정 상태(AIDS-defining conditions)
  - Pneumocystis carni pneumonia
  - 칸디다증(Candidiasis)
  - 거대세포바이러스(Cytomegalovirus)
  - Mycobacterium tuberculosis
  - 뇌의 톡소플라스마증(Toxoplasmosis)
  - 히스토플라스마증(Histoplasmosis)
  - 카포시 육종(Kaposi sarcoma)
  - 림프종(Lymphoma)
  - AIDS 치매 증후군(AIDS dementia complex)
  - HIV 소모 증후군(wasting syndrome), 의도하지 않은 상태에서 6개월 동안 체중이 10% 이상 감소
- CD4 세포 수
  - C1=500/mm^3 이상
  - C2=200~499/mm^3
  - C3=200/mm^3 이하

NCLEX! ⑬ 증상과 징후는 전혀 나타나지 않는 정도에서부터 여러 심각한 기회질환(opportunistic disease, 면역계의 기능 저하로 발생하는 질환)및 종양이 나타나는 심한 면역 저하의 정도까지 다양하다.

NCLEX! • 독감-유사 혹은 단핵세포증(mononucleosis)-유사 질환이 HIV 접촉 후 수 일에서 수 주까지 지속된다.

NCLEX! • 열, 후두염, 관절 및 근육의 통증, 림프절의 종창(흔히 최초의 증상임); 이러한 증상들은 흔히 독감, 상기도 감염 및 위장관 감염으로 오인된다.

NCLEX!

- 무증상 감염에서 AIDS로 진행되는 과정은 명확하지 않다; 환자는 전신적 허약감, 열, 피로, 야간 발한, 체중감소 등을 호소할 수 있다; 설사는 흔히 나타나며, 백반증, 캔디다증 · 아구창, 치은(gingiva)의 염증 및 궤양도 나타난다.
- 그 밖에 목의 경직, 사지의 작열감, 무감각, 따끔거림, 두통, 어지러움, 기억력 감소, 기분 변화, 오심과 구토, 통증, 호흡곤란도 나타날 수 있다.
- AIDS 치매 증후군은 치료하지 않은 HIV 질환에서 흔히 나타나며, 중추신경계와 관련된 인지와 행동 및 운동기능 저하를 나타낸다. 뇌 세포가 HIV에 감염됨으로써 발생하는 것으로 여겨진다. 집중력 저하, 느린 정신 능력, 건망증, 무관심, 혼돈, 환각, 성격 변화, 불안정한 걸음걸이, 다리의 진전, 운동기능 저하가 나타난다.

⑭ 초기 감염 후 오랫동안의 무증상 기간이 있다; 이 잠복기 동안 환자는 HIV를 타인에게 전파시킬 수 있다.

⑮ 혈청 전환이란 HIV 감염 환자가 검출될 수 있을 만큼의 항체를 만들어내기 시작하는 시기를 의미한다. "seroconversion window"는 감염이 되었지만, 항체가 발견되지 않은 시기이다. 이 기간 동안 환자는 모르는 채로 HIV를 타인에게 전파할 수 있다.

⑯ 감염에서 증후군이 나타날 때까지의 평균기간은 8~10년 정도이다.

(3) 간호 사정

① 일반적인 증상, 체중, 위장관 증상, 신경학적 증상을 사정한다; 걸음걸이; 정신 상태; 통증의 호소, 반복적 감염의 과거력; 피부 사정; 림프절의 촉진; 활력징후; 폐음; 구강; 질 및 직장검사

② 진단검사

NCLEX!

- HIV 항체를 확인하기 위한 효소결합면역 흡착검사(enzyme-linked immunosorbent assay, ELISA); 대개 두 번 시행한다.

NCLEX!

- ELISA 결과를 확증하기 위한 Western-blot 검사
- HIV viral load가 높음
- CBC : 빈혈, 백혈구 감소증, 혈소판 감소증
- CD4 수가 낮음
- Immune complex dissociated p24 assay : HIV의 활발한 복제를 알 수 있다. 질환의 진행을 알기 위해 사용한다.
- 기회적 질환에 대한 진단 검사는 다음을 포함한다.
  - 결핵 피부반응 검사
  - 뇌의 MRI 촬영
  - 배양(cultures)
  - Pap smears

(4) 간호 중재

① 약물 치료

- 뉴클레오시드 유사체(nucleoside analog) : HIV에 감염되면 바이러스 RNA가 숙주 세포 DNA에 이입된 후 복제됨으로써 결과적으로 불완전한 바이러스 DNA가 생성된다. 이 약물은 이 과정에 필요한 역전사효소의 기능을 억제한다. 예 zidovudine(AZT)
- 단백질 분해효소 억제제(protease inhibitor) : 성숙한 바이러스 입자를 생성하는 데 필요한 단백질 분해효소를 억제; 예 saquinavir[Invirase]
- 비뉴클레오시드 역전사효소 억제제(nonnucleoside reverse transcriptase inhibitor) : 역전사효소를 이용하여 DNA를 만드는 것을 억제; 예 nevirapine(Viramune)
- 보다 공격적인 치료를 위하여 위의 세 종류 약물을 혼합; 세심한 관찰이 필요
- 그 밖에 화학요법, 감염에 대한 항생제, 통증과 불편함에 대한 진통제, 진토제, 항설사제 사용
- 신약물 개발에 대해 정확한 정보를 얻기 위해 질병관리 센터(Center for Disease Control)에 의뢰

NCLEX!

② 전파를 예방하며, 이차적 감염에 대한 주의를 기울인다면 어느 정도의 생명 연장을 예측할 수 있다.

③ 안전한 성적 활동을 하며 환자의 체액에 의한 감염을 유의하도록 한다.

④ 질환이 진행된 환자의 경우, 지역사회 자원 및 건강증진 활동들에 대한 정보들이 필수적이다.

NCLEX!

⑤ 농양 및 카포시 육종에 대해서는 외과적 수술이 적용될 수 있다.

⑥ 심리적 · 사회적 효과에 대한 상담이 시작되어야 한다.

⑦ 설사가 지속되면, 회음부위를 청결하게 유지한다.

NCLEX!

⑧ 환자에게 위장관을 자극하는 음식을 피하도록 교육한다; 자극적이고 산성 음식 및 씹기 어려운 음식을 피한다.

⑨ 환자에게 약물들의 흔한 부작용을 교육한다.

⑩ 적절한 구강 간호를 제공한다. 칫솔의 사용을 피한다. 알코올이 없는 구강세척제를 사용한다.

⑪ 칸디다와 헤르페스의 증상 및 언제 도움이 필요한가에 대해 환자에게 교육한다.

⑫ 혈액 혹은 체액을 엎질렀을 때에 표백제를 1:10으로 희석하여 사용할 것을 교육한다.

⑬ 환자와 가족에게 질환 및 우려 사항에 대해 이야기하게 한다.

⑭ 체중과 영양 상태를 관찰한다; 열량 섭취를 사정한다.

⑮ 적절한 휴식 기간을 가지면서 진행되는 보행과 운동을 격려한다.

⑯ 호흡곤란에 대해 필요하면 산소를 공급한다.

사례 연구

43세의 남자가 잔디를 깎던 중 말벌에 여러번 쏘여 응급실로 이송되었다. 전신을 벌에 쏘인 이 환자는 광범위한 가려움증과 극심한 불안감, 150회/분의 빈맥 및 108/65mmHg의 혈압을 나타내었다. 흥분한 환자의 부인에 의하면 환자는 페니실린에 대한 알레르기가 있으며, 이전에 벌 자상에 대해 알레르기 반응을 보였다고 한다

① 간호사가 즉각적으로 사정하여야 할 것은?

② 환자나 환자의 부인으로부터 어떠한 추가적인 정보가 필요한가?

③ 간호사는 응급실 의사가 어떤 약물을 처방 하리라고 예측할 수 있는가?

④ 환자의 부인이 간호사에게 지금 무슨 일이 진행되고 있는지를 설명해 달라고 요구한다면, 간호사는 어떻게 대답을 해야 하는가?

⑤ 환자가 안정되고 집으로 돌아갈 수 있는 상태가 되면, 환자에게 어떤 퇴원교육이 이루어져야 하는가?

책 속의 책 26쪽

■ 참고 문헌

Bullock, B.A. & Henze, R. L. (2000). *Focus on pathophysiology.* Philadelphia: Saunders, pp. 292～327.

Centern for Disease Control. online at http://www. cdc.gov

Kee, J. L. (1999). *Laboratory and diagnostic tests with nursing implications.*(5th ed.). Stamford, CT: Appleton & Lange.

Kidd, P. S. & Wager, K. D. (Eds.), (2001). *High-acuity nursing*(3rd ed.). Upper Saddle River, NJ: Prentice Hall.

Latex Allergy Policy (retrieved Septemver 8, 2001). http://www. smtl.co.uk/MDRC/Latex/Latex-Allergy-Policy/latex-allergy-policy.html, pp 1～7.

LeMone, P & Burke, K. M. (Eds.). (2000) *Medical-surgical nursing: Critical thinking in client care* (2nd ed.). Upper Saddle River, NJ: Prentice Hal, pp. 270～309.

Mckeny, L. & Salerno, E. (2001). *Mosby's pharmacology in nurshing*(21st ed.). St. Louis, MO: MOsby, p. 226.

Porth, C. M. (2000), *Concepts of altered health states* (5th ed.) . Philadelphia: Lippincott, pp. 213～245.

Venes, D. (Ed.). (2001). *Taber's cyclopedic medical dictionary* (19th ed.). philadelphia: F. A. Davis.

Wilson, B. A., Shannon, M. T., & Stang, C. L. (2002). *Nurse's drug guide.* Upper Saddle River, NJ: Prentice Hall.

✓ POST TEST

1. AIDS에서 viral load가 25,000/mL인 사실 외, 다음의 어느 요인이 AIDS 환자가 현재 복용하고 있는 약물이 효과적임을 의미하는가?

① 증상 발현이 감소됨
② ELISA 검사에서 음성으로 나타남
③ CD4 세포의 수가 490임
④ 백혈구가 1,700개 / mm^3임

2. 알레르기성 천식이 있는 소아의 CBC 검사 결과에서 예상할 수 있는 것은 다음 중 어느 것인가?

① 호산구(eosinophil) 21.9
② 백혈구 10.9
③ 단핵구(monocyte) 4.0
④ 호중구(neurophil) 85.7

3. 림프절 종창이 있는 환자가 이 종창으로 인해 극도의 공포 상태에 있을 때에 안정 시키기 위해 간호사가 해줄 수 있는 말은?

① "이 증상은 매우 우려가 되며, 심각할 수 있지만, 또한 사소한 것일 수도 있습니다."
② "림프절은 이물질을 여과하는 장기이며, 단지 감염으로 인해 발생한 종창일 수도 있습니다."
③ "림프절의 종창은 흔히 나타나며, 전혀 모르고 지날 수도 있습니다."
④ "림프절은 면역계 문제를 암시하는 주된 장기입니다."

4. 다음 중 비특이적 염증 반응(non-specific inflammatory response)의 예는?

① 개미에게 물린 후에 나타나는 발적 및 종창
② 특정 음식을 섭취한 후에 나타나는 아나필락시(anaohylaxis)
③ 전신적 라텍스 알레르기 증상의 발현
④ 잔디에서 축구를 한 뒤에 나타나는 심한 기관지 수축

5. 한 환자가 다리 뒷부분에 가려움증 및 진물이 난다고 호소하였다. 살펴보니, 그곳의 부르튼 상처는 옻나무피부염(poison ivy dermatitis)임이 확실하였다. 환자에게 문진을 한 결과, 이 증상은 하루 종일 풀밭에서 일한 그녀의 남편이 앉았던 동일한 의자에 환자가 앉은 하루 뒤에 나타났음으로 밝혀졌다. 이 반응은?

① Type I 과민성 반응
② Type II 과민성 반응
③ Type III 과민성 반응
④ Type IV 과민성 반응

6. A− 혈액형을 가진 환자가 어떠한 종류의 알레르기 반응도 일으키지 않으면서 수혈을 받을 수 있는 혈액형은?

① A+ ② A-
③ O+ ④ AB+

7. 라텍스 알레르기 반응으로 의심되는 환자를 사정할 때, 간호사가 질문해야 할 사항은?

① "손이 습한가요? 건조한가요?"
② "어떤 약물에 대한 알레르기가 있습니까?"
③ "바나나 혹은 키위에 대해 알레르기가 있습니까?"
④ "과거에 어떤 종류의 수술을 받았습니까?"

8. 다음의 증상 중 아나필락시 반응에서 나타날 수 있는 것은?

① 고혈압
② 서맥(bradycardia)
③ 수포음(rales)
④ 협착음(stridor)

9. AIDS의 병태생리기전으로써 HIV에 의해 파괴되는 세포는?

① 항체를 생성하는 B-림프구
② 보조 T-림프구(helper T-lymphocyte)
③ 백혈구
④ 혈소판

10. 다음 중 HIV 감염에 대해 가장 높은 위험률을 나타내는 사람은?

① 응급상황에 대처하고, 거리에서 일하는 경찰관
② 성적으로 활발한 10대 청소년
③ 소아를 검진하는 학교 간호사
④ 원격진료소에서 일하는 간호사

책 속의 책 25쪽

CHAPTER 13

감염성 질환

(Infectious Health Problems)

Barbara Moffett, PhD, RN

정 재 심

차 례 Chapter Outline

- 감염성 질환의 개요(overview of infectious health problems)
- 바이러스 감염(viral infections)
- 진균 감염(fungal infections)
- 스피로헤타 감염(spirochetal infections)
- 원충 감염(protozoal infections)
- 마이코플라스마 감염(mycoplasma infections)
- 프리온 감염(prion infections)
- 세균 감염(bacterial infections)
- 클라미디아 감염(chlamydial infections)
- 리케치아 감염(rickettsial infections)
- 기생충 감염(helminthic infections)
- 항산균 감염(mycobacterial infections)

목 적 Objectives

- 감염성 질환과 관련된 주요 용어들을 확인한다.
- 감염성 질환의 발생과 관련된 위험요인들을 규명한다.
- 복합적 건강문제의 원인을 설명할 수 있다.
- 특정 감염성 질환과 관련된 병태생리 과정을 서술한다.
- 간호 사정을 통하여 정상과 비정상 감염 증상 및 징후를 구분한다.
- 특정 감염성 질환과 관련된 간호 중재의 우선순위를 설정한다.

용어해설 Review at a Glance

- **감염사슬**(chain of infection) : 특정 전염성 질환의 발생을 초래하는 일련의 사건과 조건들
- **균장착**(colonization) : 숙주에 감염원이 정착됨
- **역학**(epidemiology) : 인구 집단 내에서의 건강과 질병의 분포에 대한 연구
- **숙주**(host) : 다른 유기체의 성장과 복제를 지원할 수 있는 유기체
- **의료행위 관련 감염**(iatrogenic infection) : 병원이나 의료관련 기관에서 획득하는 질환, '병원감염' 이라고도 불림
- **병원감염**(nosocomial infection) : 병원이나 의료관련 기관에서 획득하는 질환, '의료행위 관련 감염' 이라고도 불림
- **기회감염**(opportunistic infection) : 숙주의 방어기전에 손상이 있을 때만 발생이 가능한 질환
- **병원성**(pathogen) : 질병을 일으킬 만한 미생물
- **병원성**(pathogenicity) : 미생물이 병태적인 변화와 질병을 발생시키는 과정
- **보유소**(reservoir) : 살아 있는 유기체가 생명을 유지하고 증식하는 서식지
- **정상 상주균**(resident[normal] flora) : 기생체가 숙주 환경에 의존하여 자라고 증식하는 관계를 가지며, 다른 미생물의 균장착을 방지하고 유익한 물질을 합성하는 데 기여할 수도 있음
- **독력**(virulence) : 병원성 미생물이 숙주 방어기전을 용이하게 극복하는 것

✓ PRETEST

1. 기회감염성 호흡기 질환에 감염된 환자가 있다. 다음 중 가장 적절한 설명은 무엇인가?

① 환자가 오염된 음식이나 물을 섭취한 적이 있다.
② 환자가 독력이 매우 높은 미생물에 노출된 적이 있다.
③ 환자의 면역기능이 저하되었다.
④ 의료기관 내에서 감염이 발생하였을 것이다.

2. 응급실에 열(102℉), 전신쇠약, 진행성 기침(productive cough)의 증상을 보이는 환자가 있다. 다음 중 무엇을 가장 먼저 시행해야 하는가?

① 처방된 항생제를 투여한다.
② 객담 배양검사를 실시한다.
③ 열을 낮추기 위하여 아세트아미노펜(acetaminophen)을 투여한다.
④ 환자에게 손씻기의 중요성을 교육한다.

3. "Walking" (걸어다니는) 또는 마이코플라스마 폐렴의 치료제는 무엇인가?

① 메벤다졸(Mebendazole[Vermox])
② 에리스로마이신(Erythromycin[E-mycin])
③ 클로르퀸(Chloroquine[Aralen hydrochloride])
④ 클로람페니콜 (Chloramphenicol[Chloromycetin])

4. 숙주에게 질병이나 병적인 변화를 초래하는 세균의 특성을 무엇이라고 하는가?

① 독력(virulence)
② 병원성(pathogeneicity)
③ 병독성 (toxogenicity)
④ 잠재기(latency)

5. 인체면역결핍바이러스(HIV)에 관한 내용 중 사실인 것은?

① HIV 감염은 hleper T-cell 표면의 CD4 수용체 단백질과 관련이 있다.
② HIV를 중화하는 순환 항체의 존재는 인체가 HIV에 면역이 있음을 나타내는 증거이다.
③ HIV복제는 세포밖에서 이루어진다.
④ DNA복제과정은 다른 바이러스들과 비슷하다.

6. 감염된 사람과의 일반적인 가벼운 접촉을 통하여 획득 가능한 바이러스는 다음 중 무엇인가?

① 인플루엔자 바이러스(influenza virus)
② 헤르페스 바이러스(herpes virus)
③ 거대세포바이러스(cytomegalovirus)
④ 인체면역결핍바이러스(human immunodeficiency virus)

7. 매춘부가 성병을 치료받기 위하여 병원에 왔다. 미국에서 가장 흔한 종류를 고려할 때, 이 여성이 감염되었을 가능성이 있는 질병은 다음 중 무엇인가?

① 헤르페스(herpes) ② 클라미디아(chladymia)
③ 임질(gonorrhea) ④ 매독(syphilis)

8. 외독소가 내독소와 다른 특성이 있다면 다음 중 어떤 것이 이에 해당되는가?

① 지질다당류(lipopolysaccharides)로 구성되어 있다.
② 그람 음성 간균에서만 발견된다.
③ 열에 의하여 쉽게 파괴된다.
④ 일반적으로 독성이 크지 않다.

9. 리케치아 증상을 나타내는 환자는 어떤 경로를 통하여 감염이 되었을까?

① 호흡기 비말
② 모기
③ 진드기, 이, 벼룩의 배설물 또는 물림
④ 직접 피부 접촉

10. 간호사는 감염사슬(chain of infection)을 이해하고 있어야 하는데, 이는 감염사슬이 다음 중 무엇을 설명하고 있기 때문인가?

① 다양한 형태의 미생물 관련 상황
② 질병 전파에 필요한 일련의 과정
③ 특별한 형태의 세균의 조합
④ 미생물의 독력 증가 형태

책 속의 책설 27쪽

section 01

Overview of Infectious Health Problems

감염성 질환의 개요

(1) 개 요

① 역학(epidemiology)은 인구집단 내에서의 질병의 분포와 양상을 연구하는 것을 말한다.
② 감염성 질환은 병원체(질병 발생이 가능한 미생물)의 침입에 의하여 발생하고, 병원체는 세균, 바이러스, 진균, 원충, 리케치아, 기생충을 포함한다.
③ 병원체의 유형
- 전염성(인플루엔자, 간염, 결핵균 등)
- 비전염성(봉와직염, 심내막염 등)

④ 체세포의 손상은 미생물의 독소 등에 의하여 직접적으로 발생하거나, 미생물에 대한 염증반응과 같이 간접적으로 나타나기도 한다.

(2) 위험요인

① 연령(매우 어리거나 고령)
② 영양 결핍
③ 면역 부전(선천성 또는 후천성)
④ 피부나 점막의 손상
⑤ 순환 장애

⑥ 항생제 치료에 의한 정상 상주 미생물의 변화

⑦ 당뇨

⑧ corticosteroids 치료

⑨ 항암치료

⑩ 흡연

⑪ 음주

(3) 감염의 전파

① 감염사슬(chain of infection : 특정 전염성 질환의 발생을 초래하는 일련 사건과 조건들)을 통하여 발생한다. (그림 13-1)

② 원인 미생물은 앞에 열거된 병원체를 포함한다.

③ 보유소(또는 공급원)는 감염원이 생존할 수 있는 환경이다.

- **인체** : 개인이나 인구 집단
- **환경 · 매개물** : 오염된 음식, 물, 공기, 토양
- **동물** : 진드기, 이, 모기, 박쥐 등

④ 출구(portal of exit)는 원인체가 보유소를 탈출하는 경로이다.

- 위장관계(섭취 등)
- 호흡기계(기침이나 재채기 등)
- 비뇨생식기계(성적인 접촉 등)
- 혈액(곤충 물림이나 주삿바늘 등)

⑤ 전파 형태(mode of transmission)는 원인체가 전파되는 경로를 말한다.

- 접촉 전파는 직접적 또는 간접적일 수 있다.
  - 직접 접촉은 체액이나 오염된 음식 및 물을 통하여 사람 사이에 전파 발생
  - 간접 접촉은 무생물체를 통하여 전파 성립
- 공기매개(airborne)나 비말(droplet) 매개 전파는 비말(기침, 재채기, 대화시 발생)이나 공기 흐름을 통하여 전파
- 생물매개체(vector) 전파는 파리 · 모기나 다른 곤충이나 설치류를 중간매개로 하여 발생

⑥ 입구(portal of entry)는 원인체가 인체 내로 침입하는 부위이다.

⑦ **감수성이 있는 숙주**(다른 유기체의 성장과 복제를 지원할 수 있는 유기체) : 감염원에 대한 저항력이 결여되어 있는 개인

(4) 숙주와 기생충의 관계(host-parasite interaction)

① 정상 상주균(resident[normal] flora)는 공생(균형잡힌) 관계를 나타내며 기생충이 성장과 증식시 숙주 환경에 의존하며 다른 미생물의 장착을 방지

- 유익한 물질의 합성에 기여할 수도 있음
- 균형을 유지하는 정도에 의해 결정됨

② 기회감염은 면역기전이 저하되었을 때 발생하고 정상상주균이 병원성으로 작용한다.

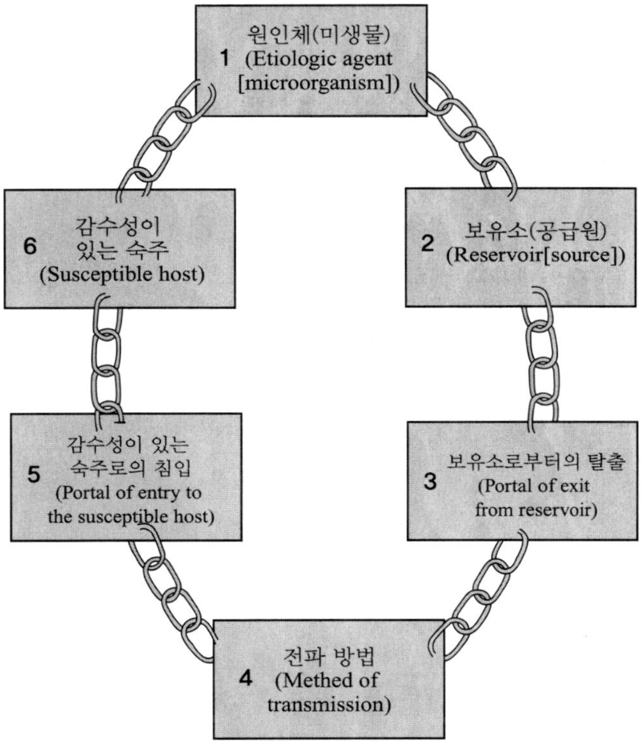

그림 13-1 감염사슬의 단계(steps in chain of infection)

③ 병원(또는 의료행위 관련) 감염은 병원에서 획득되고, 특히 독력이 높거나 약제내성 미생물에 의하여 잘 발생하며, 흔히 손씻기를 잘 시행하지 않아서 전파된다.

(5) 감염에 영향을 미치는 병원체 요인

① **작용기전**(mechanism of action) : 병원체는 정상 세포를 손상시키거나 독소를 생산하여 정상적인 대사기전을 방해한다.

② **감염성**(infectivity) : 병원체가 숙주 내로 침입하고 증식하는 능력

③ **병원성**(pathogenicity)은 질병을 발생시키는 요인과 과정이다.

④ **독력**(virulence) : 병원성 미생물이 숙주 방어기전을 용이하게 극복하는 것. 독력 결정의 중요한 요소들에는 침입성, 부착력, 독소생산능이 포함된다.

⑤ **독소생산능**(toxigenicity) : 병원체가 내독소(endotoxins)와 외독소(exotoxins)를 생성하는 능력이다.

⑥ 인체의 방어기전

- 피부나 점막과 같은 물리적인 요인
- 피부, 소변, 위 등의 산도(pH)와 같은 화학적인 요인
- 정상상주균은 영양소 경쟁과 낮은 pH 유지의 방식으로 일시적 상재균(transient organisms)에 의한 균장착을 방지한다.
- 면역력 · 염증반응

- 영양상태, 유전적 소인, 다른 질환과 같은 개인적인 요인들

(6) 감염과정의 단계

① **잠복기**(incubation period) : 병원성 미생물이 존재하고 증식하는 단계이나 숙주에게는 증상이 나타나는 않는다. 수 시간부터 수 년에 이를 수 있다.

② **전구기**(prodromal stage) : 특징적이지 않은 초기(경증) 증상이 나타난다.

③ **급성기**(acute) : 명확한 증상이 존재한다. 미생물의 대사 과정에서 발생하는 독성 부산물과 염증반응으로부터 조직이 손상되는 결과가 나타난다.

④ **회복기**(convalescent) : 감염이 감소되면서 증상이 사라진다.

⑤ **해결**(resolution) : 병원균의 소멸

(7) 임상 증상

① 전신 감염의 일반적인 증상은 권태감, 허약함, 두통, 식욕상실, 체중 감소를 포함한다.

② 감염은 급성 염증 반응을 초래할 수 있다. 조직 손상의 정도는 미생물의 독력과 수, 침범 부위, 숙주 면역에 의하여 결정된다.

③ 감염원인체별 일반적인 증상

- 세균, 바이러스, 미코플라스마 감염
  - 열(미열)
  - 전신 통증
  - 국소적 림프절 종대
  - 부위별 증상(예, 기침, 이통, 인후통 등)
- 진균 감염
  - 가려움 · 피부 발적
  - 손톱 비후
  - 아구창
  - 질 분비물(희고 걸쭉한)
- 원충과 기생충 감염
  - 가려움과 발진(피부 감염)
  - 설사
  - 열(말라리아)
- 리케치아
  - 피부 발진
  - 근육통
  - 열과 오한
  - 두통

section 02 Viral Infections 바이러스 감염

(1) 개 요

① 바이러스는 미세한 세포내 미생물(세균보다 20~100배 더 작음)로 생존과 복제에 필요한 물질을 얻기 위하여 숙주에 전적으로 의존한다.

② 세포 내에서 증식하므로 바이러스는 인체의 방어기전을 통과할 수 있다.

(2) 병태생리

① 바이러스 입자를 비리온(virions)이라고 부르며, 캡시드(capsid)라고 불리우는 단백질 덮개 내에 존재하는 한 가닥의 DNA 또는 RNA로 구성된다.

② 바이러스는 각각의 유전물질에 따라 DNA 또는 RNA바이러스로 분류된다. 또한 복제 기전, 전파 양식, 초래하는 질병에 따라 범주화된다.

③ 바이러스는 특정 조직에 특정 질환을 발생시킨다.

- 바이러스를 싸고 있는 단백질은 각각 다르고, 숙주의 세포막에 "열쇠와 잠금장치(lock and key)"처럼 부착된다.
- 바이러스는 독자적인 대사능력이 없어서 핵산을 생성하기 위하여 숙주세포 이용이 생존에 필수적이다.
- 성숙한 비리온이 숙주 세포 내에서 만들어진다. 그리고 세포 용해, 인접 세포로의 직접 이동, 역세포내 이입(reverse endocytosis)을 통하여 방출된다.

④ 바이러스는 자신들이 감염시킨 세포를 죽이거나 상하게 함으로써 질병을 발생시킨다.

⑤ 바이러스 복제 주기는 상대적으로 짧거나(수 분이나 수 시간) 며칠로 길어질 수 있다. 흡착(adsorption), 침투(penetration), 탈피(uncoating), 복제(replication), 정렬(assembly), 그리고 방출(release)의 여섯 단계를 포함한다.

- 일부 바이러스는 숙주 세포 내로 들어가서 자신들의 유전체를 숙주의 염색체로 주입하고, 잠복하여 장기간 동안 비복제 상태로 있다. 이러한 예에는 헤르페스 바이러스(대상 포진, 수두, 음부 단순포진)와 거대세포 바이러스(cytomegalovirus)가 해당된다.
- 인플루엔자 바이러스는 호흡기 비말을 통하여 전파된다.

⑥ 바이러스는 세포막 수용체와 결합하고, 바이러스의 세포내 이입이 발생하면, 세포의 자원을 이용하여 새로운 바이러스 핵산을 합성할 수 있게 되며, 다른 세포를 감염시키기 위하여 숙주세포로부터 방출된다.

⑦ retrovirus는 독특한 과정으로 복제된다.

- 바이러스 RNA는 효소(역전사 효소, reverse transcriptase)에 의하여 DNA로 전사되고 숙주의 염색체로 통합된다.
- 재활성화될 때까지 잠복상태로 존재한다.
- 복제시는 이 과정이 반대로 일어난다.
- HIV가 레트로바이러스의 한 예이다.

⑧ 박테리오파지(bacteriophages)는 세균을 숙주로 이용하는 바이러스이다. 바이러스가 세균에 부착하여 복제를 위하여 자신의 DNA를 세포 내로 주입한다.

⑨ 바이러스 감염은 국소적이거나 전신적일 수 있고 급성 또는 만성일 수 있다. 비록 인체에 암을 발생시키는 기전이 잘 알려져 있지는 않지만, 일부 바이러스는 암의 원인이 되는 것으로생각된다.

⑩ 바이러스 감염은 일차적으로 세포 매개성 면역을 통하여 항체 생성과 인터페론 생성을 자극한다.

- 대식세포(macrophages)에 의하여 더 잘 인식되도록 항체가 입자를 코팅한다.

• 코팅은 바이러스가 목표로 하는 세포로 들어가는 것을 방지한다.
• 또한 대식세포는 염증 반응을 촉진하는 cytokines을 분비한다.

⑪ 동일한 질병을 유발하는 다양한 종류의 바이러스가 존재하고, 약제들이 정상 세포를 파괴하지 않고는 바이러스를 사멸시키지 못하기 때문에 항바이러스 치료는 발전시키기에 어려움이 많다.

⑫ 대표적인 바이러스 감염과 항바이러스 제제들은 표 13-1 에 열거되어 있다.

(3) 간호 사정

① 사정에는 감염의 위험을 증가시키는 요인, 활력징후(vital signs, VS), 통증 호소, 림프절의 촉진, 바이러스 종류에 따른 특징적인 증상과 징후가 포함된다.

② 진단적 검사

• 전체혈구계산(complete blood count, CBC)
 -많은 바이러스 감염에서 림프구 수가 증가한다. 정상 림프구 수는 전체 백혈구 수(WBC)의 25~35%이다.
 -HIV/AIDS 바이러스, 자가면역 질환, 코티코스테로이드 투여시에는 T림프구가 감소한다.
 -중성구 수는 대부분의 바이러스 감염에서 감소한다.
• HIV 진단시 효소면역측정법(enzyme-linked immunoabsorbent assay, ELISA)과 Western blot 검사에서 양성이다.
• 엡스타인-바 핵항원 (Epstein-Barr nuclear antigen)은 감염성 단핵구증(mononucleosis)을 확인하는 데 이용된다.

(4) 간호 중재

① 투약

• 항바이러스 제제(바이러스는 항생제가 듣지 않는다. 왜냐 하면 바이러스에는 세포벽이나 세포질이 없고 숙주 세포 내로 유입되어 있기 때문이다.) 표 13-1 참고
• 에이사이클로비어 (Acyclovir[Zovirax])는 헤르페스 감염에 흔히 사용되는 약이다.
• 해열제는 열을 감소시킨다.
• 진통제는 통증과 불쾌감을 감소시킨다.

② 환자와 가족에게 감염관리 방법(적절한 손씻기 등)에 관하여 알려 준다.

③ 조용한 환경을 제공하고 방문객은 필요한 기간 동안 제한한다.

④ 적절한 휴식이 보장되도록 편안한 환경을 제공한다.

⑤ 자가 간호 활동은 필요한 만큼 보조한다.

⑥ 활력징후를 측정한다.

⑦ 전파 기전에 따라 격리를 실시한다.

⑧ 약물 투여에 대한 반응을 기록한다.

⑨ 활동에 대한 반응, 허약함, 피로감, 호흡곤란 등을 평가한다.

⑩ 예방적 백신은 가능한 한 접종하도록 권장한다.

⑪ 생식기계 단순포진 환자는 급성기 동안 성관계를 피하도록 교육한다.

표 13-1 대표적인 바이러스 감염 (1)

바이러스	전 파	병리학적 고찰	간호 관리
간염(Hepatitis)			
A형 간염 (Hepatitis A, HAV)	분변-구강 경로, 오염된 물과 음식을 통하여 전파된다. 과밀한 장소와 비위생적인 조건에서 발생한다.	2~6주의 잠복기를 거쳐서 급격히 발생한다. 염증 반응은 간세포의 파괴를 초래할 수 있다. 증상과 징후는 식욕 저하, 전신권태감, 황달이다. 간 효소 수치가 증가할 수 있다. 발열이 시작되는 시기에 급격하게 증가하는 ALT 간효소가 특징적이다. 혈청학적 지표는 anti-HAV(몇 년간 지속 가능)와 IgM(잠깐 동안만 존재하고 2주경에 사라진다)을 포함한다. 완전하게 회복된다.	노출 후 7일 이내에 면역글로불린(immune globulin)이 투여되면 대부분의 경우에서 질병으로 발전하지 않는다. 이 질병이 토착화된 지역으로 여행하는 경우에는 Havrix와 Vaqta 같은 예방 백신이 가능하다
B형 간염 (Hepatitis B, HBV)	성적인 접촉이나 비경구적 접촉시 체액으로 전파된다. 임신 중 태아에게로도 전파가 가능하다.	6~24주의 잠복기를 거쳐서 서서히 발병한다. 감염은 급성이고 제한적이거나 지속적인 바이러스혈증이 나타나면서 만성 간질환이나 만성 보균자 상태로 될 수 있다. ALT 간 효소가 서서히, 그리고 장기간 증가한다. HBsAg은 감염 초기에 존재한다. Anti-HBs는 과거 감염 시에 나타나며 anti-HBe는 만성 보균자에게 존재한다.	노출 후에는 B형 간염 면역글로불린(Hepatitis B hyperimmune globulin) 투여를 권장한다. Recombivax HB와 Engerix-B가 의료종사자와 고위험군 인구 집단에 예방적으로 사용된다. 간 효소를 반드시 확인해야 한다. 환자에게는 안전한 성생활과 주삿바늘 공유 금지를 교육한다.
C형 간염 (Hepatitis C, HCV)	성적인 접촉이나 비경구적 경로로 전파된다.	5~12주의 잠복기를 거쳐서 서서히 발병한다. 급성과 만성 감염을 발생시키나 대부분은 만성이다. HCV는 간경화와 간암과도 관련이 있다. ALT를 증가시키는 원인이 된다. 혈청학적으로 anti-HCV를 진단하면 되나, 현성 감염인지 기존 감염인지 구분하기는 어렵다.	HCV에 대한 백신은 현재로서는 없다. 치료는 증상의 완화이다.
D형 간염 (Hepatitis D, HDV)	혈액과 성적인 접촉으로 전파된다.	3~13주의 잠복기를 거쳐 급격하게 발병한다. 임상증상은 B형 간염과 비슷하고 HBV 감염자나 보균자는 HDV 감염에 감수성이 있다.	백신은 현재로서는 존재하지 않으며 치료는 대중적이다.
E형 간염 (Hepatitis E, HEV)	오염된 음식이나 물을 통하여 분변-구강 경로로 전파된다.	3~6주의 잠복기를 거쳐서 급격한 발병을 보인다. 만성 간염과 간경화를 초래한다. 대변에 있는 바이러스를 진단하는 anti-HEV에 대한 혈청학적 검사가 가능하다.	
헤르페스 바이러스(Herpesvirus)			
단순포진 바이러스 (Simplex,HSV)	피부와 점막을 통하여 직접 접촉에 의하여 전파된다.	침범 부위에서 증식하고 인근 림프절을 통과하여 혈액내로 들어가며 피부와 점막에서 증식한다. 대부분의 경우에 무증상이다. 노출 부위에서 잠복하고 있다가 태양 광선, 열, 스트레스에 노출되면 활성화된다. 수포성 궤양이 특징적으로 나타나는데 HSV 1에서는 구강과 결막에 HSV 2에서는 성기부위에 나타난다. 재발이 흔하다.	Acyclovir(Zovirax)가 우선적인 치료제이다. 이 약제는 바이러스 배출 감소, 국소적인 증상 경감, 질병 중증도 저하, 급성기 감소의 효과가 있다. 국소적, 구강, 비경구적으로 투여할 수 있다.

대표적인 바이러스 감염 (2)

표 13-1

바이러스	전 파	병리학적 고찰	간호 관리
대상포진 바이러스 (Varicella zoster, shingles)	호흡기를 통하여 일차적으로 전파되며, 첫 감염시에는 수두(chickenpox)로 나타난다. 재활성화는 대상포진(shingles) 형태로 나타난다.	노인과 면역저하 환자에게서 일차적으로 나타나며, 후근신경절(dorsal root ganglion)의 감각 세포에 잠재되어 있던 바이러스의 재활성화로 발생한다. 정확한 기전은 아직 알려져 있지 않다. 특정 신경절에 통증이 있는 병소가 나타나는데 병소는 몸통, 흉부, 이마, 목, 얼굴 부위에 발생한다.	어사이클로비르(Acyclovir[Zovirax])와 비다라빈(vidarabine[Vira-A])이 치료제로 사용된다. ZIG(조스터 면역혈청, zoster immunoglobulin) 백신이 면역저하 환자에게 예방적으로 사용될 수 있다. 고용량의 인터페론 알파(Roferon-A) 또한 바이러스 복제 감소에 효과적인 것으로 알려져 있다.
거대세포 바이러스 (cytomegalovirus, CMV)	타액, 소변, 정액, 모유, 질 분비물을 통하여 전파된다.	보통 면역기전이 저하된 환자에서 잠재성 감염으로 나타난다. 세포를 심하게 궤사시킨다. 형광 항체 검사방법으로 진단한다.	항바이러스제로 gancyclovir〔Cytovene〕과 foscarnet〔Foscavir〕이 있다. CMV 면역항체를 항바이러스제와 함께 투여하면 효과가 있다.
엡스타인-바 (EpsteinBarr)	호흡기 비말과 타액으로 전파된다.	귀밑샘(parotid gland)에서 증식하고 혈액을 통해 퍼진다. 잠복기는 4~7주이다. 단핵구증(mononucleosis)과 관련이 있다. 림프절병증(lymphadenopathy), 발열, 오한, 인후통의 증상과 징후를 나타낸다. 보통 걸쭉한 편도선 삼출물이 보인다. 회복까지 4주 정도 소요된다. 백혈구 수가 크게 증가한다. EB 핵항원에 대한 항체가 회복기 동안에 나타난다.	질병이 제한적(self-limiting)이고 치료는 대증적이다.
후천성 면역결핍 바이러스 (Human immunodeficiency virus, HIV)	혈액과 체액으로 전파된다.	성인에서 잠복기는 보통 3~10년이다. 보조 T 림프구의 CD4 단백질이 바이러스 수용체로 작용하며 바이러스는 자신의 gp120 표면 단백질을 이용하여 부착한다. 바이러스 외피가 세포막과 융합하여 세포 내로 침입한다. 바이러스는 역전사효소를 사용하여 자신의 RNA에 대한 DNA copy를 만들고 DNA copy는 감염된 세포의 유전 물질로 삽입된다. 감염된 사람은 면역기능이 저하되고 다양한 종류의 기회감염이 발생한다. 항체에 대한 ELISA 검사에서 양성이고 Western Blot검사에 의하여 확진된다.	HIV치료에 사용되는 항바이러스제제는 necleoside reverse transcriptase 억제제(RTIs), non nucleoside reverse transcriptase 억제제(NNRTIs), protease 억제제이다. Protease억제제는 가장 최근에 개발된 약제로, 바이러스 수를 검사에서 발견되지 않는 수준으로 감소시킨다. 약제 투약 이행도가 치료에 필수적이지만, 부작용이 이행도에 영향을 미친다.
인플루엔자 (Influenza)	상기도 호흡기 분비물의 비말을 통하여 전파된다.	잠복기는 1~7일이다. 상부 호흡기 상피세포에서 바이러스 복제가 이루어진다. 바이러스는 일반적으로는 혈액 내로 침범하지 않는다. 내인성 발열원과 인터페론(interferon)의 방출에 의하여 전신 증상이 나타난다. 두통, 전신통, 오한, 발열, 비염의 증상이 나타난다. 부작용은 기관지 폐렴이나 이차성 세균 감염이다. Guillain-Barre 와 Reye's 증후군이 인플루엔자 감염과 관련이 있다.	아만타딘(Amantadine[Symmetrel])이 인플루엔자 A가 세포로 침투하는 것을 예방하며, 발병 후 48시간 이내에 투여하면 복제를 저지한다. 매년 제조되는 백신이 6개월까지 감염을 예방한다. 백신 투여가 노인과 고위험 환자에게 권장된다.

section 03

Bacterial Infections

세균 감염

(1) 개 요

① 세균은 단세포 유기체로 인체를 성장에 필요한 영양과 환경의 공급원으로 사용한다.

② 세균은 단일 염색체(single chromosome)를 가지고 있으며 자가 복제가 가능하다.

③ 세균은 형태, 염색되는 특성, 산소 요구도에 따라 분류된다.

(2) 병태생리

① 세균의 성장은 인체의 면역체계 기능과 세균이 인체 방어기전을 극복하는 정도에 따라 결정된다.

② 세균은 숙주에 대한 방어기전을 증진시키는 물질을 생산한다.

- 부착소(adhesins)를 생성하여 세균이 구조물에 강력하게 부착되고 조직으로 침투하도록 한다.
- 탄수화물이나 단백질 캡슐 및 slime 층의 발달로 탐식작용으로부터 보호받는다.
- 백혈구파괴소(leukocidins)를 생성하여 탐식세포(phagocyte)를 파괴한다.
- 효소를 생성하여 섬유소 응고와 연결 조직을 파괴하여(예를 들면, streptokinase, hyalurinidase, collagenase, elastase 등), 세균이 좀더 쉽게 조직 내로 퍼지게 한다. 응고효소(coagulase)를 생성하여 혈장을 응고시키고 세균이 자신을 보호하기 위한 섬유소 층을 만들도록 한다.

③ 세균은 독소를 생성하여 세포와 조직을 손상시킨다.

- 외독소(exotoxins)는 조직으로 분비되는 단백질로 다양한 특성을 지니고 치명적인 결과를 초래할 수 있다.
  - 외독소는 그람양성 구균과 그람 음성 간균에서 생성되며, 대부분은 고열에 의하여 변성된다.
  - 흔히 볼 수 있는 외독소 작용의 사례는 보툴리눔 독소증(botulism)과 파상풍(tetanus)이다.
- 내독소(endotoxins)는 세균의 세포막에서 세포 분열이나 파괴시 방출되는 지질다당질(lipopolysaccharide)이다.
  - 내독소는 그람음성 간균에 의해서만 생성되며 고열에도 내성이 있다.
  - 내독소는 항상 열을 발생시키고, 사이토카인의 생성을 유도하여 보체 연속반응(complement cascade)을 활성화하고 패혈증 쇼크(septic shock)를 초래한다.
  - 일반적으로 외독소보다는 독성이 미약하다.

④ 보체 단백질(complement proteins)은 세균의 세포 벽과 접촉하거나 내독소의 방출시 활성화된다.

- 활성화로 미생물에 대한 옵소닌화(opsonization, 탐식작용을 증진시킴), 백혈구 활성화, 세균 세포의 파괴가 일어난다.

- 피막이 있는 세균은 항피막 항체에 의하여 코팅이 되어 있지 않는 한 식균작용에 저항한다.
- 면역체계가 세균을 파괴시키는 데에는 흔히 항생제의 도움이 필수적이다.

⑤ 감염성 질환을 발생시키는 대표적인 세균은 표 13-2 에 정리되어 있다.

(3) 간호 사정

① 감염으로 영향을 받은 인체구조 확인, 감염의 증상과 징후(발열, 피로감, 국소적 또는 장기별 특이 증상), 활력 징후, 통증 호소, 림프절의 촉진을 포함하여 사정한다.

② 진단검사

■ CBC

- WBC(1mm^{3}당 WBCs의 수로 표현)가 상승한다(〉10,000mm^3).
- 중성구 수 : 절대 중성구 수(absolute neutrophil count, ANC)로 나타내거나 전체 WBC의 백분율로 표시한다. 대부분의 세균 감염시 증가한다.
  - 과립중성구(segmented neutrophils, 성숙한)와 밴드형(bands, 미성숙한)이 모두 증가한다.
  - 심한 또는 장기간의 감염으로 미성숙중성구의 비율이 과립중성구보다 크게 증가한다. 흔히 "왼쪽으로 이동(shift to the left)"라고 부른다.
  - 일부 세균 감염에서는(장티푸스, 브루셀라감염증 등) 호중구감소증이 나타날 수 있다.

■ **배양과 감수성** : 원인 미생물을 확인하고 가장 효과적인 항생제를 규명하는 것을 돕는다. 항생제 투여 이전에 검체를 채집한다.

■ **그람 염색** : 세균의 범주를 잠정적으로 확인할 수 있다.

(4) 간호 중재

① 항생제, 해열제, NSAIDs를 투여한다.

② 세균 감염이 있는 환자를 간호시 적절한 보호장구(장갑, 마스크, 보안경, 가운 등)를 착용한다.

③ 감염의 전파를 예방하기 위한 방법을 환자와 가족에게 알려 준다.

④ 휴식과 활동의 균형을 취하도록 권장한다.

⑤ 투약 처방을 잘 지키도록 알려 준다. 비록 증상이 좋아지더라도 세균의 내성을 방지하도록 처방된 모두 투약을 완료하는 것이 중요함을 알려 준다.

⑥ 대부분의 항생제 투여시에는 수분섭취가 중요함을 교육한다.

⑦ 치료 결과를 기록한다.

⑧ 감염에서 회복되었음을 확인하기 위하여 필요한 검체를 채집한다.

감염질환을 발생시키는 대표적인 세균 (1)

표 13-2

세균/질병과정	분류/형태	전 파	병리적 결과	간호 관리
Clostrium tetani(파상풍, tetanus)	그람양성 간균 : 아포 형성	토양에 아포가 널리 존재하고 인체와 동물의 장관계에도 존재. 손상시 상처를 통해 감염된다.	임상 양상은 아포가 CNS에 영향을 미치는 외독소를 생성하여 발생한다. 증상과 징후는 경추 경직, 연하 곤란, 근육 경직이다.	파상풍 항독소나 면역 항체로 치료한다. 파상풍 변성독소(toxoid)로 예방한다. 치료시 인공호흡기가 필요할 수도 있다.
Clostridium botulinum(보튤리눔 독소증, botulism)	그람양성 간균 : 아포 형성	토양에 서식, 과일, 야채, 물고기에 흔히 오염되어 있음. 아포는 열에 고도로 내성이 있다.	생명을 위협하는 마비성 질병이 신경독소(enurotoxins)에 의해 발생된다. 신경근접합 부위의 신경 말단에서 Ach가 분비되는 것을 억제한다. 안면 신경의 손상은 시력, 청력, 언어 장래를 초래할 수 있다.	말 혈청으로부터 생성된 항독소로 치료하나, 이는 단지 순환 독소에만 영향을 미친다. 신경세포에 결합한 독소에는 효과가 없다. 회복은 매우 서서히 일어나고 수 주에서 수 개월까지 소요된다.
Corynebacterium diphtheria(디프테리아, diphtheria)	그람양성균 : 아포 미형성	상부 호흡기에 장착되는 공기매개 비말	상피세포의 괴사를 초래하는 독소를 생성한다. 염증 반응으로 질식을 초래할 위험성이 있는 위막이 형성된다.	항독소는 독소가 세포로 침투하기 이전에 투여되어야 한다. 투여 전에 말 혈청에 대한 과민반응이 있는지 먼저 검사해 보아야 한다. 백신으로 예방이 가능하다. 페니실린을 투여할 수 있으나 단독으로 사용시 효과적인 경우는 드물다.
Coliform bacteria (대장균군 세균) *Escherichiacoli*	그람 음성, 항체 미형성 간균	장관계의 정상 상주균. 요로계나 창상으로 분변 오염이나 혈액을 통하여 전파 가능하다.	병원감염의 흔한 원인이다. 증상과 징후는 열과 오한이다. 내독소로 인한 쇼크도 발생가능하다. 요로계 감염을 흔히 발생시킨다.	철저한 손씻기와 위생관리로 예방한다. cephalosporins, fluor-oquinolone, aminoglycosides로 치료한다. 아미노글리코사이 투여 시 신경독성과 이독성을 모니터해야 한다.
Klebsiella pneumonia	그람 음성 간균 고도의 피막(highly encapsulated)이 형성되어 있음	토양, 물, 음식, 장관계에서 발견된다. 병원감염과 관련이 많다.	병원감염과 관련이 많다. 쇠약한 환자에서 심한 호흡기 감염과 관련이 있다. 증상과 징후는 젖은 기침(poductive cough), 허약함이다.	아미노글리코사이드와 후세대 세팔로스포린으로 치료한다. 아미노글리코사이드는 리보좀에 결합하여 세균의 단백질 합성을 저지한다. 세팔로스포린은 세포벽 합성을 방해한다.
Pseudomonas	그람음성간균	피부와 점막에 흔한 상재균. 직접 접촉으로 전파된다.	입원환자와 쇠약한 환자에게 크게 문제가 된다.	아미노글리코사이드와 후세대 세팔로스포린으로 치료한다.
Helicobacter pylori	그람 음성으로 나선 또는 직선 모양	위 점막으로 침투하고 위 상피세포에 장착된다.	pH를 상승시키는 요소분해효소(urease)를 생성하여 산성인 환경에서 생존할 수 있다. 요소분해효소는 위 세포에 독성을 나타내는 암모니아로 전환된다. 위 점막을 고갈시키고 점막 미란(erosion)을 발생시킨다.	· Macrolides clarithromycin (Biaxin)과 metronidazole (Flagyl)로 치료한다. · Macrolides는 단백 합성을 방해하고 metronidazole은 DNA합성을 교란시킨다. · Metronidazole사용시에는 알코올을 섭취하면 안 된다. · Macrolides는 흔히 다른 약제와 상호작용을 나타낸다.

감염질환을 발생시키는 대표적인 세균 (2)

표 13-2

세균/질병과정	분류/형태	전 파	병리적 결과	간호 관리
Hemophilus influenza	그람음성 간균	인체에서만 질병을 일으키고 성인보다 어린이에게 더 흔하다. 사람 사이 전파는 호흡기를 통하여 발생한다.	보체의 작용에 저항하는 다당류 캡슐이 있어서 독력이 증가된다. 외독소를 생산하지 않으며 내독소는 중요한 역할을 하지 않는 것으로 사료된다. 중이염, 부비동염, 호흡기 감염을 발생시킨다.	백신으로 예방이 가능하다. 일차 선택 치료제는 ampicillin이나 cephalosporins이다.
Gonorrhea (*Neisseria gonorrhoeae*)	그람음성 쌍구균	성교로 전파된다. 자궁 경부에 일차적으로 감염이 된다. 남성에게는 요도에 일차적으로 감염된다.	섬모(pili)가 있어서 인체의 점막 표면에 부착되고 식균작용을 회피한다. 대부분의 균주가 세포 밖의 단백질분해효소(protease)를 생산하여 면역글로불린을 불활성화시킨다. 세포독성 요소를 생성하여 섬모성 상피세포를 손상시킨다. 여성에게서는 무증상일 수 있다. 그러나 난관염, 골반염증질환, 불임을 초래할 수 있다. 남성들은 일반적으로 농성 분비물과 배뇨곤란을 경험하게 되고, 요도 협착이 발생하기도 한다.	일차 선택 치료제는 ceftriaxone(Rocephin)과 같은 세팔로스포린이다. TMP/SMX(Bactrim)과 ciprofloxacin(Cipro)도 사용된다. Ciprofloxacin은 DNA복제를 억제하고 TMP/SMX는 단백질과 핵산의 합성을 방지한다. 환자들에게 안전하지 못한 성생활은 피하라고 권고한다.
Staphylococcus	그람 양성 구균으로 짧은 사슬이 모인 군집을 이룬다.	모공을 통하여 혈류 내로 침범하거나 요로나 호흡기로 전파된다.	가장 흔한 상재부위는 피부이다. 강건한 아포 미형성 세균으로 열에 저항이 있다. 효소카탈라제를 생성하는 혐기성세균이다. 일부 균주에서는 혈장응고효소(coagulase)를 생성하여 구연산화된 혈장(citrated plasma)에 혈전을 발생시킨다. 병원성 포도상구균은 hemolysins, leukocidin, enterotoxins, exfoliatin과 같은 다양한 독소를 분비한다. 독성쇼크증후군(toxic shock syndrome)을 발생시키기도 한다.	인체는 고도의 항체 역가를 형성하여 포도상구균의 감염에 저항한다. 페니실린분해효소(penicillinase) 내성 페니실린과 세팔로스포린이 일차 선택 치료제이지만, 내성이 있는 종류가 나타나 있다. 반코마이신(Vancocin)이 메티실린-내성 균주의 일차 선택 치료제이고 세포벽의 합성을 방해한다. 반코마이신에 내성이 생긴 경우에는 quinupristin과 dalfopristin(synercid), linezolid(Zyvox) 또는 반코마이신과 gentamycin의 병합요법이 효과적이다.
Streptococus	쌍구균이나 사슬의 형태로 증식하는 그람 양성 구균	호흡기 비말이나 배설물과의 직접 접촉으로 전파된다.	Streptococcus는 발적독소(erythrogenic toxin)를 생성하여 성홍열에서의 발진을 나타낸다. Streptokinase와 같은 두 가지의 용해효소(hemolysins)를 생산하는데, 인체 혈액의 응고물이 분해되는 것을 촉진시킨다. 인두염, 중이염, 편도선주위 농양, 뇌막염 폐렴을 일으킨다. 사구체신염과 류마티스열이 연쇄구균 감염의 합병으로 발생한다.	일차 선택 항생제는 페니실린이지만, 페니실린에 알레르기가 있는 경우 erythromycin을 투여한다. 환자들에게는 처방된 항생제를 모두 복용하는 것이 중요함을 알려 준다.

감염질환을 발생시키는 대표적인 세균 (3)

표 13-2

세균/질병과정	분류/형태	전 파	병리적 결과	간호 관리
Tuberculosis (*Mycobacterium tuberculosis*)	항산성이고 호기성 간균이다 (세포벽에 다량의 지질이 있기 때문이다)	결핵균은 인간, 소, 새의 호흡기 비말로 전파된다. 혈액이나 림프로 들어가서 인체의 다른 부위로 전파될 수도 있다.	서서히 성장하고 국소적인 병소를 초래한다. 첫 감염병소는 비특이성 폐렴으로 나타난다. 건락성 병소는 섬유화와 석회화에 의하여 치유된다. 인체 저항력이 저하되면 이 병소가 재활성화된다. 외독소나 내독소를 생성하지 않는다. 항산균은 일차적으로 폐를 침범한다. 그러나 신장, 간, 비뇨생식기계에도 감염을 일으킨다.	이전 항산균 감염은 PPD피부반응검사로 진단 가능하나, 이 검사가 현성 감염이 있음을 알려 주지는 못한다. 선택 약제는 항결핵제제로 isoniazid(INH)와 rifampin(Rifadin)이다. 이 약들은 세포벽 합성이나 단백질 합성을 방해한다. Streptomycin과 pyrazinamide(Tebrazid)도 사용된다. 일반적인 항생제는 결핵균에는 효과가 없다. 치료는 보통 3~6개월 정도 지속되어야 하고 환자의 순응을 격려해야 한다.

section 04

Fungal Infections

진균 감염

(1) 개 요

① 진균은 단세포(yeast, 효모)나 다세포(hyphae, 균사)이거나 두 가지 형태가 교대로 나타난다.

② 진균은 인체에 알르레기, 독성, 감염성 질환을 발생시킬 수 있다.

③ 일부 진균은 피부, 구강, 장, 질의 정상상주균이기도 하다.

(2) 병태생리

① 진균은 흡수를 통하여 영양분을 취하고 거의 대부분이 호기성이며 아포에 의하여 증식한다.

- 아포는 단세포 효모나 다세포 균사와 같이 다른 형태로 발아한다.
- 세포벽은 단단하고 다당류(polysaccharide)로 구성되며 세포막의 외부에 존재한다.

② 형질막(plasma membrane)은 콜레스테롤이 아닌 ergosterol 성분이어서 항진균제 투여시 효과를 나타낸다.

③ 인체는 진균에 대하여 선천적으로 고도의 면역력을 지니고 있으며, 대부분의 감염이 경증이고 제한적이다.

④ 피부의 지방산, 피부와 점막의 산도, 정상 상주 미생물, 상피세포의 재생, 호흡기의 섬모 등이 진균에 대한 저항력을 나타내는 요인들이다.

⑤ 감염은 세 가지 수준으로 분류된다.

- 표피(superficial) : 피부와 모발의 외피층에 한정된다.(tinea versicolor)
- 피부(cutaneous) : 진피의 케라틴층까지 침범한다(dermaphytes에 의하여 발생한다). 백선증(tinea)과 캔디다증이 대표적인 사례이다.
- 피하(subcutaneous) : 진피, 피하 조직, 근육과 건을 포함한다.
  - 이 형태의 감염은 대부분 만성이고 피부 병소가 관찰된다.
  - 손상에 의하여 발생하는 경우가 많고 외과적인 제거가 필요할 수 있다.

⑥ 진균 감염은 전신적으로 나타날 수도 있다. 이런 경우는 1차적으로 폐에서 발생하지만, 2차적으로는 다른 부위에서도 발생할 수 있다. Histoplasmosis가 흔하게 발생하는 사례이다.

⑦ 기회감염성 진균 감염은 면역기전전하환자(AIDS, 항암제 투여 환자 등)에게 흔히 발생하거나 장기간의 항생제 투여자에게 발생한다. 가장 흔한 형태는 캔디다증(candidiasis), 아스퍼질러스증(aspergillosis), zygomycosis이다.

⑧ 사람이나 무생물체와의 직접 접촉에 의하여 전파된다.

⑨ 습기는 진균 감염의 성장과 전파 위험을 증가시킨다.

(3) 간호 사정

① 피부나 점막 병소의 부위 · 크기 · 특성을 관찰하며, 불편감(가려움증)의 호소와 부위별 진단(질, 구강, 손톱)을 포함하여 사정한다.

② 진단검사

- 피부, 손톱, 모발의 배양검사
- 병소를 긁어서 현미경으로 검사
- 자외선 등 아래서 관찰(아포가 청녹색으로 형광된다)

(4) 간호 중재

① 투약

- 표피, 피부, 피하 진균감염은 일반적으로 국소적 항진균제로 치료한다.
  - clotrimazole(Lotrimin), ketoconazole(Nozoral), nystatin(Mycostatin)이 속한다.
  - 가장 흔한 부작용은 작열감, 소양감, 국소 자극이다.
- Amphoterecin B(Fungizone)은 심한 전신성 진균감염에 일차 선택약이다.
  - 상승효과를 주기 위하여 종종 flucytosine(5-FC)와 병합하여 투여한다.
  - Amphoterecin B는 부작용이 많으며 발열, 오한, 심부정맥, 신장독성 등을 포함한다.
- 다른 전신적 항진균제는 flucytosine(5-Fluorocytosine), grisefulvin(Grisactin), ketoconazole(Nizoral), nystatin(Mycostatin) 등이다.

② 환자들에게 전파 기전과 감염위험을 높이는 조건들에 대하여 알려 준다.

③ 개인 위생의 차원에서 매일 청결한 물품 사용의 중요성을 인식시킨다.

④ 항진균제는 보통 7~10일이 지나야 효과가 나타남을 설명해 준다.

section 05

Chlamydial Infections

클라미디아 감염

(1) 개 요

① 클라미디아는 이동성이 없는 절대적 기생체로, 다양한 종류의 성접촉 전파질환(sexually transmitted diseases, STDs)을 발생시킨다.

② 미국에서는 세균성 STD의 가장 흔한 원인이 클라미디아이다.

③ 과거에는 바이러스라고 여겨졌으나, RNA와 DNA를 모두 가지고 있고, 그람음성 간균과 유사한 세포벽을 가지고 있어서 현재는 세균으로 분류한다.

④ 클라미디아 감염은 골반염증질환, 불임, 자궁외 임신, 만성 골반통을 발생시킨다.

(2) 병태생리

① 클라미디아는 포유동물이나 조류의 숙주세포에서 무성생식으로 증식하는 단세포 유기체로 인체에 직접 전파된다.

② 세포벽은 그람음성 간균의 구조와 비슷하게 지질 세포질막으로 구성된다. DNA는 세포질 내에서 불규칙적인 덩어리로 나타나며, 세포 내에 플라빈단백질(flavoproteins)와 cytochromes이 없다.

③ 세포주기는 감염력이 매우 높은 작은 세포로부터 시작되고, 식균작용에 의하여 숙주 세포로 유입된다.

- 세포는 자신의 통합성을 유지하고 이분열(binary fission)에 의하여 증식되어 큰 세포로 재구성된다.
- 큰 세포는 새로운 숙주 세포를 감염시킬 수 있는 작은 세포로 다시 구성된다.
- 세포 주기는 24~48시간까지 다양하다.

④ 일반적으로 상피세포의 기생체가 되고 눈과 비뇨생식기의 점막을 주로 침범하며, 조류에 의하여 전파되는 일부 형태의 클라미디아는 폐감염을 발생시킬 수 있다.

⑤ 면역기전저하 환자를 제외하고는 일반적으로 병원성이 낮으며, 면역기전저하환자는 쉽게 재감염될 수 있다.

⑥ 감염은 몇 년 동안 잠복하거나 무증상으로 존재할 수 있다.

⑦ 클라미디아는 심장 마이오신의 하나와 유사한 펩티드를 자신의 표면에 가지고 있는데, 이것이 T세포가 클라미디아와 심장 세포를 동시에 공격하는 것을 촉발하게 되어 심근염을 발생시킨다.

⑧ 클라미디아 감염이 있는 많은 환자들은 초기에는 무증상이다. 일부는 감염후 1~3주 이내에 질 분비물을 호소하기도 한다. 후기의 증상과 징후는 요통, 오심, 발열을 포함한다.

(3) 간호 사정

① 통증, 활력징후, 질분비물 관찰(여성), 음경 분비물(남성)에 대한 증상을 해석하여 사정한다.

② 진단검사

- 세포 조직 배양이 우선적인 진단적 검사이다.
- 효소면역측정(enzyme immunoassay, EIA) 검사는 고위험 환자군에게 적용할 수 있으나, 위양성률이 상당히 높다.
- 핵증폭검사(nucleic amplification tests, 흔히 소변검사와 자궁경부 도말검사와 함께 시행)가 개발되었고 효과적이다.

(4) 간호 중재

① 투약

- Macrolides : erythromycin(E-mycin)이나 single dose azithromycin(Zithromax)
- Tetracyclines : doxycycline(Vibramycin), 7일 동안 투여
- 일부 fluoroquinolones도 효과적이다.

② 성생활로 전파될 수 있음을 환자들에게 알려 준다.

③ 성생활 대상자도 함께 치료받아야 함을 환자에게 알려 준다.

section 06 Spirochetal Infections 스피로헤타 감염

(1) 개 요

① 스피로헤타는 나선형의 세균으로 운동성이 좋으며 세포외 기생체인 경우가 대부분이나, 드물게 숙주 세포내에서 성장하는 경우도 있다.

② 스피로헤타는 DNA와 RNA를 모두 가지고 있으며, 점막을 침투할 수 있고 혈액과 림프계로도 침범한다.

(2) 병태생리

① 감염은 몇 년 동안 잠복기 상태로 있을 수 있다.

② 체액성 · 세포매개성 면역 반응이 모두 활성화되며, 스피로헤타 수를 감소시킬 수 있으나 질병 자체를 제거하지는 못한다.

③ 대표적인 스피로헤타는 *treponema pallidum* 과 *borrelia burgdorferi* 이다.

④ *Treponema pallidum*은 성접촉으로 전파되는 질환(매독)의 원인체이고 미국에서는 세 번째로 흔한 STD이다.,

- 초기 징후로 감염 부위에 경결이 있고 경계가 확실한 통증 없는 궤양이 나타나며, 10~14일 동

안 지속되다가 자연적으로 사라진다.

- 두통, 미열, 림프절병증을 경험할 수도 있다.
- 잠복기로 들어가고 일부에서는 중추신경계, 혈관, 혈관주변에 만성적인 증상을 나타내는 3차 증상으로 발전하기도 한다.

⑤ *Borrelia burgdorferi* 는 라임병(Lyme disease)을 일으키며, 가장 흔한 진드기매개 전파 질환이다.

- 병소는 물린 자리로부터 일정한 형태로 확장되는데, 중심부는 깨끗하지만 주변부위에는 발적이 있다.
- 숙주의 반응으로 인하여 관절염이나 신경염과 같은 부작용이 초래될 수 있으며, 치료하지 않고 놓아두면 뼈와 관절이 손상된다.
- 증상은 발열, 경추 강직, Bell' s palsy나 Lyme병과 같은 신경계 합병증이다.

(3) 간호 사정

① 병소의 형태와 위치, 활력 징후, 림프절염의 징후, 매독을 진단하기 위한 성생활 경력, 불편감 호소 등으로 사정한다.

② 진단검사

- 배양검사(8~12주 걸린다)
- 항체에 대한 혈청학적 검사(초기에는 음성일 수도 있다)
  - ELISA
  - 간접 형광항체검사(indirect fluorescent antibody test, IFA)

(4) 간호 중재

① 페니실린과 tetracyclines이 1차 선택약이다.

② 보호용 의복을 착용하고 진드기 감염 지역을 피한다.

③ 진드기에 물린 것이 의심되면 초기에 치료하도록 알려 준다.

④ 매독을 예방하기 위하여 성교시 보호장구를 사용하도록 한다.

⑤ Tetracylines를 투여시는 칼슘제제가 흡수를 방해하므로 피하도록 한다.

section 07 Rickettsial Infections 리케치아 감염

(1) 개 요

① 리케치아는 그람음성 간균과 비슷하고 특별히 감수성이 있는 세포에서만 증식할 수 있다.

② 절지동물 매개체에 물리거나 진드기 · 이 · 벼룩의 분변을 통하여 인체로 전파된다.

③ 리케치아에 의한 가장 흔한 질환은 Typhus와 Rocky Mountain spotted fever이다.

(2) 병태생리

① 리케치아는 매우 작은 막대 형태나 구형 또는 다형태성의 세균으로 세포질막을 매우 잘 침투하는 세포내 기생체이다.

② 전형적으로 세 층으로 구성되는데, 내부 세포질막 · 단단한 세포벽 · 외피층으로 구성되며 이분열로 증식한다.

③ 작은 혈관의 내피세포에서 일차적으로 발견되는데, 특히 뇌 · 피부 · 심장을 잘 침범한다.

- 내피세포의 과증식과 혈전 형성이 혈류를 막고, 적혈구가 주위 조직으로 빠져 나간다.
- 혈관의 염증이 일어나고 이를 맥관염(angiitis)이라고 한다.

④ 임상 증상은 내독소의 생성과 관련이 있는 것으로 알려져 있다.

⑤ 치료를 하지 않으면 치사율이 20~25%에 이른다.

⑥ 증상과 징후는 피부 발진 · 두통 · 피로감 · 근육통 · 오한 · 오심과 구토이며, 발열은 급작스럽게 시작되고 2~3 동안 지속된다.

(3) 간호 사정

① 활력징후, 피부 사정, 통증과 불편감 호소를 분석하여 사정한다.

② 진단검사

- 보체응고검사(complement fixation test) : 15일 이내에 양성일 수 있다.
- 간접형광항체검사(indirect fluoroscent antibody test) : IgM과 IgG 항체를 확인한다.

(4) 간호 중재

① Tetracycline(Doxycycline)과 chlorampenicol(Chloromycetin)을 투여한다.

② 골수 억제의 가능성이 있으므로 chlorampenicol 투여시에는 주의 깊은 감시가 필요하다.

③ 고위험지역에서는 절지동물과의 접촉을 피하고 구충제를 사용하는 것이 중요하다고 교육한다.

④ Sulfonamides는 리케치아의 성장을 자극하므로 사용해서는 안 된다.

section 08 Protozoal Infections
원충 감염

(1) 개 요

① 원충은 단세포 유기체로 나선형, 방추형, 컵형을 나타낸다.

② 원충 감염은 전 세계적으로 인체에 가장 흔한 감염 중의 하나이다.

③ 1차적으로는 위장관계와 비뇨생식기계의 기생충으로 나타나고, 면역기전저하 환자에게서 기회감염의 하나로 폐렴을 발생시킬 수 있다.

(2) 병태생리

① 원충은 분열, 다분열(shizogony, multiple fission), 출아에 의하여 무성생식으로 증식한다.

- 일부는 또한 반수성 성세포(haploid sex cells)의 분열에 의하여 유성생식으로 증식하기도 한다.
- 일부 원충은 숙주 밖에서도 생존이 가능하도록 포낭(cysts)을 생성하기도 한다.

② 원충에 의한 가장 흔한 감염은 아메바증(amebiasis), 람블편모충증(giardiasis), 톡소포자충증(toxoplasmosis), 폐포자충 폐렴(*pneumocystis carinii pneumonia*, PCP)이다.

③ 아메바는 분변-구강 경로로 전파된다.

- 포낭이 감염된 사람이나 보균자의 분변과 함께 배설되고, 오염된 음식 · 물 · 물체를 통하여 섭취된다.
- 대장의 벽을 침투하여 궤양을 발생시키고 혈액으로 들어가서 다른 기관에 손상을 줄 수 있다.
- 일부 종류에서는오염된 물을 통하여 점막으로도 전파된다.
- 많은 사람들이 임상증상없이 보균자가 된다.
- 조기 증상은 혈액이나 점액이 섞인 설사, 위장에 가스가 차고 변비가 교대로 찾아온다.
- 후기 증상은 궤양성 대장염의 병소, 인체 다른 부위의 2차 감염, 아메바성 간농양이다.

④ 람불편모충증은 미국에서 가장 흔한 원충 장질환이고 분변-구강 경로로 전파된다.

- 낭포가 오염된 물이나 음식을 통하여 섭취되고 위장관염을 발생시킨다.
- 임상 증상은 오심과 상복부 통증이다.

⑤ 말라리아는 *plasmodium* 이라고 불리우는 원충의 한 속(genus)에 의하여 발생하며 감염된 모기가 물어서 전파된다.

- 일단 감염이 되면 인체의 간에서 무성생식에 의한 일차 전적혈구주기(exoerythrocytic cycle)가 되면서 동시에 다량의 적혈구 용해를 초래한다.
- 다량의 적혈구 용해는 빈혈과 비장증대를 발생시킨다.
- 이러한 변화는 일차적으로 모세혈관에서 발생하고, 이로 인해 혈관이 막히고 소량의 출혈과 국소빈혈이 발생하여 조직의 무산소증이 초래된다.
- 말라리아의 초기 증상은 두통 · 식욕 부진 · 오심 · 구토 · 광선기피증이며, 이는 오한 · 고열 · 근육통으로 이어진다.

⑥ 톡소포자충증은 덜 조리된 육류나, 파스테리제이션이 안 된 유제품 섭취, 또는 수혈 및 고양이 대변에 있는 충란을 섭취함으로써 발병한다.

- 재활성화된 톡소포자충증은 면역기전이 저하된 환자에게 심각한 기회감염이 될 수 있다.
- 건강한 사람은 무증상일 수 있으며, 초기 증상은 오한 · 발열 · 두통 · 림프절염 · 극도의 피로감 등이다.

⑦ PCP는 여러 종류 동물의 폐에서 낭포를 생성하여 감염을 일으키는 원충에 의하여 발생하며, 면역기전저하환자에게서 점점 증가하는 추세이다.

- 원충이 폐포벽을 따라 정열하여 가스 교환을 차단한다.
- 림프구, 대식세포, 혈장세포가 축적되지만, 식균작용은 거의 발생하지 않으므로 기생충 · 세포 파편 · 혈장 단백질 등이 모여서 간질성 혈장세포 폐렴(interstitial plasma cell pneumonia)이 발생한다.
- 증상은 건조하고 단회성(nonproductive)인 기침이 있으나, 객담은 없고 점점 호흡곤란이 심해지면서 청색증으로 진행된다.

(3) 간호 사정

① 위장관 증상, 원충 질환 노출위험 가능성, 통증 또는 오심의 호소, 활력징후, 광선에 대한 민감성 증가, 림프절 촉진, 활동 정도, 객담이 있는 경우 특성 등을 사정한다.

② 진단검사

- **아메바와 람블편모충증** : 대변 도말검사에서 낭포의 존재 여부와 형태 관찰
- **말라리아** : 혈액도말검사에서 적혈구 단계 관찰, CBC
- **톡소포자충증** : 혈청 검사(간접형광 항체, 간접 hemagglutination assay, ELISA)
- **폐포자충 폐렴** : 폐 조직 생검이나 주사침 흡인 검사

(4) 간호 중재

① 투약

- **아메바와 람블편모충증** : 1차 선택 약은 metronidazole(Flagyl)이며, DAN합성과 핵산의 합성을 교란시킨다.
- **말라리아** : 1차 선택 약은 chloroquine(Aralen Hydrochloride)와 hydroxychloroquine(Plaquenil)이다. 단백질 합성을 방해하고 DNA와 RNA 복제와 핵산의 합성을 억제한다.
- **톡소포자충증** : pyrimethamine(Daraprim)와 pyrimethamine/sulfadoxine(Fansider), 엽산 길항제
- **폐포자충증** : trimethoprim/sulfamethoxazole(Bactrim), 엽산 길항제

② 수돗물 공급이 안 되는 지역에서는 음료수를 반드시 끓여 마시도록 교육한다.

③ 대변을 보고난 후 적절한 손씻기를 하도록 한다.

section 09 Helminthic Infections 기생충 감염

(1) 개 요

① 기생충(worms)은 복잡한 유기체로 수정된 충란(eggs)이 섭취를 통하여 인체 내로 들어가거나

유충(larvae)이 피부나 점막을 뚫고 침투한다.

② 기생충은 다음과 같이 분류된다.

- 촌충(Cestodes, tapeworms)
- 선충(Nematodes, roundworms)
- 흡충(Trematodes, flukes)

(2) 병태생리

① 촌충 감염은 장에서 살고 있는 촌충에 의하여 발생한다.

- 촌충은 납작하고 마디가 있어서 장관벽에 잘 부착된다.
- 감염된 소고기, 돼지고기, 물고기에 있는 충란이나 알을 섭취하면서 발생하는데, 병리학적으로 특징적인 것은 없다.
- 충란은 장관 점막에 자리를 잡고 설사, 복통, 오심, 피로, 식욕부전, 감각이상 등의 증상을 초래한다.
- 크기가 큰 촌충은 점막에 자극이 되고, 장폐쇄를 일으킬 수 있다.
- 충란이 혈액 내로 들어갈 수 있고, 여러 조직(뇌를 포함하여)으로 이동이 가능하다.

② 선충은 가늘고 길며, 마디가 없고 원통형이다.

- 충란은 토양에서 발견되고, 일단 섭취가 되면 부화되어 소장에 자리잡고 성숙되기 전에 유충이 폐를 거쳐서 이동한다.
- 폐포벽을 통한 이주는 자극을 주고 일시적인 폐렴(pneumonitis)을 발생시키나 무증상이다.
- 그러나 때로는 발열, 기침, 객담내 혈액, 호산구 증가의 증상을 발생시킬 수 있다.
- 장관 선충은 복통, 발열, 폐색을 초래할 수 있다.

③ 흡충은 마디가 없고, 납작하며, 잎사귀 모양의 기생충으로 달팽이를 중간 숙주로 하여 무성생식으로 증식된다.

- 사람은 덜 익힌 생선, 게, 달팽이를 섭취함으로써 감염된다.
- 보통 위장관 점막에 부착되는 흡관(suckers)을 가지고 있다.
- 흡충은 혈관, 장, 간이나 폐 등 다양한 조직을 감염시킬 수 있다.
- 흡충은 혈액 내에서 생존하기 위하여 항체 반응을 회피해야 하므로 숙주 항원으로 자신을 피막한다.
- 이주하는 충란에 대한 염증 반응은 영향을 받은 기관에 반흔과 섬유화를 초래한다.
- 초기 증상은 발열, 권태감, 복통, 가려움(항문), 위장관염이다.
- 치료하지 않은 감염은 조직에 만성 질환을 초래할 수 있다.

(3) 간호 사정

① 불편감, 체중, 배변 형태, 활력 징후, 에너지 감소와 관련된 호소를 사정한다.

② 진단검사

- 대변 검체에서 충란, 낭포, 기생충을 관찰한다.
- CT scan
- CBC : 호산구 증가

(4) 간호 중재

① 투약

- 모든 기생충 : 1차 선택 약제는 albendazole(Albenza)로, 기생충의 장관벽에 있는 세포질 미세관(cytoplasmic microtubules)의 퇴화를 초래하여 ATP 생성 감소와 에너지 고갈을 발생시킨다.
- 촌충 구제제(驅除濟)
  - Mebendazole(Vermox)는 포도당과 다른 영양성분의 흡수를 억제한다.
  - Niclosamide(Niclocide)는 미토콘드리아의 산화 인산화를 억제한다.
  - Praziquantel(Biltricide)는 세포내 칼슘 손실을 발생시켜 기생충을 마비시킨다.
- 선충 구제제(驅除濟)
  - Diethylcarbamazine(Hetrazan)은 선충의 유충생성을 억제한다.
  - Ivermectin(stomectol)은 CNS신호를 억제하여 선충을 마비시킨다.
  - Mebendazole(Vermox)은 포도당과 다른 영양분의 흡수를 억제한다.
  - Piperazine(Antepar)과 pyrantel(Antimintn)는 근신경 접합부위의 Acetycholine을 차단하여, 기생충을 마비시킨다.
- 흡충 구제제(驅除濟)
  - Oxaminiquine(Vansil)은 세포내 칼슘 손실로 기생충을 마비시킨다.
  - Praziquantel(Biltricide)는 세포내 칼슘 손실로 기생충을 마비시킨다.

② 육류 조리의 중요성에 대하여 교육한다. 육류를 며칠 동안 냉동시키면 감염성 충란을 파괴시킬 수 있다.

section 10 Mycoplasmal Infections
마이코플라스마 감염

(1) 개 요

① 마이코플라스마는 기생체가 아닌(free-living) 유기체 중 가장 크기가 작다.

② 다형태성(pleomorphic)을 지닌 유기체로 세포벽이 없다(따라서 세포벽에 작용하는 항생제는 효과가 없다).

③ 마이코플라스마 폐렴은 비정형성 또는 보행이 가능한 폐렴(walking pneumonia)이라고 보통 알려져 있다.

(2) 병태생리

① 마이코플라스마는 일반적으로 느리게 성장하나, 성장속도는 매우 다양하다. 성장에 지방산

(sterol)과 혈청 단백질을 필요로 하고 일반적으로 점막 상피세포에 부착한다.

② 마이코플라스마 폐렴은 어린이와 젊은 성인 및 노인에게 가장 흔하게 발생한다.

- 비말로 전파되며 잠복기는 2～3주이다.
- 보통 증상이 없거나, 일반적인 증상 및 징후는 두통, 미열, 권태감, 식욕부전, 잦은 마른기침(hacking cough)이다.

(3) 간호 사정

① 활력징후, 통증이나 불편감 호소, 활동 정도, 영양 상태, 폐 청진, 기침을 사정한다.

② 진단검사

- 저온응집소(한랭응집소) 항체 역가(cold agglutinin antibody titer)를 검사하나, 민감도와 특이도가 낮다.
- **효소 면역측정**(Enzyme immunoassay, EIA) : 양성
- 흉부 X-선 검사에서 침윤(infiltration)을 보인다.

(4) 간호 중재

① 투약

- 1차 선택약 : macrolides-erythromycin(E-Mycin)
- Tetracycline hydrochloride(Doxycycline)
- 불편감에 대하여 진통제나 NSAIDs 투여
- 열이 나면 해열제 투여

② 휴식과 활동의 균형을 취하도록 권장한다.

③ 금기가 아니면 수분섭취를 권장한다.

④ 필요하면 산소를 투여한다.

section 11 Mycobacterial Infections 항산균 감염

(1) 개 요

① 항산성 세균의 한 그룹으로 *Mycobacteriaceae* 과에 속한다.

② 홀쭉한 그람양성 간균이다.

③ 흔한 질병으로는 *M. tuberculosis*(tuberculosis, 결핵), *M. laprae*(lerposy, 나병), *M. avium intracellulare*(기회감염성인)이 속한다.

(2) 병태생리

① 밀랍 성분의 캡슐로 둘러싸여 있어서 침투하기 어렵다.

② 특성상 진균의 한 분류로 볼 수도 있다.

③ 다양한 환경에서도 생존이 가능한 세포내 기생체로 분류된다. 대식세포 내에서도 생존하고 성장할 수 있다.

④ 인간만이 숙주가 될 수 있다.

⑤ 만성 염증반응의 결과로 세포의 조직 손상을 일으킨다.

⑥ *M. tuberculosis*(tuberculosis, 결핵)는 호기성 항산성 간균이다.

- 호흡기 비말이 전염력을 지닌다.
- 잠복기는 다양하고 4~8주이다.
- 재감염이 될 수도 있다.
- 증상과 징후로는 폐 감염(흉부 X-선 검사에서 확인할 수 있다), 발열, 늑막염(pleurisy), 야한증(night sweating), 체중감소 등이 있다. 제 1장 참고

⑦ *M. laprae*(lerposy, 나병)

- 한센씨병(Hansen' s disease)이라고도 부른다. 항산성인 막대 모양의 간균이다.
- 밀접한 접촉이나 장기간 노출로 감염될 수 있다.
- 피부나 비강 점막이 유입구가 된다.
- 잠복기는 3~5년이다.
- 증상과 징후는 다음과 같다: 말초 신경, 상기도, 고환, 손과 발에 침범하고 떨어져 나가는 피부 병소, 근육 약해짐.
- 나병결절홍반(erythema nodosum leprosum, ENL) 반응이 치료 첫 해의 종반에 나타날 수 있으며, 점차 궤양화되고 궤사되는 붉고 동통이 있는 결절을 말한다.

⑧ *M. avium-intracellulare*

- 기회감염성으로 나타나며 항산성 간균이다.
- 토양, 물, 유제품, 조류, 포유동물로부터 호흡기로 전파되어 감염된다.
- 폐와 관련된 증상과 징후를 나타낸다.

(3) 간호 사정

① 폐 청진, 증상 분석, 활력 징후, 피부 사정, 신장과 체중 분석, 영양상태 사정, 기침 유무등을 사정한다.

② 진단검사

- 객담 분석 : 항산성 간균과 마찬가지로 감수성과 배양검사
- CXR
- 나병
  - 림프구 변형 검사(lymphocyte transformation test)
  - 백혈구 이주 억제 검사(leukocyte migration inhibition test)
- 결핵 : 피부 TB검사 양성(PPD나 Mantoux), 10mm이나 그 이상 크기의 경결(induration)

(4) 간호 중재

① 투약

- 나병
  - Dapsone(DDS)
  - Thalidomide(Thalomid) : ENL의 1차 선택약
  - Corticosteroids
- 결핵
  - Isoniazid(INH), pyrazinamide(PZA), rifampin(RMP)
  - INH와 RMP의 복합 투여가 가장 효과적이다.

② 환자와 가족에게 다른 사람에게의 재감염을 예방하기 위하여 노출과 적절한 잠복기에 대하여 교육한다.

③ 증상이 좋아지더라도 치료를 계속하는 것이 중요함과 INH 복용시 알코올 섭취를 피하도록 알려 준다.

section 12 Prion Infections 프리온 감염

(1) 개 요

① 프리온은 일부 동물 세포의 표면에 존재하는 단백질의 돌연변이 형태이며, 감염을 일으키는 능력과 크기가 매우 작은 것이 바이러스와 흡사하다.

② 프리온은 바이러스에는 존재하는 핵산을 가지고 있지 않다.

③ 중추신경계의 만성 퇴행성 질환과 관련이 있다.

(2) 병태생리

① 비록 정확한 작용 기전은 알려져 있지 않으나, 질병의 특성은 규명되어 있다.

② 잠복기가 매우 길고 질병이 진전되면서 궁극적으로는 죽음에 이르는 것이 특징인 질환이다.

③ 병리학적인 병소는 보통 한 가지 장기나 조직 체계로 국한된다.

④ 프리온 질환의 사례는 크루이펠트-야콥 병(Creutzfeldt-Jacob disease)과 같은 해면뇌병증(spongiform encephalopathies)이다.

- 이 질환은 인격 장애 · 기억력 손실 · 시력 저하로 시작되며, 진행이 되면 치매 · 운동실조 · 졸림이 나타나며 결국 증상 시작후 1～2년 이내에 사망한다.
- 각막 이식과 오염된 성장 호르몬을 통하여 전파된 것으로 알려져 있다.
- CNS의 변성은 1차적으로는 대뇌겉질(cerebral cortex)과 소뇌(cerebellum)에서 일어난다.

(3) 간호 사정 및 중재

① 병력과 기억 상실과 인격 변화의 형태를 사정한다.

② 점진적인 신체적 행위적 변화를 기록한다.

사례 연구

장폐색으로 수술을 받은 입원환자이다. 수술로부터 회복되는 단계에서 오한, 발열, 권태감과 수술창상의 발적과 농성 배액을 나타내었다. 이 병원의 병동에서 최근 메티실린-내성 포도상구균(methicillin-resistant *staphylococcus aureus*)의 발생률이 증가하고 있으므로, 의사는 MRSA로 인한 창상감염을 의심한다.

① 어떤 종류의 감염으로 생각되며, 가장 중요한 간호 중재와 예방은 무엇인가?

② 원인 미생물을 확인하기 위한 가장 적절한 진단적 검사는 무엇인가?

③ 다른 관련 검사로는 무엇을 확인해야만 하는가?

④ MRSA치료시 1차 선택약은 무엇이며, 간호사가 알고 있어야만 하는 부작용은 무엇인가?

⑤ 만약 배양검사에서 반코마이신 내성 포도상구균(vancomycin-resistant *staphylococcus aureus,* VRSA) 이 분리된다면 효과적인 치료약은 무엇인가?

책 속의 책 28쪽

■ 참고 문헌

Bullock, B. A. & Henze, R. (2000). *Focus on pathophysiology.* Philadelphia: Lippincott, pp. 228～252.

Clark, M. J. (1999). *Nursing in the community*(3rd ed.). Stamford, CT: Appleton & Lange, pp. 740～778, 1051～1053.

Corbett, J. V. (2000). *Labortoru test and deagnostic proce dure with nursing deagnoses* (5th ed.) Stamford, CT: Appleton & Lange.

Doenges, M. E., Moorhouse, M. F.m & Geissler, A. C.(2000). *Nursing care plans: Guidelines for individualizing client care* (5th ed.). Philadelphia: F.A. Davis.

Inman, W. B. (1999). *Infection control and emerging infectious diseases* (5th ed.). Stamford, CT: Appleton & Lange.

Kee, J. L.(1999). *Laboratory and diagnostic tests with nursing implications* (5th ed.). Stamford, CT: Appleton & Lange.

LeMone, P & Burke, K. M. (2000). *Medical surgical nursing: Critical thinking in client care*(2nd ed.). Upper Saddle River, NJ: Prentice Hall, pp. 253～259, 488～492, 585, 805, 812～896, 1347, 2078

Lilley, L. L. & Aucker, R. S.(2001). *Pharmacology and the nursing process*(3rd ed.). St. Louis: Mosby.

Valanis, B. (1999). *Epidemiology in health care* (3rd ed.). Stamford, CT: appleton & Lange.

Vande Waa, E. A., Henderson, J. D., White, G. L., & nowatzke. T. J. (1998). Common helminth infections: Battling wormlike parasites in primary care. *Clinician Reviews 8* (5): 75～77, 81～82, 85～90.

Wilkinson, J. M. (2000). *Nursing diagnosis handbook with NIC interventions and NOC outcones*(7th ed.). Upper Saddle River, NJ: Prentice Hall.

Wilson, B. A., Shannon, M. T., &Stang, C. L. (2001). *Nursing diag drug guide.* Upper Saddle River, NJ: Prentice Hall.

✓ POSTTEST

1. 감염발생시 세균의 면역체계에 대한 저항력을 증진시키는 협막(capsule)이 역할은 다음 중 무엇인가?

① 병원성 세균의 침투력에 기여한다.
② 세균의 부착과정에서 주요한 역할을 담당한다.
③ 미생물을 탐식으로부터 보호하지 못한다.
④ 글루탐산(glutamic acid)으로 구성되어 있다.

2. 선충(회충류, nematode) 감염시 증가하는 검사결과는 다음 중 무엇인가?

① 호중구(neutrophil)
② 간효소(liver enzymes)
③ 적혈구(red blood cells)
④ 호산구(eosinophils)

3. 간호 연구자가 HIV의 역학적인 특성에 관심이 있다. 이는 이 연구자가 다음 중 무엇을 가장 염려하고 있다는 의미인가?

① 질병의 원인
② 질병의 전파
③ 가장 효과적인 치료
④ 특정 인구집단에서의 질병 분포

4. 남자 대학생이 성기 헤르페스에 감염되어 진료를 받으러 왔다. 다음 중 어떤 중재가 가장 적절한가?

① 며칠 동안 침상안정을 취하도록 권유한다.
② 4시간마다 체온을 측정한다.
③ 질병의 급성기 동안 성적인 접촉을 피하도록 한다.
④ 항진균제제를 정규적으로 사용하도록 권장한다.

5. 성기 헤르페스의 치료시 가장 효과적인 약은 다음 중 어떤 것인가?

① 페니실린(penicillin)
② 리팜핀(rifampin)
③ 에이사이클로비어(acyclovir)
④ 리바비린(ribavirin)

6. 젊은 성인 남자가 간호사에게 최근에 감염의 증상과 징후를 경험하였다고 설명하였다. 호중구 수가 정상보다 낮다. 이 환자에게 가장 발생가능한 질환은 다음 중 무엇인가?

① 세균성 감염
② 바이러스성 감염
③ 면역결핍 질환
④ 질병으로부터 회복 중

7. 어린 소녀가 열과 복부 팽만을 보인다. 그녀의 어머니는 최근 며칠 전에 "피를 토하는 기침(coughed up blood)"도 있었다고 설명하였다. 다음 중 이 증상과 관련되는 질환은 무엇인가?

① 마이코플라스마 폐렴
② 리케치아 감염
③ 선충 감염
④ 스피로헤타 감염

8. 다음 중 프리온(prion) 질병과 관련하여 사실인 것은 무엇인가?

① 프리온은 HIV 감염환자에서 흔히 발견되는 기회감염 원인체이다.
② 크루츠펠트-야콥 질환(Creutzfeldt-Jacob disease)과 같은 중추신경계의 만성 퇴행성 질환과 관련이 있는 것으로 알려져 있다.
③ 병소는 흔히 전신에 걸쳐서 분포한다.
④ 프리온은 핵산구조가 바이러스와 비슷하다.

9. 환자의 백혈구수가 15,000이고 이 중 60%가 분엽핵 호중구(segmented neutrophils), 3%가 미성숙 호중구(bands)이다. 항생제가 처방되었다. 3일후 WBC는 15,000개로 변함이 없고, 62%가 분엽핵 호중구, 1%가 미성숙 호중구였다. 이것은 무엇을 의미하는가?

① 감염이 해결되는 중이다.
② 환자는 면역기능저하 상태이다.
③ 감염이 심하고 지속되고 있으며, 항생제에 반응하지 않는다.
④ 백혈구 감별검사에서 오른쪽 이동(shift to the right)이 있다.

10. 라임병(Lyme disease)과 관련하여 사실이 아닌 것은?

① 리케치아에 의하여 발생하는 질환이다.
② 인체의 체액성 · 세포매개성 면역반응은 이 질병에 대항하는 데 일반적으로 충분하지 못하다.
③ 이 질병은 진드기에 의하여 전파된다.
④ 치료하지 않으면 관절염과 관절 변형의 부작용을 초래할 수 있다.

책 속의 책 27쪽

CHAPTER 14

피부계

(Integumentary System)

Jalie A, Adkins. Rn, MSN, FNP

신 기 수

목 차 Chapter Outline

- 피부 건강문제와 관련된 위험 인자들(risk factors associated with integumentary health problems)
- 피부계의 악성 상태(malignant conditions of the integumentary system)
- 피부계의 양성 상태(benign conditions of the integumentary system)
- 피부계의 박테리아성 감염(bacterial infections of the integumentary system)
- 피부계의 바이러스성 감염(viral infections of the integumentary system)
- 피부계의 진균성 감염(fungal infections of the integumentary system)
- 기생충과 벌레의 자상(infestations and insect bites)
- 피부계의 알레르기 상태(allergic conditions of the integumentary system)
- 화상(burns)

목 적 Objectives

- 피부계 건강문제와 관련된 중요 용어를 정의한다.
- 피부계 건강문제와 연관된 위험요소를 정의한다.
- 피부계 건강문제의 흔한 병태생리학 요인들에 대해 토의한다.
- 피부계 건강문제와 연관하여 병태생리학적인 과정을 묘사한다.
- 간호 사정으로부터 얻게 된 결과물을 사용하여 비정상적인 피부계와 정상적인 피부계의 차이점을 구분한다.
- 피부 건강문제와 관련하여 간호 중재의 우선순위를 결정한다.

개 요 Peview at a glance

- 각화증(seborrheic keratosis) : 양성 플라그로 베이지에서 갈색이거나 혹은 검은색을 가질 수도 있으며, 크기는 3~20mm로 촉감이 매끄럽거나 사마귀가 돋은 표면을 가질 수도 있다.
- 건선(psoriasis) : 유전적으로 결정되며 발적이 나타남. 일반적으로 은빛의 표면을 드러내는 비늘 모양의 반점으로 특징지을 수 있는 만성적 상피세포 증식 질환
- 기저핵 악성 종양(basal cell carcinoma) : 상피의 기저핵으로부터 형성된 피부의 악성 종양
- 농가진(impetigo) : 홍반성 소포로 보이는 피부 표면의 감염, 후에 꿀빛이 나는 군집을 형성하는 병소로 변화됨
- 다색의 백선증(tinea versicolor) : 친유성의 이스트가 원인이 되며, 흔한 비염증성 진균감염
- 단순포진 (herpes simplex) : keratinoytic에 일어나는 바이러스성 감염으로 피부에 군집을 형성하고 통증이 있는 소포체를 발현시킨다.
- 대상포진(herpes zoster) : 바이러스가 피부에 소포의 집단을 형성 ; 신경절 후면에 수두 바이러스가 재활성화되어 첫 번째 감염 후에 잠복적으로 남아 있다가 재활성화한 것
- 두드러기(urticaria) : 가려운 발진
- 모낭염(folliculitis) : 모발 모낭의 감염은 보통 연쇄상구균이나 녹농균으로 인해 유발된다.
- 박피성 피부염(exofoliative dermatitis) : 박피를 유발하는 홍반으로 특징지어지는 피부염증
- 사마귀(warts) : 바이러스에 의한 상피세포의 종양
- 소포염(cellulitis) : 피부와 피하층의 감염이 다양한 병소들을 보이며 확산되는 것으로, 소포 · 수포 · 농양 · 반점을 포함한다.
- 아토피성 피부염(atopic dermatitis) : 예민한 피부를 가진 개인의 알 수 없는 원인으로부터 감염된 피부
- 악성 흑색종(malignant melanoma) : 멜라닌 세포로부터 기인하는 피부암
- 여드름(acne) : 안드로겐이 자극된 피지선의 감염성 질환으로, 여드름 · 종기 · 화농성 농포와 흉터를 형성하기도 한다.
- 옹(carbuncle) : 감염된 여포의 집합체들이 회복되면서 큰 병소를 형성하는 것
- 이기생증(pediculosis) : 인간 숙주를 필요로 하는 외부 기생충 중 흡혈하는 이가 피부와 모발에 침범하여 기생하는 것
- 접촉성 연성 종양(molluscum contagiosum) : 상피세포증식을 유발하는 천연두 바이러스에 의해 일어나는 피부의 양성 바이러스 감염
- 접촉성 피부염(contact dermatitis) : 염증을 일으키는 물질이나 알레르기 항원에 접촉되어 생기는 피부의 발진
- 종기(furuncle) : 농양이나 부스럼으로 알려진 심부의 종기염은 단단하고 농양이 가득찬 덩어리를 이루고 있으며 통증이 심하다.
- 칸디다증(candidiasis) : 칸디다 알비칸스에 의한 진균 감염, 피부 표면에 이스트처럼 생긴 진균이 원인이 된다.
- 편평상피세포 암종 (squamous cell carcinoma) : 상피세포에서 시작하여 전이될 수도 있는 불규칙적인 편평상피세포의 암으로, 느린 진행속도가 특징이다.
- 피부기생균(dermatophyte) : 감염시킬 수 있는 능력을 가진 진균의 집합체로, 오직 케라틴에만 생존할 수 있으며 버짐이라고도 한다.
- 피부염(seborrheic dermatitis) : 두피에서 시작해서 원형을 이루며 불규칙적인 병소와 노란색의 딱지를 특징으로 하며 원인이 알려지지 않은 피부의 급성 감염
- 화상(burn) : 열, 화학성분, 전기, 혹은 방사선에 대한 조직 노출에 의해서 조직이 손상을 입은 것
- 흑점(lentigo) : 변두리 부분을 제외한 주근깨로 여겨지는 갈색 반점이 일반적이다.

✓ PRETEST

1. 간호사가 건선을 가진 대상자에게 자가 간호를 교육 중이다. 간호사는 다음의 어떤 방법을 사용하여 딱지가 진 병소를 가진 환자를 격려할 수 있을까?
   ① 유연제와 보습제로 딱지를 부드럽게 하고 부드럽게 벗겨 낸다.
   ② 추후 지시사항의 중요성을 알린다.
   ③ 면도할 때마다 깨끗한 면도날을 사용한다.
   ④ 하루에 24시간 동안 폐쇄 드레싱으로 병소를 유지시킨다.

2. 간호사는 대상자에게 접촉성 피부염의 자가관리에 대한 첫 단계를 가르치기 위해 다음 중 어떤 것을 행해야 할까?
   ① 가려움을 조절하기 위해 항히스타민을 투약함
   ② 원인물질을 밝히고 제거함
   ③ 처방전 없이 하이드로 코르티손 크림을 사용함
   ④ 알레르기 테스트를 알아봄

3. 아이의 어머니는 어떻게 2학년 어린이가 머리에 이를 가지게 되었냐고 질문한다. 간호사는 이의 체내증식에 대해 어떻게 설명해 줄 수 있을까?
   ① 오로지 사회경제적으로 가난한 사람들에게만 발생한다.
   ② 아마도 교실에서 사람끼리의 접촉으로 퍼졌을 것이다.
   ③ 공기전파일 것이다.
   ④ 머리를 제대로 감지 않은 것이 주된 원인이다.

4. 간호사는 건강 박람회에서 참석자들에게 다음 중 어떤 그룹의 사람들이 악성 흑색종의 위험요소가 높다고 가르쳐야 하겠는가?
   ① 실내에서 일하는 밝은 피부를 가진 사람
   ② 실내에서 일하는 어두운 피부를 가진 사람
   ③ 정기적으로 태양에 노출되는 밝은 피부를 가진 사람
   ④ 정기적으로 태양에 노출되는 어두운 피부를 가진 사람

5. 환자는 흉부와 팔에 화상을 입고 응급실로 입원해 왔다. 피부는 하얗고 건조하며 통증은 없다. 간호사는 환자의 화상 종류가 다음 중 어떤 것이라고 사정해 볼 수 있을까?
   ① 외피 부위의 화상
   ② 외피의 국소적 부위 화상
   ③ 심부의 국소적 부위 화상
   ④ 전신적인 화상

6. 어린 소년이 자신의 얼굴에 화학적인 화상을 입고 왔다. 우선적인 사정으로 다음 중 어느 것을 포함해야 하는가?
   ① 피부 보존 정도
   ② 혈압과 맥박
   ③ 공기통로의 개방성
   ④ 고통의 정도

7. 10살짜리 여성 환자가 비듬에 대해 호소한다. 시험 중 간호사는 여성 환자의 모발에서 빗질로는 떨어지는 않는 비듬 박편을 발견하였고, 그녀의 목에서는 구진성 발진을 발견했다. 간호사는 다음의 어떤 장애를 의심할 수 있을까?
   ① 두부 백선
   ② 비듬
   ③ 지루성 피부염
   ④ 두부 이 기생증

8. 간호사는 말벌에 찔린 대상자를 염려하고 있는데, 그 이유는 이 대상자는 ________________ :
   ① 이전에 찔려 본 경험이 없다.
   ② 물렸을 때 열이나 오한의 과거력이 있다.
   ③ 이전에 찔렸을 때 두드러기와 가쁜 호흡을 경험했다.
   ④ 찔렸을 때 혈압이 140/90으로 상승했다.

9. 두 가지 항생제를 투여받는 환자가 혀에 화끈거림을 호소하며 식사하려고 하지 않는다. 혀의 검사결과, 하얗고 뿌연색의 플라그가 문질러도 없어지지 않았다. 간호사는 무슨 상태라고 예측해 볼 수 있을까?
   ① 농가진
   ② 칸디다증
   ③ 화상
   ④ 포진

10. 간호사는 사마귀를 가진 대상자에게 건강교육시 다음의 어떤 정보들을 포함해서 해야 하는가?
   ① 사마귀는 바이러스성이고 같은 장소에 재발되거나 피부의 다른 곳에도 재발할 수 있다.
   ② 사마귀는 치료없이는 없어지지 않는다.
   ③ 사마귀는 전이되지 않는다.
   ④ 사마귀는 유년기에만 나타난다.

책 속의 책 29쪽

section 01

Risk Factors Assciated with Integumentary Health Problems

피부 건강문제와 관련된 위험인자들

① 악성 상태
- 피부, 착색
- 선재성 병소들
- 화학물에 노출
- 방사능이나 과도한 햇빛
- 외상
- 바이러스
- 민족성(코카시안)
- 흰 피부

NCLEX! ② 흰 피부와 밝은 모발을 가진 사람이나 과도한 태양에 노출된 사람은 악성 흑색종에 걸릴 위험요소가 크다.

③ 양성 상태 : 태양광 노출, 국소 외상, 감염, 스트레스, 신체 장애와 약물

④ 박테리아 상태 : 면역 반응이 제대로 일어나지 않는 사람, 당뇨병 등의 질병이 있거나 비위생적인 상태나 영양이 결핍된 사람

⑤ 바이러스 감염 : 억압된 면역 체계, 후천성 면역결핍 바이러스, 방사능, 화학요법이나 주요 장기이식을 한 사람

⑥ 진균감염 : 쇠약해지는 질병, 영양 실조, 비위생, 열대성 기후, 감염된 사람이나 동물과의 접촉, 공용 샤워나 수영장, 폐쇄적 신발, 과도한 수분이 유발되는 의류, 혹은 실금을 가진 채로 속옷을 입은 노인들

⑦ 곤충에 물리거나 기생충의 체내 침입. 인구가 많고 개발되는 나라에 거주, 비위생적인 환경, 혹은 특정 지정학적인 지역

⑧ 알레르기 상태 : 면역 억제(AIDS와 같은) 약물요법과 유전

⑨ 화상 : 유아나 노인, 고위험 직업, 사지나 몸의 특정부위의 감각이 감소된 사람

section 02

Malignant Cotiditions of the Integumentary System

피부계의 악성 상태

(1) 개 요

① 피부암은 피부의 신생물이나 악성 종양으로 정의된다.

② 3가지의 악성 상태가 있다. 기저세포 암종, 기저세포 흑색종, 편평상피세포 암종

NCLEX! ③ 자외선 노출, 급격한 기후변화, 방사능 치료, 화학물, 외상, 화상 또는 만성 감염, 흰 피부를 가진 사람, 따뜻한 기후에 사는 사람과 노인들의 위험은 증가된다.

(2) 병태생리

① **기저핵 암종** : 상피 피부 기저층의 비정상적인 세포성장이다. 이는 미미한 침투성을 보이고, 다른 기관으로는 거의 전이되지 않는다. 이것은 피부암의 가장 흔한 형태이며, 인체의 일부분을 파괴시키며, 주변 조직으로 침투할 수 있다. 종양은 여러 가지 형태이다.

- 마디(혹)가 있는 기저핵 암종은 가장 흔한 형태이고, 목 · 머리 · 얼굴에 나타난다. 이것은 잘 정리된 경계를 가진 창백한 색의 혹을 가지고 동그란 가장자리에 납작한 중앙부위를 보여준다.
- 표면의 기저핵 암종은 몸체와 사지에 위치하며 두 번째로 흔한 종양이다.
- 다른 형태들은 착색된 기저핵(머리, 목, 얼굴), 털, 국한성 경피증(목과 머리), 각화된 기저핵(전후 귀의 고랑)이 있다.

② **편평상피 세포 암종** : 좀더 침투적이고 느리게 성장하는 암종이며, 림프 체계를 거쳐 전이될 수 있다.

- 진주빛의 각질을 형성하며 상피의 각질화하는 세포의 증식을 일으켜서 종양을 야기한다.
- 코, 입술, 손과 같은 태양광 노출 부위가 가장 흔한 발병장소이다.
- 특히 흡연자에게는 아랫입술이 흔한 발병장소이다.
- NCLEX! 홍반이나 종기, 만지면 출혈이 날 수도 있다.

③ **악성 흑색종** : 멜라노사이트(상피세포층 가장 깊은 곳에서 멜라닌을 생성하는 세포)로부터 암종양이 올라온 것으로, 다른 기관으로 전이될 능력을 가지고 있다.

- 흑색종은 처음에는 피상적으로 자라지만, 후에는 상피와 진피로 이어진다.
- 수직적으로 자라면서 망상 진피와 피하지방으로 침투한다.
- 이 종류의 흑색종은 청년층에게 자주 영향을 미치며, 등과 다리가 흔한 발병장소이다.
- NCLEX! 흑색종은 비대칭적이고 경계가 불분명하며 색상은 다양하다. 지름은 6mm 이상이다. 주요증상은 황갈색, 검은색, 혹은 파란색의 불규칙하고 동그랗게 경계가 진 병소이다. Box 14-1 참고
- 악성 흑색종의 전조적인 병소는 이형성 모반, 불규칙적인 사마귀, 선천적인 모반(출생 이전에), 악성 흑점(주근깨의 외양을 가진 황갈색 혹은 검은 색의 파편들)
- 흑색종(대략 70%)은 모반, 악성 흑점, 결절성 흑색종, 말단성 흑점양흑색종으로부터 유발된다.

Box 14-1

악성 흑색종의 ABCD

- **A**symmetry(비대칭)
- **B**order irregularity(경계 불분명)
- **C**olor variegation(색상 다양)
- **D**iameter greater than 6mm(지름은 6mm 이상)

(3) 간호 사정

① 사정

- 피부의 변화나 신생물이나 태양광 노출 및 태양광 화상의 정도에 관한 과거력을 분석해야 한다.
- 피부 장애의 가족력 사정하기, 화상, 외상, 부상, 흡연의 과거력
- 선재하는 병소의 색상, 크기, 모양 변화를 사정. 국소 통증, 병소의 분비물이나 출혈, 소양증, 림프절 비대, 간과 비장 등에 대하여 기록할 것

② 진단검사

면도 생검(진단을 위해), punch생검, 추출 생검(종양의 일부분을 제거), 혹은 절개 생검 (종양의 모든 부분을 제거), 악성 흑색종, 간 윤곽, 전혈구 검사(CBC), 전해질, 간과 뇌의 CT 스캔, 흉부 X-ray(CXR), 뼈 스캔, 간의 자기 공명 검사(MRI), 림프절의 생검

(4) 간호 중재

① 몸 전체의 모든 병소 사정

NCLEX! ② 자가 사정과 피부에 존재하는 병소와 신생 병소의 시험법에 대해 교육하기, 초기 진단과 중재가 결정적이다.

③ 환자에게 화학 자극물의 접촉을 피하도록 교육한다.

NCLEX! ④ 환자에게 태양광 노출의 보호를 위해 야외에서는 의류를 여러겹 입을 것, 정오의 태양을 피할 것, SPF지수가 15를 넘기는 자외선 차단의 사용에 대해 교육한다.

⑤ 환자가 걱정을 표현하고 신체상의 변화를 말할 수 있도록 격려한다.

⑥ 대상자에게 일광욕의 유해효과에 대해 교육한다.

section 03 Benign Conditions of the Integumentary System
피부계의 양성 상태

(1) 개 요

① 악성의 잠재성은 없지만 피부를 해치는 성장물이 존재하는 피부 상태로 정의할 수 있다.

② 양성 상태는 여드름, 주근깨, 건선, 지루성 각화증을 포함한다.

③ 원인

- 여드름 : 피지의 과도분비와 호르몬의 이형성
- 주근깨 : 태양에 과도노출
- 건선과 지루성 각화증 : 유전

(2) 병태생리

① **여드름** : 안드로겐이 자극되어 지방을 분비하는 선에 염증성 장애가 생겨서 결과적으로 여드름을 형성한다(열린 상태-블랙헤드, 닫힌 상태-화이트헤드), 종기, 감염성 농포, 낭포와 때때로 흉터를 남기기도 한다.

- 여드름에는 3단계가 있다.
  - 초기 단계 : 구진이 몇 개 생기고, 결절은 형성하지 않으나 목이나 얼굴에만 국한되어 나타난다.
  - 발달 단계 : 구진이나 농포가 많이 생기고, 얼굴 · 등 · 흉부 · 팔의 상부에 몇몇의 결절을 형성한다.
  - 심각한 단계 : 많은 수나 혹은 광범위한 구진이나 농포 및 여드름을 유발하는 위축성 상흔을 만드는 많은 수의 결절을 형성한다.
- 여드름은 피지분비의 증가, 여포상피세포의 비정상적인 각질화, prorpriobacterium(프로프리온 박테리아)의 증식과 감염을 포함한 여러 가지 요소에 영향을 미친다.
- 피지 분비율은 유전적으로 결정된다. 피지분비율은 사춘기 전 시기에 안드로겐 존재량이 빠르게 변화하면서 증가된다.
- 여드름에는 3가지 종류가 있다.
  - 심상성 좌창(청년기에 흔한 형태)
  - 집족성 좌창(흉터를 유발함)
  - 주사성 좌창(만성형)
- 여드름은 다음의 단계로 나누어 볼 수 있다.
  - 1단계 : 열린 상태이거나 닫힌 상태
  - 2단계 : 몸체와 얼굴에 25개가 넘는 종기가 돋아난 상태
  - 3단계 : 가벼운 흉터와 25개가 넘는 농포가 있는 상태
  - 4단계 : 작은 결절, 감염성의 결절을 형성하고 넓은 흉터를 남기는 낭포를 형성함

② **흑점** : 경계가 규칙적인 점을 제외하면 주근깨와 비슷한 갈색의 반점이다.

- 양성 흑점, 악성 흑점, 노인성 흑점
- 양성 흑점은 처음에는 어린이들이 자외선에 노출되면 겨울철 동안 색이 짙어지는 증상을 보이는 것이 특징이기도 하다.
- 악성 흑점은 갈색이나 검은색의 반문, 불규칙한 경계, 멜라닌 세포 수의 증가에 따라 서서히 커지는 병소를 보인다. 이는 전구증상으로 여겨지고 10～15년 후에는 1/3의 수가 흑색종으로 진전될 수 있다.
- 노인성 흑점은 간 반점으로 알려져 있으며, 자외선 빛에 노출된 피부에 형성되고 특히 노년의 코카시안 인종에게 많이 발생한다.

③ **건선** : 유전적으로 결정되며 발적을 나타내고, 건조한 비늘 모양의 조직과 두껍고 은색의 표면을 특징으로 하는 만성 상피층의 증식 질환이다. 완화와 악화를 반복한다.

NCLEX!

- 건선은 주로 상피세포의 증가와 함께 각질세포의 세포주기가 311시간에서 36시간으로 짧아지는 변화가 원인이 되어 일어난다.
- 종종 감염에 의해 일어나며, 가장 흔한 감염은 연쇄상 구균 인두염이나 상부 호흡기계의 바이러스성 감염이다.

- 두 가지 종류
  - 1형 : 1형은 가족력을 가진 젊은 층에게 영향을 미치고 좀더 공격적인 종류이다.
  - 2형 : 2형은 일반적으로 가족력이 없는 노인들에게 영향을 끼친다.
  - 2형은 좀더 안정적인 종류의 질병이다.
  - 이것은 치료하지 않으면 평생동안 진행되는 질병이다.

④ **지루성 각화증** : 양성 플라그로 베이지 · 갈색 혹은 검은색을 보이며, 3~20mm의 크기를 가진 매끄럽거나 혹은사마귀 및 쥐젖의 표면을 특징으로 보여 준다.

- 지루성 각화증은 진피안에 미성숙한 각질세포와 멜라닌세포가 증식하는 것을 말하며, 일반적으로 중년에 시작되는 것으로 특징지을 수 있다.
- 이들은 '점착성을 가지는' 반점으로, 목 · 얼굴 · 두피 등의 상부흉부에 나타나면 옷에 의해 긁히거나 뜯겨서 피가 나기도 한다.

(3) 간호 사정

① 여드름

- 사정
  - 발생시기, 병소의 종류, 분포 등에 대한 증상 분석
  - 세정제, 윤활제 · 보습제, 이전 치료와 결과에 대해 알아본다.
  - 여성의 경우, 월경 주기에 따라 재발되는지를 질문하고 경구 피임약의 사용에 대해 질문한다.
  - 여드름의 종류(약함, 중간, 혹은 심각함)를 결정하기 위해 피부 실험을 해보고 연루된 장소를 기록해 놓는다.
  - 현재 여드름의 단계를 결정한다.
- **진단검사** : 여드름을 위한 진단시험은 없다. 농포의 존재시에 다른 상태와 여드름을 구분하기 위해 배양을 해볼 수 있다.

② 흑점

- 사정은 발생시기, 위치, 기간, 색상 변화와 비대정도를 포함해서 행해져야 한다. 환자에게 태양광 노출 정도와 자외선 차단제의 사용에 대해 묻는다.
- **진단검사** : 테스트가 필요하지 않을 수도 있지만, 의심스러운 병소가 발견된다면 생검이 필요하다.

③ 건선

NCLEX!

- 위치, 발생시기, 플라그의 지속기간을 포함하는 내용을 다룬 사정, 이전 치료와 결과에 대해서 질문한다. 정서적인 스트레스, 외상, 혹은 계절변화와 같은 유발요인에 대한 사정이 필요하다.
- **진단검사** : 피부 생검은 다른 상태와 구분해 볼 수 있는 진단으로 필요할 수도 있고, 피부 두께를 측정하기 위해 초음파검사를 해볼 수도 있다.

④ 지루성 각화증

- 사정은 위치, 발생시기, 플라그의 지속기간을 포함해야 한다. 병소, 홍반, 출혈 부위의 변화에 대해 질문한다. 환자의 태양 노출의 과거력과 과거에 사용된 중재법에 대해 사정한다.
- **진단검사** : 특별한 진단검사는 없다.

(4) 간호 중재

① 여드름

NCLEX!

- 투약
  - benzoyl deroxide preparatons(처방전없이) 항균성이 있고 각질화하며 건조하는 효과를 나타낸다.
  - clindamycin(Cleocin T solution)같은 국소액제, erythromycin(A/T/S 또는 EryDerm), tetracycline(Topicycline), isotretinoin(Accutane), azelaic acid(Axelex), tretinoin(Retinoic acid, Vitamin A, Retin-A)
  - 감염되지 않더라도 새 병소의 형성을 줄이기 위해 국소적인 항생제를 사용할 수도 있다.
  - NCLEX! 많은 종류의 국소 액제는 피부를 건조화하기 위해 사용한다. 얼굴 전체에 사용하기 전에 피부의 안쪽 부위에 소량을 먼저 시험해 본다.
  - NCLEX! 대부분의 약물은 빛에 민감해지는 부작용이 있다. 햇빛 차단제가 사용되어야만 한다.
- 관리는 질병을 조절하려는 목적이지 치유하려는 것이 아니다.
- 환자에게 항균성 비누를 사용하고 기름 성분을 함유한 화장품을 피하게 하며, 피부에 건선이 나타나는 경우에만 보습 로션을 사용하도록 한정하는 방법을 교육한다.
- 환자에게 병소를 뜯으면 흉터가 될 수 있다는 사실을 교육한다.
- 환자에게 명백한 치료효과가 나타나려면 보통 6~8주 치료를 받아야 한다는 것을 교육한다.
- 식이요소는 피지 분비에 비효과적인 것으로 생각할 수도 있지만, 환자는 균형잡힌 식이요법을 상담받아야만 한다.

② 흑점

- tretinoin(Retinoic acid, Retin-A)를 포함한 약물을 사용한다. 하지만 실질적으로 약물이 필요하지는 않다. 환자는 화장품이나 표백액제를 더 선호할 수도 있다.
- NCLEX! 환자에게 피부 병소를 확인하는 ABCD 방법에 대해 교육한다. 비대칭, 경계, 색상, 지름(asymmetry, border, color, diameter)
- 환자에게 피부를 규칙적으로 검사하고 기록된 변화에 대해 의학적인 조언을 찾아보라고 교육한다.
- NCLEX! 환자에게 태양에 노출시 옷을 여러 겹 입고 SPF 15가 넘는 자외선 차단제를 사용하는 것을 교육한다.

③ 건선

- NCLEX! 국소 코르티코스테로이드와 건선의 유사활동을 억압하기 위한 타르제를 포함한 약물, anthralin(Dithranol), calcipotriene(Dovonex) 등의 약물을 사용
- methoxsalen을 포함한 광화학요법과 UVA 광선은 심각한 형태의 건선에 효과적이다.
- aveeno 목욕, 타르 샴푸와 습포 드레싱이 가려움을 경감시키는 걸 도울 수 있다.
- NCLEX! 목욕하는 동안 보습제가 함유된 비누, 보습제, 두피 오일이 함유된 제품이 딱지를 부드럽게 한다는 것을 교육한다.
- 환자에게 치료제와 부작용에 대해 설명한다.
- 이 질환이 전염적이지 않다는 것을 강조한다.
- 피부 문제가 개인의 삶에 미친 영향에 대한 느낌을 토론할 수 있는 기회를 제공한다.

NCLEX!

- 균형잡힌 식이, 운동, 적절한 알코올 섭취, 금연 등, 건강한 생활양식유지의 중요성에 대해 상담한다.
- 병소의 재발과 관련된 스트레스에 대해 토의한다.

④ 지루성 각화증

- 약물 처치는 보통 필요치 않지만, 치료는 미용상의 목적으로 행해지며, 환자의 선호도를 따른다.
- 환자에게 SPF 수치가 15를 넘는 자외선 차단제가 태양노출을 줄이고 그을리는 것을 막아준다는 것에 대해 교육한다. 환자에게 태양에 노출시 모자와 보호할 수 있는 의류를 착용하는 것을 교육한다.
- 병소가 선천적인 양성이라는 것을 확신시켜 준다.
- 환자에게 피부 병소의 ABCD에 대해 교육한다. 환자에게 미용상의 목적이 아니라면 치료는 불필요하다는 것을 교육한다.

section 04 Bacterial Infections of the Integumentary System

피부계의 박테리아성 감염

(1) 개 요

① 피부 통합성의 장애와 병원성 미생물의 침투로 정의내릴 수 있다.

② 농가진, 혈관염, 모낭염 등의 질환을 포함한다. 다른 병소들로는 종기와 등창을 들 수 있다.

③ 1차성이거나(한 가지 미생물로 유발시) 또는 2차성 (질화장애나 피부외상으로 유발시)

④ 취약한 위생, 영양결핍, 피부 외상, 피부의 과도한 수분 등에 의해 야기된다. 당뇨병과 악성종양 등의 전신 질환은 종기에 영향을 줄 수 있다.

(2) 병태생리

① **농가진** : 홍반성 소포와 꿀빛이 나는 딱지를 가진 병소로 변화되는 외피상의 피부감염이다.

- 이는 보통 밀집되어 있는 거주 상태, 취약한 위생, 따뜻한 기후에 의해 강화될 수 있다. 2~6세의 어린이들 층에서 흔히 발견된다.
- 포도상구균과 연쇄상 농구균은 감염을 일으키는 가장 흔한 미생물이다.
- 농가진은 보통 얼굴, 팔, 다리, 엉덩이 등에서 자주 발견된다.
- 사지의 가려움과 발적, 반점이 있는 병소가 증상 및 징후로 나타난다.
- 농가진은 빨리 퍼지므로 치료는 가능한 한 빨리 시작되어야 한다.

② **봉와직염** : 소포, 큰 물집, 농양과 플라그를 동반하는 다양한 병소들이 피부와 피하층에 나타나는 확산형 감염이다.

- 포도상구균이나 연쇄상구균 또는 헤모필루스 인플루엔자 등이 유발 미생물이다.
- 피부에 먼저 존재했던 상처나 외상은 보통 성인층에 많이 보인다.
- 발적, 발열, 부종, 통증 등이 증상 및 징후로 나타난다. 보통 발열, 오한, 불쾌감, 임파종 등으로 자주 나타난다.

NCLEX!

③ **모낭염** : 포도상구균이나 녹농균 등의 미생물에 의해 유발된 모발의 모낭감염이다.
- 어느 연령에나 일어날 수 있고 남성에게 더 많으며 면도에 의해 악화될 수 있다.
- 형태는 눈꺼풀에 모낭염으로 나타난다.
- 발적이 있는 병소나 통증이 있는 홍반성 고름이 증상 및 징후로 나타난다.

④ **종기** : 통증이 있고 딱딱한 농이 가득찬 덩어리로 구성된 종양
- 어린이, 십대, 청년층에 흔하다.
- 포도상구균에 의해 유발된다. 비공, 목, 액와, 생식기 주변이 흔한 발병장소이다.
- 종기는 다양한 부스럼의 결과로 생긴 상태이다.
- 심각하고 딱딱한 빨간 작은 혹들은 고통스럽고 보통 삼출물을 배출한다.

⑤ **등창** : 감염된 여포들이 큰 병소를 형성하며, 회복기에 나타나는 증상이다.
- 등창은 몇몇 종기들이 모인 상태이다.
- 고름이 나고 통증이 있는 작은 혹, 오한, 열, 백혈구 증가 등이 나타난다.

(3) 간호 사정

① **사정** : 위치, 외양(홍반, 부종, 분비물), 발생시기, 병소의 존재기간 등을 포함해 이루어져야 한다. 발열, 오한, 이전의 발병 등의 연합된 증상을 분석해 보아야 한다. 활력징후, 병소의 표면과 파동(체액이 찬)을 위한 인접 림프절의 촉진, 파상풍 예방상태를 사정한다.

② **진단검사** : 미생물을 확인하고 항생제 선택에 필요한 상처 배양과 감수성(C&S)

(4) 간호 중재

① 국소 항생 연고를 바르거나 10~14일 정도 동안 항생제를 경구로 투여한다. 예방법을 위해 항박테리아성 비누의 사용을 교육한다.

② 하루에 2~3번 병소부위를 따뜻한 비눗물로 씻어낸다. 로션이나 크림은 피한다.

③ 편안함을 위해 온습포를 사용한다.

④ 환자에게 면도시 깨끗한 면도날을 사용할 것을 교육한다.

NCLEX!

⑤ 병소의 절개와 분비가 필요할 수도 있다.

section 05 Viral Infections of the Integumentary System

피부계의 바이러스성 감염

(1) 개 요

① 피부의 통합성 장애와 바이러스의 침투 혹은 세포내 병원균의 침투 결과에 의해 일어난 피부상태로 정의된다.

② 단순포진 1형 및 2형, 대상포진, 전염성 연성 종양이나 사마귀 등의 질환도 포함한다.

③ 코르티코스테로이드, 경구 피임약, 항생제 등의 감염억제 효과를 내는 약물이 유발요인일 수 있다. 스트레스와 태양광선은 단순포진을 유발할 수 있다.

(2) 병태생리

① **단순포진** : 각질층 안에 일어나는 바이러스성 감염이고, 피부에 딱지를 일으키는 통증성 소포를 나타낸다(HSV 1형). 발열성 물집이나 생식기의 점막(HSV 2형)으로 알려져 있기도 하다.

- 바이러스 구심성 신경으로부터 숙주의 신경절로 전이한다. 삼차신경이나 신경절은 구강 바이러스의 목표지점이고, 보통 입술 · 얼굴 · 구강의 점막 · 목 등에도 영향을 미친다.
- 생식기 신경절은 생식기 바이러스(HSV 2형)의 목표지점이다. 이는 생식기에 영향을 미치고 성 전염질환(STD)로 여겨진다.
- 단순포진은 3단계로 일어난다.
  - 1단계 : (초기)물집으로 바이러스의 초기 발병
  - 2단계 : (잠복기) 바이러스는 신경절에 잠재해 있다.
  - 3단계 : (회복기) 바이러스는 재활동한다. 말초신경에서 초기 감염지점을 따라 이동하며, 특징적인 증상을 유발한다.
- 활동적 병소의 직접 접촉, 잠복기의 타액, 목의 분비물 등의 바이러스 감염에 의해 전염된다. 배양기는 2~14일 정도 걸린다. 재발 감염은 피부 외상, 스트레스, 질병에 의해 야기될 수 있다.
- NCLEX! 발적, 소포체, 불편감(화끈거림, 욱신거림, 통증), 발열, 목의 통증 등이 증상 및 징후로 나타난다. 민감함 · 통증 · 병소의 발진에 앞서, 화끈거림, 발열 · 근육통 · 불쾌감이나 경부의 림프절 장애 등과 연관하여 나타날 수 있다. HSV 1형 감염은 유아기와 영아기에 열과 불쾌감을 동반하며, 구강과 경부의 통증을 보이는 치은구내염으로 나타난다.

② **대상포진** : 피부절을 따라 나타나는 소포의 딱지로 발현되는 바이러스성 감염(대상포진으로 알려져 있다)이고 일측성이다. 소포체는 3~4일내에 고름성 채액을 가질 수 있으며, 2~3주 내에 딱지를 형성하고 떨어져 나간다.

- 이것은 수두 바이러스의 초기 감염후 후면근에 형성되어 남아 있는 신경절 부위의 수두 바이러스의 재활성화에 의해 일어난다.
- NCLEX! 홍반성 병소, 가려움, 화끈거림과 통증을 포함한 증상을 보인다.(심각할 수 있다), 합병증은 시각소실과 신경의 한 부분을 따라 심한 통증이 있다. 열, 두통, 화끈거림은 발진보다 앞서 나타날 수 있다.

- 흔히 노인에게 많지만, 아동에게도 영향을 미친다.

③ **전염성 연성 종양** : 하얀 피부색과 윤기나는 단단한 반구형 구진을 가진 바이러스성 양성 피부감염이다.

- 이것은 상피세포 증식을 야기하는 수두 바이러스에 의해 유발된다. 직접 접촉에 의해 퍼지고 배양기는 2~7주정도이며 6개월 정도 증상이 지속된다.
- HIV감염의 흔한 피부발병이다.
- 사람은 유일한 출처지이다. 병소는 어린이나 유아에게 흔히 나타나지만, 모든 연령대에 영향을 미칠 수 있다.
- 작고 윤이 나며 상피에 생기는 종양은, 고형이거나 반액체 상태로 나타난다.

④ **사마귀** : 상피세포에 종양을 일으키는 바이러스이고 흔히 어린이나 청년층에게서 나타난다.

- 사마귀세포는 상피세포층에 위치하고 덩어리지며 번식한다.
- 이들은 접촉에 의해 전이되고, 손 · 손톱 주위, 발바닥 표면 등에 나타난다.
- 대부분의 사마귀는 치료없이 12~24개월 내에 사라지고 발바닥 사마귀가 고통스러울 수 있다는 점을 제외하고는 별다른 증상이 없다.
- 사마귀의 종류는 다음과 같다.
  - 흔한 종류(보통 얼굴에 나타나는 좁고 반구형 모양, 피부위, 비늘 모양, 불규칙한 표면)
  - 실 모양 종류(가는 돌출물)
  - 평평한 종류(평평한 윗부분, 얼굴과 사지에 나타나는 피부색의 구진)
  - 발바닥 종류(발의 무게를 지지하는 표면에 나타남)
  - 성교에 의한 종류 (음경, 항문 부위, 외음부에 나타나며 STD로 여겨짐)
- 동그랗고 솟아 올랐으며 거칠고 회색을 나타내는 병소 ; 생식기 사마귀는 표면상 꽃양배추처럼 보이는 증상이 있다.

(3) 간호 사정

① 단순포진 바이러스

NCLEX!

- **질병의 사정** : 초기단계는 예방접종 후 2~14일 이내에 발생한다. 병소는 딱지를 형성하는 진무름을 남기며 보통 파열될 수 있는 여포를 무리지어 남긴다. 딱지는 바이러스 누출의 마지막 단계신호이다 ; 감염된 대상자에게 이전의 발생과 노출에 대해 질문한다.
- **진단 검사** : 결정적 진단을 위한 바이러스 배양

② 대상포진

NCLEX!

- 수두 감염과 면역 억제상태 과거력에 대해 질문한다.
- **진단검사** : 특징적인 병소와 병소의 배열을 시험해 보고, 시력과 연관되었다면 확진한다. 헤르페스 바이러스를 구분하기 위한 Tzanck smear, 소포체의 배양과 수두를 구분하기 위한 면역 형광법

③ 전염성 연성 종양

- 위치, 모양, 발생시기, 병소의 존재기간, HIV감염을 포함한 과거 병력, 병소의 시험, 단단하거나 체액으로 가득찬 병소가 현존한다면 촉진하여 확인해 보는 사정이 필요하다.
- 추천할 만한 진단검사는 없다.

④ 사마귀

- 사마귀의 종류, 발생시기, 위치, 병소의 존재기간과 이전에 사용했던 치료법을 밝히는 과정을 포함한다.
- 추천할 만한 진단검사는 없다.

(4) 간호 중재

① 단순포진

- 경구 점액성 xylocaine과 Orabase를 첫단계 동안 투약하고, 건조함을 막기 위해 Blistex을 사용하며 통증을 막기 위해 acetaminophen(Tylenol) 등의 약품을 사용한다. 얼음을 섭취하는 것은 부종을 감소시키는 데 도움을 준다.
- HSV나 생식기 HSV의 재발 기간동안은 penciclovir(Denavir)와 같은 국소 항바이러스제(어린이에게는 추천되지 않는다)나 acyclovir(Zovirax)연고를 2시간마다 발라주면 빠르게 치유되고 통증이 경감된다. acyclovir(Zovirax), valacyclovir(Valtrex) 및 famciclovir(Famvir)와 같은 구강 항바이러스제는 잠복기가 긴 병소를 가진 면역억제된 환자나 심각한 경우에 사용할 수 있다.
- 예방조치로 환자에게 햇빛차단제의 사용을 교육한다.
- 환자에게 다른 사람에게 HSV를 전이하는 것을 감소시키는 법에 대해 교육한다.

NCLEX!

- 활동성 병소가 존재할 경우, 매번 성접촉시 콘돔을 사용하거나 성생활을 되도록 피하도록 교육한다.

② 대상포진

NCLEX!

- 비스테로이드성 항감염제(NSAIDs)나 열이나 통증에 사용되는 acetaminophen(tylenol) 등의 약물, Burrow' s solution의 온습포나 미지근한 물은 편안감을 증진하기 위해 사용할 수도 있다. acyclovir(Zovirax)의 전신적 요법, vidarabine(Vira-A), 발현이 72시간보다 짧은 환자, 50세를 넘긴 환자에 있어서 신생 병소가 72시간이 지난 후에도 발병한 경우와 면역이 억제된 환자 등의 경우에는 코르티코 스테로이드를 처방할 수 있다.
- 통증, 감염, 염증의 억제가 치료의 목적이다.
- 환자에게 post-herpetic 통증 (통증이 병소가 치료된 후에도 한 달 이상 지속되는 것)의 가능성을 교육한다.
- 가려움으로 병소를 긁어서 야기되는 2차성 박테리아 감염에 대해 교육한다.
- 안과용 제제는 안과의사에게 응급 위탁을 필요로 한다.

NCLEX!

- 감염의 위험을 가진 환자에게 교육한다. 이전에 수두를 겪은 사람뿐민 아니라 신생아 · 임산부 · 면역이 억제된 환자 등
- 1~3일 이내 정기검사와 7~10일 이내 검사가 다시 필요함을 강조한다.
- 환자에게 질병을 이해하고 건강을 유지하는 조치에 대해 교육한다.
- 환자에게 감염부위에 흉터가 생길 수 있음을 주지시킨다.

③ 전염성 연성 종양

- 나이트로겐 액제 요법(환자의 선호도에 다름)과 병소의 제거를 위한 Duofilm이나 tretinoin(Retin-A, Avita) 투약

- 환자에게 이 약물들은 취침시간대에 사용해야 한다고 교육한다. 적용부위가 벗겨져 나갈 수 있으므로 재적용 전에 주변 피부에 petroleum 젤리를 바르도록 한다.
- 증상이 없는 전염성 연성 종양 병소들은 몇 달 간의 관찰이 필요하다.

④ 사마귀

- 6~8주 동안 밤마다 nitrogen 액제와 국소제제를 투약한다. 피부손상을 예방하기 위해 주변 피부에 페트롤리움 연고를 적용하도록 교육한다.
- 대부분의 환자는 사마귀 병소의 제거나 치료를 원한다. 실 모양의 사마귀는 snip 절개법으로 제거할 수 있다.
- 환자의 병소 제거 후 통증완화제를 적용한다면 그 증상에 대해서 교육한다.
- 사마귀가 현존하고 바이러스성이라면 피부의 같은 부위나 다른 부위에 재발할 수 있다는 것을 교육한다.

section 06 피부계의 진균성 감염

Fungal Infections of the Integumentary System

(1) 개 요

① 각질층, 모발, 손톱에서 발견되는, 살아있는 미생물인 진균(피부사상균)에 의해 야기되는 감염으로 정의된다.

② 질환은 칸디다증 및 어루러기와 피부사상균 감염을 포함한 신체 발생부위를 따라 이름지어졌다. 두부백선, 체부백선, 완백선, 족부백선, 손톱백선 등을 포함하고 있다.

③ 과도한 수분, 감염된 사람이나 동물과의 접촉, 광범위한 항생제의 사용, 당뇨병, 영양결핍, 철결핍성 빈혈, 면역억제 상태, 임신, 노화 과정 등의 질환이 원인으로 작용한다.

(2) 병태생리

① 칸디다증 : *Candida albicans*에 의한 감염이다. *Candida albicans*은 표면층 감염을 자주 유발하는 이스트처럼 생긴 곰팡이균이다.

- *Cancdida albicans*는 장막층과 피부의 정상균주이다. 습기나 온도 등은 과잉성장의 원인이 되고, 상피층의 보호막이 나타나면 성장을 멈춘다.
- 구강, 질, 기저귀 부위, 음경의 포피, 손톱주름, 회음부, 액와, 제대부위, 가슴아래 부분을 포함함
- 칸디다 미생물은 두피질환의 원인이 될 수 있다.
- 진균은 숙주를 필요로 하고 병원균이 되기 위해서는 면역억제 상태, 영양결핍, 습기, 항생제의 사용이나 스테로이드의 사용, 허약 등과 같은 특정한 상태를 요한다.

• 밝은 발적을 나타내고, 분해된 외양을 가진 부드러운 반점과 높아진 경계를 가진 병소가 증상으로 보인다.

NCLEX!

• 위성 병소의 특징은 작고 주병소와 비슷한 모양을 한 반점이 주병소 주위에 나타나게 된다. 신체의 다음 부위가 발병 장소이다.
  - 구강 : 흰 우유빛의 제거되지 않는 플라그가 구강의 장막에 껴서 화끈거리는 느낌과 감소된 미각을 갖게 한다.
  - 질 : 과도한 가려움과 굵고 하얗게 굳어진 질 분비물
  - 기저귀 부위 : 발적을 나타내고, 구진, 농포와 비늘, 경계
  - 귀두염 : 평평해진 농포, 부종, 비늘, 발적, 화끈거림과 옴의 민감함
  - 손톱 주위염: 발적, 크림색의 부종과 민감성, 손톱바닥에 가해지는 압력으로 인한 농분비물, 손톱은 보통 색이 바래지고 융기된다.

② 어루러기 : 지단백 이스트와 피부의 정상균주인 *Pityrosporum* orgiculare에 의해 야기되는 흔한 염증성 진균 감염이다.

• 과잉성장의 이유는 밝혀지지 않았고 감염은 전염성이 아니다.
• 다양한 형태의 작은 원 모양의 여러 색상(흰색, 분홍색, 갈색)의 반점이 몸체에 나타나지만 증상은 없다.

③ 피부사상균 감염 : 오직 각질층에만 감염시키고 생존하는 능력을 지닌 진균의 집합체에 의해 야기된다. 이들은 모든 연령대에 영향을 미칠 수 있다.

• 이러한 감염들은 두부백선(두피의 동전 모양 버짐), 체부백선(몸체의 동전모양 버짐), 완백선(사타구니와 상부허벅지의 동전 모양 버짐), 족부백선(발이나 운동선수의 발에 생기는 동전 모양 버짐), 손톱백선(손톱의 동전 모양 버짐)
• 피부사상균 감염(백선)은 소포자균, 백선균, 표피사상균의 3가지 원인균을 가지고 있다.
• 증상 및 징후
  - 두부백선 : 홍반과 고르지 못한 모발의 손실, 두피의 비늘
  - 체부백선 : 병소는 보통 둥글고 발적이 있으며, 가장자리가 솟아올라 있고 비늘이 진 소포체를 형성한다.
  - 완백선 : 병소는 비늘이 진 고르지 못한 부분과 극도의 가려움을 일으키는 부위로 구분된다.
  - 족부백선 : 병소는 상태가 양호하고 소낭의 농포들이나 비늘이 진 곳이 가렵다.
  - 손톱백선 : 보통 1~2개의 손톱에 발병한다. 발톱은 손톱보다 더 잘 영향을 받는다. 원위부의 두께가 증가하고 손톱판의 노란색이 특징적으로 나타난다.

(3) 간호 사정

① 사정

• 발생시기, 지속기간, 분포와 증상의 존재 등에 대해 분석을 해야 한다.
• 유사한 병소를 가진 다른 것(동물포함)과의 접촉 가능성
• 이전 치료약물과 결과
• 잠재적인 만성 상태나 과거 혹은 현재의 의약 조치
• 병소의 분포와 종류를 결정하기 위한 피부검사

NCLEX! ② 진단검사

조각의 배양(피부, 모발, 손톱)이나 10% KOH 표본을 사용한 비늘의 현미경 조사, UV 빛을 사용하는 Wood's lamp, 곰팡이 감염의 존재시 청푸른 색을 보이는 형광물질

(4) 간호 중재

① 투약

NCLEX!
- 다양한 형태(크림, 파우더, 샴푸, 질좌약, 구강정제)로 이용할 수 있는 다음의 약물을 포함한 항진균 제재, clotrimazole(Mycelex), nystatin(Mycostatin, Nilstant), miconazole(Monistat), nudecylenic acid(Desenex), ketoconazole(Nizoral), fluconazole(Diflucan), amphotericin B (Fungizone)
- 국소적인 치료가 선호되지만 miconozole(Monistat), nystatin(Nilstat), ketoconazole (Nizoral), flucanazole(Diflucan)과 같은 경구 투약을 필요로 하는 경우도 있다.
- 면역이 억제된 사람들에게 일어나는 심각한 질병의 정상화를 위해서 전신적인 치료법이 필요하다.

② 환자에게 린넨을 공유하거나 개인소품을 공유하는 것을 피하도록 교육한다.

③ 환자에게 피부, 머리를 모두 건조시키고 매일 세탁된 수건과 목욕용품을 사용하도록 교육힌다.

④ 족부백선의 경우는 발에서 감염이 퍼지는 것을 막기 위해서 속옷 이전에 양말을 신게 한다 : 가벼운 면양말을 입고 자주 갈아 신는다. 샌달이나 오픈-토 신발을 신는 것은 가능하지만, 플라스틱 신발류나 폐쇄적인 신발은 피하도록 한다.

⑤ 건조시키거나 살포제를 적용하거나 습기를 감소시키기 위해 국소 지한제를 적용한다.

⑥ 질 칸디다의 경우에 꼭 끼는 의류나 팬티 스타킹을 피하고 목욕을 자주 하며, 생식기 부위를 완전히 말린다. 성 상대자의 치료는 재발을 막기 위해 필요할 수도 있고 완치될 때까진 콘돔을 사용한다. 세척을 피하고 회음부 패드를 자주 바꿔 준다.

⑦ 진균의 감염위험 감소는 비만한 환자가 체중을 줄일 때나 당뇨병 환자가 정상 채액 당 수치를 유지할 때 일어날 수 있고, 감염의 위험을 감소시킨다.

NCLEX! ⑧ 증상의 완화는 국소 약품 투여시 경감되지만, 국소적인 약물을 7~10일 동안 사용해야 함을 강조하고 환자에게 교육한다.

⑨ 사후 병원 방문은 장기적으로 경구 항진균 치료를 받는 환자에게는 매 2~4주씩 이루어져야 하고, 간기능 검사와 전혈구 검사도 사정해야 한다.

section 07

Infestations and Insect Bites

기생충과 벌레의 자상

(1) 개 요

① 곤충이나 기생충에 의한 피부의 침투로 정의할 수 있다.

② 곤충의 쏘임과 이기생증 등이 흔한 증상이다.

③ 체내 침입된 부위와 감염된 사람 또는 옷 · 물품에 접촉하는 것이 원인이 된다.

(2) 병태생리

① 독액의 분비가 곤충이나 거미로부터 피부를 통하여 이루어지며, 절지동물은 해충, 접종된 독, 침투된 조직이나 이전에 앓았던 병 등으로 영향을 끼친다.

- yellow-jackets, 호박벌, 꿀벌, 말벌에 의해 쏘이는 것은 인구의 0.4% 정도의 사람에게는 매우 심각한 알레르기 반응을 유발한다.
- 꿀벌, 말벌, 호박벌, yellow-jackets는 단단하고 날카로운 침을 피부에 박고 독액을 분비한다. 주사된 독액은 독성이나 알레르기로 구분된 국소적이거나 전신적인 반응을 야기하는 효소를 가진 단백질이다.
- 거미의 종류는 많지만 갈색 recluse거미와 black widow종은 둘 다 심각한 반응을 보이는 종류이다.
  - brown recluse 거미는 작고 밝은 갈색이며, 옷장 · 지하 · 베란다 등의 어두운 장소에 산다.
  - 독거미에게 쏘이면 국소적이거나 전신적 반응, 심지어 사망을 야기할 수도 있다.
  - black widow가 무는 것은 바늘로 찌르는 것과 비슷하고 상행 운동신경의 마비를 유발하는 신경독소를 주사한다.
- 잠재적 독성은 빠르게 흡수되고 그 부위에 괴사를 야기한다.
- 곤충 독액에 대한 Ig E 중개성 과민반응은 독액의 적당한 희석액에 피부검사를 해보는 것으로 확진할 수 있다. 보통 알레르기 전문의에 의해 행해진다.
- 증상 및 징후
  - brown recluse 거미 : 상처부위의 커다란 괴사, 통증, 간지러움과 부종, 일주일 후 하얗거나 검은색의 중앙지점을 갖는 사지부종이 생긴다(발진으로 나타남)
  - black widow 거미 : 잠시동안 유지되는 상처부위의 통증, 뻣뻣해지는 복근과 사지 및 복근 통증, 운동마비
  - 곤충에게 쏘인 일반적인 반응 : 발적, 간지러움, 부종, 발열, 사지통증
  - 열, 오한, 구토, 오심과 허약 등과 같은 전신적인 증후군이 일어날 수 있다.
  - 알레르기가 있는 대상자는 호흡곤란과 천명음 등의 아나필락시스 반응이 나타날 수 있다.

② 이 기생증은 인간을 숙주로 삼는 외부 기생충 중 피부나 모발 등에 체내침입을 하는 것이다.

- pediculosis capitis(두피 이 기생증)은 머릿이, 깨알만한 크기이고 색상은 빨간색 · 갈색이다.

- pediculosis pubis(치골 이 기생증)은 생식기 부위에 침입하고 가장 흔한 STD 중 하나이다.

NCLEX!
- 치골 이는 성접촉을 통해 퍼진다.
- 머릿이는 모든 사회경제적 배경 중 취학기 아동 사이에 흔하고, 빗 · 모자 · 스카프를 공유하는 행위뿐만 아니라 접촉으로도 퍼진다.
- *scarcoptes scabier hominis* 진드기에 의한 피부의 체내침입을 옴(scabies)이라고 한다.
- 옴에서 수정된 암컷 진드기는 피부에 굴을 파고 하루에 2~3개의 알을 낳는다.
- 옴은 목욕이나 세탁을 잘 하지 않는 사람들 사이에서 더 흔하고 이는 감염된 옷이나 침대 린넨의 접촉에 의해 전이되어 옷 안에서 살아갈 수도 있다.

NCLEX!
- 증상과 징후
  - pediculosis corporis(이의 피부감염) : 반점, 원형, 구진, 소양증, 긁어서 생기는 찰과상, 피부마디의 선이 흔하고 진드기의 구멍이 대표적인 증상이다.; 병소는 발적성 구진이나 보라색 작은 혹을 동반할 수 있으며 솟아오른 진드기의 구멍은 실 같은 선형 봉우리이고 끝부위에 검은 점을 가지고 있다.
  - pediculosis pubis(이의 음모부위 감염) : 소양증, 생식기 부위의 불편감, 파랗고 회색빛의 반점
  - pediculosis capitis(이의 두피 감염) : 간지러움, 습진성 피부염, 긁어서 생기는 감염, 농포, 딱지, 헝클어진, 악취가 나는 모발

(3) 간호 사정

① **곤충에 쏘임**(incest sting and bites)

- 쏘이거나 물린 부위가 생길 때 형태에 대한 증상 분석이 사정에 포함되어 있어야 한다. 아나필락시스 반응에 대한 사정과 즉시 치료에 대해 언급해야 한다; 물린 형태의 특정 증상을 사정한다.
- **진단 검사** : 심각한 알레르기 반응은 기록되어야 하지만 마땅한 검사방법이 없다. 필요하다면 CBC와 Ig E는 검사해 볼 수 있다.

② **이 기생증**

- 사정
  - 가장 흔한 증상으로는 강렬한 소양증이 있는데, 이에 대해 질문한다.

NCLEX!
  - 외양 : 머릿이는 비듬부스러기와 유사할 수 있다. 그러나 이들은 쉽게 떨어져 나가지 않는다.
  - 목이나 치골부위에 나타날 수 있는 구진성 두드러기
  - 간지러움의 심각도 : 야간성 간지러움은 따뜻한 물이나 수증기에 대한 노출뿐만 아니라 옴의 고전적 증상이다.
  - 증상의 발생시기에 대해 묻는다. 환자는 노출 후 10~14일 후에 간지러워진다.
- **진단검사** : 피부조직의 일부분을 조각내어 살펴보아 진드기의 일부 부위를 드러나게 할 수 있지만 의학적 검사는 보통 존재 여부만을 판별하기 위한 것이다.

(4) 간호 중재

① 곤충에 쏘이거나 물림

- ibuprofen 같은 국소부위의 진통제와 약한 반응에 사용되는 diphenhydramine(Benadryl) 과 같은 항히스타민 약품, 약한 증상에는 에피네프린 1:1000의 희석액이 권해질 수 있다.
- 외부환자나 내부환자의 치료는 개인의 반응에 달렸다.
  - 먼저 벗겨내서 침을 제거하는 응급처치, 짜거나 비틀지 않는다. 상처부위를 깨끗이 닦는다.
  - 물린 부위에 얼음팩을 10분 적용해 준다.
  - 물린 부위를 높이고 적절한 공기환기를 유지하고 응급실로 이송한다.
  - 거미의 상처는 개방적이지 않지만, 매일 세척하고 스스로 파열되도록 놔둔다.

NCLEX!
- 만일 심각한 아나필락시스 반응의 과거력이 있다면, 즉시 응급치료를 시작한다. 환자가 안정적이면 환자의 활력징후를 사정하고 상처부위에 발적과 부종이 있는지를 사정한다.
- 심각하고 잠재적으로 생명을 위협하는 반응시 즉시 지역 응급부서로 이송한다.

NCLEX!
- 환자에게 재노출의 예방법과 차후에 진전될 수 있는 반응의 심각성을 교육한다.
- 환자에게 야외나 감염지역에서 구충제를 사용하도록 교육한다.

NCLEX!
- 곤충의 쏘임에 대한 알레르기를 가진 환자는 항상 epi-pen이 유용하다. 처방된다면 epi-pen의 적절한 사용법에 대하여 환자에게 설명한다.
- 약 정도에서 중 정도의 아나필락틱 반응이 일어나면 환자는 알레르기 테스트를 위탁해야 하는 상황일지도 모른다.
- 민감한 사람들을 위해 의학적 경고표는 항상 부착되어야 한다.

② 이 기생증

NCLEX!
- 서캐를 죽이기 위해 로션이나 샴푸에 들어 있는 lindane(Kwell) 등의 의약품, gamma benzene hexachloride, malathion(Prioderm lotion)이나 permithrin(NIX), 소양증에는 코르티코 스테로이드와 감염에 필요한 항생제들.
- 머리에 서캐는 물리적으로 제거할 수 있다.
- 환자에게 상태를 치료하는 적절한 방법을 교육한다. NIX와 같이 한 가지 의약품을 사용하는 경우도 있고, 반면에 다른 약품(Lindane) 등은 두 가지 치료제를 사용하는 것도 있다. 이의 알을 죽이려면 7일 정도 걸린다. 서캐를 떨어뜨리기 위해 식초와 물을 50 대 50으로 섞어 쓰는 용액이나 올리브 기름을 조언해 줄 수도 있다.

NCLEX!
- 환자에게 전이단계(사람에서 사람으로의 전이)와 개인용품을 나눠쓰지 않는 예방법을 교육한다.

NCLEX!
- 환자 · 가족에게 세탁할 수 있는 의류를 모두 세탁하고 최소 20분 정도 뜨거운 건조기에 넣어 건조하도록 교육한다. 겉천을 깐 가구, 베게, 직물로 짠 인형들은 뜨거운 다림질로 다림질하거나 진공청소기로 청소한다.
- 모든 가족원이 동시에 치료해야 한다는 것을 강조한다.

section 08

Allergic Conditions of the Integumentary System

피부계의 알레르기 상태

(1) 개 요

① 항원 · 감염 · 질병과의 접촉결과로 염증(피부사상균)을 야기하는 알레르기 상태이며, 만성이거나 급성이다.

② 피부사상염, 아토피 피부염, 지루성 피부염, 박피성 피부염과 두드러기 등의 질환

③ 독성 참나무, 독성 옻나무, 독성 아이비 등이 원인이다. 중화학물, 염색제, 향수, 라텍스 장갑, 금속, 살충제, 비누, 세정제, 음식, 고혈압에 사용하는 메틸도파와 같은 약, AIDS, 백혈구증, 림프종과 같은 질환이나 수혈반응, 벌레에 물리거나 쏘임, 열, 추위, 스트레스, 햇빛, 체액질환

(2) 병태생리

① **접촉성 피부염** : 장애물질이나 항원에 접촉함으로 피부의 붕괴를 일으킨다.

- 자극원에 접촉된 피부염은 개인의 특이 면역반응을 생산하는 자극물에 노출되면 영향을 미친다. Box 14-2 참고
- 알레르기 접촉성 피부염은 Ig E에 의해 매개되는 알레르기 반응이고 자극제 이전에 예민해졌던 개인에게만 영향을 끼치며 지연형 과민 반응이라고 불리기도 한다. 초기 접촉에 민감해진 항원이 형성되면 T 세포가 이것을 받게 되는데, T 세포가 민감해지고 민감해진 T 세포가 초기 민감 효과를 일으킨다. 계속해서 노출이 되면 피부 반응이 일어난다.(그림 14-1)

  –기억 T세포의 발달로 사건을 기억하고 있는 보조 T 세포나 킬러 T세포의 항체 결합 또는 B세포를 통해 항체 생산하기

Box 14-2

약물 개발 단계

- **산**
- **염기** : 비누, 세정제, 주방 세정제
- **화장품** : 비누, 염색제, 오일
- **탄화수소** : 윤활제 오일, 미네랄 오일, 파라핀
- **섬유**
- **탄화수소** : 아연, 동, 주석, 은
- **살충제**
- **금속염** : 아연, 동, 주석, 은
- **식물** : 두드러기 쑥, 독성있는 참나무, 독성있는 아이비, 독성있는 옻나무, 소나무
- **고무제품** : 라텍스

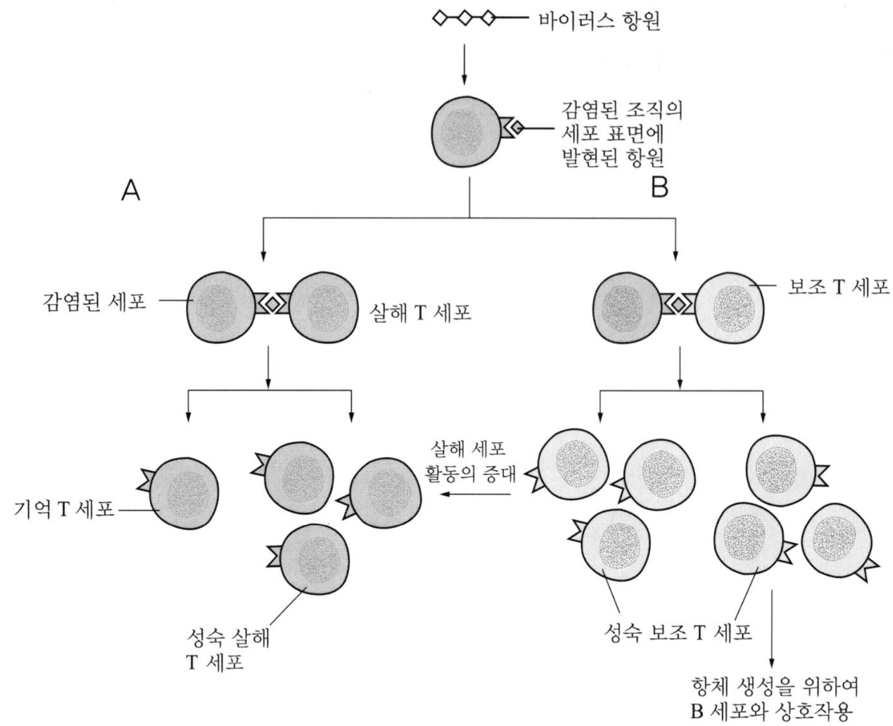

그림 14-1 살해 T세포 또는 보조 T세포와 결합된 항원은 B세포가 항체를 분비하거나 기억 T세포의 발달 동안 기억되어 진다.

- 발진의 위치는 공격인자의 실마리를 제공하기도 한다.
- 급성 접촉성 피부염, 발진, 소포, 발적 주위에 나타나는 낭포 등이 증상으로 나타난다. 딱지, 분비물 배출, 소양증이 나타날 수 있다. 만성 접촉성 피부염은 발적, 피부의 두터워짐, 비늘과 열창이 생길 수도 있다.

② **아토피성 피부염** : 습진은 원인이 알려지지 않은 염증성 피부 질환이며 성인과 아동에게 많이 나타난다.

- 원인이 밝혀지진 않았지만 세포 중개 면역을 비롯하여 히스타민에 대한 과민반응과 IgE의 증가된 수치가 질환과 연관되어 있다.
- 상태는 알레르기, 유전, 물리적인 복합적 원인들로 나타난다.
- 면역 반응의 시작이 감염반응을 일으킨다.
- 합병증은 2차 감염이다.
- 발적이 나타남, 비늘, 소양증, 손, 발, 팔, 발에 나타나는 병소가 그 증상이다.

③ **지루성 피부염** : 원인이 알려지지 않은 급성 염증 상태이다.

- 이것은 두피, 이마, 후이개 부위, 눈썹, 속눈썹, 비순 주름, 액와, 생식기 부위에 영향을 미친다. 모든 연령대가 영향을 받는다.
- 비늘, 기름기 있는 외양을 가진 결절, 소양증, 분비물과 탈모가 증상이다.

④ **박피성 피부염** : 박피되는 피부와 홍반으로 특징지을 수 있는 피부감염이다.

- 국소적이고 전신적인 효과는, 알려지지 않은 원인이나 다른 질병과 연관되어서 나타날 수 있다.

- 일반적인 형태의 합병증은 허약을 비롯하여 탈수와 2차 감염이다.
- 증상 및 징후
  - 국소적인 효과 : 비늘, 홍반, 소양증, 손톱과 모발 소실
  - 전신적인 효과 : 허약, 불쾌감, 저체온증이나 발열, 임파종, 간비대, 호산구 증가증, 우울

⑤ 두드러기 : 재발할 수 있는 간지러운 발진으로 표현된다.

- 급성 두드러기는 보통 몇 시간 내에 가라앉는다. 햇빛 두드러기(태양에 노출시), 지연형 압력 두드러기(압력에 의해 형성되고 1~4시간의 지연 후에 일어난다.), 수성 두드러기(보통의 물)이며, 알레르기 반응 때문에 일어난다.
- 만성 두드러기는 6주 정도 지속된다 : 추위 두드러기(추위에서 다시 더워지면), 콜린성 두드러기(열 두드러기), 유도성 두드러기(사지의 운동)
- 두드러기는 피부의 외피층의 비만 세포로부터 덩어리(massive)가 배출되는 것이 원인이며, 피부의 순환반응이다.
- 진짜 두드러기 병소는 24시간이 지나면 같은자리에 남아 있지 않는다. 만일에 72시간 이상 타나난 상태라면 피하 혈관염이 의심된다.
- NCLEX! 소양증이 심하며 주위가 빨갛고 중앙이 하얀 원형의 병소가 단일이나 다수로 솟아오르는 것이 증상이다. 1~2mm에서 15~20cm의 크기가 신체 어느 부위나 나타날 수 있다.

(3) 간호 사정

① 피부염 상태 사정시

- 위치, 지속 시기, 연관된 증후군 분석
- 직업이나 여가 활동에 대해 질문한다.
- 치료제의 과거력과 자극제 및 항원의 노출여부를 살핀다.
- 위치와 분포를 살펴보기 위해 피부를 사정해 본다.

② 두드러기 : 발생시기, 지속시기, 가능한 원인이나 분포를 살피기 위한 피부 등을 사정해야 한다.

③ 진단검사 : 알레르기 시험을 위한 긁거나 진피테스트, Ig E 수치, 호염구 수치, 진단적인 목적의 피부 생검

(4) 간호 중재

① 접촉성 · 자극성 피부염

- 건조를 위한 알루미늄 아세테이트, 소양증을 위한 항히스타민이나 칼라민 로숀, 필요시 코르티손, 국소부위 윤활제 등의 의약품
- 접촉 · 자극성 피부염의 첫 번째 관리는 원인물질을 밝히고 제거하는 것이다.
- 젖은 드레싱이나 오트밀 목욕이 분비물 배출과 소양증 병소를 완화한다.
- 환자에게 이차 박테리아 감염의 증상과 증후군을 교육한다.

② 아토피성 피부염

- 항히스타민제, 유연 로숀, 코르티손 로션과 필요시 경구 항생제의 의약품

- 환자에게 비누와 연고를 피하고 가능한 목욕을 최소한도로 하며 목욕 오일이 피부를 부드럽게 한다는 것에 대해 교육한다.
- 부드러운 촉감을 주는 옷을입고 울종류 의류는 피해야 한다.
- 긁는 것을 대비해 손톱을 자르는 것이 손상을 줄여 준다.

③ 지루성 피부염

- 셀레늄을 포함한 샴푸, 각질제거제, 국소적이거나 전신적인 코르티손 로션
- 두피에 가능하면 잦은 샴푸가 필요
- 꼼꼼한 피부위생과 피부 건조가 중요하다.

④ 박피성 피부염

- 코르티코 스테로이드, 유연제, 항히스타민 등의 의약품
- 치료는 접촉성 피부염과 같다.

⑤ 두드러기

- 항히스타민제와 간지러움을 감소시키고 장기 증상을 예방하기 위한 H_2 수용체 길항제 등의 의약품, 코르티코 스테로이드는 압력 두드러기에 쓰이고 햇빛 두드러기에는 국소적 태양차단제가 추천된다.
- 두드러기에 적합한 약품의 사용을 교육한다.
- 두드러기가 알레르기 반응의 결과로 나타난 것이면 재노출시 생명을 위협하는 반응이 가능하다는 것을 강조한다.
- 냉습포는 소양증을 조절하는 데 도움이 된다. 피부 윤활제의 사용이 추천된다. 거친 비누, 잦은 목욕, 알코올이 들어간 제품을 피하는 것이 추천된다.
- 해결되지 않는 소양증을 가진 환자는 알레르기 전문의나 피부의에게 위탁하는 것이 고려된다.

section 09 Burns

화상

(1) 개 요

① 화상은 열, 화학물, 전기 또는 방사능에 의한 조직 손실이나 외상의 결과 피부 통합성에 변화가 생긴 것으로 정의된다.

NCLEX! ② 외피적인 범위의 화상(1도)은 피부 최소한의 깊이와 진피의 외층에 한정된 화상이다.

NCLEX! ③ 외피와 심부 범위의 화상(2도)은 진피와 상피에 거쳐 상처가 난 것을 말한다. 외피의 재생은 손상되지 않은 상태이다.

NCLEX! ④ 전신 범위의 화상(3도)은 상피와 진피 그 아래조직까지 포함한 화상이다.

⑤ 열, 화학품, 전기, 방사능 등이 원인이 된다.

- 열화상은 건조한 열이나 습한 열(또는 뜨거운 용액)로 일어나며, 둘 다 화상의 흔한 형태이다. 이들은 혈관, 골절, 근육, 신경계에 합병증을 유발하는 세포파괴를 야기한다.
- 화학적 화상은 산이나 염기물에 직접적인 접촉이 원인이다. 이들은 세포 관류를 파괴하고 조직 궤사를 이끈다.
- NCLEX! 전기 화상은 가장 작은 저항을 일으킨다(근육 - 뼈 - 혈관 - 신경). 화상의 심각도는 발생시기와 볼트의 용량에 달려 있다. 전기 화상은 직접 흐름, 변형 흐름, 빛 등의 원인으로 유발된다.
- 방사능 화상은 보통 암을 위한 방사능 치료나 태양화상과 연관된다. 이것은 항상 피상적이다. 과도한 노출은 조직손상과 다중체계의 손상으로 이어질 수도 있다.

(2) 병태생리

① 어떤 원인으로 일어난 화상은, 많은 전신적인 효과뿐만 아니라, 피부의 통합성에 변화를 일으켜서 감염을 유발하고 신체 전체에 중요한 손상을 입히기도 한다.

② 모세혈관 통합성은 감염 중개자의 배출(특히 혈관확장을 유발하는 히스타민과 프로스타글란딘 등)에 의해 몇 시간 내에 사라진다.

③ 체액은 혈관체계(저혈압을 유발)로부터 세포내 체계(심한 부종을 유발)로 흐른다.

NCLEX! ④ 이 체액은 24~48 시간 내에 방향을 바꾸어 돌아오고 혈관의 과중은 심각해질 수 있다.

NCLEX! ⑤ 혈관 용량의 소실은 증가된 혈액 점도(응집소 형성의 위험도 함께), 감소된 심박출량(쇼크나 폐울혈을 일으킬 수 있다), 감소된 신장으로의 혈액흐름(저산소증과 감소된 신장 박출량 유발)과 레닌 - 안지오텐신 - 알도스테론(RAA)의 증가가 수분과 Na의 재흡수를 일으키고, 부종이 될 수 있다.

⑥ 세포는 적절한 전해질을 유지하지 못하고 다음과 같은 변화를 일으킨다. 세포내 과도한 Na^+, 세포외부의 과도한 K^+, 이들은 Mg^{++}와 P^+의 변화뿐만 아니라 심장 부정맥과 중추 신경기능 변화를 야기할 수 있다.

⑦ 코르티손은 스트레스와 감염위험을 강화시키는 면역 억제제이다.

⑧ 스트레스 인자에 의해 교감 신경계가 활성화되면 대사율과 산소요구도가 증가된다. 대사과다증은 치료를 위한 에너지 요구를 증가시키고, 코르티솔과 에피네프린의 분비는 조직의 병소와 단백질 대사 및 지방 소실을 야기한다.

⑨ 포도당은 스트레스에 의해 분비되고 과혈당증을 유발한다.

⑩ 합병증은 많다. 표 14-1 참고

⑪ 증상 및 징후

- NCLEX! **외피 범위 화상** : 조직 발적, 피부는 민감해지고 압력이 가해지면 창백해질 수 있다.
- **국소 범위 화상** : 피부는 붉어지고 수포가 형성되며 매우 민감하거나 고통스럽다. 화상이 외피 혹은 국소 범위인지에 따라 또는 심부 국소 범위에 따라 외양이 매우 다양하게 나타난다. 심부부위 화상일수록 전신화상과 유사하게 보인다.
- NCLEX! **전신 범위 화상** : 피부는 거칠고 가죽 같아지지만 예민하진 않다. 번들거리거나 진주색의 흰 빛이 보일 수도 있다.

표 14-1 화상의 합병증

기관계	주요 합병증
면역계	(MRSA)나 staphylococus aureus에 의한 감염, 패혈성 쇼크
심혈관계	혈액 응집소가 CVA(뇌출혈이나) MI(심근경색), 심부전, 심장정지, 폐부종
위장관계	소화성 궤양(장으로 가는 혈액의 흐름 감소), 매복
호흡기계	ARDS(급성 호흡부전 증후군), 흡기시 폐손상, 저산소증
혈액계	화상 쇼크, DIC(범발성 혈관내 응고증), 빈혈
신경계	핍뇨, 신부전
체액과 전해질	24~48시간 초기 : 저나트륨혈증, 저칼륨혈증, 저단백혈증, 저염소혈증 24~48시간 후기 : 고나트륨혈증, 고칼륨혈증, 저혈류 쇼크, 탈수

(3) 간호 사정

① 사정

- 화상의 원인, 발생시간, 진찰 과거력, 현재 투약물과 알레르기의 증상 분석
- 외모에 관한 고민과 고통의 정도에 관해 사정한다.
- 화상의 정도를 사정한다.
- rules of 9을 사용해서 화상의 정도(TBSA나 총 표면적의 %)를 사정한다.(그림 14-2)
- 심장상태, 호흡기상태, 공기통로 개방성과 수화상태를 사정한다.
- NCLEX! 부종 때문에 화상이 공기통로를 손상시킬 가능성이 있다면 공기통로의 사정은 필수적이다.
- 남용의 가능성과 간과의 가능성을 숙지한다 : 손상의 과거력과 화상에 대해 질문한다.

② 진단검사 : 화상 크기를 재기 위한 Rules of 9, BUN, 요소 정화도, 소변 배출량, 쇼크 예방을 위한 소변분석, CBC, 전해질, 알부민, 빌리루빈, 인, 동맥혈 가스분석(ABGS), 형태와 교차시험(TXM), 흉부 X-ray(CXR), 심전도(ECG), 배양과 감수성(지시된다면), C&S, 폐기능 검사

(4) 간호 중재

NCLEX! ① 마약류, 진정제, 통증을 위한 마취제, 파상풍(만일 현존하지 않는다면), 항생제, 제산제나 H_2-차단제, 질산은, 질산 황산염 등의 국소 항생제, polysporin 등의 의약품

② 상처부위의 지혈효과를 피하기 위해 반지와 귀금속류를 제거한다.

NCLEX! ③ 화학적 화상으로 붉어지면 다량의 물과 냉습포를 적용한다. 영향을 받은 의복을 제거하고 마른 시트지로 상처부위를 덮어 준다.

④ 어떤 상처의 화상이든지 필요하면 산소를 투여한다.

NCLEX! ⑤ 적절한 수화를 유지하고 고단백과 고칼로리 식단을 격려한다. 섭취량과 배설량을 사정한다.

⑥ 피상적 범위의 화상에는 국소부위의 마취 크림이나 스프레이가 통증을 완화시키기 위해 사용될 수 있지만 드레싱은 필요하지 않다.

⑦ 국소 범위 화상의 물집은 손대지 않는다.

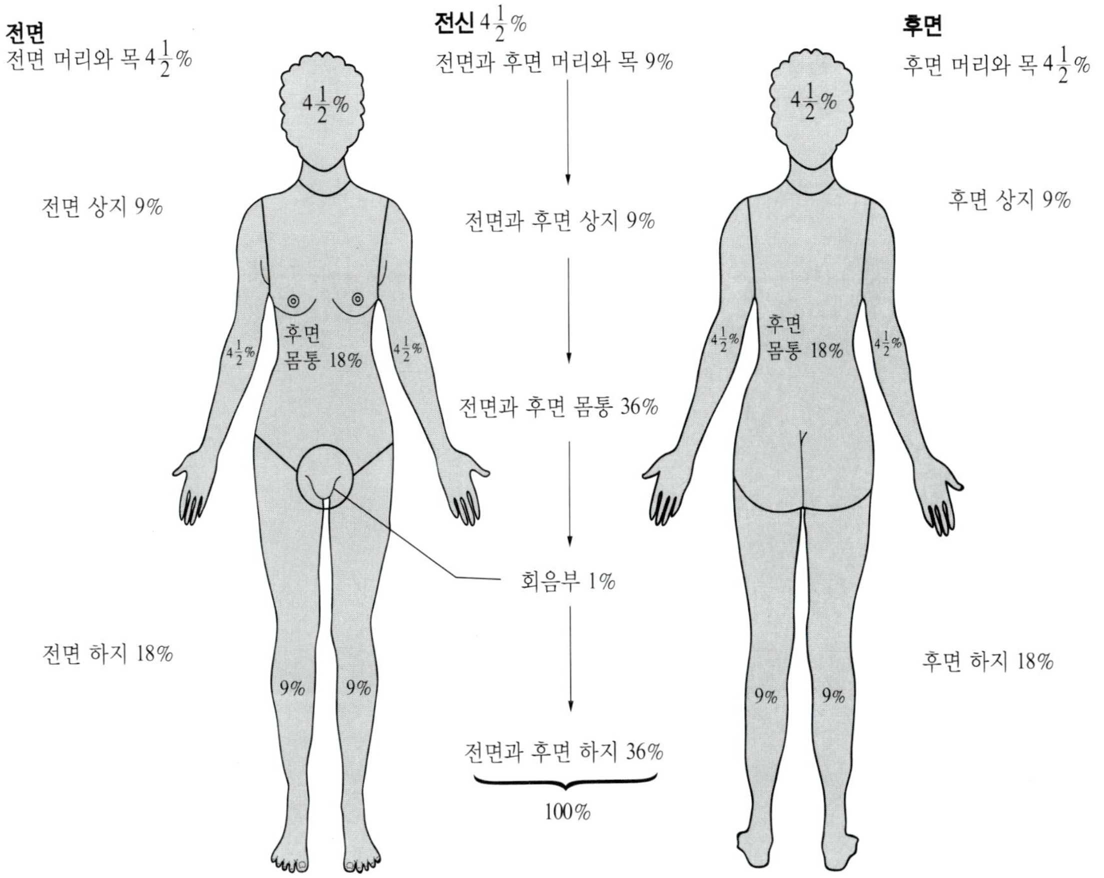

그림 14-2 'Rule of 9'은 화상으로 인한 피부 표면의 손상을 빠르게 사정할 수 있는 방법이다.

⑧ 작은 화상은 항생제 연고와 분비물을 흡수시킬 수 있는 비점착성의 드레싱으로 치유될 수 있다.

⑨ 좀더 큰 화상은 1%의 황산은으로 상처부위를 덮고 분비물을 흡수시키기 위해 비점착성 드레싱과 두꺼운 드레싱으로 덮어 준다.

NCLEX! ⑩ 전신 부위 화상은 자가치유가 어렵기 때문에 치료를 위해 피부이식이 필요하다.

⑪ 감염의 위험성을 줄이기 위해 살균 기술을 사용한다(가능한 보호하기 위한 격리).

NCLEX! ⑫ 괴사조직을 제거하는 episodes를 하기 전에 통증관리요구와 통증치료를 사정하고 필요시 시계를 주위에 둔다.

⑬ 파상풍 예방법과 필요시 파상풍 독성에 대해 교육하고 사정한다.

⑭ 환자에게 햇빛 차단제의 사용, 전기 코드 · 콘센트의 접근, 가정 화학용품의 고립, 온수히터의 낮은 온도 사용, 적절한 유지를 강조하는 동시에 가정내 화재 경보기의 사용, 잠자리에서 흡연의 위험, 적절한 화염물의 사용과 보관에 대해 교육한다.

⑮ 가정내 화상의 관리와 감염의 증상과 증후군에 관해 교육한다.

⑯ 가족지지, 물리적, 직업상이나 직업적 갱생에 대한 상담의 필요에 대해 교육한다.

⑰ 환자에게 필요시 우울이나 절망의 느낌을 표현하라고 격려한다.

사례 연구

J.M은 며칠 전 복부에 물집 발진이 관찰된 80세 여성이다. 건강관리 제공자는 그녀가 대상포진이라고 알려주었다.

① 다른 사정 결과는 어떻게 기대할 수 있는가?
② 간호사가 수행할 사정은 무엇이 있을까?
③ 간호사는 질병에 관해 어떻게 설명해 줘야 할까?
④ 어떤 투약 교육이 필요한가?
⑤ 그녀의 질병에 대해 J.M에게 주어진 가정의 지시사항은 무엇일까?

책 속의 책 30쪽

■ 참고 문헌

Barker, L.(1999). *Principles of ambulatory care.* Baltimore: Williams and Wilkins.

Cash, J. & Glass, C. (2002). *Family practice guidelines.* Philadelphia: Lipincott, Williams & Wilkins.

Dambro, m. (1999). *Family practice guidelines.* Philadelphia: Lippincott.

Fauci, a. et al. (1998). *Harrison's principles of internal medicine*(14th ed.). New York: McGraW-Hill.

Hall, J. (1999). *Saver's manual of skin diseases.*(8th ed.). Philadelphia: Lippincott.

LeMone, P & Burke, K. (2000). *Medical-surgical nursing: Critical thinking in client care* (2nd ed.). Upper Saddle River, NJ: Prentice Hal, pp. 554～670.

Meredith, P. (2000). *Adult primary care.* Philadelphia: W. B. Saunders.

Robinson, D., Kidd, P., & Rogers, K. (2000), *Primary care across the lifespan.* St. Louis, MO: Mosby.

Singleton, J. (1999). *Primary care.* Philadelphia: lippincott.

Uphold, C. & Graham, M. (1998). *Clinical guidelines in family practice.* (3rd ed.).Gainesville, FL: Barmarrae Books.

Weber, J. (2001). *Nurse's handbook of health assessment* (4th ed.).Philadelphia: Lippincott, Williams & Wilkins.

✓ POSTTEST

1. 70세의 여성이 우측 복부에 며칠 동안 간지러움과 화끈거림이 있다고 호소한다. 그녀는 이 부위에서 작은 혹을 느낄 수 있기 때문에 무언가에 물렸다고 생각한다. 간호사는 이 사정자료에 기초하여 다음의 어떤 상태라고 예상할 수 있을까?

① 벌레에게 물림　② 대상포진
③ 옴　④ 사마귀

2. 23세의 남성이 목에 농포성의 염증을 보인다. 간호사는 주요 간호중재 전략으로 다음의 어떤 방법을 사용할까?

① 주기적으로 그 부위를 짠다.
② 상처 부위를 습기 있게 유지한다.
③ 그가 면도할 때마다 면도날을 바꾸게 한다.
④ 엄격한 식이요법을 변화시킨다.

3. 환자가 피부과 전문의 사무실에 있는 간호사에게 여포염 및 옴과 등창 등의 공통된 특징에 대해 물어보았다. 간호사는 이 3가지 질환이 ________이라고 대답한다.

① 피부 상피층에서 유발되는 바이러스성 감염
② 비위생으로 야기되는 진균성 감염
③ 전염성이 높은 박테리아성 감염
④ 모발 소낭에서 유발되는 박테리아성 감염

4. 지난 3일 동안 두 살된 아이가 감기에 걸려 아프면서 아래 턱에 꿀색의 병소가 생겼다. 간호사는 이 의학적 서술이 다음 중 어떤 것과 연관이 있다고 결론지을 수 있을까?

① 농가진　② 옴
③ 단순포진　④ 접촉성 피부염

5. 간호사는 건선을 가진 환자의 간호중재시 다음 중 어떤 사항을 따를 수 있을까?

① 피부 대 피부 접촉에 의해 전이될 수 있는 질병임을 강조한다.
② 상처부위를 건조시키는 것의 중요성을 강조한다.
③ 투약을 시도하긴 하지만 효력이 없을 수 있다.
④ 환자에게 건강한 생활습관 변화를 교육한다.

6. 한 환자가 내원했는데, 두껍고 하얀 부스러기가 있는 피부를 지니고 있었다. 간호사는 이 증상들이 다음의 질환과 같은 병의 발병시 세포주기가 짧아질 때에 일어난다는 것을 알고 있다.

① 건선　② 헤르페스
③ 농가진　④ 여드름

7. 지역 건강소에서 일하는 간호사는 어떤 진단을 결정하는 수단으로 피부사정을 위한 ABCD rule을 교육할까?

① 기저핵 암종
② 편평상피세포 암종
③ 악성 흑색종
④ 여드름

8. 통제할 수 없는 화재로 팔과 가슴에 화상을 입은 남성이 있다. 간호사는 다음의 어떤 것을 실행하기 위해 화상부위에서 귀금속을 제거하는 것일까?

① 손가락을 좀더 자세히 사정할 수 있다.
② 상처부위의 지혈효과 예방
③ 감염예방
④ 화상 응급처치 방해를 피하려고

9. 9살짜리 어린이가 덥고 습한 여름낮에 야구 게임을 한다. 이 어린이는 다음의 어떤 상태로 인해 탈수의 높은 위험성을 가지고 있다고 할 수 있을까?

① 피부암
② 전신 부위 화상
③ 국소 부위 화상
④ 외피 부위 화상

10. 신생 피부 병소를 가진 환자를 평가시, 환자에게 다음 중 어떤 내용을 질문하는 게 가장 중요한가?

① 그들이 먹는 음식
② 그들이 사용하는 화장품
③ 태양에 태닝하는 습관
④ 알레르기

책 속의 책 29쪽

CHAPTER 15

혈액학과 종양학

(Hematological and Oncological Health Problems)

Julis A. Adkins, RN, MSN, FNP

김 윤 경

차 례 Chapter Outline

- 혈액과 종양의 위험요인(risk factors associated with hematological and oncological health problems)
- 백혈병(leukemia)
- 림프종(lymphoma)
- 다발성 골수종(multiple myeloma)
- 혈소판 감소증(thrombocytopenia)
- 혈우병(hemophilia)
- 빈혈(anemia)
- 겸상적혈구성 빈혈(sickle cell anemia)
- 다혈구증(polycythemia)

목 적 Objectives

- 혈액학과 종양학의 건강문제와 관련된 주요용어를 정의한다.
- 혈액학과 종양학의 건강문제와 관련된 위험요인을 정의한다.
- 혈액학과 종양학의 건강문제와 관련된 공통원인에 관하여 토의한다.
- 혈액학과 종양학의 건강문제의 병리학적 증상과 과정을 설명한다.
- 간호사정을 통하여 정상과 비정상을 구별한다.
- 특정적인 혈액학과 종양학의 건강문제들에 대해 우선적인 간호중재를 실행한다.

개 요 Peview at a glance

- 감각이상(paresthesias) : 말단이 무감각하거나 따끔거림
- 고유수용(propriaception) : 공간에서 위치를 파악하는 능력의 결여
- 구각증(cheilosis) : 입 양끝이 갈라 짐.
- 내인자(intrinin factor) : 비타민 B_{12}의 흡수를 증진시키는 위점막 벽세포에서 분비되는 물질
- 다혈증(plethora) : 혈관의 충혈과 확장에 의한 진분홍빛의 안면, 손, 다리, 귀, 점막
- 무위산증(위산결핍증, achlorhydia) : pH 3.5로 유지되는 위산에 염산의 결핍
- 쉴링검사(schilling test) : 환자에게 내인자 요소가 부족할 때, 경구 투여된 방사능 코발트를 측정하여 비타민 B_{12}의 배출을 확인하는 비타민 B_{12} 흡수 검사
- 악성 빈혈(pernicious anemia) : 위점막 벽세포에서 분비되는 물질인 내인자의 결핍으로 인해 발생하는 비타민 B_{12} 흡수 장애
- MCH(mean corpuscular hemoglobin) : 적혈구내의 헤모글로빈의 평균량(농도) 수치
- MCHC(mean corpuscular hemoglobin concentration) : 적혈구 내의 헤모글로빈 농도 (중량) 비율
- MCV (mean corpuscular volume) : 적혈구의 크기 수치
- 이미증(pica) : 담배나 풀 같은 특이한 물질을 먹고자 하는 욕망
- 자반증(purpura) : 타박상에 의한 출혈이 조직으로 스며듬
- 점상출혈(petechiae) : 피내 또는 점막하 부위의 출혈에 의한 피부나 점막의 작고 편평한 보라색 혹은 붉은 색의 점
- 제8인자(factor Ⅷ) : 섬유소 혈병을 안정화시키는 α글로불린
- 제9인자(factor Ⅸ) : 내인자성 응고 시스템 stage1의 필수 비타민 의존성 베타 글로불린은 유효한 혈장 트롬보플라스틴의 양에 영향을 줌
- 최저점(nadir) : 화학 요법으로 골수가 억제된 후 혈구검사 시 나타나는 최저점
- 페라틴(ferritin) : 철-인-단백질-복합물로 23%의 철을 포함
- 필라델피아 염색체(philadelphia chromosome) : 만성골수백혈병(CML)에서 특징적인 비정상적인 염색체의 존재
- 헤모글로빈 전기영동 검사(hemoglobin electrophoresis) : 용액 내에서 전기흐름에 대한 반응으로 헤모글로빈 분자의 이동을 통해 HbS의 존재와 %수치를 확인하는 혈액검사
- 호중구 감소증(neutropeniam) : 호중구의 감소 증상

✓ PRETEST

1. 혈색소 6.5g/dL인 빈혈이 있는 대상자는 대뇌 조직 저산소증 증상이 있다. 다음 간호중재 중에 가장 중요하게 제공되어야 할 것은 무엇인가?

① 하루 종일 휴식을 제공한다.
② 활동력 유지기술을 터득하게 한다.
③ 욕실로의 이동을 보조한다.
④ 목욕 전에 물의 온도 관찰한다.

2. 다발성 골수종 대상자에게 합병증을 관찰하는 간호사는 그 원인이 다음 중 무엇이라 할 수 있는가?

① 악성 혈장세포에서 분비된 물질의 조직적인 영향
② 증가된 백혈구와 혈소판 생산
③ 증가된 적혈구와 면역글로불린 생산
④ 증가된 혈소판과 골수 파괴

3. 대상자가 골수형성이상증후군의 특징을 가지고 있다. 간호사는 무엇을 예측할 수 있는가?

① 골수의 여러 유전적 조건 가운데 하나다.
② 급성 골수 백혈병으로 진행할 것이다.
③ 림프종이전으로 불린다.
④ 예후가 좋다.

4. 40세 대상자가 급성 골수백혈병(AML)이라는 임시 진단과 함께 혈액전문의에게 의뢰되었다. 유일한 대상자의 호소는 피로이다. 다음의 특징에 대한 조사 가운데 어떤 것이 간호사에게 첫 번째 처방으로 기대되는가?

① 간기능 검사
② 요산
③ 요추 천자
④ 골수 생검

5. 다음 중 간호사는 적혈구생성(erythropoiesis)에 필요한 영양섭취를 증가시키기 위해 어떤 음식의 섭취를 권장해야 하는가?

① 우유, 달걀, 간, 그리고 녹색 잎 채소
② 사과, 땅콩, 귀리, 그리고 연하고 흰 치즈
③ 멜론, 리마콩, 그리고 고구마
④ 건조 이스트, 그레이프프루트, 그리고 참치

6. 대상자는 철분제제를 비경구적으로 투여 처방을 받았다. 간호사는 어떤 투여방법을 계획해야 하는가?

① 간헐적인 주입
② z-track 방법을 사용한 심부둔부에 근육주사
③ 삼각근 내의 근육주사
④ 일주일마다 부위를 바꾸는 피하주사

7. 정상적인 혈액응고주기에서, 최종적인 응고의 형성은 다음 어느 시점에서 발생하는가?

① 혈소판 단계 동안
② 혈관의 단계 동안
③ 섬유소가 혈소판 플러그(plug)을 더 강화할 때
④ 혈장 체계가 섬유소 용해할 때

8. 대상자에게 Schilling test를 하기 위하여 방사성 Vit B_{12}를 섭취하게 하였다. 간호사는 이 검사의 첫 번째 목적이 대상자의 신체 능력에 무엇을 측정하는 것임을 교육할 수 있는가?

① 비타민 B_{12} 저장
② 비타민 B_{12} 소화
③ 비타민 B_{12}흡수
④ 비타민 B_{12} 생산

9. 겸상세포빈혈 병력을 가진 대상자가 통증을 호소하기 시작한다. 간호사는 대상자가 통증 때문에 겸상 세포 위기에 상태라는 것을 예측한다. 다음 중 그 징후는 무엇인가?

① 겸상세포에 의한 혈관폐쇄
② 혈액의 점성도
③ 비대된 혈액과 관련된 경련
④ 뼈 통증을 유발하는 골수에 있는 세포

10. 간호사가 감염징후가 있는 호중구 감소성 백혈병이 있는 대상자를 철저하게 사정할 때, 다음 중 예측할 수 있는 것은 무엇인가?

① 대부분의 감염은 신체의 정상세균총(normal flora)의 한 부분조직에 의해 비롯된다.
② 백혈구는 빠르게 죽지만 복구 시간은 느리다.
③ 호중구는 염증성 반응을 생산하는 데 필요하다.
④ 면역글로불린은 감소된다.

책 속의 책 31쪽

section 01 Risk Factors Associated with Hematological and Oncological Health Problems

혈액, 종양의 건강과 관련된 위험요인

(1) 생활습관

흡연, 알코올

(2) 식사습관과 영양섭취

비타민 B, 철의 섭취 감소

(3) 백혈병

화학물질(benzene, arsenic)의 노출, 다량의 방사선 노출과 같은 직업적 요인, 유전 요인, 다운증후군, 바이러스 병인학, 화학요법

(4) 임파종

바이러스 감염, 유전적 요소, 인종, 면역계의 문제

(5) 혈액종양

화학요법, 면역 억제

(6) 빈혈

가난, 부족한 영양섭취와 같은 사회, 경제적인 요인

section 02 Leukemia 백혈병

(1) 개 요

① 골수, 비장, 림프계 조직의 악성 종양

NCLEX! ② 미성숙 백혈구(WBCs or luekocytes)의 축적과 비정상적인 증식, 신체 장기, 조직뿐만 아니라 골수, 말초 혈액까지 전구물질이 침범하는 것이 특징

③ 형태

질병의 영향을 받는 WBC의 형태에 따라 림프구성(lymphocytic), 골수성(granulocytic, myelocytic)과 단구성(monocytic) 질병의 단계와 기간에 따라 급성 · 만성(acute, chronic)으로 나눔.

- **급성 림프구성 백혈병**(ALL)
  - 골수에 미성숙한 림프구의 증식
  - 비정상적인 백혈구 세포는 미성숙한 림프구 혹은 림프 아세포와 유사
  - 2~10 세 사이의 소아에게 가장 흔함.
  - 젊은 층과 노인층에서 발병률이 높음.
- **급성 골수성 백혈병 · 급성 과립구성 백혈병**(AML · AGL)
  - 골수에 미성숙한 육아종의 증식, 축적
  - 연령의 증가와 함께 호발 (특히 50세 이상)
  - NCLEX! 아우어 간균(Auer rod)이 골수 아세포 세포질에 존재, 조혈의 30% 이상의 골수 아세포는 AML 진단의 기준
  - 골수이형성증(골수의 조혈세포 형성 장애)은 백혈병의 전구 증상으로 AML로 발전하는 한 단계의 과정, 비정상적인 조혈세포의 생산과 말초 혈액수치 저하

• **만성 림프구성 백혈병**(CLL)
 – 비정상적인 무능력한 림프구의 증식, 축적, 다른 림프 조직으로 퍼짐
 – 남성에게 호발
 – 특히 50 ~70 세 사이에 호발(노화와 관련)

• **만성 골수성 백혈병**(CML)
 – 비정상적인 줄기 세포는 육아종의 지나친 증식을 일으키고 이로 인한 미분화세포의 증가로 백혈구 증가증과 뇌출혈을 일으킴.
 NCLEX! – 대부분 특징적인 비정상적인 염색체의 존재, 필라델피아 염색체(22번 염색체 비정상)
 – 30~50세, 남성이 여성보다 호발(노화와 관련)
 – 이유는 밝혀지지 않았으나, 대부분의 위험요인와 관련 있다고 판단

(2) 병태생리

NCLEX! ① 비정상이거나 미성숙 WBC가 정상적으로 기능을 하지 못 할 때, 비정상적인 미성숙세포의 증식, 정상 WBC 생성 감소의 결과, 비정상적인 세포의 계속되는 증식과 침투는 골수, 비장, 림프구, 간, 신장, 폐, 피부, 중추신경계 손상의 원인

② 정상 골수세포는 비정상, 미성숙 WBC로 대체, 골수세포의 조혈세포와 혈소판 등의 다른 세포 생성을 방해, 골수는 골수 억제로 인하여 기능적으로 불안전하게 됨

③ 급성 백혈병은 빠른 시작, 빠른 진행 속도와 짧은 의학적 단계, 치료되지 않으면, 며칠 혹은 몇 달 만에 사망, 증상은 골수 억제와 관련, 세포의 다른 장기로 침투, 백혈구세포의 대사항진

NCLEX! ④ 만성 백혈병은 모르는 사이에 시작되어 잠행성의 의학적 단계를 거침; 초기 단계에서는 무증상, 기대 수명은 5년 이상, 증상은 다른 장기로의 침투하는 백혈구 세포의 대사 항진과 관련, 백혈구 세포는 더 성숙되고 더 효율적으로 작용

NCLEX! ⑤ 증상과 징후는 부적합한 발달로 인한 빈혈과 감염, 병원체에 대항하여 방어작용을 하는 WBC 의 기능 감소, 혈소판 감소증으로 인한 출혈, 얕은 호흡, 피로, 권태감, 허약감, 체중 감소, 활동 내구성 감소, 뼈와 관절의 동통, 시각 장애, 식욕부진, 열, 빈혈, 혈소판 감소증, 점상 출혈, 잇몸 출혈, 비출혈, 창백, 림프절 비대, 고요산혈증, 비장 비대, WBC의 증가, 혈액 비대

(3) 간호 사정

① 심음, 활동 내구성, 통증, 영양상태, 활력징후, 출혈, 감염의 징후, 림프절의 증식, 비장, 간, 구강 점막의 사정

NCLEX! ② 감염은 급성 백혈구에 흔히 나타나지만 증상이나 징후는 호중구 감소증 (neutropenia: 호중구의 감소)으로 인해 나타나지 않는다. CNS 이상 징후는 림프구성 백혈병에서 흔히 볼 수 있는 증상

③ 헤모글로빈, 헤마토 크릿, 혈소판, 과립구 수치는 화학요법 시작 후 5~7일 후 최저점까지 감소, 수치는 7~10일 동안 낮은 상태로 유지되며, 혈소판 – WBC – 적혈구 순서로 천천히 반등

NCLEX! ④ **진단검사** : 골수세포 생검은 명확한 진단검사, CBC, 전해질, 배양(감염의 징후시)

(4) 간호 중재

① 통증 조절을 위한 진통제, 구토방지를 위한 진토제, Cisplatin(Platinol) 같은 항암제, fluorouracil(5-FU)같은 대사길항물질, vincristine(Oncovin) 등의 유사분열 억제제, sodium radioiodine(Iodotope) 같은 방사능 약품

② AML과 같은 백혈병에서는 다량의 화학치료를 한 번에 받기도 함(유도요법)

③ 골수 생검

- 처치를 하기 전 응고인자의 수치 확인
- 전 장골능, 후 장골능, 흉골 부위에서 위치 선택
- 처치 후 5분 동안 압박을 가하고 적어도 4시간 동안 천자 부위의 출혈을 관찰

NCLEX! ④ 감염을 예방하기 위해 (Box 15-1 : 호중구 감소증의 예방 참조), 최저점(화학요법으로 골수가 억제된 후 혈구검사 시 나타나는 최저점), 환자의 호중구(ANC : absoln neutrophil count) 수치 관찰을 통해 감염의 여부 확인, WBC (%bands +% segs) = ANC(1000 혹은 그 이상)

NCLEX! ⑤ 출혈 예방(부드러운 칫솔, 낙상 예방, 면도기 사용)

⑥ 피로로 인한 빈혈을 예방하기 위해 적절한 휴식을 취하고, 필요하다면 방문자 제한

⑦ 영양섭취, 체중의 감소 평가

⑧ 구내염(구강의 염증)은 흔히 볼 수 있는 증상으로 구강의 사정, 매일 혹은 필요하다면 더 자주 구강 간호가 필요

⑨ 환자 및 가족과 두려움이나 걱정에 대한 상담

⑩ 화학요법으로 인해 경험할 수 있는 탈모증의 증상에 대해 미리 이야기 함.

Box 15-1

호중구 감소증의 예방

- 철저한 손씻기
- 청결한 구강간호
- 방문자들로부터의 감기 등의 감염예방
- 활력징후 측정
- 풋 과일, 꽃 접근 금지
- 24시간 마다 수액 세트 교환
- 아세트아미노펜(타이레놀)이나 ibuprofen 등의 발열 치료 약물은 피한다.
- 항생제, 향균제, 항바이러스제의 처방

section 03 Lymphoma

림프종

(1) 개 요

① 림프계에 영향을 주는 악성 신생물 (종양)

NCLEX! ② 호지킨병은 Reed-Sternberg 세포의 형성이 특징적인 림프절의 악성 질병

③ 비호지킨 림프종은 호지킨병을 제외한 모든 림프구와 림프계에 영향을 주는 양성 질병

(2) 병태생리

① 호지킨병(HD: hodgkin's)

- Reed-Sternberg 세포(악성 세포)가 정상 세포 구조를 대체하면서 출현, 림프절에 T림프구의 대식세포변이시 HD가 진단
- 하나의 림프절에서 시작하여 림프계를 통해 주위 구조로 확산
- 간, 비장, 폐, 골수, 자궁을 포함한 다른 조직에 침투
- 호발 연령 : 15~35세와 55~75세 사이에 호발, 여성보다 남성이 2배의 발병률

② 비호지킨(non hodgkin's) 림프종

- 림프절 내의 특정부위에서 비정상적인 림프조직이 생겨서 결국에는 정상세포를 밀어냄. Reed-Sternberg 세포는 나타나지 않음.
- 림프종은 외부 림프절에서 생성 · 빠르게 분해함.
- 50~70세 발병률 증가 : 여성보다 남성에게 자주 발생

③ 진행, 조직을 둘러싼 거대한 림프절의 압박이 나타남, 림프종이 간, 신장, 폐, 비장 등의 장기에 침투

④ Ann Arbor 에 의한 단계

- 병기 I : 하나의 림프절 혹은 림프절 장기에 제한된 침범
- 병기 II : 횡격막을 중심으로 동일방향으로 두개 이상의 림프절군 침범 또는 하나의 림프절 외의 장기 침범
- 병기 III : 횡경막 양측의 림프절군 침범, 이와 함께 림프절 외 혹은 비장에 침범
- 병기 IV : 하나 혹은 그 이상의 림프절 외 혹은 장기 침범

NCLEX! ⑤ 증상 및 징후

통증 없이 림프절에 침투(양측성 혹은 외측성), 경추에 처음으로 침범, 액와, 서혜부(표면에 가장 가까워 쉽게 발견) 순, 환자는 체중 감소, 야간발한, 허약감, 오한, 늑막염, 식욕부진, 기침, 호흡곤란, 신장기능 이상 등의 증상으로 미리 질병 예측 가능

(3) 간호 사정

① 림프절, 통증의 유무, 영양상태, 체중, 활동 내구성 , 호흡 상태, 신장의 기능 등에 대해 사정

NCLEX! ② 진단검사 : CBC, BUN, 크레아티닌, 림프절 생검(외과적 절개나 바늘을 통한 흡인의 방법)은 호지킨병-비호지킨병을 구별하는 확실한 진단 방법, 림프조영술(푸른색 oil을 림프혈관에 삽입하여 림프계를 방사선 촬영하여 침투부위의 넓이를 짐작)

(4) 간호 중재

① 약물

- 호지킨병 : cisplatin(Platinol) 같은 항종양제, doxorubicin(Adriamycin) 같은 항생제
- 비호지킨병 림프종 : 항종양제, vincristine(Oncovin)와 같은 유사분열 억제제

② 림프조영술 후 간호

- 2~5일정도 양다리의 뒤쪽 피부, 소변, 하지 말단 정맥의 푸른색-녹색의 조영제가 보일 것이라고 미리 교육
- 조영제와 관련된 합병증 관찰, 기침, 호흡곤란, 통증, 늑막염, 객혈 등에 대한 지속적으로 관찰

③ 감염 예방

④ 정상체온 유지

⑤ 통증의 예방, 감소

⑥ 적절한 영양과 수분섭취

section 04 Multiple Myeloma 다발성 골수종

(1) 개 요

① 형질세포 신생물 종양 혹은 면역글로불린 또는 형질 세포의 증식, 축적과 관련있는 질병

② 50~69세 남성에게 호발, 특히 흑인에게 발병률이 높음.

③ 원인은 알려지지 않았으나, 다발성 골수종은 항원 또는 바이러스에 대한 부적절한 반응이라는 연구 결과가 있으며, 유전적 영향과 관련이 있다.

(2) 병태생리

NCLEX! ① 악성형질세포는 B cell의 복제로부터 발생하여 조혈조직 내에서 증식, 뼈를 침투하여 골 용해작용으로 발생.

NCLEX! ② 계속되는 뼈의 파괴는 고칼슘혈증이나 골절을 일으킴.

③ 골강에 형질세포 증식, RBC의 생성을 억제

④ 형질 세포는 비정상적으로 적은 양의 면역 글로불린을 분비하고 합성함으로써 감염의 위험을 증가시킴.

⑤ IgG나 경우에 따라서는 IgA가 크게 증가, 혈액의 점도가 증가하고 작은 혈관 폐쇄

NCLEX! ⑥ 다발성 골수종의 주요 증상은 단계적으로 증가하는 혈액 수치와 소변의 Bence Jones 단백질에 의해 비정상 면역 글로불린의 생성

⑦ 증상과 징후

- 단계적으로 진행, 잠행성으로 환자들은 특히 폐렴과 같은 재발되는 감염으로 고통받음
- 통증은 환자들의 주요 문제로 골 파괴가 시작되면 용해된 뼈에서 병인 발생
- 척추 허탈로 인한 척수 압박
- 칼슘의 불균형과 관련된 광범위한 골다공증이 발생
- 신결석이 탈염과 함께 발생
- NCLEX! 고칼슘혈증은 신경계 장애(혼란, 우울증), 위장관계 장애 , 근골격계 이상 , 전해질 불균형, 심혈 관계의 기능 이상의 원인이 됨.
- NCLEX! 신장의 상피세포에서 Bence Jones 단백질의 독성 작용과 신결석이 신질환으로 발전

(3) 간호 사정

① 통증의 분석, 골절의 과거력, 폐렴의 재발, 신장 질환, 근골격계 문제, 심혈관계의 합병증의 증상 사정

② 진단검사 : 전해질, chest X-ray, CBC, BUN, 크레아티닌, CT 스캔, IgE, 소변 검사

(4) 간호 중재

① 약물

- 통증을 조절하는 진통제
- 혈액검사가 양성 일 때 항균제 요법
- Meiphalan (Alkeran), cyclophsphamide (Cytoxan) 은 대부분의 화학 요법시 상태를 관리하는 데 사용
- 스테로이드, IV hydration, 이뇨제, 약물, calcitonin, etidronate disodium(Didronel), gallium nitrate (Ganite), pamidronate disodium(Aredia)를 통해 고칼슘혈증 조절

② 다발성 골수종에는 특별한 치료 방법이 없이 고식적인 치료방법 유지

③ 적절한 수액 유지는 중요한 문제이다. 1.5~ 2L/day의 소변량 유지(수액 제공시)

④ 체중 유지, ROM, 보행은 칼슘의 뼈로의 재흡수를 도움, 보행은 낮은 칼슘수치 상태에서 가장 중요함

⑤ 방사선 치료는 감지하지 못하는 통증을 호소하거나 척추압박이 있는 환자들은 제한함

⑥ 수혈은 빈혈의 관리 방법

⑦ 자가 조직이나 동종계의 골수이식은 선택적으로 사용

⑧ 신부전시 gallium nitrate (Ganite)는 금기 (크레아티닌이 2.5mg/dL보다 수치가 높을 때)

⑨ 전이된 경우에 통증의 관리, 환자가 심각한 통증이 발생하기 전에 미리 통증을 조절할 수 있도록 교육

section 05 Thrombocytopenia

혈소판 감소증

(1) 개 요

① 혈액 1mm³의 혈소판 수가 10만 개 이하인 경우

NCLEX! ② 비정상적인 출혈의 흔한 원인

③ 혈소판 숫자가 2만 개 이하이면 작은 상처로 인한 출혈, 자연적 출혈 발생

④ 1만 개 이하이면 치명적인 위장관계의 출혈, 뇌출혈, 폐출혈 발생

⑤ 원인 : 확실히 알려지지 않았으나 일반적으로 질병 (빈혈, 전신성 홍반성 루푸스, ADIS), 바이러스의 감염 후, 화학요법, 방사선 요법, 비장 기능 항진증, 비장비대증, 관상동맥 우회술, 자가 수혈, 헤파린 치료

(2) 병태생리

① 기본적인 3가지 기전과 관련, 급격한 혈소판의 파괴와 소모, 이상이 있는 혈소판의 생성 · 혈소판 파괴 장애

② 혈소판이 급격하게 파괴 될 때, 특발성 혈소판 감소성 자반증(ITP)

NCLEX!
- 파괴는 체내 면역계에 의해서라고 여겨지며, 그래서 자가면역 질환이라고 분류
- 급성 ITP는 소아에 흔하고, 만성 ITP는 어른에게 흔함.
- 혈소판은 B림프구의 자가면역계의 반응에 의해 항체로 인식, 혈소판의 기능이 유지되어도 비장은 이를 외부 물질로 보고 파괴함
- 혈소판 순환시간은 1~3일로 감소

③ 이차적 혈소판 감소증은 비정상 혈소판이 생성되는 상태, 다음의 결과로 발생

- 약물의 사용: thizide diuretics, acetysalicylic acid (ASA), ibuprofen (Advil), indomethacin (Indocin), naproxen sodium (Anaprox), sulfonamides, quinidine sulfate (Quinidex), cimetidine (Tagamet), digitalis (Lanoxin), furosemide (Laxsix), heparin sodium, morphine sulfate, 비타민 C와 E
- 자극적 음식 : 마늘, 생강, 심황, 미나리, 정향나무
- 바이러스 또는 박테리아성 감염

- 골수 장애
- 화학요법, 방사선 요법

NCLEX! ⑤ 혈소판 파괴장애는 비장에 많은 양의 혈소판이 파괴될 때, 임파종, 고혈압, 심장수술시의 체온저하에 발생

⑥ **증상 및 징후** : 혈소판 수치 감소, 출혈시간의 증가, 자반증(타박상에 의한 출혈이 조직으로 스며듬), 반상 출혈(피하조직의 출혈에 의해 생기는 피부나 점막의 편평한 윗부분이 푸르스름하게 변색), 점상출혈 (피내 또는 점막하 부위의 출혈에 의한 피부나 점막의 작고 편평한 보라색 혹은 붉은 색의 점), 허약감과 피로

(3) 간호 사정

① 사정

- 출혈 증상 분석과 피부의 출혈 징후 평가, 가장 흔한 부위의(흉부, 팔, 목) 자반증과 점상출혈의 흔적,코피, 월경과다증, 혈뇨, 위장관계 출혈의 다른 형태의 증상 관찰
- 이차적 빈혈로 인해 활동 내구성 감소
- 약초 치료 등과 같은 민간요법
- 최근의 감염

② **진단검사** : CBC, 혈소판 수치, 혈액응고 인자-PT, PTT 시간 측정, 골수검사

(4) 간호 중재

① **약물** : ITP에서 면역반응을 억제하기 위해 스테로이드 복용, 면역글로불린은 면역반응 장애에서 일시적으로 치료효과를 나타냄

② 혈소판 감소성 자반증의 예방조치는 초기에 시작 Box 15-2

③ 출혈의 위험에 환자 교육의 초점

④ 혈소판 수치가 1mm^{3}당 2만 개 이하이면 혈소판을 수혈하지만, ITP에서는 큰 효과는 없음

⑤ 환자는 스테로이드 치료로 인한 약한 모세혈관, 부종, 다모증과 같은 쿠싱증후군의 부작용에 대해 미리 교육

⑥ 특히 ITP의 경우, 비장절제술 시행

Box 15-2

혈소판 감소성 자반증 예방

- IM, SQ, SC주사 금지
- 아스피린이나 아스피린 함유 약품 금지
- 칫솔, 면도날 사용금지
- 거칠고 험한 행동금지
- 출혈징후 사정(피부, 구강, 코, 혈변, 혈뇨)
- 잠혈, 소변과 구토 관찰
- 가능하다면 침대 난간에 패드대기
- 정맥천자 금지
- 변비 예방

section 06

Hemophilia

혈우병

(1) 개 요

① 지나친 출혈응고 시간의 연장을 특징으로 하는 혈액응고 요소의 장애

NCLEX! ② 혈우병 A형과 B형은 어머니로부터 유전되는 X-연관 열성 장애, 특징적으로 남성에서 대부분 나타난다. 그림 15-1

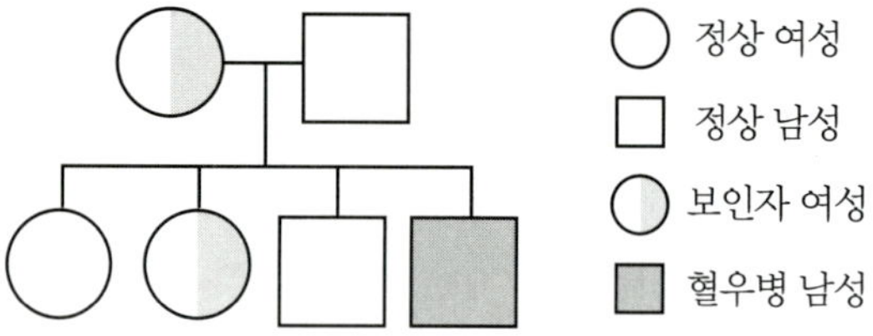

그림 15-1 X 연관 열성 유전의 혈우병 A, B형의 형태.

(2) 병태생리

① **A형 혈우병** : 항혈우병 제 Ⅷ인자가 결핍된 상태(섬유소 혈병을 안정화시키는 α-글로불린), 환자 혈장의 PTT 시간에 의해 진단, 제 Ⅷ인자가 결핍된 혈장기질이 환자의 혈장과 혼합, PT 의 수치는 정상 혈장에 의해 나타난 PTT의 정상 수치와 비교

② **B형 혈우병** : 제 Ⅸ인자(내인자성 응고체계의 단계 1의 필수비타민 의존성 β-글로불린은 혈장 트롬보플라스틴의 양에 영향을 줌.) 결핍, 환자 혈장의 PTT 시간으로 진단, 제 Ⅸ인자가 결핍된 혈장기질이 환자의 혈장과 혼합, PTT의 수치는 정상 혈장에 의해 나타난 PTT의 정상 수치와 비교

- 인자 결핍 원인은 다르지만, 의학적으로 혈우병 A형과 B형은 동일
- 자연출혈은 인자의 활동성이 1% 아래로 감소할 때 발생하며, 관절에 출혈이 일어나고 관절의 변형과 잠재적 장애를 가져옴.
- NCLEX! 인자의 활동성이 5% 혹은 그보다 높을 때, 상처나 외과적 수술로 인한 출혈 발생
- 혈우병 A, B형 환자의 혈소판은 출혈부위에 모이게 됨. 하지만 응고인자의 결핍은 응고 반응과 안정된 혈병의 형성을 방해

③ Von Willebrand's disease : vWF의 결핍과 혈소판의 기능 장애로 인한 증상

- 제 Ⅷ인자는 전 응고 인자활동, 항원 활동, Von Willebrand 인자 활동 등 3가지 활동
- 제 Ⅷ인자 결핍을 특징으로 하는 상염색체 우성 유전, 혈우병 A형, vWF는 정상이지만 vW는 vWF가 특징적으로 낮음(40% 이하일 때 일상활동 제한)
- 남성, 여성에서 모두 볼 수 있음

④ 증상 및 징후
- 응고시간 증가
- 피하의 반상 출혈과 혈종
- 잇몸의 출혈
- 위장관계의 출혈, 토혈증, 잠혈, 위장의 통증 혹은 복통
- 혈뇨로 나타나는 요로의 출혈
- 신경 혈종의 압박으로 인한 통증 혹은 마비
- 출혈성 관절증(관절 출혈, 팽창, 손상)
- 작은 상처에도 피가 멈추지 않고, 상처 후에 출혈이 몇 시간에서 심지어는 며칠까지 지속

(3) 간호 사정

① 출혈, 통증, 피부, 구강 점막의 사정, 출혈 흔적, 감염, 지혈이 잘 되지 않는 부위 등에 관한 증상 분석 수행, 집에서 복용 중인 약품이나 약초 등에 관한 질문

NCLEX! ② 진단검사 : PT(정상), PTT(연장) 피브리노겐(정상), 혈소판 수치(정상), Von Willebrand' s disease에서의 출혈시간의 증가, CBC, 잠혈검사, 뇨분석

(4) 간호 중재

① 결핍인자를 보충하는 약물
- A형 혈우병 : bag당 Ⅷ 인자를 100unit까지 포함한 동결침전제제를 출혈이 멈출 때까지 12시간 간격으로 제공
- B형 혈우병 : 출혈이 멈출 때까지 혹은 매 24시간마다 혈장이나 Ⅸ 인자를 집중적 으로 제공
- Von Willebrand' s disease : bag당 Ⅷ인자를 100unit까지 포함한 동결침전제제를 출혈이 멈출 때까지 12시간 간격으로 제공

② 유전 상담

NCLEX! ③ 아스피린은 혈우병 환자에게 절대 처방할 수 없음.

④ 출혈이 멈추도록 출혈이 시작되면 가능한 한 빨리 얼음팩 등으로 압력을 가하고, 젤 foam이나 피브린 foam으로 부위를 막음.

⑤ 관절에 출혈이 있을 때 휴식을 취하고 얼음팩 마사지, 혈우병 위험인자에 대한 관리가 필요함.

⑥ 혈액응고인자에 대항하는 항체 억제제의 활성화를 위한 혈장분리반출술(plasmapheresis) · 프로트롬빈 복합제로 치료함.

section 07 Anemia

빈 혈

(1) 개 요

① 신체에서 필요한 혈액의 헤모글로빈 성분이 정상 범위보다 저하된 상태

② RBCs 순환의 감소가 주원인으로 급격한 헤모글로빈 용혈현상, 헤모글로빈 생산감소, 망상적혈구수 증가, 약물 부작용, 생리, GI 출혈도 원인이다.

(2) 병태생리

NCLEX!

① 빈혈은 혈액의 산소 운반량을 감소시켜서 조직의 저산소증 초래

② 영양, 용혈성, 골수의 활동 저하 등이 원인 Box 15-3

③ 철결핍성 빈혈

- 만성 출혈에 의한 철의 손실과 음식 섭취 부족, 철 흡수의 부전에 의한 철의 결핍 관련하여 RBC의 최적의 상태에 부적합
- RBC(red cell site distribution width)의 충분한 철의 보유는 산소 분자를 운반하기 위해 반드시 필요
- RDW가 증가하는 소적혈구성 빈혈(감소된 색소를 가진 RBC의 지름이 6이하)
- 적혈구는 작고 (소적혈구) 창백(혈색소 감소성), MCV(mean corpuscular volume) 은 감소, MCH(mean corpuscular hemoglobin : 평균적혈구 색소) 또는 MCHC(mean corpuscular hemoglobin concentration : 평균적혈구 혈색소 농도)는 감소할 것, MCV, MCH, MCHC는 헤모글로빈이 낮을 때에 분석되어야 함.

Box 15-3 빈혈의 종류

영양성 빈혈

- 철결핍성 빈혈
- 비타민 B_{12} 빈혈
- 엽산 빈혈

용혈성 빈혈

- 겸상적 족혈구성 빈혈
- 지중해 빈혈
- 후천성 용혈성 빈혈(헤모글로빈 생산 장애 빈혈)
- Glucose-6-phosphate dehydrogenase 빈혈

골수 억제성 빈혈

- 골수 억제성 빈혈

- 평균 철의 섭취량은 12~15 mg/day 이며, 섭취량의 5~10% 정도만이 흡수
- 철은 체내에서 ferritin으로 저장,(철-인-단백질-복합물) 페리틴은 장내에서 형성되는 철의 복합물로 23%의 철을 포함, 페리틴은 장점막에 Apoferritin 이라는 구상의 단백각(protein shell)과 철분으로 형성, 페리틴 철이 protein Apoferritin과 만날 때는 장점막에 형성, 먼저 간 · 비장 · 골수의 세망 내피 세포 등의 조직에 저장 되고 세포흡수작용(pinocytosis)에 의해 변화없이 완전히 혈색소 분자로 흡수
- 정상 철은 소변 · 땀 · 대변 · 피부의 각질이 벗겨지면서 하루 1mg/day보다 적은 양이 분비, 평균적으로 여성은 매일 0.5mg 씩 생리기간 동안 매달 15mg 씩 분비, 여성 철결핍의 가장 흔한 이유는 생리이며 남성은 위출혈
- 3단계를 통해 서서히 진행 : 인체에 저장된 철분은 적혈구 생성에 사용되어 고갈, 부족한 철분은 골수에서 대체, 철결핍 적혈구의 생성 시작, 소적혈구 세포가 말초의 순환에 대량 투입, 산소분자를 운반하기 위해 헤모글로빈 내의 철분이 필요

NCLEX!
- 증상 및 징후 : 헤모글로빈수치가 7~8 g/dL 까지 떨어질 때까지 인지하지 못함. 피로, 허약감, 얕은 호흡, 창백 (귓불, 손바닥, 결막), 고상지두, 구각증 (구순증: 입술 양끝이 갈라짐), 혀의 궤양, 어지럼증, 저산소증, 이미증 (담배나 풀 같은 특이한 물질을 먹고자 하는 욕망)

④ 비타민 B_{12} 결핍성 빈혈

- 세포 분열과 세포 성숙의 (특히 급격한 RBC 증식에서) 손상
- 거대아구성 빈혈(RBC의 지름이 8보다 크다)

NCLEX!
- 악성빈혈은 위점막 벽세포에서 분비되는 물질인 내인자의 결핍으로 인해 발생하는 비타민 B_{12} 흡수장애
- 검사 결과 MCV와 MCHC의 증가

NCLEX!
- 위 분비물을 분석하면 무위산증(위산결핍증) : pH가 3.5에서 유지되는 위산에서 염산의 결핍
- 위 수술을 받았거나 위염 등의 위장관계 환자의 15%가 악성 빈혈로 발전
- 비타민 B_{12}의 부족으로 인한 말초신경, 척수, 뇌 구조와 기능의 퇴화
- 빈혈 환자는 탈색 혹은 머리가 빨리 희게 됨.

NCLEX!
- 증상 및 징후는 창백, 허약감과 함께 약간의 황달, 혀의 붉은 궤양, 설사, (말단이 무감각하거나 따끔거림 등) 감각이상, 손상된 고유수용 (공간에서 위치를 파악하는 능력의 결여), 척추의 손상과 균형을 잡기가 어려움.

⑤ 엽산 결핍성 빈혈(Folic acid deficiency anemia)

- DNA 합성과 정상적인 RBC의 성숙이 필요
- 거대 아구성(거대 적혈구성) 빈혈(RBC 〉 8), MCV 높고 헤모글로빈은 낮음.
- 원인 인자 : 영양 부족, 흡수장애 증후군, 흡수를 방해하는 약물(구강피임제, 항경련제, MTX), 알코올, 식욕 부진

NCLEX!
- 증상 및 징후는 창백, 지속적인 허약감, 피로, 얕은 호흡, 심계항진, 위장관계 증상은 B_{12} 결핍성 빈혈과 유사하지만, 그 보다는 더 심각(빈혈, 설염, 구각증 (구순증), 설사) B_{12} 결핍성 빈혈의 신경학적인 증상은 엽산 결핍성 빈혈에서는 나타나지 않으므로 간호를 다르게 함.

(3) 간호 사정

① 활동 내구성, 피부 색깔, 손톱, 구강의 사정, 위장관계와 영양상태 등의 증상 사정, 신경학적은 증상은 비타민 B_{12} 결핍성 빈혈

② 진단검사 : CBC, MCV, MCH, MCHC

NCLEX! ③ 쉴링검사를 위해 24시간 뇨 수집, 이 검사는 비타민 B_{12} 흡수 검사로 환자에게 내인자 요소가 부족할 때, 경구 투여된 방사능 코발트를 측정하여 비타민 B_{12} 의 배출을 확인하는 검사

(4) 간호 중재

① 철결핍성 빈혈(Iron- deficiency anemia)

NCLEX!
- 구토가 나지 않는다면 식사 전 구강 철분제를 섭취, 비타민C는 흡수를 돕는 작용을 하는 반면 제산제는 흡수 방해, dextran (Gentran 75)는 피부에 흔적을 남기지 않기 위해 Z-track 의 방법으로 근육주사
  - 비경구 철분제제는 경구철분제로 견딜 수 없거나 환자가 철분제제의 복용을 자주 잊고 계속되는 출혈시 사용

  NCLEX!
  - 심각한 알레르기 반응의 부작용 때문에 첫 번째 약이 투여 되었을 때에 주의가 필요
- 소고기, 닭고기, 달걀, 돼지고기, 칠면조, 통밀, 씨리얼 등의 고철분 음식 섭취를 증가시킴
- 심각한 빈혈은 조직이나 대뇌의 저산소증을 유발할 수 있으므로 환자의 안전과 부상에 주의

② 비타민 B_{12} 결핍성 빈혈
- 비타민 B_{12} 의 비경구 대체제를 포함하는 약물을 IM, 내인성의 요소가 부족한 환자들에게 필요
- 부족한 식이 섭취 교육 : 달걀이나 육류 등의 섭취를 증가시킴

③ 엽산 결핍성 빈혈(Folic acid deficiency anemia)
- 흡수장애, 엽산 대사의 장애 등에 따라 계속해서 구강 엽산제 제공
- 영양실조에서 녹황색 채소, 브로콜리, 내장, 계란, 우유 등의 엽산함유식품 섭취를 권장함

section 08

Sickle Cell Anemia

겸상 적혈구성 빈혈

(1) 개 요

① 헤모글로빈증 빈혈의 유전적, 만성형

② 흑인의 8%는 겸상 적혈구 빈혈의 이형접합(보인자, 운반자)으로 한쪽 부모로부터 유전인자나 겸상 적혈구 빈혈 소질이 유전됨.

③ 흑인의 1%는 질병의 동형접합으로 양쪽 부모로부터의 결함이 있는 유전인자나 겸상적혈구 위기를 겪은 겸상 적혈구세포에 의해 발현

NCLEX! ④ S형 혈색소의 상염색체 유전 결손(영향을 받은, 한 개 유전자) 으로 나타남 그림 15-2

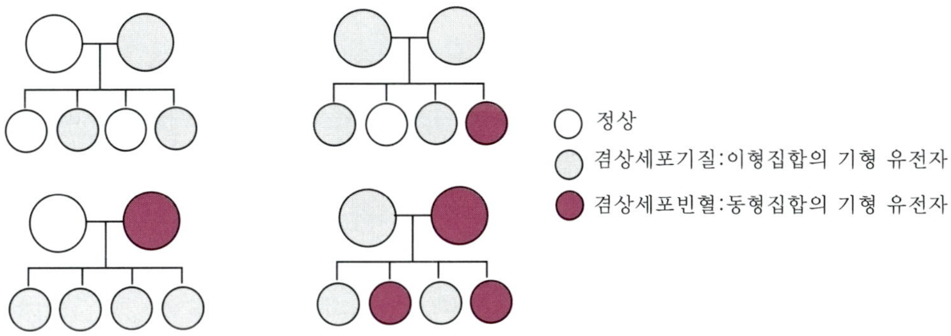

그림 15-2 겸상 적혈구성 빈혈의 유전 형태

(2) 병태생리

① β-globin 연쇄에서 glutamic acid가 valine으로 치환되면서 헤모글로빈 분자의 β-globin 연쇄에 의한 유전자 부호의 변이

NCLEX! ② 혈장에서 산소율이 감소하면 HBS는 RBC가 길어지고, 단단해지는 원인이 됨. 겸상모양 세포가 함께 응축되고 미만성 미세혈관으로 흘러 들어가서 폐색, 허혈성 조직 손상을 초래

NCLEX! • 발생 조건은 겸상적혈구 발증의 초기 단계와 비슷하고 저산소증의 환경 혹은 저체온, 지나친 운동, 마취하는 동안 부족한 산소 등의 상태

NCLEX! • 다른 원인은 점차적으로 혈액의 점도 증가, 혈장용적 감소, 감염, 탈수 혹은 수소 이온의 증가(산증)

③ 정상적인 산소화 상태에서는 다시 원래 상태로 돌아가는 겸상적혈구

④ 겸상화의 반복과 겸상화 되지 않은 약한 세포막은 용혈현상을 일으키고, 세포가 파괴됨.

⑤ 혈관 교합의 위기(crsis)은 미세순환에서부터 겸상화가 시작되어 다음의 과정으로 진행

• 혈관경련은 맥관을 통해 혈류를 멈추게 하는 logjam effect를 일으킴.

- 주변 조직에 혈전과 경색증 발생
- 발증으로 인한 통증은 4~6 일 동안 지속

⑥ 겸상세포 소질의 발현에 의한 빈혈은 증상이 경하거나 거의 나타나지 않음

⑦ 증상 및 징후는 말초 도말에 겸상 세포가 발견됨. 일반적인 조혈성 빈혈의 증상과 유사 (창백, 황달, 피로, 과민성), 위기 동안 큰 관절과 둘러싼 조직의 팽창, 통증성 부종(수족증후군, 관절통), 음경 정맥의 폐색시의 음경강직증(발기시 계속적인 페니스의 통증)

(3) 간호 사정

① 활동 내구성, 피부색, 관절의 운동, 통증의 정도에 대한 분석과 사정

NCLEX! ② 진단검사 : 헤모글로빈 전기영동(hemoglobin electrophoresis), 용액 내의 전기흐름에 대한 반응으로 헤모글로빈 분자의 이동을 통해 HBS의 존재와 % 수치를 확인하는 혈액검사, 확실한 진단에 사용 ; CBC

(4) 간호 중재

① 엽산 보조제(골수의 증가된 대사 요구율을 만족시킬 수 있는), 진통제를 포함한 약물

② 정기적인 수혈뿐만이 아니라 수액요법은 통증이 있는 위기(crsis) 증상 감소

③ 위기 동안 수액요법은 혈액의 흐름을 개선시키고, 통증감소 및 신장 손상의 예방

④ 통증을 겪는 동안의 휴식을 취함, 산소 요법, 진통제 처방, 수액요법

section 09 Polycythemia 다혈구증

(1) 개 요

① 혈액 내의 순환하는 적혈구 수와 헤모글로빈의 양이 증가한 상태 Polycythemia Vera, PV, myeloprolifertive red cell disorder 라고도 함.

② 골수는 적혈구, 백혈구, 혈소판의 과잉 생산에 자극을 줌. 혈액량, 혈구 용적량이 현저히 증가하고 혈액과 함께 조직과 장기가 응축

③ 원발성, 속발성 장애

④ 원발성은 원인불명, 속발성은 적혈구 생성 촉진인자를 분비하는 종양, 쿠싱증후군, 말기 신장질환, 장기간의 투석

(2) 병태생리

① 원발성 다혈구증

• 유럽 유태계의 백인 남성에게 호발

• 신생물(종양) 줄기 세포의 장애로 인한 RBC, WBC, 혈소판의 과잉생산

• 적혈구 증가증은 혈액 양, 혈구 용적량과 간 · 췌장에 울혈 발생

• 점도가 높은 순환혈액은 산증과 응축의 최적 환경에 따른 혈전에 의한 조직과 장기의 이차적인 경색

② 속발성 다혈구증

• PV형이 호발

• 비정상적인 적혈구 생성 촉진 인자의 증가에 대한 반응으로 적혈구 조혈(생성)의 과다

• 저산소증으로 인한 비정상적인 적혈구 생성 촉진 인자의 높은 수치, 저산소증의 원인

– 지속된 고도 노출

– 전신증상으로 (COPD와 CHF) 등과 같은 저산소 작용

– 호흡저하가 이차적으로 병적인 비만 상태로 전환

– 골초 : 흡연자의 적혈구 증가증

③ 증상 및 징후

• 다혈증(혈관의 충혈과 확장에 의한 진분홍빛의 안면, 손, 다리, 귀, 점막)

• 눈과 설하 정맥의 충혈

• 비장 비대(원발성 PV에만 발생)

• **간비대** : 두통, 머리가 가득찬 느낌, 어지럼증, 운동 시 피로, 시각 장애, 고혈압, 대사 항진, 상복부 통증, 요통

• 항히스타민제가 소양증에 반응 없음.

• 심혈관 질환의 징후(협심증, 간헐적 파행증, 뇌경색)

(3) 간호 사정

① 통증, 가려움증, 피부색, 비장, 간 비대의 증상 사정

② **진단검사** : 적혈구 수치(8~12million/mm^3) 상승, MCHC 감소, 백혈구, 혈소판, 전혈구의 감소

(4) 간호 중재

① 항종양제(질병보다 더 심각한 부작용 주의), 방사능 물질 인(빈혈의 조혈작용 억제, 백혈구 감소증, 혈소판 감소증 원인)

② 흡연하는 환자에게 금연 권장

③ COPD나 CHF 등의 만성적 상태에 대해 적절한 약물과 지지를 통한 관리 제공

사례 연구

62세인 M.L 는 기혼으로 교직에서 은퇴하였으며, 3명의 자식은 각자 독립하여 살고 있다. 그녀의 남편은 제약회사의 중역으로 출장이 잦다. M.L는 25세 때부터 당뇨를 앓고 있으며, 아침을 먹고 30unit의 인슐린을 맞은 다음에 저녁을 먹고 10unit의 인슐린을 맞는다. 2달 전부터 계속해서 가기를 앓고 있으며 극심한 피로와 10파운드의 체중 감소, 100°F 이하의 저체온증의 증상을 보이고 있다. 담당의는 혈액을 채취하고 골수 생검을 한 후에 급성 림프구성 빈혈(ALL)로 진단을 내렸다. 현재 환자는 병원에 입원하였고 triple-lumen Hickman cathter를 유지하고 있다. 화학요법: vincristine (Oncovin), methotrexate, prednisone 을 받고 있다.

환자와 대화를 나누며 환자의 상태에 대해 사정해 본 결과, 환자는 현재 두통과 어지럼증, 약간의 무딘 감각과 무기력함, 말단부분의 따끔따끔하면서 아픔 등으로 인해 불편함을 겪고 있다. 피부가 창백하고 눈 깜빡임은 6초보다 더 버티지 못했으며, 구강 점막은 건조하고 작은 궤양 등이 오른쪽 팔목에 보였다. Hickman site 는 깨끗하고 건조하게 유지되었으나 약간 붉은 빛을 띠고 있다; 분명한 호흡곤란은 없으나 가쁜 호흡으로 인해 환자가 불편을 호소했다. 폐음은 분명하고 객담은 약간 노란빛을 띠고 있다. 활력징후: 맥박 90회, 혈압 140/84(누워서) 128/72 (서서), 호흡 20회, 규칙적, lab 결과 백혈구수치 (WBC) 9000/㎣, 적혈구 (RBC) 2.23, 헤모글로빈 8.8g/L, 헤마토크릿 26%, 혈소판 12000/㎣, WBC differential : segs 10%, bands 1%, 림프구 60%, 글루코스:250mg/dL, 알부민 2.4g/dL, 칼슘 8.0mE/qL

① 이 환자를 간호할 때에 가장 중요한 진단과 중재는 무엇인가?

② 환자의 ANC수치와 감염의 위험도와는 어떤 관계가 있는가?

③ 환자의 감염 여부를 간호사는 어떤 자료를 근거로 판단할 수 있는가?

④ 당뇨를 앓고 있는 이 환자의 치료 시 반드시 고려해야 할 점은 무엇인가?

⑤ 환자가 퇴원을 할 때, 간호사가 준비할 것은 무엇인가?

책 속의 책 32쪽

■ 참고 문헌

Alexander, J. (1998), Nurshing care of the client with lymphoma and multiple myeloma. In J. K. Itano & K. N. Taoka(Eds.), *Core curriculum for oncology nursing*(3rd ed.). Philadelphia: Lippincott : W. B. Saunders, pp. 496～504.

Camp-Sorrell, D. (1998). Myelosuppression. In J. K. Itano & K. N. Taoka(Eds.),*Core curriculum for oncology nursing*(3rd ed.). Philadelphia: W. B. Saunders, pp. 207～222.

Fitzgerald, M. A. (1999). Hematologic disorders. In E. Q. Youngkin. K. J. Sawyer, J. R. Kissinger, & D. S. Israel (Eds.), *Pharmacotherapy: A primary care clinical guide.* Stamford, CT: Appleton and lange, pp. 605～620.

Green, C. (2000). *Critical thinking in nursing: Case studies across the curriculum.* Upper Saddle Riverm NJ: Prentice Hall, pp. 19～22.

LeMone, P. & Burke, K. M. (2000). *Medical-surgical nursing: Critical thinkin in client care*(2nd ed.). Upper Saddle River, NJ: Prentice Hall, pp. 1264～1324.

Manses, T. J. & McCance, K. L. (1998) Alterations of erythrocyte function. In K. L. McCance & S. E. Huether (Eds.), *Pathophysiology: The basis for disease in adults and children* (3rd ed.). St. louis: Mosby, pp. 899～934.

McCance, K. L. (1998). Structure and function of the hematologic syste. In K. L. McCance, & S. E. Huether (Eds.), *Pathophysiology: the basis for disease in adults and children* (3rd ed.). St. Louis: Mosby, pp. 845～877.

Moran, M. J. & Ezzone, S. A. (1998). Nursing care of the client with leukemia. In J. K. Itano & K. N. Taoka (Eds.), *Core curriculum for oncology nursing*(3rd ed.). Philadelphia: W. B. Saunders, pp. 484～495.

Olsen, S. J., Morrison, C. H., & Ashley, B. W. (1998). Prevention of cancer. In J. K. Itano & k. N. Taoka (Eds.), *Core curriculum for oncology nursing*(3rd ed.). Philadelphia: W. B. Saunders, pp. 681～694.

Wagner, K. D. (2001).Acute Hematologic dysfunction. In P. S. kidd & K. D. Wagner (Eds.), *High cauity nursing.* Upper Saddle River, NJ: Prentice Hall.

wilkinson, J. M. (2000). *Nurshing diagnosis handbook* (7th ed.). Upper Saddle River, NJ: Prentice Hall.

wilkes, G. M., Ingwersen, K., & Burke, M. B. (1999). *Oncology nursing drug handbook.* Boston: Jones and Bartlett.

✓ POSTTEST

1. 빈혈이 있는 대상자는 화학요법으로 인하여 헤모글로빈 7.0g/DL이었다. 다음 호소 중 빈혈과 관련된 조직 저산소증을 나타내는 것은 무엇인가?

① 현기증
② 휴식에 의한 경감된 피로
③ 따뜻하고 건조한 피부
④ 무감각

2. 대상자의 진료기록에서 대상자가 Philadelphia 염색체를 가지고 있다고 기록되어 있다. 간호사는 다음 중 어떤 질병에 간호계획을 세워야 하는가?

① 급성 골수성 백혈병(AML)
② 모발 세포성(hairy cell) 백혈병
③ 만성 골수성 백혈병(CML)
④ 만성 림프성 백혈병(CLL)

3. 골수 생검과 천자 후 대상자에게서 간호사가 사정해야 할 합병증은 무엇인가?

① 출혈
② 감염
③ 쇼크
④ 쪼개진 골수 조각

4. 철분결핍 빈혈로 진단된 대상자를 위해 간호사는 다음 식품 중 어떤 것을 더욱 많이 섭취하도록 권장해야 하는가?

① 신선한 귤
② 우유와 치즈
③ 내장 고기(Organ meats)
④ 순수 곡물로 만든 빵

5. 다음 중 검사결과 중 간호사는 어떤 상태일 때에 대상자가 심각한 출혈위험에 있는 것으로 해석하는가?

① 호중구가 50%일 때
② 림프구가 30%일 때
③ 혈소판이 20000 이하일 때
④ 호염기구가 0일 때

6. 일반적으로 백혈병의 특징은 다음 중 무엇인가?

① 저혈소판증으로 인한 적혈구증가증
② 골수에 과다한 백혈구 축적
③ 백혈구의 과다증식으로 혈액 점성도 증가
④ 감소된 세포성분 생산에 대한 반응으로 혈장량 감소

7. 겸상세포를 가진 대상자를 교육할 때, 간호사는 어떤 교육을 해야 하는가?

① 수분 손실과 탈수 방지해야 한다.
② 용혈성 황달이 있을 수 있다.
③ 만성빈혈이 있을 수 있다.
④ 정상환경에서 겸상세포 위기로부터 보호된다.

8. 범혈구감소증이 있는 대상자가 과다한 반상출혈로 병원에 입원하였다. 약물치료가 혈소판 기능을 바꿀 수 있기 때문에 대상자에게 피해야 하는 것은?

① aspirin, digitalis(Lanoxin),quinidinesulfate(Quinidex)
② Milk of magnesia, heparin, quinidine sulfate (Quinidex)
③ Senna(Senokot), furosemide(Lasix),phenytoin (Dilantin)
④ Acetaminophen(Tylenol), sulfonamides, penicillins

9. 혈우병으로 진단된 대상자에게 간호사는 그것이 유전성 출혈증이라고 설명하였다. 그것은 어떤 요인인가?

① 여성에게 높은 발생빈도를 가지고 있다.
② 관절출혈, 종창, 그리고 손상과 관련된다.
③ von Willebrand 인자의 유전적 결핍과 관련된다.
④ 비타민 B_{12}의 결핍이 원인이라고 할 수 있다.

10. 입안통증 호소를 가진 대상자가 병원에 왔다. 신체사정은 두껍고 붉은 혀를 보여준다. 이러한 증상은 대부분 다음 중 어떤 질병을 암시하는가?

① 악성 빈혈
② 용혈성 빈혈
③ 겸상 세포 빈혈
④ 진성 적혈구증가증

책 속의 책 31쪽

CHAPTER 16

유전과 발달에 관련된 건강문제

(Genetic and Developmental Health Problems)

Lynn H. Doyle. RN. MS. CPNP

홍 해 숙

차 례 Chapter Outline

- 유전과 발달에 관련된 건강문제의 위험요소
  (Risk factors associated with genetic and developmental health problems)
- 다운 증후군(Down Syndrome)
- 클라인펠터 증후군(Klinefelter's syndrome)
- 헌팅톤씨 무도병(Huntingtan's disease)
- 백색증(Albinism)
- 구순열, 구개열(Cleft Lip and Cleft Palate)
- 터너 증후군(Turner's Syndrome)
- 페닐케톤뇨증(Phenylketanuria)
- 마르팡 증후군(Marfan's Syndrome)
- 낭포성 섬유종증(CF:Cystic Fibrosis)

목 적 Objectives

- 유전과 발달에 관련된 건강문제와 관련된 용어를 정의한다.
- 유전과 발달에 관련된 건강문제의 위험요소를 정의한다.
- 유전과 발달에 관련된 건강문제의 원인에 대하여 토의한다.
- 유전과 발달에 관련된 건강문제의 병태 생리학적 증상과 기전을 설명한다.
- 간호사정을 통하여 정상과 비정상을 구별하고 증상을 설명한다.
- 특정한 유전과 발달에 관련된 문제의 우선적인 간호를 실행한다.

용어해설 Review at a Glance

- **감수분열**(meiosis) : 두 부모의 형질이 서로 혼합하여 새로운 두 개의 접합체를 만들기 위해 분리되는 시기, 성숙한 성세포는 2개로 분리되고 그 후 4개의 반수체세포가 됨. 핵은 종의 체세포 안에 존재하는 유전자의 절반에 해당하는 수의 유전자를 받음.
- **기본형, 원형**(prototype) : 겉으로 표현되는 유기체의 형질에서 관찰되는 표현형, 갈색머리, 파란 눈
- **다인자**(multifactorial) : 선천적인 기형을 일으키는 다양한 원인, 선천성 기형과 관련됨(예:유전적 이상과 환경적 요인)
- **동형접합**(homozygous) : 같은 염색체 부위에 2개의 똑같은 유전자가 있는 것. 두 개의 비정상적인 염색체로 표현 (낭포성 섬유종증)
- **마르팡 증후군**(Marfan' s Syndrome) : 우성 표현을 위한 접합체의 분포
- **무도병**(choreiform) : 불수의적으로 빠른 경련성이 있는 신체 운동
- **모자이크 현상**(mosaicism) : 두 개의 다른 유전물질이 새로운 세포에 비분리 오류현상이 일어나 한 개의 세포 안에 여러 개가 나타날 수 있는 현상.
- **배우자**(gamete) : 감수분열에 의해 생산된 세포 중 하나; 남성(정자), 여성(난자)
- **보인자**(carrier) : 병원체를 지니고 있으면서 본인은 임상적 증상이 나타나지 않으나, 타인에게 질병을 퍼뜨릴 수 있는 사람 또는 동물
- **비분리현상**(nondisjunction) : 감수분열 단계에서의 비분리 오류, 딸세포의 염색체수가 비정상. 염색체 쌍 대신에 삼염색체, 단염색체 조합이 나타남.
- **상염색체**(autosomal) : 성염색체가 아닌 모든 염색체
- **삼염색체성**(trisomy) : 세포 내에 이배수성 염색체 대신 삼염색체가 존재하는 염색체의 이상 상태(예:21번 삼염색체)
- **선천성**(congenital) : 유전이나 환경 등을 원인으로, 출생시부터 존재하는 상태
- **선천성 기형**(malformation) : 출생이나 임신기간 중 몸의 기관이나 일부에 일어나거나 획득되는 비정상적인 발생 과정
- **염색체**(chromosome) : 세포의 기능을 나타내는 DNA로 이루어진 단백질의 구조(23쌍)
- **유사분열**(mitosis) : 새로운 성장과 재생을 위해 대체 세포로 새로운 딸세포를 만들기 위해 분리되는 시기.
- **유전자**(gene) : 몸의 기능과 특징을 조절하는 유전적인 물질(DNA)로 이루어진 기본단위
- **유전자형**(genotype) : 동일한 유전자 구조를 가진 개체 또는 집단의 집합
- **이형접합**(heterozygous) : 상염색체의 해당 부위에 2개의 서로 다른 유전자를 가짐. 상염색체성 우성 표현을 가진 기형은 하나의 비정상 염색체가 나타남.
- **전위**(translocation) : 상동염색체 내에서의 유전물질의 재배열 혹은 한 염색체의 분절이 다른 비상동 염색체로 이동하는 것.
- **접합체**(zygote) : 수정과정에서 정자와 난자의 융합에 의해 만들어진 결합세포로서 첫 난할까지를 의미함.
- **지방변증**(steatorrhea) : 대변에 소화되지 않은 지방이 정상보다 많은 복강내 질환
- **증상**(Syndrome) : 비정상적인 특징과 연관되는 선천적 기형.
- **핵형**(karyotype) : 개체의 염색체 구성 요소를 도식화한 표현
- **X연관**(X-linked) : X염색체에 위치한 유전자의 장애로 유전되는 것 (예:뒤센 근이양증)

✓ PRETEST

1. 간호사가 헌팅톤 무도병(Huntington's disease)이 있는 환자의 가족으로부터 진한 유동액을 주어야 하는 이유에 대해 질문을 받았을 때에 가장 적절한 대답은?

① 환자는 탈수의 위험이 있다.
② 환자는 흡인의 위험이 있다.
③ 환자에게 연하의 어려움이 있다.
④ 환자가 삼킬 때 통증이 있다.

2. 다운 증후군 아기가 Erikson의 발단 1단계에서 경험할 수 있는 감정은?

① 주도성 대 죄책감　② 근면감 대 열등감
③ 자율성 대 수치심　④ 신뢰감 대 불신감

3. 마르팡 증후군(Marfan's syndrome)이 있는 청소년에게 발생할 수 있는 심각한 합병증은 무엇인가?

① 대동맥 파열　② 망막 분리
③ 관절의 과신전　④ 발작

4. 백색증 1형(albinism type I)인 유년기 아이의 부모가 간호사에게 병의 발현에 대해 물었다. 간호사가 이 질환에 대해 설명할 수 있는 가장 적절한 대답은?

① 상염색체 우성 유전
② 상염색체 열성 유전
③ x-연관 유전
④ 다인자성 유전

5. 토순(cleft lip)을 가진 신생아에게 우선적으로 시행해야 할 간호 중재는 어떤 것이 있는가?

① 적절한 영양섭취를 위한 모니터링
② 고 위험 신생아 간호에 대한 교육
③ 호흡곤란을 위한 간호수행
④ 상해 예방

6. 담낭 섬유증(cystic fibrosis)이 있는 아이는 얼마나 자주 췌장액을 섭취하여야 하는가?

① 하루 3회
② 배변 후
③ 의사의 지시에 따라
④ 식사나 간식마다

7. 림프부종, 물갈퀴 모양의 목 (webbed neck) 및 낮은 뒷머리선(low posterior hairline)을 가진 아이가 있다. 가장 적합한 의학적 진단은 무엇인가?

① 터너 증후군
② 다운 증후군
③ 마르팡 증후군
④ 클라인펠터 증후군

8. 구개파열이 왼쪽 귀까지 진행된 환아가 불안정하고 체온이 102°F까지 올라간다. 간호사는 이러한 증상을 바탕으로 어떤 합병증의 발생을 짐작할 수 있는가?

① 폐렴 ② 상기도 감염
③ 중이염 ④ 봉와직염

9. XXY 핵형을 가진 아이에게 의심되는 선천성 증후군은?

① 터너 증후군
② 클라인펠터 증후군
③ 다운 증후군
④ 마르팡 증후군

10. 페닐케톤뇨증(PKU) 환아는 어떤 합병증을 예방하기 위해 저 페닐케톤식이를 유지해야 하는가?

① 역행성 뇌손상
② 신장 손상
③ 실명
④ 호중구 감소증(neutropenia)

책 속의 책 33쪽

section 01

Risk Factors Associated with Genetic and Developmental Health Problems

유전과 발달에서의 건강과 관련된 위험요소

(1) 유 산

자연유산 60%의 원인이 유전결함이다.

(2) 부모로부터의 영향

① **가족력** : 가족이나 인종집단에 의해 영향을 받는다.

② 매 임신 때마다 독립적 상황이지만, 계속적으로 위험빈도가 증가될 수 있다.

- **내분비계** : 전통적인 미국 가정에서 NIDDM(인슐린 비의존성 당뇨병) 의 위험도가 높음
- **심장계** : 형제 간의 복측 중격 결손의 재발
- **혈액계** : 지중해 지역 사람들은 G6PD(Glucose−6 phosphate dehydrogenase deficiency)와 지중해 빈혈의 위험이 높음

(3) 연 령

① 정자와 난자, 배우자 (감수분열에 의해 생성된 두 개의 세포 중의 하나) 연령의 증가

NCLEX!

- **35세가 넘는 부모** : 양쪽 부모가 35세가 넘을 경우, 비정상접합체의(수정체) 위험이 증가
  예 삼염색체 (염색체가 세포내에서 짝을 이루지 않고 세 개로 존재)
- **성염색체** (상염색체가 아닌 모든 염색체, 수정과정에서 정자와 난자의 융합에 의해 만들어진 결합세포로서 첫 난할까지를 의미) : 마르팡 증후군과 같은 우성 장애

② **청소년** : 나이가 어린 모성에서 위험요소가 증가

- 호르몬 변화와 관련된 위험 요인
- 단백질과 철의 섭취 부족
- **위험 행위** : 담배, 약물

(4) 영 양

① 영양부족은 세포형성을 어렵게 함
② 엽산의 결핍은 척추 이분의 위험요소로 알려져 있다.
③ 단백질 섭취의 저하는 선천성 심장 질환의 위험을 증가.
④ 철 결핍 빈혈과 저체중아 (SGA : small for gestational age)

(5) 환 경

① **기형유발인자** : 태아의 성장을 방해

- **약물**
  - 담배는 선천성 기형의 위험을 증가
  - 알코올의 과다 섭취는 태아 알코올 증후군 (FAS)을 유발
  - 페니토닌(Dilantin)과 같은 약물은 선천성 기형의 위험을 증가
- 방사선의 과다한 노출은 감수분열 (두 부모의 형질이 서로 혼합하여 새로운 두 개의 접합체 를 만들기 위해 분리되는 시기)기간 동안의 비분리 현상을 촉진.
- **감염**
  - 태아의 성장을 방해
  - 풍진은 소두증의 위험 증가
  - 거대세포 바이러스(CMV)는 시신경위축 위험이 증가

② **산소 부족**

- 흡연은 미숙아의 가능성을 증가
- 모성의 고혈압은 출산의 어려움과 신생아의 소아마비를 일으킨다.

(6) 다인자성 (선천성 기형 원인의 결합)

① **위험요소들의 결합** : 자궁 내 붕괴, 유전 소인, 예: 구순열, 구개열

② 선천성 기형을 일으키는 유전 소인
- 암의 5~10%는 gene maker(유전적 물질 DNA)를 가진다.
- 1형 당뇨병의 환아는 양성 HLA-B의 대립 유전자를 가진다.

section 02

Trisomy 21 (Down syndrome)

다운 증후군

(1) 개 요

① 21번 염색체 이상 질환

② 관찰 가능한 선천성 결함(선천성 결함은 특이한 변형의 형성과 관련)
- 선천성 심장 질환 : 심방 심실 관, 40~50%가 왼쪽과 오른쪽의 분리된 심방과 심실의 부적합한 발달로 울혈성 심부전(CHF: Congestive Heart Failure)의 가능성
  - 백혈병에 걸릴 확률이 일반인보다 30배 높음
  - 갑상선 기능 저하증에 걸릴 확률이 일반인보다 20배 높음
  - 선천성 거대 결장증에 걸릴 확률이 높음

(2) 병태생리

① 21번 염색체(23쌍의 세포의 기능을 나타내는 DNA구조로 이루어진 단백질 구조)의 선천성 기형

■ 삼염색체

NCLEX!
- 비분리현상 : 다운 증후군의 92~95%의 원인, 수정체는 21번 염색체에서 정상적인 염색체 쌍 대신에 세 개의 염색체를 가짐, 양쪽부모 혹은 모성의 나이 증가가 위험요소
- 모자이크 현상 (두 개의 다른 유전물질이 새로운 세포에 비분리 오류 현상이 발생하여 한 개의 세포 안에 여러 개가 나타날 수 있는 현상) : 다운 증후군의 1~3%, 유사분열(새로운 성장과 재생을 위해 대체 세포로 새로운 딸세포를 만들기 위해 분리되는 시기)로 나타나는 세포분열의 한 과정 동안 상염색체가 생성, 정상유전자와 비정상유전자가 공존, 증후군의 증상이 경함.
- 전좌형(상동염색체 내에서의 유전자의 재배열 혹은 한 염색체의 분절이 다른 비상동 염색체로 이동하는 것.)
  - 다운 증후군의 3~5%
  - 정합체는 21번 염색체의 조각과 교환
  - NCLEX! 부모의 나이와는 상관이 없으나 재발확률이 5~15%

② 증상 및 징후

- 신체적 특징
  - 긴장성 약화, 근력저하 : 전반적으로 근육 허약
  - 관절의 과운동증 : 180도 이상 관절을 구부릴 수 있음
  - 첫 번째와 두 번째 발가락 사이의 넓은 공간
  - 손바닥의 횡방향의 주름 : (원선, 수손바닥을 가로지르는 수직 주름) 또는 발바닥의 주름은 다운 증후군을 가진 대부분의 환자에게 존재(그림 16-1)
  - 귀가 눈높이 보다 아래쪽에 위치 : 정상은 귀의 윗부분과 눈이 일직선
  - 안내각 췌피 : 눈 양끝을 따라서 접히는 피부
  - 콧날이 낮고 코가 작음
  - 높은 아치형의 좁은 입천장과 돌출된 혀
- 인지적 특성
  - 경한 증상에서부터 심각한 상태까지 지능발달의 지연
  - 개인적인 증상에 중점을 두고 간호
- 시각 장애 : 근시, 사시, 원시

(3) 간호 사정

① 사정

- 발견이 빠름(신생아 때 신체적인 특징으로 발견 가능)
- 가족 사정
  - 가족관계를 측정하는 Apgar 도구 이용, 가족의 태도 조사
  - NCLEX! 가족의 슬픔 사정 : 부정하고 진단을 받아들이지 못함. 우울증, 가족에 있어서 자가 간호의 가능 여부, 가족 사이의 단절, 분노, 간호사에 대한 비합리적 태도

② 21번째 염색체의 비정상 여부의 판단을 위한 유전자 스크린을 포함한 진단 테스트

- 출산 전 : 양수천자를 통해 21번 염색체의 확인, 융모 채취
- 출산 후 : 21번 염색체, 삼염색체증 발견

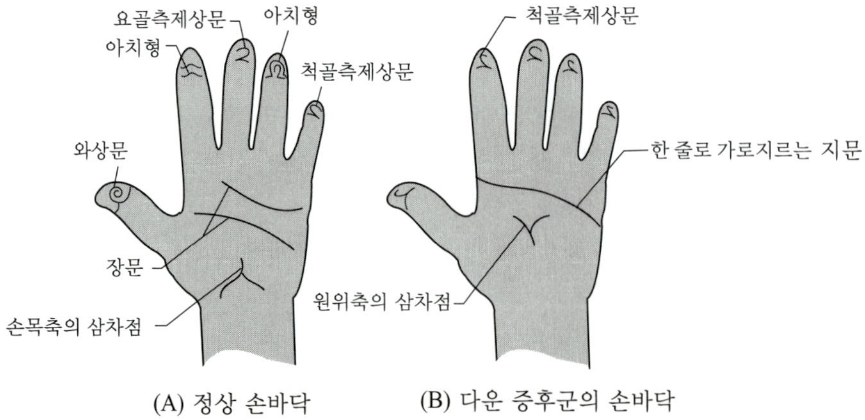

그림 16-1 특징적인 손바닥의 무늬

(4) 간호 중재

① 발달

■ 목표 : 최적의 발달 증진, 유아는 천천히 점차적으로 발달, 가족과 아이에게 적합한 목표 설정

■ 발달단계에 따른 적절한 중재 계획

- 영아
  - 인지 : Piaget's 감각운동 단계, DDST 또는 비교발달 도구를 사용하여 기초단계를 사정하고 경과를 관찰,유아의 자극 프로그램을 설치
  - NCLEX! 사회적 : Erickson's 신뢰감 대 불신감, 가족관계를 강화시키는 가족과 문화 및 식사를 통한 상호작용, 가족 내에서 불가능하다면 사회 시설의 이용을 장려한다.
- 유아
  - 인지 : Piaget's 감각운동기, 감각자극의 증진, 실제적인 목표와 기대를 강화
  - NCLEX! 사회적 : Erickson's 자율성 대 수치심, 화장실 사용의 강요는 아이에게 스트레스로 작용, 아이들의 분노가 유발될 수 있다.
- 학령전기
  - 인지 : piaget's 전조작기, 아이들의 빠른 교육과 관련
  - 사회적 : Erickson's 솔선감 대 죄책감, 통합된 학교 프로그램 내에서 성공적으로 시행
- 학령기
  - 인지 : Piaget's 구체적 조작기, 단순하고 눈에 보이는 자극, 신호를 제공하여 훈련
  - 사회적 : Erickson's 근면함 대 열등감, 방과 후 활동, 아이와 학교에 이익되는 프로그램 실시
- 청소년
  - 사회적, Erickson's 정체감 대 혼란, 10대의 특징적인 행동, 사춘기의 2차 성징에 대한 정보
- 성인
  - 직업, 독립된 삶, 스스로 삶의 의지 결정

NCLEX! ② **호흡계의 감염의 관찰**(특히 영아) : 긴장성 저하와 굵은 혀를 가진 유아는 호흡곤란의 위험

- **활력징후** : 호흡수의 증가, 발열
- 울혈
- 섭취 활동이 지속되기 어려움
- NCLEX! **감염 예방**
  - 가습기를 사용하여 분비물을 액화
  - 식염수와 bulb syringe를 사용한 흡입

③ 심장기형 : 울혈성 심부전 관찰

- **소변량 관찰** : 최소 1~2 cc/kg/hr
- 부종 관찰
- 활동과 섭취의 유지 관찰
- **색변화 관찰** : 청색증 관찰

④ 심장 기형 교정 수술을 받은 환아를 위한 수술 후의 간호

⑤ 우선적으로 해야 할 간호진단 : 발달과정의 변화, 부모 역할의 변화, 비효율적 환기로 청결의 잠재적인 문제, 조직 침투의 변화, 심장 배출량의 감소

section 03

Turner's Syndrome

터너 증후군

(1) 개 요

① 45번 X염색체의 결핍이나 이상으로 22쌍의 상염색체와 1개의 성염색체로 45개의 염색체가 존재

② 관찰 가능한 선천성 결함

- 갑상선 기능저하증
- 대동맥 축삭증
- 신장구조의 변형
- 교육과 행동 발달에서 뒤쳐진다.

(2) 병태생리

① 2500명당 1명꼴로 여성에게 발견되는 유전 질환

② 확실하지 않지만 X형의 비분리 현상으로 인해 발생

③ 염색체수가 하나 부족한 단일성 염색체, 99%가 부모의 유전적 영향으로 인해 발생하는 것이 아니다.

④ 증상 및 징후

- 신생아
  - 모발선이 목 뒤 부분까지 이어짐
  - 림프 부종으로 인한 하지의 부종
  - 익상경(webbed neck)
- 어린이 : 작은 키, 3세 이후 성장발달의 지연, 표준 성장 그래프에서 3% 이하
  - 사춘기에 2차 성징이 나타나지 않음
  - 난소가 퇴화되거나 부족
  - 양쪽 젖꼭지 사이가 넓음
  - 짧은 4번째 손가락
  - 방패 같은 가슴: 발달하지 않는 가슴 (Shield-like)

– 지능은 정상
– 잦은 비뇨기계 감염

(3) 간호 사정

① 신장, 심장, 갑상선 관련 이상 증상은 모두 사정.
- **신장** : 요로 감염 확인
- NCLEX! **심장** : 대동맥 협착증, 혈압의 저하가 극심함.
- **갑상선 기능 저하증** : 추위, 몸무게의 증가, 모발 손실, 무기력, 갑상선 비대

NCLEX! ② **조기 진단** : 신생아 때의 신체적 특징으로 알 수 있다.
③ 가족과 문화적 특징에 대해 사정
④ **부가 사정** : 성장 차트(키와 몸무게), 성 특징 발현의 관찰, 신체적 특징
⑤ **진단검사**
- **임상병리검사** : 신장기능의 판단을 위한 혈중 요소 질소(BUN), 크레아티닌(CR)
- **방사선 검사** : 방관요도 조영술, 방광경검사
- 출생 전의 태아 검사
- 출생 후의 유전적 핵형(개체의 염색체 구성 요소의 도식화한 표현) 검사

(4) 간호 중재

① **적절한 약물 복용**
- 12살 이전에 에스트로겐 복용
- 2차 성징의 발현을 위해 프로게스테론 복용

② 희망이 없는 언어를 사용하는지, 꾸준히 관찰
③ 또래 그룹 참여를 장려
④ 말로 표현하도록 격려
NCLEX! ⑤ **조기 진단** : 출생의 특징적 부분에 대해 유전상담
⑥ **유전 상담**
- X 성염색체 관련 장애에 대해 교육
- **가족 계획** : 선천적 기형을 가진 태아의 출산 여부를 미리 결정

⑦ **간호진단** : 신체상의 분리, 변화된 성역할의 형태, 변화된 가족의 발달 과정, 체액 불균형의 위험

section 04

Klinefelter's Syndrome

클라인펠터 증후군

(1) 개 요

① 남아의 전체 유전자 형성에서 하나 또는 두 개의 여분의 X-염색체를 가진 다염색체성, X-연관 염색체의 결합(X-염색체에 위치한 유전 결함으로 유전)

② 부모의 나이 증가와 관련; 양쪽 부모 혹은 모성

③ 발생률 : 850명당 1명꼴로 남아에게 발생

(2) 병태생리

① 감수 분열 동안 잘못된 정보로 인한 X-, Y-염색체의 비분리 현상으로 발생

② X 염색체가 증가 할수록 정신지체 발생

③ 흔히 여분의 47번째 염색체가 존재, 첨가된 X와 Y염색체 47-XXY, 48-XXYY

④ 증상 및 징후

- 키가 크고 비만 증세의 몸, 불균형하게 긴 다리와 몸통
- 고환이 위축되어 작음
- 여성형 유방
- 불임증
- 드문드문하고 부분적인 털
- 변성기를 지나지 않은 목소리
- 정상적인 지능 발달, 말하기는 다소 늦음.
- 특이 증상
  - 척추 측만
  - 치아 이상
  - 심장 질환
  - 폐 질환

(3) 간호 사정

① 특징적인 성 발현의 관찰, 성장 차트(키와 몸무게)

② 2차 성징과 관련된 신체의 발달이 있을 때까지 발견하기 어렵다.

③ 가족과 문화적인 특징에 대한 사정의 필요성

(4) 간호 중재

① 테스토스테론을 포함한 약물 복용

② 진단으로 인한 아이와 가족지지

- 긍정적인 신체상을 갖도록 말로 표현하도록 함
- 부모됨을 설명한다.

- 발달에 대한 예상과 지지.
- 건설적이고 구조적으로 훈련할 수 있도록 지지

③ 유아기 발달 프로그램

- 얼굴 마주보기와 눈맞춤을 함
- 인지적인 발달을 실행
- 신체적 · 인지적 · 정신적 성취를 관찰

④ 유전 상담

- 가족 계획
- 가족 지지

⑤ 사춘기

- 화남, 분노를 표현하는 효과적인 방법을 개발
- 의사소통 수단의 정립
- 성교육
- 동등함을 지지하고 장려

⑥ 우선적인 간호 진단 : 신체상의 정립, 변화된 가족 과정, 변화된 발달의 위험요소

section 05 Phenylketonuria(PKU) 페닐케톤뇨증

(1) 개 요

① 페닐알라닌 대사작용을 하는 phenyl alanine hydroxylase(PAH)라는 효소의 대사성 장애 결함으로 페닐알라닌과 다른 대사물의 축척이 발생함

② 동형접합(같은 염색체 부위에 2개의 똑같은 유전자가 있는 것, 두 개의 비정상적인 염색체가 표현) 자리의 상염색체성 열성 유전질환 표 16-1

③ 치료를 하지 않는다면 심각한 정신지체, 경련, 죽음까지 발생.

④ 15000명당 1명꼴로 발생, 보인자 상태에서도 발견, 코카시언 발생률이 높음

(2) 병태생리

① 페닐알라닌을 타이록신으로 변화시키는 PAH 효소의 결여

② 티로신(tyrosine)은 멜라닌 색소, 에피네프린, 타이록신 호르몬에 필요.

③ 페닐알라닌은 성장의 주요 요소, 혈청 페닐알라닌의 축척은 중추신경의 손상과 정신지체 발생.

④ 혈액의 신진대사의 증가 (페닐 피루브산과 페닐 아세트산)는 요의 배출량을 증가 시키고 악취가 나는 소변과 PKU의 원인.

표 16-1 PKU 상염색체 열성 유전자 패턴(염색체 쌍에 의한 발현)

A — 보인자 어머니 × 보인자 아버지

보인자 어머니 \ 보인자 아버지		
	DD	Dd
	dD	dd

B — 질병 상태의 어머니 × 보인자 아버지

질병 상태의 어머니 \ 보인자 아버지		
	DD	Dd
	DD	Dd

C — 질병 상태의 어머니 × 정상 아버지

질병 상태의 어머니 \ 정상 아버지		
	Dd	Dd
	Dd	Dd

D — 보인자 어머니 × 정상 아버지

보인자 어머니 \ 정상 아버지		
	Dd	Dd
	dd	dd

Dd : 질병 발현　D : 질병 유전자　dD, Dd : 보인자
d : 정상유전자　dd : 위험요소 없음.

⑤ 증상
- 소변에 악취
- 신경근육의 발달지연
- 발육 중단
- 6개월부터 정신지체
- 급성 증상 : 경련, 구토, 습진성 발진

(3) 간호 사정

① 성장 발달, 소변, 영양 상태, 피부 탈수의 증상 등을 관찰

② 진단검사(단백질이 포함된 액체를 24시간 제공한 이후)

NCLEX!
- 신생아 검사 : 태어난 지 7일 안에 sample 검사를 하여 페닐알라닌이 10~15mg/dL 이상이면 뇌 손상이 우려
- EEG

(4) 간호 중재

① 유아에서 청소년기까지 철저한 식이 요법
- 페닐알라닌 수치에 대한 모니터가 가능하면 모유 수유 가능
- 페닐알라닌 수치는 2~8mg/dL를 유지 (NCLEX!)
- 식이식단 : Pro-phree나 phenex-1 같은 저 페닐알라닌 식품을 섭취
  - 페닐알라닌 함유가 높은 고기는 피함
  - 성장기의 아이들은 약간씩 과일을 바꾸어주고, 최소량이지만 육류도 섭취.

② 성장과 발달을 관찰
- 적합한 영양소 섭취와 제한된 식단을 반드시 유지
- 검사와 성장 과정을 위한 건강센터(병원)의 주기적 방문의 중요성에 대해 교육

③ 페닐알라닌 수치 모니터

- 15mg/dL이상이면 위험
- 스트레스, 질병, 발진 등은 페닐알라닌의 증가를 야기
- NCLEX! 구토에 의한 탈수는 흔히 볼 수 있는 증상
- 경련이 선행

NCLEX! ④ 가족과 유전적인 상담을 계획

- 보인자 (병원체를 지니고 있으면서 본인은 임상적 증상이 나타나지 않으나 타인에게 질병을 퍼뜨릴 수 있는 사람 또는 동물)를 위한 유전 검사
- 장래 임신 계획

⑤ 성장기의 PKU를 가진 여아

- 2차 성징의 발현에 대해 상담
- 엄마가 이상을 가지고 있다면 가족 계획에 대해 상담
  - 만약에 배우자가 보인자라면 정상일 때에 비해 2:4 정도의 재발의 위험, 모든 자손은 반드시 보인자
  - 임신을 계획 중이면 엄격한 식이 제한을 반드시 실천.

⑥ 우선적인 간호진단 : 경련으로 인한 신체 손상 증가된 페닐알라닌의 위험, 식이와 관련된 지식 부족, CNS 손상으로 인한 변화된 성장과 발달의 위험 요소

section 06 Huntigton's Disease

헌팅톤 병

(1) 개 요

① 대뇌피질과 대뇌신경절의 퇴화로 인해 발생되는 보기 드문 유전질환, 4번째 염색체의 결핍

② 이형접합(상염색체의 해당 부위에 2개의 서로 다른 유전자를 가짐)과 관련된 상염색체 우성 질환 표 16-2

③ 25~55세 사이에 빈발

④ 모든 인종에서 100,000당 5명꼴로 발생하고, 기대 수명은 10년

⑤ 헌팅톤 무도병이라고도 함

(2) 병태생리

① 신경절의 손실과 결핍이 원인인 대뇌피질과 대뇌신경절의 퇴화, 특히 GABA

② GABA는 CNS의 억제제, 증가된 효소 활동을 감소시키는 억제제

- GABA의 결핍
- 간질, 기분 장애, 우울증

표 16-2 헌팅톤 병: 상염색체 우성 유전자 패턴(하나의 염색체에 의한 발현)

A

	정상 아버지	
	Dd	Dd
질병이 의심스러운 어머니	dd	dd

DD, Dd, dD : 질병이 의심됨
dd : 위험요소 없음

B

	질병이 의심스러운 아버지	
	DD	Dd
질병이 의심스러운 어머니	dD	dd

D : 질병발현 유전자
d : 정상유전자

- 수용체는 두 지역에 집중
  - 변연계와 감각행동을 통제
  - 청색 반점, 각성

③ 대뇌 신경절에서 도파민, 아세틸콜린, GABA의 불균형
- 아세틸콜린의 감소
- 도파민의 영향을 받지 않음c.
- NCLEX! 신경절 억제제의 결핍으로 불수의적으로 빠르고 무의미한 동작을 특징으로 하는 무도병의 움직임

④ 대뇌피질의 퇴화는 GABA의 감소로 인한 불안정한 감정을 증가시킴
- 폭력적인 행동 변화
- 치매

⑤ 아버지로부터 물려받은 유전형질이 어머니로부터 물려받은 유전자 형질보다 나중에 작용

⑥ 신체적 변화
- 병변이 해면선, 시상, 피각에 일어난다.
- 전두엽의 뇌 위축 확장, 후두구조의 변화
- NCLEX! 뇌에서의 신경절 감소

⑦ 25~55세에 증상이 나타남

⑧ 증상
- 운동성
  - 무도병 움직임.
  - 무정위 운동증 : 무도병보다 천천히 움직임
- 지적 : 점진적 퇴화, 기억과 판단 능력의 감퇴
- 심각한 치매
  - 충동적
  - 신경증
  - 불안
  - 자살 충동
  - 편집증
  - 언어와 감정의 폭발
  - 환각, 환상
  - 기분 변화

(3) 간호 사정

① 기억, 행동 능력, 일상 생활동작수행(ADLs) 의 평가, 움직임의 정도, 정신상태, 개인의 최근 기억력, 인지의 수준, 작업 능력 등을 사정

② 진단검사

- 가족력과 임상적 징후를 관찰을 통해 진단
- 질병을 치료하거나 알아내는 예후의 연구가 없음
- DNA 테스트에서 양성 반응
- MRI 촬영

(4) 간호 중재

① 약물

- Haloperidol(Haldol)
  - 도파민을 차단하고 신경절의 균형
  - 운동장애 치료, 행동 증가
  - 주요 부작용 : 지나친 외부 반응과 진정작용
- Reserpine(Serpalan)
  - 행동문제 치료, 운동 장애 감소
  - 주요 부작용 : 호흡곤란, 기관지 경련, 혈소판 감소증

② 유전상담

- 상염색체 우성은 영향을 주는 상염색체 하나만 필요
  - 한 쪽 부모가 헌팅톤병이라면 2:4의 재발률
  - 양쪽 부모 모두 헌팅톤병이라면 3:4의 재발률
- 인종적인 특성
  - 연령에 따라 발생비율 차이
  - 치료법이 없음
  - 가족계획

③ 영양

- 기준선을 설정하여 몸무게의 감소를 관찰, 고단백이나 고칼로리 식이를 섭취하고 활동 증가
- 구강간호를 시행
- NCLEX! 삼키기의 변화로 인한 흡인 위험
  - 먹을 때 수직으로 앉은 자세 유지
  - 적은 양
  - 유동식 제공

④ 장기간 간호 (long term care)

- 행동 조절과 관련된 문제를 위해 가족 감시
- 자살예방의 필요성
- 약과 알코올 남용의 감시
- 가정에서의 간호가 가능하지 않으면 시설 이용

⑤ 치료법

태아 뇌조직 이식이 성공적으로 이루어지고 있지만, 이식에 대한 윤리상의 문제가 남아 있음

⑥ 미래의 치료법

- 비정상적인 4번 염색체를 대체
- 질병을 치료하기 위해서 약이 필요 없음

⑦ 우선적인 간호진단 : 지식 부족, 변화된 영양 대사, 몸에서 필요로 하는 양보다 작음, 흡인의 위험, 가족의 비효율적 대처

section 07

Marfan's Syndrome

마르팡 증후군

(1) 개 요

① 뇌의 특정 조직의 신경절의 퇴화로 인한 접합조직의 이상, 15번 염색체

NCLEX! ② 이형접합의 상염색체 우성 질환(보인자 상태 없음)

③ 선천적 기형의 25% 차지

④ 10000명 중 1명

(2) 병태생리

① frillin-1의 변이, 신체조직 단백질 조직의 접합 부위에서 발생

NCLEX! ② 길고 극단적으로 가는 접합 구조의 탄력섬유, 과신장 관절, 척추 기형

③ 관련 장애

- **동맥류 확대** : 갑작스러운 죽음의 공통적 원인, 동맥 내의 허약은 팽창과 파열을 일으킴
- **시력 장애** : 잘못된 렌즈의 위치, 수정체의 이탈과 분리, 백내장, 녹내장, 근시

④ 증상

- 마른 손가락(거미 손가락증, 지주지증), 날개 같은 견갑골과 키가 크고 마른 몸
- 시력 장애
- **근골격의 기형** : 깔대기 모양의 가슴, 척추 만곡, 관절의 과신전, 척추측만

⑤ 가끔씩 일어나는 심장의 정지는 지나친 운동과 관련

(3) 간호 사정

① 성장과 발달, 시각적 관찰, 운동의 범위, 척추 측만, 복부 청진, 맥박, 혈압, 심장

② 진단검사 : 유전자 검사, 동맥류 의심시에는 MRI 촬영

(4) 간호 중재

① 약물은 심장을 위한 beta-blockers를 포함

② 지역사회와 학교의 교육

- Automated Extermal Defibrillator (AED) 실행
- 운동에 참여하기에 앞서 신체적 건강이 우선
- 척추 측만

③ 감각

- 시각에서의 변화를 감지
- 매년 시력 측정

④ 심장

- 심장 상태 관찰 : 복부청진, 맥박 , 활력징후
- 판막 교환의 징후
- 정상 혈압 유지

⑤ 유전 상담

- 가족계획과 재발의 위험에 대해 대화
- 연관성 있는 위험요소에 대한 가족 교육

⑥ 우선적인 간호진단 : 혈류량의 감소와 관련된 잠재적 위험, 감각 인지 기능의 변화, 시각, 신체상의 혼란, 부정맥과 관련된 지식 부족

section 08 백색증

Albinism

(1) 개 요

① 티로시나제(tyrosinase)의 결핍에 의한 피부 색소 부족으로 인해 발생, 멜라닌 색소 필요

② 동형접합에서의 상염색체 열성 질환

③ 17,000명 중 1명

④ 2종류

- Type I : 전신성
- Type II : 색소 침착이 덜함

(2) 병태생리

① **상염색체 열성 질환** : 양쪽부모에게 모두 인자를 받아야 함

- 25%는 기형 상태
- 25%는 유전자를 받지 않음
- 50%는 보인자 상태
- 다음 임신의 위험요소 변화는 없음

② 멜라닌을 합성하는 데 필요한 효소인 타이로신의 결핍, melanocytes는 정상 수치를 가짐

③ Type I : 전신성

- 티로신(tyrosine)의 결핍
  - 티로신을 dopa로 전환할 수 없음
  - 멜라닌 색소형성 부족의 결과
- 시각적 문제
  - 눈의 색소 결손 : 색소부족으로 비정상적인 안구의 발달
  - 광선투과 : 홍채의 색소 부족으로 불빛이 그대로 투과
  - 시각의 이상 : 안구진탕증, 백내장, 난시, 원시, 근시, 눈부심

④ Type II : 색소 침착이 덜함

- 약간의 색소
- 안구와 피부의 변화가 없음

⑤ **알비니즘과 관련된 증후군** : Hermansky-Pudlak sydrome(HPS)

- 알비노증이 출혈 증상을 가진 증후군
- 폐(폐 섬유종) 와 창자 (inflammatory bowel disease)
- 혈소판의 기능 저하로 인한 출혈, 비출혈, 타박상, 출산, 수술시의 심한 출혈
- 정상적인 PT(prothrombine time), PTT, 혈액응고 요소의 부족[(Von Willebrand factor)가 70%보다 낮으면 출혈의 위험성 증가]

⑥ **증상**

- 피부, 모발, 안구의 색소 부족
  - 피부(창백, 분홍빛 피부)
  - 모발(흰색, 노란색)
  - 안구(밝은 색, 분홍색)
- 시각 사정
  - 시력 저하 20/50
  - 법적 맹인 20/200
  - VEP(visually evoked potential) : 유아기 동안 시각에 있어서의 유발전위

(3) 간호 사정

① 시각, 피부, 모발, 안구의 색, 안구 진탕증으로 인한 책 읽는 어려움, 안와의 운동 문제

② 진단검사는 개발되지 않았다.

(4) 간호 중재

① 증상 관리
- 시각
- 태양노출을 피함. 태양 차단제의 적절한 사용
- 선그라스 사용
- 잠재적인 흑색종 검사
- 안구조절약물

② 유전상담
- 잠재적으로 백색증을 가진 미래의 환아에 대한 부모 교육
- 원인과 유전에 대한 교육

③ 문화
- 민족성이나 혼합된 인종과 관계
- 유전적인 원인에 대해 설명

④ 우선적인 간호진단 : 지식 부족, 손상된 피부 통합성의 위험 요소, 감각과 인지능력 손실과 관련된 위험 요소

section 09 Cystic Fibrosis (CF) 낭포성 섬유종

(1) 개 요

① 신체에 명백하게 드러나는 내분비선의 기능 부전의 상염색체 열성 유전

② 신체 각 부분의 관련 : 호흡기계, 췌장, 간, 위장관
- 개인적인 특성으로 다양한 증상의 발현
- 수명의 연장이 목표

③ 2000명당 1명, 백인에서 호발

(2) 병태생리

① 동형접합발생 : 다양한 증상을 동반한 9번 염색체의 결함, 대부분 ^F508 유전자에서 교대로 나타남. 다른 유전자의 의 이상은 다양한 증상의 발현으로 나타남

② 주 특징은 염소(Cl) 통로의 기능 부전

③ 결함이 단백질이 Nacl의 전달을 방해, 분비물의 점성을 높이고 땀에서 Nacl의 분비를 증가시킴

④ 병태생리

■ 호흡계

- 점도가 높은 점액이 분비되어 섬모의 기능 감소,
- 폐포의 기능저하는 반복되는 감염과 만성 폐쇄성 폐질환 (COPD)을 일으킴
  - COPD는 기관지 확장증(호흡 문제로 인한 우측의 CHF), 만성 호흡곤란을 일으킴
  - pseudomonas aeruginosa, staphylocococcus aeureus는 항생제에 저항하는 유기체 항생제에 듣지 않는 폐질환을 일으킴
  - 용종을 동반한 기관 통로 질병은 만성적으로 점도가 높은 점액 분비

■ 소화계

- 점도가 높은 점액은 췌장에서 십이지장으로의 관을 막음
- 소화효소가 음식에 닿지 못해 흡수가 잘 안 됨
  - 가용성 비타민 A, D, K, E
  - 치료되지 않으면 영양결핍 발생

■ pancreas : 랑게르한스섬의 손상으로 IDDM(비의존성 당뇨병) 발생 증가

■ 간 : 빌리루빈의 폐색은 간경변과 담관의 질병을 유발

⑤ 증상 및 징후

- 호흡계
  - NCLEX! 폐렴이 빈번함[MRSA(methciciliin resistant staphylococcus aureus)은 높은 치사율을 가짐]
  - 점도가 높고 냄새가 나는 가래를 동반한 기침
  - 만성 호흡곤란으로 곤봉손가락
  - 부비동염의 지속
  - COPD 는 높은 이산화탄소 함유량을 발생
- 영양
  - 넓게 튀어나온 복부
  - 유아 : 영양섭취가 어려움.
  - 나이든 어린이 : 골연화증(rickets), 응고시간의 지연, 좋지 못한 영양상태
- NCLEX! 신생아 : 장폐색으로 인해 진한 점액의 태변
- NCLEX! 유아
  - 단단한 변으로 인한 직장의 탈출
  - NCLEX! 지방변증(소화되지 않은 지방이 포함된 악취가 심한 대변)
- 사춘기
  - 잠재적인 케톤증으로 인한 당뇨의 조절 장애
  - 2차 성징의 지연
- 청년
  - 여성 : 비후한 자궁경부의 분비물은 임신율을 감소시킴

–남성 : 막힌 정관에 의해 허약하고 작은 수의 정자 생산

(3) 간호 사정

① 호흡상태, 활력징후, 폐음의 청진, 복부의 넓이, 변의 특징, 성적 특징, 생식력 사정, 몸무게, 변의 분석, 성장 챠트

② 진단검사

- Classic NaCl sweat test(정상보다 2~5배 정도 높음)
- 신생아 검사 : 변에서의 감소된 트립신(pancreas에 의해 효소의 생성)은 CF를 암시. 정상상태는 적은 양의 변에서도 트립신이 양성으로 나타남.
- 산전, 보균자 상태 검사 : ^F508 의 검사에 유효[낭포성 섬유종(CF: Cystic Fibrosis)의 70%]
- ABGs 나 맥박의 산소 측정
- 흉부 X–선 촬영
- 폐기능 조사(PFS)

(4) 간호 관리

① 약물

- 기관지 확장제 : albuterol(Ventolin)
- 항생제 : tobramycin(Tobrex)
- 점액용해제 corticosteroid : beclomethasone(Vanceril)
- 점도 높은 점액을 변화시키기 위한 dornase–alfa(Pulmazyme)
- 호흡계 감염을 위한 항생제
- 면역제제
- pancrelipase의 경구 투여

② 간호 중재

- 호흡계

NCLEX! –산소의 보충 : 조심스럽게 산소를 제공, 만성적으로 높은 이산화탄소는 호흡의 패턴을 변화

–호흡상태의 사정

–흡입제와 산소의 적절한 관리를 위한 교육 : 다른 흡입제로부터 20~30분 정도 corticosteroid 분리, corticosteroid 는 마지막에 사용

–빈맥 등 약물의 부작용을 관찰

NCLEX! –점액을 묽게 하여 배출을 증가

–흉부 물리요법 : 체위배액. 타진법으로 원활한 배출, 관류장치와 힘든 호흡과정은 거담의 배출을 증가시키는 데 도움을 줌. bronchodilation 후에 시행

NCLEX! –폐 감염을 치료, 항생제에 대한 내성이 증가, 치료과정을 관찰하는 것이 중요

• pancreas

NCLEX!

–pancrelipase 같은 췌장의 효소 대체물은 반드시 음식을 섭취하기 전에 제공
–변의 특성을 관찰하여 환아의 흡수력 사정.
–병원에서 치료를 받을 경우 : 일정한 시간과 장소에서 환아의 몸무게를 관찰

③ 만성 퇴행성 질환

• 폐, 심장의 이식을 통해 비가역성의 폐, 심장질환도 치료 가능
• 발달 문제
–2차 성징과 함께 만성질병이 나타나는 청소년을 지지
–부모의 과보호 관찰
–일어날 수 있는 죽음에 대해 대화

④ 유전 상담

• 미래에 낭포성 섬유종(CF)를 가진 아이를 임신 하였을 경우, 예상되는 문제에 대해 상담
• 낭포성 섬유종(CF)을 가진 환자를 격려
• 환자들에게 유효한 유전자 대체물 치료법 향상에 대한 상담

⑤ 우선적인 간호진단 : 흡수력의 저하, 만성 질병으로 인한 지연된 성장과 발달, 폐포의 기능 저하로 인한 감염의 위험, 만성 질병으로 인한 변화된 가족 계획, 낭포성 섬유종을 가진 환아 간호의 지식 부족

section 10 Cleft Lip / Cleft Palate 구순열/구개열

(1) 개 요

① 구순열은 윗입술의 사이가 갈라져 있는 것을 뜻함
② 구개열은 입의 천장이 갈라져서 입과 코 사이에 공간이 형성
③ 안면기형에서의 가장 흔한 선천성 질환의 일종
④ 구순열, 구개열
• 같이 나타나거나 따로 나타날 수도 있음
• 한쪽만 생길 수 있고 양쪽 모두 생길 수도 있음
• 완전하게 갈라질 수도 덜 갈라질 수도 있음
⑤ 다인자적 요소에 의해 발생하며, Pirre Robbin' s 병 같은 다양한 증후군 동반

(2) 병태생리

① 발달과정의 중단으로 입천장, 입술의 파열과 융합의 실패

• 6~8 주 cleft lip 생성
• 8~12 주 cleft palate 생성

② cleft lip은 코뼈, 코 연골, 콧구멍, 치조의 과정과 관련

③ cleft palate는 목젖과 연구개와 관련

④ 증상 및 징후는 눈으로 보이는 신체적인 결함, cleft의 갈라짐, 공기를 삼키고, 구토, 삼키기가 어렵고, 코를 통한 처방된 약물이 나옴, 흡입과 말하는 것이 어려움, 중이염

(3) 간호 사정

① cleft lip은 태어날 때에 확연히 드러난다. 한쪽만 생길 수 있고 양쪽 모두 생길 수 있으며, 또는 완전히 갈라질 수도 있음

NCLEX! ② cleft palate은 신생아기의 사정을 통해 더 세심한 관찰이 필요

• 목젖이 쌍이거나 갈라진 목젖은 cleft를 말함

NCLEX! • 섭취의 어려움에 대해 관찰

③ **전반적인 사정** : 영양상태, 복부팽만, 폐음(흡인), 감염의 증상, 몸무게, 청력, 말투와 치아의 상태(아이가 커갈수록)

(4) 간호 중재

① cleft lip : 환아가 어릴 때(약 2개월째), 수술을 통한 성형 가능

② cleft palate

• 어릴 적부터 청소년이 될 때까지 계속되는 팀 접근 치료가 필요
• 팀의 구성
  - 치과교정전문의 : 구강-인두의 성장과 치아의 발생
  - 말하기(speech) : 삼키기와 변화된 방법으로 말하기를 교육
  - 이비인후과 의사 : 유스타키오관과 인두중앙부의 비정상적 연결과 관련된 만성적 중이염의 치료
  - 청력 : 만성 중이염은 청력의 상실
  - 성형외과 : 안면 기형을 수술을 통해 재건
  - 사회 복지사 : 재정적인 문제와 감정적인 문제 관찰

③ 수술 전의 간호

• 영양

NCLEX! - 적절한 섭취

  - 비경구적인 식이의 제공 또는 튜브 feeding

NCLEX! - 유아가 빨 수 있는지를 사정

  - 처방약이나 분유 흡인의 위험 관찰

• 인두 부위(oropharyngeal)
  - 가족에게 유아의 교정에 대해 교육
  - 말하기와 삼키기의 치료법을 교육하고 효과적인 말하기 실천을 관찰

- 듣기
  - 청력 감퇴 관찰
  - 지연되거나 변화된 말하기에 대해 가족의 관찰 필요

④ 수술 후의 간호

- 수술부위의 손상예방
  - NCLEX! 환아가 상처부위를 만지지 못하도록 한다.
  - NCLEX! 측외위, 비외상성 수유 시행
  - NCLEX! 팔꿈치 억제대 : 피부와 억제 부위의 관찰
  - 억제대를 풀어둘 경우, 환아가 만지지 못하도록 교육
  - 적당한 영양과 수분섭취, 수유 후마다 깨끗하고 건조하게 유지하여 구강과 봉합선부위의 청결 유지
  - 항생제 연고, 구강간호
  - 수술부위와 봉합선의 긴장을 막기 위한 활같이 생긴 나비 매듭을 설치하여 교육
- 적당한 영양섭취 관찰, 매일 몸무게 측정
- 상처부위의 통증 관찰

⑤ 성장과 발달

- 아이에 대한 가족의 긍정적 관심 형성 관찰
  - NCLEX! 수술 후에 곧 정상적인 모습으로 돌아올 것이라고 부모에게 교육, 격려
  - 이미 똑같은 경험을 하고 성공적으로 수술을 마친 가족과 연결
- 아이의 긍정적 자아 형성 장려
- 가족의 유전 상담

⑥ 우선적인 간호진단 : 좋지 않은 삼키기로 인한 영양섭취 결핍, 아이의 장애와 관련된 변화된 부모 되기, 수술로 인한 통증, 인두부위의 개방으로 인한 흡인의 위험, 감염의 위험

사례 연구

6개월 된 J.p는 폐렴의 재발로 현재 입원해 있다. 입원 당시 환아는 호흡수 50회, 맥박 170회, 102℉의 체온이 기록되었다. 환아는 양측성의 천명음과 수포음이 들리고 있으며, 부모로부터 폐렴으로 세 번째 입원하였으며, 체중이 정상 체중만큼 나가지 않는다는 얘기를 들었다.

① 어떻게 이 환아가 CF라고 의심할 수 있을까?

② 진단을 확인하기 위한 테스트에는 어떤 것이 있는가?

③ 호흡을 완화하기 위한 간호중재는 어떤 것이 있는가?

④ 체중 증가가 나타나지 않는 이유는 무엇일까?

⑤ 퇴원하기 전 CF 상태의 호흡에 대하여 어떠한 교육이 필요할까? 가족을 위해 어떤 유전상담이 이루어져야 할까?

책 속의 책 34쪽

✓ POSTTEST

1. 고교 농구팀에 참가하려고 하는 대상자가 필수 요구 조건인 신체검사를 받으러 왔다. 그는 키가 크며, 길고 가는 손가락을 가진 남성이다. 그의 어머니는 그가 다음주에 첫 경기를 가질 것이라고 언급하며 건강을 염려했다. 부모는 경기를 하던 도중 사망하는 고교 선수들에 대해 들은 적이 있다고 말했다. 부모는 어떠한 선천성 결함을 언급하고 있으며, 생명을 위협하는 이 결함과 관련된 요인은 무엇인가?

① 다운 증후군, 심방-심실 개존증
② 마르팡 증후군, 대동맥 확장
③ 페닐 케톤뇨증, 발작
④ 터너 증후군, 갑상선 기능 저하증

2. 색소결핍증 환자의 부모는 간호사가 측정하는 어떠한 예방적 간호를 알아야 하는가?

① 궤양성 대장염 식이
② 높은 자외선 차단제 사용
③ 탈모 모니터링
④ 성장 지연 모니터링

3. 헌팅톤 무도병 어머니와 가족의 유전상담을 하게 된 간호사가 이 질환이 유전될 수 있는 가능성이 있는지를 질문받았다. 최선의 대답은?

① 만약에 어머니 혼자 질환이 있다면 동일 질환이 유전될 가능성은 2:4 이다.
② 동일 질환이 유전되기 위해서는 양쪽 부모가 모두 그 질환을 가져야만 한다.
③ 이 질환은 유전원리를 따르지 않고, 신경전달물질의 자연적인 단절이 원인이다.
④ 만약에 어머니가 질환을 갖고 있다면 동일 질환이 유전될 가능성은 1:4이다.

4. 낭성 섬유증 환자의 증상이 지난 2년 동안 급속하게 진행되었다. 현재 환자는 심각한 호흡곤란으로 응급실에 있다. 간호사가 환자에게서 나타날 것으로 예측되는 신체적 특징은 무엇인가?

① 낮은 위치의 귀　　② 회색빛 얼굴
③ 곤봉지　　④ 황달

5. 낭성 섬유증 환자에게서 악취를 비롯해서 거품이 있는 변이 관찰되는 것은 다음 중 무엇의 양이 많아서 나타나는 결과인가?

① Sodium과 염소화합물
② 소화되지 않은 지방
③ 소화가 덜 된 탄수화물
④ 리파아제, 트립신, 아밀라아제

6. 간호사는 환자의 눈에 띄는 호흡곤란과 입 주위의 청색증 때문에 산소투여를 주의해야 한다. 간호사가 낭성 섬유증 환자에게 산소를 투여할 때에 고려해야 하는 요소는 무엇인가?

① 낭성 섬유증 소아가 산소투여에 약하게 반응
② 산소공급이 호흡력을 감소시킴
③ 산소는 광범위한 분야에 반대로 작용한다.
④ 산소는 오직 안면마스크를 통해서만 투여해야 한다.

7. Mr. W, Mrs.W 부부의 자녀가 다운 증후군이다. 유전상담을 통해 아기는 21번 염색체 전위가 판명되었다. 이 부부는 21번 삼염색체성을 가진 또 다른 자녀를 임신할 위험이 어느 정도로 나타나는가?

① 5～15%　　② 10%
③ 25%　　④ 위험이 증가하지 않음

8. 클라인펠터 증후군을 가진 환자의 간호는 어디에 초점을 두어야 하나?

① 수액과 전해질 균형
② 신체상
③ 합병증 예방
④ 미세운동 기술의 발달

9. 동종접합 또는 이형접합 염색체로 나타날 때, 같은 특성을 생산하는 유전자는 어떠한 것인가?

① 상염색체 우성 질환
② 상염색체 열성 질환
③ 가족성
④ 다양한 요소

10. 구순열 재생을 위한 수술 후에 환자에게 팔꿈치 억제대가 중요한 이유는?

① 환자가 비위관영양 튜브를 잡아당길 수도 있다.
② 환자가 정맥내 카테터를 제거할지도 모른다.
③ 환자가 약물 흡인을 경험할지도 모른다.
④ 환자가 입술 봉합선을 끊어버릴지도 모른다.

책 속의 책 33쪽

■ 참고 문헌

Ball, J. & Bindler, R. (1999). *Pediatric nursing: Caring for children*(2nd ed.). Stamford CT: Appleton & Lange, pp 447~445, 593~603, 899~901.

Bindler, R. & Ball, J. (1999) *Pediatric clinical skills*(2nd ed.). Upper Saddle River, NJ: Prentice Hall, pp 58~59, 104~108.

Denk, M. J. & Magee, W. P.(1996). Cleft palate closure in the neonate: Preliminary report. *Cleft Palate-Craniofacial Journal* 33 (1):57~66.

LeMone, P. & Burke, K. M. (2000). *Medical surgical nursing. Critical thinking in client care* (2nd de.). Upper Saddle River, NJ: Prentice Hall, pp. 1232, 1846~1850.

Pillitteri, A. (1999). *Maternal and child health nursing* (3rd ed.). Philadelphia: Lippincott, pp. 142~164, 266~272.

Porth, C. (1998) *Pathophysiology: Concepts of altered health states* (5th ed.). Philadelphia: Lippincott.

Thomas, C. L. (Ed.). (1999) *Taber's cyclopedic medical dictionary* (19th ed.). Philadelphia: F. A. Davis.

Wilkinson, J. M. (2000). *Nursing diagnosis handbook with NIC interventions and NOC outcomes* (7th ed.). Upper Saddle River, NJ: Prentice Hall, pp. 148~156, 184~188, 540~542.

Wilson, B. A., Shannon, M. T., & Stang, C. L. (2001). *Nursing drug guide 2001*. Upper Saddle River, NJ: Prentice Hall.

Wong D. L. (1999). *Whaley and Wong's nursing care of infants and children* (6th ed.). St. Louis, MO: Mosby, pp. 177, 257, 1084~1090.

CHAPTER 17

복합적 건강문제

(Multisystem Health Problems)

Jana G. Brannan, MN, RN, CNAA

박미정 / 김진학

차 례 Chapter Outline

- 복합적 건강문제와 관련된 위험요인(risk factors associated with multisystem health problems)
- 쇼크(shock)
- 외상(trauma)
- 파종성 혈관내 응고증(disseminated intravascular coagulopathy)

목 적 Objectives

- 복합적 건강문제와 관련된 주요 용어를 설명할 수 있다.
- 복합적 건강문제의 발생과 관련된 위험요인을 인식할 수 있다.
- 복합적 건강문제의 원인을 설명할 수 있다.
- 특정한 복합적 건강문제와 관련된 병태생리 과정을 설명할 수 있다.
- 간호사정 내용으로부터 정상적인 소견과 비정상적인 소견을 구별할 수 있다
- 복합적 건강문제와 관련된 간호중재의 우선순위를 결정할 수 있다.

개 요 Peview at a glance

- **균혈증**(bacteremia) : 혈액 내에 박테리아가 있는 상태
- **기이맥**(pulse paradoxus) : 흡기시 혈압이 현저하게 감소하는 상태
- **대사성 산증**(metabolic acidosis) : 체내 중탄산이온의 농도가 비정상적으로 감소되어 나타나는 상태로, pH가 저하된다.
- **독성 쇼크 증후군**(toxic shock- syndrome) : 생리 동안 탐폰을 사용하는 여성에게 흔하게 발생하는 패혈성 쇼크의 형태, staphylococcus aureus가 일반적인 원인균으로 알려져 있다.
- **맥압**(pulse pressure) : 수축기 혈압과 이완기 혈압 사이의 차이, 정상은 30~40mmHg.
- **섬유소용해**(fibrinolysis) : 혈전(혈병)이 파괴되는 과정
- **신경성 쇼크**(neurogenic shock) : 보통 척수손상의 결과로 혈관운동에 대한 교감신경조절기능 상실로 초래되는 전신적인 쇼크
- **심인성 쇼크**(cardiogenic shock) : 비정상적인 심장기능 또는 펌핑 기능 이상으로 초래되는 쇼크
- **심장압전**(cardiac temponade) : 심낭내 과도한 체액이나 혈액에 의한 심장의 압박
- **쇼크**(shock) : 전신조직과 기관에 관류량과 산소가 부적절한 상태
- **아나필락틱 쇼크**(anaphylactic shock) : 항원에 대한 면역반응으로 초래되는 쇼크, 배분성(distributive) 쇼크의 한 형태.
- **열상**(laceration) : 근육이나 근육하층이 찢어지는 상처
- **외상**(trauma) : 외압에 의한 신체적 손상
- **저혈량성 쇼크**(hypovolemic shock) : 체액이나 혈액 소실로 인한 혈류량 부족으로 초래되는 쇼크
- **타박상**(contusion) : 조직의 좌상
- **파종성 혈관내 응고증**(disseminated intravascular coagulopathy, DIC) : 손상에 대한 반응으로 출혈과 응고가 교대로 일어나는 혈액응고장애, 응고인자의 과도한 사용이 심한 출혈을 유발한다.
- **패혈성 쇼크**(septic shock) : 일반적으로 Gram(−) 세균의 내독소에 대한 반응으로 초래되는 쇼크, 배분성 쇼크의 한 형태
- **폐쇄성 쇼크**(obstructive shock) : 심장으로부터 혈류가 차단되기 때문에 심실에 혈액이 적절히 고이거나 비워지지 않아서 발생하는 쇼크
- **항원**(antigen) : 체내에서 항체를 생산하게 하고 알레르기 반응을 유발시키는 원인이 되는 물질

✓ PRETEST

1. 교통사고를 당한 환자는 혈압 120/62mmHg, 맥박 100회/분, 호흡은 힘들게 하고 28~32회/분이며 구강체온은 98.4℉ 이다. 흉부 검사결과 전흉부에서 뚜렷한 늑골 골절이 발견되었고, 호흡음은 이 부분에서 들리지 않는다. 환자의 기관은 목의 왼쪽으로 이탈되었다. 그렇다면 환자는 어떤 질환을 경험하고 있겠는가?

① 자연기흉
② 긴장성 기흉
③ 의인성 기흉
④ 개방성 기흉

2. 환자는 분명하지 않지만 오랜 시간동안 물 속에 빠지는 사고를 당했다. 환자는 의식을 회복한 후 기민하고 지남력도 있지만 불안해하고 있다. V/S은 혈압 120/72mmHg, 맥박 92회/분, 호흡 26회/분, 구강체온 98℉이다. 비강캐뉼라를 통해 산소가 4L/분의 속도로 유입되는 상태에서 맥박 산소 측정시 산소포화도는 93%를 나타내고 있다. 환자에게 발생할 수 있는 가장 큰 위험은 무엇인가?

① 심장성 쇼크
② 자연 기흉
③ 신부전
④ 급성 호흡장애증후군(ARDS)

3. 오토바이사고를 당한 환자는 기민하고 의식이 있지만 간헐적으로 혼돈이 있으며, 심한 갈증과 좌측대퇴부 통증을 계속 호소하고 있다. V/S은 혈압 100/60mmHg, 맥박 112회/분, 호흡 28회/분, 구강체온 98℉이다. 모세혈관의 재충만(refill)에 걸리는 시간은 3초, 소변량은 시간당 30cc이다. 검사결과 골반기형이 뚜렷하고 좌측 대퇴부가 팽창되어 있었다. 진단은 저혈량성 쇼크로 내려졌다. 환자는 쇼크의 어떤 단계를 경험하고 있는가?

① 초기 ② 보상기
③ 진행기 ④ 불가역기

4. 환자는 지난 밤에 한 시간 가량 흉통을 겪은 후 호흡곤란과 쇠약을 호소하고 있다. 검사결과 환자의 피부는 창백하고 발한이 있으며, 호흡음은 모든 폐부분에서 계속적으로 악설음이 동일하게 들렸다. 모세혈관상은 거무스름하고 경정맥에 팽대가 보인다. V/S은 혈압 98/50mmHg, 맥박 118회/분이고 약하게 촉진되며 힘든 호흡이 26회/분, 구강

체온은 98.5°F이다. 환자가 현재 고통받는 것으로 예측할 수 있는 상태는무엇인가?

① 폐쇄성 쇼크　② 신경성 쇼크
③ 저혈량성 쇼크　④ 심인성 쇼크

5. 요로감염으로 처방된 항생제 3회분을 한꺼번에 복용한 환자이다. 환자는 허약하고 발한, 호흡곤란을 호소하며 홍조를 띄고 가려움을 호소하고 있다. 다음 쇼크의 유형 중 어느 것으로 추측할 수 있는가?

① 패혈성 쇼크　② 아나필락틱 쇼크
③ 저혈량성 쇼크　④ 의인성 쇼크

6. 환자는 약 10피트의 높이에서 떨어졌다. 처음 떨어져서 신체가 접촉한 부위는 등의 상부중앙이었고, 움직이면 이 부분에 날카로운 통증을 호소하였다. 현재 호소로 추측할 수 있는 상해의 종류는 무엇인가?

① 두부 손상　② 신장 손상
③ 경부/척추 손상　④ 골반 손상

7. 환자는 흉통 · 심계항진 · 호흡곤란을 호소하고 있으며, 검사결과 심잡음이 들렸다. 다음 사정을 통해 발견한 것 중에서 심장압전(cardiac tamponade)의 진단을 뒷받침하는 것은 무엇인가?

① 이탈된 가관(trachea)
② 흡식시 맥박 40회/분
③ 폐하부엽에서 호흡음의 결손
④ 혈압 140/76mmHg

8. 관통된 장 손상을 가진 환자에게 이후의 간호를 위해 정해야 할 몇 가지 문제가 있으며, 필요에 따라 우선순위를 정해야 한다. 다음 상태 중에서 환자를 간호하는 데에 우선적으로 대처해야 할 것은 무엇인가?

① 변비　② 복막염
③ 마비성 장폐색　④ 장유착

9. 환자는 화재로 이마에 열상을 입었고 의식소실은 없다고 보고되었다. 환자는 혼란스러워하고 있으며, 호흡 시에 알코올 냄새가 났다. 진단을 위해 진행되는 절차에 있어서 가장 중요한 것은 무엇인가?

① 두개골 X-ray와 뇨의 알코올
② 뇌의 CAT scan 과 뇨의 알코올
③ 혈중 알코올과 글루코오즈
④ 뇌파검사(EEG)와 혈중 알코올

10. 환자는 대퇴골절이 의심된다. 왼쪽 허벅지에 심한 부종이 있고 피부는 팽팽하고 멍들어 있다. 환자는 발끝의 감각이 무디며 욱신거리는 통증을 호소한다. 검사결과 발끝은 차갑고 감각이 감소되었으며 거무스름하다. 다음 병리 현상 중에서 환자가 대부분 겪게 되는 것은 무엇인가?

① 심부정맥 혈전증　② 지방색전증
③ 상처감염　④ 구획증후군

책 속의 책 35쪽

section 01
Risk Factors Associated with Multisystem Health Problems

복합 건강문제와 관련된 위험요인

(1) 쇼크(shock)

① 저혈량성 쇼크(hypovolemic shock)

- 출혈성 : 손상(내부 또는 외부), 동맥류 절제, 파종성 혈관내 응고증(DIC)
- 비출혈성 : 화상, 구토, 설사, 부적절한 섭취. 과도한 발한, 제 3공간의 심한 체액축적

② **심인성 쇼크**(cardiogenic shock) : 심근경색증(가장 흔함), 율동부정(dysrhythmias, 심장마비, 심실상 빈맥[SVT], 심방세동), 전해질 불균형, 심장압전, 심근증, 심장판막질환, 심장수술, 심낭염, 유전자이상

③ **폐쇄성 쇼크** : 심장압전, 폐색전, 폐쇄성 판막질환, 긴장성 기흉, 폐고혈압

NCLEX! ④ **배분성**(정상혈량)

- **아나필락틱 쇼크** : 항생제 치료, 예방접종, 음식, 동물이나 화학물질에 노출, 알르레기, 새로운 약물치료, 곤충이나 독사에게 물림
- **패혈성 쇼크** : 손상, 위장관계나 요로계의 외과적 시술, 침습적 기구나 시술에 의한 치료(IV, 카테터 삽입, 기도삽관), 화상, 면역억제 상태(암, HIV, AIDS, 스테로이드 치료), 당뇨, 탐폰 사용, 노인

(2) 외 상

① 외상에 대한 개인의 선행요인은 제한이 없다.

② 소방관, 경찰, 농부, 건설노동자, 전기기술자와 같은 특정한 직업, 생활 패턴, 취미는 위험을 증가시킨다. 또한 축구, 스키, 경주와 같은 격심한 운동, 음주나 수술장비를 다루는 물건 등은 위험을 증가시킨다.

③ 가속력, 감속력, 다양한 추진력과 압력에의 노출은 안전띠나 표준안전수칙과 같은 안전장비들을 이용할 수 없기 때문에 개인을 적절하게 보호할 수 없다.

(3) 파종성 혈관내 응고증(DCI)

쇼크, 임신합병증, 용혈성 반응, 대사성 산증

section 02 Shock 쇼 크

(1) 개 요

① 쇼크는 생체기관과 조직으로의 관류와 산소공급이 부족한 상태이다. 한 종류의 특정질환으로 정의될 수 없다.

② 생명을 위협할 수 있는 여러 질병과 상해에서 볼 수 있는 증상으로 정의된다.

③ 정상적으로 신체는 다음 과정을 통해 세포로의 관류를 유지시킨다.

- 심장의 혈액을 펌핑하는 기전
- 혈액의 흐름을 촉진하는 정상적인 혈관

• 모세혈관에서 대사노폐물을 교환할 수 있는 적절한 양의 산소화된 혈액

NCLEX! ④ 위 시스템에서 어떤 구성요소라도 제 기능을 못하면 보상기전이 유발되며, 그것은 쇼크의 증상과 징후로 나타난다.

⑤ 쇼크의 형태

NCLEX! • **저혈량성** : 출혈성과 비출혈성

• 심인성

• 폐쇄성

• **배분성** : 아나필락틱과 패혈성

⑥ 일반적으로 원인은 신체의 외상과 관련이 있다.

⑦ 혈관 항상성의 기본 요소인 혈류역학 개념은 쇼크상태를 인식하고 치료하는 데 매우 중요하다.(그림 17-1)

NCLEX! • **일박출량**(SV) : 1회 심실수축시 좌심실에서 대동맥으로 박출되는 혈액량

NCLEX! • **심박출량**(CO) : 1분당 좌심실에서 박출되는 혈액량(일박출량 × 심박동수)

• **수축기 혈관저항**(SVR) : 좌심실로부터 박출되는 혈류방향과 반대로 작용하는 혈관저항, 교감신경계가 자극되었을 때에 혈관수축이 유발되면서 SVR이 증가한다.

• **평균동맥압**(MAP) : 동맥혈관계에 유지되는 평균혈압(심박출량 × 전신혈관저항)

  – 어떤 요소라도 증가할 때는, 평균동맥압이 증가한다.

  – 반대로 감소할 때는, 평균동맥압이 하강한다.

  – 혈관내 혈류량의 증가 또는 감소는 동일하게 평균동맥압에 영향을미친다.

NCLEX! ⑧ 쇼크상태의 원인이 무엇이든 간에 반응과 증상은 일반적으로 쇼크의 종류나 원인을 규정하는 특징적인 증상과 함께 동일한 과정을 따른다.

NCLEX! ⑨ 쇼크의 종류보다 쇼크상태의 발생을 인식하는 것이 무엇보다 중요하다.

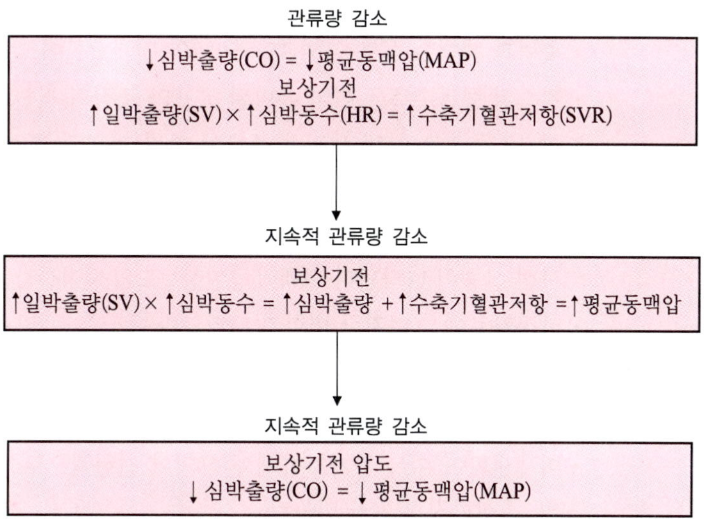

그림 17-1 쇼크를 유발하는 혈역동학적 반응의 도해

(2) 병태생리

① 쇼크는 관류와 산소화 손상에 대한 직접적인 반응으로 항상성을 유지하고자 하는 신체에 의해 유발되는 결과로 나타나는 징후이다.

② 손상의 원인은 다르지만, 모든 쇼크형태에서의 보상기전 과정은 동일한 단계를 거친다. Box 17-1 참고

a) **초기단계**(경미한)

- 관류량 감소(500cc 이하)는 평균동맥압 감소를 인식하는 혈관계의 압감수체를 활성화한다. 교감신경계가 활성화되며, 심근의 산소소비를 증가하기 위해 β-감수체가 자극된다.
- catecholamines(에피네프린, 노어에피네프린)이 유리되어 지방, 뼈, 피부와 같이 허혈시 기동안 쉽게 영향을 받는 부위에서 혈관수축이 발생한다. 결과적으로 수축기 혈관저항은 증가한다.
- 기관지확장과 심박출량 증가는 β-감수체 자극의 결과로 발생한다.

b) **쇼크의 보상단계**(중등도의 쇼크)

- 25~30%의 혈액소실과 함께 강력한 보상기전이 시작된다. 평균동맥압이 계속 감소된다.
- 심장 수축력, 박동수, 말초 혈관수축이 증가한다.
- 생존을 위해 중요기관(심장, 폐, 뇌)으로의 혈액 우회가 시도되기 위해 신장, 간, 위장관계의 관류량이 감소된다.
- 순환혈류량을 증가시키기 위해 체액이 간질공간에서 혈관 내로 이동되기 때문에 모세혈관압은 감소한다.
- NCLEX! 감소된 신혈류량은 갈증과 수분, 나트륨 재흡수를 증가시키는 레닌-안지오텐신-알도스테론(RAA) 기전을 작동시킨다.
- 객관적 증상 등이 나타난다.

c) **쇼크의 진행단계**(심하거나 보상이 되지 않는)

- 쇼크가 지속됨에 따라 이전 단계에서 시작된 보상기전은 악화된 상태에서도 계속된다.
- 출혈과 체액 소실로 인해 35~50%의 혈액소실이 발생한다.
- 지속된 혈관수축은 이미 유발된 세포와 조직의 저산소증을 더욱 가중시킨다.
- 저산소증으로 인해 세포가 죽음에 따라 파괴된 효소와 단백질 등이 세포 주변조직으로 유리되고, 간질공간의 교질삼투압이 증가하면서 혈류량은 더욱 감소된다.
- NCLEX! 세포수준에서 호흡은 유산소에서 무산소로 변화하며, 젖산이 대사산물로 생산된다. 대사성 산증이 나타난다(혈액내 중탄산농도의 비정상적인 감소, pH가 산성화).
- 사정자료에서 현저한 변화가 나타난다.

d) **쇼크의 비가역적 단계**

- 순환혈류량이나 활력징후의 회복에도 불구하고 사망하게 된다.
- 미세순환이 수복 불가능하게 손상되어 전신적으로 세포가 죽게 되면서 결국 중요 기관의 조직까지 영향을 받는다.
- 쇼크 동안에 나타나는 증상은 질병이나 손상에 대한 반응에서 시작된 신체의 '생존을 위한' 생리현상의 한 부분이다.
- 전신적인 변화는 전신적인 자극과 이 자극에 의한 부산물과 밀접하게 관련이 있다.

Box 17-1

쇼크에 의한 계통별 영향 및 보상반응

① 신경계
- 혈류량과 전신 혈압감소로 인한 저산소증
- 지속적인 심한 저산소증과 함께 뇌부종
- 전신자극소실로 인한 심혈관 허탈

② 호흡기계
- 세포수준에서 저산소상태에 대한 반응으로 기관지확장과 호흡수의 증가, 폐조직에서 지속적 저산소증의 결과로 나타나는 호흡감소

③ 심장
- 혈류량감소에 대한 반응으로 교감신경계 자극의 결과로 나타나는 심박동수와 수축력 증가
- 쇼크 과정으로써 혈압하강
- 지속적 저산소증의 결과로써 심장으로의 관류량 감소

④ 위장관
- 심장, 폐, 뇌로 혈액이 우회됨으로써 나타나는 허혈
- 지속되는 허혈의 결과로 형성되는 궤양과 마비성 회장

⑤ 신장
- 심장, 폐, 뇌로 혈액의 보상적인 우회의 결과로써 나타나는 허혈
- 신혈류량과 사구체여과율 감소에 대한 반응으로 레닌이 유리되면서 혈압을 증가시키기 위해 뇨량이 감소
- 지연된 신장의 저산소증과 신부전으로 인한 신세뇨관의 괴사

⑥ 피부
- 교감신경계 자극으로 인한 혈관수축
- 간질공간으로의 체액이동으로 인한 쇼크 말기의 부종형성

③ 쇼크의 모든 과정은 매우 비슷하지만, 원인에 따른 병태생리 기전은 다를 수 있다.

a) 쇼크의 6가지 형태 : 저혈량성, 심인성, 폐쇄성, 아나필락틱, 패혈성, 신경성

b) 아나필락틱, 패혈성, 신경성 쇼크는 배분성 쇼크로 알려져 있다. 혈관내 적절한 혈액량이 있지만, 체내 관류와 산소화가 유지될 수 없는 방법으로 혈액이 배분된다.

c) 저혈량성 쇼크
- 저혈량성 쇼크는 15%이상의 관류량 감소에 의해 유발된다.
- 혈류량 감소는 출혈, 화상, 복막염, 동맥파열 등으로 인한 세포외액 또는 혈장액 소실로 인한 것이다.
- 체액소실은 심한 구토, 설사, 흡인으로 인한 위장관계 기능이상에 기인할 수 있다.
- 부적절한 섭취, 과도한 발한, 이뇨제 사용, 간질환과 심한 단백질 소모와 관련이 있는 제3공간으로의 세포간질액의 이동은 저혈량성 쇼크의 원인이 될 수 있다.
- 순환혈류량의 소실은 교감신경계를 활성화하고 보상기전을 유발하는 부적절한 평균동맥압의 원인이 된다.
- 증상과 징후 표 17-1 참고

d) 심인성 쇼크

NCLEX!
- 심인성 쇼크는 비정상적인 심기능 또는 '펌핑 기능 이상'에 의해 초래된다.

표 17-1 저혈량성 쇼크의 임상증상

	초기 단계	보상 단계	진행 단계	비가역적 단계
주관적	통증과 갈증, 감각정상	불안, 안절부절 못함, 심한 갈증, 가끔 혼란	혼란, 안절부절, 동요	
객관적	빈맥, 약한 호흡, 정상혈압, 사지가 창백 또는 붉음, 피부 건조/약간 축축, 충혈〈3초, 정상 또는 약간 감소된 심박출량, ABGs－정상	저혈압, 빈맥, 빈호흡, 피부차갑고 창백/건조, 발한, 충혈〈4~6초, 300cc/h 이하의 심박출량, ABGs－대사성 산증	심한 저혈압, 약하면서 빠른 부정맥, 빈호흡, 피부 창백/청색, 충혈되지 않은 모세혈관상, ABGs－대사성 산증, 박출량 감소 또는 결핍, 심박동 없음	매우 심한 저혈압, 얕은 빈호흡, 악설음, 가스교환 감소, 부정맥, 피부 반점, ABGs-대사성 산증, 무뇨, 혼수

- 혈관내 적절한 혈액량이 있지만 충분한 압력으로 혈액을 심장에서 전신으로 보내줄 수 없기 때문에 세포수준에서의 관류와 산소화는 부적절하다.
- NCLEX! 가장 일반적이고 위험한 원인은 심근경색이다. 심근병증, 심장압전, 판막질환, 부정맥 등도 주요요인이다.
- 평균동맥압의 감소는 교감신경계를 자극한다. 심장 내의 감수체가 자극되면 심장 내의 산소소모가 증가하게 됨으로써 심근조직에 더 큰 스트레스가 작용하게 된다.
- 원위부 혈관상은 산소로 포화되지 않은 혈액으로 충혈되면서 심인성 쇼크의 특징적 증상인 손톱의 청색증이 나타난다.
- 수축기 혈관저항의 증가는 말초혈관의 충혈로 인해 발생된다.
- 압력은 좌심실에서 작용하여 혈액이 폐로 역류되면서 폐울혈이 초래된다.
- 증상과 징후 표 17-2 참고

e) 폐쇄성 쇼크

- 폐쇄성 쇼크는 심장으로부터 나가는 혈류의 폐쇄로 인해 적절하게 혈액을 충만시키거나 비우는 심실의 기능부전으로 초래된다. 심장의 전부하는 감소되며 심하게 위축된다. 진단내리기가 어렵다.
- 우측심장에 압력이 증가되며 부적절한 혈류역행이 나타난다.
- NCLEX! 패쇄성 쇼크는 심장이 적절한 펌핑기능을 가지고 있으며 병적이지 않기 때문에 심인성 쇼크와 구별이 된다. 심장외에 폐쇄가 있으면 관류에 문제가 발생한다. 상해는 폐쇄를 초래할 수 있다.
- 폐색전(PE)은 폐쇄성 쇼크의 가장 흔한 원인이다. 폐색전이 폐포에 손상을 주면 혈액이 우심실에서 폐로 들어갈 수 없기 때문에 우심장의 압력이 증가한다. 폐색전이 의심되면 쇼크의 증상과 징후는 폐쇄와 관련하여 고려해야 한다.
- 증상과 징후는 자주 경정맥 팽창, 간비대, 부종과 같은 우심장 기능부전과 관련이 있다. 표 17-3 참고

f) 아나필락틱 쇼크

- NCLEX! 아나필락틱 쇼크는 알레르기원이나 항원에 대한 과잉 면역반응으로 초래된다.
- 아나필락틱 쇼크는 특히 유해하며 순환허탈이 갑자기 발생하기 때문에 즉각적인 중재가 필요하다.
- 항생제투여나 이종단백질에의 노출과 관련된다. 경구용보다 비경구 약물의 투여 경로

심인성 쇼크의 임상증상

표 17-2

	증상과 징후
주관적	안절부절 못함, 동요
객관적	저혈압, 약한 빈맥, 심부정맥 ,맥압감소, 악설음이 들리는 힘든 빈호흡, 경정맥 팽창(JVD), 차갑고 축축한 피부, 청색증, 손톱끝이 검음

폐쇄성 쇼크의 임상증상

표 17-3

	증상과 징후
주관적	불안, 졸림
객관적	저혈압, 빈맥, 호흡곤란과 함께 빈호흡, 경정맥팽창, 창백, 심낭마찰음, 심잡음 또는 갤럽(S_3), 흉통, 뇨배출 감소, 기흉의 증상과 징후, 개방성 흉부상처와 늑골골절, 흡식시 휘파람소리가 남, 기관이탈

가 과민반응의 원인이 되는 경우가 많다.

NCLEX!
- 항원에 노출되면 면역계는 알르레기원과 짝을 이루는 항체를 생성한다.
- 동일 항원에 재노출시 항원에 대한 반응으로 혈액내에 더 많은 항체가 빠르게 생성되는 반응이 나타난다.
- 히스타민은 모세혈관의 투과성을 증가시킬 뿐만 아니라 세동맥을 현저하게 확장시킨다.

NCLEX!
- 많은 체액이 혈관 내에서 간질공간으로 이동되기 때문에 부종이 발생한다.
- 심한 혈관확장과 말초의 충혈은 평균동맥압 감소의 원인이 되며, 혈관확장은 피부의 충혈과 발열을 유발한다.
- 후두부종이 발생하며, 기관경련은 폐기능과 기도청소를 저하시킨다.
- 증상과 징후 표 17-4 참고

g) 패혈성 쇼크

- 패혈성 쇼크는 Gram(+) 세균이 원인이 될 수 있다고 해도, 혈액 내로 Gram(−) 세균의 내독소가 유리되어 주로 발생된다. 광범위한 혈관확장은 혈액 내로 병원균의 내독소유리에 대한 반응으로 초래된다.
- 감염으로 시작되며, 균혈증(혈액 내에 세균이 존재함)으로 진행한다. 대부분 패혈증이 발생한다.
- 충분한 독소가 유리될 만큼 큰 국소성 감염부위가 있다면 균혈증없이 쇼크 상태가 나타날 수 있다.
- 독성 쇼크 증후군은 대부분 탐폰을 사용하는 생리주기의 여성에게서 흔히 발생하는 패혈성 쇼크의 한 형태로, *staphylococcus aureus*에 의해 주로 발생된다. 혈액배양에서 항상 양성인 것은 아니다.
- 병원균이 혈액 내로 독소를 유리함에 따라 염증과정은 면역계의 도움을 받아 혈구세포와 세균을 파괴하는 반응을 보인다.
- 일반적으로 초기증상은 다른 쇼크 형태에서는 나타나지 않는 발열, 홍조가 있다.
- 파종성 혈관내 응고증(DIC)은 패혈성 쇼크와 관련이 있으며, 이 장의 뒷부분에서 다루게 될 것이다.
- 증상과 징후 표 17-4 참고

h) 신경성 쇼크

- 신경성 쇼크는 혈관감수체에 대한 교감신경계의 조절감소로 인해 발생한다. 부교감 신

표 17-4 아나필라틱 쇼크의 임상증상

	증상과 징후
주관적	심한 안절부절 못함, 불안, 심한 소양증과 연하곤란
객관적	저혈압, 빈맥, 천명과 협착음(stridor)을 동반한 빈호흡, 호흡음의 감소, 타액의 과잉분비와 또는 과다한 흘림, 담마진, 부종(특히 안와와 안면주위), 심부정맥, 차갑고 축축한 피부, 안면홍조, 복부경련, 오심

표 17-6 신경성 쇼크의 임상증상

	증상과 징후
주관적	의식수준은 원인에 따라 다양
객관적	저혈압, 빈맥에 이은 서맥(특히 뇌와 척수손상시), 차갑고 창백한 피부 후 피부홍조가 나타남, 저체온, 뇨 배설량의 감소, 무뇨, 호흡률은 원인에 따라 다름

표 17-2 패혈성 쇼크의 임상증상

	초 기	말 기
주관적	동요, 안절부절 못함, 감각은 정상, 오심, 복부의 압통	저혈압, 빈맥, 심부정맥
객관적	정상혈압, 빈맥, 빈호흡 , 피부홍조, 피부가 따뜻하고 축축, 정상체온 또는 고체온, 떨림, 오심, 상처부위로부터의 삼출	얕고 힘든 빈호흡, 차갑고 창백한 피부, 정상체온 또는 저체온(기초대사율 감소 의미), 기면, 혼수, 뇨 배설량의 감소, 무뇨

경의 자극이 억제되지 않으므로 말초혈관이 확장되면서 평균동맥압이 하강한다.

- 이 형태의 쇼크는 드물며, 척수손상과 관련이 있다.
- 신경성 쇼크는 흔히 외상과 관련되기 때문에 출혈이나 혈액량의 감소가 없다고 할지라도 처음에는 저혈량성 쇼크로 잠정진단(rule out)될 수 있다.
- 증상과 징후 표 17-6 참고

④ 급성 호흡곤란 증후군(ARDS)(제 1 장 참고)

- 급성 호흡곤란 증후군은 일반적으로 심한 외상이나 질병에 이어 발생되는 호흡부전을 말한다. '쇼크 폐(shock lung)' 로 알려져 있다.
- 증후군의 정확한 발생기전은 알려져 있지 않지만, 결과적으로 폐내 모세혈관의 투과성이 증가하면서 단백질과 수분이 정체된다.
- 계면활성제 생성이 감소되어 폐포의 탄력성이 감소되는 원인이 되고, 부종을 악화시키는 폐포허탈이 초래된다.
- 발생기전은 알려져 있지 않지만, 선행조건은 쇼크 · 패혈증 · 화학물질 또는 수분의 흡인 · 용혈반응 · 외상을 들 수 있다.
- 산소 보충이 상태를 개선시키지 못하며, 이 점이 급성 호흡곤란 증후군 진단시 특징적인 것이다.

⑤ 일반적 증상과 징후는 쇼크와 동일하다.(그림 17-2)

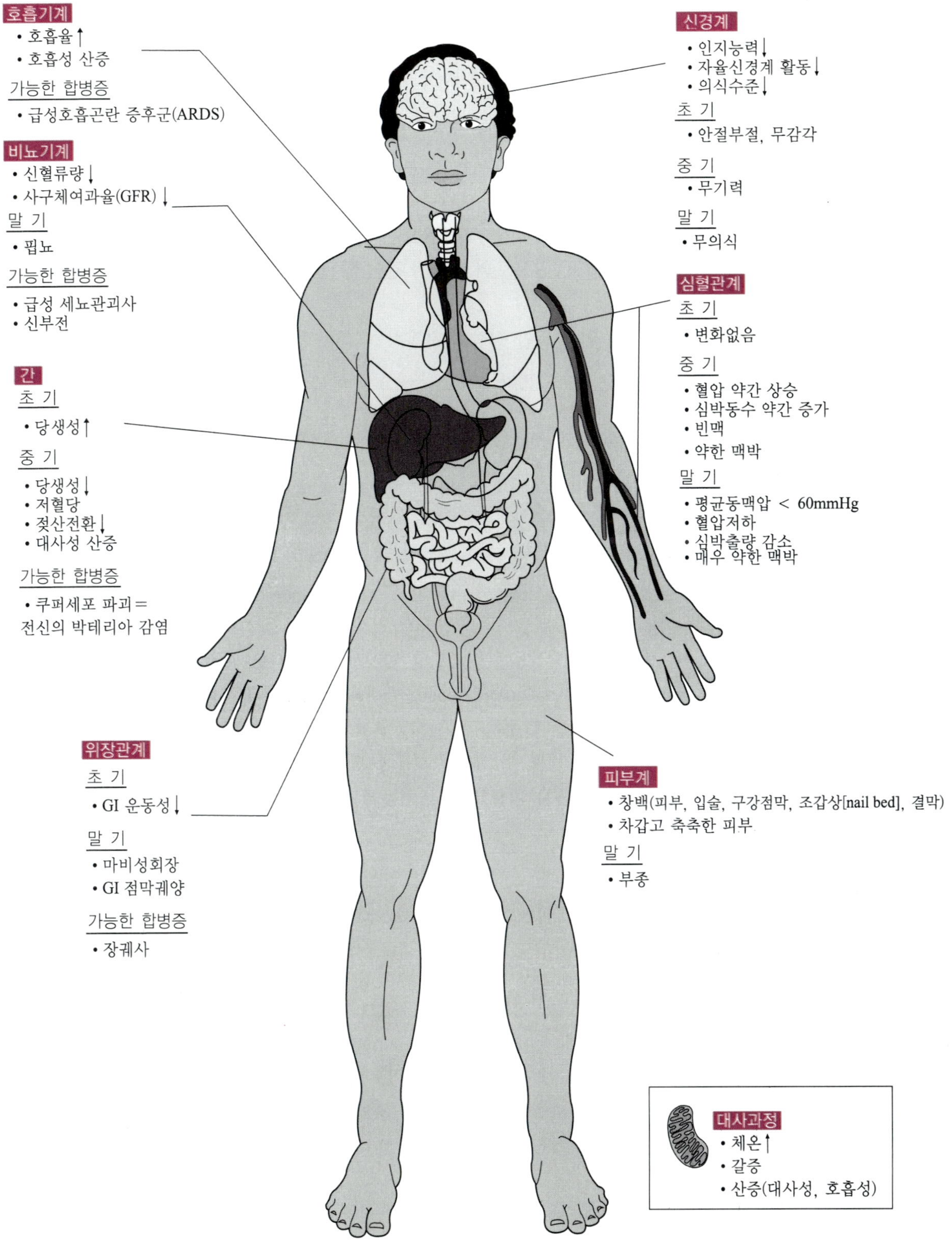

그림 17-2 Mutisystem effects of shock

(3) 간호 사정

① 종류별 사정 내용

a) 저혈량성 쇼크

- 통증과 갈증, 의식수준, 활력징후, 피부색깔, 피부온도, 모세혈관 재충혈, 뇨 배설량, 적응정도, 심장리듬, 심음과 폐음, 활동정도, 말초맥박, 위험요인을 사정한다.
- 진단검사

NCLEX!
 -헤모글로빈과 헤마토크릿(H&H): 기준치를 측정하고, 변화를 발견하기 위해 정확하게 측정되어야 한다. 총 혈액소실량과 H&H수치는 혈액량 감소를 반영한다. 소실된 체액의 대부분이 탈수나 제 3공간으로의 이동과 같이 혈관계 내에 존재했을 때 H&H 수치는 현저하게 증가한다.
 -뇨 검사는 외상을 입은 동안 신장의 간접적인 "흔들림"이나 직접적인 상해로 인해 2차적인 출혈이 있음을 알려줄 수 있다.
 -동맥혈 가스분석 : 정상-대사성 산증
 -혈액형과 교차시험 : 수혈시 필요

NCLEX!
 -partial thromboplastin time(PTT), prothrombin time(PT)와 같은 응고시험

b) 심인성 쇼크

- 심근경색이나 손상과 같은 선행하는 심기능이상과 다른 위험요인들을 사정한다. 활력 징후, 심장리듬, 맥박, 폐음, 심음, 부종의 유무, 피부 색깔과 온도, 모세혈관 재충혈과 조갑색깔, 정신상태, 뇨 배설량 (주의: 심근경색으로 인한 손상과 심장압전으로 인한 손상은 폐울혈 증상없이 경정맥 팽창과 같은 증상과 징후를 관찰하고 심낭마찰음을 청진함으로써 구별될 수 있다. 심장압전의 치료는 즉각적인 입원을 통해 이루어져야 하기 때문에 구별이 매우 중요하다)
- 진단검사
 -헤모글로빈과 헤마토크릿 수치는 만성 신혈류량 저하로 인한 심질환에서 장기투약 경력으로 감소될 수 있다.
 -심장효소와 조효소는 심근조직 손상으로 인해 증가될 수 있다.
 -흉부X선상에서 심비대와 폐부종이 발견될 수 있다.
 -심전도 12유도
 -동맥혈 가스 분석 : 대사성 산증

NCLEX!

c) 폐쇄성 쇼크

- 위험요인, 혈전정맥염, 심부정맥혈전증(DVT)과 같은 선행질환, 흡연과 피임약 사용과 같은 DVT의 위험요인을 사정한다. 활력징후, 부종의 유무, 피부 색깔과 온도, 폐나 심장문제로 인한 불평, 폐음, 심음, 기관중간선
- 진단검사
 -심장효소와 조효소는 심근조직 손상으로 인해 증가될 수 있다.
 -흉부X선상 기흉이 발견될 수 있다.

–초음파 심음향도(echocardiogram)상 심낭염 또는 판막질환이 발견될 수 있다.

–동맥혈 가스분석(ABGs)

–12 유도 심전도

NCLEX! d) 아나필락틱 쇼크

• 알르레기 반응을 유발하는 음식(요오드가 포함된 음식, 거친 밀 가공품, 견과류), 약물에의 사전노출, 동물이나 곤충과 다른 위험요인 등을 사정한다. 물리거나 찔린 곳을 찾아내기 위해 머리에서부터 발끝까지, 그리고 정신상태도 사정한다. 소양증과 연하곤란에 대한 불평, 활력징후, 폐음, 심음, 부종의 유무, 위장관계 문제의 호소, 호흡상태, 심허탈과 수분 동안의 무의식과 같은 아나필락틱 쇼크 증상의 출현유무 등을 사정한다.

• 진단검사

–전혈구검사(CBC)에서 염증과정에 대한 반응으로 백혈구가 증가될 수 있다.

NCLEX! –호산구수는 알러젠에 대한 반응으로 증가될 수 있다.

–다른 검사나 방사선검사는 아나필락시스시 도움이 되지 않는다.

–동맥혈 가스분석(ABGs)

e) 패혈성 쇼크

• 감염에 대한 일반적인 치료가 진행 중일지라도 감염의 사전증상 또는 징후를 사정한다.다른 위험요인을 사정한다. 활력징후, 정신상태, 피부 색깔과 체온, 위장관계 문제의 호소, 감염 · 염증징후, 뇨 배설량 등을 사정한다.

• 진단검사

–전혈구검사에서 초기에 백혈구 수가 증가된다. 쇼크가 진행되는 동안 면역반응은 약화되며 모든 백혈구수는 감소한다. 단핵구는 세균에 대한 식작용으로 인해 증가할 수 있다.

–혈액과 상처 배양 및 민감성 검사(C&S)에서 특정균과 다양한 균의 존재가 밝혀질 수 있다. 척수액 검사는 신경학적 감염을 진단내리기 위해 이루어질 수 있다.

–방사선 검사는 감염이나 농양의 근원을 알아내기 위해 초음파, 자기공명영상(MRI), 컴퓨터 단층 촬영(CT) 등을 이용할 수 있다.

–혈액응고 검사

f) 신경성 쇼크

• 외상, 중추신경 억제제, 마취 등을 포함한 위험요인 등을 사정한다. 활력징후, 피부 색깔과 체온, 뇨 배설량, 정신상태 등을 사정한다.

• 진단검사 : 검사실 검사는 확진할 수 있는 범위 내로 종류를 제한한다. 방사선 검사에서 척수 또는 두개골 손상이 확인될 수 있다.

② 1차 진단검사

• **동맥혈 가스분석(ABGs)** : 대사성 산증, 저산소증으로 인해 이차적으로 혈류 내에 이산화탄소가 증가됨으로써 발생한다.

• **뇨검사** : 뇨가 농축됨에 따라 뇨 비중과 삼투압이 증가한다.

• **혈액요소질소(BUN)** : 신기능 감소에 대한 반응으로 수치가 증가한다.

(4) 간호 중재

① 체계화(Organization)

- 입원전 : 활력징후, 손상기전, 외상을 입은 상황이라면 사용된 기구, 사고시 주변상황 요인들을 포함하는 기본적인 간호력, 입원 전의 기록이 도움이 되지 않는 사건에서는 정보수집이 신체적 사정과 중재와 함께 동시에 이루어져야 한다.
- 입원시 개인적인 특성은 가능하면 쇼크로 고통받는 손상환자의 도착 전에 이미 체계화되어야 한다. 건강관리 제공자는 호흡기와 방사선 검사(CT 포함)를 위한 간호보조요원, 외과의사, 마취과 의사, 정형외과 의사, 방사선과 의사들을 포함한다.
- 중환자실이나 수술실과 같은 병동단위에서는 입원가능성을 알려주어야 한다.
- 여러 기관에서 손상 프로토콜은 팀접근법이 이루어지는 응급실 내에서 시작되었으므로, 중재는 체계화된 방법으로 이루어진다. 간호사는 해부학적 분야 또는 중재(procedure) 분야에 배치될 수 있으므로 '정맥(IV) 간호사' 또는 '흉곽 간호사' 로 불린다.

② 일반 처치법

- ABC(기도[airway], 호흡[breathing], 순환[circulation])를 시작함으로써 소생술(life support)을 유지한다.
- 척추선열이 유지되는 앙와위를 취한다.
- NCLEX! 기도가 확보유지되어야 하고, 환자의 전반적 사정에 근거해 보조산소가 적절한 전달체계를 통해 제공되어야 한다.
- NCLEX! 쇼크 형태에 따라 적절히 선택된 약물의 정맥내 주입을 시작한다.
- 심기능과 산소포화도(SaO_2, 맥박산소기)의 지속적 관찰을 시작하고, 활력징후를 자주 사정한다.
- 모든 기형을 안정화시키고, 환자를 덮어줌으로써 저체온을 예방한다.
- NCLEX! 쇼크 발생이 의심되었던 모든 환자는 적절한 뇨 배설을 위해 유치도뇨관을 적용시킨다. 명확한 골반기형이나 요도출혈이 있는 경우는 적용시키지 않는다.
- 교감신경 흥분성 약물은 심근과 혈관의 수축 효과를 얻기위해 투여할 수 있다. epinephrine hydrochloride(Adrenalin), dopamine hydrochloride(Intropin), isoproterenol hydrochloride(Isuprel)
  - 심수축 증가를 위한 양성 심근수축 효과
  - 교감신경 흥분성 약물은 β-1 감수체(심장과 폐)를 자극해서 심근의 산소소비를 증가시킨다.
  - 교감신경 흥분성 약물은 심인성 쇼크나 심각한 심질환으로 인한 이차적인 심장압박(cardiac stress) 환자의 경우에는 투여하지 않는다.

③ 저혈량성 쇼크

a) 교감신경 흥분성 약물, 혈관수축 약물, 산-염기, 전해질 불균형 치료제 등이 포함된다.

NCLEX! b) 목과 기형을 안정화하는 것을 고려하면서 뇌로 가는 혈류량을 증가시키기 위해 다리를 올린 앙와위를 취해 준다. 그러나 두부손상이 의심되는 경우는 이러한 자세를 피한다.

c) 항쇼크 바지(심장, 폐, 뇌로 가는 순환을 증진시키기 위해 하반신을 압박할 수 있게 해 주는 공기가 들어 있는 바지)를 준비한다.

d) 2개 이상의 큰 구멍이 뚫린 캐뉼라(18G 이상)를 삽입함으로써 정맥주입 루트를 확보한다.

- 경정맥과 쇄골하정맥을 피하면서 가능하면 빠른 수액주입으로 의식을 회복시키기 위해 심한 쇼크의 경우에 적용하는 경피삽입(percutaneous insertion)시술을 보조할 수 있도록 준비한다.
- 골내 주입은 심한 화상이나 소아 환자의 경우에 적용될 수 있다.

e) 정맥내 수액주입의 시작

- crystolloids(생리식염수와 lactated Ringer와 같은 등장액)는 가벼운 쇼크의 경우에 주입을 시작한다.
- NCLEX! 중등도의 쇼크와 심한 쇼크에서는 혈장량을 증가시키기 위해 삼투성 용액의 주입을 시작할 수 있지만, 이러한 처치는 응고장애 뿐만 아니라 과민반응을 유발할 수 있음을 알고있어야 한다.
- 삼투성용액은 혈관 내의 교질삼투압을 증가시키기 때문에 환자에게 순환부담, 폐부종, 알레르기 반응을 유발할 수 있다.

f) 혈액, 삼투성 용액은 주의해서 투여한다.

- 용혈반응 뿐만 아니라 감염을 고려한다.
- NCLEX! 공여혈액의 혈액형과 교차시험 결과물을 확보한다. 그러나 O(-) 혈액의 경우, 특정 교차시험을 할 시간이 없고 병원규정이 허용한다면 사용될 수 있다.
- NCLEX! 15분마다 활력징후를 관찰한다. 열성반응(발열)은 부작용을 나타낸다.

g) 극심한 쇼크에서 자가수혈이 이루어질 수 있는데, 이것은 환자자신의 혈액을 특정한 방법을 이용하여 수집한 후에 재주입하는 것을 말한다.

④ 심인성 쇼크

- 산-염기, 전해질 불균형을 교정하기 위한 약물을 투여한다. 특히, 감수체를 비특이적으로 자극하는 교감신경 흥분제는 심근조직의 산소요구를 증가시키기 때문에 피해야 한다.
- 수축기 혈압이 낮다면 앙와위나 다리를 약간 올린 앙와위 자세를 취한다. 이 자세는 폐삼출과 관련된 폐기능 이상의 증상이나 징후가 있는 환자에게는 금기이다.
- 정맥주입을 시작하지만, 심인성 쇼크 환자는 수액주입이 제한될 수 있다.

⑤ 폐쇄성 쇼크

- norepinephrine bitartrate(Levophed)와 같은 혈관수축제를 투여한다.
- 기흉의 압박을 완화시키기 위한 흉강삽관의 주입시술을 준비한다.
- 심장압전을 완화시키기 위한 심낭천자(pericardiocentesis)를 준비한다.
- 수액주입 보조치료를 제공한다.

⑥ 패혈성 쇼크

- NCLEX! 심근수축제와 광범위 항생제를 투여한다. 일반적으로 경험적인 항생제 치료는 균배양과 민감성 검사에 대한 결과를 얻기 전에 시작된다.
- crystolloids 형태의 수액을 투여하기 위해 준비한다.

⑦ 아나필락틱 쇼크

- 항히스타민제, 혈관수축제, 당류코르티코이드 뿐만 아니라 crystolloids, 교감신경 흥분제(특히 epinephrine)를 투여한다. 교감신경 흥분제는 심장질환자에서는 주의해서 사용해야 한다.

NCLEX!
- 기관지확장을 위한 분무치료는 기관지경련이 있을 때에 적용한다.
- 앙와위를 유지하고, 이불을 덮어서 체온이 올라가지 않도록 한다.

⑧ 신경성 쇼크
- crystalloids와 혈관수축제를 투여한다.
- 척추손상이 의심되는 환자에서는 골격선열을 잘 유지하면서 앙와위를 취해 준다.

NCLEX!

⑨ 재사정
- 모든 형태의 쇼크에서 간호중재는 개선이나 악화를 확인하기 위해 환자의 상태를 지속적으로 적절하게 관찰해야 한다.
- 활력징후, 뇨 배설량, 검사결과는 기본적으로 이루어져야 한다.
- 쇼크를 경험한 환자는 위장관 궤양과 이차적인 위장관 허혈, 급성 호흡장애 증후군(ARDS)이 발생할 위험이 매우 높다.
- 중심 정맥압, 모세혈관 쐐기압 또는 두개강내압 등을 관찰한다.
- 쇼크 상태에서의 회복징후는 관류를 적절히 유지해 주는 안정된 활력징후, 개선되거나 적절한 뇨 배설량, 정상적인 지남력과 의식의 명료성, 정상범위의 헤마토크릿과 혈색소, pH 등이다.

section 03

Trauma

외 상

(1) 개 요

① 외상은 외압에 의한 신체의 물리적 상해로 정의된다. 많은 요인들이 관련되어 있으며, 신체의 모든 부분이 손상될 수 있다.

② 외상은 관련된 기관과 계통에 따라 간단한 것에서부터 복잡한 것까지 다양하다.

③ 일반적으로 외상은 다음의 결과로 나타난다.
- **가속되는 압력** : 총상
- **감속되는 압력** : 교통사고의 충격

④ 외상은 신체상태를 파괴할 수 있다.

⑤ 신체기관과 조직은 의술과정과 치료의 결과로써 손상을 경험할 수 있다.

⑥ 한 형태의 상해가 개인에 미치는 효과의 확실성을 예견할 수 없기 때문에 중재는 해석되고 체계적으로 신속하게 접근되어야 한다.

(2) 병태생리

① 두개골 · 뇌 외상

a) 두개골 외상은 연조직 또는 골손상 형태를 나타내며, 일반적으로 속도의 가속화 · 감속화와 관련된다.

b) 두피와 안면은 혈관이 많이 분포되어 있으므로 상처를 입으면 출혈량이 매우 많다. 이 부위의 출혈이 다른 부위의 출혈과 함께 발생되었을 경우에는 저혈량 상태가 초래될 수 있다.

c) 두개강내 출혈은 뇌의 보호막인 경막(바깥쪽), 지주막(중간), 연막(안쪽)의 위치에 따라 분류된다. 또한 출혈은 뇌내의 어떤 부위에서도 발생할 수 있으며, 뇌내혈종을 형성한다.

d) 경막하(subdural) 또는 경막외(epidural) 출혈이 유발될 수 있으며, 급성으로 또는 몇 시간에 걸쳐서 발생될 수 있다.

NCLEX!
- 경막하 출혈이 많으며, 일반적으로 정맥출혈로 발생한다.

NCLEX!
- 경막외 출혈은 일반적으로 동맥출혈로 발생한다.

e) 뇌손상의 증상은 손상의 범위, 부위와 밀접하게 관련이 있다.

f) 두부의 폐쇄성 손상시 두개골 골절이 있을 수도 있고 없을 수도 있다. 상해로 인해 뇌에서 외부쪽으로 나는 통로는 형성되지 않는다.

- 뇌내 출혈은 압력을 형성한다. 압력이 상승됨에 따라 출혈에 의한 압력으로부터의 피해가 커지고, 손상이 증가한다. 저산소증은 이산화탄소의 증가에 대한 반응으로 뇌혈류량을 증가시켜서 부종을 초래한다.

NCLEX!
- 뇌손상은 그 자체만으로도 환기와 같은 중요한 기능을 억제해 저산소 상태를 악화시킨다.
- 손상부위에 따라 감각과 운동기능이 손상되면서 이상감각, 마비, 감각변화 등이 나타난다.
- 급속하게 심한 출혈이 있는 손상은 압력이 형성됨에 따라 뇌의 '치우침(shift)'을 초래한다.

g) 개방성 두부손상은 두개강의 통합성이 손상되어 외부에서 뇌쪽으로 물질(세균과 같은)을 이동시킬 수 있는 통로를 형성한다.

- 이 형태의 손상은 뇌조직의 부종과 출혈을 초래한다. 특정한 부위와 영역에 따른 폐쇄성 두부손상에서 나타나는 것과 같은 동일한 증상들이 나타난다.
- 개방성 두부손상은 광범위하기보다는 국소적인 경향이 있다.

h) 뇌에서 보호조직의 손상은 세균침입으로 인한 감염문제를 유발하여 수막염의 감염과정을 진행시킨다.

i) 귀 · 부비동 · 눈의 손상은 뇌의 감염을 유발하는 통로가 될 수 있으므로, 면밀히 검사해야 한다.

j) 안면골 손상은 독립적으로 또는 두개골 손상과 복합되어 발생할 수 있다.

- 상악골과 하악골 골절은 안면에 강한 압력이 가해짐으로써 유발되며, 기도유지 문제가 발생된다.
- 안면신경의 손상이 나타날 수 있다.

k) 흔하게 관골골절과 함께 발생되는 안와골절은 안구손상을 가져온다.

l) 출혈이 있거나 또는 없는 안면의 모든 골절은 자세하게 관찰해야 하며, 두개골의 통합성을 확인해야 한다.

② 경추 · 목 외상

- 경추와 목 외상은 두부손상, 낙상 또는 흉부와 등의 상부 손상시 자동적으로 의심해야 한다.
- 척추의 경추부분 또는 연조직이 포함될 수 있다.
- 경동맥 또는 경정맥으로 가는 대혈관의 손상은 생명을 위협할 수 있으며, 즉시 심한 저혈량 상태를 유발할 수 있다.
- NCLEX! 기관의 손상은 동시에 대혈관의 손상을 초래할 수 있으며, 공기의 물리적인 차단 또는 심한 출혈로 인해 이차적으로 가스 교환이 감소되는 결과를 가져온다.
- NCLEX! 경추손상은 C1부터 C8까지의 경추를 포함한다. 이 부위의 손상은 자동차 사고에서처럼 경추부위가 과도하게 '굽혀지는' 과신전이나 과굴곡으로 인한 손상뿐만 아니라 두부 손상시 의심해야 한다.
- NCLEX! 머리 위쪽에 충격을 가해 머리가 신체쪽으로 밀리게 되는 외상성 상해(축부하, axial loading)에서도 척추손상을 의심해야 한다.(그림 17-3)
- 척수의 위치와 이탈(complete severance, 완전절단) 여부에 따라, 여러 장기 및 구조의 신경분포가 파괴되어 증상이 발생할 수 있다.
- 상부 경추손상으로 호흡같은 생명유지기능의 중단이 초래될 수 있다.
- NCLEX! 하부 경추손상은 기타 기능의 마비로 인해 상부 손상시와 증상이 비슷할 수 있으므로, 중재가 손상부위에 대한 판단보다 먼저 실시되어야 한다.

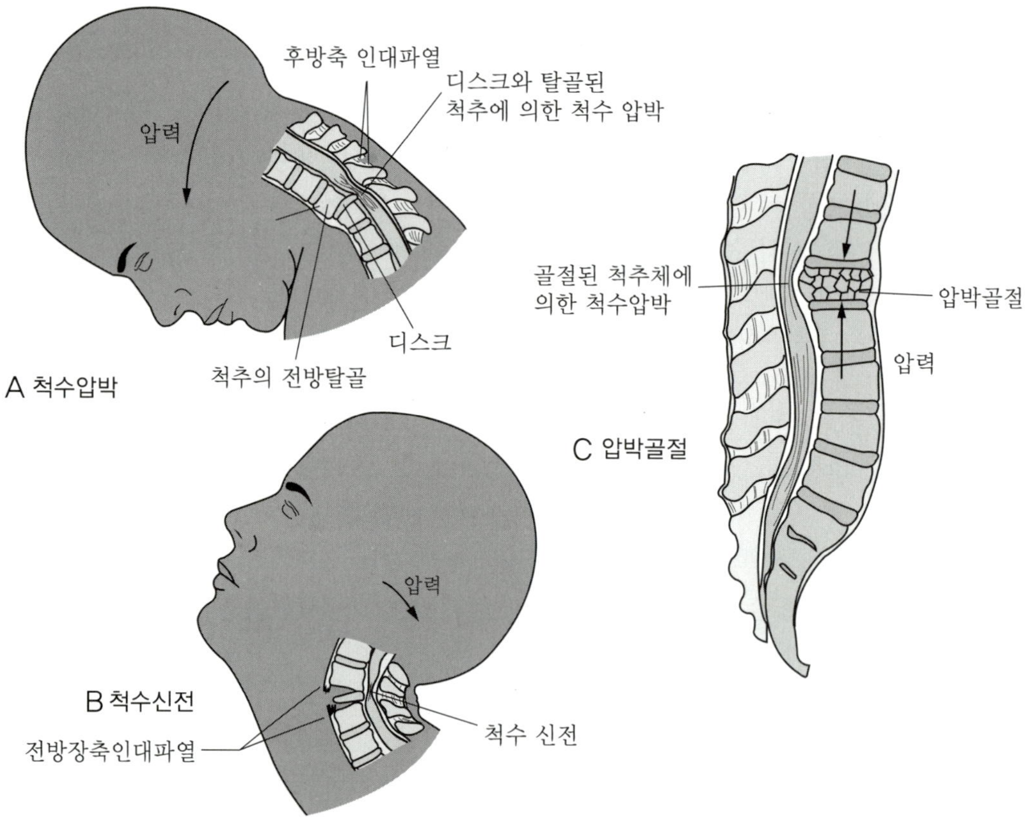

그림 17-3 척추손상기전

③ 흉부외상

a) 가장 흔한 흉부의 손상은 파열이나 관통상의 결과로 인한 것이다.

b) 골손상은 내부 조직 및 장기의 손상이 있거나 또는 없는 상태로 흉부보호를 위한 흉곽에서 발생될 수 있다. 심장 및 폐의 손상시에는 이 장기들을 싸고 있는 골구조를 손상시킬 수 있는 충격이 가해졌는지 여부를 확인해야 한다.

c) 확실한 흉부손상시 가스교환과 조직관류가 심하게 손상될 수 있으며, 그 결과 저혈량 상태가 초래될 수 있다.

d) 대혈관의 손상은 흉부외상의 또 다른 합병증일 가능성이 있으며, 대혈관의 열상이나 절단이 초래될 수 있다.

e) 심각한 심장문제

NCLEX!

- 심장압전(cardiac tamponade)은 심낭내의 과도한 혈액이나 체액에 의해 심장이 압박되면서 발생한다.
  - 심박출량 감소는 심인성 또는 폐쇄성 쇼크를 초래한다.
  - 이런 상태는 급격히 진행된다.
  - 심장압전의 중요한 징후는 돌연맥(pulsus paradoxus) 또는 기이맥으로, 흡기시 맥박의 현저한 저하를 나타낸다.
  - 맥압(수축기압과 이완기압의 차이로 정상적인 경우 30~40mmHg) 또한 감소된다.
- 최초 사정에서 심장압전과 심근경색 구분시, 심장압전에서는 심근경색으로 인한 심부전과 함께 동반되는 폐울혈없이 발생되는 경정맥의 팽창을 사정하는 것이 중요하다. 또한 심장압전에서는 심장의 마찰음을 청진할 수 있다.

NCLEX!

- 심장조직은 심낭부위와 대립적으로 손상되므로, 타박상이나 조직에 멍이 드는 것은 신중하게 다루어져야 한다. 타박상은 항상 심장압전을 함께 의심해야 한다.
- 기존의 심장문제는 질병상태의 심장이 부가적인 스트레스를 더 이상 참을 수 없게 되는 심장능력의 결핍상태까지 발전될 수 있다.

f) 주요 폐 문제

- 기흉 : 기흉은 폐를 통해(폐쇄성) 또는 외기로부터(개방성) 늑강 내로 공기가 누출되는 응급상황이다.
  - 늑강 내의 음압이 대기압과 같아져서 폐부위의 허탈이 초래된다.
  - 기흉은 상해에 의한 것이 아니라 자연적으로도 생길 수 있으나, 대부분 늑막이 터지거나 관통상으로 인해 발생된다.
- 긴장성 기흉 : 흉부 관통상을 통해 늑막강이 외기로 열려지게 되면서 긴장성 기흉이 초래된다.
  - 상처는 판막처럼 되어 공기가 흉강 내로 들어가게 하지만 빠져나가지 못하게 한다.
  - 압력의 상승으로 흉중격(mediasternum)이 손상부위의 반대쪽으로 이동될 수 있다.
  - NCLEX! 기관 또한 손상되지 않은 폐쪽으로 치우치게 되며, 이것이 긴장성 기흉의 결정적인 징후이다.
  - 손상되지 않은 폐의 압력증가는 이미 손상받은 가스 교환기능을 악화시킨다.
- 혈흉 : 터지거나 관통상으로 인해 늑강 내로 혈액이 고인 기흉이다. 늑강 내로의 출혈은

심각한 저혈량의 원인이 될 수 있을 뿐만 아니라 가스 교환에 손상을 준다.

- 동요흉(flail chest) : 두 개 이상의 늑골이 연쇄적으로 골절되어 흉벽의 안정성이 손상될 때에 발생된다.

NCLEX!
-흡기 및 호기시에 손상부위가 흉부의 다른 부위와 반대로 움직인다.
-흡기시에 손상부위는 안으로 들어가고, 호기시에 이 부위들은 부풀어보일 수 있다.
-이러한 역설적인 움직임은 폐의 정상적인 확장에 기계적으로 손상을 주며, 타박상 또는 기흉과 같은 기존의 폐의 손상과 종종 관련된다.

④ 복부 외상

a) 복부의 손상은 복강 내에 여러 장기와 큰 혈관들이 분포하고 있기 때문에 외상을 입은 환자에서 여러 가지 합병증들이 발생할 수 있다.

b) 사건 발생시 어떤 장기가 손상되었는지에 대해 판단하는 것보다 먼저 기초소생술과 쇼크의 관리가 선행되어야 한다.

c) 손상받은 장기에 대한 개별적인 진단 후에는 장기들의 기능적 제한이 고려되어야 하고 계속적인 중재계획에 포함시켜야 한다.

NCLEX!
d) 복부장기의 파열은 장기의 내용물이 복강 내로 흘러들어가 감염성 또는 화학성 복막염을 초래할 수 있음에 초점을 맞추어야 한다.

■ 간 : 파열이나 관통상으로 인해 초래될 수 있다.
- 간은 다량의 혈액 저장소로, 손상시 저혈량성 위기를 초래할 수 있다.
- NCLEX! 간의 타박상 및 출혈은 잠행성으로 발생하므로, 그 증상과 징후는 초기에 잘 나타나지 않을 수 있다.
- 간의 손상은 하부 늑골골절, 폐손상, 흉곽과 복부손상시 의심되어야 한다.

■ 췌장 : 외상으로 인한 췌장손상시, 췌장의 위치로 인해 기타 연관된 여러 가지 손상의 위험성이 높다. 췌장액과 소화효소의 유리로 인한 주변 장기의 손상과 함께 저혈량증이 초래될 수 있다.

■ 비장 : 파열이나 관통상으로 인해 손상될 수 있으며, 이는 출혈을 일으키는 주요 원인이다.
- 림프계의 한 부분으로, 기본적인 생명기능 유지에 필수적인 것은 아니며 제거될 수 있다.
- 급성 손상으로 저혈량증이 초래될 수 있다.
- 임신한 여성이나 단핵구증가증을 앓고 있는 경우처럼 이미 비장이 확대되어 있는 대상자들에서 손상이 더 쉽게 발생한다.

■ 장 : 장의 손상은 소장이나 대장에서 발생할 수 있다.
- 양쪽 모두 파열이나 관통상으로 인해 손상될 수 있으나, 대장이 복부외상과 더 관련이 많다.
- 대장의 외상은 대장내 박테리아가 복강내로 유입되면서 시작되는 복막염과 관련이 있다.

■ 위장 : 위 손상은 외상시 드문데, 위가 늑골로 이루어진 보호구조 내에 위치하고 있기 때문으로 보인다.
- 총상 같은 관통상에서 외상과 연관된 대부분의 위손상이 관련된다.
- 해부학적 위치 때문에 비장손상은 위장상해와 자주 관련이 있다.
- 손상은 위액과 공기가 주변 강(cavity) 내로 유출되는 원인이 될 수 있다.

⑤ 비뇨생식기계 외상(복부외상과 밀접하게 연관됨)

a) 신장외상 : 신장은 척추와 늑골에 의해 잘 보호되고있으나, 파열이나 관통으로 인해 손상될 수 있다.

NCLEX!

- 신장은 원래 어느정도 '자유롭게 떠 있을 수(free-floating)' 있기 때문에 부딪힐 수 있으며, 결국 작은 외상에도 혈뇨가 초래된다.
- 비뇨기계는 혈류량 감소로 초래되는 쇼크로 인해 심한 손상을 받기 쉽다.
- 복부, 흉부, 또는 폐의 확실한 외상이 있을 때는 혈뇨가 없더라도 비뇨기계의 손상을 반드시 의심해야 한다.
- 대부분의 신장손상은 심각하지 않지만, 혈관이 찢어지거나 파열되어 심한 실혈이 일어날 수 있다.
- 요관 상해는 매우 드물며, 일반적으로 저절로 관통될 수 있다.

b) 방광외상 : 방광손상은 자주 파열성 외상과 관련되어 있으나, 관통상은 골반 골절뿐만 아니라 외부압력에 의해 초래될 수 있다.

- 방광파열은 손상 당시 팽만되어 있던 방광상태에서 가장 흔히 발생한다.
- 방광은 출혈의 주요 원천으로 보이지는 않으나, 방광의 손상은 대량 출혈의 원인이 되는 골반손상과 함께 관련시켜 분석해야 한다. 특히 사정시에 인접부위의 골반대혈관들을 잘 관찰해야 한다.

c) 요도외상 : 요도외상은 흔하지 않으며, 일반적으로 남성에서 파열상과 관련되는 경우가 많다.

- '안장(saddle)' 형의 손상은 건축구조물(steering column이나 cross beam) 등이 감속 중 치골에 충격을 가하면서 남여 모두에서 발생할 수 있다.
- 골반골절은 흔히 요도손상과 관련이 있다.

⑥ 골절

a) 뼈의 연속성이 깨어진 것을 골절이라고 한다.

b) 골절은 직접적 또는 간접적으로 골에 부하되는 기계적인 힘을 더 이상 견딜 수 없을 때에 초래된다. 자연적 골절은 약해진 골실질이 체중을 더 이상 버틸 수 없을 때 일어날 수 있다.

c) 뼈의 통합성이 깨어지면, 그 부위 안에서 출혈이 있게 되고 염증과정이 시작된다.

d) 부종은 통증을 유발하고 주위 근육과 조직의 움직임에 영향을 준다.

NCLEX!

e) 심한 골절은 신경분포에 영향을 주고, 해당되는 사지에 혈류공급을 방해할 수 있다.

- 근육과 신경으로의 혈류공급을 차단하는 과도한 부종이나 압력으로 인한 구획증후군(compartment syndrome)이 발생할 수 있다.
- 저산소증과 세포파괴가 손상부위와 손상부위의 원위부에 발생할 수 있어, 사지를 잃을 수도 있다.

f) 외상결과 생긴 골절부위에 인접해 있는 대혈관의 파열은 이차적인 출혈의 원인이 되어 저혈량상태를 초래할 수 있다.

g) 골반이나 대퇴골 같은 큰 뼈의 골절은 골 자체의 실혈로 인해 저혈량상태를 초래할 수 있다.

h) 척추골절

- 경추부위의 척추골절은 목을 굴곡시키거나 과신전, 회전시키는 속도의 증가와 감소의 결과로 발생한다.
- 경추부 이하에서는 관통상해나 압박상해가 더욱 흔하다.
- 추골골절은 척수를 절단할 수 있어, 손상부위 아래쪽으로 마비를 초래한다.
- 척수로의 혈액공급 방해는 영구적인 손상을 초래할 수 있다.
- 골절의 범위와 위치는 신경계의 손상정도를 결정하며, 이것은 척수부터 척수신경이 통제하는 장기와 조직들에까지 퍼져 있는 경로에 손상을 줌으로써 발생한다.
- 척추손상은 인대와 뼈가 불안정하고 계속적인 움직임이 일어나는 외상 후의 상태에서도 볼 수 있다.

i) 골반골절

- 골반골절은 노인들에서 저속낙상(low-velocity falls)시 가장 흔하게 발생한다. 일반적으로 폐쇄성이며, 비 탈골성이다.
- 젊고 건강한 층에서는 골반의 고속성, 감속성 손상이 자동차사고와 낙상의 결과 생기는 것으로 보인다.
- NCLEX! 이들 손상은 자체가 출혈의 주요 원인일 수 있으며, 복부와 비뇨기계 장기같은 다른 기관계의 외상의 원인임을 알려 준다.
- 골반골절과 다른 장골의 골절은 지방을 유리시켜, 생명을 위협하는 지방색전을 형성할 수 있다.

j) 대전자돌기(acetabulum), 둔부, 및 근위대퇴 골절

- 대퇴의 근위부는 대전자돌기에서 골반과 만나 둔부를 형성한다. 이 부위는 낙상과 골밀도감소로 인한 병리적 골절로 노인에서 골절이 잘 일어나는 곳이다.
- 대퇴골은 신체에서 가장 큰 뼈로 대퇴골간에 상당히 많은 혈액을 보유하고 있다. 골절이 되려면 굉장히 큰 힘이 가해져야 하며, 골반과 무릎 등의 상해에 관한 사정이 이루어져야 한다.
- 대퇴혈관과 근접해 위치해 있기 때문에 대퇴골의 상해는 동맥과 정맥 및 신경분포의 손상을 초래한다. 저혈량증이 중요한 관심이 될 수 있다.
- 하지로의 말초혈류 공급과 신경학적 기능이 심각하게 손상받을 수 있다.

k) 연조직상해

■ 연조직상해는 조직과 그 아래 분포하는 맥관계의 손상을 초래하는 손상을 말한다.

■ 연조직 상해는 짓눌리거나, 구멍이 나거나, 열상을 입은 결과로 생길 수 있다(피부나 근육의 찢어지거나 베어짐으로 인한 연조직의 상해).

■ 연조직 상해는 고압의 액체나 기체를 사용하는 산업장 내에서 볼수 있다.

- 과도한 압력하에 과도한 양의 물질이 주어질 때
- 조직이 눌리면서 그 부위에 순환의 변화가 초래된다.
- 조직상해의 일차적인 진단이 있는 경우에는 일반적으로 골과 인대 및 건의 상해는 포함되지 않는다.
- 상해부위 주위조직으로의 출혈은 관류를 저하시켜 조직의 괴사나 치료를 지연시키는 원인이 될 수 있다.

(3) 간호 사정

① 생명이나 사지손실의 위험이 있는 복합적 상해시에는 성공적인 결과를 얻기 위해 신속하고 연속적인 사정과 중재가 요구된다.

② 개별적인 초기 사정단계는 이상이 발견된 상황에서 즉각적인 중재와 함께 이루어져야 한다.

- 거의 동시에 사정하고 중재할 수 있는 여러 외상팀원들이 있다는 것을 기억해야 한다.
- 생명을 위협하는 손상이 지속되는 상황에서는 기도와 호흡 및 순환(ABC' s)이 회복된 이후에 이차적인 사정이 이루어져야 한다.

NCLEX! ③ 기도(airway)유지 같은 상위체계에 대한 치료는 사정의 전체과정을 마치기 위해 미루어서는 절대 안 된다.

④ 많은 병원들이 외상 대상자 상태의 심각한 정도나 중증도를 평가할 수 있는 급속사정도구를 이용하고 있다. 이런 도구들은 민감성 정도가 다른 대상자들의 일반적인 요구를 조직화하는 데에 큰 도움을 준다.

⑤ 사정

a) 도착 전

- 활력징후
- 손상상태에 초점을 둔다.
- 신경학적 상태(만약에 상해자가 의식을 잃었다면)
- 관련된 기계(무기의 유형 및 크기)
- 투약중인 약물, 의학적 과거력, 알르레기
- 안전벨트 사용
- 손상의 기전 및 시간
- 화학적 물질 등의 환경적 요인
- NCLEX! 상처가 있다면 파상풍 예방접종 상태

b) 대상자 도착 전까지 유용한 정보가 없다면 대상자의 상태에 대한 사정과 동시에 적절한 정보를 수집해야 한다. 불완전하거나 수집되지 않은 과거력으로 인해 치료가 지연되어서는 안 된다.

c) 상해 환경에 관한 정보는 상해의 이차적이고 지연된 임상증상을 찾아내는 데 중요하나, 응급구조는 모든 외상피해자들을 위해 동일하고 일관된 방식으로 수행되어야 한다.

d) 도착시

- NCLEX! 관찰과 청진을 통해서 기도유지 여부와 적절한 호흡을 하는지를 사정한다. 호흡이 없거나 부적절한 환기 및 불규칙적인 깊이나 횟수 같은 이상증상은 기록한다.
- 토물이나 입안의 내용물을 사정한다.
- 흉부의 동요부위(flail chest), 호흡음의 저하나 부재, 기관의 치우침 여부, 상처를 통한 공기이동 소음 여부를 사정한다.
- 경동맥 촉진과 청진을 통해서 심장활동을 사정한다.
- 부정맥에 대한 심장감시를 통해 심박동을 사정한다.
- 멀리서 들리는 듯한 심음과 심낭 마찰음 및 경정맥의 팽창을 사정한다.
- 요도구와 직장을 포함하여 확실한 출혈부위를 사정한다.

- 척추 선열을 유지한 상태에서 대상자의 등에 대한 사정을 포함시킨다.
- 쇼크, 특히 심인성 및 저혈량성 쇼크의 증상 및 징후를 사정한다(맥박과 혈압은 쇼크 상태에 도달할 때까지 현저하게 변하지 않을 수 있으므로, 뇨 배설량의 감소에 대해 주의를 기울여야 한다).
- 말초의 자세, 감각 및 운동성을 포함한 반응 수준에 대한 신경학적 상태를 사정한다.
- 동공의 크기와 반응을 사정한다.
- 마비와 운동의 대칭성을 사정한다.
- 척수손상 여부를 알기 위해 직장의 긴장도를 사정한다.
- 흉곽과 골반 및 대퇴부위 골절 여부를 주의깊게 사정한다.
- 골반골절에서 흔히 발견되는 다리의 통증과 짧아짐, 회전 등을 사정한다.
- 말초맥박과 사지의 온도 및 색깔을 사정한다.
- 다발성 상해의 경우에 골절의 다양성과 위치 및 수를 사정한다. 압박성 손상은 탈골된 골을 감출 수 있지만, 그 자체로 위협이 될 수 있다. 광범위하게 팽만된 부위는 그 부위와 원위부에 사이에 구획을 만드는 지혈대(tourniquet)효과를 나타냄으로써 혈류를 차단하고 사지를 위협하는 응급상황을 유발한다.

⑥ 진단검사

a) **헤모글로빈 및 헤마토크릿** : 저혈량성 쇼크는 외상을 입은 대상자에게 항상 발생할 수 있는 잠재성이 있다. 저하의 정도와 저하율은 심한 출혈을 알려 준다.

b) **백혈구수** : 외상에 대한 염증성 반응의 결과 또는 출혈의 원천을 알려 주는 복강 내의 혈액으로 인해 증가할 수 있다.

c) **동맥혈 가스분석(ABGA)** : 호흡부전 및 산 · 염기 불균형을 알려 주며, 보조적 산소요법을 지시하기 위해 사용된다.

- PO_2〈50mmHg 또는 PCO_2〉50mmHg시 호흡부전이 나타난다.
- 급성 호흡부전이면, pH는 CO_2가 축적된 만큼 떨어진다.

d) EKG : 치료나 중재를 요하는 부정맥을 알려 줄 수 있다.

e) **심장효소** : 심조직의 손상시에 증가한다.

f) **요분석** : 미세혈뇨는 비뇨생식기계의 심각한 외상을 알려 줄 수 있다.

NCLEX! g) **혈중 알코올** : 외상성 상해는 자주 알코올 섭취와 관련되어 있다.

- 심한 알코올중독증은 기도 청결력과 호흡을 위한 노력을 악화시킨다.
- 알코올중독자는 상해의 위험성이 더 높고, 상해로 인한 정신상태 저하와 알콜중독 또는 저혈당으로 인한 정신상태 저하는 구분되어야 한다.

NCLEX! h) 당검사: 고혈당시 대상자들에게서 자극적인 과일향이 나는 호흡과 혼돈이 특징적으로 나타나기 때문에 알코올중독으로 오인될 수 있다.

(4) 간호 중재

① 도착 전

- 부가적인 간호지원과 호흡 및 방사선 요원 및 기타 의료협력자 같은 부가요원들을 대상자

의 상태에 따라 조직한다.

- 장비 : 소생장비(기도유지 기구와 약물이 준비된 손수레), 정맥주입관과 수액, 요로삽관기구, 붕대류, 증류수 및 곡반, 검체용기, 윤상갑상연골 절개술(cricothyrotomy), 흉강삽관술(thoracostomy) 개흉술(throacotomy), 복강배액 및 심낭천자같은 처치를 하는 데 필요한 물품들

② 표준화된 간호 중재

NCLEX!
- 외상대상자는 산소공급 형식으로 환기를 보조해 주어야 한다.

NCLEX!
- 치료용 수액 및 치료에 적절한 크기의 정맥관을 확보한다.

NCLEX!
- 심장감시와 맥박산소기(pulse oxymetry)를 포함하는 활력징후의 감시가 지속적이고 정기적으로 이루어져야 한다.
- 외상대상자는 앙와위 자세로 선열이 계속 유지되어야 한다. 명백한 기형은 부목이나 지지대로 고정되어야 한다. 약간의 하지상승은 뇌손상, 심장보상부전 또는 폐부종 · 울혈이 없는 경우에 취해질 수 있다.
- 섭취량/배설량의 정확한 관찰
  - 정확한 측정이 요구되는 경우는 정체도뇨관을 삽입해야 한다.

NCLEX!
  - 요도구에서 출혈이 보이거나 명백한 둔부 및 골반변형에서 방광상해가 배재된 경우가 아니라면 삽관하지 않는다.
- 모든 사정과 중재 및 반응을 기록한다.
- 기도와 순환 및 신경학적 사정을 계속한다. 표 17-7
- 쇼크 상태를 관리한다.

③ 골 절

- 약물로는 항생제(개방성 상처에 예방적 용도로 투여), 진통제를 포함한다.
- 베개와 접은 침대보 및 테이프 등을 이용해서 뼈를 조작하거나 '완화해보려고(reducing, 골절 부위의 선열을 맞추려고 구부리는 등)' 하지 말고 골절부위를 정확하게 지지한다.
- 골절부위를 만지지 않으면서 조이는 옷이나 부목을 제거하고, 손상부위의 원위부에 있는 신경과 혈관상태를 자주 점검한다.

표 17-7 외상의 간호관리

기 도	순 환	신 경 학 적
• 적절한 기도를 확립하고 유지, 보조적인 산소 사용 • 설압자와 흡인을 통해 구강내용물 제거 • 구강인두 또는 기관내 삽관 같은 기도유지 보조기구들을 이용함. • 경추손상이 의심되는 경우, 비강삽관을 적용함 • 필요하면 흉강삽관술(흉관)을 준비함	• 심부정맥에 대한 감시 • 약물투여와 제세동(defibrillation) 같은 특정한 부정맥에 대한 처치를 실행할 수 있도록 준비. • 필요시에 개흉술을 준비함. • 심낭천자는 심장압전의 경우, 필요할 수 있음. • 매 5~15분마다 활력징후 감시	• 필요에 따라서 15분마다 신경학적 상태를 사정함 • 뇌부종에 대한 삼투성 이뇨제 및 스테로이드를 포함한 약물 투여, 개방성 두부손상에는 항생제가 필요함. • 신경학적 사정결과가 안정이 되기 전까지는 움직이지 말고 경추의 선열을 유지함. • 의식수준이 변화하고 쇼크가 분명하지 않은 경우에는 수분을 제한함. • 뇌부종을 감소시키기 위해 과도환기를 사용함. • 간질의 통제

- 피부나 상해부위에 직접 접촉하지 않도록 주의하면서, 손상부위를 식히기 위해 얼음을 적용시킨다.
- 개방성 및 개방성으로 의심되는 골절에서는 멸균 식염수에 적신 거즈로 손상부위를 깨끗하게 씻어낸다.

④ 출 혈

NCLEX!
- 외부출혈이 명백한 원인부위에 멸균붕대로 직접 압박을 가한다.
- 혈흉의 경우 1L 이상의 혈액이 축적될 수 있어 심각한 혈량손실의 원인이 될 수 있다. 흉관이 삽입되면 자연배액이 이루어질 수 있다.
- 복강과 후복막강 내로의 출혈은 복부팽만과 단단함이 동반 또는 비동반되면서 발생할 수 있으며, 결국 쇼크가 초래된다. 혈액의 존재여부를 확인하기 위해 복강배액을 수행한다.

NCLEX!
- 골반과 대퇴의 골절은 심각한 저혈량상태를 초래할 수 있다. 모든 저혈량 상태에서와 같이 혈액을 포함한 colloids이나 crystalloids를 주입하여 혈액량을 회복시키고, 교감신경흥분제를 투여가 권장된다.

section 04 Dissminated Intravascular Coagulopathy (DIC) 파종성 혈관내 응고증

(1) 개 요

① 파종성 혈관내 응고증(DIC)은 손상에 대한 반응으로, 신체의 정상적인 혈액응고기전에 의한 복합적이고 비정상적인 과정이다.

NCLEX!

② 응고과정이 압도적으로 진행되면서 정상적인 응고기전의 고갈이 초래됨으로써 장기는 심한 출혈에 노출되게 된다.

③ DIC는 어떤 종류의 쇼크, 흔히 패혈성 쇼크에서의 복합적인 부작용일 수 있다. 또한 DIC는 다른 질환에서 이차적으로 발생할 수 있다.

④ 사망률이 높다.

⑤ DIC의 원인은 패혈증, 쇼크, 악성 신생물, 간질환, 대사성 질환, 순환성 질환, 부인과적 이상 상태, 척수 또는 뇌손상, 수혈반응, 독사에 물리는 것을 포함한 면역질환이 포함된다.

(2) 병태생리

① 건강한 사람들의 혈관손상 및 출혈시 혈전이 형성되어 부위를 적절히 감싸주면서 항상성이 유지된다. 응고는 손상이 지속되지 않을 때나 출혈로 보유하고 있던 응고인자가 고갈되었을 때에만 문제가 된다.

② 내인성 및 외인성 응고경로는 외상성 상해에 대한 반응으로 활성화된다.

③ thromboplastin은 손상받은 세포에서 유리되며, 그 결과 혈소판이 손상받은 혈관이나 혈구에 유착되면서 더 이상의 출혈과 손상을 예방하는 '방어벽' 을 형성한다.

④ 피브리노겐과 피브린 마개(plug of fibrinogen and fibrin)는 정상적인 응고과정을 통해서 손상부위에 정착된다. 혈병 또는 마개는 피브린용해(fibrinolysis)라고 불리우는 과정을 통해서 제거된다.

⑤ 피브린 용해 과정은 손상 직후 또는 며칠 후에 발생하며, 피브린 분해산물(fibrindegradation products, FDPs)과 피브린 분해조각(fibrin degradation fragments, FDFs)을 유리시킨다. 건강한 사람 또는 작은 상해를 입은 사람에서는 이 과정이 손상부위에 국한된다.

NCLEX! ⑥ 외상 또는 쇼크 같은 과도한 조직 및 세포손상을 입은 대상자에서 더 이상의 출혈을 막기 위해 응고인자의 사용이 증가되다가 결국 고갈되게 된다.

NCLEX! ⑦ 이러한 과정에서 순환하는 피브린조각이 전체 혈관 내에 퍼지게 되어 자신에게 해를 입히게 되며, 종종 광범위한 혈전형성의 원인이 된다.

NCLEX! ⑧ 혈전은 신체 내에서 더 많은 출혈이 일어나고 있음을 알려 주며, 신체는 더 많은 응고인자를 유리하는 반응을 보임으로써 결국은 심한 출혈이 일어나게 된다. 순환하는 피브린 분해산물(FDPs)은 항응고효과가 있으므로 이런 상태를 더욱 악화시킨다.

NCLEX! ⑨ 대상자는 생명을 위협받을 정도의 출혈이 일어나며, 동시에 광범위한 혈액응고가 지속적으로 이루어진다.

⑩ 증상 및 징후

- 혈압과 말초맥박이 저하된다.
- 자반증(purpura), 반상출혈(ecchymosis), 점상출혈(petechiae)
- NCLEX! 청색증과 출혈은 구강점막과 삽관/정맥관 주위에서 약간의 배어나오는 정도에서부터 대변에 잠혈로 나타나거나 토물 및 혈뇨에 의한 심각한 양의 소실까지도 있을 수 있다.
- 복강내 출혈은 통증, 복부팽만 및 딱딱함 같은 증상으로 나타난다.
- 저산소혈증
- 호흡곤란, 공기부족.
- **신경학적 증상** : 혼돈, 의식수준 저하, 발작.
- **신장증상** : 핍뇨
- **위장관 증상** : 오심, 구토
- 비출혈
- 발작
- **통증** : 가슴, 근육, 등 및 복부

(3) 간호 사정

① 사정

- **위험성** : 명백한 손상없이 심한 출혈의 증상 및 징후를 보이는 모든 대상자 또는 쇼크나 패혈증 등의 유발요인을 가진 사람, 또는 혈액제제를 투여 받는 사람.
- 사정에는 활력징후, 맥박, 심장상태, 호흡상태, 모든 신체의 입구와 정맥천자 부위에 대한

사정, 통증에 대한 증상분석, 피부색, 모세혈관 순환, 정신상태, 뇨 배설량, 위장관 증상이 포함된다.

② 진단검사

NCLEX! a) prothrombin(PT) 및 partial thromboplastin time(PTT)이 모두 증가한다.

NCLEX! b) 피브린 분해산물과 피브린 분해 조각(FDP와 FDF) : 모두 증가한다.

c) D-dimer 검사수치가 증가한다.

- 연속적인 검사가 매우 중요하며, 다른 출혈성 질환과 대조적으로 DIC의 감별진단에 중요하다.
- 검사수치의 꾸준한 증가는 응고인자의 부족보다는 지속적인 광범위한 응고손상을 나타낸다.

d) CBC

e) 전해질 수치

f) BUN, creatinine(CR)

(4) 간호 중재

① 순환하는 thrombin의 효과를 중화시키기 위해 heparin을 약물에 포함시킨다.

- 헤파린투여는 매우 주의해야 하며, 사용에 대한 환경적인 보장이 충분한 경우에만 사용한다.
- 일반적으로 항응고제는 기존의 원인에 대한 치료를 통해 DIC가 빠르게 전환되지 않을 때 또는 출혈이나 심한 혈전형성으로 위협받는 대상자의 경우에 투여된다.

② DIC의 기존의 원인과 위기상태의 요인이 되는 쇼크 상태를 가능한 빨리 치료하는 것이 중요하다.

③ 신선 동결혈장과 냉장혈청은 응고인자들을 대체하기 위해 위해 투여한다.

④ 응고검사는 진단뿐만 아니라 치료를 위해서도 감시해야 한다.

사례 연구

안전벨트를 착용하지 않은 상태로 자동차 바퀴가 파괴되는 사고를 당했다고 기록된 외상 환자의 활력징후는 혈압 100/58mmHg 맥박수 116회/분, 호흡수 26회/분, 체온 97.2℉(구강)이다. 간헐적으로 혼돈이 있으며 기면상태(lethargic)에 있다. 전두부에는 6inch의 열상이 있으며, 동공반사에서 반응이 있다. 오른쪽 앞가슴에 커다란 반상출혈이 있으며, 역설적 움직임(paradoxical movement)이 나타난다. 흉부 오른쪽 전후면, 기저부에서는 호흡음을 들을 수 없다. 오른쪽 다리는 외회전되어 있고 짧아진 상태이다.

① 이 정보를 기초로, 환자가 도착하는 즉시 시작해야 하는 기본적인 간호중재는 무엇인가?

② 어떤 처치가 수행될 가능성이 있는가?

③ 위 상황에서 의심되는 쇼크의 유형과 단계는 무엇인가? 이 유형과 단계를 결정하는 데 도움을 주는 검사수치는 무엇인가?

④ 쇼크 상태를 초래하는 데 기여했다고 가장 의심이 되는 손상은 무엇인가?

⑤ 정확한 배설량을 감시하기 위해 정체도뇨관의 삽입여부를 결정해야 할 때, 어떤 신체검진 소견을 고려해야 하는가?

책 속의 책 36쪽

✓ POSTTEST

1. 환자는 교통사고 후 흉부와 척추의 손상이 의심된다. 응급구조사로부터 환자 인계시 가장 우선되어야 하는 중재는 무엇인가?

① 두부와 척수를 일직선으로 유지하기 위한 척추 교정장치 준비
② 환자의 기도 청결 및 유지
③ 심한 출혈 부위에 압박 적용
④ 기흉이나 심장압전의 진단을 위한 흉부의 청진과 검사

2. 헤마토크릿과 헤모글로빈의 수치 측정은 다음 중 어떤 쇼크의 치료를 평가하는 데 필수적인가?

① 저혈량성 쇼크
② 심인성 쇼크
③ 아나필락틱 쇼크
④ 배분성(distributive) 쇼크

3. 심기능 안정은 몇몇 요인 사이의 섬세한 균형을 통해 유지된다. 평균동맥압(MAP)은 다음의 무엇을 통해 증가되는가?

① 혈관내 혈류량의 증가
② 심방혈류량의 감소
③ 폐 긴장 증가
④ 말초혈관수축의 감소

4. 환자는 저혈량성 쇼크를 겪고 있다. 쇼크 단계의 증상은 신체 내의 다양한 체계를 통해 나타난다. 간호의 수행계획을 위한 우선순위를 정할 때, 지표가 되는 것은 무엇인가?

① 배뇨 ② 피부긴장도
③ 운동범위 ④ 체온

5. 외상성 장애로 구급차로 실려온 교통사고 환자가 있다. 그녀는 문 손잡이 크랭크를 기준으로 자신의 차 왼쪽에 던져져 있었다. 그녀의 복부는 팽창되어 있었고 건드릴 때에 통증을 느꼈으며 헤마토크릿과 헤모글로빈 수치는 낮았고 혈압은 80/50mmHg이었다. 다음 중 간호사가 주의해서 보아야 할 신체손상은 무엇인가?

① 두부 손상
② 자연기흉
③ 간이나 비장 파열
④ 신장 파열

6. 다음 뇌 조직 내의 출혈 양상 중 일반적으로 정맥계 손상에 의해 유발되어 흔히 나타나는 질병은 무엇인가?

① 뇌내 혈종 ② 경막외 혈종
③ 경막하 혈종 ④ 뇌간 혈종

7. 환자는 좌측 전상흉부의 총상으로 응급실에 왔다. 심각한 신체 손상의 응급처치 후에 수행된 환자 사정으로 적절한 것은?

① 1차 사정
② 2차 사정
③ 생명기능(life function) 사정
④ 활력기능(vital function) 사정

8. 콜로이드의 투여로 저혈량성 쇼크로부터 회복되고 있는 환자의 상태를 평가할 때, 어떠한 지표가 가장 좋은 결과를 보여주는가?

① 정상수준의 V/S, 헤마토크릿과 헤모글로빈, 응고검사
② 정상 수준의 V/S, 헤마토크릿과 헤모글로빈, 혈뇨 없는 요분석
③ 정상 수준의 V/S, 헤마토크릿과 헤모글로빈, C-척추 X-ray상의 음성
④ 정상 수준의 V/S과 신경학적 검사

9. 환자가 대퇴골과 같은 장골 골절을 겪고 있을 때, 환자에게 초래될 수 있는 가장 위험한 합병증은 무엇인가?

① 불용성 증후군
② 지방색전 증후군
③ 반사성 교감신경성 근이영양(dystrophy)
④ 감염

10. 두부의 개방성 외상으로 고통받고 있는 환자의 성공적인 치료결과로 볼 수 있는 것은?

① 실제 상해에 대한 기억
② 24시간 이상 지속되지 않는 의식소멸
③ 수막염 징후의 부재
④ 통증이 사라짐

책 속의 책 35쪽

■ 참고 문헌

Bullock, B. A. & Henze, R. L. (2000). *Focus on pathophysiology*. Philadelphia: Lippincott, pp. 503~517, 938~962.

Kee, J. L. (1999). *Laboratory and diagnostic tests*(5th ed.). Stamford, CT: Appleton & Lange.

LeMone, P. & Burke, K. (2002). *Medical surgical nursing: Critical thinkin in client care*(2nd ed.) Upper Saddle River, NJ: Prentice Hall, pp. 163~179, 377~390, 799~801, 1166, 1295~1297, 1472~1502, 1583~1599, 1737~1793.

Porth, C. (1998). *Pathophysiology: Concepts of altered health states*(5th ed.). Philadelphia: Lippincott, p. 291, 442~450.

Thomas, C. (1999). *Taber's cyclopedic medical dictionary*(19th ed.). Philadelphia: F. A. Davis Co.

Index

핵심 PATHOPHYSIOLOGY 병태생리학

정답 및 해설

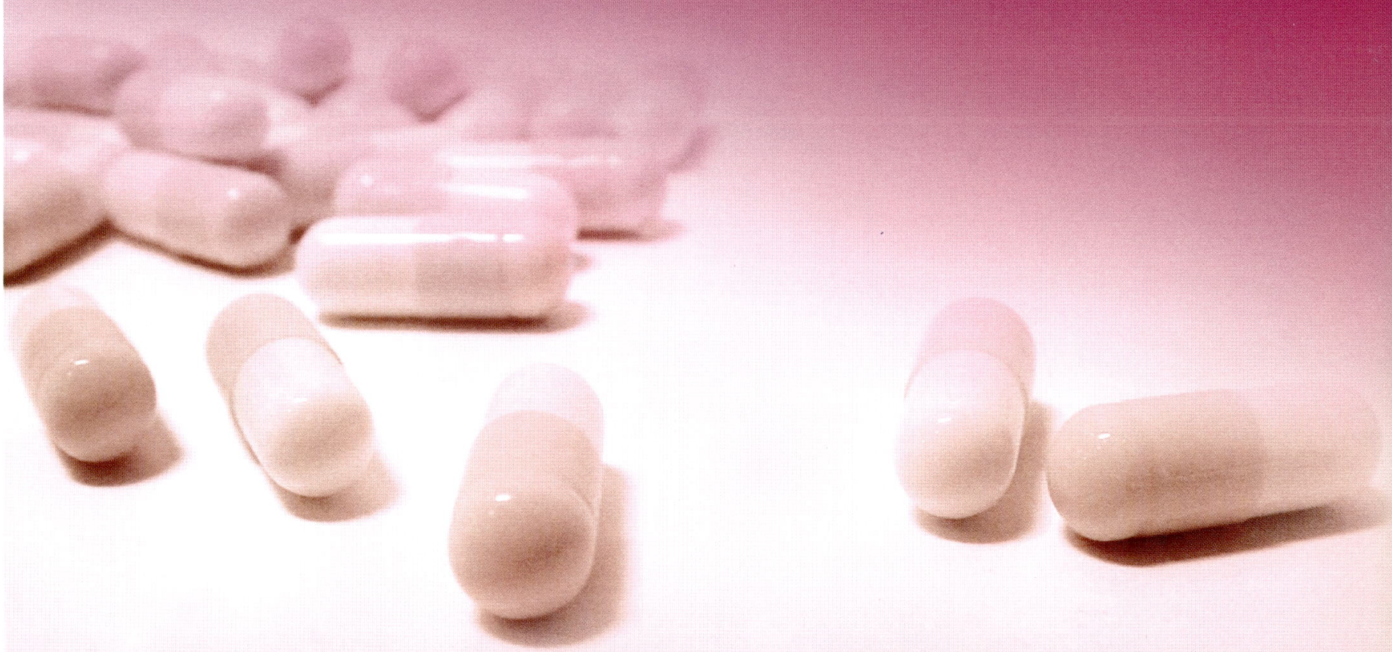

메디시언 MeDi OCEAN

CHAPTER 1 호흡계 건강문제 Respiratory Health Problems

PATHOPHYSIOLOGY

PRETEST

1. ①	2. ④	3. ③	4. ②	5. ①
6. ③	7. ②	8. ④	9. ②	10. ④

1. COPD 대상자들은 낮은 산소와 높은 이산화탄소 농도를 가지고 있다. 따라서, 저산소증은 만성 탄소과다증이 있는 대상자에게 환기를 일으키는 주요한 자극이다. 산소 농도의 증가는 호흡의 자극을 감소시킬 수 있다.
인지 수준: 적용
간호과정: 분석; *Test Plan:* SECE

2. 낮은 PO_2와 산소포화도는 저산소증을 나타낸다. pH PCO_2, HCO_2는 정상이다. 결핵이나 늑막삼출에서는 동맥혈 가스분석이 필요하지 않다. 폐렴 초기에 저산소증은 과다 환기를 유발하기 때문에 PCO_2,와 PO_2는 둘 다 보통 낮다.
인지 수준: 분석
간호과정: 분석; *Test Plan:* PHYS

3. 호흡 문제와 저산소증에 대한 주요한 징후는 안절부절 못함, 발한, 빈맥, 서늘한 피부 등이다. 서맥은 상태가 심각할 때 훨씬 나중에 일어날 수 있다. 정상 호흡(eupnea)은 횟수와 깊이가 정상적인 호흡이다.
인지 수준: 적용
간호과정: 사정; *Test Plan:* PHYS

4. 처음에 제시한 세 가지 증상은 보기에 해당하는 조건이 될 수 있다. 그러나 구별되는 증상은 아래 폐에서 호흡음이 들리지 않는 것으로, 이것은 폐가 허탈되었을 때 발생한다.
인지 수준: 분석
간호과정: 분석; *Test Plan:* PHYS

5. 호흡치료의 효과들은 울혈을 없애고 기관지 확장을 일으킨다. 따라서 폐 소리의 변화, 가래를 동반하는 기침을 유발한다. 폐렴이 치료되었을 때, 폐는 깨끗하게 되고 기침은 사라진다. 문제는 급성기에 대한 질문이었음을 기억해야 한다.
인지 수준: 분석
Nursing Process: Evaluation; *Test Plan:* PHYS

6. ③은 긴장성 기흉이다. 이것은 내과적 응급상황으로 간주된다. 중격은 손상없는 쪽으로 편위된다.
①은 흉막염의 증상이며, ②는 기관지염의 증상이다. 둘 다 응급을 필요로 하지 않는다. ④는 천식이 있을 때 운동 후에 숨쉬기가 어려운 상태이다. 구급 흡입기가 비효율적이라면 즉각적인 주의가 필요할지도 모른다.
인지 수준: 분석
간호과정: 사정; *Test Plan:* SECE

7. 젊은 사람들은 천식을 유발시키는 인자를 알아야 한다. 학교와 일상생활에서 신체적 운동은 늘 하며, 언제나 운동하기 전에 발작을 예방하는 것이 대상자의 생활에서 필수적이다. 운동이 모든 천식환자에게 제한되어야만 하는 것은 아니다. 활동적인 정상생활을 하는 것이 스트레스를 해소하는 일이다.
대상자는 운동 전에 예방적인 약을 복용해야만 한다. 천식과 관련된 두려움은 흔하지만, 극복될 수 있다. 촉발인자를 확인하고 흡입기 이용에 대한 교육을 해야 한다.
인지 수준: 적용
간호과정: 계획; *Test Plan:* HPM

8. 수면 무호흡이 일어나는 것은 폐의 위쪽이기 때문에 이산화탄소는 증가한다. 산화된 혈액의 부족 때문에 심장 부정맥과 협심증을 일으킨다. 수면 무호흡 증상이 있는 대상자는 충분한 REM 수면을 취하지 못하며, 호흡을 가능하게 하기 위해서 밤에 자주 깬다.
인지 수준: 분석
간호과정: 분석; *Test Plan:* PHYS

9. 폐암환자의 가장 흔한 징후는 변화된 지속적인 기침이다. 또다른 징후는 호흡곤란, 붉은 객담, 장기간의 호흡기 감염 등이다.
①은 만성 폐쇄성 폐질환 환자에게 흔한 증상이다. ③은 천식, ④는 결핵인 경우에 흔하다.
인지 수준: 적용
간호과정: 사정; *Test Plan:* PHYS

10. 성인 호흡곤란 증후군은 외상과 쇼크 상황 후에 흔하다. 대상자는 때때로 폐부종을 동반한 저산소증과 과염기증을 나타낸다.
인지 수준: 분석
간호과정: 분석; *Test Plan:* PHYS

POSTTEST

1. ③	2. ②	3. ④	4. ③	5. ②
6. ②	7. ①	8. ④	9. ③	10. ①

1. 문제에서 나타난 증상인 긴장성 기흉에서 중격이동은 중요한 지표이다. 대상자가 자동차 사고를 당했기 때문에 사정은 다른 보기에서 제시된 어떤 상태보다 폐, 심장, 흉벽의 급성 외상성 손상에 초점을 맞춘다.
①은 폐렴의 흔한 증상, ②의 값은 위험한 것이 아니다. ④는 만성 폐색성 폐질환을 가지고 있는 사람의 전형적인 특징이다.
인지 수준: 분석
간호과정: 분석; *Test Plan:* PHYS

2. ②는 폐기종의 병태생리이다. ①은 천식, ③은 기관지염, ④는 낭포성 섬유증에 대한 설명이다.
인지 수준: 적용
간호과정: 분석; *Test Plan:* PHYS

3. CF는 sweat test에서 높은 염소 농도(정상 135~148mEq/L)로 진단된다. ABGs에서는 저산소증으로 진단되고, CXR에서는 무기폐 혹은 과팽창으로 진단된다.
인지 수준: 적용
간호과정: 사정; *Test Plan:* PHYS

4. Barotrauma(감소된 심박출량과 폐조직의 손상)는 PEEP의 흔한 합병증이다. 혈압의 하강은 감소된 심박출량과 관련된다. 동성 빈맥은 혈압을 올리기 위한 보상성 체계이며, 불안은 기관내 삽관으로 일어날 수 있다. 약간의 체온 상승은 감염 과정일 수도 있다.
인지 수준: 분석
간호과정: 분석; *Test Plan:* PHYS

5. 결핵 피부반응 검사의 양성은 금기가 아니라면 6개월 동안 예방적 치료가 필요하다. 결핵 피부반응은 반복할 필요가 없으며, 그 결과는 늘 양성일 것이다. 흉부 X-ray는 피부반응 검사가 양성일 때에는 보통 매년 필요하지 않다.
인지 수준: 적용
간호과정: 수행; *Test Plan:* HPM

6. 밤 동안 산소의 결핍은 낮 동안 개인을 피로하게 만든다. 어떤 활동은 산소가 많이 필요하기 때문에 이런 장애를 가지고 있는 대상자에게 제한되어 있다.
인지 수준: 적용
간호과정: 계획; *Test Plan:* SECE

7. 흉막 통증은 전형적으로 예리한 칼로 베이는 듯한 통증이다. ②의 흉막 삼출물과 ③의 무기폐는 통증을 일으킬 수 있다. 그러나 보통 호흡곤란과 같은 다른 증상을 동반하며 호흡음이 감소하거나 나타나지 않는다. 흉막염은 흡연자에게 흔하다. ④의 결핵은 다른 증상과 함께 흉통을 일으킨다.
인지 수준: 적용
간호과정: 분석; *Test Plan:* PHYS

8. 장애물이 아주 커서 폐로 가는 혈류를 방해한다면, 조직이 죽을 수 있다. 이는 큰 혈전이 주요한 폐동맥을 차단할 때 일어난다. ①은 혈류의 감소 정도가 다양하기 때문에 혈류가 심장 · 폐 · 뇌 · 다른 중요한 기관에 감소되었기 때문이라는 것은, 비교적 모호하다. ②는 적당하지 않다. 사강은 폐색전일 때 증가한다. ③은 폐색전에서 일어난다. 그러나 사망의 원인은 아니다.
인지 수준: 적용
간호과정: 분석; *Test Plan:* HPM

9. 혈전 혹은 폐색전의 증거없이, LMWH은 예방 목적으로 종종 사용된다. 특별히 대상자가 노인이기 때문에 장기간 침상안정을 했을 것이다. 헤파린과 코마딘은 혈괴의 증가가 확실할 때에 사용된다. 혈전용해제는 혈괴를 즉시 용해시킬 필요가 있을 때 주로 사용된다.
인지 수준: 적용
간호과정: 수행; *Test Plan:* PHYS

10. 폐동맥에서 안정 평균압이 20mmHg 이상 지속된 상승은 폐고혈압으로 정의된다. 이는 COPD에 의해 생긴다. 녹슨 색깔의 객담은 보통 폐암의 표시이며, 두꺼운 막은 많은 질병에서 나타날 수 있다. 호흡음의 부재는 많은 폐질환의 징후이지 폐고혈압의 징후는 아니다.
인지 수준: 적용
간호과정: 사정; *Test Plan:* PHYS

사례 연구

1. 어머니에게 각 약물의 작용과 부작용에 대해 설명한다.
montelukast(Singuair)은 거의 부작용이 없지만, 두통이 가장 흔하다. 천식발작이 없어도 약물을 매일 복용해야 됨을 강조한다. 유지 흡입제인 nedocromil(Tilade)과 응급성 흡입제인 albuterol(Ventolin)의 차이를 설명해 준다. 유지약물은 매일 투약하며, albuterol은 천식발작이 일어날 때만 투여한다는 것을 어머니가 완전히 이해하였는지를 확인한다. 천식발작이 30~60분 사이에 멈추지 않는다면 albuterol을 생리식염수에 정적하여 분무해서 사용할 수 있다.
분무기(nebulizer) 사용과 albuterol를 생리식염수에 혼합하는 방법을 퇴원 전에 어머니에게 설명한다. Nebulizer뿐만 아니라 응급성 흡입제가 대상자에게 지나친 신경증을 유발시킬 수 있다. 흡입제를 사용하는 방법이나 마우스 피스를 깨끗하게 세척하고 canister가 차 있는지를 확인하는 방법에 대하여 설명한다.

2. 천식은 기관지의 수축을 일으키는 기도의 염증이며, 이 수축은 약물로 되돌릴 수 있다고 어머니에게 설명한다. 기관지 폐쇄는 대상자가 공기를 충분히 호흡할 수 없을 것으로 느끼게 한다. 이것이 두려움이 될 수 있다. 이러한 대상자들이 숨을 쉴 때 들릴 수 있는 천명음은 기관지 폐쇄에 기인하며, 공기는 보통보다 더 작은 구멍을 통과하려고 시도한다.

3. 보통 의사는 의학적인 치료가 필요한 경우, 특별한 교육을 하게 된다. 그러나 표준화된 프로토콜은 먼저 응급성 흡입제, 그 다음 nebulizer를 사용하여 별 효과가 없다면 치료를 하게 된다. 내과의사가 한 번 더 nebulizer 치료를 허락한 경우 어머니는 의학적인 치료를 찾기 전에 허용된 치료횟수를 지키도록 권장한다.
때로는 발작이 다른 때보다 더 오랫동안 멈추지 않을 수 있다고 설명한다. 그러나 어린이가 너무 자주 혹은 더 심한 발작을 하면, 의사가 대상자를 검사해야 한다. 역시 발작이 곧바로 다시 일어나거나 발작이 지속된다면, 즉시 의학적인 치료가 필요하다.

4. 천식이 무엇인지 어린이들이 이해할 수 있는 용어로 간단히 설명한다. 만약 어린이가 발작하는 동안 지나치게 불안해하면 지금은 정상적으로 깊은 호흡을 할 수 없으나 보통 때는 호흡할 수 있을 것이라고 확신을 준다.
아이들의 두려움을 포함해서 그들의 관심을 언어로 표현하도록 한다. 불안이 심할수록, 호흡이 더 힘들어 질 수 있다고 설명한다.

5. 유발인자는 천식발작으로 진행시키는 초기 염증반응을 일으키는 자극물이며, 점막 부종, 점액 분비, 기도 염증을 일으킨다. 유발인자들은 기관지 경련을 일으키며, 특정한 알레르기원(곰팡이, 먼지, 꽃가루 등), 차가운 공기, 이상한 냄새, 높은 고도, 심한 운동, 정신적 스트레스 등이 포함될 수 있다. 어떤 대상자에게서는 천식환자들에게 흔치 않는 다른 비정상적인 유발인자를 발견할 수 있다.

CHAPTER 2 심장 건강문제 Cardiac Health Problems

PATHOPHYSIOLOGY

PRETEST

1. ③	2. ②	3. ②	4. ③	5. ③
6. ④	7. ④	8. ①	9. ①	10. ④

1. 협심증은 심근허혈(조직의 불충분한 산소공급)과 관련된 흉통을 뜻한다. 산소공급이 적절하지 못한 상황에서 산소 요구량을 증가시키는 활동은 협심증을 유발한다. 폐색전으로 인한 통증은 갑작스럽게 발생할 수 있으며, 꼭 신체활동과 관계되지는 않는다.
인지 수준: 적용
간호과정: 사정; test plan: PHYS

2. 기좌호흡은 대상자가 누워 있을 때 체액이 맥관계로 이동되어 발생하는 호흡곤란이다. 이는 울혈성 심부전의 초기 징후가 될 수 있으므로 꼭 확인해야 한다. 수면 무호흡은 기좌호흡을 유발할 수 있지만, 부종을 유발하지는 않는다. 협심증 또한 꼭 부종을 유발하는 것은 아니지만, 흉통을 동반한다.
인지 수준: 적용
간호과정: 사정; test plan: PHYS

3. 좌심부전은 폐 울혈과 폐 압력의 증가를 유발하고 빈맥을 유발한다. 'L'eft와 'L'ung을 기억한다. 두 개의 'L'은 함께이다. 위의 두 증상은 호흡기계의 증상이지만, 다른 답가지는 폐에 영향을 미치는 진단과 관련이 없다.
인지 수준: 적용
간호과정: 사정; test plan: PHYS

4. S-T분절의 하강과 T파의 역전은 심근허혈을 나타낸다. 손상 시에 보통 S-T분절의 상승을 보인다.
인지 수준: 적용
간호과정: 사정; test plan: PHYS

5. 좌심부전은 폐혈관에 울혈을 초래하여 폐 압력을 증가시킨다.
인지 수준: 적용
간호과정: 분석; test plan: PHYS

6. 서맥은 심부하를 감소시켜 심근의 산소요구를 적게 한다.
60bpm 이하의 심박동을 서맥이라고 하는데, 심박동이 너무 느리다면 혈액공급이 저하되어 산소공급 장애를 초래한다.
인지 수준: 적용
간호과정: 분석; test plan: PHYS

7. 경색(또는 심근경색)은 조직에 산소가 없어 세포가 죽은 것을 말한다. 심전도 상에서 뚜렷한 Q파가 나타나는 심근경색 대상자에게는 즉각적인 응급처치가 수행되어야 한다.
인지 수준: 적용
간호과정: 사정; test plan: PHYS

8. 관상동맥의 폐색은 혈류를 차단하고 심근의 산소공급을 방해한다. ②는 허혈, ③은 서맥 혹은 방실차단, ④는 심비대를 설명한다.
인지 수준: 적용
간호과정: 분석; test plan: PHYS

9. 생활양식, 흡연, 그리고 고지혈증은 행동을 변화시킴으로써 바뀔 수 있다. 이러한 위험 요인들을 강조하고, 이를 어떻게 변화시킬 것인지에 대한 계획을 세워야 한다.
인지 수준: 적용
간호과정: 수행; test plan: PHYS

10. 니트로글리세린은 협심증을 일으키는 활동 시에 예방제로 사용된다. 이것은 특히 성생활이나 지속적인 노동 관련 활동 시에 도움이 된다. 이러한 활동들을 조절하는 것이 필요하지만, 심질환 대상자들이 무조건 일을 하지 않거나 좌식생활을 할 필요는 없다.
인지 수준: 적용
간호과정: 계획; test plan: PHYS

POSTTEST

1. ①	2. ②	3. ①	4. ④	5. ④
6. ②	7. ④	8. ④	9. ②	10. ③

1. 심근의 탈분극은 수축을 초래함으로 심전도 상의 QRS 복합체와 연결되어 맥박을 촉지할 수 있게 한다.
   인지 수준: 이
   간호과정: 분석; *test plan*: PHYS

2. SNS의 자극은 심박수와 호흡수를 증가시킨다. '투쟁 또는 회피(fight or flight)증후'는 SNS의 반응으로, 심박수를 증가시킨다.
   인지 수준: 적용
   간호과정: 분석; *test plan*: PHYS

3. 우심부전은 정맥혈을 역류시킴으로써 경정맥을 확장하고 문맥고혈압을 초래하며, 복부정맥 울혈로 복수를 나타낸다. 좌심부전의 L은 폐(Lung)를 의미하고 우심부전의 R은 신체의 나머지(Rest of body)를 의미한다고 기억해 두면 편리하다.
   인지 수준: 적용
   간호과정: 사정; *test plan*: PHYS

4. 흉통이 남아 있을 경우, 대상자는 NTG를 더 필요로 한다. 그러나 제일 먼저 혈압을 측정해야 한다. 만일 수축기 혈압이 100보다 높으면 NTG를 더 투여할 수 있다. 그리고 수축기 혈압이 100보다 낮으면 의사에게 문의해야 한다. 이런 경우에는 종종 몰핀을 투여한다.
   인지 수준: 적용
   간호과정: 분석; *test plan*: PHYS

5. Lanoxin은 분당 맥박이 60이하일 때 투약을 보류해야 한다. 간호사는 의사의 지시 없이 용량을 1/2만 투여할 수 없다. 제시된 맥박수 외에 특정한 다른 검사치가 나타나 있지 않았으므로, 맥박수 60이 투약의 근거가 된다.
   인지 수준: 적용
   간호과정: 수행; *test plan*: SECE

6. 가족력은 수정할 수 없는 위험 요인이다. 비록 식이요법과 운동이 권장되기는 하지만 콜레스테롤을 낮추는 것과 CAD를 예방하는 데에는 충분하지 않다.
   인지 수준: 분석
   간호과정: 분석; *test plan*: HPM

7. 심근의 가장 안쪽 층을 심내막(endocardium)으로 나타낸다.
   인지 수준: 적용
   간호과정: 분석; *test plan*: PHYS

8. 좌심부전은 폐울혈을 초래한다. 좌심실이 혈액을 적절하게 펌핑하지 못하면 좌심실로부터 혈액이 역류하여 폐에 울혈이 발생한다.
   인지 수준: 적용
   간호과정: 분석; *test plan*: PHYS

9. 심근경색을 초래한 국소빈혈은 심근을 안정시키지 못하고 불안정한 심근이 부정맥을 초래하게 된다. 비록 ③과 ④도 부정맥을 유발할 수 있어 답이 될 수 있기는 하지만, 이 대상자와 관련된 내용으로 문제에 제시되어 있지 않다.
   인지 수준: 분석
   간호과정: 사정; *test plan*: PHYS

10. 저지방과 저염식이는 MI를 유발할 수 있는 콜레스테롤 또는 트리글리서라이드(triglyceride)를 낮추는 데 도움을 준다. MI가 발생했던 전력이 있는 대상자는, 당장에 심한 운동을 해서는 안된다; 매일 걷기와 같은 중등도의 운동이면 충분하다. 아스피린과 같은 항응고요법이 추천될 수 있으나, 혈전용해요법은 아니며 모든 MI환자는 금연해야 한다.
   인지 수준: 적용
   간호과정: 수행; *test plan*: PHYS

사례 연구

1. ABC를 사정: 기도유지, 호흡, 순환, 대상자는 기도가 유지되어야 하고 적절히 호흡해야 한다. 맥박(심첨과 요골맥박)과 혈압을 확인하여 순환상태를 사정하고 심장 리듬을 관찰하기 위해 모니터를 시작한다.
   1~10점(극심한 통증) 범위인 통증 사정도구로 통증을 평가한다. 통증 부위(방사 여부도 확인)와 기간을 사정하고 대상자가 표현하는 용어로 통증을 기술한다. 심음을 청진한다; 잡음, 마찰음, 또는 제 3심음, 제 4심음과 같은 비정상적인 소리가 나는지 주의를 기울인다. 피부색과 피부 온도를 사정한다;
   모세혈관 충혈시간을 사정(3초 이내이어야 함). 흉곽 전후에서 악설음, 수포음, 천명음 등이 있는지 폐음을 청진한다. 힘들게 호흡을 하거나 부속근육을 사용하는지 또는 숨이 차는지 등을 확인한다. 복부와 사지에서 부종을 사정한다. 말초맥박을 사정한다.

2. 간호사는 대상자가 심장 질환이나 협심증, 관상동맥 질환의 병력이 있는지를 확인한다. 고혈압, 고콜레스테롤증 또는 고지혈증의 병력이 있는지, 간호사는 심장 질환의 가족력을 사정한다. 당뇨가 있는지. 심전도 검사를 받아본 적이 있는지, 받았다면 어디에서 받았는지, 가족 전문의가 있는지, 그리고 있다면 심장 전문의인가 등을 사정한다.

3. 진단적 검사로 흉부 X-선 촬영, 12유도 심전도뿐만 아니라 Troponin I, CK-MB, LDH와 그 동종 효소, CBC, 일반화학 검사(전해질, 혈당, BUN/Cr, 간기능 검사), PT, aPTT 등을 실시한다. 필요 시에는 동맥혈 가스분석이나 지속적인 맥박산소 측정이 지시될 수 있다.

4. 통증에 반응하고 또는 수축기 혈압이 100mmHg 이상이면 nitroglycerin(Nitrostat, NTG)0.4mg로 투여하거나 정맥으로 투여; 가슴에 1~2인치 정도 nitrol(Nitro-Dur)연고를 바름; 혈전을

예방하기 위해 항혈소판 약물로 아스피린 투여; nitroglycerin이 흉통완화에 효과적이지 못하거나 혈압이 너무 낮으면, 몰핀 2~5mg을 정맥으로 투여; 심부정맥이 있으며 리도카인을 정맥으로 투여; 첫 흉통이 완화된 후에, 베타 차단제, nitrate, 칼슘통로 차단제가 지시된다.

5. 간호사는 허혈증상인 T파의 역전, ST분절의 하강; 손상의 증상인 ST분절 상승; 경색의 증상인 현저한 Q파; 통증과 불안에 의해 유발될 수 있는 빈맥; 부정맥의 증상인 PVC 같은 비정상 리듬이나 기외 수축을 관찰해야 한다.

CHAPTER 3 맥관계 건강문제 Vascular Health Problems

PATHOPHYSIOLOGY

PRETEST

1. ③	2. ②	3. ④	4. ②	5. ④
6. ③	7. ②	8. ①	9. ②	10. ①

1. 150mmHg 이상의 수축기 고혈압은 처방전 없이 살 수 있는 감기 치료제를 사용한 후에 나타날 수 있다. 처방전 없이 살 수 있는 약물의 설명서에는 고혈압 환자의 경우, 의사와 먼저 상의하라고 경고하는 안내문이 있다. 신질환은 고혈압의 원인이 되고 염분은 체액의 정체를 유발하며, 이는 혈압을 높아지게 만든다. 심장의 전기적 활동의 증가는 다양한 부정맥을 유발한다.
①은, 수축기 고혈압을 유발하지는 않는다. ②는, 탄성조직의 기능부전이 종종 오래된 피부에서 나타나고 항고혈압약물의 부작용은 저혈압을 일으킨다. ④는, 아나필락틱 쇼크나 심장의 전기적 활동의 증가가 수축기 저혈압 상태를 일으킨다.
인지 수준: 적용
간호과정: 분석; test plan: PHYS

2. propranolol(Inderal)을 투약할 때에는 대상자의 심첨 맥박과 혈압을 반드시 사정해야 한다. Propranolol은 고혈압과 빈맥을 치료하기 위해 사용되는 베타 차단제이다. 이 약물은 심첨 맥박이 60bpm 이하인 경우, 혈압이 상당히 저하된 경우, 또는 수축기 혈압이 100mmHg 이하인 경우 등에는 투여하지 말아야 한다. 부작용으로는 서맥, 울혈성 심부전, 폐부종, 저혈압과 부종, 우울, 기억 상실, 불면증, 기면, 그리고 현기증 등이 있다. clonidine(Catapres)는 경증에서 중증도의 고혈압을 조절하기 위해 처방하는 알파 차단제이다. 부작용으로는 기면, 악몽, 신경과민, 우울, 저혈압, 그리고 서맥 등이 있다.
①은 sulfinpyrazone(Anturane)은 만성 통풍을 조절하기 위해 사용되는 약물이고, calcitonine(Calcimar)는 파골 비율을 감소시킴으로써 Paget 병의 치료에 사용된다. ③은, glucagon (GlucaGen)은 포도당이 적절하지 않을 때, 저혈당을 조절하는 특별한 약물이다. ④는, hydroxyzine(Vistaril)이 불안, 알레르기로 인한 소양증, 정신적 · 정서적 응급상황, 오심과 구토(임신시 오심, 구토는 제외)의 치료, 수술 전후의 진정, 산전 산후의 보조 요법시 사용된다.
인지 수준: 적용
간호과정: 사정; test plan: SECE

3. 가족력과 성별은 어떠한 형태의 고혈압에서도 변경될 수 없는 위험 요소이다. 최근 연구들에서 고혈압 발생에 영향을 미치는 몇 가지 유전자가 있음이 밝혀졌다.
①은, 민족성은 변경할 수 없는 위험 요소이지만 스트레스는 스트레스원이 중단된다면 수정될 수 있다. ②는, 비만과 물질남용은 행동수정과 지지집단에 의해 관리될 수 있는 위험요소이며, ③의 영양과 직업은 모두 도움을 받아 바꿀 수 있다.
인지 수준: 적용
간호과정: 수행; test plan: HPM

4. 고혈압을 진단할 때에는 세 가지의 다른 자세에서 혈압을 측정하는 것이 도움이 된다. 이들 각각의 측정치의 차이는 5mmHg 보다 작아야 한다. 만약 측정치의 차이가 더 크다면, 반복 측정을 위해 추후 검진 계획을 수립해야 한다.
①, ③, ④는 문제가 있는지를 결정하는 데 충분한 자료를 제공하지 못한다.
인지 수준: 적용
간호과정: 수행; test plan: PHYS

5. 흡연은 버거씨 병의 첫 번째로 중요한 위험요인이다. 흡연의 중단, 니코틴(Nicoderm) 패치의 사용 및 지지 집단활동이 강조되어야 한다. 버거씨 병 대상자도 동상으로부터 사지를 보호해야 한다. ①은, 레이노 질환 대상자에게 더 필요하고, ②는, 버거씨 병 대상자는 물집이나 상처를 유발하지 않는 편안한 신발을 신어야 하지만 꼭 편평할 필요는 없다. ③은, 통증이 있더라도 보통 마약성 진통제는 사용되지 않는다.
인지 수준: 분석
간호과정: 수행; test plan: HPM

6. 대상자들은 다양한 생활양식의 변화에 직면했을 때 종종 무력감을 느끼거나 어찌할 수 없게 된다. 건강관리팀과 대상자는 가장 중요한 생활양식의 변경을 결정하고 이것부터 실행할 필요가 있다. 나머지 변화는 대상자가 그것들을 통합할 수 있을 때 시작된다. 가장 중요한 것은 대상자와 파트너십을 수립하고 유지하는 것이다.
①은, 때때로 대상자는 그들의 안녕에 있어서 약물의 치료 작용

으로 인한 어떠한 변화도 느끼지 못하거나 인지하지 못할 수 있다. 그러나 대상자 교육은 평생 치료의 필요성에 대해 대상자에게 가르치는 것을 도울 수 있다. ②는, 건강관리자의 그럴 듯한 반응이 아니다. ④는, 몇 몇 대상자들에게는 사실일 수도 있고 그렇지 않을 수도 있다.
인지 수준: 적용
간호과정: 수행; *test plan*: HPM

7. 울혈성 심부전, 심근경색, 그리고 심근병증과 같은 심질환들은 혈전성 색전증과 공존하는 상태이다. 이러한 각각의 상황은 심장의 펌프 작용 동안 심장을 비효율적으로 비우기 때문에 혈전 발생의 가능성이 있다. 혈전성 색전증은 일반적으로 40세 이상의 대상자에게서 발생한다. 성별은 색전에 영향을 미치지 않는다. ③은, 유대인 남성과 40세 이상 대상자는 버거씨 병이 더 발생하기 쉬우며, ④는, 신장질환이 색전을 유발하는 것으로 확인되지 않았다.
인지 수준: 분석
간호과정: 사정; *test plan*: HPM

8. 의학적 치료에는 항응고요법이 포함된다. 이론적 근거는 응고인자의 합성을 방해하거나 기전을 비활성화함으로써 혈전의 생성이나 확장을 막는 것이다.
②는, 하지에서의 혈전과 색전 형성을 예방하여 혈액순환을 촉진하기 위해 대상자의 다리는 편안하게 높은 자세로 유지할 필요가 있다. ③은, LMWH은 확진된 대상자가 아니라, 혈전성 색전증의 가능성이 있는 대상자에게 종종 예방약품으로 사용된다. 자세는 대개 침상발치를 15cm 정도 높게 만든다(트렌델렌버그 체위). ④는, 의료인이 더 이상 하지를 높일 필요가 없다고 판단할 때까지 24시간 동안 이 자세를 유지할 필요가 있다. 식사나 목욕과 같은 활동을 위해 침상머리를 높게 할 수 있다.
인지 수준: 적용
간호과정: 수행; *test plan*: PHYS

9. 대상자가 보인 증상들은 복부 대동맥류의 전형적인 증상이다. 가장 중요한 징후는 복부에서 맥박을 들을 수 있는 것이다. 만약 출혈이 있다면, 복부는 압통이 있고 단단할 것이다.
①은, 고혈압이 속발성인지, 본태성인지를 결정할 수 있는 충분한 정보는 없다. ③은, 문제에 울혈성 심부전의 근거가 없으며, ④는, 버거씨 병의 징후에는 사지의 증상들이 포함된다.
인지 수준: 분석
간호과정: 분석; *test plan*: PHYS

10. 의료팀의 주요 업무는 대상자에게 평활근을 이완시키는 약물을 투약하여 혈관경련을 감소시키고 환부로의 동맥혈류를 증가시키는 것이다. 칼슘 길항제가 종종 사용된다. 주로 혈관수축이 기온에 생리학적으로 반응하는 시원하거나 추운 계절에 투약한다.
②와 ③도 고려되어야 하지만, 가장 우선시해야 하는 것은 경련을 감소시키는 것이다. 만약 약의 효력이 발생한다면 통증이 감소하고 혈류가 유지될 것이다. 그러므로 병변이 예방된다.
③은, 대상자는 손가락이나 발가락 끝의 피부 괴저를 나타낼 수 있지만, 이는 상지에서 나타난다. ④는, 레이노씨 병은 대개 주요 장애를 유발하지는 않는다.
인지 수준: 분석
간호과정: 수행; *test plan*: PHYS

POSTTEST

1. ①	2. ③	3. ②	4. ④	5. ②
6. ④	7. ②	8. ③	9. ②	10. ③

1. 건강제공자는 반드시 대상자가 충분한 양의 칼슘, 마그네슘, 포타슘을 먹을 필요가 있음을 자각하고 있는지를 확인해야 한다. 마그네슘이 많이 함유된 식품은 푸른잎 야채, 해산물, 밀기울, 우유, 콩류, 바나나, 오렌지, 그레이프프루트, 초콜릿 등이다. 칼슘이 많이 함유된 식품은 우유, 치즈, 요구르트, 대황, 브로콜리, 시금치, 두부, 정어리와 참치 통조림 등이다.
포타슘이 많이 함유된 식품은 과일과 과일주스, 야채와 야채주스, 고기, 유제품 등이다. 이런 식품들은 가공하지 않고 신선할 때가 최고로 좋다. 알코올 소비량은 하루 30g로 제한해야 한다. 그러나 항고혈압제를 일부 복용하고 있는 환자들은 음주를 하지 않도록 권유한다. 조깅은 주당 1,600m 정도의 중등도 활동이 좋다. 감초를 포함하는 약초요법은 고혈압 환자에게는 안전하지 않다. 감초는 혈압상승을 초래한다.
인지 수준: 적용
간호과정: 수행; *test plan*: HPM

2. 정의에 의하면 2차성 고혈압은 기저질환을 가지고 있다. 임산부의 약 10%가 이런 상태로 발전한다. 기준은 임신 20주 전에 수축기 혈압이 30mmHg 이상 상승하고, 이완기 혈압이 15mmHg 이상 상승하는 것이다. 진단검사는 다혈구증, 과알도스론혈증, 갈색 세포종(pheochromocytoma) 등이 아님을 확인하기 위해 실시한다. 에스트로겐이 함유된 피임약의 장기간 사용은 2차성 혈압을 초래할 수도 있다. ② 대동맥의 협착은 드물지만, 발생하면 신장의 혈류를 방해하여 신장의 레닌-안지오텐신-알도스테론계를 자극한다. ④ 내분비장애와 고혈압은 드물며 부신수질계를 침범한다.
인지 수준: 지식
간호과정: 분석; *test plan*: PHYS

3. 혈압을 조절하는 요인들 중 하나는 체액의 양이다. Na와 물의 과잉축적은 혈압과 신장 여과압을 상승시켜 이뇨를 초래한다. 혈관계 내에 있는 압수용기와 화학수용기가 반응한다.
①에서 동맥수용기도 관련되어 있고, ③ 내분비계와는 흔히 관련되어 있지 않다. ④에서 고혈압은 Na 및 물을 배출하게 하는 호르몬의 생산을 증가시킨다.
인지 수준: 이해
간호과정: 분석; *test plan*: PHYS

4. 임상검사는 손상의 정도와 혈관침범 정도를 평가하는 데에 매우 유용하다. 상승된 콜레스테롤은 고혈압이 죽상경화증과의 관련성을 시사해 주기도 한다. 크레아티닌은 신장기능을 평가하는 검사이며, 음식에 의해 영향을 받지 않는다. 헤마토크리트는 체액문제에 유용하며, 고혈압과도 관련이 있다.
①은 뼈스캔(bone scan) ②는 내당검사 ③에서 프로쓰롬빈 타임은 고혈압 진단에 핵심이 되는 검사가 아니다.
인지 수준: 적용
간호과정: 사정; *test plan*: PHYS

5. 고관절 수술 후, 침대안정을 하고 있는 과체중 대상자는 비만과 부동성의 2가지 요인으로 가장 위험도가 높다. 대상자가 움직이

고 점진적으로 체중 부하운동을 하려고 할 것임에도 부동 때문에 잠재적인 위험이 존재한다.
①에서 고혈압이나 흡연은 이 위험을 증가시키지 않는다. ③에서 레이노씨 병은 요인이 아니며, ④의 심장 병력에 대한 것이 모호하여 더 많은 정보가 있어야 한다.
인지 수준: 응용
간호과정: 수행; test plan: PHYS

6. 이는 말초혈관질환에 대한 증상과 증후이다. 이 진단은, 발을 30분 동안 높였을 때 창백해졌다는 것으로 지지된다. 맥박은 정맥이 아니라 동맥이 막혔을 때 감소된다. 통증과 가려움은 정맥류에서 흔히 느껴진다. 혈전성 정맥염은 사지의 발적, 온감, 부종 등과 관련이 있다. 레이노씨 병은 양 손가락과 발가락에 더 많이 침범한다.
인지 수준: 적용
간호과정: 사정; test plan: PHYS

7. 간헐적 파행증으로 조직손상이 있을 때마다, 대상자는 손상된 조직에 산소공급을 충족시키기 위해 침상안정을 해야 한다.
①, ③, ④는, 손상이 생긴 부위에 복구작업을 해야 하는 이환된 조직과 건강한 조직 모두를 유지하기 위한 산소요구량을 증가시킨다. 대상자가 움직이게 될 때에는 지지적이고 편안한 신발을 선택해야 한다.
인지 수준: 적용
간호과정: 수행; test plan: PHYS

8. 이는 혈액응고와 관련되어 잘 알려진 피르호 3 증후(Virchow's triad)이다.
①에서 혈전은 흔히 동맥이 아니라 정맥을 침범한다. 정맥정체에 기여하는 상황은, 심근경색증과 오랫동안 앉아 있는 것이다. ②의 뇌졸중은 여기에 분류되지 않는다 손상은 혈전을 초래할 수도 있고 아닐 수도 있는 반면에, ④에서 지속적인 침상안정은 혈전을 초래할 수 있다.
인지 수준: 지식
간호과정: 사정; test plan: PHYS

9. 발가락을 잡아당길 때 종아리에서 통증을 느끼는 것은 비정상적인 것이며, 양성이다. 만일 대상자가 아무 것도 느끼지 못하거나 종아리 근육의 신전만을 느낀다면, 음성이다.
①, ④의 토니켓 테스트는 정맥류를 측정하는 데에 사용된다.
인지 수준: 지식
간호과정: 사정; test plan: PHYS

10. 레이노씨 병 대상자는 따뜻한 장갑, 양말, 옷 등으로 발가락이나 손가락 등을 보호하도록 교육시켜야 한다. 발가락 손가락들이 시릴 때(밤과 같은 경우)는 언제나 장갑을 사용하는 것이 중요하다.
흡연은 전혀 하지 말아야 하며, 이완과 스트레스 관리는 중요하다. 식이는 레이노씨 병과 관련이 없다.
인지 수준: 분석
간호과정: 평가; test plan: HPM

사례 연구

1. 대상자는 몇 회에 걸쳐 감기에 걸렸으므로, 건강 요원 대상자가 질병을 앓고 있는 동안에 처방약을 투여했는지 또는 자가 투약을 했었는지, 지금도 투약하고 있는지, 그 투약약물이 어떤 것인지 등을 사정해야만 한다. 대부분의 자가투약은 혈압을 상승시키는 원인이 될 수 있다.
둘째로 대상자가 이전에 혈압이 갑자기 상승했었는지; 만일 그렇다면 원인이 무엇이고(알고 있다면), 그에 대해 어떻게 대처하였는지에 대한 자료를 수집해야 한다. 대상자가 투약과 식이에 대해 정말로 불평하는지는 항상 검증해야 할 필요가 있다. 대상자와 함께 가족구성원이 건강요원을 방문하게 되면, 보다 정확한 정보를 얻을 수 있다. 마지막으로, 대상자가 투약 용량과 횟수를 정확하게 이행하도록 하게 한다.

2. 가족과 대상자에게 고혈압의 의미와 가능한 합병증(뇌졸증, 죽음 등)에 대한 상담을 해주어야 한다. 만일 투약이 정확하게 이행되지 않고 있다면 각각의 약물이 무엇을 위한 것이고 어떻게 투여되어야 하며 대상자의 필요에 따른 약물 유지량 스케줄을 확립시키는 데 대한 중요성 등을 교육해야 한다.
어떤 부작용이 나타날 수 있는지와 약물투여를 정확히 하지 못하였을 경우, 초래될 수 있는 결과들을 설명한다. 만일 식이를 조절해야 한다면 대상자에게 낮은 나트륨 식품과 혈압 및 나트륨의 관계를 교육해야 한다. 노년학회의 자료를 이용하여 대상자에게 안전한 혈압의 정상 범위를 설명해 주어야 한다. 가족들이 혈압을 모니터하는 법과 건강요원에게 보고해야 할 때를 알고 있는지를 확인해야 한다.

3. 대상자가 알아야 할 중요한 정보들로 약물명, 투어용량 및 횟수, 투약하기 전에 혈압과 맥박을 사정해야 할 필요성, 투약을 해야만 하는 이유, 건강요원에게 보고해야 하는 부작용 등이 포함된다.
호흡과 관련된 문제나 흉통 등은 어떠한 것이라도 보고되어야 한다. 어떠한 경우에는 현기증을 예방하기 위해 대상자가 체위를 변경할 때 서서히 움직이도록 요구해야 하는 약물들도 있다. 투약을 제 시간에 하지 못했을 경우, 마음대로 투약하지 않도록 강조해야 한다; 특별한 지시가 없는 한, 차라리 기다려서 처방된 용량만큼을 다음 차례에 투약하도록 한다; 맥박과 혈압이 낮아질 수 있는 요인들에 대해서도 알려주어야 한다.

4. 가장 우선적인 것은 대상자가 수용할 수 있는 범위로 혈압을 감소시키는 것이다. 이것이 확립된 후에는 다음과 같은 것들을 실시한다.
- 대상자와 가족에게 처방약에 대해 교육한다.
- 이행과 관련된, 가능한 문제들을 자각시킨다.
- 지시를 분명하게 함으로써 이행을 지속할 수 있도록 대상자를 지지한다; 시력이 나쁜 대상자나 영어를 읽거나 말할 수 없는 대상자를 보조하는 것 등
- 대상자와 대상자에게 중요한 사람, 지지와 정보 및 돌봄을 위한 건강 팀들과 파트너 십을 형성하기 위한 계획을 세우고 실시한다.

5. 본태성 고혈압(essential hypertension)은 흔히 원인이 알려져 있지 않아서 원발성 고혈압(primary hypertension)이라고

도 한다. 이는 전체 고혈압 환자의 약 95% 정도를 차지하고 있다. 속발성 고혈압(secondary hypertension)은 흔히 질병과정과 관련이 있다.

속발성 고혈압은, 질병을 조절하면 혈압도 조절되기 때문에 조절하기가 더 쉽다. 원발성 고혈압에서는 좌심실이 혈액을 박출할 때 혈관 저항을 극복하기 위해 더 많이 일을 해야 한다는 것을 이해하는 것이 중요하다. 심실이 계속해서 더 많은 일을 하게 되면, 근육은 비대해지거나 한편으로 치우쳐지게 된다; 이는 추수, 심장에 문제를 초래할 수 있다. 심장이 고혈압에 적응할 수 없게 된다면 신장이 혈압을 조정하려는 노력을 하게 된다. 고혈압의 심각한 문제 중 하나는 겉으로 드러나는 증상이 거의 없으며, 때로는 증상이 전혀 없기도 하다. 혈압이 극도로 상승할 때에는 머리가 아프거나 코피가 날 수도 있다.

CHAPTER 4 신경학적 건강문제 Neurological Health Problems

PATHOPHYSIOLOGY

PRETEST

1. ③	2. ②	3. ①	4. ④	5. ①
6. ③	7. ①	8. ③	9. ③	10. ②

1. ③ 근거: C3 아래 척수가 손상되면 인공호흡기는 필요하지 않더라도 늑간근의 신경에는 영향을 준다. 출혈이 있고 척수가 팽창되었으므로 이 환자는 인공호흡기가 필요할 수도 있다.

2. ② 근거: 침상 머리각을 30도로 유지시켜 정맥 배액을 촉진시켜 두개강내압을 감소시켜 준다. 폐색은 정맥 배액을 방해하므로, 머리를 일직선으로 유지해 경정맥이 폐색되지 않도록 한다.

3. ① 근거: 의식이 명료하다가 갑자기 혼미해지고 또 이어서 의식이 순간적으로 소실된다면, 이는 경막 출혈을 일으키는 대뇌동맥 열상을 의심해 볼 수 있다.

4. ④ 근거: 발작 후 기간(postictal period) 동안 환자는 의식이 혼란하고 또는 시간과 장소 및 사람에 대한 지남력이 감소될 수 있으나 서서히 의식을 회복한다.

5. ① 근거: 기저귀는 다른 모든 처치를 시도해 본 후 마지막으로 사용한다. 초기에 실금용 물품에 의존하게 되면 치료에 대한 동기부여가 감소될 것이다.

6. ③ 근거: 뇌수막염 환자는 내적 · 외적 손상으로부터 자신을 보호하기 힘들다. 인지적 자극을 주지 않도록 하며, 심박출량을 증가시키지 않도록 한다. 만약 회복기에도 인지기능이 감소되었다면 대처기술(coping skill)을 높이도록 한다.

7. ① 근거: Guillain-Barre 증후군 발생 전 바이러스 감염, 또는 면역계 이상이 선행될 수 있다. 이 증후군에는 전형적으로 하지에서 상지 방향으로의 근육 약화와 마비가 있다. 하지만 피곤, 진전(tremor), 또는 발작이 나타나지는 않는다.

8. ③ 근거: 환자는 어떤 것이 위기증상인지 알고 그것이 나타나면 즉시 보고해야 한다. 종종 아침보다는 낮에 피로감과 근 약화가 심해지므로 중요한 활동은 이른 아침에 할 수 있도록 계획한다. 음식을 씹는 것도 피로를 유발할 수 있으므로, 간식과 함께 소량의 3끼 식사를 하는 것이 좋다.

9. ③ 근거: 목적이 있는 움직임은 휴식 또는 비의도적인 진전(resting or unintentional tremor)을 감소시킨다. 심호흡, 따뜻한 목욕, diazepam은 이완을 증진시킨다. 그러나 진전(tremor)에 특별한 중재법은 아니다.

10. ② 근거: 환자의 자가보고와 통증점수는 항상 신뢰해야 하며, 최대 용량까지 내성이 생긴 환자에게는 그 약의 최대 용량까지 주어야 한다. 간호사는 통증완화제를 사용한 뒤 30분 이내에 환자의 통증 정도를 재사정해야 한다. 지시가 없으면 V/S을 측정할 필요는 없다.

POSTTEST

1. ④	2. ②	3. ①	4. ③	5. ④
6. ②	7. ②	8. ③	9. ①	10. ④

1. ④ 근거 : 임신과 같은 스트레스들은 MS가 악화될 가능성을 높인다. 악화의 증상은 강직, 허약, 시각 변화이다. 1번은 Guillain-Barre 증후군에서 볼 수 있는 것이고, 2번은 두개내압 상승이나 혈종에서 볼 수 있으며, 3번은 뇌막염에서 볼 수 있다.

2. ② 근거 : 발작이 지속적이고 반복적이면 호흡에 영향을 주며, 간질 중첩은 생명에 위협이 된다. 간호 중재는 저산소증, 산증, 저혈당증, 고체온증, 소진(exhaustion) 예방을 위한 것이다.

3. ① 근거 : 1번에서 기술된 양성 Kernig 증후는 두개내 혈종에서 흔하다. 2번은 음성 바빈스키 반사이다. 하지만 혈종을 가진 환자에서는 양성 바빈스키 반사가 나타난다. 3번은 여러 질병에서 흔하게 나타난 것이다. 4번은 파킨슨병에서 특이적이다.

4. ③ 근거 : 척수 천자 바늘은 마비의 가능성이 없도록 척수 아래에 삽입된다. 잘못 들어간 바늘은, 팽창된 방광을 찌를 수 있다. 환자는 요추 천자가 완전히 끝날 때까지 슬흉위(Knee-chest position)를 유지해야 한다. 요추 천자 동안 CSF가 일부 소실되기 때문에 CSF의 생산과 대체에 시간이 필요하다.

5. ④ 근거 : T6 수준 이상의 척수 손상은, 척수성 쇼크(spinal shock)의 회복 후에 볼 수 있는, 교감신경의 과민반응이 나타날 수 있다. 치료하지 않으면 자율신경 반사부전(autonomic dysreflexia)으로 서맥과 심각한 고혈압으로 진행되어 치명적일 수 있다.

6. ② 근거 : 중증근무력증 환자에서 각막 마모(Corneal abrasion)는 눈꺼풀을 감고 깜박이는 능력이 떨어짐으로써 각막이 건조해지기 때문이다. 이는 1-2시간마다 인공 누액을 넣어주어 예방할 수 있다.

7. ② 근거 : 뇌수막염 박테리아 또는 바이러스는 종종 상기도 감염에서 이차적으로 CSF 내로 침입한다. 1번과 3번 및 4번은 노인 환자에서 일반적인 건강 행위로, 뇌수막염을 예방하기 위한 특이적인 건강 행위는 아니다.

8. ③ 근거 : 혈장교환(plasmapheresis)은 Guillain-Barré에서 운동 신경과 감각 신경의 수초를 공격하고 중증근무력증에서 신경근접합부의 아세틸콜린 수용체를 공격하는 자가항체를 제거하기 위해 시행된다. 다른 질환은 자가면역 질환이 아니다.

9. ① 근거 : 간호사는 감정 표현의 상실을 경험한 환자를 먼저 격려해야 한다. 1번은 환자의 느낌을 인식하고 개방된 질문을 하여 좀더 이야기할 수 있도록 격려한다.

10. ④ 근거 : 환자의 통증은 감각뿐만 아니라 정서적인 면도 있다. 배우자의 죽음을 애도하는 것은 정상적인 반응으로, 꼭 정신과적 상담을 받도록 할 필요는 없다. 1번과 2번은 환자의 통증의 요소인 정서적인 것이 아니라 감각적인 통증에 대해 말하고 있다.

사례 연구

1. 파킨슨 병일 때 예상되는 증상과 징후는 휴식시 진전(resting tremor), 구부정한 자세, 표정없는 얼굴(mask-like- face), 낮고 단조로운 목소리, 침흘림, 균형 장애, 발을 끌며 걸음(shuffling propulsive gait), 경직, 불면증, 체중감소, 변비, 우울, 치매 등이다. 게다가 환자는 시설(병원)에 있는 것을 싫어하기 때문에 위축되고 비협조적이다.

2. 환자를 위한 우선적인 간호진단은 상해 위험성과 신체 기동성 장애이다. 파킨슨 병 환자는 보행을 시작하기가 어렵고 불안정하며, 멈추거나 방향을 바꾸기가 어렵다. 안전은 이런 환자를 간호하는 데 1차적인 목적이 되어야 한다.
다른 진단은 자기 간호결핍, 영양장애, 변비 위험성, 불응, 사고 과정의 변화이다.

3. 환자의 물리치료 시간은 약의 효과가 가장 높을 때로 계획하는 것이 가장 좋다. 하루 일과 중 계획적인 휴식시간을 두어 환자가 피로하게 되거나 물리치료를 중단하게 되는 것을 방지하도록 한다. 물리치료의 중요성을 환자에게 설명한다.

4. 화가 많이 난 파킨슨 병 환자를 다루는 좋은 방법은 다음과 같다.
   - 환자가 좌절하고 화가 났음을 당신이 안다고 환자에게 알려준다.
   - 당신이 환자를 너무 밀어붙였다면 미안하다고 말한다.
   - 독립을 유지하기 위한 환자의 노력에 대해 격려하고 칭찬한다. 이러한 노력이 중요하다는 것을 강조한다.

5. 환자 기동성을 돕기 위해 필요한 사항들은 다음과 같다.
   - 기능유지를 위해 매일 운동하는 것 : 걷기, 수영, 스트레칭
   - 물리치료로 스트레칭과 자세 운동(posture exercises)
   - 걸음을 멀리 딛고 다리를 들도록 함.
   - "정지(freezing)"기 동안 발을 멀리 딛는다는 생각을 하도록 함.

CHAPTER 5 근골격계 건강문제 Musculoskeletal Health Problems

PATHOPHYSIOLOGY

PRETEST

1. ③	2. ④	3. ③	4. ①	5. ④
6. ④	7. ①	8. ①	9. ③	10. ①

1. 수영과 같은 유산소 운동은 환자에게 최대한도의 관절운동과 가동(mobility)을 유지시켜 줄 뿐만 아니라 관절의 긴장을 최소화해 준다. 테니스, 조깅, 배구와 같은 등장성 운동(isotonic exercise)은 환부관절의 과도한 긴장을 유발한다.
인지 수준: 적용
간호과정: 중재; *test plan*: HPM

2. 손의 Swan neck 변형은 류마티스성 관절염에서 특징적으로 나타나는 기형으로, 관절강내 섬유결합조직의 증가로 인한 것이다. RA환자는 아침에 30분~몇 시간 정도의 관절경직이 나타나며, 대칭적으로 관절이 침범된다. Heberden 결절은 골관절염의 특징적인 증상이다.
인지 수준: 적용
간호과정: 중재; *test plan*: PHYS

3. Aspirin은 요산배설 촉진제의 작용을 방해한다. acetaminophen, naproxen, ibuprofen은 급성 통풍으로 인한 통증에 대한 진통작용에 효과적이며, 요산배설 촉진작용을 방해하지 않는다.
인지 수준: 적용
간호과정: 중재; *test plan*: SECE

4. aspirin은 요산배설 촉진제의 작용을 방해한다. acetaminophen과 naproxen 및 ibuprofen은 급성통풍으로 인한 통증에 대한 진통작용에 효과적이며, 요산배설 촉진작용을 방해하지 않는다.
인지 수준: 적용
간호과정: 중재; *test plan*: SECE

5. 혈청 알칼리 인산효소(alkaline phosphatase)는 골세포의 활동증가로 인해 상승한다. 염증은 골에서 일어나며, 혈청내 WBC와 ESR은 증가하지 않고 staphylococcus를 발견할 수 없다.
인지 수준: 적용
간호과정: 중재; *test plan*: PHYS

6. 골육종은 성장기에 있는 남자에게서 흔히 발생한다. 골육종의 발생 가능성이 적은 순서는 중년의 남성, 50~60세의 여성, 가임기의 여성 순이다.
인지 수준: 적용
간호과정: 중재; *test plan*: HPM

7. SLE의 원인은 밝혀지지 않았지만, 어떤 환경적 요인이 증상의 발현과 관련이 있다. Procanamide(Procan SR)와 hydralizine (Apresoline)의 복용이 SLE와 관련이 있으며, 약물복용을 중단하면 증상이 호전된다.
인지 수준: 적용
간호과정: 중재; *test plan*: PHYS

8. 레이노(Raynaud) 질환은, 혈액순환의 감소로 인해 특징적으로 손가락 혈관에 spasm이 발생한다. 장갑은 추운 날씨에 손을 따뜻하게 보호해 줌으로써 환부에 혈액순환을 증진시킨다. 레이노 질환은 경피증의 일종인 CREST 증후군에 속한다.
인지 수준: 적용
간호과정: 중재; *test plan*: PHYS

9. 골수복(bone healing)의 초기단계 동안 가골의 과잉생성은 골의 크기를 증가시킬 뿐만 아니라 부목(splint)으로 작용한다. 가골은 골수복의 골화단계 동안 성숙된 골로 대치되며, 과도한 가골은 원래의 골형태를 회복하기 위해 재형성 단계 동안 재흡수된다.
인지 수준: 적용
간호과정: 중재; *test plan*: PHYS

10. 골절 후 즉시 부종이 발생하는 것 같지만, 골막은 탄력성이 없기 때문에 부종은 골절부위의 모세혈관압이 증가된 후에 발생한다. 이를 치료하지 않을 경우, 신경과 근육의 손상을 초래한다. 모세혈관압이 30mmHg가 되면 손상은 영구적이 된다. 구획 증후군의 초기단계 동안 맥박은 존재한다. 골절과 관련된 통증과 구획 증후군으로 인한 통증을 구별할 수 있는 한 가지 요인은, 구획 증후군이 발생할 때 진통제는 효과가 없다는 점이다.
인지 수준: 적용
간호과정: 중재; *test plan*: PHYS

POSTTEST

1. ③	2. ④	3. ①	4. ②	5. ②
6. ②	7. ③	8. ①	9. ④	10. ②

1. 골절을 입은 대상자의 간호에서 부종, 맥박, 배액을 사정하는 것은 중요하다. 그러나 진통제로 완화되지 않는 통증은 구획 증후군(com-partment syndrome)을 나타내는 가장 중요한 징후이다.
인지 수준: 적용
간호과정: 중재; *test plan*: SECE

2. 경피증(피부경화증)을 가진 환자에게 레이노 현상(Raynaud's phenomenon)이 나타날 때, 베타 차단제(beta blocker)가 최적요법이다. 서맥은 경피증의 특이적인 증상이 아니며, 심낭염이 있을 수 있지만 베타 차단제로 치료되지 않는다.
인지 수준: 적용
간호과정: 중재; test plan: PHYS

3. 고칼슘혈증(hypercalcemia)은 증가된 파골활동에 이은 파제트병(Paget's disease)의 합병증으로써 일어난다. 다른 검사들도 모두 비정상적인 수치이지만, 파제트병에 특이적인 것은 아니다.
인지 수준: 적용
간호과정: 중재; test plan: PHYS

4. 유잉 육종(Ewing's sarcoma)은 폐로 빠르게 전이되는 원발성 골종양이다. Ewing's 육종은 성장기 동안 남성에게서 호발한다.
인지 수준: 적용
간호과정: 중재; test plan: PHYS

5. 통풍성 관절염의 병태생리는 요산의 과다생산 또는 감소된 배설과 관련된다. 다른 보기들은 틀린 답이다.
인지 수준: 적용
간호과정: 중재; test plan: PHYS

6. 열거된 보기들은 골수염을 진단받은 환자들의 간호 계획에 중요하지만, 무균술 유지와 감염의 전파를 예방하는 것이 질병과정을 해결하는 데 결정적이다.
Maslow의 욕구단계에 의하면 보기 1이 가장 우선순위가 높은 것으로 확인되지만, 감염이 통증의 원인이다. 이런 질문에서는 문제의 원인을 생각하고, 그것을 우선순위 첫 번째로 두어야 한다.
인지 수준: 적용
간호과정: 중재; test plan: PHYS

7. 근이영양증의 증상은 보통 유아기때 나타난다. 환아는 동요성 보행(waddling gait)과 빈번한 낙상을 경험한다. 질병의 치료법은 없다. 근육은 점진적으로 약해지며, 대부분의 아동들은 10년 후에 휠체어를 타게 된다.
질병이 진행함에 따라 심근과 폐가 영향을 받아 심부전과 폐부전을 초래하게 된다. 이러한 합병증은 20대 이후 빈번하게 일어난다.
인지 수준: 적용
간호과정: 중재; test plan: PHYS

8. 관절연골은 관절운동을 하는 동안 마찰을 줄이고, 연골하골(subchodral bone)에 작용하는 압력을 완화시키는 역할을 한다. 골관절염에서 관절연골의 구성이 프로테오글리칸(proteoglycan) 생성의 장애로 인해 변화됨으로써 관절연골은 더 이상 본래의 기능을 수행하지 못한다.
인지 수준: 적용
간호과정: 중재; test plan: PHYS

9. 연구결과 DMARDs는 류마티스 관절염의 과정을 저지하는 역할이 입증되었으므로, 류마티스 관절염의 초기 치료요법으로 사용되고 있다. NSAIDs는 통증을 조절하기 위하여 DMARDs와 병행하여 사용된다. 코르티코스테로이드(systemic corticosteroids)는 부작용이 심하므로, NSAIDs의 효과를 더 이상 기대할 수 없을 때 사용된다.
인지 수준: 적용
간호과정: 중재; test plan: PHYS

10. 골다공증은 과다한 골흡수가 특징이며. 에스트로젠 수치가 낮아지는 폐경후 여성에게서 더욱 흔하게 발생한다.
인지 수준: 적용
간호과정: 중재; test plan: PHYS

사례 연구

1. 골절을 동반한 환자의 응급 간호는 다음의 내용을 포함한다.
   - 골절부위의 고정 : 골절부위를 고정하기 위해 단단한 것이면 무엇이든 사용될 수 있다; 골절부위를 단단한 면에 안전하게 묶기 위해 벨트를 사용할 수 있다. 사지는 고정되는 부위와 동일한 자세로 놓여져야 한다.
   - 출혈조절 : 출혈을 조절하기 위해 반드시 출혈부위를 압박해야 한다. 깨끗한 천을 사용할 수 있으면 출혈 부위에 천을 적용할 수 있다. 만약에 동맥이 절단되었다면 지속적으로 강한 압박을 가해야 한다.
   - 개방 골절이 있으면 상처를 깨끗히 한다. 개방 골절은 가능한한 상처 부위를 깨끗히 해야 하며, 뼈가 마르는 것을 방지하기 위해 개끗하고 젖은 수건을 적용해야 한다.

2. 간호사는 5P를 사정해야 한다.
   - 통증(pain)
   - 감각 이상(pareshesia)
   - 맥박(palses)
   - 창백(pallor),
   - 마비(Paralysis)

   사지를 상승시키고 첫 24시간 동안 얼음주머니를 적용한다; 석고붕대가 마를 때 까지 공기에 노출시킨 채로 유지하며, 베개를 대어 지지해 준다; 첫 48시간 동안 구획 증후군(compartment syndrme)의 증상과 증후를 사정한다.

3. 간호사에게 알려야 할 합병증과 석고붕대 간호에 관해 환자와 보호자를 교육한다.
   - 석고 붕대가 마르는 동안 베개를 대어 지지해 준다.
   - 통증의 증가, 움직임의 감소, 피부색의 변화, 손가락의 냉감, 감각상실, 그리고 부종증가가 나타나면 간호사에게 알린다.
   - 첫 24시간 동안 골절부위 위에 얼음을 직접 적용한다.
   - 석고붕대가 마르는 동안 석고붕대 부위를 올려 높이고 공기 중에 노출시킨다.
   - 석고붕대 가장자리 부분의 피부가 손상이 있는지를 확인하고 필요시 패드를 대준다.
   - 석고붕대 안에 물건을 넣지 않는다; 소양증 조절을 위해 찬 바람이 나오는 드라이어를 사용한다.
   - 석고붕대에서 삼출액의 배액이 있거나 냄새가 나면 간호사에게 알린다.

- 팔을 지지하기 위해 삼각건을 사용한다.
- 석고붕대를 건조하게 한다; 목욕하는 동안에는 플라스틱 봉지로 석고붕대를 덮는다.
- 특히 첫 24~48시간 동안 환자에게 통증이 있을 수 있음을 알려준다. 또한 통증을 조절하지 않으면 나중에 통증조절이 더욱 힘들어지므로 통증의 첫 증후가 있을 때 진통제를 사용할 것을 환자에게 교육해야 한다.

4. 구획 증후군은 대개 골절 48시간 후에 이어지는 극심한 통증이 나타난다. 심지어 압착 골절(crushing fracture)의 경우, 석고붕대를 적용하고 골절부위를 고정하면 통증은 48시간 이내에 감소되기 시작한다. 부종과 압박은 극심한 통증의 원인이고, 이러한 증상은 즉시 경감시켜야 한다.

5. 4번의 증상이 나타나면 의사에게 즉시 알린다. 사지를 사정하기 위해 필요하다면 석고붕대는 제거될 수 있다. 석고붕대를 제거하고 나면, 부종을 완화시키기 위해 사지를 올리고 얼음을 대준다. 그 다음, 석고붕대를 절개하거나 지지하거나 지시된 대로 근막절개술을 준비한다. 보통, 부종과 압박을 경감시키면 통증을 줄일 수 있다. 만약 이렇게 해도 통증이 경감되지 않는다면, 진통제를 투여해야 한다.

CHAPTER 6 눈, 귀, 코, 목의 건강문제 Eye, Ear, Nose, and Throat Health Problems

PATHOPHYSIOLOGY

PRETEST

1. ③	2. ③	3. ②	4. ④	5. ④
6. ②	7. ②	8. ①	9. ③	10. ③

1. 폐쇄각 녹내장은 갑자기 발병하여 급성 안면통과 안통이 나타나는 응급 상황이다. 무지개빛 광원, 둔한 안통, 야간 시각장애는 주로 개방각 녹내장과 관련된 증상들이다.
인지 수준: 적용
간호과정: 사정

2. 혼탁한 수정체는 백내장 발병의 증상이다. 백내장이 진행되면 적반사는 사라진다. 커튼이 드리워진 것처럼 보이는 감각은, 망막 박리와 관련된 증상이다. 안통과 복시는 백내장과 관련이 없다.
인지 수준: 적용
간호과정: 사정

3. 이물질은 제거하거나 만지지 말아야 한다. 가능한 한 고정시키고 상해받은 눈을 더 손상받지 않도록 보호하기 위해 가려야 한다. 눈을 가리는 데에 종이컵을 이용할 수 있다. 양쪽 눈을 가려서 안구의 움직임을 예방하는 것은 적합한 중재이지만 우선 이물질을 움직이지 않도록 고정한 후에 해야 한다. 물로 세척하는 것은 눈에 화학물질에 의한 화상을 입었을 때의 중재이다. Carbonic anhydrase inhibitor는 둔탁한 외상을 입은 후에 안압을 감소시키기 위해 사용된다.
인지 수준: 분석
간호과정: 수행

4. 전도성 청각 소실은 외이 또는 중이에서 일어나는 변화에 의한 결과이다. 보청기와 보조적인 청취도구(pocket talker같은)가 청력 소실을 개선시킬 수 있으며, 복원수술(reconstructive surgery)로 청력을 교정할 수 있다. 간헐적으로 높은 소음에 노출되거나 지속적으로 낮은 소음에 노출되는 경우에 코르티 기관의 모세포를 손상시킴으로써 감각신경성 청력소실을 일으킨다.
인지 수준: 적용
간호과정: 수행

5. Weber검사와 Rinne 검사는 전도성 청력 소실과 감각신경성 청력 소실을 구분하는 데 이용된다. 고막천자술은 중이에서 액체나 농을 흡인하여 급성 중이염의 원인균을 확인하기 위해서 사용된다. 동을 투조하는 방법은 부비동염 사정시 이용하는 진단 도구이다. 메니에르병의 진단은 전정-안구 반사를 평가하는 검사인 전기안진검사에 의해 확진한다.
인지 수준: 적용
간호과정: 사정

6. 급성 중이염은 수평으로 누워서 수유를 하는 아기와 흡연자가 있는 가정에서 사는 아기에서 높은 발병률을 보이는 것으로 알려져 있다. 10일~12일 동안 항생제를 지속적으로 투여해야 한다. 과일주스 섭취와 급성 중이염은 관계가 없다.
인지 수준: 적용
간호과정: 계획

7. 위축성 황반 변성은 중심 시력의 상실의 원인이 된다. 확대 기구와 조명을 밝게 하는 것이 안전 증진에 도움이 된다. 비록 laser photocoagulation이 삼출성 황반 변성에 효과적이지만, 위축성 황반 변성에는 치료방법이 없다. 황반 변성은 감염 과정이 나타나지 않기 때문에 항생제는 필요하지 않다.
인지 수준: 적용
간호과정: 계획

8. Pilocarpine(Pilocar)는 축동제이고 주로 녹내장에 처방되는 약물이다. Scopolamine(Hycoscine)과 atropine은 항콜린성 약물이며, epinephrine은 아드레날성 작용 약물이다.
이 세 가지는 모두 산동제이다. 산동제로 인한 동공 산대는 녹내장에서 금기이다.
인지 수준: 적용
간호과정: 분석

9. 연하곤란, 악취가 나는 호흡, 뜨거운 물이나 산성 음료수를 마실 때 느끼는 통증은 후두암의 흔한 신호이다. 만성 부비동염은 악취가 나는 호흡과 목의 타는 듯한 통증이 있다. GERD와 관상동맥질환은 상복부, 흉부의 통증이 있지만, 쉰 목소리나 목소리의 변화는 나타나지 않는다.
인지 수준: 적용
간호과정: 사정

10. 제시된 간호중재는 비강 출혈로 nasal packing을 한 대상자에게 모두 적합하다. 그러나 흡인의 위험이 높기 때문에 호흡 기능을 모니터하는 것이 필수적이다.
인지 수준: 적용
간호과정: 수행

POSTTEST

1. ①	2. ②	3. ④	4. ②	5. ②
6. ②	7. ③	8. ①	9. ③	10. ②

1. 폐쇄각 녹내장은 갑자기 시작되며 눈의 급격한 통증 시작이 특징이다. 통증은 대개 20분 정도 지속된다. 개방각 녹내장은 점진적으로 일어나며, 초기 증상이 없다. 통증은 백내장이나 망막 박리와는 상관없다.
인지 수준: 적용
간호과정: 분석

2. 메니에르병은 몇 시간 동안 지속되는 현훈, 오심, 구토, 변동적인 청력 소실과 관련된다. 이 병은 일측성이기 때문에 대상자는 청력 소실 정도를 종종 깨닫지 못하기도 한다. ③은, swimmer's ear를 나타내는 것이며 ④번은, 급성 중이염의 증상이다.
인지 수준: 적용
간호과정: 분석

3. 수정체 없으면 눈은 조절능력이 없다. 따라서 그러므로 계단을 오르거나 거리가 얼마나 떨어져 있는지를 판단하기 어렵게 된다. 따라서 안전을 위해 대상자는 계단을 오를 때마다 도움을 받아야 한다.
인지 수준: 분석
간호과정: 수행

4. 망막 박리는 통증이 없지만, 특히 출혈이 일어나면 부유물과 시력 상실이 나타난다. 결막하 출혈은 눈에 가해진 둔탁한 외상 때문에 일어난다. 무지개빛 광원은 녹내장의 특성이다.
인지 수준: 분석
간호과정: 사정

5. 진주종은 양성이며, 상피세포 찌꺼기가 가득 찬, 천천히 성장하는 중이의 종양이다. 치료하지 않은 진주종은 중이를 채울 정도로 커져서 고실을 파괴하여 심한 청력 소실을 일으킨다.
①번은, 메니에르병을 나타낸 것이다.
인지 수준: 적용
간호과정: 수행

6. 노화와 연관된 황반 변성은 50대 이후의 대상자들에게 시력 상실의 원인이 된다. 둔탁한 외상, 독소에 대한 노출, 알레르기는 황반 변성의 원인으로 알려져 있지 않다.
인지 수준: 적용
간호과정: 사정

7. 투조(transillumination)는 상악동과 전두동에 있는 체액을 감별하기 위해 사용되는 비침습적 검사다. Weber test는 전도성 청력 소실과 감각신경성 청력 소실을 구분하기 위한 검사이다. Fluorescein staining은 각막 찰과상을 확인하는 데 도움이 되며, caloric testing은 메니에르병에서 안구진탕을 평가하기 위해 이용한다.
인지 수준: 적용
간호과정: 계획

8. 코 출혈로 흘리는 혈액 소실 때문에 대상자는 두려워 할 수 있으므로 불안은 우선적인 간호진단이다. 비인두로 배액되는 혈액은 흡인의 위험도 있다. 감염 위험과 통증은 nasal packing과 관련되어 적절한 간호진단이지만 우선적으로 해야 될 것은 아니다. 의사소통 장애는 적합하지 않다.
인지 수준: 분석
간호과정: 분석

9. 후두암의 두 가지 주요 위험 요인은 오래된 흡연과 동시에 음주하는 경우이다. 비록 대부분의 후두암 대상자가 50~75세 남자지만, 나이가 들수록 위험도가 높아지는 것은 아니다. 후두 손상과 만성 부비동염은 위험 요인이 아니다.
인지 수준: 적용
간호과정: 분석

10. 감각신경성 청력 소실을 가진 대상자는 사회적 고립과 우울을 경험하고 위축감을 나타낼 수도 있다. 보청기 같은 확대 기구는 전도성 청력 소실 대상자에게 더 도움이 되며, 감각신경성 청력 소실 대상자에게는 유해한 소리를 확대시킬 뿐이다. 항생제는 감각신경성 청력 소실에 도움이 되지 않으며, 고막성형술은 중이 구조에 생긴 손상을 교정하기 위해 이용된다.
인지 수준: 적용
간호과정: 수행

사례 연구

1. 급성 메니에르병의 사정 결과는, 사례연구에 나열된 증상뿐만 아니라, 저혈압 · 발한 · 안구진탕을 포함한다. 현기증(vertigo)은 심각한 정도여서 대상자는 움직일 수 없고 바닥에 쓰러지기도 한다.

2. 급성 발현기의 의학적 중재는 오심, 구토, 울렁거림을 조절하기 위해 항콜린성 제제(예 scopolamin(Isopto Hyoscine), atropine(Isopto Artopine), 항구토제(예 prochlorperazine(Compazine), 중추신경계 억제제(예 diazep am(Valium))를 투여한다. 침상안정을 시키는 것뿐만 아니라 필요시 수액과 전해질 보충도 시작해야 한다.

3. 진단적 검사는 청력검사, X선검사, 전정의 CT scan, 전기안진 검사를 포함한다. 추가적으로 내이를 탈수시키기 위해 glycerine이나 속발성 이뇨제를 사용하여 청각 탈수 검사를 종종 하기도 한다. 이 검사 후에 일시적으로 증상이 호전되면 메니에르병으로 진단할 수도 있다.

4. 메니에르병은 3대 주요 증상인 현기증(vertigo), 이명(tinnitus), 청력소실(hearing loss)가 나타나는 내이의 만성적 장애이다. 이 장애의 원인은 알려지지 않았으며, 대개 한쪽 귀에만 영향을 준다. 증상은 막성 미로라고 알려진 내이의 부분에 체액이 축적됨으로써 일어난다. 급성 증상을 일으키는 요인들로 염분 섭취 증가, 스트레스, 알레르기, 월경전 수분정체 등이 있다.

5. 메니에르병 대상자를 위한 퇴원 교육은 다음과 같다.
- 발작이 임박한 증상 (예: 귀의 충만감, 이명 증가, 오심, 구토)
- 발작을 일으키는 요인을 피하도록 함(예: 스트레스, 피로, 깜박이는 조명, 소음, 빠른 몸동작)
- 충분한 휴식과 수면 및 이완술이 필요하다.
- 운전 중 만약 발작이 일어났을 때에 사용할 수 있는 안전 조치
- 염분 제한식이
- 혈관수축의 원인이 되는 물질 금지(예: 담배, 알코올, 카페인)

CHAPTER 7 소화기계 건강문제 Gastrointestinal Health Problems

PATHOPHYSIOLOGY

PRETEST

1. ①	2. ②	3. ④	4. ①	5. ②
6. ②	7. ④	8. ①	9. ②	10. ④

1. 맥버니점의 통증은 충수염 진단에 이용되며, 반동성 압통도 충수염 진단에 도움이 된다.
②와 ③은, 궤양에서 흔하고 ④는, 궤양성 대장염이나 게실염을 나타낸다.
인지 수준: 적용
간호과정: 사정; *test plan*: PHYS

2. 발열은 감염을 나타내며, ③과 ④는 제외된다. 충수염은 전형적으로 배꼽부위, RLQ 통증을 유발한다. 보통은 설사가 초래되지 않는다. 발열과 설사는 게실염에서 나타난다.
인지 수준: 적용
간호과정: 사정; *test plan*: PHYS

3. 헬리코 박터 파일로리 균은 염증과 궤양을 진행시키는 독소와 효소 증가의 원인이 된다. 그러나 타인에 전염되지는 않으며, 위산과 펩신의 분비 증가 등이 촉진요인이다.
인지 수준: 적용
간호과정: 사정; *test plan*: PHYS

4. 무거운 물건을 들면 열공성 헤르니아를 일으키는 원인이 된다. 식이는 지방과 자극적인 음식섭취를 제한하고, 유동식을 섭취하도록 한다. 중년 또는 노인에게 흔하다. 백인(fair-skinned)에게는 잘 발생하지 않는다.
인지 수준: 적용
간호과정: 사정; *test plan*: HPM

5. 변에 붉은 피가 섞여 배설되는 것은 좌측결장에 암이 있을 경우에 특징적이다. 우측결장암이나 위궤양에도 혈변이 있지만, 이 때는 검은색이고 타르 같다. 담낭질환인 경우는 혈변이 나타나지 않는다. 선홍빛 혈액은 치질에서도 보이지만, 이 문제와는 관계가 없다.
인지 수준: 적용
간호과정: 사정; *test plan*: HPM

6. 아스피린은 비스테로이드성 항염증제(NSAIDs) 중 하나로 프로스타글란딘에 영향을 미치기 때문에 궤양을 유발시키는 촉진요인이다. 많은 관절염 약물이 궤양을 촉진시킬 수 있기 때문에 의사의 진단을 받아야 한다.
인지 수준: 적용
간호과정: 수행; *test plan*: PHYS

7. 모두가 천공 증상이다. 환자가 쇼크에 빠지면 정맥허탈이 되기 전에 IV를 확보하는 것이 중요하다. 의사는 응급수술을 할 수도 있다.
①은, 환자가 천공의 위험이 있으면 low Fowler's position을 취해야 복부 내용물이 정상으로 소화될 수 있다. ②는, 걷는 것이 금기이고 ③은, 음식물에 대한 알레르기는 문제가 되지 않는다.
인지 수준: 적용
간호과정: 적용; *test plan*: PHYS

8. 이러한 통증은 궤양에서의 통증이다. 상복부 통증이 있고 위가 비었을 때에 통증이 악화되며, 음식물 섭취 후 통증이 감소한다. 담석증에서는 이러한 증상이 일반적이지 않다. 소화불량은 시나리오에 나타나 있지 않다.
인지 수준: 적용
간호과정: 사정; *test plan*: PHYS

9. 장폐색의 한 형태가 마비성 폐색이며 이는 정상적인 연동운동으로 장의 내용물의 운동이 감소되어 나타난다.
①은, 크론 질환과 궤양성 대장염의 위험요인이다. ③은, 결장암이나 게실증, ④는, 복막염의 위험요인을 나타낸다.
인지 수준: 적용
간호과정: 사정; *test plan*: PHYS

10. 위식도 역류 (GERD)는 상복부에 타는 듯한(burning) 통증을 유발하며 신맛이 나는 트림, 식후통증, 타액증가, 고창(flatulence)도 동반된다. 슬라이딩 열공성 헤르니아(sliding hiatal hemia) 증상은 GERD와 유사하지만 롤링 열공성 헤르니아(rolling hemia)와는 다르다. 소화성 궤양(PUD) 증상은 더 심하고, 위가 차 있을 때와 비었을 때가 다르게 나타난다. 궤양성 대장염 증상은 통증이나 장운동과 관계된다.
인지 수준: 적용
간호과정: 사정; *test plan*: PHYS

POSTTEST

1. ①	2. ②	3. ④	4. ②	5. ②
6. ②	7. ③	8. ①	9. ③	10. ②

1. 다리를 구부리고 옆으로 눕고, 맥버니점 통증과 반동성 압통은 충수염의 특징적 증상이다. 구토는 흔히 통증과 함께 나타난다. 충수염이 의심되면 관장을 절대로 해서는 안 된다. 수술을 해야 하면 NPO를 해야 한다.
인지 수준: 분석
간호과정: 사정; *test plan*: PHYS

2. 졸링거 엘리슨 증후군은 췌장, 위, 소장의 가스트린을 분비하는 종양에 의하여 펩신과 위산의 분비가 증가하여 발생한다. 이것은 소화성 궤양을 유발하기도 한다.
①은, 소화성 궤양의 병태생리적 원인 중 하나를 설명하고 있다. ③은, 장폐색에 대한 설명이며, ④는, 장의 부분적 염증인 크론 질환에 대한 설명이다.
인지 수준: 적용
간호과정: 분석; *test plan*: PHYS

3. 덤핑 증후군은 위내용물이 십이지장이나 공장으로 급속히 이동하여 연동운동의 증가나 장의 확장을 유발하는 증후군이다. 이것은 위절제술 후 일차적으로 발생하며, 궤양을 유발한다.
인지 수준: 적용
간호과정: 분석; *test plan*: PHYS

4. 헬리코박터 파일로리는 궤양의 주요 원인이며, 항생제로 적절히 치료된다. ①, ②, ④는 항생제에 대한 잘못된 설명이다.
인지 수준: 적용
간호과정: 수행; *test plan*: PHYS

5. 카페인은 산분비를 자극하고 하부 식도괄약근의 기능을 억제한다. 초콜릿은 카페인을 함유하고 있음으로써 카페인을 함유한 다른 음료나 음식물과 함께 제한하여야 한다. 양념이 많은 음식, 너무 뜨거운 음식, 흡연, 알코올은 금해야 한다.
인지 수준: 적용
간호과정: 수행; *test plan*: PHYS

6. 장관벽이 울혈되고 두껍게 변하였으며, 때때로 누공(fistula)이 형성되어 감염이 유발될 위험이 있다. 이러한 상태는 엽산, 칼슘, 비타민 D의 흡수불량과 결핍을 초래할 수 있다. 식욕부진으로 인하여 체중이 감소되기도 하지만, 대부분의 환자들은 체중감소가 왜 초래되는지를 알지 못한다.
인지 수준: 적용
간호과정: 분석; *test plan*: PHYS

7. 노인환자는 음식물을 적게 섭취하고 또한 섬유소와 비소화성 물질을 적게 섭취함으로써 식이를 통해 적절한 영양소를 얻지 못하기에 질병이 발생할 수 있다. 만성 변비가 초래된다.
인지 수준: 적용
간호과정: 분석; *test plan*: PHYS

8. 크론 질환 환자는 위장관암이 발생하기 쉽다. 치료이행을 하지 못하는 환자는 위험이 증가하므로, 크론 질환이 적절히 치료되도록 해야 한다.
인지 수준: 적용
간호과정: 사정; *test plan*: HPM

9. 위장관 질환을 가진 환자, 특히 위궤양 환자는 아스피린 계통의 약물은 절대로 복용하여서는 안 된다. 많은 진통제가 아스피린을 함유하고 있으며, 통증약물 투여 시에 대부분 마약성 진통제와 아스피린과 같은 비마약성 진통제를 함께 투여하기도 한다. 그래서 간호사는 진통제의 성분이 무엇인지를 알아야만 한다. hydrocodone은 schedule Ⅲ 마약성 진통제이다.
인지 수준: 사정
간호과정: 수행; *test plan*: SECE

10. 비위관삽입은 장관내 압력을 낮춤으로써 구토를 감소시키고 통층을 적게 함으로써 환자가 쇼크에 빠지지 않도록 한다. 이러한 방법은 수술이 시행되기 전까지만 할 수 있는 방법이다. 모든 중재가 적절하다. 그러나 구토시는 흡인이 되면 위험하며, 특히 의식상태가 감소된 환자에서는 더욱 그러하다.
인지 수준: 사정
간호과정: 수행; *test plan*: SECE

사례 연구

1. 간호사가 해야 하는 질문
   ① 어떤 증상 때문에 병원에 왔는가?
   ② 구토를 했는가? 다른 증상은 무엇인가? 증상은 언제 시작되었는가?

2. 객관적 자료 : 변의 색/굳기/특성, 통증 정도, 설사와 식사시간과의 관계, 복부를 촉진하여 압통부위 사정, 반동성 압통 체크(복막염, 충수염의 지표), Hb, Hct, WBC, Na^+, K^+, Cl^- 모니터링

3. 사회력 정보는 간호계획 수립 시에 필요함.
   ① 직장이나 가족내 스트레스, 흡연, 음주, 가족이나 지지체계 여부, 증상을 악화시키는 스트레스 요인, 흡연과 음주가 증상을 악화시키는가?
   ② 집으로 퇴원시 가족이나 지지체계의 도움이 필요한가?

4. 간호 중재 : 의사의 처방에 따른 지사제 사용, 피부간호 교육, 수분섭취를 모니터링하고 권장, 변기나 화장실을 손쉽게 이용할 수 있도록 함, 필요하면 방의 냄새제거제 사용, 매일 체중 측정

5. 다른 간호 중재 : 처방에 따른 코티코스테로이드 또는 면역억제제 사용, 저섬유식이, 휴식 증가, 불안 감소(휴식기간을 계획, 진통제 투여 시에는 과도한 자극을 방지, 설사 시는 프라이버시 지켜 줌), 수술이 요구될 때는 수술 준비, 교육(어떤 질병인가에 대하여, 가능한 합병증과 예방법, 약물과 부작용, 스트레스 감소 방법)

CHAPTER 8 간담도 건강문제 Hepatobiliary Health Problems

PATHOPHYSIOLOGY

PRETEST

1. ④	2. ②	3. ③	4. ③	5. ④
6. ③	7. ③	8. ①	9. ④	10. ②

1. 지방간은 라에넥 간경변증 경화(Laen-nec's cirrhosis)라고 알려진 알코올 섭취로 인한 주요 결과 중 하나이다. 지방 섭취, 지방의 체내 축적, 그리고 호르몬 상태 역시 지방간에 기여할 수 있다.
인지 수준: 적용
간호과정: 분석; *test plan*: PHYS

2. A형 간염은 급성이다. 그리고 미국에서 간염의 25% 정도를 차지한다. 보통 잠복기간은 15～40일 정도이다. 질병은 물의 분변 오염과 구강으로 감염되어 확산될 수 있다(주간 보호소 같은 곳에서).
인지 수준: 적용
간호과정: 분석; *test plan*: PHYS

3. 간문맥 고혈압과 간부전은 간경화의 후기 증상이다. 담석증과 담낭염에서는 통증, 음식 과민성, 구토가 동반된다. 췌장염은 등으로 방사되는 통증 ,약간의 심혈관계 변화, 저칼슘혈증이 나타난다.
인지 수준: 이해
간호과정: 사정; *test plan*: PHYS

4. 메페리딘(meperidine)의 작용시작은 10～15분이며, 모르핀의 시작시간은 20~60분이다. 두 약물 모두 중독 가능성이 존재한다. 데메롤(demerol)은 모르핀보다 진정작용이 덜하다. 가장 중요한 차이는 메페리딘은 오디 괄약근의 경련을 덜 일으키고 췌장의 휴식에 기여하는 것이다.
인지 수준: 적용
간호과정: 분석; *test plan*: PHYS

5. 환자는 폐렴과 탈수라는 진단 때문에 다시 뇌병증이 발생할 위험이 있다. 환자는 체액 부족과 전해질 불균형의 가능성이 있고, 이는 간성 뇌질환 발생에 기여한다. 단백질 섭취는 혈액내 암모니아 수치를 최소화(혹은 제거)하기 위해 제한해야 한다.
인지 수준: 분석
간호과정: 수행; *test plan*: PHYS

6. 간 경변은 실질 세포들 사이에 혈장 단백질의 형성을 방해하는 섬유성 조직이 형성된다. 혈장 단백질의 감소는 교질 삼투압을 떨어뜨려 전반적인 부종을 일으킨다. 모세혈관 압력의 증가가

병행될 때에 많은 양의 수분과 단백질이 복강 내로 이동되고, 이를 복수라고 부른다. 중력 때문에 수분은 가라앉고 장에 가스가 가득 차 있어서 사정 시에 이동둔탁음(shifting dullness)과 고음(tympany)이 발생한다.
인지 수준: 분석
간호과정: 사정; *test plan*: PHYS

7. 암세포는 효소 분비를 변화시켜 십이지장으로 흐르게 하고 지방과 단백질의 흡수장애를 일으킨다. 이러한 변화는 체중감소와 오심을 일으키고, 이는 암의 위치와 상관없이 췌장암의 공통적인 증상과 징후이다.
인지 수준: 지식
간호과정: 분석; *test plan*: PHYS

8. 담즙 생산이 감소될 때, 신체는 지용성 비타민의 흡수를 감소시킨다. 충분한 비타민K의 흡수 없이는 응고인자(clotting factor) II, VII, IX와 X는 충분한 양이 생산되지 않는다.
인지 수준: 적용
간호과정: 수행; *test plan*: PHYS

9. 후황달기(posticteric phase)는 황달 후에 나타난다. 증상은 감소하고 혈청 효소도 정상으로 회복되기 시작한다. B형 간염은 비경구적 · 성생활 또는 분만을 통해 전파된다. A형 간염은 대변-구강 경로로 전파된다. D형 간염은 빠르게 진행된다.
인지 수준: 응용
간호과정: 수행; *test plan*: PHYS

10. 합성 비흡수성 이당류인 chronulac은 장내 세균에 의해 유기산으로 대사되며, 삼투성 설사를 유발하여 암모니아를 형성하는 박테리아의 증가를 억제한다. 또한 chronulac은 설사 작용으로 설사를 일으켜서 암모니아를 비흡수성 형태로 변화시킴으로써 대장의 산도를 떨어뜨린다.
인지 수준: 분석
간호과정: 수행; *test plan*: PHYS

POST TEST

1. ④	2. ②	3. ①	4. ④	5. ②
6. ③	7. ④	8. ③	9. ②	10. ③

1. 췌장염의 원인에는 6년 이상의 과도한 술을 섭취한 알코올 남용과 고중성지방 및 고칼슘혈증이 포함된다. 췌장관에 위치한 담석은 폐쇄의 원인이 되며, 췌장 염증을 일으킨다.
①, ②, ③은 부적절하게 설명되었다.
인지 수준: 분석
간호과정: 분석; *test plan*: PHYS

2. 췌장의 손상이나 기능장애가 있을 때, 췌장효소들(phospholipase A, lipase, elastase)이 췌장 조직으로 유출되고 자가소화를 유발한다.
③과 ④는 췌장염의 원인이 될 수 있으며, ①은 이 상황에 적합하지 않다.
인지 수준: 이해
간호과정: 분석; *test plan*: PHYS

3. 췌장염일 때 lipase, amylase, glucose와 백혈구 모두 상승한다. 칼슘은 7~10일 동안 저하되며, 이는 심각한 췌장염의 증상이다. 이 문제는 검사결과와 정상범위에 대한 지식을 묻고 있다.
인지 수준: 분석
간호과정: 사정; *test plan*: PHYS

4. 출혈은 췌장염의 합병증이며 흔히 터너 징후(옆구리의 멍)나 쿨렌 징후(배꼽 주변의 멍)로 확인된다.
①과 ③은 췌장염에 적합하지만, 질문에 대한 답은 아니다. 시험을 볼 때 핵심을 파악해야 한다. ②는 적합하지 않다. 왼쪽 다리를 구부리거나 걸음으로써 통증이 완화된다.
인지 수준: 이해
간호과정: 사정; *test plan*: PHYS

5. ④도 적합하지만 간경화의 강력한 지표는 아니다. 소양증은 여러 가지 원인으로 발생할 수 있다. 수분 축적은 흔히 복수의 형태이므로 ①과 ③은 부적합하다. 간비대는 간이 커진 상태이며, 이는 정답이다. 비장 역시 비대해진다.
인지 수준: 적용
간호과정: 사정; *test plan*: PHYS

6. 간경화 환자는 응고인자를 소모하여 간은 충분한 응고인자를 제공할 수 없다. 프로트롬빈 시간은 혈액이 응고되는 데 필요한 시간을 나타내는 지표이다. 응고인자가 존재하지 않으면 출혈이 발생하기 쉽다.
인지 수준: 적용
간호과정: 사정; *test plan*: PHYS

7. 간염이 담즙 정체와 관련이 있지만, 가장 관련있는 것은 바이러스 감염이 있는 대상자이다. 전형적인 예로 대상포진을 가진 대상자이다. ①과 ③은 간염과 관련되지 않는다. 다른 원인으로는 알코올, 독소, 심한 간세포 손상이다.
인지 수준: 분석
간호과정: 사정; *test plan*: PHYS

8. A형 간염은 대변-구강의 경로로 전파된다. 이 바이러스는 구강인두 분비물(코와 목)에서 배출되어 사람 대 사람으로 직접 또는 대변으로 오염된 음식이나 물에 의해 전파된다. 식당 근무자가 A형 간염을 앓을 수 있고, 음식을 준비할 때에 음식으로 전파될 수 있다. ①, ②, ④는 B, C, D형 간염의 전파형태이다.
인지 수준: 적용
간호과정: 분석; *test plan*: PHYS

9. 전황달성 간염의 증상은 위에 제시된 것처럼 애매하며, 감기 증상에 가깝다. 의사는 보통 진단을 위해 검사를 요청한다. 이런 경우에 HBs 항원의 존재는 B형 간염 표면 항원이 이미 존재하기 때문에 환자가 질병의 활성기에 있다는 결론을 내리게 한다.
인지 수준: 분석
간호과정: 사정; *test plan*: PHYS

10. 복부초음파를 비롯하여 방사선 촬영과 컴퓨터단층촬영이 간암의 진단에 유용하지만, 혈청α-FP의 상승은 원발성 간세포성 암의 발견에 특징적인 표시자이다.
인지 수준: 적용
간호과정: 사정; *test plan*: PHYS

사례 연구

1. 이 대상자에서 췌장암의 위험요인은 연령과 흡연이다. 또 다른 위험요인은 공업용 화학물질, 환경적 독성 물질, 고지방 식이, 췌장염 및 당뇨이다.

2. 앙와위 시의 통증 · 황달 · 체중감소의 증상을 볼 때, 췌장암의 췌간부(body)이다. 황달은 췌장 두부암의 의미있는 증상이지만, 앙와위 시의 통증은 두부암의 증상과 일치하지 않는다. 췌장 미부암은 증상이 잘 나타나지 않는다.

3. 수술 전 간호중재에는;
- 신체적, 심리적 상태를 사정하고, 신체적 · 심리적 및 영적 중재가 포함된 협력적인 간호계획을 수립한다.
- 환자의 예민성을 평가한다.
- 환자와 가족에게 수술 후 간호에 대한 교육을 계획, 실시한다.
- 환자에게 일시적으로 중환자실에 머무르게 됨을 설명한다.
- 필요시 진통제 투여와 적절한 체위를 취해줌으로써 편안함을 제공한다; 췌장관의 경련을 유발할 수 있으므로 모르핀의 사용은 금한다.
- 오심과 구토를 사정하고 관리한다.
- 지시에 따라 검사결과를 확인한다.

4. 수술 후 간호 중재에는;
- 호흡상태를 관찰
- 소변량 관찰
- 심장 상태 관찰
- 상처 감염 예방
- 위장관 흡인의 개방성 유지
- 일정한 간격으로 진통제 투여; 췌장관의 경련을 유발할 수 있으므로 모르핀의 사용은 금함
- 일반화학검사 결과 확인
- 출혈, 저혈량성 쇼크, 간이나 신장 부전같은 합병증을 관찰

5. 이 대상자의 예후는 불량하다- 대부분의 췌장암은 첫 1년이 치명적이다. 증상들이 특징적이지 않고 진행이 느리기 때문에 대상자의 85% 정도는 말기가 될 때까지 진단받지 못한다. 췌장암은 드문 편이지만(미국내 전체 암의 3~4% 차지), 50~70세 사이의 성인에서 호발한다.

CHAPTER 9 내분비 및 대사성 건강 문제 Endocrine and Metabolic Health Problems

PATHOPHYSIOLOGY

PRETEST

1. ②	2. ①	3. ③	4. ②	5. ③
6. ②	7. ④	8. ③	9. ③	10. ①

1. 갑상선 기능 항진증은 갑상선 호르몬(TH)의 과잉으로, 신체는 식욕과 체온 및 산소 소비의 증가를 나타내는 대사항진 상태에 있게 된다. 갑상선 기능 저하증의 증상은 갑상선 기능 항진증에서 보이는 것들과 반대된다. 부갑상선증의 증상은 칼슘 수치의 장애와 관련되어 있다.
인지 수준: 분석
간호과정: 사정; *Test Plan:* PHYS

2. 체액량 상태와 신경학적 상태 및 통증을 사정하는 것이 중요하다. 그러나 갑상선절제 수술 후 즉각적인 우선순위는 기도유지이다. 호흡곤란은 출혈 · 부종 · 후두 손상 또는 tetany의 결과로 일어날 수 있다. 호흡 상태는 호흡수와 깊이 및 리듬 등을 사정해야 한다.
인지 수준: 분석
간호과정: 사정; *Test Plan:* PHYS

3. 약물의 효율적인 흡수를 위해, 갑상선 약물은 식사 1시간 전, 또는 식사 2시간 후에 복용해야 한다. 갑상선 기능 저하증의 평생 치료는 필수적이다. 양배추와 시금치 및 당근 같은 갑상선 호르몬(TH) 합성을 억제하는 음식들은, 과도한 양을 먹어서는 안 된다. 갑상선 약물은 불면증을 감소시키기 위해 아침에 복용해야 한다.
인지 수준: 적용
간호과정: 평가; *Test Plan:* PHYS

4. 고칼슘혈증은 부갑상선 기능 항진증의 일차적 합병증이며, 질병의 증상은 직접적으로 고칼슘혈증의 결과와 관련되어 있다. 많은 양의 생리식염수를 정맥 내에 주입하면 신장의 칼슘 분비가 증가한다.
calcium gluconate는 혈청 칼슘 수치를 증가시키고, tetany는 저칼슘혈증의 증상이다.
인지 수준: 적용
간호과정: 수행; *Test Plan:* PHYS

5. 정상 혈청 칼슘치는 8.8~10 mg/dL이다. 보충 칼슘의 치료적인 반응은 정상 칼슘치로 증명된다.
인지 수준: 분석
간호과정: 평가; *Test Plan:* PHYS

6. 쿠싱 증후군에서 나트륨의 정체로 부종과 고혈압이 나타나므로, 체액량 과잉은 적절한 진단이다. 치료는 정상 체액 균형을 회복하는 데 목표를 둔다. 불안과 지식결핍은 체액량 과잉 후에 나타날 수 있다.
인지 수준: 적용
간호과정: 분석;*Test Plan:* PHYS

7. 고혈압과 저칼륨혈증은 고알도스테론증의 가장 흔한 징후와 증상이다. 부신의 외과적 제거가 선택적 치료이다. 그러나, 이것이 불가능하다면, 환자는 고혈압을 치료하고 저칼륨혈증을 교정하기 위해, 칼륨을 배설하지 않는 이뇨제인 Aldactone으로 치료받는다.
인지 수준: 분석
간호과정: 수행; *Test Plan:* PHYS

8. 체중은 매일 사정해야 하고, 체중증가는 체액 정체를 나타내며, 즉시 보고되어야 한다. Corticosteroids는 면역 억제제이다. 그러므로 감염에 대해 주의 깊게 사정하는 것이 필수적이다.
추가로, 감염 같은 스트레스원에 대해 약물증가가 요구될 수 있다. 의료표시 팔찌(Medic-Alert bracelet)는 건강관리 제공자에게 에디슨병과 cortisol 치료에 대해 알리기 위해 권장된다. 손상을 예방하기 위해 안전한 조치가 장려된다.
인지 수준: 분석
간호과정: 평가; *Test Plan:* PHYS

9. 항이뇨 호르몬 분비 이상 증후군(SIADH)은 체액 정체와 저나트륨혈증을 유발한다. 교정은 체액과 전해질 균형을 회복시키는 데에 목표를 둔다. 불안과 손상에 대한 위험은 체액량 과잉에 의해 나타날 수 있다.
인지 수준: 분석
간호과정: 계획; *Test Plan:* PHYS

10. 제1형 또는 인슐린 의존성 당뇨병은 췌장의 베타세포에서 인슐린이 생산되지 않으므로, 인슐린의 평생 대체가 필요하다. 보기 ②, ③, ④번은 제1형 당뇨병에 해당되지 않는다.
인지 수준: 적용
간호과정: 평가; *Test Plan:* PHYS

POST TEST

1. ③	2. ③	3. ①	4. ②	5. ③
6. ①	7. ①	8. ②	9. ①	10. ④

1. 안구 돌출증은 안와 후방 조직에서 지방 축적의 결과로 일어난다. 그레이브스병을 치료하더라도, 이런 변화는 회복될 수 없다. 환자는 적절한 눈 관리에 대한 교육을 받아야만 한다.
인지 수준: 분석
간호과정: 분석; *Test Plan:* PHYS

2. 점액수종 혼수는 저체온, 저나트륨혈증, 저혈당, 유산산증, 심혈관계 허탈 및 혼수를 나타내는 생명을 위협하는 위기이다. 기도유지와 혈액순환이 우선순위이다.
인지 수준: 분석
간호과정: 수행; *Test Plan:* PHYS

3. 원발성 부갑상선 기능 항진증의 치료는, 부갑상선 절제술이다(부갑상선의 외과적 제거).
②, ③, ④는 원발성 부갑상선 기능 항진증의 치료방법이 아니다.
인지 수준: 적용
간호과정: 평가; *Test Plan:* PHYS

4. 저칼슘혈증과 tetany의 결과로 일어나므로, 저칼슘혈증과 관련된 손상 위험은 우선순위의 진단이다. 체액량 결핍에 대한 위험과 불안 및 지식 결핍은 손상보다 우선순위가 낮다.
인지 수준: 적용
간호과정: 분석;; *Test Plan:* PHYS

5. mitotane의 치료적 효과는 부신피질 활동을 직접 억제한 결과이다.
①은, modrastane은 당류 코르티코이드 합성을 차단한다. ②는, octreotide는 부신피질 자극호르몬(ACTH)을 억제한다. ④는 방사선은 뇌하수체를 파괴한다.
인지 수준: 적용
간호과정: 분석; *Test Plan:* PHYS

6. 환자는 양측의 부신절제술을 할 것이므로, 평생 corticosteroid의 대체는 필수적이다. 부신절제술 후에 환자의 aldosterone 수치는 정상으로 돌아온다. 그러므로 식이 제한은 필요하지 않게 된다.
인지 수준: 분석
간호과정: 평가; *Test Plan:* PHYS

7. 하이드로코르티손(hydrocortisone)은 부신부전증 환자에서 cortisol을 대체하기 위해 투여되는 약물이다. 갑작스런 호르몬의 투여 중지는 에디슨병 위기(Addisonian crisis)에 빠질 수 있다. Florinef는 염류 코르티코이드를 대체하기 위해 투여된다.
저나트륨혈증은 aldosterone 결핍에 의해 유발되고, 나트륨을 흡수하는 신장 세뇨관의 능력에 영향을 준다. 그러므로 식이에 소금 첨가가 권장된다. 인슐린 의존성 당뇨병은 에디슨병의 합병증이다. 그러나, 당뇨병이 에디슨병 위기를 일으키지는 않았다.
인지 수준: 분석
간호과정: 분석; *Test Plan:* PHYS

8. 항이뇨 호르몬의 결핍 때문에, 요붕증은 대량의 이뇨와 탈수를 초래한다. 항이뇨 호르몬(vasopressin)은 체액 정체를 증진시키고 체액의 균형을 이루기 위해 투여된다. 구강을 통한 수분섭취가 장려되고, 저장성 용액이 투여된다.
인지 수준: 적용
간호과정: 수행; Test Plan: PHYS

9. 갈색세포종 환자 수축기 혈압은 300 mmHg이 될 수 있고, 생명을 위협할 수 있다. 혈압의 사정이 우선이다. 소변 배설량과 신경학적 상태 사정은 혈압 상태 사정 다음이고, 포도당수치를 사정하기 위한 지시는 없다. 이 질병의 선택적 치료는 부신절제술이다.
인지 수준: 적용
간호과정: 수행; Test Plan: SECE

10. 환자는 건강관리 제공자에게 질병을 알려야 하고, 그리고 나서 건강관리 제공자에 의해 처방된 'sick-day rules'을 따라야 한다. 이는 처방대로 인슐린을 복용하거나, 처방대로 인슐린을 증가시키는 것, 여분의 수분섭취와 휴식 및 2~4시간마다 포도당을 사정하는 것 등을 포함한다.
①, ②, ③은 모두 환자의 올바른 반응이다.
인지 수준: 분석
Nursing Process: 평가; Test Plan: PHYS

사례 연구

1. 소아 당뇨는 췌장 베타세포가 기능 부전일 경우와, 혈당 농도를 잘 조절하지 못할 경우에 발생한다. 혈액 내의 포도당 농도가 증가하면 고혈당(hyperglycemia) 상태가 된다.
신체는 포도당을 필요한 만큼만 이용하고 나머지 부분은 제거한다. 당뇨환자는 혈당이 증가되며, 소변으로 포도당을 배출시킨다. 포도당이 소변으로 배출되기 위해 수분과 결합하여 신장으로 배설되므로, 소변량은 많아지고 갈증이 유발된다.
당뇨의 증상으로 공복감도 나타난다. 이는 탄수화물을 잘 활용하지 못하여 신체가 단백질이나 지방을 에너지 대체물로 사용하기 때문에 환자는 공복감을 느끼게 된다.

2. 가장 주요한 3가지 증상은 3다(다식, 다뇨, 다갈) 혹은 3P(polyphagia, polyuria, polydipsia), 저혈당의 증상(신경쇠약, 허약함, 어지러움, 혼수 가능성), 당뇨성 케토산증의 증상(과일향의 호흡 냄새, 호흡 변화, 극심한 피곤, 오심, 구토) 등이다.

3. 당뇨병은 가족력이 있다. 그러나 자가 면역 질환이기도 하고, 가족력이 전혀 없어도 발병되기도 한다. 16세 당뇨병 환자에게 당뇨병이 유전적 · 환경적 · 면역적 요소에 의해 발병할 수 있다는 것과 자가 면역 질환에 대해 설명하여야 한다.
환자 어머니를 수업에 참여시키고, 질문을 하게 하며, 걱정의 관심사를 질문하게 하여 진정시켜야 한다.

4. 인슐린 종류나 인슐린 작용이 최고에 달하는 시간(peak time)을 설명해야 한다. 속효성 인슐린(regular insulin)주사 후 저혈당 반응이 주로 오는 시간은 2~4시간 후이고, 지속성 인슐린(NPH insulin)의 경우는 8~12시간 경과 후라는 것을 설명하여야 한다.
속효성과 지속성 인슐린을 복합적으로 사용할 때 두 종류 인슐린의 peak time을 생각해야 한다는 점을 강조한다.

5. 대부분의 환자는 고혈당 증상을 경험한다. 특히 10대들은 항상 건강에 좋은 음식을 먹지는 않기 때문에 혈당 수치가 정상치 이내에 유지해야 함을 강조한다.
장기적으로 혈당이 높을 때 발생할 수 있는 당뇨병의 합병증을 강조해야 한다. 혈당 농도에 운동이나 음식의 소량섭취로 인해 저혈당이 발생할 수 있음을 교육해야 한다. 특히 수업 중에 글루코즈의 레벨이 떨어어지면 사탕이나 과일 및 콜라를 먹도록 교육시켜야 한다.

CHAPTER 10 신장과 비뇨기계의 건강문제 Renal and Urinary Health Problems

PATHOPHYSIOOLOGY

PRETEST

1. ②	2. ③	3. ④	4. ③	5. ②
6. ④	7. ③	8. ③	9. ②	10. ④

1. 신우신염은 신장조직을 포함하여 상부 요로계 감염을 일으킨다. 요도염, 방광염, 전립선염은 하부 요로계 감염을 일으킨다.
인지 수준: 지식
간호과정: 분석

2. *E.coli*는 90% 첫 번째 감염의 감염원이다. 간호사는 항생제에 대한 민감성을 검사하여야 한다.
인지 수준: 지식
간호과정: 분석

3. 남성 요로계의 해부학적 구조나 전립선액의 정균작용으로 인하여 남성환자들은 모두 요로계감염의 합병증을 고려해 보아야 한다.
인지 수준: 적용
간호과정: 사정

4. 소변에서 나쁜냄새와 흐린 색깔은 과도한 점액과 백혈구로 인한 것이며, 방광염의 일반적인 증상이다.
인지 수준: 지식
간호과정: 사정

5. 결석형성의 가장 위험 요인은 요로 결석에 대한 개인적 또는 가족력이다. 다른 요인들은 위험요인으로서 크게 작용하지 않는다.
인지 수준: 적용
간호과정: 사정

6. 적혈구 원주는 정상소변에서 나타나지 않으며, 이는 사구체 질환을 의미한다.
인지 수준: 적용
간호과정: 분석

7. 의사 또는 의료진들의 부주의가 원인이 되는 것은 신독성 약물, 방사선 염료, 수술 후 쇼크 등이다.
인지 수준: 지식
간호과정: 분석

8. 신부전 말기에서는 네프론이 90% 이상 파괴된다. 사구체 여과율은 20%보다 낮으며, 크리아티닌과 BUN이 상승한다.
인지 수준: 지식
간호과정: 분석

9. 대부분의 신질환에서 여과되어 혈액수치를 상승시키기 때문에 혈액질소 검사는 신장의 기능을 측정하는 첫 번째이다. 크리아티닌은 근육의 부피와 관련하여 생성되며, 신장 기능의 좋은 지표이다.
인지 수준: 지식
간호과정: 사정

10. 만성 신부전 2기에서는 신장의 실질조직이 75% 파괴된다.
인지 수준: 지식
간호과정: 사정

POSTTEST

1. ④	2. ③	3. ②	4. ①	5. ①
6. ①	7. ①	8. ②	9. ③	10. ③

1. 신결석에서 일반적으로 혈뇨가 보여진다. 백혈구와 단백질은 다른 비뇨기계 장애에서 일반적으로 나타난다.
인지 수준: 지식
간호과정: 사정

2. 성인 다낭성 신질환은 상염색체 우성 질환이다. 어린이에게서는 상염색체 열성 질환에 기인한다.
인지 수준: 지식
간호과정: 사정

3. 급성신우신염은 신장의 세균감염이다. 만성 신우신염은 무균성 감염이며, 대사, 화학적 또는 면역적 과정으로 진행된다.
인지 수준: 적용
간호과정: 사정

4. 고혈압은 신장 조직을 파괴시킬 수 있다.
인지 수준: 적용
간호과정: 수행

5. 베타 용혈성 연쇄상구균에 의한 인두 또는 피부감염은 급성 사구체신염의 촉진적 인자로 작용한다.
인지 수준: 이해
간호과정: 분석

6. 요도계 감염의 위험인자들은 여성, 노인, 요도계 폐색, 결석, 협착, 만성 질환, 전립선 비대, 전립선염, 피임기구 사용 및 불완전한 면역상태 이다.
인지 수준: 적용
간호과정: 사정

7. 사구체세포는 대식세포를 따라 초승달 모양으로 증식하여 보우만낭을 침식하고, 이에 사구체여과율을 떨어뜨린다. 이런 과정은 여러 가지 합병증을 유발시킨다.
인지 수준: 지식
간호과정: 분석

8. Sulfonamides는 폐색이나 박테리아뇨가 없는 급성이나 재발성 또는 만성 요도계 감염을 위한 약이다.
인지 수준: 이해
간호과정: 분석

9. 비타민 C는 pH5를 유지하거나 박테리아 성장억제를 돕는다. 다른 비타민들은 요도계 감염 예방에 대한 근거가 없다.
인지 수준: 적용
간호과정: 수행

10. 카페인과 알코올은 방광경련 및 점막의 자극을 증가시켜서 요도감염의 증상과 징후를 가중시킨다. 수분섭취와 세척은 요도감염을 돕지 못한다. 모든 항생제는 미생물의 저항을 예방하기 위하여 지시된 기간까지 복용해야 한다.
인지 수준: 적용
간호과정: 수행

사례 연구

1. L.J는 급성 신부전과 연관된 대사성 산증이다. 산증에서는 수소이온농도가 높으나, 대사노폐물과 함께 배설되지 못한다. 수소농도는 높지만 pH는 낮은 것을 기억해야 한다. pH와 중탄산이온농도는 낮으며, 이산화탄소는 정상이다.

2. 고칼륨혈증은 심부정맥을 유발한다. 정상적인 K 수치는 3.5–5.0mEq/L 이고, 낮거나 높은 경우에 심장은 비정상적으로 활동한다.

3. L.J는 급성신부전의 유지기이다. 대부분의 증상과 징후는 이 시기에 발현된다. 초기에는 증상이 거의 발현되지 않으며, 회복기에는 신기능의 호전을 보이게 된다. 이러한 기간은 1~2주 동안 지속된다.

4. L.J는 만성 심부전 또는 폐부종을 경험할 수 있다. 부종, 심잡음, 소변배뇨량의 감소는 이러한 장애를 암시한다. 급성 신부전에서의 심장의 변형은 심혈관계 질환의 원인이다.

5. 대상자의 식이는 수분의 정체로 인해 저염식이다. Na 제공은 고염과 저포타시움 수치시 K 교환을 위하여 사용된다. 주요식이는 단백질을 제한하고, 고탄수화물식이는 저단백일때 사용된다.

CHAPTER 11 남성과 여성의 생식기계 건강문제

Male and Female Reproductive Health Problems

PATHOPHYSILOGY

PRETEST

1. ②	2. ④	3. ①	4. ③	5. ④
6. ①	7. ③	8. ④	9. ①	10. ③

1. 귀두염은 포피의 염증으로 음경귀두에 통증과 부종을 일으켜서 배뇨곤란을 초래한다.
①의 질 분비물은 귀두염에 대한 답으로 옳지 않다. ③은 임질에서 일어날 수 있으며, ④의 요통은 많은 질병에서 나타나지만 귀두염에서는 나타나지 않는다.
인지 수준: 적용
간호과정: 사정

2. 전립선염은 전립선을 둘러싸고 있는 조직에 통증을 유발한다.
①은 임균감염을, ②는 포진 바이러스를, ③은 매독(2기)을 나타낸다.
인지 수준: 적용
간호과정: 사정

3. 2차 매독은 하감이 치유되게 되면 시작되고, 감염기로부터 6개월이 지나서 발진이 사라질 때가 되면 끝나게 된다. 그 다음 매독의 잠복기가 몇 년에 걸쳐서 지속될 수 있다.
답인 ②의 VDRL, RPR은 매독에서는 양성으로 나타날 것이다. ③은 결핵이나 HIV가 있다는 것을 나타내며, ④는 여성에게서 나타나는 비임균성 감염의 증상과 징후이다.
인지 수준: 적용
간호과정: 사정

4. 요도하열 수복은 포피를 이용하여 음경을 통해 귀두의 끝에 통로를 만들어 주는 것으로, 요도하열 수복을 하게 되면 성 상대자의 자궁경부 근처에 정자를 넣어 주게 될 것이다.
인지 수준: 적용
간호과정: 평가

5. 기능부전성 자궁출혈은 프로게스테론 부족으로 초래되며, 자궁 내막이 증식기에서 분비기로 성숙되지 못하게 한다.
기능부전성 자궁출혈은 불규칙한 월경 출혈을 일으킨다. 치료는 원인의 교정이 목표이며, 프로게스테론 보충이 처방이다.
인지 수준: 적용
간호과정: 분석

6. 하부 생식기계에 존재하고 있으면서, 잠재적으로 골반염을 일으키는 세균이 자궁 쪽으로 거슬러 올라가지 못하도록 질세척을 피해야 한다.
인지 수준: 적용
간호과정: 수행

7. 고환암 치료에 사용되는 항암치료와 방사선요법은 때때로 정자 수를 매우 감소시킬 수 있다. 환자가 아이를 갖기를 원한다면 치료시작 전에 정자은행을 고려할 수 있다.
인지 수준: 적용
간호과정: 수행

8. 카페인은 섬유 낭포성 유방질환을 촉발시키거나 악화시킨다. 다른 식이 요인으로는 알려진 사실이 없다.
인지 수준: 적용
간호과정: 사정

9. 처방된 doxycycline(vibra-tabs)은 클라미디어 감염에 흔히 사용되는 치료제이며, 다른 항생제와 마찬가지로 투약이 필요할 때까지 계속 주어야만 한다. 성적 접촉시마다 콘돔을 쓰면 성병 전염이 감소된다. 성적 접촉 시에는 감염 여부에 대해 알고 있어야 하며, 이를 위해 적절한 검사를 할 수 있어야 한다. 특히 이 점은 클라미디어 감염 시에 중요한데, 때때로 여성에게서는 증상이 나타나지 않기 때문이다.
초기에 발견하게 되면 골반염과 같은 합병증을 예방할 수 있다. 고환 자가검진은 고환암을 진단하는 것이 아니라 선별하는 것이다.
인지 수준: 적용
간호과정: 수행

10. 일차적 월경곤란증은 월경시에 시작되어 보통 평생 동안 계속된다. ①, ②, ④번은 이차적 월경곤란증이나 자궁내막증으로 일어난다.
인지 수준: 적용
간호과정: 분석

POSTTEST

1. ①	2. ④	3. ①	4. ④	5. ③
6. ③	7. ④	8. ③	9. ②	10. ①

1. 일차적 음부포진은 전신성 바이러스 혈증을 수반하며, 이 때 나타날 수 있는 합병증은 뇌염이다. 뇌염의 증상으로는 두통과 경부 강직이 나타나며, 세밀한 조사가 필요하다.
인지 수준: 분석
간호과정: 계획

2. 유방암 예방은 매달 유방 자가검진으로 시작한다. 유방 조영술은 40세 이후 매년 실시한다. 구강피임제는 유방암을 증가시키거나 혹은 감소시키지 않는다. 그러나 에스트로겐 대체요법을 오래 받을수록 유방암 발생 위험은 증가한다.
인지 수준: 분석
간호과정: 계획

3. 지속적인 방광세척은 경요도절제술 부위의 가장자리에서 피가 응고되기 전에 스며나온 피를 관류시켜 준다. 방광 내의 응괴는 카테터를 통한 소변의 흐름을 폐쇄시킨다.
인지 수준: 분석
간호과정: 계획

4. Lupron은 황체형성유리호르몬과 유사한 합성체로 에스트로겐 길항제로 작용한다. 이 약물은 자궁내막증을 가라앉혀 자궁내막증과 연관된 통증과 불임증을 감소시킨다. 가장 흔한 부작용은 홍조와 도한(night sweats)이며, 투약을 중지하면 없어진다.
인지 수준: 분석
간호과정: 계획

5. 귀두염은 불결한 위생 때문에 발생하며, 포피가 퇴축될 때(약 3세 경) 생길 수 있다. ②, ④번은 포경수술을 했기 때문에 틀린 답이 된다.
인지 수준: 분석
간호과정: 계획

6. 어린나이에 임신을 하고 2년 이상 수유를 하면 여성의 전 생애에서 유방암 발생위험은 감소한다. BRCA1와 BRCA2 유전자 변이는 유방암의 위험을 증가시킨다. 호지킨병 치료에는 보통 흉부방사선 조사가 포함되는데, 흉부방사선조사는 유방암 위험과 유방암 사망률을 증가시킨다. 연령은 유방암 발생의 요인이 되며, 연령이 증가할수록 유방암 발생률은 증가한다.
인지 수준: 분석
간호과정: 계획

7. 클라미디어 감염은 보통 증상이 나타나지 않는다. 그러나 결국에는 성교통, 월경곤란증, 하복통과 골반통, 연녹색의 질 분비물이 나오게 된다.
인지 수준: 분석
간호과정: 계획

8. HSV1은 무생물에서는 몇 분도 생존하지 못하며, 보통 생식기계 감염이기는 하지만, 구강에서도 발생한다. 성적 접촉이 가장 흔한 전염경로가 되며, 건강한 면역체계를 가진 사람들도 쉽게 감염될 수 있다.
인지 수준: 분석
간호과정: 계획

9. 양성 전립선 비대증 환자는 폭음을 할 때까지는 보통 증상이 나타나지 않는다. 폭음은 방광괄약근을 이완시켜서 방광을 비우기 어렵게 한다.
인지 수준: 분석
간호과정: 계획

10. 장막하 근종은 자궁의 외측에 위치하여 점막하 근종이나 근층 내 근종보다 월경 장애를 적게 유발한다. 그러나 근종의 크기나 무게 때문에 방광을 포함하여 골반내부에 기계적인 압박을 일으킴으로써 빈뇨와 긴박뇨를 초래한다.
인지 수준: 분석
간호과정: 계획

사례 연구

1. 전신마취를 하고 하복부 절개를 한다. 전립선을 제거하지만, 림프절은 그대로 둔다. 암이 전립선피막을 침범했다면 전립선 주변의 조직도 제거해야 한다. 수술 후 진통제를 투여하고 유지도뇨관을 삽입하게 될 것이다.

2. 제거된 조직에 대한 병리검사보고서는 질병의 정도를 나타낸다. 또한 암의 단계를 확인하기 위해서 Scan을 하게 될 것이다.

3. 노인기에 발생한 전립선암은 매우 느리게 진행되며, 대상자의 궁극적인 죽음은 암이 아닌 다른 원인으로 초래된다. 그 때문에 보존적인 치료를 사용한다.

4. 수술 후에는 방사선 치료와 화학요법을 할 가능성이 많다.

5. 3기 전립선암이라는 것은 암이 전립선 피막 외부, 정낭에 있을 수도 있다는 것을 의미한다. 그러나 아직 림프절이나 다른 기관으로 퍼지지는 않았다.

CHAPTER 12 면역학적 건강문제 Immunological Health Problem

PATHOPHYSIOLOGY

PRETEST

1. ②	2. ①	3. ④	4. ②	5. ②
6. ①	7. ③	8. ④	9. ③	10. ①

1. Pneumocystic carinii pneumonia는 AIDS와 관련된 가장 흔한 기회적 질환(opportunistic disease)이다. 진균(fungus)은 정상 면역 기능을 가진 사람에게는 병원균이 아니다.
인지 수준: 응용
간호과정: 수행; test plan: PHYS

2. 능동적 면역은 인체가 특정 항원(수두)에 대한 항체 혹은 면역 림프구를 직접 생성함으로써 얻게 된다. 모유 수유를 하는 아이는 수동적 면역을 얻게 된다. 면역글로불린 투여는 수동적 인공 면역을, 예방 접종은 능동적 인공 면역을 제공한다.
인지 수준: 응용
간호과정: 수행; test plan: PHYS

3. AIDS 환자는 대개 낮은 CD4와 높은 바이러스 부가(viral load)를 보인다. 치료적으로 원하는 방향은 높은 CD4 수치와 낮은 바이러스 부가 (정상적으로는 0으로 나옴)로 나타나는 것이다. 흔히 백혈구 수치는 감소로 나타난다.
인지 수준: 응용
간호과정: 수행; test plan: PHYS

4. 처음 ELISA 검사에서는 음성으로 나타날 수 있으며, 감염 6~12주 후쯤, 혈청전환(seroconversion)이 되면서 양성으로 나타난다. 이렇게 항체가 음성으로 나타나는 기간을 seroconversion window라 하며, 이 기간 동안에는 바이러스에 감염이 되었더라도 항체는 음성으로 나타난다.
인지 수준: 응용
간호과정: 수행; test plan: PHYS

5. Type I 과민성 반응은 아나필락시에서처럼 광범위한 항원-항체 반응에 의해 발생한다. 이 반응은 대개 즉시형이며, 항원-항체 반응에 의해 히스타민이 분비가 유도된다.
④는 수혈에서 발생하는 현상이며, ③은 type IV과민성 반응에 대한 설명이다. ①은 틀린 설명이다.
인지 수준: 응용
간호과정: 수행; test plan: PHYS

6. 자가면역은 자신의 것을 이물질로 인식하는 것이다. 면역계는 자신의 것을 인식하고, 이물질을 판정할 뿐만 아니라, 이들을 표적하여 파괴하는 기능을 한다는 추가적 설명이 필요하다.
인지 수준: 응용
간호과정: 수행; test plan: PHYS

7. 먼저 이러한 현상은 약물 복용 후에 나타나는 혈청병(serum sickness)임을 알아야 한다. 혈청병은 typeⅢ 과민성 반응으로서 IgG와 IgM 항체-항원 복합체가 혈액 내에서 순환하면서 나타나는 질환이다.
인지 수준: 응용
간호과정: 수행; test plan: PHYS

8. HIV 감염의 증상은 모호하고 비특이적이다. 기회감염(opportunistic infection)과 종양으로 인해 발생하는 HIV의 특징적 임상 증상은 치료를 어렵게 한다. HIV 감염은 성적 및 혈액 접촉에 의해 일어난다. 바이러스는 몇 년 동안 잠복의 상태로 있을 수 있기 때문에 HIV 감염을 항상 예측할 수 있는 것은 아니다.
인지 수준: 응용
간호과정: 수행; test plan: PHYS

9. 혈액 및 혈액세포를 포함한 액체만이 HIV의 전파 양식으로 판정되었다. 혈액을 수거하는, 특히 이동 혈액원 (인구 집단이 다양함)에서는 그 곳의 어떤 건강관리원이라도 위험에 노출될 수 있다. 적절한 장갑 끼기가 필수적이다. 상담원의 경우, 상담 과정 중 손으로 환자를 만지는 경우가 필요할 수도 있지만 이러한 행위로 HIV가 전파되지는 않는다. 현재까지 땀은 전파 양식으로 판정되지는 않았다. ELISA 검사는 타액을 다루는 검사이다.
인지 수준: 응용
간호과정: 수행; test plan: PHYS

10. 아낙필락시 반응 때에 후두 경련 및 기관지 수축이 나타날 수 있기 때문에 환자의 호흡기도에 대한 사정이 가장 우선적이며, 간호사는 먼저 환자의 기도를 유지해 주어야 한다. ABC (airway 기도, breathing 호흡, circulation 순환)를 기억해야 한다. 심박출량에 대한 것은 기도 유지 다음의 문제이며, 그 후에 감염에 대한 위험과 불안에 대처해야 한다.
인지 수준: 응용
간호과정: 수행; test plan: PHYS

POSTTEST

1. ③	2. ①	3. ②	4. ①	5. ④
6. ②	7. ③	8. ④	9. ②	10. ②

1. AIDS 환자의 증상은 악화와 완화를 반복하기 때문에 증상이 다양하게 나타난다. AIDS의 진단검사로 ELISA 검사에서는 항체에 대해 양성을 나타낸다. 백혈구 1,700은 중성구 감소증(neutropenia)을 의미하며, 이는 상황이 개선되었다고 볼 수 없다. CD4 수가 200~500임은 "면역이 억제된 상태"를 의미하며 200 이하는 명확히 심각한 면역 억제를 의미한다.
인지 수준: 응용
간호과정: 수행; test plan: PHYS

2. 알레르기 반응에서 흔히 호산구의 수는 증가되어 있다. ②에서의 백혈구 수는 정상치에서 조금 상승한 경우이며, ③에서의 단핵구 수는 정상치이다. ④에서의 호중구의 수는 정상 이상으로서 급성 감염을 의미한다.
인지 수준: 응용
간호과정: 수행; test plan: PHYS

3. 환자는 자신의 상태에 대해 충분히 우려하고 있기 때문에 간호사가 이에 대해 반응할 때에 단어 선택에서 매우 유의해야 한다. ②의 간호사 설명은 정확하지만, 급박함을 보이지 않으므로 환자가 악성종양 외의 다른 측면으로도 집중할 수 있게 한다.
인지 수준: 응용
간호과정: 수행; test plan: PHYS

4. 비특이적 염증 반응은 대개 국소적 반응이다. ②, ③, ④는 모두 전신적 증상을 의미한다.
인지 수준: 응용
간호과정: 수행; test plan: PHYS

5. 이러한 종류의 접촉성피부염은 지연형이며, type Ⅳ 과민성 반응에 해당된다. 이 반응은 항체-매개성 반응(antibody-mediated reaction)이기보다는 세포-매개성 반응(cell-mediated reaction)이며, 접촉 후 24~48시간 내에 나타난다.
인지 수준: 응용
간호과정: 수행; test plan: PHYS

6. 수혈 때 혈액형 (이 경우는 A형) 외 Rh 인자도 고려해야 한다. Rh 적합은 태아적아구증(erythroblastosis fetalis)을 예방하기 위해 단지 모체와 태아 사이에서만 유의해야 할 사항은 아니다.
인지 수준: 응용
간호과정: 수행; test plan: PHYS

7. 바나나 혹은 키위와 같은 과일 알레르기에 대한 과거력이 있는 환자에게서 라텍스 알레르기가 발생할 확률이 높다. 피부 건조함의 정도를 사정할 필요는 있지만, 라텍스 알레르기 발생과는 관계가 없다. ④ 또한 사정을 위해 중요한 정보가 되지만, 라텍스 알레르기에 대한 질문에 초점을 맞추기 위해서라면 과거에 수술 후에 현재 나타나는 증상들과 유사한 어떤 증상들이 나타났는가에 대해 질문해야 할 것이다.
인지 수준: 응용
간호과정: 수행; test plan: PHYS

8. 개가 짖는 듯한 기침 소리와 천식음(wheezing) 및 협착음은 아나필락시 반응에서 나타나는 기관지 수축과 부종의 임상적 증상이다. 아나필락시 반응에서 혈압은 하강하며(저혈압), 맥박은 빨라진다(빈맥).
인지 수준: 응용
간호과정: 수행; test plan: PHYS

9. 보조 T-림프구는 HIV 복제를 위해 감염되는 일차적 표적 세포이다. 바이러스는 보조 T-림프구를 파괴하는데, 이와 아울러 기억 세포 (memory cell)도 파괴되기 때문에 기회감염(opportunity infection)이 빈발하게 된다.
인지 수준: 응용
간호과정: 수행; test plan: PHYS

10. 경찰관과 원격진료소에 있는 간호사는 체액을 취급할 때 장갑을 끼는 것과 같은 예방의 표준 지침을 따를 것으로 예측된다. 비록 이들이 실수로 혈액과 접촉하였다고 하더라도 감염의 확률은 매우 낮다. 학교간호사는 감염의 위험이 높은 체액 접촉을 피해야 한다. 성적으로 활동적인 10대 청소년은, 특히 콘돔과 같은 보호가 없는 성적 활동일 경우, HIV 감염의 위험률이 매우 높다.
인지 수준: 응용
간호과정: 수행; test plan: PHYS

사례 연구

1. 기도 개방에 대한 사정이 즉각적으로 이루어져야 한다. (호흡수 및 깊이, 폐음, 호흡곤란, 협착음). 환자는 아낙필락시(type I 과민성 반응)의 초기 징후를 보일 수 있다. 비록 환자의 혈압이 정상 범위에 속하지만, 혈압이 정상치의 하한선에 속하면서 빈맥이 관찰되기 때문에 현 시점에서 사전행동을 시작해야 한다.
태흔(welts)으로 봐서는 분명한 국소반응이며, 환자의 불안은 아낙필락시와 연관되어 있을 수도, 혹은 그렇지 않을 수도 있다. 만약 기도가 개방되어 있지 않다면, 산소가 투여되어야 하며, 즉시 구강인두 혹은 비강인두 기도가 확보되어야 한다.

2. 우선 간호사는 환자의 정상혈압 범위를 알아야 하며, 또한 과거의 벌 자상 때 환자의 반응이 어떠하였는지를 비교하여야 한다. 만약 환자의 평상시 정상혈압이 현재보다 높다면, 간호사는 저혈압을 우려하여야 한다. 특별한 곤충에게 알레르기를 일으키는 환자는, 흔히 다른 곤충에 대해서도 유사한 반응을 나타낸다. 만약 이러한 반응이 과다하게 나타난다면 사전 처치를 시작해야 하며, 환자를 매우 면밀하게 관찰하여야 한다. 이러한 과다한 반응은 여러번 쏘였을 때 나타날 수 있다.

3. 약물치료로는 국소적 혹은 구강으로 항히스타민제를 투여하거나, 코르티코이드를 사용할 수 있다. 에피네프린은 기도 유지를 위해서, 혹은 환자가 심한 부종이 있는 경우에 투여하기 위하여 미리 준비해 두어야 한다.

4. (만약 환자가 이전에 벌에 쏘였을 때와 유사한 반응을 나타내었다면) 환자의 부인에게 남편은 곤충에게 물리거나 쏘이면 type I 과민성 반응을 나타내며, 앞으로도 항상 이러한 형태로 반응할 것임을 알려주어야 한다. 환자의 남편은 이제 알라겐에 감작되었기 때문에 앞으로 나타나는 각각의 증상들은 더 심하게 나타날 수 있음도 설명해 주어야 한다.
과도한 태흔은 말벌 무리 혹은 여러 마리에 의해 쏘였기 때문임을 강조하여야 한다. 항히스타민제가 환자의 증상 완화에 도움이 되며, 이 약물 때문에 환자가 졸리운 것임을 설명해 주어 환자의 부인을 진정시켜야 한다.

5. 환자에게 다음을 교육하여야 한다.
① 에피네프린이 미리 채워져 있는 주사기(Epi-pen)가 포함된 벌자상 키트(bee sting kit)를 항시 사용할 수 있도록 미리 준비해 둔다. 부인에게도 Epi-pen을 어떻게 투여하는지에 대해 교육한다. 만약 키트에 흡입기가 있다면 이것의 사용법에 대해서도 교육한다.
② 항히스타민 로숀 혹은 정제를 항시 사용할 수 있도록 미리 준비해 둔다.
③ 코르티코이드 로숀을 항시 사용할 수 있도록 미리 준비해 둔다.
④ 아낙필락시 반응에 대해 교육하며, 언제 응급차를 이용해서 환자를 이송할 것인지, 혹은 보호자가 운전하여 데리고 올 것인지등에 대해서도 교육한다.
⑤ 가능한 한 알라겐을 피하기 위한 전략에 대해 토의한다.
⑥ 의료표시 팔찌 (medic-alert bracelet)를 구입하여 항상 착용하도록 한다.
⑦ 현재 거주하고 있는 곳에 지방 응급서비스가 없다면, 다른 대안을 환자 부인에게 추천한다.
⑧ 아낙필락시 반응이 일어났을 때 해야 할 과정들을 차례대로 시범으로 보여주고 환자의 부인이 이를 그대로 다시 시범해 보이도록 한다; 먼저 기도를 개방하고, 환자를 높은 Flower 체위를 취하게 하며, 호흡수를 측정하고, 환자를 진정시킨다.

CHAPTER 13 감염성 질환 Infectious Health Problems

PATHOPHYSIOLOGY

PRETEST

1. ③	2. ②	3. ②	4. ②	5. ①
6. ①	7. ②	8. ③	9. ③	10. ②

1. 기회감염은 건강한 사람에게는 질병을 일으키지 못하는 미생물로 인하여 발생하는 감염이다. 면역기능이 저하된 경우에 발생한다.
   인지 수준: 적용
   간호과정: 사정

2. 항생제는 배양검사의 결과에 영향을 미칠 수 있다. 세균이 제거될 때까지 열이 계속될 것이며, 항생제 치료가 이 때 필요하다.
   인지 수준: 적용
   간호과정: 수행

3. 에리스로마이신은 마이코플라스마 폐렴이나 walking 폐렴의 치료에 가장 효과적이다. Vermox는 기생충 치료약이고, Aralen hydrochloride는 원충 감염에 사용되며, chloromycetin은 스피로헤타 감염에 사용된다.
   인지 수준: 적용
   간호과정: 사정

4. 병원균은 질병을 발생시키는 모든 미생물이다. 병원성은 미생물이 병원성 변화를 발생시키는 능력을 지칭한다.
   인지 수준: 적용
   간호과정: 분석

5. 바이러스는 역전사효소(reverse transcriptase enzyme)를 사용하여 자신의 RNA로 DNA copy를 만들고, DNA copy는 감염된 세포의 유전물질로 유입된다.
   인지 수준: 적용
   간호과정: 수행

6. 인플루엔자 바이러스는 호흡기 비말을 통하여 전파된다. 헤르페스 바이러스는 직접 접촉으로 HIV는 혈액과 체액으로 전파된다. 거대세포 바이러스는 기회감염성이다.
   인지 수준: 분석
   간호과정: 사정

7. 역학적인 연구에서 미국에서는 클라미디아가 가장 흔한 성병으로 조사되었다.
   인지 수준: 지식
   간호과정: 사정

8. 내독소는 보통 고압증기멸균으로 파괴되지 않는다. ①, ②, ④는 내독소에 대한 설명들이다.
   인지 수준: 지식
   간호과정: 분석

9. 리케치아는 진드기, 벼룩, 이의 기생충이다. 인플루엔자는 호흡기 비말로, 뇌염은 모기에 의하여, 이와 옴은 직접 접촉에 의하여 전파된다.
   인지 수준: 적용
   간호과정: 분석

10. 감염은 독력, 보유소로부터의 이동, 감수성이 있는 숙주로 침입이라는 예측 가능한 일련의 과정을 통하여 발생한다.
    인지 수준: 지식
    간호과정: 분석

POSTTEST

1. ①	2. ④	3. ④	4. ③	5. ③
6. ②	7. ③	8. ②	9. ③	10. ①

1. 협막은 병원성 세균의 침투력에 기여한다. 협박이 있는 세균은 항협막 항체에 의하여 코팅되어 있지 않는 한 탐식작용으로부터 보호를 받게 된다.
   인지 수준: 적용
   간호과정: 분석

2. 호산구중가증은 알레르기와 기생충 감염시 나타난다. 호중구는 급성 감염과 세균에 의하여 증가된다.
   인지 수준: 적용
   간호과정: 사정

3. 역학은 인구 집단 내의 다양한 건강상태 분포를 연구한다.
   인지 수준: 지식
   간호과정: 사정

4. 헤르페스는 바이러스로 직접 접촉에 의하여 전파된다. 항진균제는 효과가 없고, 침상 안정과 체온 측정은 보통 불필요하다.
   인지 수준: 적용
   간호과정: 수행

5. 에이사이클로비어는 항바이러스제로 헤르페스 바이러스의 치료약이다. 페니실린계통은 다양한 종류의 세균감염에 사용된다. 리팜핀은 결핵약이고 리바비린은 항바이러스제제이다.
인지 수준: 적용
간호과정: 수행

6. 흔히 호중구는 바이러스 감염이 있으면 감소하고, 세균감염에는 증가한다. 호중구감소증(neutropenia)은 항암제 치료와 면역억제로 인하여 발생할 수 있다. 회복이 되면서 환자의 호중구 수는 정상으로 돌아오게 될 것이다.
인지 수준: 적용
간호과정: 분석

7. 복부 팽만은 기생충 감염으로 발생할 수 있다. 객담의 혈액은 폐포를 통해 기생충이 이동하면서 발생가능하다. 마이코플라스마 폐렴은 세균성 폐렴과 비슷한 증상(기침, 피로, 수포음, 열)을 보인다. 스피로헤타는 열 · 목의 경직 · 림프절종대를 발생시키고, 리케치아 감염은 두통 · 오심 · 구토 · 근육통을 일으킨다.
인지 수준: 분석
간호과정: 사정

8. 프리온은 퇴행성 뇌질환과 관련이 있다. 바이러스와 마찬가지로 핵산이 없고, 병소는 흔히 한 종류의 장기에만 발생한다.
인지 수준: 지식
간호과정: 분석

9. 세균 감염이 있으면 호중구에 대한 수요가 증가한다. 미성숙 호중구(bands)의 비율이 성숙 호중구(segs)보다 증가하는데, 이는 감염이 심하고 지속되고 있다는 것을 의미한다. 이 현상을 흔히 왼쪽으로 이동(shift to the left)한다고 지칭한다.
인지 수준: 분석
간호과정: 분석

10. 라임병은 스피로헤타에 의하여 발생한다. 리케치아 질환의 다른 사례는 발진티푸스(typhus)와 록키산 홍반열(Rocky Mountain spotted fever)이다.
인지 수준: 지식
간호과정: 분석

사례 연구

1. 이 사례는 병원감염으로 분류되며 외과적 과정(수술)과 관련되었을 가능성이 있다. 드레싱 교환 시의 손씻기와 무균술이 최선의 중재이다.

2. 창상의 배양과 감수성 검사가 진단적 검사이다. 만일 이 검사가 양성이면 감수성이 있는 항균제를 투여한다. 결과가 음성이면 다른 검사를 추가해야 한다. 패혈증이나 폐렴의 가능성을 배제하기 위하여 CBC, 혈액배양검사, 감수성 검사, CXR가 필요하다.

3. WBC와 감별검사(differential)를 분석해 보아야 한다. 만일 이러한 감염이 존재한다면 세균이 원인일 가능성이 가장 높다. 호중구수 증가와 함께 WBC가 증가되어 있을 것이다(왜냐 하면, 발병 초기이므로).

4. 반코마이신(Vancocin)이 정균작용과 살균작용을 나타내므로 추천된다. "붉은목 증후군(Red neck syndrome)"은 주입을 서서히 함으로써 감소된다.

5. Quinupristin과 dalfopristin(Synercid), linezolid(Zyvox), 또는 vancomycin(Vancocin)과 gentamycin(Garamycin)의 복합투여(상승효과 나타냄)가 VRSA에 효과적이다.

CHAPTER 14 피부계 Integumentary System

PATHOPHYSIOLOGY

PRETEST

1. ①	2. ②	3. ②	4. ①	5. ④
6. ③	7. ④	8. ③	9. ②	10. ①

1. 보습제는 건조한 피부를 완화시키지만 소양증을 증가시키며, 건선이 더 악화되도록 유발한다. 거친 린넨이나 압력으로 피부를 세척하고 건조시키는 것은 찰과상을 야기할 수 있다. 지속적인 혈관폐색은 투약의 효과를 증가시키고 감염의 위험도 증가시킨다.
인지 수준: 적용
간호과정: 수행; Test Plan: HPM

2. 접촉성 피부염의 적절한 중재를 계획하기 위해서는 염증의 원인이 밝혀져야 한다. 원인의 제거는 치료법이 필수이다. 항히스타민과 하이드로코르티손 크림은 치료에 선택적이다. 과거력에 아무 단서가 없는 경우에, 피부 검사는 항원을 찾아내는 데 도움이 될 수 있다.
인지 수준: 적용
간호과정: 사정; Test Plan: PHYS

3. 이는 체내 침입된 사람과의 직접 접촉이나 모자 · 빗 · 감염된 사람의 머리빗 등의 공유로 전이된다. 교실은 접촉이 가능하고, 어린이들은 다른 급우가 이를 지니고 있는지를 모르기 때문에 최상의 전이장소가 된다. ①번과 ③번은 선택사항이고 ④번은 정확하지가 않다.
인지 수준: 적용
간호과정: 사정; Test Plan: PHYS

4. 이 질병은 실내에서 일하는 흰 피부를 가진 사람에게 10배 정도 흔하다. 이 사람들은 어린 시절에 심한 태양에 의한 화상으로 수포가 생긴 경험이 있고, 휴가 시에는 집중적으로 태양에 노출되는 경향도 있다. 간헐적이지만 집중적인 태양의 노출이 연속적인 태양 노출보다 손상이 크다는 점을 기억해야 한다.
인지 수준: 적용
간호과정: 사정; Test Plan: HPM

5. 전신적 범위의 화상에서 통증과 감각 수용체가 이미 파괴되었기 때문에 빛에 대한 통증감각은 더 이상 존재하지 않는다. 국소 부위의 화상이라 할지라도 통증이 존재하지 않을 수는 있지만, 이러한 외양은 보통 전신부위의 화상의 특징으로 묘사된다.
인지 수준: 적용
간호과정: 사정; Test Plan: HPM

6. 얼굴, 목, 또는 흉부의 화상은 몇 시간 내에 일어나는 부종으로, 인해 공기통로의 협착을 일으킬 수 있다. ABCs를 기억한다. (Airway, Breathing, and Circulation) 공기통로는 언제나 최우선 순위이다. 간호사는 피부 통합성, 혈압과 맥박, 통증을 사정할 수 있다. 그러나 이것들은 최우선순위의 사정요소들은 아니다.
인지 수준: 분석
간호과정: 사정; Test Plan: PHYS

7. 이의 두피감염은 머릿니나 서캐가 모발 공간에 부착된 것이다. 이들은 모발이나 목의 뒷덜미 근처에서 흔히 발견된다. 많은 수의 찰과상이 긁힌 상처에 이어 두번째로 목 뒷덜미 부근에 나타난다.
인지 수준: 적용
간호과정: 사정; Test Plan: PHYS

8. 환자가 이전에도 말벌에게 쏘여서 반응을 보인 적이 있다면, 급히 응급조치가 취해져야 한다. 반응이 예상된다면 확실한 시험이나 증상의 발달을 기다리지 말고 먼저 조치를 취한다. 통증은 혈압을 상승시키기도 한다. 한 번도 쏘인 적이 없는 환자라면 더 자세하게 사정되어야 한다.
인지 수준: 적용
간호과정: 사정; Test Plan: PHYS

9. 칸디다증 경구 발진은 자주 항생제를 사용한 환자의 박테리아 과잉성장으로 나타난다.
인지 수준: 적용
간호과정: 사정; Test Plan: PHYS

10. 사마귀가 상피세포 종양에 의해 유발된 바이러스성이라면 원래의 사마귀가 제거된 후에도 같은 장소나 혹은 다른 장소에 또다시 재발할 수도 있다. 면역은 5년 이후에도 사마귀를 더 발달시킬 수도 있다.
인지 수준: 적용
간호과정: 계획; Test Plan: PHYS

POSTTEST

1. ②	2. ③	3. ④	4. ①	5. ④
6. ①	7. ③	8. ②	9. ④	10. ③

1. 피부 통증, 간지러움이나 화끈거림은 심각할 수 있고, 파열이 생기기 전의 4~5일 정도에 시작된다. 몸체부위는 가장 잘 영향을 받는다. 곤충에게 물리면 아주 빨리 확산되며, 사마귀는 화끈거리거나 가렵지 않으며, 옴도 보통은 화끈거리지 않는다. 옴은 피부에 주름을 선형으로 형성한다.

인지 수준: 적용
간호과정: 분석; *Test Plan:* PHYS

2. 모낭염은 모낭의 감염 또는 화학적 자극제나 외상으로 인해 염증이 생긴 것이다. 이는 연쇄상구균에 인해 가장 흔하게 일어난다. 깨끗한 면도날을 면도시마다 사용하는 것이 재감염의 위험을 줄여 준다.
인지 수준: 적용
간호과정: 수행; *Test Plan:* HPM

3. 3가지의 진단들은 박테리아가 응집하거나 자라면서 국소부위의 감염을 유발하는 모낭에서 솟아오른 박테리아성 감염이다. 1~3번의 선택지는 정확하지 않다.
인지 수준: 적용
간호과정: 분석; *Test Plan:* PHYS

4. 농가진은 전형적으로 소포체나 농포를 형성하는 피부의 감염이다. 병소는 꿀빛의 장액을 분비하고 딱지를 이루며 단단하게 변해 간다. 농가진은 치료하지 않으면 빠르게 확산된다.
인지 수준: 적용
간호과정: 사정; *Test Plan:* PHYS

5. 건선은 스트레스가 악화 요인으로 작용하는 만성적인 질환이다. 건강한 생활습관이 요구되고, 균형잡힌 식이 · 잦은 운동 · 보통 정도의 알코올 섭취 · 금연 등이 권장된다. 질환은 다른 사람에게 전이되지 않는다 ; 피부의 수분 유지가 간지러움을 적게 만든다 ; 투약은 효과적일 수 있다.
인지 수준: 적용
간호과정: 수행; *Test Plan:* PHYS

6. 정상적으로 각질세포는 14일 이내에 피부의 외피층으로 이주시킨다. 건선은 이 과정을 4에서 7일 이내에 피부 표면에 두꺼운 부스러기를 가진 비정상적인 각질을 형성함으로 완결짓는다. ②, ③, ④번 선택지는 하얀 부스러기를 특징적으로 형성짓지 않는다.
인지 수준: 적용
간호과정: 계획; *Test Plan:* PHYS

7. 흑색종은 비대칭적 (A), 경계의 불분명 (B), 색상의 다양 (C), 지름 (D), 6mm보다 크다. ABCD 법칙은 어떤 피부 상태에든 적용해 볼 수 있지만, 악성 흑색종은 가장 심각하고 다음의 4가지 법칙에 의해 변화된다.
인지 수준: 이해
간호과정: 사정; *Test Plan:* PHYS

8. 귀금속을 제한하고 의류를 즉시 화상부위로부터 제거하는 것은 몸통과 사지의 원주부위의 협착을 예방하기 위해서이다. 손가락과 치료의 사정은 귀금속의 제거를 필요로 할 수 있긴 하지만, 주된 원인은 2번 선택지이다.
인지 수준: 적용
간호과정: 수행; *Test Plan:* SECE

9. 태양 화상과 같은 외피적인 부위의 화상은 피부의 상피층에만 국한되어 있다. 색상은 분홍색에서 밝은 빨간 색상이며 작은 통증성 물집이 형성된다.
인지 수준: 적용
간호과정: 사정; *Test Plan:* PHYS

10. 태닝과 햇빛 노출은 피부암의 감수성을 증가시킬 수 있지만, 대부분의 사람들은 자외선 차단제를 사용하거나 태닝을 중요하게 생각하지는 않는다.
인지 수준: 적용
간호과정: 계획; *Test Plan:* HPM

사례 연구

1. 간호사는 발진 발현시기를 질문한다. 질문에는 물집 발현전 부위의 통증, 가려움, 작열감 여부를 포함한다. 간호사는 수두 또는 면역과 관련된 진단여부를 확인한다. 모든 투약에 대한 질문에서 면역을 억제하는 약물을 확인한다.

2. 간호사는 피부의 장애와 범위를 검진한다. 진단시 피부과적인 문제인지 아닌지, 합병증이 없는지, 시각과 관계성 여부를 파악한다. 만약 눈이 포함되면 응급치료를 요하며 의뢰가 필요하다. 노인을 포함하여 통증에 따른 통증관리에 대한 사정 기본이다.

3. 수두 감염후 기저핵에 남아 있는 Herpes zoster는 수두가 다시 발생하는 데 원인이 된다.이러한 바이러스 감염은 피부절에 나타나며 2주 안에 소멸된다. 항바이러스제는 짧은 질환기간 동안 필요하며 가려움과 통증완하를 돕는다.

4. 통증과 감염 및 염증 완화가 치료의 목표다. over-the-counter의 비스테로이드계 약물(NSAIDS)은 통증과 발열에 권유된다. 구강 항바이러스제는 사용할 수 없다: valacyclovir HCL(Valtrex) 1gm 하루 3회 7일 동안: famiciclovir(Famvir) 500mg 하루 3회 7일 동안; aysyekloever(Acyclovir) 800mg 하루 5회 7일 동안. 항히스타민 또는 코티코스테로이드 같은 가려움 억제 약물은 가려움과 상처를 감소시키게 된다.

5. Burows 용액 또는 cool tap water를 사용한 습포적용은 빠른 효과를 위해 사용된다. 2차감염을 예방하기 위하여 긁어서 상처를 내는 것을 피한다. 3일 동안 추후관찰을 해야 하며, 일주일 후에 질병의 상태를 확인해야 한다. 발열, 오한, 통증의 증가, 삼출물은 즉시 보고해야 한다.
대상자는 그들 가족 중의 신생아, 임산부, 면역억제환자들과의 격리가 필요하다. 수두를 전혀 경험하지 않은 사람들에게 감염될 수 있음을 설명한다. 일반적으로 질환은 회복되지만, 피부에 흉터가 남는다.

CHAPTER 15 혈액학과 종양학 Hematological and oncological Health Problems

PATHOPHYSIOLOGY

PRETEST

1. ③	2. ①	3. ②	4. ④	5. ①
6. ②	7. ③	8. ③	9. ①	10. ③

1. 대뇌조직 저산소증은 일반적으로 현기증과 관련되어 있다. 현기증 대상자에게 가장 큰 위험가능성은 특별히 이동에 따른 손상이다. 휴식과 활동을 유지하기 위한 계획은 대상자의 피로수준 때문에 빈혈대상자에게 중요하다. 하지만 가장 중요한 것은 안전이다.
인지 수준: 적용
간호과정: 수행; *Test Plan:* SECE

2. 주요한 다발성 골수증의 합병증은 뼈통증, 고칼슘혈증, 신부전, 빈혈, 그리고 손상된 면역반응이다. 그런데 그것은 뼈골수와의 관련된 악성 혈장세포에 의해 분비되는 물질의 조직적인 영향의 결과이다.
인지 수준: 이해
간호과정: 분석; *Test Plan:* PHYS

3. 골수형성이상 증후군은 급성 골수성 백혈병으로 진행된다. 그것은 흔히 치료가 어렵고 예후는 나쁘다. 유전성은 없고 백혈병의 전조로 불린다.
인지 수준: 이해
간호과정: 분석; *Test Plan:* PHYS

4. 골수 생검과 천자는 AML의 진단에 결정적이다. Auer rods의 존재는 AML의 징후다. 척수액에 있는 백혈병 세포의 존재는 급성 림프성 백혈병(ALL)에서 더욱 일반적이다. 요산과 LDH(lactic dehydrogenage)은 AML에서 증가되지만, 그것이 그 질병의 징후는 아니다.
인지 수준: 적용
간호과정: 사정; *Test Plan:* PHYS

5. 1번 선택은 단백질, 엽산, 철분, B_{12}가 많은 음식을 포함한다. 그런데 이들은 적혈구생성을 위해 필요하다. 2번, 3번, 4번은 소량을 포함한다.
인지 수준: 적용
간호과정: 사정; *Test Plan:* PHYS

6. 근육투여는 정맥내 투여할 경우에 아나필락스(anaphylaxis)의 가능성 때문에 권한다. 둔부 근육은 크고 왕성한 혈관근육이기에 관리에 있어서 가장 좋은 수단이다. Z-track 방법은 피하조직으로 침윤병소가 원인이 된 피부와 조직 괴사를 예방하는데 더욱 좋다.
인지 수준: 적용
간호과정: 수행; *Test Plan:* PHYS

7. 혈소판 응집은 출혈부위에 혈소판 플러그(plug)를 형성하지만, 섬유소는 혈소판 플러그(plug)을 강화한다. 응고요소의 결핍은 응고반응과 안정된 응고형성 능력을 손상시킨다.
인지 수준: 적용
간호과정: 분석; *Test Plan:* PHYS

8. 악성 빈혈은 신체의 비타민 B_{12} 흡수장애가 원인이 된다. 이것은 위액 내에 내적인자의 결핍이 그 원인이다. Shilling 검사는 환자의 비타민 B_{12}의 흡수능력을 측정함으로써 악성 빈혈진단의 내리는 데 도움이 된다.
인지 수준: 적용
간호과정: 분석; *Test Plan:* PHYS

9. 겸상세포 위기로 인한 통증은 주로 허혈(ischemia)과 조직 경색으로 모세혈관 폐쇄와 관련된다. 흔히 탈수는 점성 증가에 원인이 되지만, 통증의 가장 주요한 원인은 겸상 적혈구로부터의 혈관 폐쇄이다.
인지 수준: 적용
간호과정: 사정; *Test Plan:* PHYS

10. 호중구감소증이 있는 대상자는 염증성 반응이 나타나지 않는다. 일반적으로 열은 감염의 첫 번째 징후이다. 1번과 2번, 그리고 4번은 모두 사실이다. 하지만 호중구감소증이 있는 대상자가 큰 감염 위험에 있는 이유를 설명한다
간호과정; 분석
간호과정: 분석; *Test Plan:* PHYS

POSTTEST

1. ①	2. ③	3. ①	4. ③	5. ③
6. ②	7. ④	8. ①	9. ②	10. ①

1. 일반적으로 대뇌 조직 저산소증은 현기증과 관련되어 있다. 대뇌 저산소증의 위기 인식후, 신체는 산소를 포함한 혈액을 기관으로 보내게 된다.
인지 수준: 적용
간호과정: 사정; *Test Plan:* PHYS

2. 대략 CML 환자의 95%가 필라델피아(Philadelphia) 염색체 양성이다. 염색체 9번과 22번 염색체의 장완 부분이 전좌를 나타낸다.
인지 수준: 적용
간호과정: 분석; *Test Plan:* PHYS

3. 출혈위험은 생검과 천자 후 발생할 수 가장 큰 위험이다. 많은 대상자는 응고력에 변화가 있다. 또한 감염위험을 고려하면서 무균상태에서 진행되므로 출혈보다 덜 위험하다.
인지 수준: 적용
간호과정: 사정; *Test Plan:* PHYS

4. 간과 같은 내장(organ meat)은 녹색잎의 채소나 계란 노른자와 마찬가지로 철분의 좋은 공급원이다. 순수곡물인 빵 역시 철분을 포함하고 있지만, 내장과 같이 많은 양은 아니다.
인지 수준: 적용
간호과정: 수행; *Test Plan:* PHYS

5. 4번은 백혈구와 관계가 있다. 응고형태가 연속단계모양으로 형성되는 데 돕는 혈소판이 감소되기 때문에 혈소판이 20000개 이하일 경우 환자의 심한 출혈위험을 증가시킨다.
인지 수준; 분석
간호과정: 분석; *Test Plan:* PHYS

6. 백혈병은 골수에서의 비정상적인 백혈구 생산으로 비롯되며, 정상적인 골수성분을 대치한다. 림프와 골수에 원인으로 나타날 수 있다. 백혈구는 기능 수행에 있어서 흔히 미숙하고 무능력하다.
인지 수준; 지식
간호과정: 분석; *Test Plan:* PHYS

7. 겸상 세포의 특징은 일반적으로 소견이 없다면 경한 상태이다. 대상자는 질병의 보균자로 고려되고, Hb S의 존재를 결정하는 원인에 대해 유전 상담이 요구된다. 스트레스가 겸상 세포위기를 나타낸다.
인지 수준: 적용
간호과정: 계획; *Test Plan:* HPM

8. 첫 번째 약물치료는 혈소판 응집에 영향을 줄 수 있으므로 출혈 경향이 있는 대상자에게는 피해야 한다. 가정에서 대상자가 새로운 약물치료를 할 때마다 이루어지는 모든 약물치료의 재사정이 수행되어야 한다.
인지 수준: 적용
간호과정: 수행; *Test Plan:* PHYS

9. 혈우병은 장기적 또는 단기적으로 과도한 출혈의 결과로서 긴 응고시간으로 인해 유전적 응고요소 장애의 특징이 있다. 여성 매개자에 의해 유전되는 X-와 결합된 열성 형질의 특징을 가지고 있으며, 흔히 남성에서는 관절 기형과 잠재적 장애와 관련된 혈관절증혈의 결과로 관절에서 이루어지는 자연적인 출혈이 나타난다.
③은 von Willebrand 질병인 혈우병의 특별한 형태이며, ④는 악성 빈혈이다.
인지 수준: 이해
간호과정: 수행; *Test Plan:* PHYS

10. 악성 빈혈로서 사정은 부드럽고 두꺼운 붉은 혀와, 끝부분에서 마비나 쑤심과 같은 상태, 그리고 균형을 잡는 데 있어서의 어려움과 척수손상으로 진행되어 공간에서 위치를 확인하는 어려움을 관찰한다.
인지 수준: 적용
간호과정: 사정; *Test Plan:* PHYS

사례 연구

1. 간호진단은 다음의 사항을 우선 고려해야 한다. 감염의 위험: 과립구순환의 감소로 인한 2차적 급성 림프구성 백혈병과 치료와 재생능력의 감소로 인한 2차적 당뇨병 발생시 상처의 위험: 혈소판 순환의 감소로 출혈이 증가하여 2차적 급성 림프구성 백혈병의 발생, 비효율적 기도의 청결: 점액질의 증가, 2차적 방어력의 감소, 증가된 휴식, 연령 대비 영양소의 변화: 대사활동증가에 따른 신체 요구량에 비해 부족한 영양섭취로 인한 2차적인 급성 림프구성 백혈병, 화학요법과 호중구 감소증으로 인한 구강점막의 변화, 암진단에 의한 행동의 변화, 암진단으로 인하여 죽음에 대한 두려움과 슬픔의 기대반응, 환자의 과립구가 감소하여 (AGC = 990) 가장 흔한 사망의 원인이 된다.
감염의 위험은 다른 진단보다 위험하므로 첫번째로 유의해야 한다. 이 환자는 이미 petechia를 앓았기 때문에 혈소판수(12000/㎣)가 감소되었을 것이다. 출혈은 합병증과 관련하여 두번째로 고려되어야 한다. 또한 체중이 10 pound 감소하였으므로 환자의 영양에 관한 간호도 중요하다.

2. 환자의 AGC 또는 ANC는 매우 낮다. AGC는 (WBC%bands + %segs)로 계산하며, 정상적으로 1000보다 높아야 한다. 9000 (0.01+0.10) = 990인 경우 환자는 기회감염에 대한 감수성이 높다. 환자의 과립구가 감소하면 감염에 대한 1차적 방어막을 상실하게 된다. 호중구는 감염부위에 처음 접근하여 침범된 조직을 분해하고 염증반응을 일으킨다. 열은 이러한 환자들의 감염에 대한 유일한 징후이다.

3. 감염시에 나타나는 온도의 상승, 오한, 인후통, 기침, 배뇨시의 작열감, 직장과 질의 가려움 또는 과민성 등의 증상을 관찰한다. 활력징후를 모니터하고 4시간마다 산소를 투여한다. 오한, 빈호흡, 빈맥, 불안정, PaO_2의 변화, 저혈압 등의 온도 변화와 관련된 증상을 사정한다. 체온은 감염상태에서 일반적으로 상승한다. 그러나 백혈병 환자는 체온에서 변화된 증상이 나타날 것이다. 패혈증은 비정상 활력징후의 기전이 발생할 것이다. 저혈압은 패혈증에서 뒤늦게 나타나는 증상이다. 노란색의 객담과 hickman 카테터에 나타난 붉은색은 감염의 중요한 징후이다.

4. 환자의 치료로 prednisone이 포함된다. 스테로이드 요법으로 인해 간의 glycogen의 분해가 증가하고, 그 결과 혈액의 glucose 수치가 증가한다. 결과적으로 환자의 glucose수치와 DM의 관리를 위해 인슐린 수치의 조절이 필요하다. 모세혈관의 glucose 수치의 관찰과 인슐린 주사의 주사바늘로 피부에 심한 손상을 주지 않도록 유의해야 한다. 백혈병 진단으로 인해 환자는 감염에 감수성이 높고 DM진단으로 치료가 지연될 것이므로, 간호사의 주의깊은 관찰이 요구된다. 모세혈관 혈액 글루코스 검사는 최소화하며, hickman 카테터로부터의 혈액 샘플을 채취한다. 하지만 적은 양의 샘플이 요구되므로 위험부담이 높다.

5. 보호자는 병원에 오랫동안 입원하기보다는 빠른 퇴원을 결정하는 편이 낫다. 대부분의 환자들은 그들의 화학요법을 집에서 받기를 원한다. 이 환자는 자식들이 각지에 흩어져 있고 남편은 직업상 출장이 잦기 때문에, 간호사는 가족들이 퇴원 후에 어떻게 환자를 돌볼 것인지 이야기하고 교육해야 한다.

또한 hickman 카테터와 집에서 노출될 수 있는 감염의 최소화 등을 교육한다. filgrastin (Neupogen), epoetin alfa (Procrit), methotrexate (MTX) 등의 약물과 인슐린 주사 등 퇴원 후에 필요한 관리사항을 교육한다.

CHAPTER 16 유전과 발달에서의 건강문제 Genetic and Developmental Health Problems

PATHOPHYSIOLOGY

PRETEST

1. ②	2. ④	3. ①	4. ②	5. ①
6. ④	7. ①	8. ③	9. ②	10. ①

1. 헌팅톤 무도병(빠르고 갑작스런 움직임)을 가진 개인은 유동액을 삼키는 데 어려움이 있기 때문에 진하지 않은 유동액에는 잠재적 흡인의 위험이 따른다.
인지 수준: 응용
간호과정: 수행; *test plan:* PHYS

2. 다운증후군 환아는 느리지만 "신뢰감 대 불신감"으로 같은 1단계를 할 수 있다. 그러므로 간호사는 주된 돌봄자와 환아 사이에서 연속적인 발달에 집중해야 한다.
인지 수준: 적용
간호과정: 사정; *Test Plan:* HPM

3. 결합조직 병변인 마르팡 증후군은 대동맥 결함이 있을 수 있다. 그러므로 대동맥 파열 혹은 절개가 나타날 수 있다. 이는 사망의 초기 원인이 된다.
인지 수준: 적용
간호과정: 분석; *Test Plan:* PHYS

4. 피부백반증 1형은 상염색체 열성 질환이다. 양쪽 부모가 선천적 질환을 자녀에게 유전하는 보인자이다.
인지 수준: 적용
간호과정: 분석; *Test Plan:* PHYS

5. 토순을 가진 환아는 흡인하기가 곤란하므로 영양섭취가 적절하지 못해 영양섭취의 위험성에 있다.
인지 수준: 적용
간호과정: 수행; *Test Plan:* PHYS

6. 췌장액과 췌장효소는 지방과 단백질 흡수시 증가한다. 이는 십이지장으로 음식이 들어오기 전에 주어야 한다.
인지 수준: 적용
간호과정: 수행; *Test Plan:* PHYS

7. 터너증후군에서는 세 가지 중요한 지표가 나타난다. 환아가 초기에 진단을 받는다면, 적절한 치료가 가족에게 제공될 수 있다. 모든 신생아는 가능한 선천성 결합을 위한 스크리닝을 해야 한다.
인지 수준: 적용
간호과정: 사정; *Test Plan:* PHYS

8. 토순(cleft lip)을 가진 환아는 인두 중앙부와 유스타키오관 사이가 연결되어 통하고 있으므로, 환아는 자주 귀에 의한 감염의 위험이 높다. 일반적으로 발현되는 증상은 중이염이다.
인지수준: 분석
간호과정: 사정; *Test Plan:* PHYS

9. 클라인펠터 증후군 환아는 "X"염색체를 한 개 이상 더 가지고 있고 "Y"염색체의 복제도 가능하다. 핵형은 개인의 염색체 분석을 통해서 알 수 있다.
인지 수준: 적용
간호과정: 분석; *Test Plan:* PHYS

10. PKU 환아는 중심신경계의 손상과 발작 및 사망을 예방하기 위한 엄격한 저페닐케톤 식이를 유지해야만 한다.
인지 수준: 적용
간호과정: 수행; *Test Plan:* PHYS

POSTTEST

1. ②	2. ②	3. ①	4. ③	5. ②
6. ②	7. ①	8. ②	9. ①	10. ④

1. 환자의 신체적 특징을 미루어 마르팡 증후군으로 일관된다. 결합조직의 질환은 심장, 특히 대동맥과 관련되어 있으며 치명적인 대동맥류로 진행될 수 있다.
인지수준: 분석
간호과정: 사정; *Test Plan:* PHYS

2. 멜라닌 생산이 없는, 색소결핍증 환자는 심각한 화상위험이 있다. 모자, 긴 옷, 태양에 최소한의 노출, 높은 자외선 차단제 사용을 포함한 최대한 태양 차단을 함으로써 문제를 예방해야 한다.
인지 수준: 적용
간호과정: 수행; *Test Plan:* SECE

3. 헌팅톤 무도병은 출현하는 데 단 하나의 염색체만 필요한 상염색체 우성 질환이다. 염색체 결함의 유전 위험은 편부모가 질병을 가졌을 때 발병률이 2:4(4명의 자녀 중 2명의 자녀는 질병을 갖고 태어나며 2명은 정상을 의미)이다.
인지수준: 분석
간호과정: 사정; *Test Plan:* HPM

4. 낭성 섬유증 아동은 만성 폐쇄성 폐질환의 진행으로 인한 만성 저산소증이다. 곤봉지는 불충분해진 후에 6개월이 지나서 발생한다.
인지 수준: 적용
간호과정: 사정; *Test Plan:* PHYS

5. 낭성 섬유증 환자는 췌장관을 차단하는 짙은 분비물 때문에 지방을 거의 흡수하지 못한다. 자연적 췌장효소의 부족은 십이지장의 주된 지방흡수를 어렵게 한다. 악취나고 거품있는 변은 지방변증이라 일컫는다.
인지 수준: 적용
간호과정: 분석; *Test Plan:* PHYS

6. 고탄소혈증 환자는 호흡기계 작용으로 산소에 의존한다. 과량의 산소는 호흡하는 데 있어서 인체의 요구량을 감소시킬 것이다. 그러므로 간호사는 잠재적 무호흡을 위해 낭성 섬유증 환자의 호흡률/호흡상을 모니터링해야만 한다.
인지 수준: 적용
간호과정: 분석; *Test Plan:* PHYS

7. 전좌는 21번 상염색체성 환자 다음의 출생에서 5~15% 정도 위험이 증가한다. 비분리는 가장 흔하며, 재발생의 위험의 최소한의 증가요인이다. 이는 유전상담에서 가족들에게 알려야 할 가장 중요한 정보이다.
인지 수준: 적용
간호과정: 분석; *Test Plan:* HPM

8. 클라인펠터 증후군의 젊은 환자는 2차 성징이 없는 키가 크고 마른 남성이다. 신체상은 청년기의 간호진단에 적합하다.
인지 수준: 적용
간호과정: 수행; *Test Plan:* PSYC

9. 상염색체 유전 형질은 단일 또는 한 쌍으로 나타나며, 확실한 선천성 결함을 일으킨다. 그 결과, 질환은 높은 발병률을 낳고 '보유자'의 형태가 없다.
인지 수준: 적용
간호과정: 분석; *Test Plan:* PHYS

10. 구순열 재생을 위한 최상의 외모를 비롯한 봉합선의 치유를 위해 환자는 입을 건드리는 것이 허락되지 않아야만 한다.
인지 수준: 적용
간호과정: 수행; *Test Plan:* SECE

사례 연구

1. CF는 복합체 질병이다. 주요 증상은 순환계의 문제, 폐렴의 재발, FTT(성장의 멈춤) 등이다. CF 환자는 점액의 분비가 증가하게 되고 섬모와 폐포의 기능이 감소하여 감염에 쉽게 노출되어 COPD를 일으킨다. Pseudomonas와 Staphylococcus에 쉽게 감염되며, 이 균들은 항생제에 내구성을 가질 수도 있다.
소화계의 췌장에서 십이지장까지 연결된 관이 과다한 점액의 분비로 인하여 차단되고, 이는 영양부족을 유발한다. 지방과 지용성 비타민이 소화·흡수되지 않고 유아기의 이러한 증상은 성장에 방해를 준다.

2. CF 진단을 확인하기 위한 가장 일반적인 테스트는 sweat-chloride 테스트로 sodium chloride 수치의 증가를 확인하기 위한 테스트이다. 불완전 단백질 억제제가 sodium chloride에 전달되고 전해질이 땀으로 빠져나오게 된다. 간호사는 PFT로 환자의 호흡수준을 측정하고 COPD로 인한 저산소증은 만성적이며 울혈성 심부전을 일으킬 수 있다.
ABGs gas나 맥박 산소측정법(pulse oximetry)도 일반적으로 사용되는 방법이다. 신생아검사 중 소변에서 낮은 trypsin수치는 췌장액의 부족이나 CF를 암시한다.

3. 약물은 albuterol(Ventolin), beclomethasone(Vanceril), dornase alfa (Dnase) 등이 복용된다. ventolin과 vanceril은 폐를 환기시키고 호흡을 개선하는 데 도움을 준다. Dnase는 점액이 쉽게 분비될 수 있도록 점액을 묽게 하는 데 사용되는 약물이다. 항생제 역시 일반적으로 처방되는 약물이다. 이 밖에 낮은 수치의 산소 제공, CPT, 필요시 suction 시행 등의 중재가 있다.

4. CF 환자는 췌장관이 막힘으로써 지방, 탄수화물, 단백질의 흡수가 감소한다. 이러한 흡수부전은 성장에 방해를 준다.

5. 보호자는 CPT와 호흡 분무계를 이용한 치료법을 수행할 수 있어야 하고, 이와 관련된 부작용에 대해서도 미리 알아야 한다. 보호자는 감염과 호흡 부진을 비롯한 저산소증의 주요증상과 징후에 대해 교육받아야 하며, 맥박 산소측정법(pulse oximetry)에 관해 미리 교육을 받아야 불필요한 의료진의 방문을 줄일 수 있다. 또한 간호사는 CF 환자가 다른 질병 감염에 이환되지 않도록 무균상태를 유지하는 것이 필요하다.
간호사는 가족과 함께 상염색체 열성 유전의 유형을 살피고, 만약에 양쪽 부모가 모두 보인자라면 이 질병이 재발할 확률을 조사한다. 그리고 가족은 이 질병에 관하여 임신 전과 임신 중에 진단을 받을 수 있다.

CHAPTER 17 복합적 건강문제 Multisystem Health Problems

PATHOPHYSIOLOGY

PRETEST

1. ②	2. ④	3. ②	4. ④	5. ②
6. ③	7. ②	8. ②	9. ③	10. ④

1. 모든 유형의 기흉은 침범된 폐 공간 내의 압력을 높일 뿐만 아니라, 침범되지 않은 폐부분의 압력에 영향을 미치는 정도까지 진행될 수 있다. 이탈된 기관은 긴장성 기흉의 전형적 징후이다.
인지 수준: 적용
간호과정: 수행; *Test Plan:* PHYS

2. 폐 내로 액체를 흡인하면 환자는 ARDS로 진행되는 위험에 놓이게 된다. 이 증후군의 발병을 평가하기 위한 사정은, 호흡기계와 산소공급이 증가함에도 불구하고, 감소되는 산소 포화도에 초점을 맞추어야 한다.
인지 수준: 적용
간호과정: 수행; *Test Plan:* PHYS

3. 쇼크의 보상기 동안에 신체는 맥박, 호흡, 갈증을 증가시킴으로써 혈관내 용적 감소의 진행을 바로잡으려고 시도한다. 즉각적으로 생존하기 위해 혈액의 문합은 중심부가 아닌 기관으로부터 일어난다. 신혈류는 감소하고 소변량은 적어진다. 혈압은 저하되지만, 항상성을 유지하기에는 충분하다.
인지 수준: 적용
간호과정: 수행; *Test Plan:* PHYS

4. 증상 및 징후가 나타나는 것은 쇼크의 보상기와 관련이 있다. 심근경색은 심장손상의 가장 일반적인 원인으로, 심장의 기능부전이나 박출능력 손상을 초래한다. 경정맥 팽창과 폐울혈은 심부전에 동반되는 증상이다.
인지 수준: 적용
간호과정: 수행; *Test Plan:* PHYS

5. 환자는 항생제 투여에 대해 일반적인 면역학적 반응을 보이고 있다. 감작된 용량은 환자를 통해 이미 알 수 있다. 아나필락틱 쇼크는 배분성 쇼크의 한 종류이다. 환자가 패혈증으로 진행되는지에 대한 판단을 위해서는 더 많은 정보가 필요하다.
인지 수준: 적용
간호과정: 수행; *Test Plan:* PHYS

6. 경추와 척추 손상은, 낙상 · 감속사고뿐만 아니라, 두부 · 흉부 · 상부 배부의 외상과 종종 관련이 있다.
인지 수준: 적용
간호과정: 수행; *Test Plan:* PHYS

7. 기이맥(쿠스말맥)은 심장압전의 특징적 증상이다. 혈액에 의해 좌심실에 압력이 가해지는 것처럼 흡기시 우심실압력이 자연적으로 증가하여 심박출량을 감소시킨다. 이탈된 기관은 긴장성 기흉의 징후이며, 좁아진 맥압은 심장압전에서 나타난다. 무기폐는 심장압전과 관련이 없다.
인지 수준: 적용
간호과정: 수행; *Test Plan:* PHYS

8. 장 관통상은 장내물질을 복막강으로 내보냄으로써 패혈증으로 진행될 수 있는 심각한 감염을 발생시킨다. 마비성 장폐색은 복강내 수술을 비롯하여 상해나 특정 약물의 투여가 이루어질 때 언제나 고려되어야 하지만, 복막염에서 나타나는 생명을 위협하는 증상은 아니다. 복막염은 마비성 장폐색의 원인이 될 수 있다.
인지 수준: 적용
간호과정: 수행; *Test Plan:* PHYS

9. 많은 외상성 상해는 알코올중독과 관련된 느린 판단과 반응의 결과로 발생한다. 고혈당은 알코올중독과 유사한 증상을 보이므로 두 진단을 구별할 필요가 있다. 두개골 X선 검사는 골절이 명백하거나 의심되는 경우가 아니라면 두부손상시 도움이 되지 않는다. CAT scan은 사고와 관련되어 의식의 변화가 일반적으로 동반되는 명백하거나 매우 의심되는 뇌손상에 적용한다. EEG는 뇌사나 발작 및 비정상적인 뇌 활동을 평가하기 위해 전기적 뇌파를 측정한다.
인지 수준: 적용
간호과정: 수행; *Test Plan:* PHYS

10. 구획증후군은 근육과 신경으로의 혈류를 제한하는 압력이나 팽창의 결과로 나타난다. 세포간질로의 출혈과 혈관내 용액의 감소는 손상부위나 말초부위 순환을 감소시키는 지혈작용을 한다.
인지 수준: 적용
간호과정: 수행; *Test Plan:* PHYS

POSTTEST

1. ②	2. ①	3. ①	4. ①	5. ③
6. ③	7. ②	8. ①	9. ②	10. ③

1. 환자의 기도는 생명유지의 모든 단계에서 가장 중요하다. 많은 사람들로 이루어진 외상 팀은 덜 심각한 부위를 먼저 사정할 수 있다는 점을 기억해야 한다.
인지 수준: 적용
간호과정: 수행; *Test Plan:* SECE

2. 계속되는 출혈로 인한 헤마토크릿과 헤모글로빈 수치의 지속적인 감소는 혈류량을 대체하기 위해 적극적인 간호중재가 필요함을 알려 준다.
인지 수준: 적용
간호과정: 사정; *Test Plan:* PHYS

3. 평균 동맥압은 심박출량이나 전신의 혈관저항 또는 혈액량이 증가할 때 상승한다. 혈관확장은 저항을 감소시키므로 평균 동맥압이 하강한다.
인지 수준: 적용
간호과정: 분석; *Test Plan:* PHYS

4. 모든 형태의 쇼크는 신혈류량을 감소시킨다. 감소된 심박출량은 세뇨관의 괴사로 인해 신기능이 손상되었음을 알려 준다.
인지 수준: 적용
간호과정: 계획; *Test Plan:* PHYS

5. 저혈량성 쇼크의 증상과 함께 통증이 있는 복부팽만이 있을 때 간호사는 간이나 췌장 파열을 의심해야만 한다. 신장파열이 있을 수 있지만 혈관양상으로 보면 간을 중점적으로 사정하는 것이 중요하다. 두부 손상이나 기흉은 그 다음에 접근해야 한다.
인지 수준: 분석
간호과정: 사정; *Test Plan:* PHYS

6. 경막하 혈종은 정맥조직의 출혈로부터 가장 자주 형성되고 다른 종류의 뇌손상 보다 좀더 일반적이다. 경막하 혈종은 직접적인 손상 없이 일어날 수도 있으며, 경막외 혈종은 경막공간 위의 동맥출혈과 더 깊은 관련이 있다.
인지 수준: 적용
간호과정: 사정; *Test Plan:* PHYS

7. 2차 사정은 기도, 호흡, 순환(1차)이 사정되고, 중재가 시작된 후 이루어진다. 1차 사정 동안 존재하는 생명을 위협하는 손상은 추가적인 손상이나 상처를 재사정하기 전에 처치되어야 한다.
인지 수준: 적용
간호과정: 사정; *Test Plan:* PHYS

8. 콜로이드 용액의 투여는 혈소판의 유착을 감소시켜 혈액응고 기전이 감소하지만, 심한 쇼크 상태에서 요구되는 혈류량을 증가시킨다. 정상범위 내의 V/S은 생명기능의 유지를 알려 준다. 적절한 헤마토크릿과 헤모글로빈 수치는 혈류량 감소의 해결뿐만 아니라 세포수준에서의 적절한 관류량 유지를 지지해 준다. 혈뇨의 존재나 사라짐은 쇼크 상태의 단계나 회복을 알려 주는 지표가 아니다.
인지 수준: 분석
간호과정: 평가; *Test Plan:* PHYS

9. 지방은 둔부나 대퇴와 같은 큰 뼈에 골절이 있을 때 쉽게 나타난다. 다른 답들은 특정한 뼈와 관련이 없다.
인지 수준: 적용
간호과정: 분석; *Test Plan:* PHYS

10. 뇌보호조직의 손상시 특히 개방성 손상인 경우, 박테리아 감염의 위험이 있다. 뇌수막염의 증상이 나타날 수 있다.
인지 수준: 분석
간호과정: 평가; *Test Plan:* PHYS

사례 연구

1. 기본적인 간호 중재는 척추 선열을 유지하고, 산소를 공급해 주며, 기도를 유지하는 것을 포함한다. 굵은 직경의 두 정맥관을 삽입하고, 두개출혈을 조절한다. 그리고 동맥혈가스분석, CBC, 혈액화학검사(혈당), 요검사, 혈중 알코올 농도, 교차 반응 검사, 혈액형 검사, 경추 · 흉부 · 둔부와 골반의 X선 검사를 포함하는 진단 검사와 방사선 검사를 시작한다. 그 후의 사정은 심음, 호흡 상태 심장기능, 말초 맥박과 환자의 호소, 특히 흉통이나 다리의 통증들을 포함한다. 머리에서부터 발끝까지의 사정은 그 후 이루어진다.

2. 흉관(tharacostomy)은 기흉시 삽입할 수 있다. CT나 MRI는 뇌 손상시 적용될 수 있다. 금기가 아닌 한, 도뇨관은 적용되어야 한다.

3. 환자는 쇼크의 보상기 상태에 있다. 의식 수준의 변화에 따른 맥박과 호흡횟수의 증가는, 환자가 위 상태에 있음을 알려 주는 지표가 된다. 동맥혈 가스 분석은 세포 수준에서 호흡에 의해 영향을 미치는 세포의 관류 상태와 산과 염기 균형 상태를 알려 준다. 헤마토크릿과 헤모글로빈 수치는 저혈량 쇼크에서 혈액소실량을 결정하는 데 유용한 지표로 사용된다.

4. 두개골은 혈관이 풍부하므로 열상의 크기에 따라 출혈량이 증가할 수 있다. 골반과 고관절 골절의 가능성은, 골 손상 자체뿐만 아니라, 대퇴부위의 대혈관 손상에 의해서 심각한 출혈의 위험이 될 수 있다. 동요흉의 진단시, 기흉이나 혈흉의 가능성은 전체 혈액 소실량에 기여할 수 있다. 또한 대상자는 심장 타박상이나 혈종으로 고통받을 수 있다.

5. 정확한 뇨배설량의 기록을 유지하는 것이 매우 중요하지만, 골반이나 고관절 손상 시에는 방광에 관통 손상이 있을 수 있다. 요도구의 출혈은 방광손상이나 요도 손상을 알려 주는 것이기 때문에 도뇨관을 삽입하지 말아야 한다.

PEARSON
Prentice Hall

총판 지구문화사
JIGU PUBLISHING Co.

임상간호사를 위한

핵심정리집

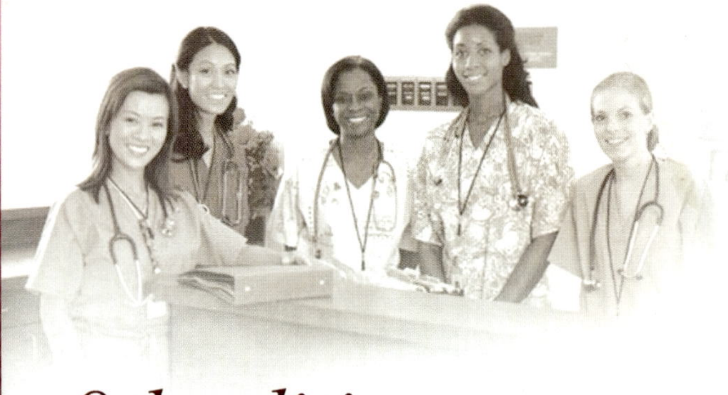

8th edition

REVIEW BOOK for nurse

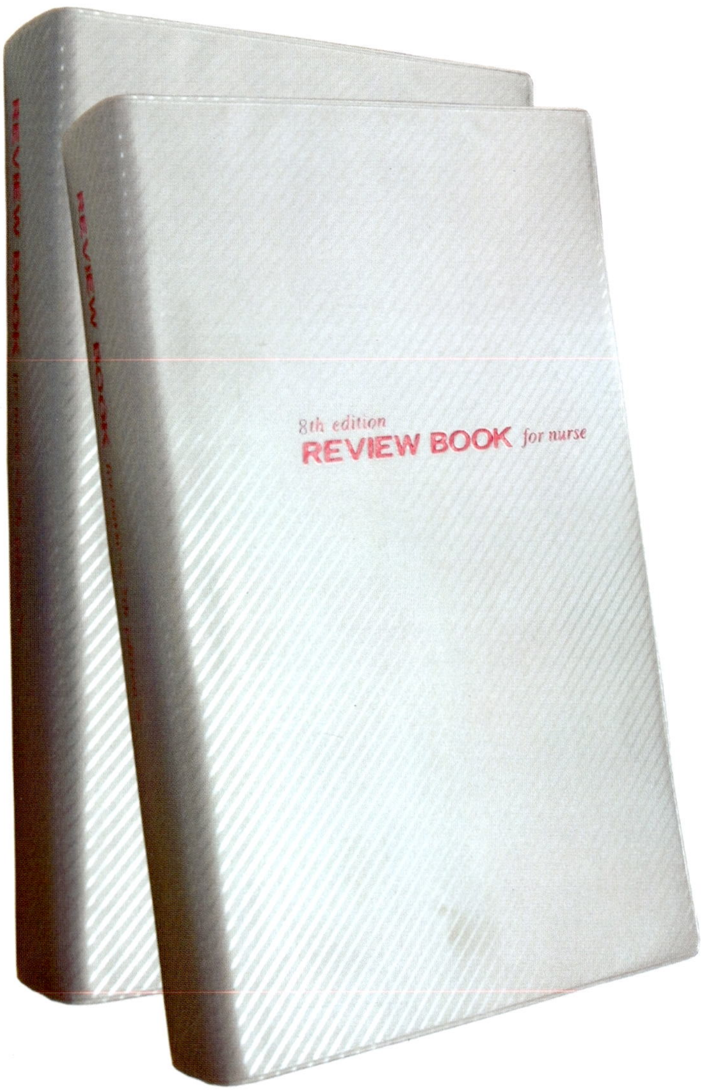

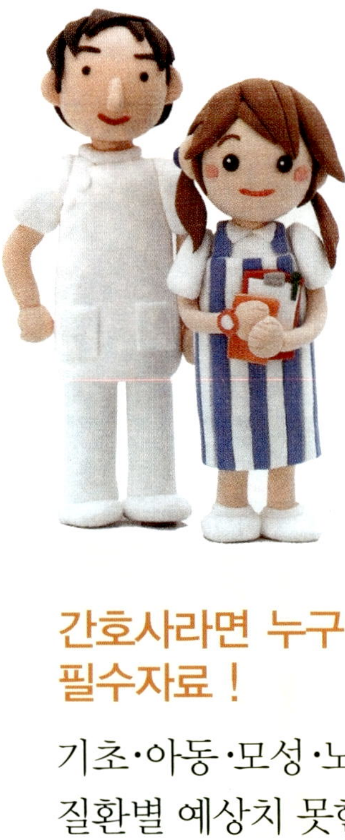

간호사라면 누구나 곁에 두어야 할 필수자료 !

기초·아동·모성·노인 간호는 물론, 각 질환별 예상치 못한 일이 발생했을 때 찾아보면 대답해 줄 임상간호사 친구! 학교시험은 물론 국가고시 합격을 보장해 줄 간호대학생의 교수!!

- 간추린 핵심 임상정리
- 간호사 국가고시 대비

메디시언
MeDi OCEAN